H. Becker, B.M. Ghadimi (Hrsg.)

Allgemein- und Viszeralchirurgie II

Spezielle operative Techniken

H. Becker, B. M. Ghadimi (Hrsg.)

Allgemein- und Viszeralchirurgie II

Spezielle operative Techniken

3., neu bearbeitete Auflage

Unter Mitarbeit von:

A. Akca, W. O. Bechstein, A. Beham, M. Boucher, A. Buia, K. Cupisti, S. Dango, C. Dotzenrath, C.-T. Germer, P. E. Goretzki, M. Grade, E. Hanisch, M. Hinterthaner, A. H. Hölscher, K. Homayounfar, U. T. Hopt, O. Horstmann, B. Jänigen, C. Jurovich, A. Kauffels, P. Kienle, O. Kollmar, B. J. Lammers, C. Langer, T. Lorf, B. Luther, P. M. Markus, G. Möslein, S. Post, G. Ritter, P. Schmidt-Wilke, T. Schmitz-Rixen, C. Schneider, R. Schneider, A. A. Schnitzbauer, K. Schwarz, D. Simon, J. E. Slotta, T. Sprenger, R. A. Weiner

ELSEVIER
URBAN & FISCHER

URBAN & FISCHER München

Zuschriften an:
Elsevier GmbH, Urban & Fischer Verlag, Hackerbrücke 6, 80335 München
E-Mail medizin@elsevier.com

Anschriften der Herausgeber:
Prof. Dr. med. Heinz Becker †
Ehem. Direktor der Klinik für Allgemein- und Viszeralchirurgie
Universitätsmedizin Göttingen
Robert-Koch-Str. 40
37075 Göttingen

Prof. Dr. med. B. Michael Ghadimi
Direktor der Klinik für Allgemein-, Viszeral- und Kinderchirurgie
Universitätsmedizin Göttingen
Robert-Koch-Str. 40
37075 Göttingen

Wichtiger Hinweis für den Benutzer
Die Erkenntnisse in der Medizin unterliegen laufendem Wandel durch Forschung und klinische Erfahrungen. Herausgeber und Autoren dieses Werkes haben große Sorgfalt darauf verwendet, dass die in diesem Werk gemachten therapeutischen Angaben (insbesondere hinsichtlich Indikation, Dosierung und unerwünschter Wirkungen) dem derzeitigen Wissensstand entsprechen. Das entbindet den Nutzer dieses Werkes aber nicht von der Verpflichtung, anhand weiterer schriftlicher Informationsquellen zu überprüfen, ob die dort gemachten Angaben von denen in diesem Werk abweichen, und seine Verordnung in eigener Verantwortung zu treffen.
Für die Vollständigkeit und Auswahl der aufgeführten Medikamente übernimmt der Verlag keine Gewähr.
Geschützte Warennamen (Warenzeichen) werden in der Regel besonders kenntlich gemacht (®). Aus dem Fehlen eines solchen Hinweises kann jedoch nicht automatisch geschlossen werden, dass es sich um einen freien Warennamen handelt.

Bibliografische Information der Deutschen Nationalbibliothek
Die Deutsche Nationalbibliothek verzeichnet diese Publikation in der Deutschen Nationalbibliografie; detaillierte bibliografische Daten sind im Internet über http://www.d-nb.de/ abrufbar.

3., neu bearbeitete Auflage 2015

Der Urban & Fischer Verlag ist ein Imprint der Elsevier GmbH.

20 21 22 23 5 4 3 2

Um den Textfluss nicht zu stören, wurde bei Patienten und Berufsbezeichnungen die grammatikalisch maskuline Form gewählt. Selbstverständlich sind in diesen Fällen immer Frauen und Männer gemeint.

Planung: Dr. Martina Braun
Lektorat: Alexander Gattnarzik, Karin Kühnel, Dr. Andreas Dubitzky
Redaktion: Doris Tiu, Bonn
Herstellung: Petra Laurer, Andrea Mogwitz, München
Satz: abavo GmbH, Buchloe/Deutschland; TnQ, Chennai/Indien
Druck und Bindung: Rodona Industria Gráfica, S.L., Pamplona/Spanien
Umschlaggestaltung: Spiesz Design, Neu-Ulm
Titelbild: Heinz Becker, Göttingen

ISBN Print 978-3-437-24811-5
ISBN e-Book 978-3-437-16966-3

Aktuelle Informationen finden Sie im Internet unter **www.elsevier.de** und **www.elsevier.com**

Vorwort zur 3. Auflage

Den chirurgischen Ahnherren der K.-H.-Bauer-/F.-Linder-Schule in respektvoll dankbarer Erinnerung und Wertschätzung.
„Irgend etwas muß dem Menschen heilig sein. Beim Chirurgen ist es die Anzeigenstellung zur Operation." (K. H. Bauer)

Das Lehrbuch „Viszeralchirurgie" folgte in der ersten und zweiten Auflage dem Bedürfnis, die ehemalige Allgemeinchirurgie auch als Spezialdisziplin darzustellen. Den Herausgebern war es gelungen, aus ihren Chirurgenschulen Autoren zu verpflichten und diese durch weitere Verfasser zu ergänzen, wo zusätzliche Expertise erforderlich war.

Das Einbeziehen von begleitenden Fachgebieten wie Gefäßchirurgie, Thoraxchirurgie, aber auch Plastischer und Kinderchirurgie zeigte jedoch auch, welche vielfältigen Herausforderungen die Herausgeber für künftige Viszeralchirurgen sahen. Das Buch wurde zum Standardwerk und war schnell vergriffen.

Aus der Wiederaufnahme der Allgemeinchirurgie in unsere Berufsbezeichnung folgte die Anforderung an die 3. Auflage, die allgemeinchirurgische Basis des Fachgebiets Viszeralchirurgie in einem getrennten Band abzubilden. Mit Band I der Neuauflage wurde dieses Anliegen umgesetzt. Der vorliegende Band II befasst sich mit den speziellen – insbesondere viszeralchirurgischen – Operationstechniken, die nach unserer Auffassung im Rahmen der speziellen Facharztweiterbildung vermittelt werden sollten. Wir hoffen, dass das Werk damit den angehenden Chirurgen Orientierung für die Inhalte und die Struktur ihrer Facharztausbildung bietet.

Die erneute Weitergabe in der Herausgeberschaft trägt dem Bestreben nach einer kontinuierlichen Weiterentwicklung des Fachgebiets Rechnung. Auch die Herausgeber der 3. Auflage sehen sich in der Tradition der K.-H.-Bauer-Schule und sind bestrebt, deren besondere Inhalte weiterzuvermitteln.

Dazu gehören die Durchführung einer Chirurgie auf streng wissenschaftlicher Basis und ein hohes Maß an Selbstreflexion hinsichtlich der Operationsausführung und einer erfolgreichen, immer angemessenen Operationstechnik. Nicht zuletzt ist die Verantwortung für die Operationsindikation durch präoperative Diagnostik und Risikoanalyse Basis einer vertrauensvollen Arzt-Patienten-Beziehung. In allen Kapiteln wird deshalb der Bedeutung der Operationsindikation besondere Aufmerksamkeit gewidmet.

Unser Dank geht an die ehemaligen Herausgeber H.D. Röher und A. Encke für ihre Initiative zur Weiterreichung einer sinnvollen Tradition und für das von ihnen vorgelebte ärztliche Verhalten.

Die Erweiterung der Herausgeberschaft durch P.M. Markus (Band I) und B.M. Ghadimi (Band II) steht auch für die Generationenfolge in unserem Fachgebiet und damit für eine Erneuerung, welche die Aktualität dieses Werks gewährleistet.

Wir danken allen bisherigen und neuen Autoren für den unproblematischen Übergang und ihr Engagement trotz Zeitdruck und Ablenkungen von ihrer täglichen Aufgabe. Unser Dank gilt dem Verlag für die Projektverwirklichung, der Lektorin Frau M. Braun für die Planungsphase, Herrn A. Gattnarzik für Projektmanagement und -koordination und Frau D. Tiu für die Redaktion.

Göttingen, im August 2014
Für die Herausgeber:
Heinz Becker †

Aus dem Vorwort zur 1. Auflage

Andauernde Wandlung in Kenntnisverbreiterung und -vertiefung ist Triebkraft einer sich ständig weiterentwickelnden Spezialisierung in der Medizin. Mit ihren Wurzeln in der wissenschaftlichen Hochschulmedizin findet die Spezialisierung nach Entwicklung, Bewährung und Anerkennung Eingang in die breite Versorgungsmedizin. Daher entspricht es einer generellen Erwartung, daß herausgehobene Leistungen vom „Spezialisten" erbracht und in Anspruch genommen werden. – Den umfassend ausgebildeten, allen Indikationsstellungen und operativen Leistungsanforderungen genügenden Chirurgen gibt es längst nicht mehr. Dem hat u. a. auch die seit dem 95. Deutschen Ärztetag, 1992 in Köln, novellierte Weiterbildungsordnung Rechnung getragen und das Gebiet „Chirurgie" zwar als Basis- bzw. Kernfach beibehalten, jedoch um die Schwerpunkte Gefäß-, Thorax-, Unfall- und, als neuesten, die „Viszeralchirurgie" ergänzt.

Der Allgemeinchirurg (im Anglo-Amerikanischen: general surgeon), zu dessen zentralem Aufgabengebiet der neu definierte Schwerpunkt gehört, erfährt nunmehr als nachdrückliche Betonung seines herausgehobenen Leistungsspektrums die Möglichkeit zur Ausweisung als „Spezialist". Dieses zieht zwangsläufig eine Definition der Inhalte des Schwerpunktes Viszeralchirurgie nach sich, die auch eine neue partnerschaftliche Abstimmung der Zuständigkeiten mit den Kollegen der fachlichen Nachbarbereiche verlangt.

Die Herausgeber wollen dem jungen Kollegen, der Weiterbildung und Spezialisierung anstrebt, mit dem vorliegenden Buch die zusammenfassende Darstellung der „Viszeralchirurgie" als Werkzeug zur Orientierung über detaillierte fachliche Kenntnisanforderungen der Allgemein- und Viszeralchirurgie einschließlich ihrer Randgebiete an die Hand geben. An Umfang und Inhalt orientierte Richtlinien zum Wissenserwerb sind zugleich ein Instrument der Qualitätssicherung ärztlicher Berufsausübung und sollen gewährleisten, daß die erworbene Qualifikation nicht in Frage gestellt werden kann.

Die Abfassung der Kapitel wurde mit dem speziellen Augenmerk auf Erfahrung und Praxisrelevanz von Mitarbeitern zweier Universitätskliniken geleistet, deren chirurgisches Handeln maßgeblich und richtungweisend durch gemeinsame Wurzeln in der K.-H.-Bauer-F.-Linder-Schule geprägt ist. Damit wurde bewusst auf die Wiedergabe einer erschöpfenden Meinungs- bzw. Verfahrensvielfalt oder deren Gewichtung zugunsten beispielgebender klinischer Bewährung verzichtet.

Zu danken ist in diesem Zusammenhang allen Autoren und Koautoren sowie allen „auswärtigen" Kollegen, die wir mangels ausreichender eigener Kompetenz auf den jeweiligen Themengebieten zur Mitarbeit gewinnen konnten, für ihre qualifizierten Beiträge.

Den Autoren vieler Beiträge der „Breitnerschen Operationslehre" und der „Unfallchirurgie" (aus dem Verlag Urban & Schwarzenberg), aus denen Abbildungen für dieses Buch mit herangezogen wurden, schulden wir besonderen Dank. [...].

Düsseldorf/Frankfurt, im August 1997
Hans-Dietrich Röher
Albrecht Encke

Autorenverzeichnis

Dr. Aycan Akca
Chirurgische Klinik
Lukaskrankenhaus Neuss
Preußenstr. 84
41464 Neuss

Prof. Dr. med. Wolf O. Bechstein
Direktor der Klinik für Allgemein- und Viszeralchirurgie
Universitätsklinikum Frankfurt am Main
Theodor-Stern-Kai 7
60590 Frankfurt am Main

Prof. Dr. med. Heinz Becker †
Ehem. Direktor der Klinik für Allgemein- und Viszeralchirurgie
Universitätsmedizin Göttingen
Robert-Koch-Str. 40
37075 Göttingen

PD Dr. med. Alexander Beham
Klinik für Allgemein-, Viszeral- und Kinderchirurgie
Universitätsmedizin Göttingen
Robert-Koch-Str. 40
37075 Göttingen

Dr. med. Marc Boucher
Klinik für Allgemein- und Viszeralchirurgie, Thoraxchirurgie und Endokrine Chirurgie
Ev. Bethesda Krankenhaus
Heerstr. 219
47053 Duisburg

Dr. med. Alexander Buia
Klinik für Viszeral- und Thoraxchirurgie
Asklepios Klinik Langen-Seligenstadt GmbH
Röntgenstr. 20
63225 Langen

Prof. Dr. med. Kenko Cupisti
Chefarzt der Klinik für Allgemein- und Viszeralchirurgie
Marien-Hospital Euskirchen
Gottfried-Disse-Str. 40
53879 Euskirchen

Dr. med. Sebastian Dango
Klinik für Allgemein-, Viszeral- und Kinderchirurgie
Universitätsmedizin Göttingen
Robert-Koch-Str. 40
37075 Göttingen

Prof. Dr. med. Cornelia Dotzenrath
Chefärztin der Klinik für Endokrine Chirurgie
Helios Klinikum Wuppertal
Heusnerstr. 40
42283 Wuppertal

Prof. Dr. med. C.-T. Germer
Direktor der Klinik und Poliklinik für Allgemein-, Viszeral-, Gefäß- und Kinderchirurgie
Universitätsklinikum Würzburg
Oberdürrbacher Str. 6
97080 Würzburg

Prof. Dr. med. B. Michael Ghadimi
Direktor der Klinik für Allgemein-, Viszeral- und Kinderchirurgie
Universitätsmedizin Göttingen
Robert-Koch-Str. 40
37075 Göttingen

Prof. Dr. med. Peter E. Goretzki
Chefarzt der Chirurgischen Klinik
Lukaskrankenhaus Neuss
Preußenstr. 84
41464 Neuss

PD Dr. med. Marian Grade
Klinik f. Allgemein- und Viszeralchirurgie
Universitätsmedizin Göttingen
Robert-Koch-Str. 40
37075 Göttingen

Prof. Dr. Dr. E. Hanisch
Chefarzt der Klinik für Viszeral- und Thoraxchirurgie
Asklepios Klinik Langen-Seligenstadt GmbH
Röntgenstr. 20
63225 Langen

Dr. med. Marc Hinterthaner
Leiter der Klinik für Thorax-, Herz- und Gefäßchirurgie
Universitätsmedizin Göttingen
Robert-Koch-Str. 40
37075 Göttingen

Prof. Dr. med. Arnulf H. Hölscher
Direktor der Klinik und Poliklinik für Viszeral- und Gefäßchirurgie
Klinikum der Universität zu Köln
Kerpener Str. 62
50937 Köln

PD Dr. med. Kia Homayounfar
Klinik für Allgemein-, Viszeral- und Kinderchirurgie
Universitätsmedizin Göttingen
Robert-Koch-Str. 40
37075 Göttingen

Prof. Dr. Dr. h. c. Ulrich T. Hopt
Ärztlicher Direktor der Klinik für Allgemein- und Viszeralchirurgie
Department Chirurgie
Universitätsklinikum Freiburg
Hugstetter Str. 55
79106 Freiburg i. Br.

Prof. Dr. med. Olaf Horstmann
Chefarzt der Abt. Allgemeine, Viszeral- und Endokrine Chirurgie
Zentrum Chirurgie der Städtischen Kliniken Mönchengladbach GmbH
Hubertusstr. 100
41239 Mönchengladbach

Dr. Bernd Jänigen
Klinik für Allgemein- und Viszeralchirurgie
Department Chirurgie
Universitätsklinikum Freiburg
Hugstetter Str. 55
79106 Freiburg i. Br.

PD Dr. med. Christian Jurowich
Klinik und Poliklinik für Allgemein-, Viszeral-, Gefäß- und Kinderchirurgie
Universitätsklinikum Würzburg
Zentrum für operative Medizin (ZOM)
Oberdürrbacher Str. 6
97080 Würzburg

Dr. med. Anne Kauffels
Klinik für Allgemein-, Viszeral- und Kinderchirurgie
Universitätsmedizin Göttingen
Robert-Koch-Str. 40
37075 Göttingen

Prof. Dr. med. Peter Kienle
Stellv. Klinikdirektor und Leitender Oberarzt
Chirurgische Klinik
Universitätsmedizin Mannheim
Theodor-Kutzer-Ufer 1–3
68167 Mannheim

Prof. Dr. Otto Kollmar
Leitender Oberarzt
Klinik für Allgemein-, Viszeral- und Kinderchirurgie
Universitätsmedizin Göttingen
Robert-Koch-Str. 40
37075 Göttingen

Dr. med. Bernhard J. Lammers
Chirurgische Klinik
Lukaskrankenhaus Neuss
Preußenstr. 84
41464 Neuss

Prof. Dr. med. Claus Langer
Chefarzt der Klinik für Allgemein-, Viszeral-, Thorax- und Minimalinvasive Chirurgie
Ev. Krankenhaus Weende
An der Lutter 24
37075 Göttingen

PD Dr. med. Thomas Lorf
Klinik für Allgemein-, Viszeral- und Kinderchirurgie
Universitätsmedizin Göttingen
Robert-Koch-Str. 40
37075 Göttingen

Prof. Dr. med. Dr. phil. Bernd Luther
Klinik für Gefäßmedizin – Gefäßchirurgie –
HELIOS Klinikum Krefeld GmbH
Lutherplatz 40
47805 Krefeld

Prof. Dr. med. P. Markus
Chefarzt der Klinik für Allgemein-, Viszeral- und Unfallchirurgie
Elisabeth-Krankenhaus Essen
Klara-Kopp-Weg 1
45138 Essen

Prof. Dr. med. Gabriela Möslein
Chefärztin der Chirurgischen Klinik
HELIOS St. Josefs-Hospital
Axstr. 35
44879 Bochum

Prof. Dr. med. Stefan Post
Direktor der Chirurgischen Klinik
Universitätsmedizin Mannheim
Theodor-Kutzer-Ufer 1–3
68167 Mannheim

Dr. med. Ralf-Gerhard Ritter
Chefarzt der Klinik für Gefäß- und Endovaskular-Chirurgie
Klinikum Bielefeld Mitte
Teutoburger Str. 50
33604 Bielefeld

Dr. med. Philip Schmidt-Wilcke
Klinik für Allgemein- und Viszeralchirurgie, Thoraxchirurgie und Endokrine Chirurgie
Krankenhaus Bethesda
Heerstr. 219
47053 Duisburg

Prof. Dr. med. Thomas Schmitz-Rixen
Direktor der Klinik für Gefäß- und Endovascularchirurgie
Universitätsklinikum Frankfurt am Main
Theodor-Stern-Kai 7
60590 Frankfurt am Main

Dr. med. Claudia Schneider
Chirurgische Klinik
Abteilung Allgemein- und Visceralchirurgie
HELIOS St. Josefs-Hospital
Axstr. 35
44879 Bochum

PD Dr. med. Ralph Schneider
Chirurgische Klinik
Abteilung Allgemein- und Visceralchirurgie
HELIOS St. Josefs-Hospital
Axstr. 35
44879 Bochum

PD Dr. Andreas A. Schnitzbauer
Klinik für Allgemein- und Viszeralchirurgie
Universitätsklinikum Frankfurt am Main
Theodor-Stern-Kai 7
60590 Frankfurt am Main

Katharina Schwarz
Chirurgische Klinik
Lukaskrankenhaus Neuss
Preußenstr. 84
41464 Neuss

Prof. Dr. med. Dietmar Simon
Chefarzt der Chirurgischen Abteilung
Klinik für Allgemein- und Viszeralchirurgie, Thoraxchirurgie und Endokrine Chirurgie
Ev. Bethesda Krankenhaus
Heerstr. 219
47053 Duisburg

Dr. Jan E. Slotta
Klinik für Allgemein-, Viszeral- und Kinderchirurgie
Universitätsmedizin Göttingen
Robert-Koch-Str. 40
37075 Göttingen

Dr. med. Thilo Sprenger
Klinik für Allgemein-, Viszeral- und Kinderchirurgie
Universitätsmedizin Göttingen
Robert-Koch-Str. 40
37075 Göttingen

Prof. Dr. med. Rudolf A. Weiner
Chefarzt der Klinik für Adipositas-Chirurgie und Metabolische Chirurgie
Sana Klinikum Offenbach
Starkenburgring 66
63069 Offenbach

Unter ehemaliger Mitarbeit von:
Prof. Dr. med. Elfriede Bollschweiler, Köln
Dr. med. Norbert M. Bösing, Wuppertal
em. Prof. Dr. med. Albrecht Encke, Frankfurt
Prof. Dr. med. Christian Gutschow, Köln
Dr. Moritz Hölscher, Köln
Prof. med. Dr. Thorsten Liersch, Göttingen
Prof. Dr. med. Annegret Müller-Dornieden, Göttingen
Prof. em. Dr. med. Dr. h.c. Hans-Dietrich Röher, Düsseldorf
Dr. Paul M. Schneider, Zürich
PD Dr. med. Wolfgang Schröder. Köln
PD Dr. med. Klaus-Martin Schulte, London
PD Dr. med. Daniel Vallböhmer, Düsseldorf
Prof. Dr. med. Robert A. Wahl †, Frankfurt

Nachruf auf Professor Dr. Heinz Becker

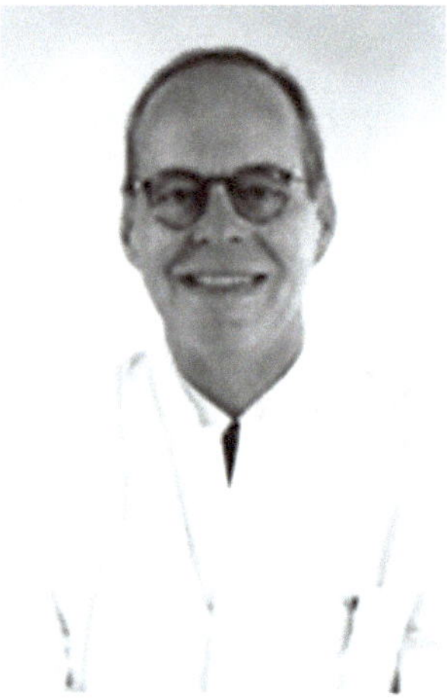

Die neue Auflage des Werkes Viszeralchirurgie in zwei Bänden: „Allgemein- und Viszeralchirurgie I – Allgemeinchirurgie – Common Trunk" und „Allgemein- und Viszeralchirurgie II – Spezielle operative Techniken" lebte von dem großen Engagement und der Motivation von Professor Dr. Heinz Becker, Emeritus der Klinik für Allgemein- und Viszeralchirurgie der Universitätsmedizin Göttingen, der er fast 20 Jahre vorstand. Die Herausgabe dieses Standardwerkes der Viszeralchirurgie ist in direkter Folge von seinem Lehrer Professor Hans-Dietrich Röher an ihn und in der hier vorliegenden Auflage auch an seine Schüler übergeben worden.

Professor Becker hat sich immer seiner „chirurgischen Schule" und der Tradition der akademischen Chirurgie verpflichtet gefühlt. Diese Verbindlichkeit hat das vorliegende Werk entscheidend mit geprägt. Es war ihm leider nicht mehr vergönnt, die jetzt aktualisierte Auflage in den Händen halten zu dürfen.

Mit seinem viel zu frühen Tod verliert die Fachwelt einen herausragenden Arzt und Wissenschaftler von internationalem Renommee. Für die Herausgeber und viele Autoren dieses Werks wird Professor Becker als engagierter Lehrer und Wegbegleiter unvergesslich bleiben.

Göttingen, im Oktober 2014
B. Michael Ghadimi

Mitherausgeber der 1. und 2. Auflage

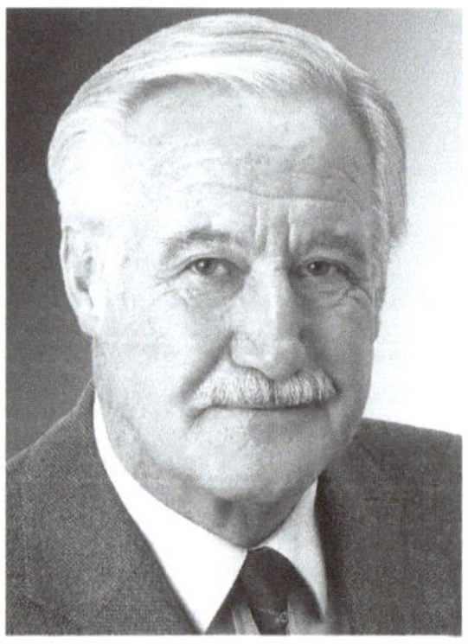

Em. o. Prof. Dr. med. Dr. h.c. Hans-Dietrich Röher
Viszeralchirurgische Ausbildung inkl. Thorax, Herz und Gefäße bei F. Linder, Heidelberg
Chefarzt ev. Lehrkrankenhaus Bethesda, Duisburg
1979 bis 1986 Lehrstuhl für Chirurgie Phillips-Universität Marburg
1986 bis 2003 Lehrstuhl für Chirurgie Heinrich-Heine-Universität Düsseldorf, Direktor der Klinik für Allgemein- und Unfallchirurgie
Schwerpunkte: gastrointestinale Tumorchirurgie und endokrine Chirurgie

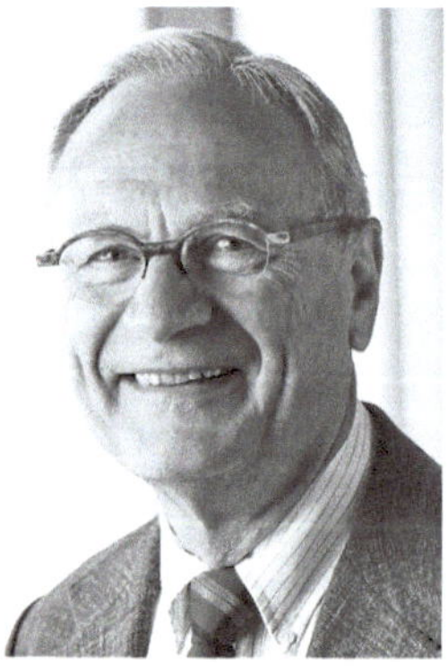

Em. o. Prof. Dr. med. Albrecht Encke
Facharztweiterbildung, Habilitation und apl. Professur in Heidelberg (F. Lindner)
1979 bis 2002 Direktor der Klinik für Allgemeinchirurgie der J.-W.-Goethe-Universität Frankfurt/Main
Wissenschaftliche und klinische Schwerpunkte: chirurgische Pathophysiologie (Intensivmedizin, Blutgerinnung), Viszeralchirurgie
Past-Präsident der Arbeitsgemeinschaft der Wissenschaftlichen Medizinischen Fachgesellschaften (AWMF)

Inhaltsverzeichnis

I

Endokrine Chirurgie

KAPITEL

1

Peter E. Goretzki und Katharina Schwarz
unter ehemaliger Mitarbeit von Robert A. Wahl †

Schilddrüse

A Gutartige Erkrankungen

1.1 Einführung

Seit über hundert Jahren steht die Chirurgie der benignen Schilddrüsenerkrankungen, deren Prinzipien und grundlegenden Operationstechniken u.a. von Kocher und Mikulicz begründet wurden, vor dem Dilemma der ausreichenden Radikalität einerseits und der Komplikationsvermeidung andererseits. Das Risiko persistierender und rezidivierender Erkrankung muss minimiert werden, ebenso das Risiko spezifischer Komplikationen. Unter funktionellen Gesichtspunkten ist einerseits eine persistierende oder rezidivierende **Hyperthyreose** zu verhindern, andererseits sollte doch eine dauerhafte Abhängigkeit von der Hormonsubstitution nicht unnötig in Kauf genommen werden, auch wenn diese heute wenig problematisch erscheint. Es ist also besonderer Wert auf die **Angemessenheit** der operativen Therapie zu legen.

Dies beginnt schon bei der **Indikationsstellung** und schließt die Beachtung möglicher Alternativen wie Verlaufsbeobachtung und konservative Therapie (Jod, Thyroxin, Thyreostatika, Radiojodtherapie) ein.

Die Entscheidung zu einer eher aggressiven oder abwartenden Haltung ist in Anbetracht der Häufigkeit pathologischer Schilddrüsenbefunde in unserer Endemieregion von besonderer Bedeutung. So können mit zunehmendem Alter bei insgesamt etwa 20–30 % aller Erwachsenen durch Ultraschalluntersuchungen oder Ganzkörper-MRT-Untersuchungen Knoten in der Schilddrüse festgestellt werden (Inzidentalome), die spätestens ab einer Größe von 1 cm einer weiteren Abklärung bedürfen. Unter Kosten-Nutzen-Aspekten und im Hinblick auf die Gefahr unnötiger Verunsicherung oder gar Schädigung von Betroffenen ist bei Befunden unter 1 cm eine abwartende Haltung gerechtfertigt, wenn anamnestisch kein erhöhtes Karzinomrisiko vorliegt. Durch gleichzeitige Bestimmung des Kalzitonins im Serum kann zudem das seltene medulläre Schilddrüsenkarzinom nahezu ausgeschlossen werden (Leitlinien).

Andererseits haben sich wenig traumatisierende Operationsweisen durchgesetzt (Verwendung von Vergrößerungsbrillen bis hin zu OP-Mikroskopen, intraoperatives Neuromonitoring) und die Operationen laufen heute zügig und fast ohne jeglichen Blutverlust ab (Vessel-Sealing-Dissektionshilfen). Geringes Risiko und begrenzte Belastung für den Patienten (kleine Schnitte, minimalinvasives Vorgehen, nur geringe Überstreckung des Halses, adaptierte kurzwirksame intravenöse Narkose) haben zudem Nebeneffekte wie postoperative Kopfschmerzen und Übelkeit mit Erbrechen so sehr reduziert, dass die Liegezeiten reduziert werden konnten und jetzt bei 1–3 Tagen liegen und dass für einseitige Operationen die ambulante Chirurgie diskutiert wird.

Die grundsätzlichen Indikationen zur Operation haben sich nicht verändert und können in **mechanische Probleme, Malignitätsverdacht, Hyperthyreose mit gleichzeitiger Schilddrüsenvergrößerung und kosmetische Probleme** eingeteilt werden. Häufig stellt die Entscheidung zur Operation jedoch eine Kombination aus den o.g. Gründen dar und ist eine Einteilung der Patienten in unterschiedliche Gruppen arbiträr.

1.2 Diagnostik

Die Diagnostik umfasst eine ausgiebige Eigenanamnese (Alter bei Struma-Entwicklung, Wachstumstendenz von Knoten, Zeichen der Überfunktion, andere damit verbundene Erkrankungen) und Familienanamnese (Auftreten von Schilddrüsenkarzinomen bei Verwandten 1. bis 2. Grades, Häufigkeit von Strumen und Strumarezidiven in der Familie etc.), die körperliche Untersuchung (klinische Zeichen der Funktionsstörung, lokale und lokoregionale Inspektion und Palpation), den Ultraschall des Halses (Größe der Schilddrüse, Zahl der Knoten, besondere morphologische Zeichen der Knoten, vergrößerte Lymphknoten im zentralen oder lateralen Halsdreieck), Labordiagnostik (In-vitro-Diagnostik) und als invasives Verfahren die Feinnadelpunktionszytologie. Weiterführende präoperative bildgebende und Laboruntersuchungen bedürfen der Begründung (die intraoperative Diagnostik mit Schnellschnitt, intraoperativem Ultraschall etc. wird in ➤ Kap. 1.2.6 besprochen).

1.2.1 Anamnese und körperliche Untersuchung

Hierzu muss auf die klinischen Standardwerke verwiesen werden. Einige chirurgisch relevante Gesichtspunkte sollen jedoch dargestellt werden: Die **familiäre Belastung** hat für die weitere Steuerung der Diagnostik, die Indikationsstellung und den Verfahrensablauf zunehmende Bedeutung erlangt. Die gilt nicht nur im Hinblick auf die seltenen **familiär gehäuft auftretenden malignen Schilddrüsentumoren** (multiple endokrine Neoplasie Typ 2a/2b, nichtmedulläre familiäre Schilddrüsenkarzinome – PTC/FTC –, Cowden-Syndrom), sondern auch im Hinblick auf das Risiko für das Auftreten **funktioneller Autonomie,** des **Morbus Basedow** und die Gefahr der Entwicklung neuer Knoten in verbliebenen Restgeweben. In der Eigenanamnese von besonderer Relevanz sind das Alter, eine evtl. frühere Bestrahlung in der Hals- und Brustregion, die Wachstumsdynamik von Struma und Knoten sowie andere Tumorerkrankungen. Angaben zur Einschätzung des kardiovaskulären Risikos, zur durchgeführten und bestehenden Medikation, zu Stimmveränderungen, Schluckstörungen, Druckgefühl und Schmerzen mit Ausstrahlung sind ebenfalls zu hinterfragen. Bei Rezidivstrumen und besonders bei intrathorakalen Rezidivstrumen mit möglicher Notwendigkeit einer transsternalen Operationserweiterung ist neben den Angaben zur Voroperation (Operationsbericht) die präoperative Einschätzung des individuellen Operationsrisikos wichtig.

Zur **körperlichen Untersuchung** gehören die bekannten Zeichen der Hyper- oder Hypothyreose und die Beurteilung einer **endokrinen Orbitopathie.** Die Größe einer Struma (= vergrößerte Schilddrüse) wird traditionell nach dem klinischen Befund klassifiziert (➤ Tab. 1.1), heute jedoch besser mit im Ultraschall ermittelten Millilitern angegeben.

An Hals und Thoraxapertur ist neben der Beurteilung des **Strumastadiums** auf die Zeichen einer oberen Einflussstauung, einer Trachealstenose (inspiratorischer Stridor), auf den Lymphknotenstatus sowie auf vorhandene Operationsnarben (frühere Schilddrüsen- oder Nebenschilddrüsenoperation, Eingriffe an Lymphknoten, z. B. bei Tuberkulose, Eingriffe an der Halswirbelsäule) zu achten. Bei retrosternalem Wachstum der Struma mit dadurch bedingten lokalen Problemen (obere Einflussstauung, Trachealkompression mit Stridor) sollte zusätzlich ein objektives bildgebendes Verfahren (CT, MRT) genutzt werden, das die unsicheren klinischen Zeichen (z. B. Provokation einer venösen Abflussbehinderung durch Heben beider Arme) objektivieren kann. Tastbare Knoten in und neben der Schilddrüse sind hinsichtlich Zahl, Größe, Form, Konsistenz, Verschieblichkeit und Schmerzempfindlichkeit genau zu beurteilen. Auch hier hat sich der klinische Befund erweitert um die immer zu fordernde Beurteilung mittels hochauflösender Ultraschallgeräte und ggf. zusätzlicher Doppler-Sonografie und Elastografie (Abrundung, höckrige Oberfläche, Derbheit, Verkalkungen, vermehrte Durchblutung).

- Insgesamt können Anamnese und körperliche Untersuchung für sich schon eine absolute Operationsindikation begründen.
- Die Ultraschalluntersuchung des Halses und die peripheren Laborwerte fT_3, fT_4 und TSH gehören heute zur Basisabklärung jeder Schilddrüsenerkrankung.

Tab. 1.1 Größenstadien der Struma.

I	tastbar, nicht sichtbar
II • IIa • IIb	sichtbar bei: • zurückgebeugtem Kopf • normaler Kopfhaltung
III	ausgeprägte Deformierung des Halses

1.2.2 Bildgebende Diagnostik

Bildgebende Basisdiagnostik ist damit die Sonografie der Schilddrüse und des gesamten Halses, weiterführende Diagnostik besteht in Szintigrafie, Röntgen-Thoraxaufnahmen, CT, MRT und bei Sonderfällen auch in einem Positronenemissionstomogramm (PET) plus CT (➤ Tab. 1.2).

Aufgabe der bildgebenden Verfahren ist es, Größe, Lage, Ausdehnung und Struktur des Organs festzustellen. Die Ultraschalluntersuchung in Kombination mit der Farb-Doppler-Sonografie lässt Aussagen zur Vaskularisation zu und in Kombination mit der Densitometrie Aussagen zur Verformbarkeit von Knoten. Beides sind tumorspezifische Eigenschaften, die tendenzielle Unterschiede zwischen in gut- und bösartigen Schilddrüsentumoren zeigen.

Unter chirurgischen Gesichtspunkten wird das Ausmaß einer Operation von der Ausdehnung der Struma (z. B. mediastinal), der funktionellen Aktivität der Gewebe (fokale Autonomie, disseminierte Autonomie) und der Möglichkeit eines malignen Wachstums bestimmt. Sollen zusätzlich nicht tastbare Raumforderungen in ihrer Quantität und Qualität erkannt und beschrieben werden, sind weiterführende bildgebende Verfahren notwendig. Dies betrifft Infiltrationen von Nachbarstrukturen (Trachea, Ösophagus) und Adhäsionen der Schilddrüse mit großen Gefäßen oder den Nachweis von Thrombosen in diesen Gefäßen (Aorta, Vena brachiocephalica, Vena cava).

Bezüglich der funktionellen Beurteilung des Gesamtorgans und dessen topografischer Zuordnung spielt weiterhin die Szintigrafie eine zentrale Rolle bei primärer Schilddrüsenautonomie, nicht jedoch bei der Abklärung einer Struma diffusa im Rahmen des Morbus Basedow. Hier werden die Diagnose und das Vorgehen allein durch die Klinik, die Laborwerte und die Echogenität der Schilddrüse bestimmt.

Tab. 1.2 Bildgebende Diagnostik.

Basisdiagnostik	Sonografie (evtl. mit Farbdoppler)
ergänzende Basisdiagnostik	Feinnadelpunktion mit Zytologie • bei unschriebenen soliden echoarmen Läsionen • ab 10 mm Durchmesser und normalem TSH (ggf. ultraschallgesteuert)
erweiterte Diagnostik	Szintigrafie bei Knoten und Funktionsstörung (erniedrigtes TSH) Röntgen: Thorax (in 2 Ebenen), Trachea (Ösophagus) bei: • Verdacht auf retrosternale Ausdehnung • Atem- oder Schluckbehinderung CT (ohne Kontrastmittel!) oder MRT bei: • retrosternaler/intrathorakaler Ausdehnung • Trachealstenose/Schluckstörung • Verdacht auf organüberschreitendes Wachstum

Die Indikation zur Verwendung von Zusatzverfahren sollte somit sparsam gestellt werden und die Basisdiagnostik ist nur bei entsprechender klinischer Fragestellung zu überschreiten (➤ Tab. 1.2).

Ultraschall (inkl. Farb-Doppler-Sonografie und Densitometrie)

Die Ultraschalluntersuchung ist für die Abklärung aller morphologischen Schilddrüsenveränderungen zu verwenden. Ihr Einsatz erlaubt die Größenbestimmung der Schilddrüse seitengetrennt nach den beiden Schilddrüsenlappen, wobei diese allerdings mit einem erheblichen Ungenauigkeitsfaktor (+/– 20 %) behaftet ist. Die retrosternale Ausdehnung ist teilweise erkennbar, jedoch nicht vollständig bestimmbar. Auf der anderen Seite erlaubt die Ultraschalluntersuchung das Erkennen umschriebener morphologischer Veränderungen (Knoten), auch in einem klinisch normal erscheinenden Organ, mit exakter Größenbestimmung bis auf wenige Millimeter Durchmesser (7,5-MHz-Schallkopf). Auch werden so bei gezielter Untersuchung von Nachbarorganen (z. B. A. carotis) oft Zufallsbefunde in der Schilddrüse sichtbar, wie dies auch für Kontroll-Ganzkörper-MRT-Untersuchungen im Rahmen von Sreeningprogrammen gilt (Schilddrüsen-Inzidentalome). Ab einer Größe der Inzidentalome von 1 cm und bei verdächtiger Struktur des Knotens sowie Anamnese mit erhöhter Wahrscheinlichkeit für ein Karzinom ist eine weiterführende Klärung und ggf. die Verlaufsbeobachtung indiziert. Kriterien, die eher für ein malignes Wachstum sprechen, sind dabei eine Echoarmut des Knotens, eine höckrige Oberfläche, fehlende Grenzen des Knotens (echoarmer Randsaum, sog. Halo), Verkalkungen und zystische Areale im Knoten selbst. Zusätzlich gilt dies auch für vermehrte arterielle Innendurchblutung von Knoten und eine fehlende Eindrückbarkeit der Knoten. Diese Befunde können mit der Ultraschall-Dopplersonografie und der Ultraschall-Densitometrie bestimmt werden.

Die Knoten lassen sich topografisch den Lappenregionen zuordnen (oberes, mittleres, unteres Drittel, ventral, zentral, dorsal, randständig oder auch extrathyreoidal). Formvarianten (rundlich, oval, polyzyklisch, Kapseldefekte) lassen zusammen mit den vorgenannten Veränderungen Rückschlüsse auf das zugrundeliegende Substrat zu (➤ Abb. 1.1).

In Kombination mit dem Farbdoppler werden hypervaskularisierte und hypovaskularisierte Regionen dargestellt, wobei für die Knoten die vermehrte Durchblutung der Kapsel von der des Knoteninnenraums unterschieden werden muss. Während die bisher genannten Kriterien (Echoarmut des Knotens, Unregelmäßigkeit der Kapsel, Mikroverkalkungen im Knoten und vermehrte Durchblutung des Knoten-Innenraums) die Auswahl verdächtiger Knoten herausfiltern sollen, tritt im Rahmen der Druckstabilitätsmessung von Knoten (Densitometrie) vermehrt die Darstellung unverdächtiger Knoten (weiche Knoten) in den Vordergrund. Alle sonografischen Kriterien zusammen können etwa 80 % der malignen Knoten als auffällig erkennen, gelten aber als **unsichere Malignitätskriterien,** die einer weiteren Abklärung bedürfen (➤ Tab. 1.3).

Diffuse, manchmal extreme Hypervaskularisation wird beim Morbus Basedow manchmal beobachtet („Höllenfeuer") und vermindert sich im Laufe der Behandlung mit antithyreoidalen Substanzen oder hohen Dosen von Kaliumjodid (KJ). Jedoch haben sie keine prognostische Bedeutung für die Dauerhaftigkeit einer Remission (➤ Abb. 1.2).

Szintigrafie

- Die Diagnostik von Strumen stützt sich bei bildgebenden Verfahren auf den Ultraschall und auf mit Ultraschall assoziierte Zusatzuntersuchungen (Doppler, Densitometrie).
- Die prätherapeutische Szintigafie (meist mit ^{99m}Technetium) wird damit fast nur noch zur topografischen Lokalisation autonomer Areale in der Schilddrüse genutzt.

Die Szintigrafie wird immer dann eingesetzt, wenn die In-vitro-Basisdiagnostik einen Hinweis auf eine Schilddrüsenüberfunktion ergibt (supprimiertes TSH, erhöhtes fT_3) und der Ultraschall knotige Veränderungen in der Schilddrüse zeigt. Der Morbus Basedow (**Immunopathie mit Hyperthyreose**) und die disseminierte primäre Schilddrüsenautonomie zeigen eine diffuse Mehrspeicherung, wohingegen die Hashimoto-Thyreoiditis und die Thyreoiditis de Quervain (**Immunopathien mit Hypothyreose**) sowie eine Jodgabe mit einer Minderspeicherung der Schilddrüse verbunden sind. Umschriebene Mehr- oder Minderspeicherungen zeigen hyperfunktionelle/autonome Adenome („warme Knoten – heiße Knoten") und hypofunktionelle Areale („kalte Knoten") auf. Für die Dignitätseinschätzung haben sie eine nur noch untergeordnete Bedeutung. Auch zeigt die Erfahrung an Patienten mit retrosternalen und intrathorakalen Strumen, dass alleinige szintigrafische Darstellungen den intrathorakalen Anteil übersehen können, der meist weit weniger speichert als der kollare Anteil.

Die gleichzeitige Darstellbarkeit funktionell autonomer Areale und hypofunktioneller kalter Knoten in einer multinodösen Struma ist dabei ein Ergebnis jahrelangen Jodmangels und wird mit zunehmender Jodprophylaxe seltener nachweisbar werden. Eine sinnvolle konservative Therapieoption ist bei diesen Patienten selten gegeben und damit ist die definitive Therapie (Operation oder Radiojod) indiziert.

Somit kann heute bei euthyreoten Patienten (normales TSH), nicht aber bei Patienten mit subklinischer Hyperthyre-

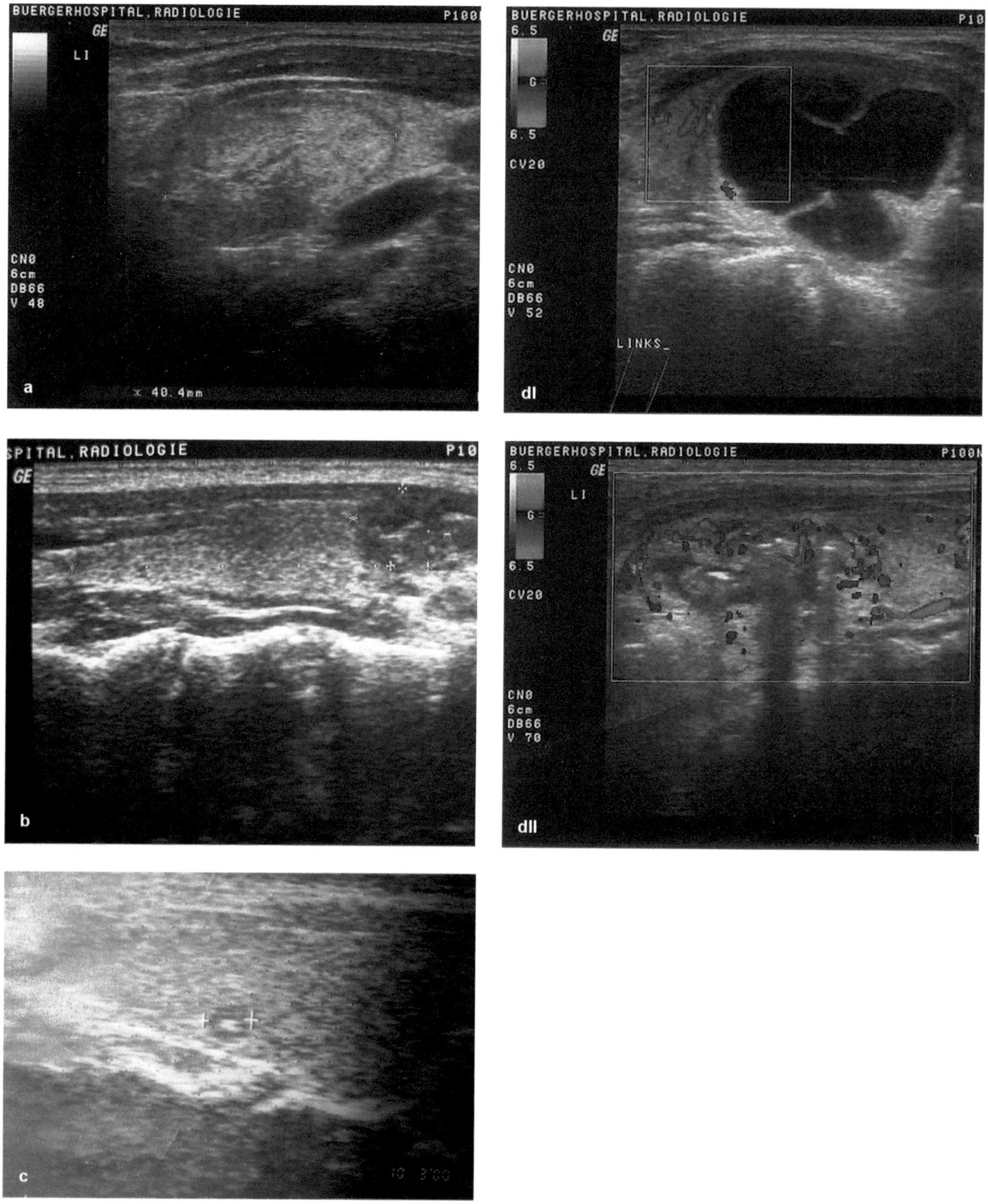

Abb. 1.1 Sonografie der Schilddrüse.
a) Echoarme, solide, gekapselte Läsion (Histologie: follikuläres Adenom).
b) Echoarme, solide, unregelmäßig begrenzte Läsion mit feinen Verkalkungen (Histologie: papilläres Karzinom).
c) Fehldiagnose „Zystchen" mit zentralen Kalkreflexen (Histologie: C-Zell-Mikrokarzinom).
d) Zyste vor (I) und nach (II) Punktion. Nach der Punktion verbliebene Läsion, echokomplex, unregelmäßig begrenzt, mit zentralen Kalkreflexen, hypervaskularisiert. Histologie: atypisches onkozytäres Adenom. [M888]

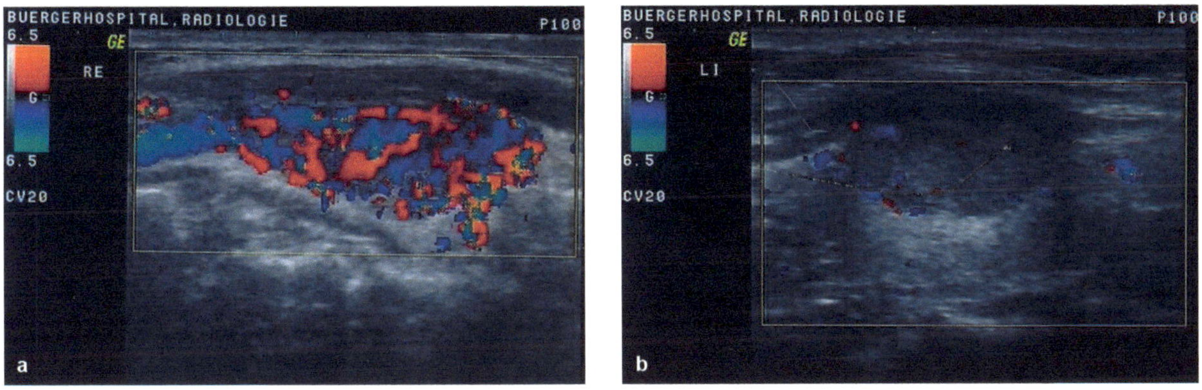

Abb. 1.2 Sonografie mit Farbdoppler bei Morbus Basedow.
a) Starke Hypervaskularisation („thyroid inferno", „Höllenfeuer").
b) Reduktion der Durchblutung nach Plummerung. [M888]

ose (erniedrigtes TSH bei noch normalen fT_3- und fT_4-Werten), auf die präoperative Szintigrafie verzichtet werden, ohne dass damit ein entscheidender Informationsverlust verbunden wäre.

Weitere bildgebende Verfahren

Die Röntgenaufnahme des Thorax (a.-p. und seitlich) hat ab dem 55. Lebensjahr ihre Indikation zur Abschätzung einer möglichen Herzvergrößerung. Die Darstellung pulmonaler, kardialer und anderer mediastinaler Besonderheiten einschließlich einer intrathorakalen Struma wird heute besser mittels CT oder MRT vorgenommen (➤ Abb. 1.3). So kann auch frühzeitig eine A. lysoria (nicht zurückgebildete Kiemenbogenarterie) dargestellt werden, die mit einem N. laryngeus non-recurrens auf der rechten Seite verbunden ist. Trachea-Zielaufnahme, Ösphagus-Breischluck und andere weiterführende konventionelle Röntgenuntersuchungen sind heute zugunsten der Schnittbildverfahren verlassen worden. Die CT hat dabei den Nachteil, dass grundsätzlich auf Kontrastmittel verzichtet werden muss, einerseits wegen der Gefahr einer jodinduzierten Hyperthyreose, andererseits wegen der bis zu mehreren Wochen anhaltenden unterdrückten Aufnahmefähigkeit der Zellen für Jodid und damit auch für das behandlungseffektive Isotop ^{131}Jodid. Dieser Nachteil besteht für das MRT nicht, doch sind hier andere Einschränkungen zu beachten, die eine MRT-Untersuchung verbieten (Herzschrittmacher, magnetisch irritierbare Metallimplantate).

Bei Schluckstörung und großer Struma sind als Differenzialdiagnosen neben Malignomen auch infektiöse Erkrankungen (parapharyngealer Abszess, Agranulozytose mit nekrotisierender Tonsilitis etc.) ein Pulsationsdivertikel (Zenker-Divertikel) zu bedenken. Neben den entsprechenden Laboruntersuchungen und spezifischen bildgebenden Verfahren ist die zeitnahe Vorstellung bei einem Facharzt für Hals-Nasen-Ohren-Erkrankungen und bei einem Internisten dringend zu empfehlen.

Tab. 1.3 Sonografische Kriterien als mögliche Indizien für Malignität.

- solide, echoarm, echokomplex
- irreguläre Form
- irreguläre Begrenzung
- Verkalkungen (Mikrokalk)
- zentrale Hypervaskularisation

Bei Kombination mehrerer Kriterien: Malignitätsrate bis 80 % (Evidenzniveau 2);
zusätzliches Kriterium hinsichtlich Operationsindikation: Randständigkeit (bezogen auf die Schilddrüsenkapsel).

1.2.3 In-vitro-Diagnostik (Labor)

Abhängig vom klinischen Bild werden neben der Basisdiagnostik der freien Schilddrüsenhormone (fT_3, fT_4) und des TSH auch die Bestimmung von Antikörpern zum Ausschluss einer Immunthyreopathie (TG-AK, TPO-AK, TR-AK), von Tumormarkern zur Diagnose eines möglichen inapparenten C-Zell-Karzinoms (basales Kalzitonin) und von Kalzium zum Ausschluss eines gleichzeitig vorliegenden primären Hyperparathyreoidismus empfohlen (➤ Tab. 1.4).

Funktionsdiagnostik

Basisdiagnostik ist die Bestimmung von TSH, durch die zwischen (latenter) **Hyperthyreose, Euthyreose** und **Hypothyreose** unterschieden werden kann. Zu beachten ist, dass die TSH-Bestimmung im Verlauf der Behandlung einer Hyperthyreose nach vorangegangener längerfristiger TSH-Suppression vorübergehend nicht aussagekräftig ist, da der Regelkreis teilweise über einen Zeitraum von mehr als 4–6 Wochen nach Erreichen der Euthyreose nicht funktioniert. Bei Patienten mit einer Hyperthyreose differenzieren die TSH-

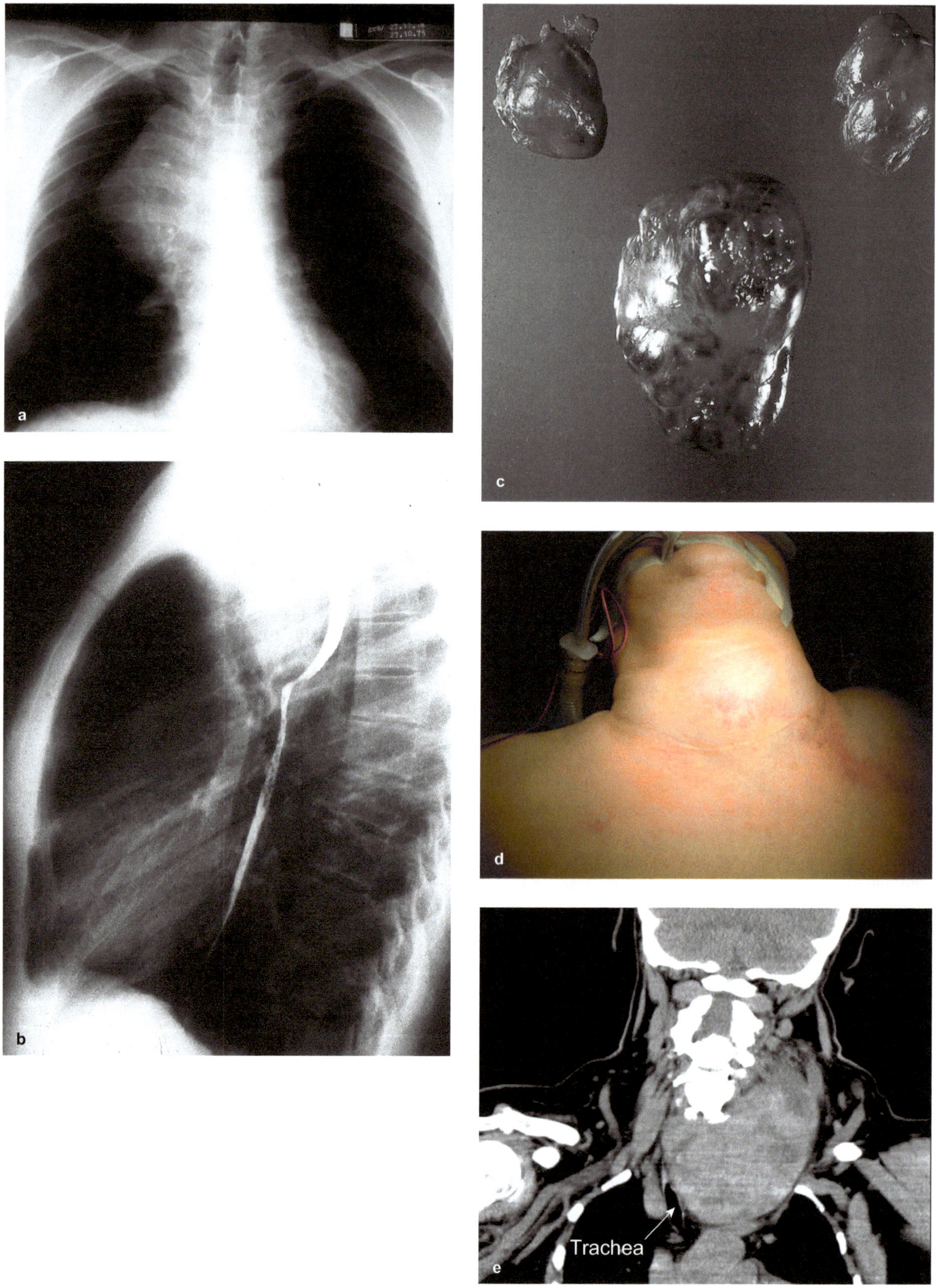

Abb. 1.3 Röntgenbilder a.-p. (a) und seitlich (b) einer intrathorakalen Struma mit entferntem kollarem und mediastinalem Schilddrüsengewebe (c) sowie klinisches Bild (d) und CT (e) eines retrosternal ausladenden Strumarezidivs. [M888 / M529]

Tab. 1.4 In-vitro-Diagnostik.

	Parameter	Bedeutung
Basisdiagnostik	TSH	
ergänzende Diagnostik	$(f)T_4$, $(f)T_3$	bei erniedrigtem oder erhöhtem TSH
	Antikörper • TSH-Rezeptor-stimulierende Antikörper • mikrosomale (TPO-) Antikörper	• bei Hyperthyreose • zum Ausschluss einer Immunthyreopathie (grundsätzlich vor minimalinvasiver Operation)
	Kalzitonin	generelles Screening auf C-Zell-Karzinom vor OP einer Knotenstruma
	Serumkalzium und -phosphat	zur Orientierung über die Nebenschilddrüsenfunktion
	intaktes Parathormon	bei grenzwertig hohem (> 2,5 mmol/l) oder erhöhtem (> 2,6 mmol/l) Serumkalzium und prä- und postoperativem PTH

TSH: thyreoidstimulierendes Hormon; TPO: Thyreoperoxidase; PTH: Parathyroidhormon (Parathormon)

Rezeptor-Antikörper zwischen **funktioneller Autonomie** und **Immunhyperthyreose,** die selten auch kombiniert vorkommen können (Marine-Lenhart-Syndrom).

Die Verlaufsbeobachtung der TSH-Rezeptor-Antikörper-(TRAK-)Titer nach Erreichen der Euthyreose unter antithyreoidaler Medikation gibt Hinweise auf die zu erwartende Remissionsrate nach Absetzen der Medikamente und kann damit zur Entscheidung über eine definitive Therapie (Radiojod oder Chirurgie) genutzt werden (TRAK-Werte unter oder über 10).

Dagegen verlaufen das klinische Erscheinungsbild einer Thyreoiditis Hashimoto mit all ihren Begleiterscheinungen (bis hin zur Enzephalitis) und die Anti-TPO-Antikörper-Titer nicht immer parallel. Bei Auftreten von Knoten in diesen Strumen ist nach neueren Metaanalysen die Malignomrate gegenüber Knoten in einer Struma nodosa ohne Thyreoiditis leicht erhöht.

Weitere Labordiagnostik

Die Bestimmung von Thyreoglobulin als Tumormarker für ein follikuläres (FTC) oder papilläres (PTC) Schilddrüsenkarzinom hat sich bei noch vorhandener Schilddrüse nicht bewährt. Doch ist die Bestimmung des basalen Serumkalzitonins als spezifischer Indikator für ein medulläres Schilddrüsenkarzinom (sporadisch oder im Rahmen einer familiären C-Zell-Karzinom- und MEN-II-Syndrom-Erkrankung) so effektiv, dass sie in die deutschen und europäischen Leitlinien zu den Basisuntersuchungen aller Patienten vor Operation einer Struma nodosa (MTC bei 0,2–0,5 %) aufgenommen wurde. Für die betroffenen Patienten ist die Diagnose des Karzinoms vor der Operation aufgrund des dann radikaleren chirurgischen Vorgehens an der Schilddrüse und den Lymphknoten von erheblicher Relevanz. Jedoch sind auch falsch positive Bestimmungen möglich, die besonders bei Nierenerkrankungen auftreten. Auch ist eine Unterscheidung zwischen medullären Karzinomen der Schilddrüse und anderen neuroendokrinen Neoplasien (NEN) bei Werten von 10–100 pg/ml Kalzitonin nicht möglich. Die zusätzliche Eingrenzung fraglich positiver Befunde (basale Kalzitoninwerte über 10, aber unter 100 pg/ml) durch einen Stimulationstest mittels Pentagastrin (0,5 µg/kg KG i. v.) ist leider mangels Verfügbarkeit von Pentagastrin nicht mehr möglich und eine Stimulation mit Kalzium hat bisher die Genauigkeit der basalen Kalzitoninbestimmung nicht verbessert (➤ Tab. 1.5)

Tab. 1.5 Kalzitoninbestimmung zur Erkennung eines C-Zell-Karzinoms. Evidenzbasierte, interdisziplinäre Empfehlung der Sektion Schilddrüse der Deutschen Gesellschaft für Endokrinologie (systematischer Review von 653 Publikationen; zitiert n = 53; Karges et al. 2004).

Vorhandene Daten	Folgernde Empfehlung
Prävalenz C-Zell-Karzinom bei Struma: 0,2–0,5 %	Kalzitonin-Screening bei Knotenstruma
Prävalenz erhöhtes Kalzitonin bis 18 %	basales Kalzitonin (bCT) > 10 pg/ml: Kontrolle (6 Monate); OP: totale Thyreoidektomie (?)
Risiko C-Zell-Karzinom bei bCT > 10 < 100 pg/ml: 16–31 %	OP: totale Thyreoidektomie (?)
Risiko C-Zell-Karzinom bei bCT >100 pg/ml generell: 54–68 %	OP: totale Thyreoidektomie
Risiko C-Zell-Karzinom, stim. CT > 200 pg/ml: bis 100 %	OP: totale Thyreoidektomie mit Lymphadenektomie
CCH obligate Präkanzerose bei hereditärem C-Zell-Karzinom	
Rolle der CCH in der sporadischen Situation unklar	

CT: Kalzitonin; CCH: C-Zell-Hyperplasie

Zusätzlich wird heute zur Abklärung eines gleichzeitig vorliegenden primären Hyperparathyreoidismus das Serumkalzium bestimmt. Auch wird zunehmend die Messung des Serumparathormons empfohlen, die bei Vorliegen prä- und postoperativer Werte eine Aussage über länger zu erwartende Serumkalzium-Erniedrigungen (postoperativer Hypoparathyreoidismus) zulassen.

1

Vor jeder Schilddrüsenoperation wird die Funktionsanalyse mit den Laborwerten TSH, fT_3 und fT_4 und die Nebenschilddrüsenfunktion mit Serumkalzium (sCA) und PTH (prä-/postoperativ) gemessen und das mögliche Vorliegen eines medullären Karzinoms (Kalzitonin) abgeklärt.

1.2.4 Feinnadelpunktion und Zytologie (Feinnadelaspirationsbiopsie, FNAB)

Die ultraschallgestützte Feinnadelpunktion solitärer oder dominierender hypofunktioneller Knoten ist – zumindest bei Fehlen anderer Verdachtsmomente (Anamnese, Klinik, Sonografie, Kalzitonin erhöht) – entscheidend hinsichtlich der Operationsindikation. Leider ist in Deutschland zurzeit keine ausreichende Versorgung mit in der Zytologie erfahrenen Pathologen gewährleistet.

Die Zytologie-Befunde werden in Kategorien eingeteilt:

- nicht verwertbar,
- benigne,
- zweifelhaft (z. B. follikuläre Neoplasien),
- verdächtig auf Malignität,
- sicher maligne.

Etwa 10–15 % der Ausstriche sind aufgrund fehlender Zellen, zu vieler Blutbeimengungen oder zu großer Artefakte nicht verwertbar. Bis zu 40 % zeigen sicher benigne Befunde und in bis zu 20 % werden verdächtige oder sicher maligne Zellen darstellbar. Letztere Befunde bedingen eine dringliche Operationsindikation.

Zytologisch zweifelhafte Befunde, früher unter der Definition einer „follikulären Neoplasie" zusammengefasst, werden heute nach der „Bethesda-Einteilung" in drei Unterkategorien aufgeteilt, mit einem zwischen 15 % und über 30 % variierendem Malignitätsrisiko.

Um dieser Gruppe von Patienten ggf. eine unnötige Operation zu ersparen, können weiterführende molekularbiologische Gen-Expressionsanalysen und Mutationsanalysen vorgenommen werden, die zukünftig sicher klinische Bedeutung erlangen.

Im Moment dagegen werden zweifelhafte zytologische Befunde zur Operation (mindestens Hemithyreoidektomie) mit anschließender histologischer Klärung führen.

Hyperfunktionelle Knoten („autonome Adenome") sollten nicht punktiert werden, da zytologisch ein zweifelhafter Befund („indeterminate cytology") zu erwarten ist, obwohl die weit überwiegende Mehrzahl der Knoten (> 98 %) benigne sind. Auch sollten für die Punktionen eines unter 10 mm messenden Knotens strenge Kriterien akzeptiert werden, da durch Messung des basalen Kalzitonins ein medulläres Karzinom ausgeschlossen werden kann, bei Punktion trotz Ultraschallhilfe der Knoten nicht selten verfehlt wird und bei papillären Mikrokarzinomen die Beobachtung mit klinischer Indikation zur Operation (Wachstum des Knotens, Entstehen weiterer Knoten, Vergrößerung von angrenzenden Lymphknoten etc.) keine Gefährdung der Patienten bewirkt.

Die ultraschallgestützte Feinnadelpunktion klinisch und nach Ultraschall-Kriterien verdächtiger Läsionen über 10 mm Durchmesser sollte obligatorisch sein. Alternativ dazu kann die Hemithyreoidektomie mit Schnellschnittuntersuchung akzeptiert werden.

1.2.5 Weitere präoperative Diagnostik

Die präoperative Diagnostik und Vorbereitung von Risikopatienten unter Hinzuziehen der entsprechenden fachkompetenten Disziplinen sollte selbstverständlich sein, so z. B. des Internisten bei Patienten mit hohem kardiovaskulärem oder pulmonalem Risiko. Dies gilt auch für Patienten mit krisenhaft entgleister Hyperthyreose, bei Vorliegen anderer erheblicher Risiken (hämorrhagische Diathese, Leberinsuffizienz, Niereninsuffizienz etc.) und für Patienten, bei denen die Operation eine Kooperation mit angrezenden Fachgebieten sinnvoll erscheint lässt (HNO-Facharzt, Tracheal-/Thoraxchirurg).

Ophthalmologische Untersuchung

Ein spezifischer ophthalmologischer Status sollte bei Patienten mit Morbus Basedow und endokriner Orbitopathie vorliegen. So werden neben der Bestimmung des Hertel-Exophthalmus-Index andere spezifische Untersuchungsmethoden (z. B. Beurteilung der lokalen Entzündungszeichen, Blickrichtungstomografie, Orbit-Sonografie, evtl. CT) vorgenommen, mit denen eine verlässliche und objektivierbare postoperative Verlaufsbeobachtung erfolgen kann.

HNO-ärztliche Untersuchung

Die präoperative Laryngoskopie stellt eine obligatorische Untersuchung dar. Sie ist für die Operationsstrategie und als externe Qualitätskontrolle unabdingbar.

Die präoperative Untersuchung liegt dabei durchaus im Interesse des Chirurgen, um das Risiko der Operation besser einschätzen zu können (cave: Nervus-laryngeus-recurrens-Parese – NLRP – bei beidseitig geplanter Operation oder bei einseitig geplanter Operation kontralateral zu der paretischen Stimmlippe). Auch werden dann vorbestehende Schädigungen nicht als Komplikationsfolgen angelastet. Zusätzlich muss die klinische Bedeutung einer spontanen Rekurrensparese (nach Apoplex, infolge des Wachstums maligner Tumoren im Thorax, als Folge einer viralen Entzündung etc.) beachtet werden, deren Ursache allein aus klinischer Sorgfaltspflicht abzuklären ist. Eine unterlassene präoperative Kontrolluntersuchung der Stimmbandbeweglichkeit ist somit auch juristisch relevant.

Dies kann jedoch nicht in gleichem Maße für die postoperative Untersuchung der Stimmbandbeweglichkeit gelten, wenn Patienten klinisch unauffällig sind. Trotzdem führen wir diese Untersuchung schon aus Gründen der Qualitätskontrolle immer durch.

Zusätzlich ist bei vorbestehender Stimmveränderung, Schmerzen im Hals und Rachen, Lymphknotenvergrößerungen im Bereich des Halses und submandibular eine präoperative HNO-Untersuchung von Bedeutung, um auch nicht thyreogene Erkrankungen auszuschließen.

Endoskopie (Tracheoskopie, Ösophagoskopie)

Diese sind vor Operationen benigner Strumen nicht erforderlich. Die Tracheoskopie, am besten verbunden mit Endosonografie, ist bei Verdacht auf Tumorinfiltration der Trachea indiziert, die Ösophagoskopie bei Verdacht auf Mitbeteiligung des Ösophagus.

Schluckstörungen bei benigner Struma sind selten, ihr Vorhandensein erfordert spezifische Diagnostik zum Ausschluss einer nicht thyreogenen Erkrankung.

1.2.6 Intraoperative Diagnostik

Intraoperativer Ultraschall

Die intraoperative ausreichende Mobilisation der Schilddrüse mit gewissenhafter Inspektion und Palpation ist selbstverständlich. Darüber hinaus kann der intraoperative Ultraschall hilfreich sein zur Erkennung zusätzlicher, präoperativ unbekannter Läsionen (dorsale Abschnitte, z. B. Knoten im Zuckerkandl-Tuberkulum), bei der Definition von Normalgewebe und der Festlegung von Resektionsgrenzen (> Abb. 1.4). Verwendet wird (nach R. A. Wahl) ein Fingertip-Schallkopf von 7,5 MHz, der den mobilisierten Schilddrüsenlappen rundum abtasten kann.

Intraoperative Schnellschnittuntersuchung

Klassisches Verfahren zur intraoperativen Unterscheidung benigner und maligner Tumoren ist die **Schnellschnitthistologie:** Sie sollte grundsätzlich bei jeder Operation potenziell zur Verfügung stehen. Ist das nicht der Fall, muss der Patient über die sich möglicherweise daraus ergebenden Nachteile (Zweitoperation) informiert werden. Spielt der Malignitätsverdacht bei der Indikationsstellung keine Rolle, ist bei auch sonst unverdächtigem Operationssitus/Operationspräparat die Schnellschnittuntersuchung überflüssig. Bei präoperativ zytologisch sicher malignem Befund kann auf die Schnellschnittuntersuchung ebenfalls verzichtet werden, ebenso bei Thyreoidektomie wegen pathologisch erhöhten Serumkalzitonins ohne entsprechenden makroskopischen Befund am Operationspräparat. Die histologische Schnellschnittuntersuchung ist bei allen unter der Indikation des Malignitätsverdachts operierten Knoten und bei intraoperativ verdächtigen Knoten angezeigt. Bei der zytologischen Diagnose einer follikulären Neoplasie eines am Operationspräparat vollständig gekapselten, makroskopisch bzw. unter Lupenbetrachtung unverdächtigen Knotens ist die Schnellschnitthistologie in Anbetracht ihrer Unsicherheit verzichtbar.

Die leitliniengerechte Alternative besteht dann in der Hemithyreoidektomie bzw. vollständigen Lobektomie unter dem Gesichtspunkt der Risikominderung, weil so vermieden werden kann, dass der ipsilaterale Schilddrüsenrestlappen nach definitiver Histologie erneut angegangen werden muss. Dieser Gesichtspunkt relativiert sich jedoch bei der schnellen Befundübermittlung einer vorzuziehenden definitiven Histologie (24–48 Stunden), aus der eine frühe Reintervention resultiert. Wird ein Karzinom diagnostiziert, ist ohnehin eine zentrale Lymphknotendissektion erforderlich, die für sich ein zusätzliches Risiko für den ipsilateralen N. laryngeus recurrens (NLR) und die Nebenschilddrüsen darstellt.

Die Komplettierungsoperation sollte auf jeden Fall von einem in der Schilddrüsenchirurgie erfahrenen Operateur durchgeführt werden.

Intraoperatives Neuromonitoring

Mit dem intraoperativen Neuromonitoring (> Abb. 1.5) kann durch die Darstellung eines ungestörten Überleitungssignals sowohl bei der **direkten Stimulation** über den N. laryngeus recurrens als auch bei der **indirekten Stimulation** über den N. vagus, der dann kurzstreckig freigelegt werden muss, eine Aussage über die Funktionsfähigkeit des N. laryngeus recurrens erhalten werden, mit hoher Sensibilität, aber geringer Spezifität für die Erkennung einer Rekurrensparese. Auch kann das Risiko einer permanenten Rekurrensparese bei konsequenter Anwendung des Neuromonitorings auf unter 1 % (bezogen auf „nerves and risk") gesenkt werden, wo es vorher deutlich höher lag. In Einzelfällen mit schwieriger Nervendarstellung, v. a. bei Rezidiveingriffen, erweist sich das Neuromonitoring auch in der Hand des erfahrenen Chirurgen als durchaus nützlich. Der entscheidende Effekt dürfte darin bestehen, dass damit die **konsequente** Lokalisierung des Nervs verbunden ist. Beim kontinuierlichen Neuromonitoring können zusätzlich kleine Veränderungen frühzeitig

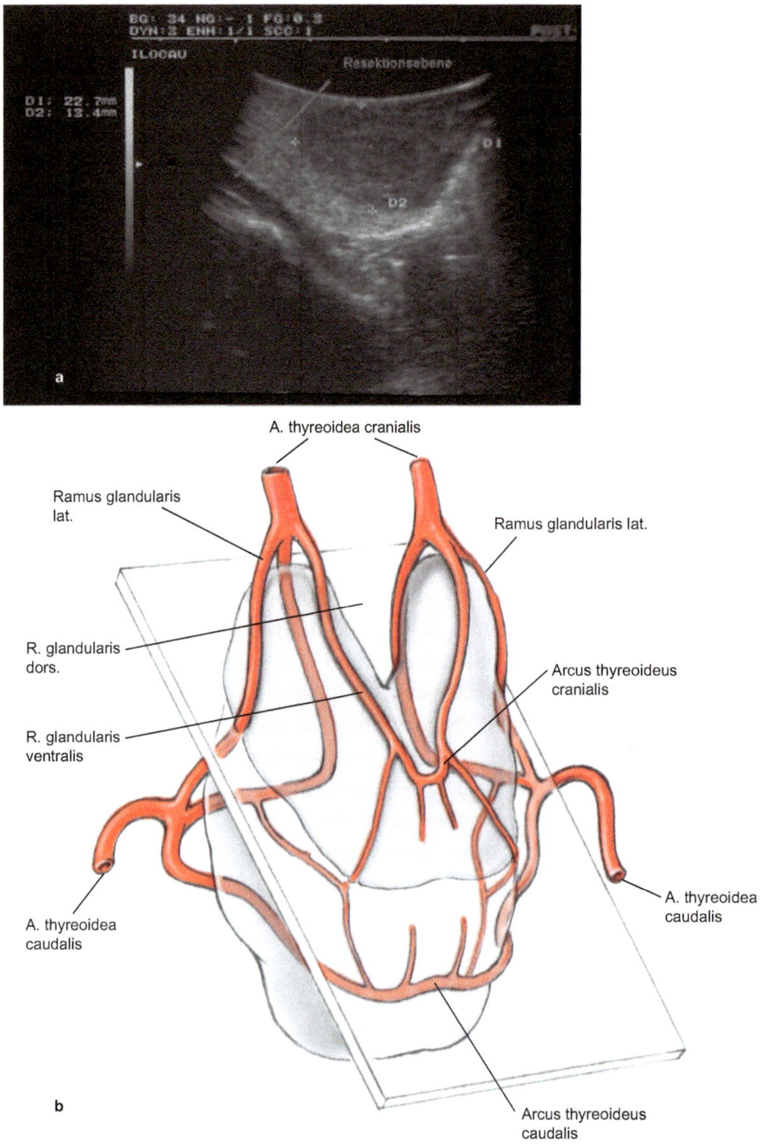

Abb. 1.4 a) Intraoperativer Ultraschall: Festlegung der Resektionsebene (entsprechend der Trennebene nach v. Lanz). [M888]
b) Trennebene der Durchblutung nach v. Lanz. Sie entspricht in 10–15 % der multinodösen Lappen der Knotengrenze (obere Pole normal). Beachte: Verlauf von dorsokranial nach ventrokaudal. [L108]

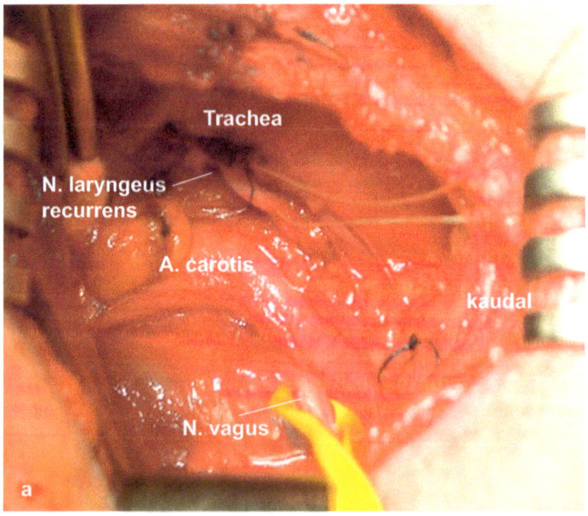

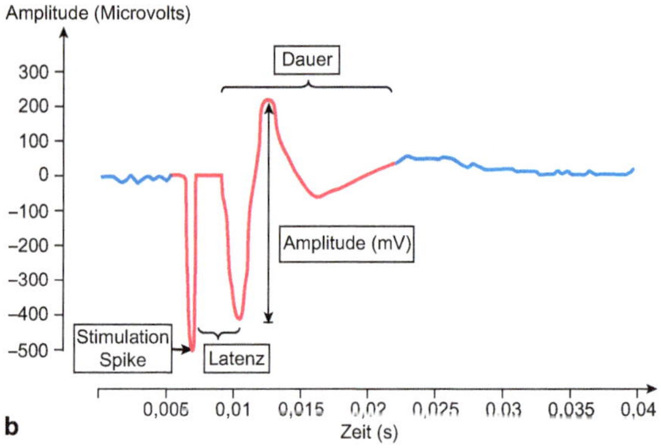

Abb. 1.5 Intraoperatives Neuromonitoring.
a) Darstellung des Situs zur direkten (N. laryngeus recurrens) und indirekten (N. vagus) Stimulation mit einer Handsonde vor Freipräparation und nach Resektion der Struma. [M529]
b) Aufzeichnung und Dokumentation eines normalen Signals. [L106]

gefährliche Zugbelastungen am Nerv anzeigen. Auf diese Weise können dauerhafte Schäden vermieden werden.

Das intraoperative Neuromonitoring kann auch zur Darstellung und Funktionsüberprüfung des R. externus des N. laryngeus superior verwendet werden. Jedoch liegen dazu nur geringe Erfahrungen vor.

Für das intraoperative Neuromonitoring stehen grundsätzlich zwei Verfahren zur Verfügung:

- Einbringen einer biopolaren Elektrode von außen durch die Membrana cricothyroidea in den M. vocalis (bisher kein Nachweis einer erhöhten Infekt- oder Komplikationsrate),
- Ableiten über eine Tubuselektrode; dieses Verfahren bietet Vorteile und hat sich inzwischen durchgesetzt.

- Die Basisdiagnostik vor jeder Schilddrüsenoperation besteht in der Ultraschalluntersuchung des Halses, der Bestimmung von TSH und der freien Hormone fT_3 und fT_4. Bei subnormalem oder supprimiertem TSH und Knoten in der Schilddrüse ist die Szintigrafie indiziert.
- Präoperativ ist außerdem eine Untersuchung der Stimmbandbeweglichkeit verpflichtend und die Bestimmung der Serumwerte von Kalzium, Parathormon und Kalzitonin zu empfehlen.
- Laborbestimmung der mikrosomalen Antikörper (Anti-TPO-Antikörper), der TSH-Rezeptor-Antikörper und weiterführende bildgebende Verfahren sind fakultativ nach dem Einzelfall zu entscheiden.

1.3 Indikation zur Operation

Häufigste Diagnose im chirurgischen Krankengut unserer Endemieregionen ist die **benigne Knotenstruma mit Euthyreose** (60–80 %). Der Anteil von Patienten mit klinisch relevanter funktioneller Autonomie (supprimiertes TSH) ist von 40 % vor 1990 auf etwa 15–20 % nach dem Jahr 2000 gesunken. Patienten mit Karzinomen, einer Immunhyperthyreose (Morbus Basedow) und Patienten mit Rezidivstrumen stellen je 2–10 %, abhängig davon, ob es sich um eine Spezialklinik oder eine Klinik der Regelversorgung handelt. Selten ist die Indikation zur Operation eines verdächtigen Knotens bei Thyreoiditis Hashimoto oder einer subakuten Thyreoiditis de Quervain gegeben. Ebenfalls selten zwingt eine mechanische Beeinträchtigung der Atmung bei einer „eisenharten Struma Riedel“ zur Intervention. Akute Einblutungen, eitrige Entzündungen und Metastasen anderer Malignome in der Schilddrüse stellen weitere seltene (< 1 %) Gründe für eine Operation dar.

Notfallindikationen zur Schilddrüsenoperation
Die meisten oben genannten Operationsindikationen können elektiv in Ruhe geplant und umgesetzt werden, wohingegen eine stärkere Einblutung und die entgleiste Hyperthyreose nach Jodbelastung (Kontrastmittel, Amiodaron, andere Medikamente) eine entsprechende Vorbereitung und ggf. die Notfallbehandlung sowie dringlich Operation verlangen.

1.3.1 Malignitätsverdacht

Operationen bei präoperativ nachgewiesener Malignität sind in ➢ Kap. 1.9.3 dargestellt.

Verdächtiger Knoten

Der Gesichtspunkt des Malignitätsverdachts tritt vor allem bei solitären oder dominierenden hypofunktionellen („kalten“) Knoten auf. Hyperfunktionelle Knoten („autonome Adenome“) sind in der Regel benigne (cave: Ausnahmen!). Bei multinodösen Strumen liegt eine Mischung von unterschiedlichen Funktionszuständen vor, von regressiven „Pseudoknoten“ bis hin zu – meist monoklonalen – neoplastischen Knoten unterschiedlicher Funktionalität, wobei dann das Vorhandensein funktioneller Autonomie die Möglichkeit der Malignität keineswegs ausschließt. Die Diagnose „kalter Knoten“ rechtfertigt für sich noch nicht die Stellung der Operationsindikation. Diese bedarf der ergänzenden Begründung. Für die Risikoabwägung bilden die in ➢ Kap. 1.2 (Diagnostik) genannten Faktoren eine Rolle: kalte Knoten im Alter von unter 20 Jahren und über 60 Jahren und Häufung von Schilddrüsenkarzinomen in der Familie. Klinisch verdächtig sind Wachstumsneigung des Knotens, beschleunigte Wachstumsdynamik einer zuvor oft Jahrzehnte „ruhenden“ Struma (cave: entdifferenziertes Karzinom im höheren Alter!), eingeschränkte Schluckverschieblichkeit (in der Rezidivsituation nicht aussagekräftig), Lymphknotenvergrößerungen und eine auffallende **Knotenderbheit und Höckrigkeit des Knotens.** Als sonografische Malignitätsindizien sind Echoarmut, eine fehlende Kapsel, unregelmäßige Begrenzung, Mikroverkalkungen und vermehrte zentrale Vaskularisation nachgewiesen. Doch sind weder der klinische noch der sonografische Befund beweisend. Hierzu ist eine **Punktionszytologie** zwingend notwendig (präoperative ultraschallgesteuerte Feinnadelbiopsie mit Zytologie, ➢ Kap. 1.2.4).

1

Die verdächtige Punktionszytologie (Malignitätsrisiko über 30 %) stellt – unabhängig von anderen Befunden – eine dringliche Operationsindikation dar (➤ Abb. 1.6).

Zu berücksichtigen ist, dass auch benigne Neoplasien eine autonome Wachstumstendenz aufweisen können, die durch Jodsubstitution allenfalls verzögert werden kann. Eine Adenom-Karzinom-Sequenz ist bei den differenzierten Neoplasien nicht nachgewiesen, wohl aber eine Entdifferenzierung von Rezidiven schon maligner Vorbefunde. Große Veränderungen eines zytologischen Befundes sind auch mit der Zeit nicht zu erwarten, sodass ein konservativer Therapieversuch bei geringem Verdacht auf ein Malignom gerechtfertigt erscheint. Mit der Kombination aus Jod und Thyroxin ist eine Verkleinerung auch der Knoten um bis zu 20 % zu erwarten und bei einer Radiojodtherapie die Reduktion bis um etwa 50 %. Dieses Vorgehen ist jedoch bei klinischem, im Ultraschall und durch zytologische Untersuchung erhärtetem Verdacht auf einen möglicherweise malignen Knoten nicht gerechtfertigt; und die Indikation sollte immer histologisch (durch Hemithyreoidektomie) verifiziert oder ausgeschlossen werden.

„Inzidentalom"

Die Anzahl „zufällig" entdeckter Schilddrüsenknoten und -läsionen nimmt mit der Verbreitung der sonografischen Screening-Untersuchungen und der Ganzkörper-MRT-Untersuchungen zu. Handelt es sich dabei um einen fraglich malignen Befund über 1 cm, bedarf es der weiteren Abklärung. Problematisch ist jedoch die Handhabung der häufig kleineren Läsionen unter 1 cm mit fraglicher oder fehlender klinischer Relevanz. Nach Ausschluss eines möglichen medullären Karzinoms (basales Serumkalzitonin) ist die Entscheidung über eine alleinige Kontrolle des Befundes in 3–6 Monaten oder eine weiterführende zytologische oder sogar histologische Abklärung mit dem Patienten zu diskutieren. Probleme der unnötigen Verunsicherung von Patienten durch irrelevante Befunde mit dadurch bedingter Minderung der Lebensqualität, der zusätzlichen Gefährdung durch invasive Maßnahmen und der Anhäufung unnötiger Kosten sind relevant und treten zunehmend in den Fokus des Interesses.

Indikation bei erhöhtem Serumkalzitonin

Schon im Hinblick auf das Kosten-Nutzen-Verhältnis und sicher auch aus ärztlicher Sorgfaltspflicht sollte das Serumkalzitonin bei allen Patienten mit knotigen Schilddrüsenveränderungen bestimmt werden (Inzidenz der medullären Karzinome = C-Zell-Karzinome der Schilddrüse: 0,2–0,5 %). Serumkalzitonin ist ein hochsensibler und spezifischer Marker für das C-Zell-Karzinom der Schilddrüse und andere neuroendokrine Neoplasien. In Anbetracht frühzeitiger Metastasierung dieses Tumors und fehlender nichtchirurgischer Therapiealternativen ist damit die Möglichkeit einer Frühdiagnose eröffnet, die bei entsprechender Operation eine hohe chirurgische Heilungsrate zeigt. Bei Kalzitoninwerten von über 100 pg/ml liegt in über 90 % bereits ein medulläres Karzinom vor. Bei geringer Erhöhung des Serumkalzitonins (> 10 pg/ml und unter 100 pg/ml) besteht eine Grauzone, in der Vorstufen der Tumoren, kleine Mikrokarzinome und nicht schilddrüsenbedingte Erhöhungen des Kalzitonins voneinander getrennt werden müssen. So werden bei anderen neuroendokrinen Tumoren (z. B. des Pankreas oder der Lunge), bei Niereninsuffizienz und auch bei einigen Thyreoiditiden erhöhte Kalzitoninwerte gemessen. Früher wurde dieser Bereich durch Stimulation der Kalzitoninausschüttung mit Pentagastrin weiter untersucht. Doch steht Pentagastrin nicht mehr zur Verfügung und die alternative Kalziumstimulation zeigt keinen Vorteil gegenüber der basalen Kalzitoninbestimmung. Das empfohlene Verfahren für Patienten mit erhöhtem basalem Kalzitonin über 10 pg/ml, aber unter 100 pg/ml ist die totale Thyreo-

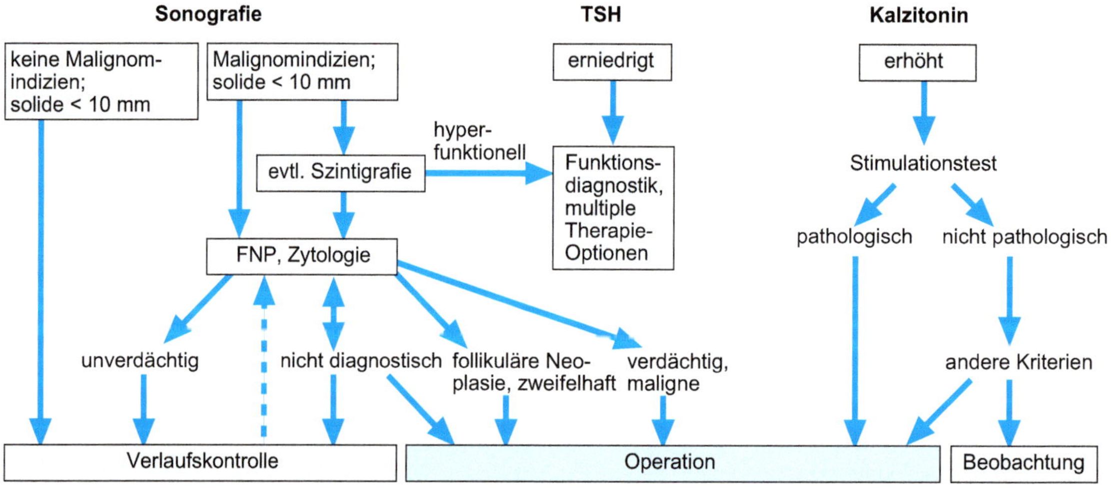

Abb. 1.6 Operationsindikation bei kaltem Knoten und „Inzidentalom". [L127]

idektomie. Die Notwendigkeit einer gleichzeitigen zentralen Lymphadenektomie wird dagegen unterschiedlich beurteilt und ist nur sicher indiziert, wenn eine zusätzliche Schnellschnittuntersuchung das Vorliegen eines medullären Karzinoms bestätigt hat.

1.3.2 Mechanische Indikation

Mechanische Beeinträchtigungen stellen die klassische Indikation für die benigne Knotenstruma im Endemiegebiet dar und betreffen in der Regel größere Knotenstrumen mit oft retrosternaler bzw. intrathorakaler Ausdehnung (Struma Grad III). In fortgeschrittenen Fällen sichtbarer Ausdruck der mechanischen Behinderung sind **obere Einflussstauung** und/oder **Atembehinderung** (bei voller Ausprägung **inspiratorischer Stridor**). Messbare Behinderungen liegen aber auch schon bei geringerer Ausprägung dieser Symptome vor (Spirometrie, Body-Plethysmografie). Bei sichtbarer Deformierung des Halses tritt der kosmetische Aspekt hinzu. Strumen, die die obere Thoraxapertur ausfüllen, verursachen auch bei relativ geringer Wachstumstendenz rasch mechanische Symptome. Bei der Indikationsstellung muss berücksichtigt werden, dass ein konservativer Therapieversuch mit Thyroxin und Jod sowie eine Radiojodtherapie ebenfalls zur Strumaverkleinerung führen können. Da diese Therapieformen aber insgesamt der Operation unterlegen sind, bleiben sie operativ gefährdeten Patienten vorbehalten. Bei wenig regressiv veränderten Strumen ohne größere minderspeichernde Knoten oder Areale zeigt die **Radiojodtherapie** vergleichbar gute Erfolge und stellt eine wirkliche Alternative zur Operation dar.

In der Entscheidung muss das Operationsrisiko quoad vitam mitberücksichtigt werden, das bei der geplanten Operation selbst intrathorakaler Strumen und alter Patienten sehr gering ist (< 1 % in entsprechenden Zentren).

Bei der Mehrzahl der Fälle ist die mechanische Komponente auch nicht der einzige Aspekt, unter dem die mittel- bis langfristige Prognose der Patienten berücksichtigt werden muss. Weitere Gesichtspunkte sind z. B. Funktionsstörungen (Autonomie) mit zunehmender kardialer Belastung, Malignitätsverdacht schwer zugänglicher intrathorakaler Knoten etc.

1.3.3 Hyperthyreose

Hyperthyreose bei funktioneller Autonomie

Für die Operationsindikation bei der hyperthyreoten Knotenstruma aufgrund funktioneller Autonomie gelten die gleichen Gesichtspunkte wie bei der euthyreoten Knotenstruma. Andererseits tritt eine subklinische oder klinisch manifeste Hyperthyreose hinzu, die auch durch konservative thyreostatische Behandlung oder eine Radiojodtherapie beseitigt werden kann. Die Entscheidung für eine Operation ist in Abhängigkeit von therapeutischer Dringlichkeit, Effektivität und Risiko sowie dem persönlichen Wunsch des Patienten zu treffen. Die Operation wird präferiert, wenn die Knotenstruma eine Größe über 60 ml zeigt, wenn gleichzeitig „verdächtige Knoten" auffallen und wenn eine gravierende kardiale Vorerkrankung die schnelle Euthyreose verlangt. Hohes Alter ist keine Kontraindikation zur Operation. Auch ist die Operationsletalität fast vernachlässigbar, wenn die seltenen Einzelfälle der Notoperation bei desolater Situation (nicht mehr beherrschbare thyreotoxische Krise, Hypoxie bei Erstickungsanfall) von den elektiven Operationsindikationen getrennt betrachtet werden. Gerade bei Vorhandensein gravierender Begleiterkrankungen sollte das struma- und hyperthyreosebedingte Risiko rechtzeitig und definitiv beseitigt werden.

Die Radiojodtherapie ist vorzugsweise bei diffusen hyperfunktionellen Strumen (disseminierte Autonomie) unter 60–70 ml und bei kleineren hyperfunktionellen (Solitär-) Knoten einzusetzen. Bei Letzteren kann jedoch eine umschriebene Operation (z. B. minimalinvasiv) als Alternative angesehen werden.

Hyperthyreose bei Immunthyreopathie (Morbus Basedow)

Die Hyperthyreose bei Morbus Basedow ist zunächst die Domäne der konservativen thyreostatischen Therapie, die auf 1–1,5 Jahre begrenzt werden sollte. Die Entscheidung für eine definitive Therapie sollte dann getroffen werden, wenn unter vertretbar niedriger Erhaltungsdosis oder nach Absetzen der Therapie ein Hyperthyreose-Rezidiv auftritt. Die Wahrscheinlichkeit dafür ist heute schon ½ Jahr nach Erreichen der Euthyreose anhand des dann gemessenen TSH-Rezeptor-Antikörper(TRAK-)Titers abschätzbar (über 10 IU/ml hohes Rezidivrisiko, unter 10 IU/ml geringeres Risiko). Zwar sind durchaus andere Risikofaktoren für die Rezidivhyperthyreose bekannt (Größe der Struma, jüngeres Alter, HLA-Typisierung bzw. familiäre Belastung), doch sind sie der o. g. Messung bei Weitem unterlegen.

Die definitiven Therapieformen – Radiojod oder Operation – konkurrieren erheblich, nachdem die früher geltende Altersbegrenzung für die Radiojodtherapie weitgehend entfallen ist (Ausnahme: Kinder und Jugendliche). Für eine Operation sprechen eine schwere endokrine Orbitopathie, hohe TRAK-Antikörperkonzentrationen, große Strumen und zusätzliche Knoten in der Schilddrüse wie auch der Wunsch nach einer schnellen dauerhaften Euthyreose (z. B. bei dringendem Kinderwunsch). Bei geringfügigerer Ausprägung der Orbitopathie sind spontane Besserungen nach Operation in 60–70 % der Fälle zu erwarten, jedoch auch in über 50 % nach rein konservativer Therapie. Dies trifft jedoch nicht für die Radiojodtherapie zu, bei der im Falle einer ausgeprägten endokrinen Orbitopathie (EO) immer eine Kortisonbehandlung erfolgen muss, um eine Verschlechterung der EO unter Therapie zu verhindern.

Generell kann von einer Überlegenheit der Operation hinsichtlich Effektivität auf die EO nur dann ausgegangen werden, wenn die Gewebsreduktion radikal genug vorgenommen wird (> Kap. 1.4.1, > Kap. 1.4.3) und frühzeitig eine Thyroxin-Substitution postoperative TSH-Erhöhungen verhindert. Unabhängig davon ist ein niedriges operatives Komplikationsrisiko für die Akzeptanz der chirurgischen Behandlung essenziell. Eine Hyperthyreose bei Thyreoiditis Hashimoto („Hashitoxikose“) ist meist passager (z. B. postpartale Thyreoiditis) und erfordert ohne zusätzliche Begründung keine operative Therapie. Auch zeigt sich nach Thyreoidektomie bei Patienten mit Thyreoiditis Hashimoto keine verbesserte Lebensqualität zu präoperativen Befunden, wenn die Messung mithilfe eines FS-36-Fragebogens erfolgt.

Akute Hyperthyreose (thyreotoxische Krise)

Hauptursache der krisenhaften Entgleisung ist die Jodbelastung durch jodhaltige Kontrastmittel und jodhaltige Antiarrhythmika (Amiodaron). Erfolgt z. B. bei Patienten mit tachykarder Herzrhythmusstörung die Durchführung einer Herzkatheteruntersuchung oder eine Amiodaronbehandlung in Unkenntnis einer schon vorbestehenden Hyperthyreose, ist ausnahmsweise die prophylaktische Thyreoidektomie noch vor Eintreten der krisenhaften Stoffwechselentgleisung zu überlegen. Ebenso sollte der Entschluss zur Operation rechtzeitig gefasst werden, wenn eine schwere Hyperthyreose durch die thyreostatische Therapie nur unzureichend beherrscht oder durch deren Nebenwirkungen belastet wird. Für Patienten mit Hyperthyreose durch Amiodarongabe ist primär die Höhe der TPO-Antikörper zu bestimmen, da bei entsprechend starker Erhöhung dieses Wertes auf eine Operation verzichtet werden kann und unter Kortisongabe die baldige Euthyreose und ggf. auch Hypothyreose zu erwarten ist.

Thyreotoxische Krisen treten wesentlich häufiger bei autonomer Funktion als bei Immunhyperthyreose auf und werden entsprechend der fortschreitenden zentralnervösen Beteiligung in drei Stadien eingeteilt. Stadium 3 ist gekennzeichnet durch eine zentrale Beeinträchtigung bis hin zur Bewusstlosigkeit, durch Hyperthermie und kardiopulmonale Reaktionen auf den gesteigerten Stoffwechsel (Tachykardie, Hyperventilation und Tachypnoe). In diesem Fall ist nach zunächst konservativem und interdisziplinär intensivmedizinischem Vorgehen (hochdosierte Thyreostatika, Betablockade, Rehydratation, Kühlung und zentrale Ruhigstellung) und bei fehlender Besserung innerhalb von 12–24 Stunden die unverzügliche vollständige oder fast totale Thyreoidektomie indiziert. Postoperativ normalisieren sich die T_3-Konzentrationen schnell (meist innerhalb 24 Stunden), die T_4-Konzentrationen nach etwa einer Woche. Mit postoperativen Todesfällen ist im Stadium 3 nur dann zu rechnen, wenn die Operationsindikation zu spät gestellt wurde; ohne Operation liegt die Mortalität in diesem Stadium bei etwa 50 %.

- Die Diagnose einer thyreotoxischen Krise nach Jodbelastung sollte immer auf die Indikation zur Thyreoidektomie hin kontrolliert werden.
- Thyreotoxische Krisen nach Operation wegen Hyperthyreose werden in der neueren Literatur nach (fast totaler) Thyreoidektomie mit und ohne Vorbehandlung nicht mehr beschrieben.

Hyperthyreose und Schwangerschaft

Die Operation einer Patientin mit Struma und Hyperthyreose kann bei nicht erfülltem Kinderwunsch indiziert sein, da die Hyperthyreose zu vermehrten Frühaborten führt. Unter einer Schwangerschaft ist die Patientin aus funktionellen Gesichtspunkten durch vermehrte Bindungsproteine für T_3 und T_4 vor einer Exazerbation der Hyperthyreose geschützt und nur sehr selten besteht die Indikation zur Therapie, die dann auch primär konservativ erfolgt. Ein erhöhtes Risiko von transplazentarer Schädigung des Fetus und von frühkindlichen Fehlbildungen, Frühgeburt und Totgeburt ist durch die Hyperthyreose selbst, nicht aber durch die thyreostatische Therapie bedingt. Mit Erreichen der Euthyreose kann das erhöhte Risiko sogar wieder normalisiert werden. Sollte aufgrund von Nebenwirkung der Thyreostatika (Lebertoxizität, Möglichkeit der Entwicklung einer Agranulozytose) eine Operation doch notwendig sein, ist sie im 2. Trimenon am sichersten durchführbar.

- Unerfüllter Kinderwunsch bei bestehender Hyperthyreose kann Grund für eine Schilddrüsenoperation sein.
- Eine Hyperthyreose in der Schwangerschaft als Indikation zur Operation ist dagegen äußerst selten. Die Indikation kann aufgrund von Nebenwirkungen der Thyreostatika gegeben sein; und die Operation ist dann bevorzugt im 2. Trimenon durchzuführen.

Neben der sonst nicht beherrschbaren Hyperthyreose ist der Verdacht auf ein Karzinom oder der Nachweis eines Karzinoms die häufigste Indikation für Schilddrüsenoperationen in der Schwangerschaft.

1.3.4 Rezidivoperation

Grundsätzlich gelten für Rezidivoperationen die gleichen Indikationen wie für Ersteingriffe an der Schilddrüse. Doch kann dies nur mit besonderer Zurückhaltung und unter strenger Risikoabwägung geschehen, da die operationsbedingten spezifischen Komplikationen wie Rekurrensparese und Hypoparathyreoidismus bei Rezidivoperationen häufiger auftreten als bei Ersteingriffen.

Mit entsprechender Erfahrung und unter Verwendung der heutigen technischen Möglichkeiten (Lupenbrille, kontinuierliches Neuro-Monotoring etc.) kann jedoch das Risiko dauerhafter Schäden auf etwa 1 % reduziert werden.

Besonders wichtig erscheint es jedoch, das individuelle Risiko des Patienten präoperativ genauer zu fassen (Pseudorezidive versus echte Rezidive, unilaterale versus bilaterale Rezidive, große versus kleine Rezidivstrumen, Rezidivstrumen mit retrosternal-intrathorakaler Ausdehnung, Rezidive mit ipsilateraler versus kontralateraler Rekurrensparese, erstes Rezidiv versus mehrfache Voroperationen).

Liegt z. B. eine vorbestehende Rekurrensparese auf der zu operierenden Seite vor, ergibt sich diesbezüglich kein zusätzliches Risiko durch die Rezidivoperation. Befindet sich der einzige noch intakte Stimmbandnerv auf der erneut zu operierenden Seite, liegt eine Hochrisikosituation vor.

Das bei Rezidivoperationen ebenfalls auf das Zwei- bis Vierfache erhöhte Risiko eines permanenten Hypoparathyreoidismus ist im Einzelfall schwer abzuschätzen, da frühere Operationsberichte häufig keine Auskunft über die Lokalisation und Handhabung der Nebenschilddrüsen bei der Erstoperation geben, doch kann auch hier die vermehrte Anzahl vorübergehender Hypokalzämien nach bilateraler Operation gezeigt werden.

Eine besondere Herausforderung stellen die älteren Patienten mit intrathorakal liegenden Rezidivstrumen dar, denn bei ihnen muss vermehrt mit der Notwendigkeit transsternaler oder thorakaler Erweiterung der Operation gerechnet werden. Entsprechende Expertise in Thorax- und endokriner Chirurgie ist hierbei unumgänglich.

- Die Operation von Strumarezidiven und besonders die von intrathorakalen Rezidiven ist ein typisches Beispiel für die Notwendigkeit von Spezialchirurgie mit entsprechender Erfahrung des Chirurgen (Problem des Übernahmefehlers!)
- Bei hyperthyreoten Rezidivstrumen ist der Radiojodtherapie der Vorzug zu geben, wenn nicht massive mechanische Alterationen oder ein begründeter Malignitätsverdacht zur Operation zwingen.

1.3.5 Thyreoiditis

Die **akute bakterielle Thyreoiditis** geht mit Zeichen der Rötung, Schwellung, Einschmelzung und Abszessbildung sowie der Gefahr einer Sepsis einher. Erforderlich sind eine antibiotische Therapie und die Inzision und Drainage von Abszessen, entsprechend den Regeln der septischen Chirurgie. Die Erkrankung ist heute jedoch extrem selten.

Die **subakute Thyreoiditis de Quervain** hat den Schmerz in der Schilddrüse oder im gesamten Halsbereich (ein- oder beidseitig) als Leitsymptom. Sonografisch finden sich echoarme Areale und die Blutsenkung ist stark erhöht. Die Diagnose wird durch Feinnadelpunktion gesichert. Die Therapie ist konservativ und basiert auf einer Kortisonstoßtherapie. Rezidive und Seitenänderung der Symptome treten häufig auf.

Eine Operationsindikation besteht nur bei häufig sich wiederholender Kortisonbedürftigkeit und fehlender Gesamtbesserung nach Monaten bis 1–2 Jahren.

Die **Thyreoiditis Hashimoto** (chronische lymphozytäre Thyreoiditis) ist häufig, tritt in sehr unterschiedlicher Schwere auf und kann auch rein fokal um schnell wachsende Knoten nachgewiesen werden. Die Schwere der Erkrankung wird durch den TPO-Antikörper-Titer eingeschätzt, doch verläuft die individuelle Belastung der Patienten damit nicht immer parallel. Kurzfristig kann zu Beginn der Erkrankung eine Phase leichter Hyperthyreose entstehen, langfristig führt die Erkrankung zur Involution des Organs und zur Hypothyreose. Knoten in einer Hashimoto-Thyreoiditis zeigen etwas häufiger Malignität als Knoten in sonstigen Strumen, sodass hier eher die Indikation zur Feinnadelbiopsie oder zur Hemithyreoidektomie/Thyreoidektomie gegeben ist. Obwohl über 80 % der Patienten mit Lymphomen der Schilddrüse eine zugrunde liegende Hashimoto-Thyreoiditis aufweisen, kann diese angesichts der Häufigkeit der Hashimoto-Thyreoiditis nicht als Präkanzerose für ein Lymphom gelten.

Neben der Bestimmung typischer Antikörper-Titer sind Ultraschalluntersuchungen zur Bestätigung des klinischen Verdachts auf eine Thyreoiditis und zum Erkennen möglicher maligner Knoten unabdingbar.

Bei der chronischen **Thyreoiditis Riedel** (wegen ihrer ausgesprochenen Derbheit auch „eisenharte Struma Riedel" genannt) ist in erster Linie die Differenzialdiagnose zum („entdifferenzierten") Karzinom durch Feinnadelpunktion zu stellen. Operationsindikation besteht dann, wenn mechanische Einengungen der Trachea zu Atemstörungen und Schmerzen führen. Bei besonders schwierigem Operationssitus kann die Beschränkung der Operation auf die Isthmusresektion die Symptomatik hinreichend mildern.

1.4 Operation

1.4.1 Ziel der Operation

Ziele der Operation sind bei den primär benignen Schilddrüsenerkrankungen die Befreiung von mechanischen Problemen, die dauerhafte Beseitigung einer Hyperthyreose oder der Ausschluss eines möglicherweise malignen Tumorwachstums. Dies alles unter Inkaufnahme einer möglichen Hypothyreose, also eines zusätzlichen Defektes. Da die Substitution von Schilddrüsenhormonen ohne wesentlichen Verlust an Lebensqualität möglich ist und die notwendige Dosierung meist problemlos verläuft, wird die postoperative Hypothyreose von chirurgischer Seite aus oft nicht mehr in die Entscheidung über das optimale Ausmaß der Operation einbezogen. Neben dem Ziel, durch Resektion aller Knoten ein Rezidivwachstum der Struma zu verhindern und gleichzeitig das Risiko operationsbedingter Komplikationen (in erster Linie die spezifischen Komplikationen der Rekurrensparese und des Hypoparathyreoidismus) so niedrig wie möglich zu halten, sollte jedoch die postoperative Restfunktion der Schilddrüse nicht völlig vernachlässigt werden.

So zeigen Patienten mit euthyreoter Struma nach ausgedehnter Schilddrüsenresektion eine mittlere postoperative Gewichtzunahme von 2–3 Kilogramm trotz frühzeitiger Hormonsubstitution und in 2–5 % ist die Einstellung mit zumindest vorübergehenden Problemen belastet, sodass in seltenen Fällen wieder zunehmend Kombinationspräparate von $T_4 + T_3$ verordnet werden. Kann funktionsfähiges Normalgewebe bei Operationen gutartiger Knotenstrumen belassen werden, sollte dies erfolgen. Wo das nicht möglich ist, sollte dies zumindest mit dem Patienten vorher diskutiert werden. Auch kann bei „asymmetrischer" Struma die Hemithyreoidektomie vorgenommen werden, da im Falle späterer kontralateraler (Pseudo-)Rezidive diese Seite ohne vermehrtes Risiko für spezifische Komplikationen (NLRP, Hypoparathyreoidismus) reseziert werden könnte.

Andererseits sollte nicht durch fehlerhaftes Belassen von Knotengewebe mit Wachstumspotenzial von vornherein ein Rezidiv in Kauf genommen werden (➤ Tab. 1.6). Bei der autonomen Knotenstruma ist die funktionelle Autonomie ebenso wie die Wachstumsautonomie nicht funktionell aktiver Knoten zu berücksichtigen und meist eine relativ ausgedehnte Operation indiziert.

Das Ziel der operativen Behandlung des Morbus Basedow ist es, durch (fast) vollständige Thyreoidektomie eine persistierende oder rezidivierende Hyperthyreose sicher zu verhin-

Tab. 1.6 EBM-Chirurgie der benignen Struma: totale Thyreoidektomie bei multinodöser Struma.

Argumente dafür	Evidenzniveau	Argumente dagegen	Evidenzniveau
Struma könnte ein Karzinom enthalten.	2	Postoperativ entdecktes differenziertes, papilläres Mikrokarzinom ist ohne klinische Relevanz.	3
		Erhöhtes Karzinomrisiko ist präoperativ evaluierbar (Risikofaktoren, Zytologie), Karzinom überwiegend intraoperativ nachweisbar (Schnellschnitt).	2
Im Fall von Karzinomnachweis bleibt Komplettierungsoperation erspart.	3	In Anbetracht der Seltenheit erforderlicher Komplettierungsoperation überwiegt das primär erhöhte Risiko der totalen Thyreoidektomie.	1a
Es kann kein Strumarezidiv auftreten.	4	Bei morphologiegerechter Resektion knotenfreie Reste, niedrige Langzeitrezidivrate (< 3 %).	3
Dagegen nach Resektion hohe Rezidivrate (≈25 % in 5 Jahren).	2		
Risiko **permanenter** Komplikationen ist nicht höher als bei Resektion (≤ 1 %) (unizentrische Studien, spezialisierte Zentren).	1b	Risiko **permanenter** Komplikationen signifikant höher (Multizcenterstudien).	2
		Risiko **frühpostoperativer** Komplikationen signifikant höher (Multicenterstudien und unizentrische Studien spezialisierter Zentren).	2
Auch nach Resektion häufig L-T_4-Substitution erforderlich (ca. 40 %).	2	Völlige Abhängigkeit von der Thyroxinsubstitution in 100 % (in Deutschland ~ 100.000 Operationen/Jahr).	?
L-Thyroxin-Substitution unproblematisch.	2	L-Thyroxin-Substitution nicht unnötig in Kauf nehmen; Compliance, v. a. bei Kindern	3
		schädliche Langzeitfolgen der TSH-Suppression	2
		Psychologie (Patientenwunsch!)?	?
Erhöhtes Komplikationsrisiko der Rezidivoperation.	2	Begrenzen des Risikos der Rezidivoperation in erfahrenen Zentren; Risiko des Rezidiveingriffs muss in Relation zum erhöhten Komplikationsrisiko des radikalen Ersteingriffs gesetzt werden.	2
Fazit: keine Rechtfertigung der grundsätzlichen totalen Thyreoidektomie bei benigner Knotenstruma; totale Thyreoidektomie gerechtfertigt bei fehlendem Normalgewebe, in erfahrener Hand **Standard:** morphologiegerechte, funktionskritische Resektion			

dern. Die damit verbundene Hypothyreose wird wissentlich in Kauf genommen. Gleichzeitig kommt es nach der ausgedehnten Schilddrüsenresektion zur schnellen Senkung spezifischer Antikörper gegen den TSH-Rezeptor. Dies wird mit dem Verlust des Antigenreservoirs erklärt. Da diese Antikörper auch die endokrine Orbitopathie verursachen, erklärt sich der positive Effekt der Operation auf die EO (bei etwa ⅔ der Patienten) zumindest teilweise. Dabei wird weniger die Gewebszunahme peri- und intraorbital beeinflusst, sondern die aktiven Entzündungsreaktionen erfahren nach der Operation eine Besserung.

1.4.2 Operationsvorbehandlung und Aufklärung

Vorbehandlung

Hyperthyreose

Bei euthyreoter Stoffwechsellage ist eine – über die allgemeine Operationsvorbereitung hinausgehende – spezifische Vorbehandlung nicht erforderlich. Bei Hyperthyreose wird präoperativ das Erreichen der Euthyreose mit einer thyreostatischen Therapie angestrebt. Zur Anwendung kommen Methimazol (Carbimazol®, 5–20 mg/d) oder Propylthiouracil (Propycil®, 150–250 mg/d). Frühere Forderungen nach stabiler Funktionslage über Wochen sind zunehmend verlassen worden. So haben postoperative thyreotoxische Krisen nach ausreichend radikaler Schilddrüsenresektion rein historische Bedeutung. Zeigen Patienten in der präoperativen Einstellung mit Thyreostatika therapieresistente Tachykardien, ist die Therapie mit dem klassischen, nichtselektiven beta-adrenergen Blocker Propranolol indiziert.

Das gilt auch für Patienten, die mit hohen Dosen von Jodid vorbehandelt werden, eine Therapie, die nur noch selten durchgeführt wird. Sie ist dann indiziert, wenn eine Vorbehandlung aufgrund schwerer Hyperthyreose angezeigt ist und eine Kontraindikation sowohl für Methimazol (Carbimazol®) wie auch für Propylthiouracil (Propycil®) besteht. Dies sind vornehmlich Blutbildveränderungen (Agranulozytose) wie auch Zeichen für eine Lebertoxizität. Letztere reichen von alleiniger Enzymerhöhung bis hin zum Totalausfall der Leber oder Todesfolge. Die Komplikationshäufigkeit wird für Propylthiouracil höher eingeschätzt als für Methimazol. Sie korreliert mit der Höhe des verabreichten Thyreostatikums und tritt meist in den ersten Tagen bis Wochen der Therapie auf. Patienten müssen deshalb immer spezifisch darauf untersucht werden. Alternativ kann die präoperative Therapie mit hohen KJ-Gaben erfolgen. Hierbei wird durch hohe Gaben von Jodid (etwa 300 mg/d) der zeitlich begrenzte Wolff-Chaikov-Effekt ausgelöst, der biochemisch als Enzymhemmung durch Substratüberschuss zu beschreiben ist. Die KJ-Gabe zur Plummerung wird heute per os verabreicht. Sie hat den Nachteil, dass die Operation innerhalb eines festgeschriebenen Zeitraums (etwa 10 Tage) vorgenommen werden muss, da die Patienten sonst aufgrund des Wegfalls des Wolff-Chaikov-Effekts eine schwere Hyperthyreose erleiden können.

Bei leichten Hyperthyreosen und für fast alle Patienten mit primärer Schilddrüsenautonomie ist die Betablockerbehandlung als einzige Vorbehandlung ausreichend (cave: 3 × 10 bis 3 × 40 mg Propranolol). Sie wird im Gegensatz zu der antithyreoidalen Medikation postoperativ für weitere 3–5 Tage fortgesetzt, um den konversionshemmenden Effekt (weniger T_4 in aktives T_3) auch bei schon entfernter Schilddrüse zu nutzen.

Mechanische Einschränkung respiratorischer Funktion

Der Versuch, eine durch Trachealstenose bedingte Beeinträchtigung der respiratorischen Funktion (Differenzialdiagnose durch Spirometrie, Plethysmografie) präoperativ entscheidend zu bessern, ist nicht erfolgversprechend. Die Operation sollte dann auch bei Hinweis auf ein erhöhtes kardiopulmonales Risiko nicht verzögert werden. Die entscheidende Besserung geschieht durch die Operation selbst.

Kardiopulmonale und metabolische Probleme

Die primäre Verbesserung einer akuten kardialen Insuffizienz sowie die Verbesserung der Koronardurchblutung bei nachgewiesener Beeinträchtigung (Notwendigkeit von Stenting etc.) werden der elektiven Schilddrüsenchirurgie genauso vorangestellt wie die Einstellung eines entgleisten Diabetes mellitus.

Einzige Ausnahmen stellen Patienten mit medikamentenrefraktärer thyreotoxischer Krise dar, die eine verminderte Koronardurchblutung und ggf. einen entgleisten Diabetes mellitus aufweisen. Diese Patienten sind vital gefährdet und eine zeitnahe aktive Beseitigung der Hyperthyreose ggf. in Kombination mit einem Koronareingriff kann die größte Überlebenschance versprechen.

Präoperative Aufklärung

Mit Ausnahme der Notfallsituation muss die Aufklärung über die Operation und ihre spezifischen Risiken (v. a. Rekurrensparese, Hypokalzämie, bei Sängern und Sprechberufen auch Schädigung des R. internus des N. laryngeus superior) spätestens am Tag vor der Operation erfolgen. Zu besprechen sind das vorgesehene Ausmaß der Operation und deren evtl. notwendige Erweiterung (Thyreoidektomie mit Lymphknotendissektion bei Karzinomnachweis, Sternotomie bei ausgedehnt retrosternalen oder intrathorakalen Strumen). In der Schilddrüsenchirurgie ist auch besonders auf die Darstellung der alternativen Behandlungsmöglichkeiten (medikamentös, Radiojod oder auch abwartende Beobachtung) zu achten, weshalb sich gemeinsame Sprechstunden von Nuklearmedizinern, Endokrinologen und Chirurgen bewährt haben

Aufklärungspflichtig sind das Risiko von Nachblutungen, die lebensbedrohlich sein können (aufgrund einer Schwellung des Larynx mit Asphyxie auch ohne Blutungsschock), und das Risiko von Wundinfektionen. Gleichzeitig lohnt es sich, auf mögliche Narbenprobleme (Schwellung, zeitlich begrenzte Fixierung der Haut, Keloide etc.) hinzuweisen.

Ebenfalls aufklärungspflichtig ist die fehlende Verfügbarkeit erwünschter Techniken (intraoperatives Neuromonitoring) und/oder erwünschter Kooperationspartner (Pathologie mit Schnellschnittuntersuchungsmöglichkeit).

Bei verdächtigter Malignität und deren Bestätigung sollte die gleichzeitig durchzuführende Lymphknotendissektion (➤ Kap. 1.9.3) vorher genannt worden sein, wie auch deren mögliche Komplikationen wie Läsionen der besonders gefährdeten Nerven (N. accessorius, N. hypoglossus, N. sympathicus, Plexus cervicalis). Die Bereitstellung von Blutkonserven ist nur bei zu erwartenden ausgedehnten thorakalen Eingriffen (v.a. Rezidiveingriffen) und im Einzelfall bei diesbezüglich riskant erscheinenden Rezidiveingriffen am Hals (z.B. großes Rezidiv einer nicht effektiv vorbehandelbaren Basedow-Struma) erforderlich. In solchen Fällen muss auch auf die Risiken von Fremdbluttransfusionen hingewiesen werden.

1.4.3 Operationsstrategie und -taktik

Prinzip ist wie bei allen Operationen das möglichst vollständige, schonende und komplikationslose Erreichen der Operationsziele: Ausschluss von Malignität der Schilddrüsenknoten, möglichst vollständige Beseitigung allen knotigen Gewebes bei der multinodösen Struma (➤ Abb. 1.7) (auch unter dem Gesichtspunkt der Rezidivvermeidung), sichere und dauerhafte Beseitigung einer Hyperthyreose. Sind diese Ziele nicht anders als durch vollständige Entfernung eines Schilddrüsenlappens (Hemithyreoidektomie, in Verbindung mit einem resezierenden Eingriff auf der Gegenseite Lobektomie) oder auch vollständige Entfernung der Schilddrüse (Thyreoidektomie) zu erreichen, muss der Verlust des Organs in Kauf genommen werden. Letzteres jedoch nicht in unnötiger Weise.

Risikoabwägungen spielen eine wichtige Rolle: einerseits die Persistenz und das Rezidiv von Knoten oder der Hyperthyreose, andererseits das Risiko spezifischer Komplikationen. Selbst in spezialisierten Zentren ist die Rate der temporären und permanenten Rekurrensparesen bei Lobektomie und Thyreoidektomie unterschiedlich, wie es auch für den temporären und permanenten Hypoparathyreoidismus gilt. Allen von dieser Feststellung abweichenden Daten fehlt ein externes Monitoring, wie insgesamt die Daten nicht kontrollierter Studien bezüglich der Komplikationsraten von erstaunlich guten Ergebnissen berichten. Auch sollte der mögliche Funktionserhalt weiterhin in Überlegungen zur Radikalität der Operation einbezogen werden. So kann bei umschriebenen Befunden eine begrenzte Resektion z.B. eine lebenslange Medikamentenabhängigkeit verhindern (Restgewebe von mindestens 8–10 Gramm).

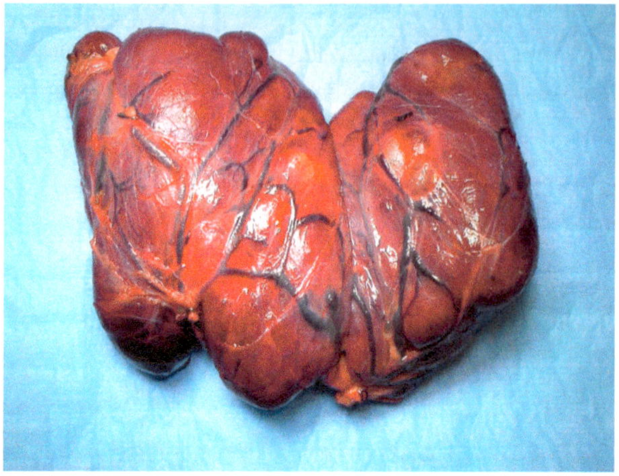

Abb. 1.7 Makroskopisches Bild einer vollständig entfernten Struma multinodosa Grad II. [M529]

Solitärknoten und „Inzidentalom"

Operationen bei klinisch-bildgebend-zytologisch gesicherter Malignität werden in ➤ Kap. 1.9.3 besprochen. Muss ein Karzinom intraoperativ ausgeschlossen werden, was i.d.R. beim verdächtigen Solitärknoten oder beim dominierenden kalten Knoten der Fall ist, muss der Knoten mit einem Saum von gesundem Schilddrüsengewebe vollständig exzidiert und der histologischen Schnellschnittdiagnostik zugeführt werden (➤ Abb. 1.8). Alternativ ist bei fehlender Möglichkeit einer Schnellschnittuntersuchung nur die Hemithyreoidektomie, ggf. sogar mit zentraler Lymphadenektomie, zu akzeptieren.

Ein hyperfunktioneller Knoten ist i.d.R. benigne („autonomes Adenom"). Solitäre autonome Adenome sind in Endemieregionen eher selten (ca. 10 % der Strumen mit Autonomie), sodass beim scheinbar solitären Adenom begleitende Läsionen zuverlässig ausgeschlossen werden sollten (Ultraschall, Exploration und Palpation auch des kontralateralen Lappens). Auch beim autonomen Adenom empfiehlt sich immer die Resektion mit einem Randsaum normalen Gewebes, um eine eindeutige histologische Differenzierung zwischen follikulärem Adenom und hoch differenziertem follikulärem Karzinom gewährleisten zu können.

Liegt der zytologische Befund einer follikulären Neoplasie *(undeterminate cytology)* bei einem hypofunktionellen Knoten vor, empfiehlt sich aufgrund des zu erwartenden unsicheren histologischen Schnellschnittergebnisses die Lobektomie. Dies gilt zurzeit auch unter Berücksichtigung einer zusätzlichen genetischen Differenzierung des Knotens mit dadurch besserer Eingrenzung der Malignitätswahrscheinlichkeit.

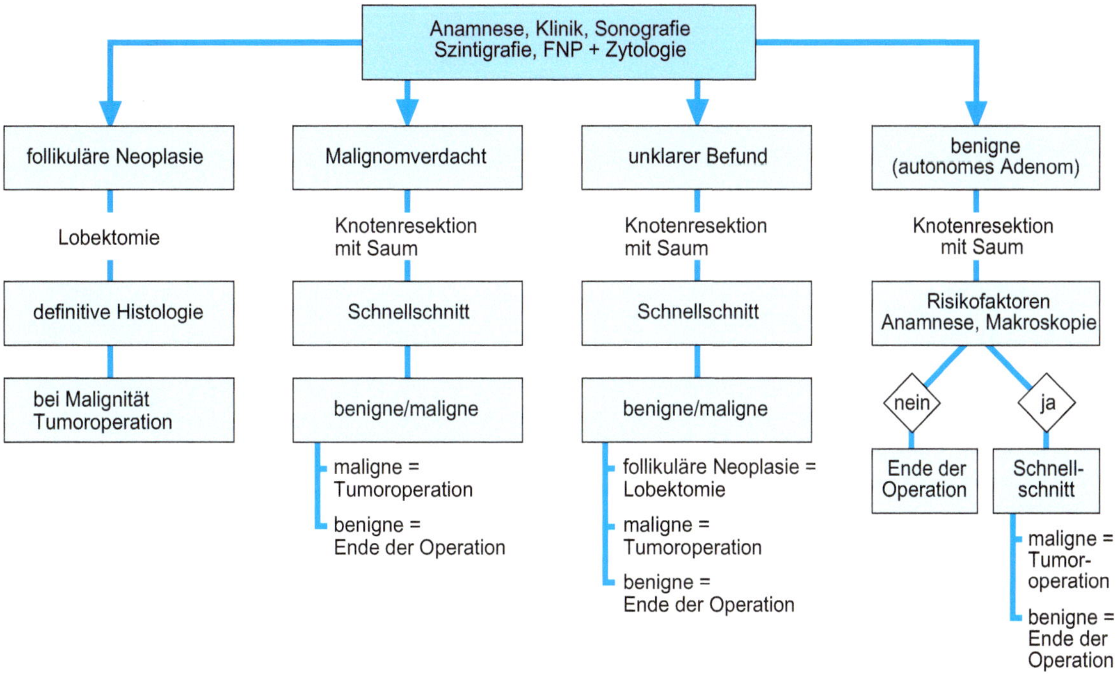

Abb. 1.8 Operationstaktik beim Solitärknoten: intraoperativer Algorithmus. [L127]

Bei kleinen zufällig entdeckten Knoten (Inzidentalomen) unter 1 cm ist dagegen der Verlust eines ganzen Lappens unter funktionellem Gesichtspunkt nicht angemessen. Wir empfehlen die umschriebene Teilresektion der Schilddrüsenseite mit Schnellschnittuntersuchung. Dies umso mehr, als der zytologische Befund wie auch der Schnellschnittbefund die Frage nach einem papillären Karzinom beantworten soll und dies weitaus sicherer vermag, als es für follikuläre Tumoren der Fall ist.

Multinodöse Struma mit und ohne funktionelle Autonomie

Da die autonome Funktion bei der multinodösen Struma in aller Regel in den Knoten lokalisiert ist, unterscheidet sich die Taktik bei autonomen und nichtautonomen Knotenstrumen nach Ausschluss einer diffusen Autonomie nicht. Eine klinische Einschätzung der Knotenbiologie und -histologie (Wachstumspotenzial, Dignität, zystische Degeneration etc.) ist intraoperativ nicht sicher möglich, sämtliches knotig veränderte Gewebe sollte entfernt werden. Ist ein Lappen vollständig knotig durchsetzt, wird er am besten vollständig entfernt. Gesichtspunkte des Funktionserhalts treten hier gegenüber Gesichtpunkten möglicher Malignität und vermehrter Rezidivgefährdung völlig in den Hintergrund. Ist jedoch der obere Pol der Schilddrüse als einziges Areal nicht knotig durchsetzt, erlaubt das Zurücklassen dieses Schilddrüsengewebes die Bewahrung der oberen Epithelkörperchen ohne Abpräparation mit möglicher Schädigung der Durchblutung. Eine Technik, mit der man langfristig die Zahl der Fälle von permanentem Hypoparathyreoidismus niedrig halten kann.

Die primär von Mikulicz und später von Röher und Wahl präferierte morphologiegerechte (Entfernung aller Knoten, unabhängig von deren Position) und funktionskritische (Erhaltung von Normalgewebe) Strategie in der Operation der Struma nodosa erfordert somit eine variable Operationstaktik von klassisch-subtotaler Resektion nach Enderlen-Hotz mit prinzipiellem Erhalt eines dorsalen-paratrachealen Restes bis hin zur Thyreoidektomie. Beiseitig subtotale Resektionen haben jedoch den Nachteil möglicher bilateraler Rezidive und die Operation nach Enderlen-Hotz zeigt zusätzlich oft verbliebene Knoten im Zuckerkandl-Tuberkulum (Lobus posterior), die bei Wachstum und Rezidivoperation die Präparation des N. laryngeus recurrens erschweren.

Nach Untersuchungen von R. A. Wahl sind in etwa 15 % der multinodös veränderten Schilddrüsenlappen die Knoten auf das Versorgungsgebiet der A. thyreoidea inferior begrenzt bzw. liegt knotenfreies Normalgewebe am oberen Pol vor. In diesen Fällen entspricht die Grenze zwischen knotig umgebautem und normalem Gewebe häufig der Trennebene der Versorgungsgebiete von A. thyreoidea inferior und A. thyreoidea superior, die nicht horizontal, sondern schräg von kraniodorsal nach ventrokaudal verläuft. Die Knoten reichen also dorsal höher als ventral. Dementsprechend muss ein solcher Lappen unter Erhaltung der oberen Polgefäße so vollständig von der Trachea abgelöst werden wie bei einer Lobektomie, mit entsprechender Beachtung und erforderli-

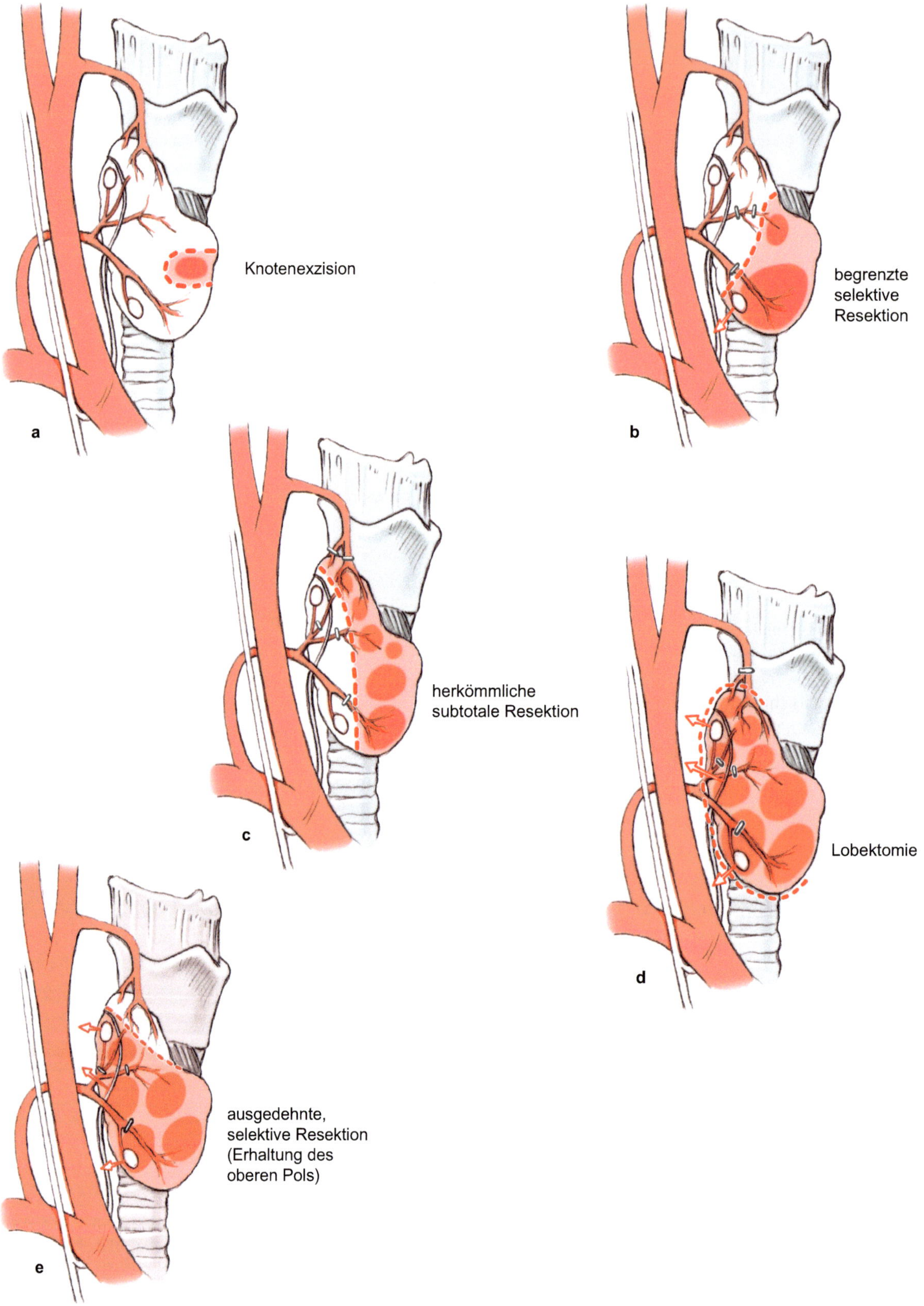
Knotenexzision
a
begrenzte
selektive
Resektion
b
herkömmliche
subtotale Resektion
c
Lobektomie
d
ausgedehnte,
selektive Resektion
(Erhaltung des
oberen Pols)
e

chenfalls Mobilisierung des N. laryngeus recurrens und beider Nebenschilddrüsen, bevor in dieser Trennebene reseziert werden kann. Die Restmasse am oberen Pol entspricht dann einer subtotalen Resektion (➤ Abb. 1.9).

Das Operationsverfahren nach Hartley-Dunhill, d.h. eine einseitige Lobektomie, verbunden mit einer subtotalen Resektion der Gegenseite, wird häufig als Kompromisslösung bei asymmetrischer Struma nodosa und auch bei bilateralen multinodösen Strumen angewandt, wobei die Lobektomie auf der dominierenden Seite durchzuführen ist.

Operation bei Morbus Basedow

Entsprechend dem chirurgisch sicher erreichbaren Ziel der definitiven Beseitigung der Hyperthyreose ist eine ausreichend radikale Reduktion des Schilddrüsengewebes bis zur totalen Thyreoidektomie erforderlich. Bei einer Restmasse von über 4 g häufen sich die Rezidive, bei einer Restmasse von unter 2 g sind diese selten und nach totaler Thyreoidektomie so gut wie ausgeschlossen. Einen „maßgeschneiderten" Rest zu belassen, der langfristiger die Euthyreose des Patienten verspricht, ist aufgrund der fehlenden Einschätzbarkeit der funktionellen Aktivität der Immunerkrankung nicht sicher erreichbar. Bei postoperativer Persistenz oder postoperativem Rezidiv der Hyperthyreose wäre das Therapieziel verfehlt.

Die (fast totale) Thyreoidektomie ist somit das angestrebte Operationsziel, hat sich auch in Metaanalysen bezüglich der Rezidiv-Komplikationsanalyse als bestes Vorgehen erwiesen und ist bei einer geringen Komplikationsrate (bis 2 % Rekurrensparesen) auch in Kosten-Nutzen-Analysen der dauerhaften konservativen medikamentösen Therapie überlegen. Eine postoperative Hypothyreose wird somit ebenso in Kauf genommen wie auch die regelhafte Notwendigkeit einer Substitutionspflicht mit Thyroxin.

Neben einer „hormonellen Sanierung" hat das Vorgehen auch den Vorteil gezeigt, eine Besserung der immunologischen Aktivität der Erkrankung zu bewirken, ohne dass damit eine Heilung versprochen werden kann. Immerhin weisen zahlreiche retrospektive Studien auf eine Überlegenheit der totalen Thyreoidektomie gegenüber weniger ausgedehnter Verfahren, wenn die Zahl der Antikörper gegen den TSH-Rezeptor als Messgröße zugrunde gelegt wird. Prospektiv-randomisierte Studien hierzu fehlen jedoch und die wenigen prospektiven Beobachtungsstudien können dies nicht eindeutig belegen. Es bleibt also weiterhin abzuwägen, ob aus immunologischen Gesichtspunkten eine Thyreoidektomie oder aus dem Gesichtspunkt der Vermeidung eines erhöhten Komplikationsrisikos (postoperativer Hypoparathyreoidismus) eine ausgedehnt subtotale oder fast totale Thyreoidektomie angestrebt wird (Restmasse 2 g). Im Fall nicht vollständiger Thyreoidektomie empfiehlt die Arbeitgruppe der CAEK der DGAV, das Restvolumen von sicher < 4 ml auf nur einer Seite zu belassen (Operation nach Hartley-Dunhill)

Aus taktischen Gründen empfehlen wir die kapselnahe Präparation wie auch bei allen anderen Schilddrüsenoperationen und keine frühe Ligatur der A. thyreoidea inferior am De-Quervain-Punkt, da dies mit einer höheren Rate an Hypoparathyreoidismusfällen aufgrund von Durchblutungsschädigung der unteren Nebenschilddrüsen verbunden ist. Auch sollte immer eine Verletzung der dünnen Schilddrüsenkapsel vermieden werden, da das intrathyreoidale Gewebe bei Morbus Basedow gut durchblutet, sehr weich bis spröde ist und damit Durchstechungsligaturen kaum zur Besserung einer bestehenden Blutung beitragen (➤ Abb. 1.10).

Eine Hashimoto-Thyreoiditis wird selten unter funktionellen Gesichtspunkten, sondern meist bei dominantem Knoten unter der Frage eines möglichen malignen Knotens operiert. Der funktionelle Gesichtspunkt steht ganz im Hintergrund, da auch ohne Operation die Erkrankung langfristig meist zu einer Hypothyreose führt.

Die Thyreoiditis de Quervain stellt eine äußerst seltene Operationsindikation dar. Auch hier bestimmen die fragliche Malignität und selten die wiederkehrende Kortisonbedürftigkeit die Operationstaktik. Sinnvollste Eingriffe sind die Hemithyreoidektomie, Operation nach Hartley-Dunhill oder die totale Thyreoidektomie, abhängig vom individuellen Befund.

- Eine generelle Empfehlung für die Operation der Immunthyreopathien kann nicht gegeben werden, da sie bei Morbus Basedow, Thyreoiditis Hashimoto und Thyreoiditis de Quervain ganz unterschiedliche Ziele anstrebt.
- Für den Morbus Basedow wird die Thyreoidektomie/fast totale Thyreoidektomie/Operation nach Hartley-Dunhill empfohlen.
- Für die Knoten bei Thyreoiditis Hashimoto ist die Hemithyreoidektomie mit Schnellschnittuntersuchung als Basisvorgehen akzeptiert.

◀ **Abb. 1.9** Morphologiegerechte, funktionskritische Operationsstrategie – Klassifikation der Operationsverfahren (modifiziert nach Leitlinien der Deutschen Gesellschaft für Chirurgie).
a) Knotenexzision.
b) Selektive (begrenzte) Resektion.
c) „Klassische" subtotale Resektion nach Enderlen-Hotz (dorsal-paratrachealer Rest).
d) Ausgedehnte selektive Resektion (= subtotal mit Erhaltung des oberen Pols).
e) Lobektomie. [L108]

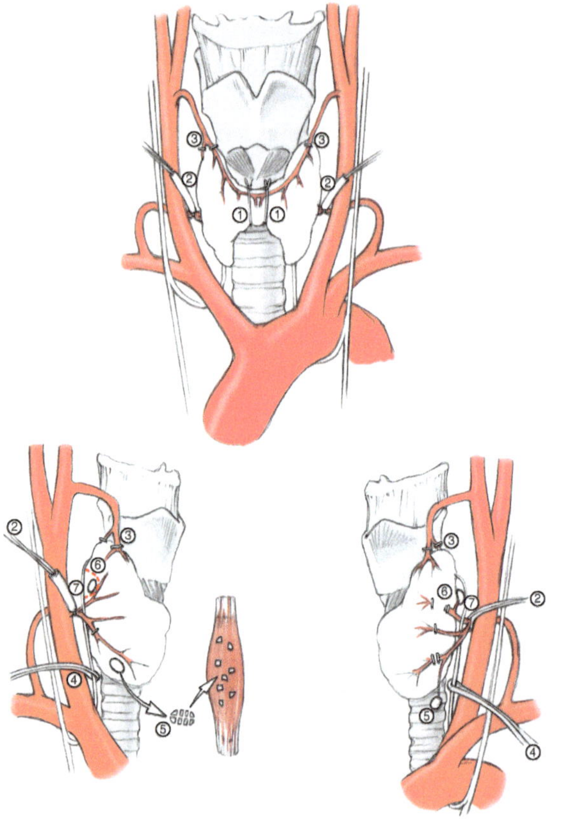

Abb. 1.10 Systematische Thyreoidektomie bei Morbus Basedow (links total, rechts fast total). 1. Ligatur des Isthmus (damit seitengetrennte Durchblutungsverhältnisse), 2. Kontrolle der A. thyreoidea inferior beidseits am De-Quervain-Punkt, 3. Kontrolle der A. thyreoidea superior beidseits mit kapselnaher Versorgung ihrer Äste, 4. Darstellung des N. laryngeus recurrens beidseits, 5. Sicherung der unteren Nebenschilddrüsen (hier: links Mobilisation mit Erhaltung des Gefäßstiels; rechts Autotransplantation), 6. Sicherung der oberen Nebenschilddrüsen (hier: links Mobilisation unter Erhaltung des Gefäßstiels, rechts Erhaltung der Kapselverbindung mit Belassen eines kleinen dorsalen Schilddrüsenrestes), 7. definitive Sicherung des N. laryngeus recurrens (hier: links Mobilisation des Nervs bei totaler extrakapsulärer Lobektomie; rechts Abschieben des N. laryngeus recurrens nach dorsal, bei Erhaltung eines kleinen dorsalen Restes). [L108]

Bei der Thyreoiditis de Quervain wird abhängig von der Indikationsstellung (Malignität?/Schmerzen) die Hemithyreoidektomie bzw. Thyreoidektomie vorgenommen.

Rezidivoperationen

Kollare Rezidivstrumen

Rezidivoperationen erfordern wegen des erhöhten Komplikationsrisikos eine besonders strenge Indikationsstellung. Es ist zu abzuwägen, ob – unter mechanischen Gesichtspunkten ausreichend – die Operation auf die dominierende Seite beschränkt werden kann, die dann möglichst vollständig entfernt werden sollte.

Primär wird die Operationsindikation für jede Schilddrüsenseite einzeln gestellt (Verdacht auf Malignität, Ausmaß der mechanischen Beeinträchtigung, Ausmaß autonomer Bereiche). Danach werden zusätzliche Komplikationen und Komplikationsmöglichkeiten anhand der genauen Anamnese eruiert, zu der z. B. Operationsbericht und Verlaufsbericht des letzten Krankenhauses nach der letzten Schilddrüsenoperation zählt (derzeitige NLR-Funktion, frühpostoperative NLR-Funktion nach letzter Operation, Besonderheiten bei der Operation anhand des OP-Berichtes, Anzahl und Lage der dargestellten Nebenschilddrüsen und derzeitige sowie frühpostoperative Nebenschilddrüsenfunktion oder sCA plus sPTH nach letzter Operation; Besonderheiten im postoperativen Verlauf wie Nachblutung, Wundheilungsstörung etc.).

Sind diese Unterlagen und die Operationsindikation überprüft, wird mit dem Patienten festgelegt, ob der alte Hautzugang verwendet werden kann, erweitert werden muss oder völlig umgangen wird (z. B. rein intrathorakale Rezidivstruma).

Bei kollarer Lage der Rezidivstruma wird ein ausreichend weiter Hautschnitt angelegt und der M. sternocleidomastoideus von der geraden Halsmuskulatur getrennt. Im Regelfall wird die dominante Rezidivseite (Malignitätsrisiko, größere Struma, Seite mit klinischen Beschwerden, Seite mit vorbestehender NLRP) nun zuerst operiert. Bei besonders schwierigem Situs muss die primäre Darstellung des NLR tief unterhalb der Dissektionsgrenze aller früheren Operationen erfolgen, was in seltenen Fällen und besonders auf der rechten Seite eine Teilsternotomie verlangen kann. Sind N. vagus und NLR anatomisch und funktionell definiert und wird die Trachea unterhalb der Schilddrüse kurzstreckig sichtbar, erfolgt die weitere Präparation mit Darstellung der Epithelkörperchen.

Darstellung des lateralen Zugangs

Liegen ausgeprägte Vernarbungen zwischen gerader Halsmuskulatur, Rezidivlappen und Trachea vor, empfiehlt sich der laterale Zugang zwischen M. sternocleidomastoideus und seitlichem Rand der geraden Halsmuskulatur. Der M. omohyoideus kann je nach Situation mobilisiert oder durchtrennt werden. Aus der seitlichen Narbenkapsel muss häufig die V. jugularis interna, selten die A. carotis ausgelöst und mobilisiert werden. Der dann dorsal der Narbenkapsel bzw. Grenzlamelle liegende paratracheale und paraösophageale Raum ist häufig narbenfrei und erlaubt die frühzeitige Identifikation und Darstellung des NLR. Für diesen besteht kein erhöhtes Risiko, wenn er nicht in Narbengewebe einbezogen ist. Schwieriger ist das Auffinden der Nebenschilddrüsen, die häufig in die Narbenkapsel einbezogen sind. Ist der NLR in die Narbenkapsel einbezogen, ist die Neurolyse sicherer als eine Resektion ventral des angenommenen Verlaufs. Die Neurolyse des NLR wird im Einzelfall durch das kontinuierliche Neuromonitoring erheblich leichter und sicherer. Sie ist unbedingt erforderlich, wenn der Nerv nicht an der dorsalen Zirkumferenz, sondern in der seitlichen oder gar ventralen Zirkumferenz der Narbenkapsel verläuft. ➤ Abb. 1.11 zeigt exemplarisch die Verlaufstypen des NLR und das damit verbundene Pareserisiko.

Bedeutung intraoperativen Neuromonitorings (IONM): Bei schon primär vorhandener NLRP oder im Laufe der Operation entstandener NLRP muss diese auf die Möglichkeit einer Erholung eingeschätzt werden (kleine Amplitude nach langer Präparation, kompletter Amplitudenausfall bei sichtbar intaktem Nerv, kompletter Amplitudenausfall bei fraglich intaktem oder sehr dünnem Nerv, sichtbar geschädigter, z. B durchtrennter Nerv). Davon abhängig muss der weitere Operationsablauf bestimmt werden. So ist z. B. eine zweizeitige Operation bei guter Erholungswahrscheinlichkeit der Nervenfunktion eine sinnvolle Alternative zur Gefährdung des Patienten durch eine mögliche bilaterale Parese. Bei sicher durchtrenntem Nerv und weiterbestehender mechanischer Trachealkompression kann in seltenen Fällen die dann gefährliche bilaterale Operation sinnvoll sein. Im Regelfall wird die Operation jedoch nach einseitiger Resektion nicht fortgeführt.

Die Integration des intraoperativen Neuromonitorings (IONM) in den Ablauf der Rezidivoperation hat zu einer Verminderung der NLRP geführt und gleichzeitig die Möglichkeit einer Strategieanpassung an aktuell sich verändernde Situationen eröffnet.

Retrosternale Ausdehnung bei Rezidivstrumen

Retrosternale Rezidivstrumen sollten in Sternotomiebereitschaft operiert werden, wobei die Sternotomie sich allerdings nur im Ausnahmefall als tatsächlich erforderlich erweist – unter der Prämisse, dass nicht schon der Ersteingriff mittels Sternotomie erfolgte und somit mediastinale Vernarbungen vorliegen. Rezidivstrumen im hinteren Mediastinum erfordern so gut wie nie die Sternotomie. Im seltenen Einzelfall ist eine laterale Thorakotomie erforderlich. Bei einer Rezidivstruma im vorderen Mediastinum genügt manchmal zur Druckentlastung eine kurze T-förmige Inzision der Mittellinie mit Längsspaltung des Manubrium sterni. Ist eine darüber hinausgehende Sternotomie erforderlich, sollte zunächst die zu erhaltende V. anonyma (brachiocephalica sinistra) identifiziert und angezügelt werden. Weitere Schritte sind die Darstellung und Schonung der Pleura, der Nn. phrenici, der Gefäßstämme und des intrathorakalen Rekurrensverlaufs. Da die Vaskularisation der intrathorakalen Struma (Ausnahme: die seltene Struma endothoracica vera) von zervikal her erfolgt, ist die Beherrschung der arteriellen Zuflüsse und venösen Abflüsse i. d. R. unproblematisch. Es sind aber auch äußerst schwierige Situationen anzutreffen, wie z. B. bei einer großen intrathorakalen Basedow-Rezidivstruma oder bei Rezidivstrumen mit Verdrängung der großen Gefäßstämme nach ventral, mit ausgedehnter Interposition zwischen Trachea und Ösophagus oder retroösophagealem Umgreifen und Ausdehnung auf die kontralaterale Seite. Die anatomische Situation kann und sollte durch CT ohne Kontrastmittel und/oder MRT-Untersuchungen präoperativ geklärt worden sein. Die Bereitstellung von Blutkonserven (2–3 Erythrozytenkonzentrate) für intrathorakale Rezidiveingriffe ist zu empfehlen.

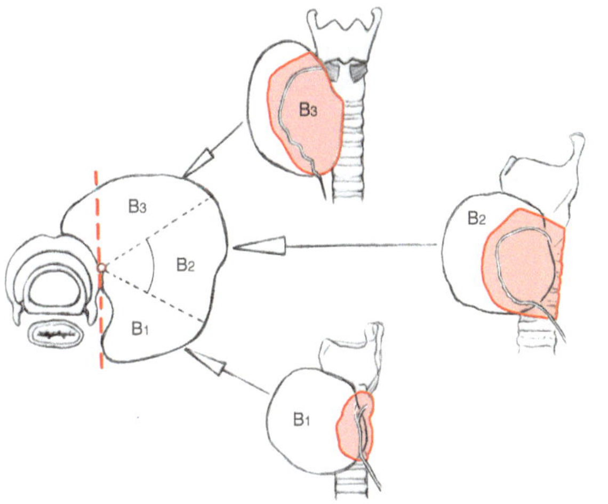

Abb. 1.11 Verlaufstypen des N. laryngeus recurrens bei Rezidivoperationen: Häufigkeitsverteilung und Risiko der Rekurrensparese (eigenes Krankengut). [L108]

Vorgehen beim erhöhtem Serumkalzitonin

Die Therapie des medullären Schilddrüsenkarzinoms (C-Zell-Karzinom) ist in ➤ Kap. 1.9 dargestellt. Zu Indikation und Grenzwerten des basalen und stimulierten Serumkalzitonins siehe ➤ Kap. 1.2.3, ➤ Tab. 1.5.

Als Routineoperation bei erhöhtem Serumkalzitonin von > 10 bis < 100 pg/ml gilt die Thyreoidektomie mit Schnellschnittuntersuchung. Diese wird bei positivem Befund eines medullären Karzinoms zumindest eine zentrale Lymphknotendissektion nach sich ziehen, auf die bei weitaus geringerer Karzinomwahrscheinlichkeit ggf. verzichtet wird.

1.4.4 Operationstechnik – Standardtechnik

Dieser Abschnitt soll sich auf einige technische Hinweise für Standardsituationen beschränken; im Übrigen wird auf die großen Operationslehren und -atlanten hingewiesen.

Lagerung

Ideal ist die Lagerung bei rekliniertem Kopf, leicht angehobenem Oberkörper und zurückgesunkenen Schultern (Wirbelsäulenkissen). Es ist darauf zu achten, dass der Hinterkopf fest aufliegt. Beide Arme liegen dem Rumpf an (Schutz vor Plexusschäden, z. B. bei einer Halsrippe, Vermeiden einer Einengung des Operationsfelds). In einigen Kliniken wird von den Anästhesisten die Freigabe eines Arms (Auslagerung) mit der Möglichkeit des direkten intravenösen Zugangs verlangt. Bei Patienten mit Zervikalsyndrom empfiehlt sich eine Lagerungsprobe noch im Wachzustand.

Inzision

Die Eröffnung erfolgt durch den Kocher-Kragenschnitt als symmetrische, im Verlauf einer Hautfalte geführte Inzision 2 Querfinger oberhalb des Jugulums (variabel) von ausreichender Länge (bei kleineren Strumen 4–8 cm). Nach Durchtrennung des Platysma in der Inzisionslinie erfolgt bei kleinen Strumen die Präparation des Haut-Platysma-Lappens nach kranial und kaudal mit anschließender Längsspaltung der vorderen Halsfaszie in der Mittellinie und Schonung der oberflächlichen Halsvenen. Bei größeren Strumen empfiehlt sich die quere Durchtrennung der vorderen Halsfaszie in der Inzisionslinie, mit Versorgung und Durchtrennung der oberflächlichen Halsvenen und anschließendem Ablösen des Hautfaszienlappens nach kranial und kaudal und mit direkter Exposition der geraden Halsmuskulatur. Die gerade Halsmuskulatur wird von der Mittellinie aus durch Präparation zwischen Schilddrüsenkapsel und Innenfläche der Muskulatur mobilisiert und nach lateral retrahiert. Auch bei größeren Strumen ist die äußere Schicht (M. sternohyoideus) in aller Regel ausreichend mobilisierbar, während die innere Schicht (M. sternothyroideus) zur besseren Exposition gelegentlich kranial (Innervation!) quer durchtrennt werden muss.

Mobilisierung und Erhalt der Blutversorgung

Die Operation beginnt bei beidseitigen Eingriffen mit der verdächtigen oder der mechanisch dominierenden Seite. Es erfolgt nach Darstellung des N. vagus und intraoperativer Stimulation das Anlegen einer kontinuierlichen Stimulationssonde. Danach werden die seitliche Mobilisation in der Ebene der chirurgischen Schilddrüsenkapsel mit Versorgung der ausstrahlenden Venen (Kocher-Vene) und die Mobilisation des unteren Pols, ebenfalls mit Versorgung der ausstrahlenden Venen, vorgenommen. Dabei ist schon auf die untere Nebenschilddrüse, die häufig polwärts mitgewandert ist, zu achten. Die arterielle Versorgung der unteren Nebenschilddrüse erfolgt immer über Äste der A. thyreoidea inferior. Muss die Nebenschilddrüse aus der Schilddrüsenkapsel ausgelöst und nach dorsal mobilisiert werden, so ist subtil auf die Erhaltung der Blutversorgung zu achten. Eine devaskularisierte Nebenschilddrüse muss entnommen und am besten direkt in kleinen Portionen (5–8) in eine Muskeltasche des M. sternocleidomastoideus autotransplantiert werden.

Darstellung und Kontrolle des N. laryngeus recurrens

Schon bei der kaudolateralen Mobilisierung des Schilddrüsenlappens soll der N. laryngeus recurrens identifiziert und direkt mittels IONM-Stimulation auf seine Funktion hin kontrolliert werden. Er stellt nun die Leitstruktur der weiteren Mobilisation in kaudokranialer Richtung dar, weshalb er stetig unter Sicht bleibt. Bei einer Lobektomie wird er bis zu seinem Eintritt in den Kehlkopf freigelegt. Gelegentlich muss der Nerv streckenweise aus seiner Umgebung ausgelöst und mobilisiert werden, v. a. bei Adhärenzen an die dorsale Schilddrüsenkapsel bei dorsalen Knoten, speziell bei einem knotig ausgeprägten Lobus posterior (Zuckerkandl-Tuberkulum). Entweder wird er kontinuierlich oder intermittierend stimuliert. Das EMG nach Resektion der Seite wird mit dem primären verglichen und abgeheftet. Bei Lobektomie ist v. a. auf den Nerv nahe seiner Eintrittstelle und auf unterkreuzende Arterienäste zu achten, die sich nach Durchtrennung hinter den Nerv zurückziehen und die Ursache unangenehmer Nachblutungen sein können. Die obere Nebenschilddrüse zeigt weit weniger Lagevariationen als die untere, ist meist ebenfalls ausschließlich oder überwiegend über Äste der A. thyreoidea inferior versorgt, reitet gerne auf einem – wenn vorhanden – Zuckerkandl-Tuberkulum und ist unter Erhaltung ihrer Gefäßversorgung abzuschieben oder auszulösen. Die Äste der oberen Polarterie werden schrittweise und kapselnah versorgt (Schonung des R. externus nervi laryngei superioris).

Resektionsgrenzen

Bei knotenfreiem oberem Pol und bei Intention zur Erhaltung eines Restes von Normalgewebe kann die Resektionsgrenze am besten nach Ablösen des Schilddrüsenlappens von der Trachea festgelegt werden (Von-Lanz-Trennebene, ➤ Kap. 1.4.3 Abschnitt „Multinodöse Struma“). Ist lediglich eine Knotenexzision im ventrokaudalen Bereich oder eine begrenzte ventrokaudale selektive Resektion unter Mitnahme des Isthmus vorzunehmen, genügt die orientierende Darstellung des N. laryngeus recurrens. Auch bei der Versorgung des Restes ist auf die Intaktheit der gefährdeten dorsalen Strukturen zu achten.

Kontrolle von Blutungen und Wundverschluss

Bei der Überprüfung auf Bluttrockenheit empfiehlt sich zur besseren Erkennung von venösen Blutungen die Anhebung des Venendrucks über einen ca. 1 Minute anhaltend erhöhten Beatmungsdruck oder eine Kopf-Tieflagerung des Patienten für 5 Minuten. Drainagen werden nicht mehr oder nur noch fakultativ bei besonderer Indikation (Patient mit Diathese etc.) eingelegt. Der Wundverschluss erfolgt schichtweise mit atraumatischen Einzelknopfnähten von Muskulatur und Faszie oder Platysma. Auf die Hautnaht (Überlegenheit der fortlaufend intrakutanen atraumatischen Naht) sollte besonderer Wert gelegt werden. Ein transparenter Wundverband (Silikonfolie) erlaubt hinreichende Wundbeurteilung im postoperativen Verlauf und kann mit der Fadenentfernung am 3.–5. postoperativen Tag entfernt werden.

1.4.5 Minimalinvasive Schilddrüsenchirurgie

Indikation

Wie in fast allen Bereichen der Chirurgie wurden und werden mit der Zielsetzung der geringeren Traumatisierung und dem vordergründigen kosmetischen Aspekt minimalinvasive Operationstechniken in der Schilddrüsenchirurgie erprobt und durchgeführt. Ob sich langfristig jedoch transaxilläre und submammäre Zugänge halten lassen, die unter hauptsächlich kosmetischem Gesichtspunkt vorgenommen werden, bleibt fraglich. Dies gilt auch für die zusätzliche Verwendung eines Roboters in der Schilddrüsenchirurgie. Verbreitet und weitgehend durchgesetzt hat sich die **minimalinvasive, videoassistierte Thyreoidektomie** (MIVA-T), bei der die Operation mit einer einzigen Inzision von 1,5–2,5 cm Länge von der Fossa jugularis aus durchgeführt wird. Es ist zu betonen, dass es sich dabei nicht um ein völlig neues Operationsverfahren an der Schilddrüse, sondern um eine neue Zugangstechnik handelt. Diese Technik hat sich zunächst in der Nebenschilddrüsenchirurgie (Exstirpation solitärer Nebenschilddrüsenadenome) durchgesetzt und wurde auf die Schilddrüsenchirurgie übertragen (➤ Tab. 1.7): Eingeschlossen sind Knoten mit einem Durchmesser von nicht mehr als 5 cm Durchmesser (Ausnahme: Zysten, die intraoperativ abpunktiert werden können), bei einem Lappenvolumen von höchstens 15 ml. Ausgeschlossen wurden Fälle mit vorangegangener Operation, vorangegangener Bestrahlung und Überschreiten der genannten Größenlimitationen.

Von einigen Arbeitsgruppen werden auch und gerade papilläre Low-Risk-Karzinome eingeschlossen, da eine totale Lobektomie und Thyreoidektomie ebenso sauber durchführbar sei wie beim konventionell offenen Vorgehen. Die Überlegenheit des Verfahrens gegenüber dem konventionell offenen Vorgehen ist in Metaanalysen bezüglich des kosmetischen Resultats und der direkt postoperativen Schmerzen (bis zu 24 Stunden) gesichert, doch fallen höhere Kosten an und die Operationszeiten sind auch nach einer Lernkurve von 50–60 Operationen länger (➤ Tab. 1.8). Das spezifische Risiko einer permanenten Rekurrensparese ist nach bisheriger Erfahrung der Gruppen mit besonderem Interesse an der MIVA-T dem konventionellen Vorgehen wohl vergleichbar. Intropreratives Neuromonitoring ist bei dem MIVA-T-Vorgehen ebenfalls möglich, doch handelt es sich um die Patientengruppen mit dem geringstem Risiko, bei denen die Rekurrensparesen sicher unter 1 % liegen sollten und das IONM den geringsten Stellenwert aufweist.

Tab. 1.7 Minimalinvasive, videoassistierte Schilddrüsenoperation (MIVA-T): vorläufige Einschluss- und Ausschlusskriterien.

Einschluss	Ausschluss
Knotendurchmesser bis 3 cm	Rezidiveingriff
(fast) normales (Knoten bis 5 ml) Schilddrüsenlappenvolumen (bis 15 ml)	frühere Radiatio am Hals
hyperfunktionelle Knoten (unter Beachtung der Alternativen)	frühere Radiojodtherapie
hypofunktionelle Knoten (unter Beachtung der Op-Indikation)	fehlende Einschlusskriterien
Solitärknoten bevorzugt, aber auch beidseitige Knoten	nachgewiesene Malignität (klinisch, zytologisch)
(papilläres Low-Risk-Karzinom?)	bei intraoperativem Malignitätsnachweis → Konversion zur offenen, leitliniengerechten Operation

Tab. 1.8 MIVA-T: Vor- und Nachteile, EBM-basiert.

Vorteile	Evidenzniveau	Nachteile	Evidenzniveau
besseres kosmetisches Ergebnis	1a	längere Operationsdauer	1b
geringere postoperative Schmerzen	1b	apparativer und instrumenteller Aufwand	?
kürzere Hospitalisierung	1b	systematische Beobachtungen zu Restknoten/Rezidiv fehlen	?
Lobektomie/Thyreoidektomie gleichermaßen vollständig	1b	spezielles Training, nur für in der offenen Schilddrüsenchirurgie Erfahrene geeignet	?
kein höheres Komplikationsrisiko	3 (1b)	Kosten-/Nutzen-Analysen fehlen	?
Blutverlust sehr gering	4		
günstigerer Situs im Fall notwendiger Reintervention	4		

Durchführung der videoassistierten Operation (MIVA-T)

Bei der Lagerung sollte der Kopf nur leicht rekliniert sein, damit die Halsmuskulatur nicht zu sehr angespannt wird. Dies ist anscheinend der entscheidende Grund für die geringeren postoperativen Schmerzen bei minimalinvasiven Verfahren im Vergleich zur konventionellen offenen Schilddrüsenchirurgie. Nach Inzision in der Fossa jugularis wird in gleichem Zuge das Platysma durchtrennt, anschließend der gefäßfreie Raum zwischen Platysma und vorderer Halsfaszie überwiegend stumpf disseziert und die Schilddrüse präpariert. Der Isthmus wird unter direkter Sicht unterfahren, durchtrennt und von der Vorderfläche der Trachea nach lateral mobilisiert. Anschließend erfolgt das stumpfe Eingehen zwischen Innenfläche der geraden Halsmuskulatur und chirurgischer Schilddrüsenkapsel nach lateral, kranial und kaudal. Die weitere Operation erfolgt nun unter Videoassistenz und zur Präparation werden kleine Langenbeck-Haken in aufsteigender Größenordnung sowie ein Saugspatel zur Gewebsdissektion benutzt. Der Schilddrüsenlappen wird systematisch mobilisiert, die Operationstaktik ist die gleiche wie bei der offenen Chirurgie. Die Versorgung der Blutgefäße kann durch Ligaturen oder Titanium-Clips erfolgen. Erheblich erleichtert und auch beschleunigt wird die Operation durch Vessel-Sealing-Instrumente (Ultraschall- oder Hochfrequenz-Generatoren). Dünnwandige, relativ großvolumige Venen wie Kocher-Vene oder (falls vorhanden) V. thyreoidea ima werden besser mechanisch verschlossen. Wie bei offenem Vorgehen wird auf die regelmäßige und frühe Darstellung des N. laryngeus recurrens und der Nebenschilddrüsen geachtet. Bei der Lobektomie kann der rundum mobilisierte Schilddrüsenlappen durch die kleine Inzision „ausgeknüpft" werden, wonach die Vervollständigung der dorsalen Mobilisation, Durchtrennung des Lig. Berry und subtile Präparation am krikothyreoidalen Winkel unter direkter Sicht (Lupenpräparation!) vorgenommen werden. (Cave! Hier entstehen Zugkräfte, die für vorübergehende NLRP verantwortlich sein können.) Für die nachfolgende Präparation am krikothyrealen Winkel verbietet sich wegen der Nervennähe die Verwendung hochenergetischer Instrumente (Thermoschaden!).

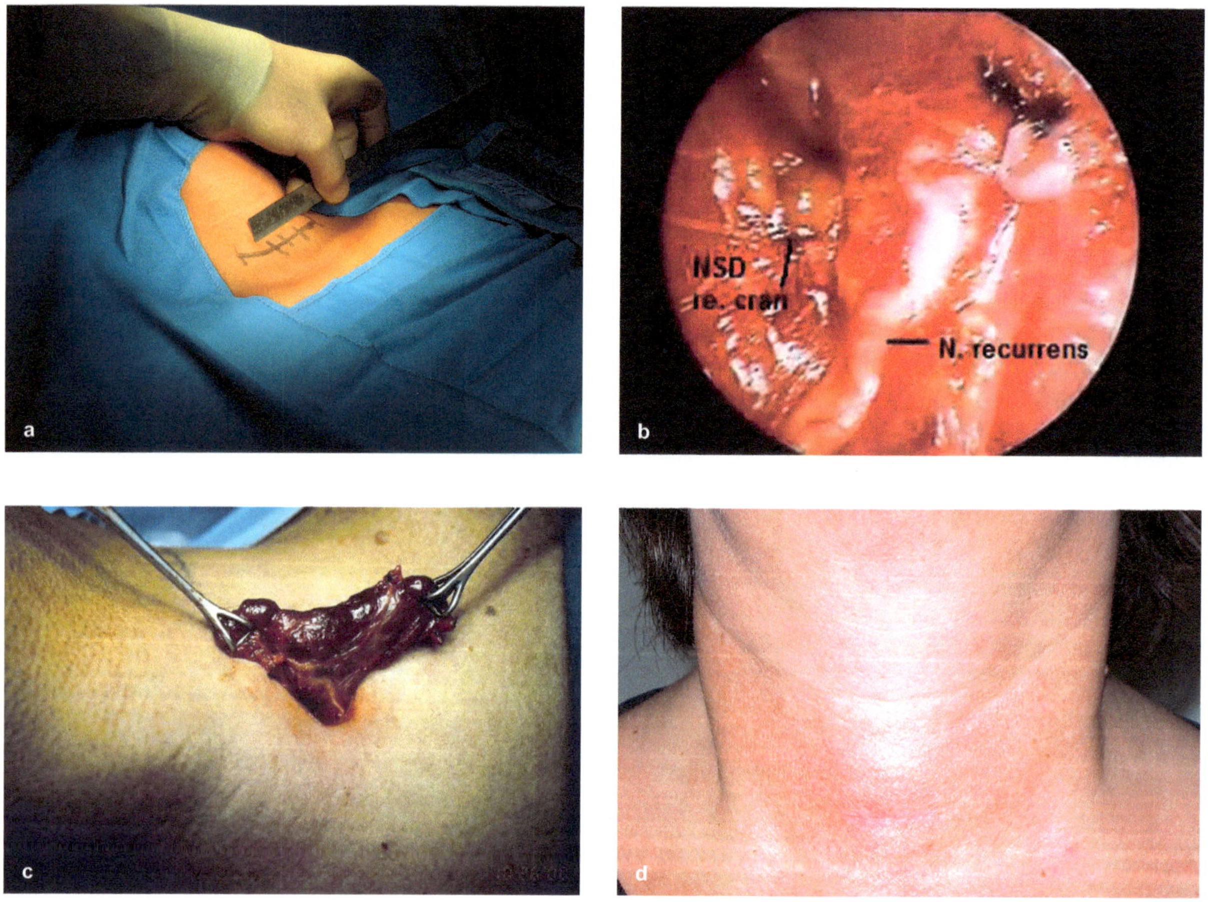

Abb. 1.12 Minimalinvasive, videoassistierte Schilddrüsenoperation.
a) Inzision.
b) Darstellung von N. laryngeus recurrens und Nebenschilddrüsen.
c) Ausknüpfen des mobilisierten Lappens.
d) Narbe. [M888]

Die Lobektomie kann auf minimalinvasivem Wege ebenso vollständig durchgeführt werden wie bei konventionell offenem Zugang (➤ Abb. 1.12).

1.5 Komplikationen

1.5.1 Rekurrensparese

Das vorrangige spezifische Komplikationsrisiko aller Schilddrüsenoperationen ist die Rekurrensparese (NLRP).

Es ist nachgewiesen, dass dieses Risiko durch grundsätzliche und systematische Darstellung des Nervs gesenkt werden kann, weshalb sie zwingend als Teil jeder ausgedehnten Operation an der Schilddrüse verlangt wird (rechtsverbindlich!!!). Bei Resektionen, die deutlich ventral der Grenzlamelle erfolgen können, kann die Identifizierung des Nervenverlaufs bei geschlossener Grenzlamelle ausreichend sein. Bei allen Resektionen dorsal der Grenzlamelle und selbstverständlich bei der Lobektomie muss der Nerv längerstreckig unter Sicht dargestellt werden (➤ Abb. 1.13).

Neuralgische Punkte sind die Gabelungen der A. thyreoidea inferior, die den Nerv an die Dorsalfläche des Schilddrüsenlappens fesseln, sowohl kaudal (cave: Schädigung durch Zug bei zu harscher laterokaudaler Mobilisierung des Lappens! = „Hervorluxieren" der Struma) als auch weiter proximal und v. a. am krikothyreoidalen Winkel nahe der Eintrittstelle des Nervs. Bei der Lobektomie ist eine sehr subtile Präparation, v.a. im krikothyreoidalen Winkel, erforderlich (Lupenbrille!).

Das intraoperative Neuromonitoring ist bei Erstoperationen eine wertvolle Hilfe für den weniger erfahrenen Chirurgen sowie bei schwierigen anatomischen Situationen (z.B. frühe extralaryngeale Aufzweigung). Beim Rezidiv profitieren auch erfahrene Chirurgen von der klaren Identifikation des Nervs im Narbengewebe und bei kontinuierlicher Stimulation werden unerwartete Zugschäden im EMG auch akustisch wiedergegeben. Das IONM trägt dazu bei, die hohe Rate vorübergehender Rekurrensparesen zu senken. Inwieweit auch dauerhafte Schäden vermindert werden, müssen zukünftige Studien nachweisen. Zielgröße ist bei Erstoperationen eine Rate permanenter Rekurrensparesen von unter 1 % (zurzeit 2–3 % in prospektiv randomisierten Studien mit externem Monitor), bei Rezidivoperationen von sicher unter 5 % (zurzeit keine extern kontrollierten Studien vorhanden, eigene Ergebnisse zeigen 1–2 % bei jedoch großer Erfahrung und aufwendiger Präparation). Das Risiko passagerer Rekurrensparesen erhöht sich mit dem Ausmaß der über die reine Sichtdarstellung hinaus erforderlichen Manipulation am Nerv. Risikofaktoren für permanente Paresen sind die Ausdehnung der Operation (➤ Tab. 1.9), die Rezidivsituation, die Ausdehnung der Struma, mangelnde Erfahrung und fehlende Darstellung des Nervs.

Inwieweit die mittels IONM vorgenommene Darstellung des N. laryngeus superior klinische Vorteile haben könnte (auch ohne Darstellung geringe Rate funktionell nachweisbarer postoperativer Schäden), kann zur Zeit noch nicht abgeschätzt werden.

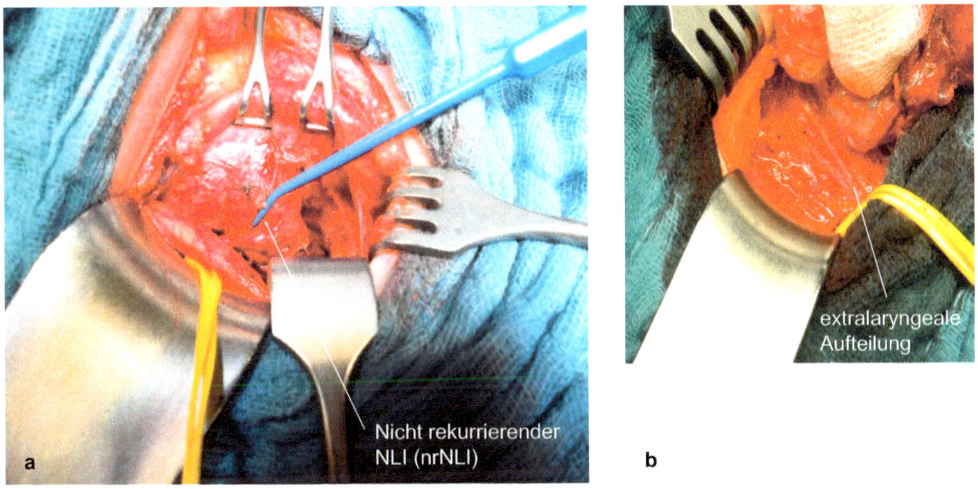

Abb. 1.13 Anatomische Besonderheiten und Lageanomalien mit höherer Verletzungsgefährdung.
a) N. laryngeus inferior non recurrens.
b) frühe extralaryngeale Aufteilung des N. laryngeus recurrens. [M529]

Tab. 1.9 Rekurrensparese bei totaler Lobektomie (Thyreoidektomie) vs. Resektion – nach EBM-Kriterien: Darstellen vs. Nichtdarstellen des N. laryngeus recurrens.

Darstellung des N. laryngeus recurrens	Rekurrensparese (%)	Evidenzniveau	Publikation
		1	Thomusch und Dralle 2000 (n = 15.194); systematischer Review von 9 Studien von 1991 bis 2000
ohne Darstellung	0–12		
mit Darstellung	0–2,3		
in allen prospektiven und 3 von 6 retrospektiven Studien mit Darstellung	unter 1		

Fazit: Darstellung des N. laryngeus recurrens grundsätzlich zu empfehlen!

Abhängigkeit permanenter Rekurrensparesen von Operationsverfahren (%)				Evidenzniveau	Publikation
beidseits subtotal	Lobektomie + kontralateral subtotal	totale Thyreoidektomie	p		
–	1,0	1,3	signifikant	2a	Rosato et al. 2004 (n = 14.934) aus 42 italienischen Zentren, Follow-up 5 Jahre
–	1.4	2,3	< 0,05	2a	Thombusch et al. 2003 (n = 5.195) aus 45 deutschen Kliniken, prospektiv, beidseitige Operation

Fazit: Bei totaler Thyreoidektomie ist das Risiko der permanenten Rekurrensparese höher als bei Resektion (Ausnahme: einzelne spezialisierte Zentren)

- Erhöhte Pareseraten des N. laryngeus inferior sind für große Strumen, Rezidive, geringe operative Erfahrung, eine frühe extralaryngeale Aufteilung des Nervs und für den N. laryngeus inferior non-recurrens (rechts!) nachgewiesen (➤ Abb. 1.13).
- Verletzungen des R. externus nn. laryngei superioris äußern sich in Nichterreichen höherer Stimmlagen und einer früh ermüdbaren Stimme.
- Weitere Nervenläsionen sind nach Schilddrüsenoperationen beschrieben (N. phrenicus, N. sympathicus), sind jedoch selten (unter 1 %) und stellen kein typisches Risiko der Operation benigner Strumen dar.
- Das intraoperative Neuromonitoring hat bei Patienten mit erhöhter Wahrscheinlichkeit einer operativ entstehenden Rekurrensparese schon jetzt einen positiven Effekt gezeigt.

1.5.2 Postoperative Hypokalzämie

Das zweite spezifische Risiko ist das der postoperativen Hypokalzämie bzw. des postoperativen Hypoparathyreoidismus, das bei ausgedehnten beidseitigen Operationen aufgrund einer Immunthyreopathie sogar an erster Stelle steht. Auch hier gilt in erster Linie die Sichtdarstellung aller potenziell gefährdeten Nebenschilddrüsen, aber prospektive Untersuchungen zeigen keinen positiven Effekt für die prinzipielle Darstellung von mehr als 2 Epithelkörperchen.

Dagegen hat sich die Autotransplantation durchblutungsgeschädigter Epithelkörperchen in eine Muskeltasche oder in subkutanes Fettgewebe als sinnvolles Vorgehen erwiesen. Diese Maßnahme nimmt zwar eine passagere Hypokalzämie in Kauf, verhindert aber einen permanenten Hypoparathyreoidismus mit großer Wahrscheinlichkeit. Bei einseitigen Eingriffen liegt zwar kein Risiko eines permanenten Hypoparathyreoidismus vor (Ausnahme: Rezidivoperation, mit unbekannter Funktion kontralateraler Nebenschilddrüsen), dennoch muss gleichermaßen auf die Erhaltung der Funktion der ipsilateralen Nebenschilddrüsen geachtet werden im Hinblick auf eine evtl. erforderlich werdende Komplettierungsoperation oder evtl. später erforderlich werdende Eingriffe auf der Gegenseite. Risikofaktoren für einen Hypoparathyreoidismus sind wiederum die Ausdehnung der Struma, die Operationsradikalität bei beidseitiger Operation (➤ Tab. 1.10), die mangelnde Erfahrung und v. a. die unterlassene Darstellung von zumindest 1–2 Nebenschilddrüsen.

1.5.3 Andere Komplikationen

Die Rate von Wundinfektionen sollte – entsprechend den Anforderungen an aseptische Operationen – unter 1 % liegen.

Eine Antibiotikaprophylaxe ist hierzu nicht erforderlich (Ausnahme: Patienten, die während einer Kortisontherapie operiert werden, z. B. bei florider endokriner Orbitopathie, Thyreoiditis de Quervain). Eine sich ins Mediastinum ausbreitende Infektion ist entsprechend der Mediastinitis zu behandeln. Sind belassene intrathorakale Strukturen infiziert, ist hier die transthorakale Reintervention zur Vermeidung eines katastrophalen Verlaufs erforderlich.

Gravierend ist auch das Risiko der **Nachblutung** einzuschätzen, das um 1–2 % liegt.

Tab. 1.10 Hypoparathyreoidismus bei totaler Lobektomie (Thyreoidektomie) vs. Resektion – nach EBM-Kriterien: Lobektomie (Thyreoidektomie) vs. Resektion.

Hypoparathyreoidismus	beidseits subtotal (%)	Lobektomie + kontralaterale subtotale Resektion (%)	totale Thyreoidektomie (%)	p	Evidenzniveau	Publikation
frühpostoperativ	5,0	5,0	14,0	signifikant	2a	Rosato et al. 2004; (n = 14.934) aus 42 italienischen Zentren, Follow-up 5 Jahre
permanent	0,8	0,6	2,2			
frühpostoperativ	6,3	8,7	21,6	< 0,0001	2a	Thomusch et al. 2003; (n = 5.195) aus 45 deutschen Kliniken, prospektiv, beidseitige Operation
permanent	0,9	2,1	10,5			
Fazit: Das Risiko des frühpostoperativen, v. a. aber auch des permanenten Hypoparathyreoidismus ist nach totaler Thyreoidektomie deutlich erhöht (Ausnahme: einzelne spezialisierte Zentren)						

Wegen der potenziellen vitalen Bedrohung durch die Nachblutung (Erstickung) stellt dieses Risiko auch das stärkste Argument gegen ambulante Schilddrüsenchirurgie dar. Besonders gefährdet sind Patienten nach Rezidiveingriffen, nach ausgedehnter Resektion und ältere Patienten. Die Einnahme von Antikoagulanzien zeigt keine vermehrten Blutungsereignisse für arterielle, lebensbedrohliche Nachblutungen. Stabile Daten über Suggilationen und nicht revisionsbedürftige Hämatome fehlen dagegen.

Akute meist arterielle Nachblutungen erfordern die sofortige Entlastung und ggf. die Intubation zur Vermeidung einer Asphyxie.

Liegt eine perakute Situation vor, ist die Wunde zur Druckentlastung notfalls schon im Bett und vor Intubation zu eröffnen. Da bei heftigen Nachblutungen auch nach Hämatomausräumung und Blutstillung ein erhebliches Weichteilödem im Kehlkopfbereich weiterbestehen kann, sind im Anschluss an die Reintervention eine antiphlogistische und antiödematöse Therapie und evtl. die verzögerte Extubation sowie eine intensivmedizininsche Überwachung anzuraten.

1.6 Nachbehandlung, Rezidivprophylaxe

1.6.1 Frühpostoperative Nachsorge

Der Ausschluss oder die Erkennung einer Rekurrensparese gehört noch zum Verantwortungsbereich des Chirurgen und erfordert die Laryngoskopie auch bei scheinbar normaler Stimme. Die Laryngoskopie wird am besten durch einen unabhängigen HNO-Arzt im Sinne einer externen Qualitätskontrolle konsiliarisch durchgeführt. Eigene Endoskopie erscheint unter forensischem Gesichtspunkt unsicher. Wird ein inkompletter oder kompletter Stimmlippenstillstand festgestellt, besteht nach vorangegangener sicherer Sichtschonung des N. laryngeus recurrens hohe Wahrscheinlichkeit der Restitutio ad integrum (etwa 10:1), während diese bei fehlender Darstellen des Nervs wesentlich weniger wahrscheinlich ist. Geeignete Behandlungsmaßnahmen zur Überbrückung sind antiphlogistische Therapie und das Einleiten einer logopädischen Therapie. Eine beidseitige Rekurrensparese mit erheblicher Atembehinderung (Stridor) fordert die Entscheidung zur **Tracheotomie** selbstverständlich noch vor Krankenhausentlassung. Da kurzstationäre Schilddrüsenchirurgie (24 Stunden) sich weiter verbreiten wird, müssen bei Entlassung die Komplikationserkennung und das Komplikationsmanagement geregelt sein.

Dies gilt auch für die postoperative Hypokalzämie als Komplikation beidseits ausgedehnter Eingriffe. Eine perioperative Bestimmung des Serum-Parathormons (PTH) ist hierbei wegweisend (postoperativer Wert unter 10–12 pg/ml oder ein Abfall um mehr als 70–80 % des Ausgangswert) wie auch eine zweimalige Kalziumbestimmung. Bei Notwendigkeit der Kalziumsubstitution von mehr als 3 g/d sollte die Resorption durch zusätzliche Gabe von 1,25-Dihydroxy-Vitamin-D (Kalzitriol 0,25–1,0 µg/d, z. B. Rocaltrol®) unterstützt werden. Eine adäquate Einstellung, möglichst mit schon reduzierter Dosis noch während des stationären Aufenthalts, erscheint als der sicherste Weg, symptomatische oder auch asymptomatische protrahierte Hypokalzämien und die Wiederaufnahme von Patienten in der Notfallambulanz zu vermeiden. Prophylaktische Kalziumgabe in Verbindung mit kurzstationärem Aufenthalt nach beidseits ausgedehnter Resektion oder Thyreoidektomie ist besonders für junge Patienten mit Morbus Basedow und Patienten mit o. g. postopeartiv niedrigen PTH-Werten zu überlegen.

Ebenso wichtig sind jedoch die direkte Information des nachbehandelnden Hausarztes/Internisten/Endokrinologen noch vor der Entlassung des Patienten und eine enge Absprache über das weitere Vorgehen.

1.6.2 Rezidivprophylaxe

Die Rezidivprophylaxe wurde früher immer erst nach Erhalt der definitiven Histologie begonnen, wobei jedoch heute bei kurzem stationärem Aufenthalt Abspracheprobleme zwischen Klinik und nachbehandelnden Kollegen entstehen können. Wir beginnen deshalb immer schon stationär mit der grob adjustierten Gabe von Thyroxin, Jod-Thyroxin oder reinem Jod und akzeptieren eine mögliche zeitliche Verzögerung bei den seltenen Fällen mit erst postoperativ entdecktem Schilddrüsenkarzinom und der Notwendigkeit einer anschließenden Radiojodtherapie. Besonders bei Patienten nach Operation des Morbus Basedow bewährt sich die frühzeitige ausreichende T_4-Substitution (2 µg/kg Körpergewicht) und verhindert eine Exazerbation der endokrinen Orbitopathie, wie auch unnötige Gewichtszunahmen aufgrund einer zu spät erkannten und behandelten Hypothyreose für alle operierten Schilddrüsenpatienten vermieden werden sollte. Die Feineinstellung der Medikation sollte 10–14 Tage postoperativ durch die nachbehandelnden Kollegen erfolgen (➤ Tab. 1.11).

Die früher regelmäßig durchgeführte Suppressionstherapie mit L-Thyroxin zur Rezidivprophylaxe ist einer Substitutionstherapie mit Thyroxin plus Jod und der Einstellung des TSH auf Werte im unteren Normbereich gewichen.

Bei kleiner Restschilddrüse oder nach Thyreoidektomie ist eine Substitution mit L-Thyroxin unverzichtbar, deren Dosierung auf eine Normalisierung von TSH bei normalen Schilddrüsenhormonkonzentrationen gerichtet sein sollte. Da der Jodmangel als Promotor von wachstums- und/oder funktionsautonomen Knoten wirkt, ist ein regelmäßiger Ausgleich des Jodmangels vorzunehmen (ca. 200 µg Jod/d bzw. 150 µg in Kombination mit L-Thyroxin). Kombinationstherapien von Thyroxin mit Trijodthyronin sind in Einzelfällen indi-

Tab. 1.11 Pathophysiologie des Knotenwachstums und Rezidivprophylaxe.

Grundlagen (Übersicht bei Derwahl und Studer 2000)			**Evidenzniveau**
• multiple Wachstumsfaktoren sind unabhängig von TSH			2
• Hemmung des Knotenwachstums durch L-Thyroxin unbefriedigend			1
• präklinische Hyperthyreose (TSH-Suppression) geht mit erhöhten Risiken einher (kardial, ossär)			2
• Jodsubstitution verbessert die thyreoidale Autoregulation und verzögert die Entwicklung von Autonomie			2
Folgerungen			
autonomes (Rezidiv-)Wachstum wird am besten kontrolliert durch die chirurgische Entfernung allen erkrankten Gewebes			
Ausgleich des Jodmangels			
L-Thyroxin bei Erfordernis in substitutiver Dosis (keine TSH-Suppression)			
Prinzipien der Rezidivprophylaxe			
Ziel		**Mittel**	
• Vermeiden persistierender Wachstumsautonomie		• Entfernen allen Knotengewebes	
• Vermeiden persistierender und rezidivierender funktioneller Autonomie		• Entfernen allen Knotengewebes (aller autonomen Areale) • Ausschalten des Jodmangels	
• Vermeiden von Proliferationsreizen durch zu geringe Autoregulationsreserve		• Erhalt normalen Gewebes • Ausschalten des Jodmangels	
• Vermeiden postoperativ anhaltend vermehrten TSH-stimulierten Wachstums		• Erhalt normalen Gewebes • hormonelle Substitution mit Thyroxin (keine TSH-Suppression)	
Praktisches Vorgehen			
Befund	**nach Erhalt der Histologie**		**Funktionskontrolle nach 6 Wochen**
knotenfreie Restschilddrüse	Jod (150–200 µg)	Thyroxin (50–150 µg)	Ausschluss von Restautonomie Thyroxin mit dem Ziel der Reduktion von TSH in den unteren Normbereich (keine vollständige Suppression)
normal groß	ja	nein	
mindestens 8 g	ja	nein	
2–8 g	ja	ja	
unter 2 g	nein	ja	
persistierende Knoten	erneute Differenzialtherapie der Struma		
persistierende Autonomie			

ziert. Zweifellos liegt die entscheidende Rezidivprophylaxe nach Teilresektion der Schilddrüse in der Operation selbst, durch Entfernung allen funktions- und wachstumsautonomen knotigen Gewebes.

- Unter dem Gesichtspunkt möglicher Rezidivenstehung bei Struma nodosa ist die Lobektomie bei einseitigen und die Thyreoidektomie bei beidseitigen Knoten als eine Vorgehensweise zu sehen, die hohe Hypothyreoseraten in Kauf nimmt.
- Alternativ können nun prospektive Studien mit Entfernung aller Knoten und Belassen normaler Schilddrüsengewebe sowie einer kontrollierten Nachbehandlung Rezidivraten von etwa 2 % in 10 Jahren und geringere Raten klinischer Hypothyreosen aufzeigen.
- Die Entscheidung über das jeweilige Vorgehen sollte immer in Absprache mit dem Patienten und überweisenden sowie nachbehandelnden Kollegen erfolgen.

B Schilddrüsenkarzinom

1.7 Vorbemerkungen

Bösartige Tumoren der Schilddrüse treten in Deutschland in einer Häufigkeit von 2–4 Fällen pro 10.000 Einwohner pro Jahr auf. Frauen sind etwa doppelt so häufig betroffen wie Männer. Insgesamt machen Schilddrüsenkarzinome damit etwa 0,5–1 % aller Malignome des Menschen aus. Weltweit ist eine Zunahme papillärer Schilddrüsenkarzinome zu registrieren, die teilweise auf einer besseren Diagnostik beruht und mit einer leichten Reduktion tumorbedingter Gesamtmortalität verbunden ist. Ob eine vermehrte Strahlenbelastung als Grundlage der papillären Karzinome zu sehen ist, bleibt weiterhin fraglich. Wichtig ist es, aus der großen Zahl von Strumapatienten, die etwa 20–30 % der Erwachsenen in Deutschland ausmachen, Patienten mit erhöhtem Risiko für ein klinisch bedeutsames Schilddrüsenkarzinom zu identifizieren.

Der zunehmende Ausgleich des existierenden Jodmangels in Deutschland durch alimentäre Jodzufuhr hat zu einem veränderten Spektrum der histologischen Verteilung von Schilddrüsenkarzinomen geführt. Während bis in die 80er-Jahre des 20. Jahrhunderts papilläre Karzinome etwa 50–60 % der bösartigen Tumoren ausmachten, follikuläre Karzinome 30–40 % und anaplastische Karzinome 10–15 %, ist heute mit einem Überwiegen besonders kleiner papillärer Karzinome zu rechnen, mit 70–80 %. Der Anteil follikulärer Karzinome ist auf unter 20 % gesunken und anaplastische Karzinome machen weniger als 5 % der bösartigen Schilddrüsentumoren aus (> Tab. 1.12).

Tab. 1.12 Häufigkeitsverteilung der Schilddrüsenkarzinome.

papillär	70–80 %
follikulär	10–20 %
medullär	5–15 %
anaplastisch u. a.	< 5 %

Als Risikofaktoren für das Auftreten differenzierter Schilddrüsenkarzinome (papillär und follikulär) gelten heute eine externe Bestrahlung im Kindesalter und der Fall-out von Reaktorunfällen (z. B. Tschernobyl) oder Atomversuchen. Kein erhöhtes Risiko konnte für Patienten nach Radiojodtherapie gutartiger Schilddrüsenveränderungen nachgewiesen werden. Ein stark erhöhtes Risiko besteht jedoch für Familienangehörige von Patienten mit differenzierten und medullären Schilddrüsenkarzinomen. So tritt etwa ein Drittel der Fälle medullärer Schilddrüsenkarzinome als familiär gehäufte Erkrankungen auf. Bei Nachweis der genetischen Störung (Mutation des RET-Protoonkogens) wird sich mit fast 100-prozentiger Wahrscheinlichkeit im Laufe des Lebens ein C-Zell-Karzinom entwickeln. In der Gruppe der Patienten mit differenziertem Schilddrüsenkarzinom (DTC) werden etwa 3 % familiär gehäufte Tumoren gesehen, wobei jedoch die genetischen Defekte noch nicht definiert sind.

1.8 Diagnostik

1.8.1 Definition

Die Einteilung maligner Schilddrüsentumoren orientiert sich am zellulären Ursprung und histologischen Befund. Man unterscheidet zwischen papillären, follikulären und onkozytären Karzinomen des Follikelepithels der Schilddrüse, die teilweise auch als Grundlage der Entwicklung anaplastischer Schilddrüsenkarzinome gelten. Davon zu trennen sind medulläre Schilddrüsenkarzinome (C-Zell-Karzinome), die ihren Ursprung in parafollikulären Zellen haben, und andere seltene Malignome wie Lymphome, Sarkome und Plattenepithelkarzinome der Schilddrüse sowie Metastasen anderer primärer Malignome in der Schilddrüse (> Tab. 1.12).

Papilläre Karzinome (PTC) sind durch das papilläre Wachstumsmuster und den Nachweis von Milchglaskernen sowie Kerneinschlüssen (**Psammomkörper**) charakterisiert. Die Diagnose wird dabei schon auf zellulärer Ebene gestellt, ohne dass der Nachweis von Kapsel- oder Gefäßeinbrüchen zwingend notwendig wäre. Diese Tumoren treten in bis zu 50 % der Fälle multifokal auf und metastasieren typischerweise primär lymphogen. Hämatogene Metastasen im Spätstadium des Tumorleidens sind meist in der Lunge lokalisiert.

Das **okkulte papilläre Schilddrüsenkarzinom** < 1 cm Größe stellt eine besondere Entität dieses Tumors dar, dessen biologische Bedeutung nur schwer einschätzbar ist. Bisherige Untersuchungen weisen insgesamt auf die Gutartigkeit dieser Tumoren hin. Andere Varianten papillärer Karzinome wie das großzellige *(tall cell variant)* und das breitzellige *(horse shoe nail variant)* Karzinom sind dagegen durch ein aggressiveres Wachstumsverhalten charakterisiert.

Das **follikuläre Karzinom** entsteht meist unizentrisch und zeigt ein frühes hämatogenes Metastasierungsverhalten. Die Metastasen werden besonders im Knochen, in der Leber und im ZNS nachweisbar. Die Häufigkeit mikroskopisch nachweisbarer Gefäß- und Kapselinvasion des Tumors lässt zwischen minimal invasiven und breit invasiven follikulären Karzinomen unterscheiden, eine für die Prognose der Patienten wichtige Differenzierung.

Das **onkozytäre Karzinom** wurde früher als Sonderform des follikulären Karzinoms angesehen, stellt aber nach genetischen Untersuchungen der Tumoren einen eigenständigen Tumor dar. Es ist durch zahlreiche Mitochondrien, ein eosinophiles Zytoplasma und eine oft nur geringe oder fehlende Radiojodspeicherung bei weiterhin vorhandener Thyreoglobulinsynthese charakterisiert.

Als Sondergruppe der differenzierten Schilddrüsenkarzinome wurde die Gruppe der **niedrig differenzierten Schilddrüsenkarzinome** *(poorly differentiated thyreoid cancer – PDTC)* definiert, in der sowohl wenig differenzierte papilläre wie auch follikuläre wie das insuläre Karzinom und das thymusartig wachsende Karzinom zusammengefasst sind. Die Prognose dieser Tumoren ist insgesamt eingeschränkt, wird aber von der Möglichkeit radikaler Entfernung des Tumors und zielgerichteter medikamentöser Therapie beeinflusst.

Anaplastische oder **undifferenzierte Schilddrüsenkarzinome** (ATC/UTC) sind hochmaligne, äußerst aggressiv wachsende Tumoren mit Infiltration in die Halsweichteile und früher hämatogener Metastasierung. Das histologische Bild kann sehr variieren mit kleinzelligem, großzelligem oder pleomorphem Tumortyp. Bis auf die Ausnahme frühzeitig entdeckter Tumoren ist die Prognose der betroffenen Patienten mit anaplastischen Karzinomen weiterhin infaust. Wichtig ist die Unterscheidung dieser Tumoren von malignen Lymphomen der Schilddrüse, welches durch immunhistochemische Analysen möglich ist.

Maligne Lymphome der Schilddrüse treten meist primär lokalisiert auf und werden den MALT-Lymphomen zugerechnet, einer Untergruppe der Non-Hodgkin-Lymphome mit relativ guter Prognose. In über 80 % handelt es sich hierbei um Lymphome der B-Zell-Reihe. Bei den meisten Patienten mit Lymphomen der Schilddrüse ist gleichzeitig eine Hashimoto-Thyreoiditis (HT) vorhanden, die jedoch nicht als fakultative Präkanzerose gelten kann (Häufigkeit der HT und Seltenheit der Schilddrüsenlymphome).

Das **medulläre Schilddrüsenkarzinom** (MTC) oder **C-Zell-Karzinom** tritt sowohl sporadisch wie familiär gehäuft auf (➤ Tab. 1.13). Die familiäre Form betrifft nur das C-Zell-Karzinom oder es steht in Verbindung mit Phäochromozytom, Hyperparathyreoidismus, Phakomatosen, Neurofibromen oder einer Hirschsprung-Erkrankung des Kolons (MEN IIa/MEN IIb). Die Tumoren zeigen solide Zellnester mit großem Stromaanteil und Amyloidgehalt sowie das Auftreten von Psammomkörpern. Bei familiär gehäuft auftretenden Erkrankungen können zusätzlich Vorstufen der Tumoren, die C-Zell-Hyperplasie, dargestellt werden. Zum Beweis für C-Zell-Karzinome der Schilddrüse werden immunhistochemisch Kalzitonin und karzinoembryonales Antigen (CEA) im Tumor nachgewiesen. Für die Familiarität ist eine Keimbahnmutation des RET-Protoonkogens (z. B. in peripheren Blutzellen) beweisend, die in über 98 % der betroffenen Familienangehörigen positiv ist. Die spezifische RET-Mutation bestimmt zusätzlich die Prognose der Patienten (direkte Genotyp-Phänotyp-Korrelation) (➤ Tab. 1.15). Eine somatische RET-Mutation im C-Zell-Karzinom der Schilddrüse kann bei 20 % der sporadischen Fälle (meist Codon 918) nachgewiesen werden und verschlechtert die Prognose der Patienten.

Tab. 1.13 Häufigkeitsverteilung medullärer Schilddrüsenkarzinome.

sporadisch (SMTC)	60–80 %
familiär (FMTC) davon:	20–40 %
• MEN IIa	90 %
• MEN IIb	5 %
• FMTC	5 %

F: familiär; MEN: multiple endokrine Neoplasie, MTC: medulläres Schilddrüsenkarzinom (= C-Zell-Karzinom), S = sporadisch

1.8.2 TNM-Klassifikation maligner Schilddrüsentumoren

Neben der histologischen Beschreibung der Schilddrüsenmalignome ist deren Ausdehnung bei Diagnose sowohl für die Prognose wie auch für die nachfolgende Therapie der Patienten von Bedeutung. Die 1997 letztmalig novellierte Fassung wurde 2002/2003 grundlegend verändert und stellt die Basis gemeinsamer Betrachtungsweisen dar (➤ Tab. 1.14).

1.8.3 Klinik

Die klinischen Symptome der Schilddrüsenkarzinome sind nur selten denen gutartiger Schilddrüsentumoren different und häufig werden Patienten wegen einer Struma nodosa mit großen hypofunktionellen gutartigen Knoten operiert, neben denen inapparente kleine, meist papilläre Karzino-

Tab. 1.14 TNM-Klassifikation der Schilddrüsenkarzinome.

PTN	TNM 1997	TNM 2002/2003
pT1	≤ 1 cm, begrenzt auf die Schilddrüse	a) < 1 cm, begrenzt auf Schilddrüse
		b) 1–2 cm, begrenzt auf Schilddrüse
pT2	1,4 cm, begrenzt auf Schilddrüse	2–4 cm, begrenzt auf Schilddrüse
pT3	> 4 cm, begrenzt auf Schilddrüse	a) > 4 cm, begrenzt auf Schilddrüse
		b) jeder Tumor mit minimaler Ausbreitung jenseits der Schilddrüse
pT4	jeder Tumor mit Ausbreitung jenseits der Schilddrüse	a) Infiltration subkutan, Larynx, Trachea, Ösophagus, N. laryngeus recurrens
		b) Infiltration prävertebrale Faszie, mediastinale Gefäße, A. carotis
alle UTC		a) begrenzt auf Schilddrüse
		b) Ausbreitung jenseits der Schilddrüse
pTN1	a) ipsilaterale Halslymphknoten	a) Halslymphknoten Level 4 (zentral), unilaterale, bilaterale, kontralaterale oder mediastinale Lymphknotenmetastasen
	b) bilaterale, zentrale, kontralaterale oder mediastinale Lymphknotenmetastasen	

pT: Primärtumor

me selten intraoperativ und meist erst postoperativ vom Pathologen nachgewiesen werden (> Abb. 1.14). Ein sichtbarer, tastbarer Schilddrüsentumor stellt dagegen das typische Bild eines follikulären Schilddrüsenkarzinoms dar, ist aber in weniger als ¼ aller Karzinome Grund für die Operation.

Malignitätsspezifische Symptome, wie zervikale Lymphknotenschwellungen und primär einsetzende Heiserkeit, sind in etwa 10 % der Fälle besonders der papillären, medullären und wenig differenzierten Karzinome nachweisbar. Andererseits sollte immer dann an ein Schilddrüsenkarzinom gedacht werden, wenn:

- ein solitärer Tumor bei sonst normaler Schilddrüse vorliegt,
- ein rasches Wachstum festzustellen ist,
- der Tumor hart erscheint und eine fehlende Verschieblichkeit gegenüber umgebender Gewebe nachweisbar ist,
- der Patient jünger als 25 Jahre und älter als 60 Jahre ist.

1.8.4 Bildgebende Diagnostik

- **Sonografie:** routinemäßig; echoarmer oder echokomplexer Knoten mit Mikroverkalkungen, vermehrter intranodulärer Durchblutung, höckriger oder unscharfer Kapsel.
- **Röntgen-Thorax:** Ausdehnung der Schilddrüse, Nachweis von Lungenmetastasen.
- **CT:** bei Verdacht auf mediastinale Ausdehnung des Primärtumors oder der Lymphknotenmetastasierung; cave: *ohne* Kontrastmittelgabe (wegen Jodbelastung).
- **MRT:** Nachweis organüberschreitenden Wachstums (ggf. besser als CT wegen fehlender Jodbelastung).
- **Szintigrafie:** Technetium-Szintigrafie mit Nachweis von kalten Knoten, besonderer Malignitätsverdacht bei solitären kalten Knoten.
- **Jod-131-Szintigrafie:** nur postoperativ zum Nachweis extrathyreoidaler Speicherung (Lymphknoten oder Fernmetastasen).
- **Sesta-MIBI-Szintigrafie:** Nachweis von Metastasen eines C-Zell-Karzinoms.
- **Somatostatin-Rezeptor-Szintigrafie (SRS):** Nachweis Somatostatin-Rezeptor-positiver Metastasen eines C-Zell-Karzinoms.
- **Positronenemissionstomografie (PET) oder PET/CT:** Nachweis nicht jodspeichernder Metastasen wenig differenzierter Schilddrüsenkarzinome.

Für die differenzierten Schilddrüsenkarzinome gilt weiterhin die Jod-131-Szintigrafie nach Entfernung der normalen Schilddrüse als spezifischster Nachweis möglicher Metastasen. Für die jodnegativen Metastasen hat sich heute [^{18}F]-FDG-PET in Kombination mit einem CT als bestes bildgebendes Verfahren zum Nachweis von Fernmetastasen und Lymphknotenmetastasen erwiesen.

1.8.5 In-vitro-Diagnostik (Labor)

Für das differenzierte Schilddrüsenkarzinom gibt es keinen sicheren präoperativen Tumormarker, da das **Serumthyreoglobulin** sowohl bei benignen wie auch bei malignen Schilddrüsentumoren erhöht ist. Bei einem **Kalzitoninwert** über 10 pg/ml besteht Verdacht auf das Vorliegen einer C-Zell-Hyperplasie oder eines kleinen C-Zell-Karzinoms, Werte über 100 pg/ml gelten als beweisend für ein C-Zell-Karzinom. Die zusätzliche Sicherung der Diagnose durch eine Stimulation mit Pentagastrin (0,05 µg/kg Körpergewicht i. v.) ist aufgrund fehlender Verfügbarkeit des Pentagastrins zurzeit nicht möglich.

Da etwa 0,5 % aller Patienten mit Struma nodosa okkulte C-Zell-Karzinome aufweisen, wird heute die Bestimmung des basalen Serumkalzitonins bei allen Patienten mit Knotenstruma empfohlen. Mit Nachweis eines C-Zell-Karzinoms in vitro ist gleichzeitig die Abklärung einer möglichen Fami-

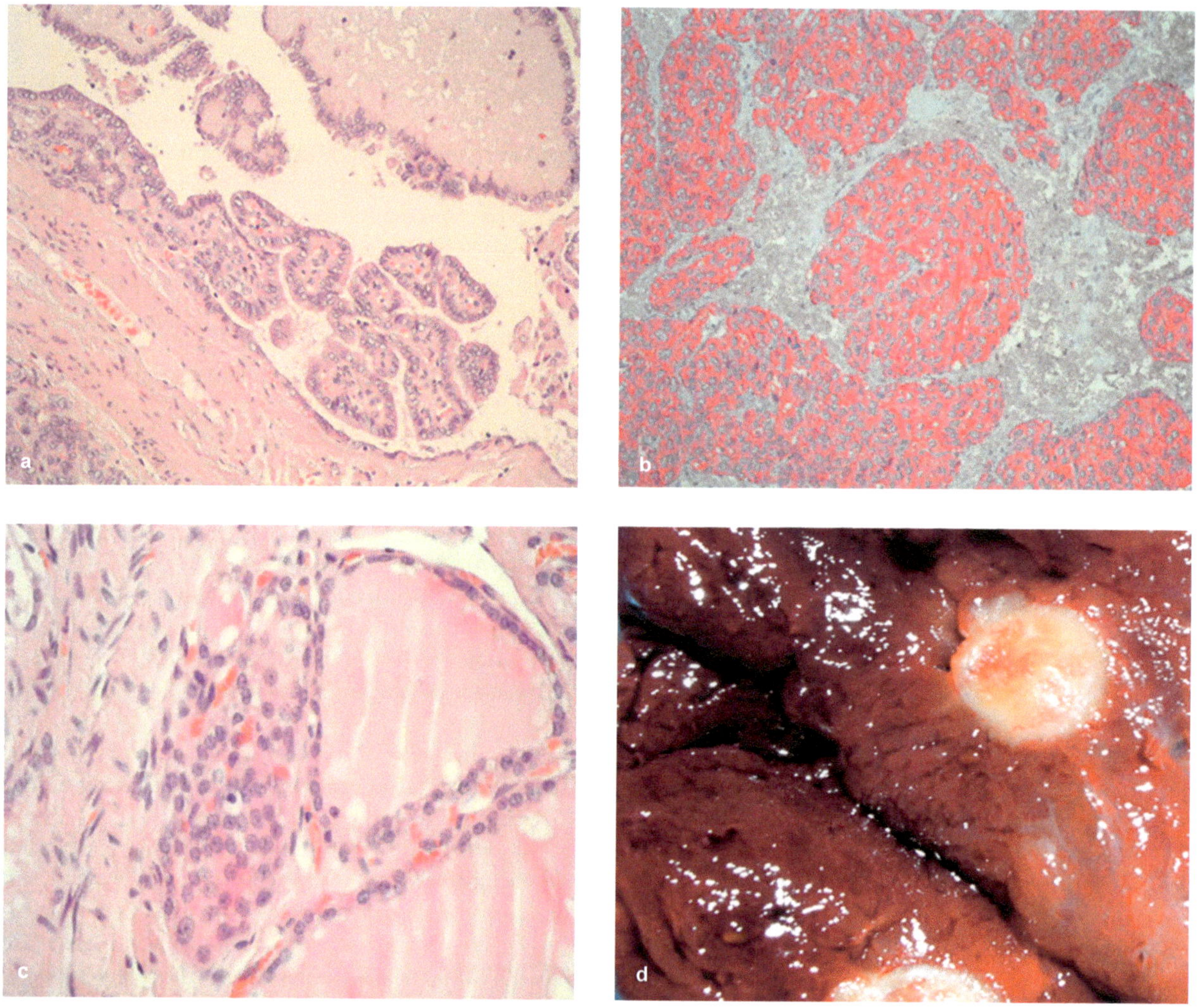

Abb. 1.14 Makroskopisches und mikroskopisches Bild einer Thyreoidektomie wegen eines familiären medullären Schilddrüsenkarzinoms.
a) HE-Färbung eines PTC-T1a-Tumors.
b) immunhistochemische Darstellung des Kalzitonins im MTC.
c) HE-Färbung bei C-Zell-Hyperplasie im makroskopisch unauffälligem Areal der Schilddrüse.
d) 1,3 cm großes MTC (T1bN1M0). [M529]

liarität einschließlich einer Ret-Protoonkogen-Untersuchung sinnvoll.

1.8.6 Invasive Diagnostik (Feinnadelaspirationszytologie)

Die **Feinnadelpunktion** mit nachfolgender Zytologie ist bei im Ultraschall verdächtigen Knoten und besonders bei solitären Schilddrüsenknoten anzuwenden, da sie ein Malignom beweisen oder ausschließen kann. Sie sollte heute sonografiegestützt durchgeführt werden. Die Sensitivität bei papillären und medullären Karzinomen liegt weit über 90 % und ist nur bei follikulären Karzinomen stark eingeschränkt. Hier wird der Begriff der follikulären Neoplasie (*undeterminate cytology*) benutzt, der nach der Bethesda-Übereinkunft nochmals in 3 Unterkategorien aufgeteilt wird und auch dann zytologisch nicht zwischen Adenomen und differenzierten follikulären Karzinomen unterscheiden kann (Malignomrate von unter 20 % bis über 30 %). Der Nutzen von Punktionen kleiner Zufallsbefunde von unter 1 cm ist fraglich, da die Treffsicherheit eingeschränkt ist und die Beurteilung der klinischen Folgen des gewonnenen Befundes meist unklar bleibt.

Lymphknotenbiopsie. Im Einzelfall kann die Biopsie eines verdächtigen Lymphknotens (Ultraschallkriterium eines abgerundeten, mit einem Schallhof umgebenen Lymphknotens, bei dem hiläres hypodenses Fettgewebe fehlt) den Beweis oder Ausschluss einer Metastase eines Schilddrüsenkarzinoms erbringen, das besonders bei der Entwicklung von Rezidiven zervikaler Lymphknotenmetastasen von Bedeutung ist. Beweisend sind hier z. B. der zytologische Nachweis von Tumorzellen oder erhöhte Tumormarker (Thyreoglobulin bzw. Kalzitonin) im Punktat.

Die Klinik differenzierter Schilddrüsenkarzinome (bis zu 90 % aller Schilddrüsenmalignome) ist meist unspezifisch und die Diagnose präoperativ nur durch Ultraschall/Szintigrafie in Kombination mit zielgesteuerter Punktionsaspirationszytologie zu treffen. Hingegen kann das C-Zell-Karzinom (sporadisch und familiär) allein durch präoperative Messung des Serumkalzitonins nachgewiesen werden.

1.9 Operative Therapie

1.9.1 Allgemeines

- Die Operation ist das Verfahren der Wahl in der Behandlung differenzierter Schilddrüsenkarzinome und des medullären Karzinoms.
- Für anaplastische Karzinome und Lymphome der Schilddrüse hat die Chirurgie im Kontext mit Strahlentherapie plus Chemotherapie nur noch bei sehr frühen Stadien einen – dann auch untergeordneten – Stellenwert.

Indikationen

Nur etwa ein Drittel der Patienten mit differenzierten Schilddrüsenkarzinomen werden wegen des klinischen Verdachtes auf ein intrathyreoidales Malignom operiert, etwa 10 % aufgrund vergrößerter Halslymphknoten oder nachgewiesener Fernmetastasen mit histologischem Beweis eines Schilddrüsenkarzinoms, knapp 10 % wegen eines pathologischen Kalzitoninwerts im Serum und bei etwa der Hälfte der Patienten wird die Diagnose des Malignoms erst postoperativ gestellt. So muss bei 3–5 % aller Patienten mit primär gutartig erscheinender Knotenstruma und Operationsindikation aufgrund der Größe oder mechanischen Beeinträchtigung mit einem zufällig entdeckten Schilddrüsenkarzinom gerechnet werden. Das Verhältnis follikulärer zu papillären Karzinomen liegt nach eigener Erfahrung bei Tumoren unter 1 cm bei etwa 1:40.

Im Falle eines malignomverdächtigen Knotens der Schilddrüse mit zusätzlich pathologischem Punktionszytologiebefund ist die Hemithyreoidektomie der tumortragenden Seite mit Schnellschnittuntersuchung einer Teilentfernung der Schilddrüse überlegen. Im Falle einer nachgewiesenen Kalzitoninerhöhung ist dagegen primär die Thyreoidektomie anzustreben und abhängig von der Höhe des Kalzitoninwerts und dem Ergebnis der Schnellschnittuntersuchung eine zentrale bzw. sogar zentrale und laterale Lymphknotendissektion indiziert.

Nur im Falle anaplastischer Schilddrüsenkarzinome, die oft auf dem Boden jahrelang vorhandener nodöser Strumen entstehen, und im Falle von Schilddrüsenlymphomen ist die Radiochemotherapie Primärbehandlung der ersten Wahl.

Radikalitätsanspruch – Ziel der Operation

In der Regel besteht bei differenzierten und medullären Schilddrüsenkarzinomen der Anspruch auf radikale Tumorentfernung schon in der ersten Operation. Dies ist in vielen Fällen möglich. Bei ausgedehntem Tumorleiden mit Fernmetastasen kann die Operation mit palliativem Ansatz eine nachfolgende Radiojod- oder Strahlentherapie optimieren und zur Verbesserung der Lebensqualität beitragen (Vermeidung pathologischer Frakturen durch frühzeitige Knochenstabilisierung).

1.9.2 Operationsvorbereitung

Spezielle Voruntersuchung

Obligat sind die präoperative Laryngoskopie zur Dokumentation der Stimmbandbeweglichkeit und die Bestimmung des Serumkalziumspiegels. Die Bereitstellung von Blutkonserven ist nur bei ausgedehntem intrathorakalem Befund oder Wiederholungseingriffen notwendig.

Aufklärung

Erwähnt werden müssen die mögliche Schädigung des N. laryngeus recurrens mit Rekurrensparese (abhängig von der Primärausdehnung des Tumors von < 1–10 %), die bilaterale Parese mit möglicher Indikation zur Notfalltracheotomie (< 0,5 %), eine postoperative Hypokalzämie mit vorübergehender oder auch dauerhafter Kalzium- und Vitamin-D-Substitutionsbedürftigkeit sowie ein mögliches Lymphödem und eine Lymphfistel (bzw. Chylusfistel) nach ausgedehnter Halslymphknotendissektion. Bei lateraler Halsdissektion (modifiziert radikale Neck Dissection) muss die Möglichkeit anderer Nervenläsionen im Kopf-, Hals- und Rumpfbereich (N. accessorius, N. phrenicus, N. hypoglossus, Plexus cervicalis und Plexus brachialis) genannt werden.

Bei ausgedehnten Eingriffen wenig differenzierter Schilddrüsenkarzinome sollte zusätzlich die mögliche Teilentfernung der geraden Halsmuskulatur, des M. sternocleidomastoideus, Entfernung der betroffenen V. jugularis interna, Teilentfernung der Trachea und ggf. die Notwendigkeit einer Gefäßrekonstruktion der A. carotis erwähnt werden.

Aufklärungspflichtig ist ferner die mögliche Notwendigkeit von Operationsausweitungen, die postoperativ einer intensivmedizinischen Überwachung bedürfen und ggf. auch zu lebensbedrohlicher Nachblutung, Wundheilungsstörung, Langzeitbeatmung und Sepsis führen können.

Im Falle ausgedehnter, wenig differenzierter Karzinome älterer Patienten mit einer Patientenverfügung, die eine intesivmedizinische Betreuung ausschließt, kann ggf. von der Operation aus chirurgischer Sicht Abstand genommen werden, weil unter diesen Umständen eine optimale Therapie nicht möglich und ein dadurch bedingter Letalitätsanstieg sicher zu erwarten ist.

1.9.3 Operationsstrategie

Verdächtiger Schilddrüsenknoten

Im Falle eines malignomverdächtigen Schilddrüsenknotens ist die Lobektomie oder Hemithyreoidektomie einer Teilentfernung der Schilddrüse mit darin beinhaltetem Knoten überlegen.

Die Enukleation ist obsolet!

Die Schnellschnittuntersuchung eines verdächtigen Knotens ist weiterhin sinnvoll und beim papillären und medullären Karzinom beweisend. Dagegen ist bei follikulären Karzinomen meist eine vollständige histologische Aufarbeitung des gesamten Präparats notwendig.

Postoperativ diagnostiziertes okkultes Schilddrüsenkarzinom

Auch bei erst postoperativ entdeckten Schilddrüsenkarzinomen ist die weitere Vorgehensweise von der Größe des Tumors und dessen Histologie abhängig.

Patienten mit differenzierten Schilddrüsenkarzinomen unter 1 cm zeigen selbst im Falle multilokulären Wachstums (besonders papilläre Karzinome!) nach eingeschränkt radikalen Schilddrüsenoperationen eine nur geringe Zunahme lokoregionärer Rezidive. Es konnte keine vermehrte tumorassoziierte Letalität gegenüber Patienten mit radikal entfernter Schilddrüse nachgewiesen werden. Auch weisen Patienten mit Restschilddrüsengewebe unter 4 ml nach Ablation mittels Radiojod gegenüber Patienten mit Nachoperation und sekundärer Radiojodtherapie keine Unterschiede in ihrer Prognose auf. Daher ist in den meisten Fällen eine Nachoperation nach zufällig entdecktem okkultem differenziertem Schilddrüsenkarzinom unter 1 cm nicht indiziert.

Für Patienten mit okkultem medullärem Schilddrüsenkarzinom gilt, dass im Falle einer familiären Erkrankung jegliches Restgewebe potenziell malignitätsverdächtig ist und auch nachträglich entfernt werden sollte. Im Falle sporadischer medullärer Karzinome und eines postoperativ normalen (wenn möglich auch normalen kalziumstimulierten) Serumkalzitonins kann jedoch nach bisherigem Wissen auf eine sofortige Nachoperation verzichtet werden. Die Kontrolle des Serumkalzitonins scheint für den weiteren Verlauf ausreichende Sicherheit in der frühzeitigen Diagnose eines – dann seltenen – Rezidivs zu geben.

Prophylaktische Operationen beim familiären medullären Karzinom (familiäres C-Zell-Karzinom)

Die Diagnose eines medullären Karzinoms verlangt die Abklärung bezüglich der Familiarität, die auf dem Nachweis von stimulierenden Mutationen im RET-Protoonkogen beruht. Abhängig von der Lokalisation der Mutationen können extra- und intrazelluläre Proteinveränderungen unterschieden werden, die zu unterschiedlichem biologischem Verhalten der durch Mutation veränderten C-Zellen führen. So stellen familiäre Tumoren des MEN IIb (Mutation 918) die weitaus aggressivsten Tumoren mit Metastasenbildung schon vor dem 2. Lebensjahr. Die häufigste familiäre Form des C-Zell-Karzinoms im Rahmen des MEN-IIa-Syndroms (Mutation 634) weist in den ersten 5 Lebensjahren nur intrathyreoidale Tumoren auf und bei den selteneren extrazellulären Mutationen (z. B. 782/782) werden Tumoren erst nach dem 10. Lebensjahr diagnostiziert. Diese Erfahrungen dienten als Grundlage für entsprechende Behandungsleitlinien verschiedener Organisationen (> Tab. 1.15, > Tab. 1.16).

Für alle Betroffenen gilt jedoch, dass unabhängig von Leitlinien pathologische Serumkalzitoninwerte eine sofortige Thyreoidektomie mit dann zumindest auch zentraler Lymphadenektomie verlangen. Die bisherige Erfahrung mit prophylaktischer Operation (normales Serumkalzitonin!) zeigt bei den Patienten in über 98 % dauerhafte Heilung und hat nachweislich zu einer Verbesserung der Prognose gegenüber historischen Patientengruppen geführt.

Für den Zeitpunkt der Operation des familiären medullären Schilddrüsenkarzinoms ist die spezifische RET-Mutation entscheidend. Unabhängig davon ist bei pathologischen Serumkalzitoninwerten die umgehende Thyreoidektomie, dann auch mit zentraler Lymphadenektomie, indiziert.

Nachgewiesenes Schilddrüsenmalignom

Der Regeleingriff für das nachgewiesene Schilddrüsenkarzinom ist die totale Thyreoidektomie. Dies gilt für alle:
- papillären/follikulären Schilddrüsenkarzinome mit einem Tumordurchmesser von über 1 cm,
- C-Zell-Karzinome,
- anaplastischen Schilddrüsenkarzinome ohne organüberschreitendes Wachstum.

Hierbei schließt die Thyreoidektomie stets die Lymphknotendissektion des zentralen Kompartiments, d. h. der para laryngealen, parathyreoidalen und paratrachealen Lymphknoten, mit ein.

Ausnahmen von dieser Regel betreffen:
- das kleine solitäre papilläre Schilddrüsenkarzinom unter 1 cm und das wenig invasive follikuläre Schilddrüsenkar-

zinom bis zu 4 cm Größe ohne klinischen Verdacht auf Lymphknotenmetastasen,
- das sporadische C-Zell-Karzinom unter 1 cm mit postoperativ normalem basalem und stimuliertem Kalzitonin,
- papilläre und follikuläre Karzinome (➤ Tab. 1.17); hier ist die Hemithyreoidektomie oder Lobektomie ausreichend. Eine anschließende Radiojodtherapie ist nicht erforderlich.

Tab. 1.15 Leitlinien zur prophylaktischen MTC-Operation in Abhängigkeit von der RET-Mutation bei normalem sCT.

Gefährdung	MEN Consensus 2001	ATA2 009	North Am NET 2010	NCCM 2010
höchste Gefahr (Codon)	MEN-2B, 918, 883, 922	A) 918, 883, 804, 805	883, 918, 922	918, 883, 804, 805
OP	in den ersten Lebensmonaten	im 1. Jahr	in den ersten Monaten	im 1. Jahr
hohe Gefahr (Codon)	614, 618, 620,634	609, 611, 618, 620, 630, 631, 633, 634, 804, 788	611, 618, 620, 634	603, 611, 618, 620, 630, 634
OP	< 5. LJ	< 5. LJ	< 5. LJ	< 5. LJ
geringere Gefahr	609, 768, 790, 791, 804, 891	321, 515, 533, 600, 603, 606, 649, 666, 768, 777, 790, 791, 804, 819, 833, 844, 886, 891, 912, 531, 532	609, 630, 768, 790, 791, 804, 891	768, 790, 791, 804, 891
OP	5.–10. LJ	> 5. LJ	5.–10. LJ	Kalzitoninerhöhung

MEN consensus: MEN consensus conference; ATA: American thyroid association; North Am Net: North American Neuroendocrine Tumor Society; NCCN: National Cancer Comprehensive Network.

Tab. 1.16 Unterschiede in den Leitlinien zur Diagnose und Therapie der differenzierten Schilddrüsenkarzinome (DTC).

Organisation	ETA	ATA	BTA	CAEK	IKNL	NCCN	JSTS
Land	Europa	USA	Britain	Deutschland	Niederlande	USA	Japan
Erstellung	2010	2009	2007	2013	2007	2013	2011
Diagnose US/FNA (Größe)	> 1 cm	> 0,5 cm	> 0,5 cm	alle Knoten	alle Knoten	>1,5 cm	alle Knoten
Kalzitonin-Screening	optional	nein	k. A.	immer	immer	optional	k. A.
Thyreoidektomie	k. A.	> 1 cm	> 1 cm	> 1 cm	> 1 cm	> 4 cm	> 4 cm
Proph. LK-Dissektion	k. A.	> 4 cm	> 4 cm	optional Männer > 45. LJ.	k. A.	optional	immer
Radiojod-Therapie	k. A.	> 4 cm High-Risk	High-Risk	k. A.	High-Risk	High-Risk TG > 1 ng	High-Risk TG erhöht

ATA: American Thyroid Association; BTA: British Thyroid Association; CAEK: Chirurgische Arbeitgemeinschaft Endokrinologie der Deutschen Gesellschaft für Allgemein- und Viszeralchirurgie; ETA: European Thyroid Association; IKNL: Incoorp. Cancer Netherlands; NCCN: National Cancer Comprehensive Network USA; JSTS: Japanese Society of Thyroid Surgeons; US: Ultraschalluntersuchung; TG: Thyreoglobulin.

Tab. 1.17 Operationsstrategie bei gesichertem Karzinom.

	Tumortyp		
	Papillär/follikulär		Medullär
Thyreoidektomie	immer total		immer total
Ausnahmen	papillär:	follikulär	
Hemithyreoidektomie	< 1 cm	miFTC < 2 cm	
zentrale Lymphknoten	PTC > 1 cm; FTC klin. Verdacht		Immer
laterale Lymphknoten	wenn Verdacht positiv bei Tumoren T3/T4		immer, bei SMTC ipsilateral, bei FMTC bilateral (Ausnahme: prophylaktische Thyreoidektomie)

(S/M)MTC: (sporadisches/familiäres) medulläres Schilddrüsenkarzinom (= C-Zell-Karzinom); (mi)FTC: (minimal invasives) follikuläres Schilddrüsenkarzinom; PTC papilläres Schilddrüsenkarzinom.

1

Anaplastisches Schilddrüsenkarzinom

Die Indikation zur Resektion des anaplastischen Schilddrüsenkarzinoms ist nur gegeben, wenn der Tumor auf die Schilddrüse beschränkt ist (pT4a, N0–1, M0). In allen Fällen extrathyreoidalen Wachstums ist die primäre Radiochemotherapie vorzunehmen und nur bei partieller Remission kann eine nachfolgende Operation sinnvoll sein.

In Einzelfällen kann jedoch die Tracheotomie bei drohender Asphyxie vor Beginn der subkutanen Strahlentherapie indiziert sein, doch werden heute bei diesen infausten Fällen zunehmend auch nichtoperative Maßnahmen verwendet, die jedoch wie die Operation in diesen Fällen zu keiner verbesserten Überlebenrate führen.

Lymphknotendissektion

Das Lymphabflussgebiet der Schilddrüse gliedert sich in ein zentrales, zwei laterale und ein mediales Kompartiment. Die zentralen Lymphknoten umfassen die Lymphknotengruppen 8 und 9, die lateralen die Lymphknotengruppe 3–7 (TNM-Supplement 1993) (➤ Abb. 1.15). Die prophylaktische zentrale Lymphknotendissektion wird international in der Therapie des papillären Schilddrüsenkarzinoms unterschiedlich eingeschätzt. Sie ist integriert in der japanischen Leitlinie, wird fakul-

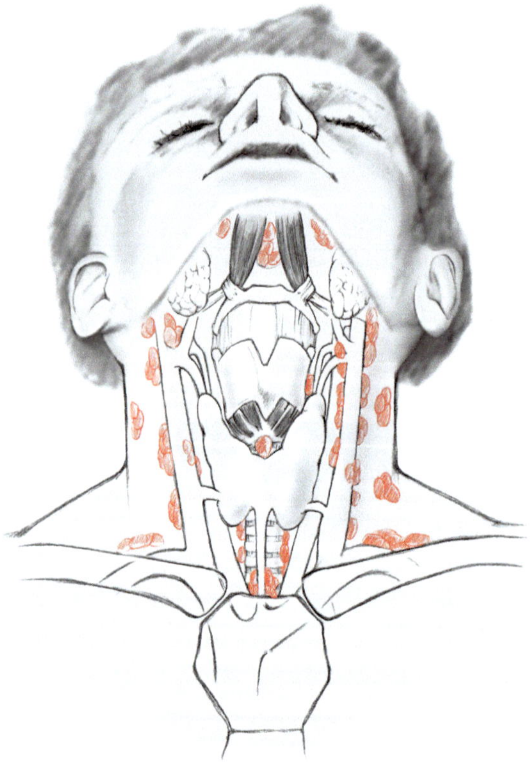

Abb. 1.15 Lymphknotenstationen des zentralen und lateralen Halskompartiments. [L108]

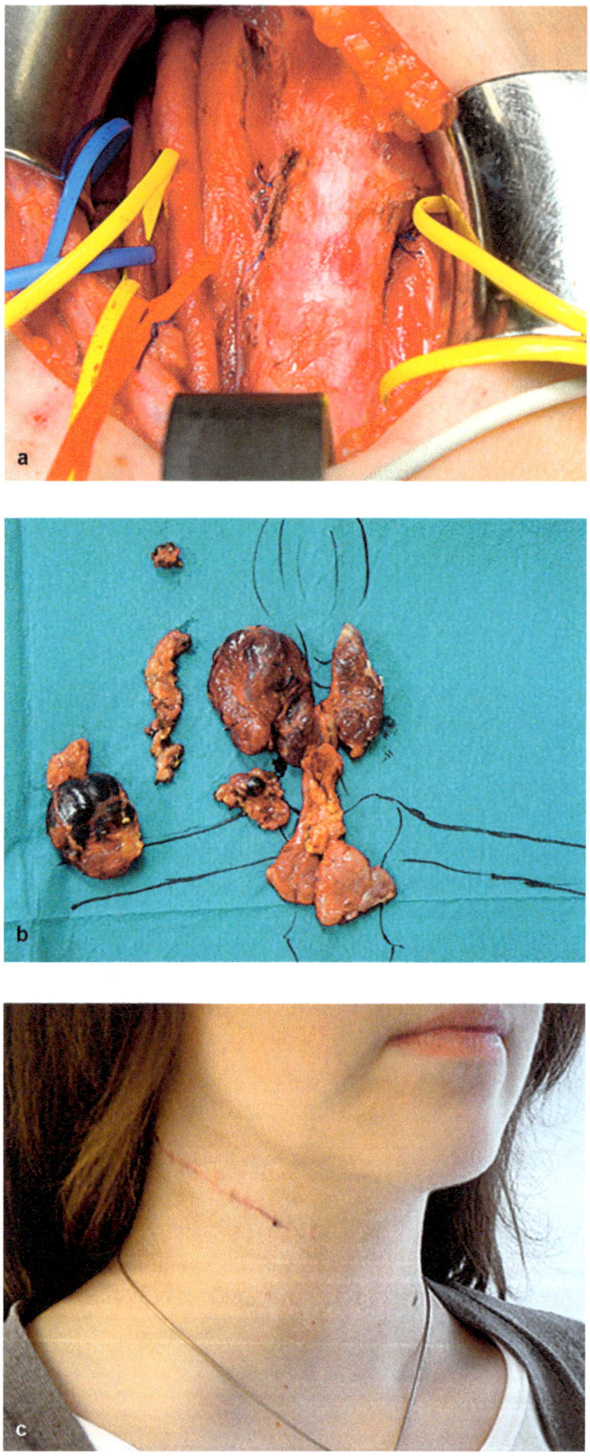

Abb. 1.16 Jugendliche Patientin mit papillärem Schilddrüsenkarzinom und Diagnose über vergrößerte Lymphknoten mit Probeentnahme durch HNO-Kollegen.
a) Klinisches Bild.
b) Entfernte Schilddrüse mit Lymphknotenmetastasen.
c) Postoperativer Situs infolge der Nachoperation. [M529]

tativ nach Alter des Patienten und Größe des Tumors in der britischen Leitlinie empfohlen und in der amerikanischen Leitlinie der ATA nicht empfohlen. Für die CAEK ist sie fakultativer Bestandteil der Operation von papillären Tumoren unter 1 cm und wird bei Tumoren über 1 cm empfohlen. Die Lymphknotendissektion der lateralen Kompartimente erfolgt für PTC und FTC dann, wenn sonografisch verdächtige oder bioptisch bereits gesicherte Lymphknotenmetastasen vorliegen.

Eine Besonderheit stellen papilläre (PTC) und follikuläre Karzinome (FTC) des Kindes und Jugendlichen dar. Bei PTC im Alter bis 18 Jahre ist die Zahl der Patienten mit okkulten und klinisch relevanten Lymphknotenmetastasen weitaus größer als bei Erwachsenen und trotzdem ist die Prognose der Jugendlichen quoad vitam exzellent (➤ Abb. 1.16). Die Operation hat hier besonders aufmerksam zwischen histologischer Nachweismöglichkeit okkulter Metastasen und klinisch relevanter Lymphknotenmetastasen zu unterscheiden, was nur selten in der entsprechenden Literatur berücksichtigt wird.

Die systematische Lymphknotendissektion, umstritten bei papillären Mikrokarzinomen (PTMC), ist dafür akzeptierter integraler Teil der Operation klinisch apparenter PTC und aller medullären Schilddrüsenkarzinome. So liegt die Rate von Lymphknotenmetastasen bei T3-Tumoren des PTC bei etwa 70 %, bei medullären Karzinomen zwischen 80 und 90 %. Hier ist stets die ipsilaterale Lymphknotendissektion unabhängig vom Palpations- oder Sonografiebefund sinnvoll. Ob eine prophylaktische Lymphknotendissektion im Tumorstadium T1–2 des PTC auf die Entwicklung lokoregionärer Rezidive oder gar von Fernmetastasen einen Einfluss hat, ist nicht evidenzbasiert belegt. Wenn die Lymphknotendissektion vorgenommen wird, sollte sie immer systematisch erfolgen und sie ist dem sog. Berry-Picking vorzuziehen.

Die Wahrscheinlichkeit von Lymphknotenmetastasen steigt bei gleicher primärer Tumorgröße somit nach der Histologie von follikulär < papillär << medullär an.

Beim C-Zell-Karzinom ist zudem die Lymphknotendissektion des lateralen Kompartiments erforderlich, da die Tumoren bereits früh in die zervikalen lateralen Lymphknoten metastasieren und im Gegensatz zum differenzierten Schilddrüsenkarzinom bisher nur die chirurgische Entfernung eine effektive Heilungschance verspricht. Ausnahme von dieser Regel bilden Patienten mit sporadischem okkultem C-Zell-Karzinom und normalem postoperativem Serumkalzitonin sowie Patienten mit prophylaktischer Thyreoidektomie aufgrund des genetischen Nachweises einer spezifischen RET-Mutation. Bei ihnen ist eine Lymphknotendissektion nicht notwendig.

Neuere Analysen zeigen, dass Patienten mit einem medullären Schilddrüsenkarzinom-Rezidiv und mehr als 5 befallenen Lymphknoten chirurgisch kaum geheilt werden können (< 10 %), wie dies auch für Patienten mit Serumkalzitoninwerten über 1.000 pg/ml gilt. Dies unterstreicht die Bedeutung der möglichst auch biochemischen Heilung mit dem Primäreingriff des MTC.

Die Lymphknotendissektion des lateralen Kompartiments schließt die Dissektion des Gefäß-Nerven-Bündels (V. jugularis, A. carotis, N. vagus) und die Freipräparation der dorsalen Halsfaszie mit durchscheinendem Plexus brachialis sowie die Darstellung der Oberkante der V. subclavia und die Freipräparation und Schonung des N. accessorius und N. hypoglossus ein (➤ Abb. 1.17). Die Schnittführung bei lateraler Halsdissektion zeigt ➤ Abb. 1.18.

Die mediastinale Lymphknotendissektion ist stets eine individuelle Entscheidung, abhängig von Lokalbefund, Patientenalter und der Prognose der Patienten.

Multiviszerale Eingriffe

Die Infiltration wenig differenzierter Schilddrüsenkarzinome, v. a. in die angrenzenden Organe des Ösophagus, der Trachea und der Bronchien, kann post mortem bei 1–13 % der Patienten festgestellt werden. Klinisch wird nur im Einzelfall bei nachgewiesener Trachea- und Ösophagusinfiltration die Mitresektion des benachbarten Organs indiziert sein. Da die Patienten trotz des aggressiven Tumorwachstums eine jahrelange Überlebenschance haben, werden partielle Trachealresektionen mit makroskopischer Tumorentfernung angestrebt und nachfolgend durch eine Radiojod- und/oder externe Strahlentherapie vervollständigt. Nicht gegeben sind Indikationen zur Operation bei organüberschreitendem anaplastischem Karzinom oder entdifferenzierten Tumoren von Patienten in schlechtem Allgemeinzustand.

1.10 Rezidiveingriff

Prinzipiell ist die Indikation zum Wiederholungseingriff bei Tumorrezidiven eines differenzierten oder medullären Schilddrüsenkarzinoms gegeben. Beim differenzierten Schilddrüsenkarzinom ist in Abhängigkeit von der Radiojodspeicherung das operative Vorgehen mit seinen Komplikationsmöglichkeiten gegenüber der zu erzielenden Radikalität abzuwägen (➤ Tab. 1.18).

Beim zufällig entdeckten Schilddrüsenkarzinom < 1 cm ist die Morbidität nach Rezidiveingriffen deutlich höher als die Gefährdung durch den Tumor und somit die Nachoperation nach bisherigen Daten nicht angezeigt.

Beim wenig differenzierten Schilddrüsenkarzinom und beim medullären Schilddrüsenkarzinom sind Wiederholungseingriffe dagegen häufig notwendig. Hier ist die Indikation großzügiger zu stellen. Alternative Behandlungsverfahren wie Radiojodtherapie und externe Strahlentherapie ha-

Tab. 1.18 Früh- und spätoperative Komplikationen nach Rezidivoperationen wegen eines Schilddrüsenkarzinoms.

OP	Patienten	Rekurrensparese	Hypoparathyreodismus	Horner-Syndrom	Blutung
	n	passager/permanent	passager/permanent		
komplette Thyreoidektomie	139	25 %/5,3 %	28 %/2,8 %	8 %	-
Rezidiv-OP	149	12 %/1,9 %	11 %/3,8 %	1 %	1 %
Gesamt	388	18 %/3,5 %	18 %/3,4 %	4 %	1 %

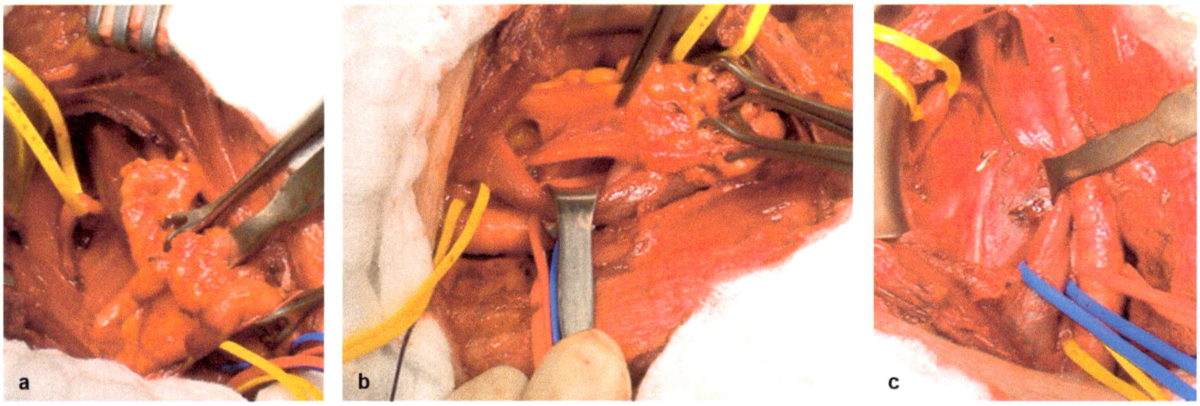

Abb. 1.17 Laterale Halsdissektion: Dissektion des Gefäß-Nerven-Bündels.
Gelber Zügel = N. accessorius, N. vagus; roter Zügel: A. carotis; blauer Zügel: V. jugularis interna. [M529]

ben hier nur geringe Bedeutung und auch neue zielgerichtete Therapien (Tyrosinkinase-Rezeptor-Antagonisten, mTOR-Inhibitoren, VEGF-Antikörper etc.) weisen nur limitierte Effekte (für 6–8 Monate 30 % progressionsfreies Überleben) auf. Auch ist nicht eindeutig belegt, ob sie das Gesamtüberleben der Patienten verbessern.

Mit zunehmender Rezidivhäufigkeit wird bei wenig differenzierten Karzinomen und bei einigen differenzierten Karzinomen der Schilddrüse eine zunehmende Aggressivität des Tumors (Dedifferenzierung der Rezidive) nachweisbar, die sich z. B. in einer abnehmenden Jodaufnahme und damit in abnehmender Radiojod-Therapierbarkeit dokumentiert.

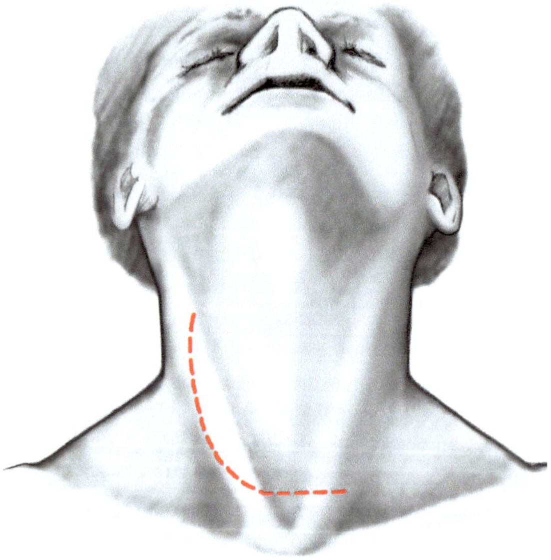

Abb. 1.18 Schnittführung bei lateraler Halsdissektion mit Erweiterung entlang dem M. sternocleidomastoideus. [L108]

1.11 Therapie von Fernmetastasen

Singuläre Fernmetastasen in Knochen, Lunge und Leber werden bei potenzieller Resektabilität chirurgisch entfernt. Dies trifft besonders auf Knochenmetastasen zu, bei denen von einer drohenden pathologischen Fraktur ausgegangen werden muss. Gleiches trifft für die Operationsindikation bei symptomatischen Fernmetastasen eines C-Zell-Karzinoms zu (Diarrhö), sofern eine Somatostatintherapie keinen Erfolg brachte. Ansonsten kann v. a. bei radiojodspeichernden Metastasen in parenchymatösen Organen die chirurgische Volumenreduktion teilweise zu einer Verbesserung der Radiojodtherapie führen. Da hier jeweils Einzelentscheidungen zu treffen sind, ist die Integration des chirurgischen Vorgehens in ein onkologisch-therapeutisches Gesamtkonzept zu fordern.

1.12 Komplikationen

Operationsbedingte Komplikationen, siehe Abschnitt „Operationsvorbereitung“.

Rekurrensparesen

Das Risiko der Rekurrensparese beim Ersteingriff mit Thyreoidektomie liegt bei Karzinomen sicher über 1 %, ist jedoch abhängig von der Ausdehnung des Primärtumors und kann bei wenig differenzierten Karzinomen mit Infiltration der Nachbarstrukturen Werte über 10 % erreichen. Für die Schonung des Nervs und die Reduktion vorübergehender wie auch permanenter Rekurrensparesen ist die frühzeitige vollständige Darstellung (visuell) wie bei allen ausgedehnteren Operationen an der Schilddrüse zwingend erforderlich (➤ Abb. 1.19). Zusätzlich wird das intraoperative Monitoring des Nervus laryngeus recurrens empfohlen (IONM). Es vermindert nachweislich das erhöhte Risiko bei Wiederholungseingriffen.

Für Patienten mit schon einseitig vorhandener Rekurrensparese und kontralateralem Karzinomrezidiv entsteht das Problem einer möglichen bilateralen Rekurrensparese mit Stridor und Asphyxie-Gefahr. Bei hohem Risiko bilateraler Parese ist entweder eine vorübergehende Tracheotomie oder die prophylaktische Laterofixation des permanent geschädigten Stimmbands in Erwägung zu ziehen.

Hypoparathyreoidismus

Vorübergehende Hypokalzämien werden nach Thyreoidektomie wegen eines Schilddrüsenkarzinoms mit um/über 20 % angegeben und sind nach Metaanalysen bei gleichzeitiger zentraler Lymphadenektomie erhöht. Das Risiko des permanenten Hypoparathyreoidismus wird in der Literatur nur unzureichend dargestellt (Definition?). Doch scheint eine dauerhafte Abhängigkeit von einer Kalziumsubstitution auch nach Operationen von Schilddrüsenkarzinomen selten aufzutreten und wird mit um/unter 2 % angegeben. Aussagen über das Risiko des permanenten Hypoparathyreoidismus in Abhängigkeit von der Ausdehnung des Tumors und der Operation sowie für einen Wiederholungseingriff wegen lokaler Rezidive können aufgrund fehlender solider Daten nicht abgegeben werden.

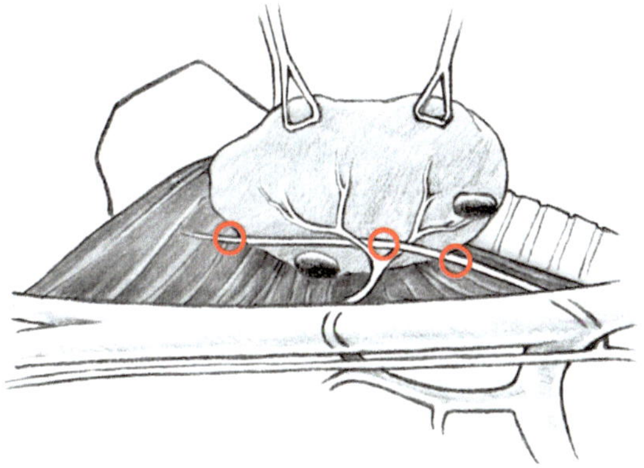

Abb. 1.19 Die „neuralgischen“ Punkte für mögliche Verletzungen des N. laryngeus bei der Schilddrüsenresektion. [L108]

Verletzung der Nebenschilddrüsen und ihrer Begleitstrukturen

Beim Primäreingriff ist die Darstellung der Nebenschilddrüsen wichtig, wobei die unteren Nebenschilddrüsen bei Dissektion des zentralen Kompartiments besonders gefährdet sind. Eine Autotransplantation sollte ggf. in den M. sternocleidomastoideus erfolgen, wenn die Durchblutung der Nebenschilddrüsen gefährdet ist oder wenn aufgrund der Ausdehnung des Tumors mit einer Zweitoperation lokoregionär gerechnet werden muss.

Wesentlich zur Vermeidung von Komplikationen ist die frühzeitige Darstellung der o. g. Begleitstrukturen, die im Einzelfall aus Radikalitätsgründen sogar geopfert werden müssen. Dies betrifft in erster Linie die V. jugularis interna bei direkter Infiltration durch den Tumor mit Tumorthrombus und gelegentlich den M. sternocleidomastoideus sowie nicht selten den auf der tumortragenden Seite infiltrierten N. laryngeus superior. Eine frühzeitige Aufklärung des Patienten über diese Problematik ist erforderlich.

Chylusfistel

Besonders hartnäckig können Verletzungen des Ductus thoracicus zu dauerhafter Chylusfistel führen. Primär wird ein abwartendes Verhalten mit lokaler Kompression und fettarmer Kost über bis zu 10 Tagen versucht. Bei Chylusmengen über 300 ml/d wird jedoch eine Revision notwendig, die bezüglich des Erhalts des N. laryngeus recurrens in dem weißlich imbibierten Gewebe hohe Anforderungen an den Operateur stellen kann.

Arterielle Nachblutungen

Arterielle Nachblutungen sind besonders nach ausgedehnter lateraler Halsrevision möglich, wenn die Exstirpation aller Lymphknoten/Lymphbahnen und der sie umgebenden Fettgewebe angestrebt wurde. Ein zusätzliches Risiko stellen besonders wenig differenzierte Karzinome und Rezidive von Schilddrüsenkarzinomen dar, wenn sie die Adventitia der Arterien infiltrierten oder wenn ein Kunststoffersatz aufgrund einer en bloc mit entfernten Arterie notwendig wurde.

Deletäre, kaum zu beherrschende Blutungen sind zu befürchten, wenn eine Speichelfistel (z. B. nach Trachealresektion mit Fistel oder nach nicht gesicherter Tracheotomie) auf freigelegte und freiliegende Arterien (z. B. Aorta nach mediastinaler Dissektion) drainieren und diese aufgrund ihrer Enzymaktivität arrodieren. Um dies zu verhindern, sollten freigelegte und von Tumor befreite Arterien mit Muskeln (z. B. M. sternocleidomastoideus) oder Fettgewebe (z. B. Netzplombe) gedeckt werden.

Trachealfistel

Nach Teilresektion einer vom Tumor infiltrierten Trachea (zirkuläre Resektion von bis zu 5 Spangen, Türflügelresektion) mit direkter Naht kann trotz regelhafter Deckung mit einem Muskellappen eine Fistel entstehen. Meist lässt sich dies durch eine nicht ausreichend freipräparierte Trachea mit Zug auf der Anastomose oder bei einer vorbestrahlten Trachea mit Durchblutungsstörung erklären. Im Falle kranialer Resektionen ist dies über ein vorübergehendes kaudal davon eingebrachtes Tracheostoma einfach zu beherrschen. Tiefer liegende Anastomosen verlangen dagegen manchmal eine transsternale Vorgehensweise mit Lösen der natürlichen Adhäsionen der Trachea am Herzbeutel, ggf. auch des Lig. pulmonale, und einer Befreiung des Os hyoideum aus seiner lateralen Verankerung (Montgomery-Manöver).

1.13 Postoperative Therapie

1.13.1 Medikamentöse Behandlung

Nach Thyreoidektomie und Radiojodtherapie ist für Patienten mit differenzierten Schilddrüsenkarzinomen eine Thyroxinmedikation erforderlich. Das Serum-TSH sollte sich im unteren Normbereich (TSH: 0,5–1,0 mU/l) befinden und verlangt eine Basismedikation mit L-Thyroxin von etwa 2,5 µg/kg KG/d (150–200 µg/d). Wichtig ist, dass keine Hyperthyreose induziert wird (TSH unter 0,5 mU/l), um einer langfristig drohenden Osteoporose vorzubeugen.

Ist eine Radiojodtherapie geplant, wird die Thyroxinmedikation ausgesetzt und erst sekundär begonnen.

Beim differenzierten Schilddrüsenkarzinom (PTC, FTC) führt die Radiojodtherapie in frühen Stadien (> pT1a) nachweislich zu einer Reduktion lokoregionärer Rezidive und hat bei Fernmetastasierung in Untergruppen eine Verlängerung der Überlebenszeit ergeben.

Zur effektiven Radiojodaufnahme in die Schilddrüse und die Tumor-Thyreozyten ist ein erhöhtes TSH notwendig (Stimulation des Jod-Symporters der Thyreozyten durch TSH mit dadurch bedingter vermehrter Aufnahme von ^{131}Jod), welches endogen nach Erreichen einer Hypothyreose zu verzeichnen ist (etwa 6 Wochen Hormon- und Jodkarenz) oder alternativ durch intravenöse Gabe von rekombinant hergestelltem TSH (Thyreogen) erreicht werden kann. Ein weiterer alternativer Zwischenweg für die Überbrückung langer Zeiten subjektiv unangenehmer Hypothyreose-Symptomatik steht mit der Medikation von Thybon (T_3) in einer Dosis von 3 × täglich 20–30 µg zur Verfügung, bei der schon 2 Wochen nach Absetzen der Medikamente erhöhte endogene TSH-Werte erreicht werden.

Zu beachten ist, dass die Medikation mit Thyroxin erst nach erfolgter Radiojodtherapie begonnen werden darf.

Beim medullären Schilddrüsenkarzinom wird die Thyroxintherapie alleinig zur Vermeidung einer Hypothyreose gegeben. Die TSH-Werte sollen im Normbereich (1,5–2,5 mU/dl) liegen, eine Radiojodtherapie ist nicht indiziert.

Im Falle eines vorübergehenden oder dauerhaften Hypoparathyreoidismus (Kalzium unter 2,0 mmol/l und Parathormon unter 10 ng/ml) ist die Substitution mit Kalzium (bis zu 3 g/d; cave: Diarrhö) und Vitamin-D-Präparaten sinnvoll. Im akuten Bedarf sollte auf Vitamin-D-Präparate mit kurzer Halbwertszeit (1,25 Vitamin D_3, Rocaltrol®; Dosis: 0,25–0,75 µg/d) zurückgegriffen werden.

1.13.2 Radiojodtherapie

Generell ist bei allen follikulären und papillären Schilddrüsenkarzinomen eine postoperative Radiojodtherapie anzustreben.

Ausnahme hierfür stellen Patienten mit eingeschränkt radikal operiertem Schilddrüsenkarzinom dar und junge Patienten („Low-Risk-"Patienten) nach Operation eines pT1-Tumors des PTC sowie Patienten mit minimalinvasivem pT1-FTC.

Keine Indikation zur Radiojodtherapie besteht bei Patienten mit einer anderen Histologie des Schilddrüsenkarzinoms (C-Zell-Karzinom, anaplastisches Schilddrüsenkarzinom) und bei Patienten mit Metastasen anderer Tumoren in der Schilddrüse.

In der Regel wird die Therapie 4–6 Wochen post operationem bei stimuliertem endogenem TSH oder schon früher nach Gabe von rhTSH durchgeführt.

Ziele der Radiojodtherapie nach totaler Thyreoidektomie sind die Ablation vorhandener kleiner Schilddrüsenreste sowie der Nachweis bzw. Ausschluss und die Ablation extrathyreoidal speichernder Lymphknoten und Fernmetastasen. Es werden hierzu Standardaktivitäten von 2,5–5 GBq ^{131}Jod verabreicht. Alternativ kann zunächst eine Ganzkörperszintigrafie mit 0,5–1,0 GBq ^{131}Jod durchgeführt und bei nachgewiesener Speicherung eine Ablationstherapie angeschlossen werden.

1.13.3 Perkutane Strahlentherapie

Die Indikation zur perkutanen Strahlentherapie ist erst nach Radiojodtherapie gegeben.

Die Indikation zur perkutanen Strahlentherapie ist beim differenzierten Schilddrüsenkarzinom umstritten und wird bei inkompletter Tumorentfernung (R1 oder R2) und nicht gegebener Resektabilität sowie fehlender oder unzureichender Radiojodspeicherung diskutiert. In aller Regel wird eine Referenzdosis von 50–60 Gy auf die regionalen Lymphabflusswege bzw. 60–66 Gy auf das sog. Schilddrüsenlager verabreicht.

Eine adjuvante perkutane Strahlentherapie ist bei Hochrisikopatienten, d. h. beim Patienten über 50 Jahre mit einem T4a-Tumor und Lymphknotenbefall, sowie bei Histologie eines wenig differenzierten papillären Schilddrüsenkarzinoms mit ausgedehnter Lymphknotenbeteiligung gerechtfertigt. Liegt keine Radiojodspeicherung vor, kann hierdurch eine Minderung der Rezidivhäufigkeit nachgewiesen werden.

Für das medulläre Schilddrüsenkarzinom besteht keine Indikation zur perkutanen Strahlentherapie. Ein Effekt auf Verbesserung der Prognose ist bisher nicht nachgewiesen.

Beim primären Non-Hodgkin-Lymphom der Schilddrüse ist die perkutane Strahlentherapie mit kurativer Zielsetzung indiziert mit einer Zieldosis von 36–40 Gy bei niedrigem Malignitätsgrad und 56–50 Gy bei hohem Malignitätsgrad. Bei Letzterem kann die Kombination mit einer Chemotherapie erfolgen.

Beim anaplastischen Schilddrüsenkarzinom wird die externe Strahlentherapie im multimodalen Therapiekonzept der Chemoradiotherapie angewandt.

1.13.4 Chemotherapie und zielgerichtete Therapie (Targeted Therapy)

Eine Indikation zur Chemotherapie ist bei differenzierten und medullären Schilddrüsenkarzinomen nicht gegeben. Bisherige Studien mit kleinen Patientenzahlen zeigen keine systematische Verbesserung der Prognose.

Dagegen wird bei Progression metastasierter Tumoren zurzeit die *targeted therapy* mit Tyrosinkinase-Rezeptor-Antikörpern (Sorafinib, Sunitinib etc.) und mTOR-Inhibitoren sowie VEGF-Inhibitoren untersucht. Sie hat zu einer Verlängerung der progressionsfreien Zeit geführt, eine Verlängerung der Gesamtüberlebenszeit ist bisher nicht bewiesen. Nebenwirkungen (z. B. Hand-Fuß-Syndrom, pulmonale Probleme, Hypertonie etc.) und eine zeitliche Begrenzung der Wirkung dieser Medikamente (6–8 Monate) müssen zusätzlich bedacht werden, sodass die Erfolge als relativ beschränkt eingestuft werden müssen.

Eine unumstrittene Indikation zur klassischen Chemotherapie besteht beim anaplastischen Schilddrüsenkarzinom und beim Non-Hodgkin-Lymphom mit hohem Malignitätsgrad. Beim anaplastischen Schilddrüsenkarzinom empfiehlt sich die Durchführung einer kombinierten Radiochemotherapie nach dem Tennvall-Protokoll. Dies beinhaltet eine präoperative und postoperative Strahlentherapie und Chemotherapie mit Adriamycin. Ein kurativer Ansatz ist jedoch nicht vorhanden. Anders stellt sich dies beim Non-Hodgkin-Lymphom der Schilddrüse dar, bei dem nach Radiatio und Chemotherapie auch Langzeitüberlebensraten von 10 Jahren und mehr berichtet wurden.

1.14 Tumornachsorge

Es erfolgt in allen Fällen die Kontrolle des Thyreoglobulins nach Absetzen der Substitution mit L-Thyroxin für differenzierte Schilddrüsenkarzinome und die Kontrolle des Kalzitonins für medulläre Karzinome.

Bei differenzierten Schilddrüsenkarzinomen sollte die Nachsorge risikoadaptiert durchgeführt werden. Zunächst halbjährlich und nach 10 Jahren im Ein-Jahres-Abstand sind folgende Untersuchungen vorgesehen:

- Anamnese,
- klinischer Befund mit Tastbefund,
- Sonografie des Halses,
- Bestimmung des Thyreoglobulinwertes unter stabilem TSH oder nach Absetzen der T_4-Substitution,
- alle 2 Jahre Röntgenkontrolle des Thorax.

Beim Patienten mit niedrigem Risiko (Alter unter 45 Jahre; T1–T3, N1a, M0) erfolgt nach vollständiger Ablation durch zweimalige Radiojodtherapie eine Kontrollszintigrafie nach 3–4 Monaten und einem Jahr. Nur bei Patienten mit hohem Risiko (Alter über 45 Jahre, T3, N1b–T4-TX NX M1) sollte lebenslang regelmäßig alle 1–2 Jahre eine Radiojodganzkörperszintigrafie durchgeführt werden. Bei Anstieg des Tumormarkers Thyreoglobulin oder szintigrafischem Nachweis eines Rezidivs können zusätzliche bildgebende Verfahren (CT, MRT, ^{99}Tc-MIBI oder ^{18}F-FDG-PET) durchgeführt werden. Die Kombination aus ^{18}F-FDG-PET und CT zeigt dabei die höchste Sensitivität und Spezifität für den Nachweis nicht jodspeichernder Metastasen.

Die Nachsorge des **medullären Schilddrüsenkarzinoms** umfasst halbjährliche Kontrollen für 2 Jahre und danach jährliche Kontrollen des Serumkalzitonins und des CEA-Spiegels. Bei Anstieg der Tumormarker werden zusätzlich bildgebende Verfahren (^{99}Tc-MIBI-Szintigrafie, Octreotid-szintigrafie, venöser Etagenkatheter, CT, ST, ^{18}F-FDG-PET-CT, MRT) durchgeführt.

1.15 Prognose

Die Prognose des **differenzierten Schilddrüsenkarzinoms** ist sehr gut mit einer Überlebensrate nach 5 bzw. 10 Jahren von 80–90 % beim papillären und 65–80 % beim follikulären Schilddrüsenkarzinom. Neben dem pathologischen Staging (TNM) ist vor allem das Patientenalter wichtig. Junge Patienten unter 45 Jahren haben eine bessere Prognose als Patienten jenseits des 45. Lebensjahres. Gleichfalls wichtig für die Prognose sind die histologischen Subtypen (gekapselt vs. grob-invasiv, insulär, großzellig etc.). Systeme zur Voraussage der Prognose sind für das PTC erarbeitet worden (MACIS, AGES, TNM, EORTC etc.), wobei das EORTC-System (Alter, Kapselinvasion, Fermetastasen, multiple Fernmetastasen, histologische Dedifferenzierung) auch für das FTC Gruppen mit unterschiedlicher Prognose gut zu trennen vermag. Im Gegensatz dazu hat die UICC-Klassifikation das Grading der Tumoren aufgrund des fraglichen Einflusses auf die Prognose nicht mehr berücksichtigt. Wesentlich für die Prognose sind das Alter der Patienten und die Tatsache, ob postoperativ Tumorfreiheit erzielt werden konnte und die Tumormarker negativ sind.

Erneutes Tumorwachstum beim klassischen papillären Schilddrüsenkarzinom verschlechtert jedoch die Prognose nur fraglich, wenn z. B. die Lymphknotenmetastasen beim Wiederholungseingriff komplett entfernbar sind. Auch sind beim PTC der Kinder und Jugendlichen selbst bei diffuser Lungenmetastasierung Heilungen durch die Radiojodtherapie eher die Regel als die Ausnahme.

Ähnlich günstig ist die Prognose auch beim follikulären Schilddrüsenkarzinom ohne Fernmetastasen. Doch weisen 5 % bis über 20 % der Patienten mit follikulärem Schilddrüsenkarzinom Fernmetastasen auf. Bei hohem Differenzierungsgrad und guter Radiojodspeicherung besteht eine gute Therapierbarkeit ebenfalls mit kurativer Zielsetzung.

Die Prognose des **medullären** Schilddrüsenkarzinoms wird von der Ausdehnung des Tumors und hier besonders von der Lymphknotenmetastasierung bestimmt. Bei familiärer C-Zell-Karzinom-Erkrankung hat die spezifische Mutation des RET-Protoonkogens ebenfalls einen Einfluss auf die Prognose der Patienten (Mutation 918 schlechter als 634 schlechter als 781, 82). Die 5- und 10-Jahres-Überlebensrate liegt bei 60–80 %. Ausschlaggebend für die in der Literatur zitierten besseren Überlebenszeiten beim familiären medullären Schilddrüsenkarzinom gegenüber sporadischen Formen begründet sich in der Tatsache, dass diese Tumoren zunehmend im Screening entdeckt und frühzeitig oder sogar prophylaktisch operiert werden konnten. Die Behandlung der Erkrankung im präsymptomatischen Stadium gestattet eine fast 100-prozentige Heilung.

Das **anaplastische** Schilddrüsenkarzinom gehört nach wie vor zu den aggressivsten Tumoren des Menschen mit einer mittleren Überlebensrate der Patienten von unter 1 Jahr. Multimodale Konzepte, wie das von Tennvall initiierte, haben die Prognose nur geringfügig verbessern können. Nur bei rein intrathyreoidalen Tumoren (pT4a) wurden mittlere Überlebensraten von mehr als 2 Jahren beschrieben.

LITERATUR TEIL A

[1] Alexander EK, Schorr M, Klopper J et al.: Multicenter clinical experience with the Afirma Gene Expression Classifier. J Clin Endocrinol Metab 2014; 99:119–125

[2] Bongiovanni M, Spitale A, Faquin WC et al.: The Bethesda system for reporting thyroid cytopathology: a meta-analysis. Acta Cytologica 2012; 56:333–339

[3] Derwahl M, Studer H: Multinodular goiter: „much more to it than simply iodine deficiency". Clin. Endocrinol. Metab. 2000; 14:577–600

[4] Dralle H, Lorenz K: Intraoperatives Neuromonitoring bei Schilddrüsenoperationen. Chirurg 2010; 81:612–619

[5] Goretzki PE, Schwarz K, Brinkmann J et al.: The impact of intraoperative neuromonitoring (IONM) on surgical strategy in bilateral thyroid disease: is it worth the effort? World J Surg 2010;34:1.274–1.284

[6] Grussendorf M, Reiners C, Paschke R et al.: Reduction of thyroid volume by levothyroxine and iodine alone and in combination: a randomized, placebo-controlled trial. J Clin Endocrinol Metab 2011; 96:2.786–2.795

[7] Karges W, Dralle H, Raue F et al.: Kalzitonin measurement to detect medullary thyroid carcinoma in nodular goiter: German evidence-based consensus recommendation. Exp. Clin. Endocrinol. Diab. 2004; 112:52–54

[8] Lorenz K, Abuazab M, Sekulla C et al.: Management of lymph fistulas in thyroid surgery. Langenbecks Arch Surg 2010; 395:911–917

[9] Meisinger C, Ittermann T, Wallaschofski H et al.: Geographic variations in the frequency of thyroid disorders and thyroid peroxidase antibodies in persons without former thyroid disease in Germany. Eur J Endocrinol 2012; 167:363–371

[10] Melin M, Schwarz K, Lammers BJ et al.: IONM-guided goiter surgery leading to two-stage thyroidectomy – indications and results. Langenbecks Arch Surg 2013; 398:411–418

[11] Miccoli P, Berti P, Materazzi G, Minuto M: Minimally invasive video-assisted thyroidectomy: Five years of experience. J Am Coll Surg 2004; 199:243–248

[12] Musholt T, Clerici T, Dralle H et al.: German Association of Endocrine Surgeons practice guidelines for the surgical treatment

of benign thyroid disease. Langenbecks Arch Surg 2011; 396:639–649
[13] Paschke R, Schmid KW, Gärtner R et al.: Epidemiologie, Pathophysiologie, Leitliniengerechte Diagnostik und Therapie des Schilddrüsenknotens. Medizinische Welt 2010; 105:80–87
[14] Schabram J, Vorländer C, Gessmann T, Wahl RA: Differentiated operative strategy in minimally-invasive, video-assisted thyroidectomy (MIVA-T). World J. Surg. 2004; 28:1.282–1.286
[15] Snyder SK, Sigmond BR, Lairmore TC et al.: The long-term impact of routine intraoperative nerve monitoring during thyroid surgery and parathyroid surgery. Surgery 2013; 154:704–713
[16] Vorländer C, Wolff J, Saalabian S et al.: Real-time ultrasound elastography – a non invasive diagnostic procedure for evaluating dominant thyroid nodules. Langenbecks Arch Surg 2010; 395:865–871
[17] Youngwirth L, Benavidez J, Sippel R et al.: Postoperative parathyroid hormone testing decreases symptomatic hypocalcemia and associated emergency room visits after total thyroidectomy. Surgery 2010;148:841–846

LITERATUR TEIL B

[18] Boelaert K: Revised guidelines for the management of thyroid cancer. Nature Reviews Endocrinology. 2010; 6:185–186
[19] Brito JP, Morris JC, Montori VM.: Thyroid cancer: zealous imaging has increased detection and treatment of low risk patients. BMJ 2013; 347:f4706 doi: 10.1136/bmj.f4706
[20] Chrishol EJ, Kulinskaya E, Tolley NS et al.: Systemic review and meta-analysis of the adverse effect of thyroidectomy combined with central neck dissection as compared with thyroidectomy alone. Laryngoscopy 2009; 119:1.135–1.139
[21] deMeer SGA, Dauwan M, de Keizer B et al.: Not the number but the location of lymph nodes matter for recurrence rate and disease-free survival in patients with differentiated thyroid cancer. World J Surg 2012; 36:1.262–1.267
[22] Elisei R, Schlumberger MJ, Müller SP et al.: Cabozanitinib in progressive medullary thyroid cancer. J Clin Oncol 2013; 31:3.639–3.646
[23] Goretzki PE, Schwarz K, Lammers B: Chirurgie der Schilddrüsenmalignome. Der Onkologe 2013; 8:673–683
[24] Grogan PH, Kaplan SP, Cao H et al.: A study of recurrence and death from papillary thyroid cancer with 27 years of median follow-up. Surgery 2013; 154:1.436–1.447
[25] Holenbaek CS, Boltz MM, Schaefer EW et al.: Recurrence of differentiated thyroid cancer in the elderly. Europ J Endocrinology 2013; 168:549–556
[26] Huang TW, Lai JH, Wu MY et al.: Systemic review od clinical practice guidelines in the diagnosis and management of thyroid nodules and cancer. BMC Medicine 2013; 11:191–200
[27] Lang BH-H, NG S-H, Lau LLH, et al.: A systematic review and meta-analysis of prophylactic central neck dissection on short-term locoregional recurrence in papillary thyroid carcinoma after total thyroidectomy. Thyroid 2013; 23(9): doi:10.1089/thy.2012.060
[28] Machens A, Dralle H: Benefit-risk balance of reoperation for persistent medullary thyroid cancer. Ann Surg 2013; 257:751–757
[29] McLeod DSA, Sawka AM, Cooper DS: Controversies in primary treatment of low-risk papillary thyroid cancer. Lancet 2013; 381:1.046–1.057
[30] Moo-Young TA, Panergo J, Wang CE et al.: Variations in clinicopathologic characteristics of thyroid cancer among racial ethnic groups: analysis of a large public hospital and the SEER database. Am J Surg 2013; 206:632–640
[31] Oakley GM, Curtin K, Pimentel R et al. Establishing a familial basis for papillary thyroid carcinoma using the Utah population database. JAMA Otolaryngology-Head & Neck Surgery 2013; 139:1.171–1.174
[32] O'Neill CJ, Vaughan L, Learoyd DL et al.: Management of follicular thyroid carcinoma should be individualised on degree of capsular and vascular invasion EJSO 2011; 37:181–185
[33] Sipos JA, Mazzaferri EL: Thyroid cancer epidemiology and prognostic variables. Clin Oncol 2010; 22:395–404
[34] Smallridge RC, Ain KB, Asa SL et al.: ATA guidelines for management of patients with anaplastic thyroid cancer. Thyroid 2012; 22:1.104–1.138
[35] Verburg FA, Mäder U, Tanase K et al.: Life expectancy is reduced in differentiated thyroid cancer patients > 45 years old with extensive local tumor invasion, lateral lymph nodes, or distant metastases at diagnosis and normal in all other DTC patients. J Clin Endocrinol Metab 2013; 98 (doi:10.1210/jc.2.012–2.458)
[36] Wells SA, Pacini F, Robinson BG et al.: Multiple endocrine neoplasia type 2a and familial medullary thyroid carcinoma: an update. J Clin Endocrinol Metab 2013; 98:3.149–3.164

KAPITEL

2

Cornelia Dotzenrath und Kenko Cupisti
unter ehemaliger Mitarbeit von Hans-Dietrich Röher

Nebenschilddrüse

2.1 Vorbemerkungen

Im Jahre 1925 führte der Wiener Chirurg Felix Mandel die erste erfolgreiche Parathyreoidektomie durch. Sein Patient war ein 38-jähriger Trambahnfahrer mit schwerer Osteopathie und pathologischen Frakturen. Der zweite bemerkenswerte Patient in der Historie der Nebenschilddrüsenoperationen war ein 22-jähriger Kapitän der amerikanischen Handelsmarine, der bereits zahlreiche Spontanfrakturen erlitten hatte. Nach sechs erfolglosen Halsoperationen in den Jahren 1926–1932 entfernten die Bostoner Chirurgen Oliver Cope und Edward Churchill ein 3 × 3 cm großes intrathorakales Nebenschilddrüsenadenom über eine Sternotomie. Damals noch diagnostische Rarität, gilt die Nebenschilddrüsenüberfunktion nach Einführung routinemäßiger Elektrolytbestimmung heutzutage als die häufigste Ursache einer Hyperkalzämie.

2.2 Primärer Hyperparathyreoidismus

Der primäre Hyperparathyreoidismus (pHPT) ist eine Erkrankung unklarer Ätiologie, die durch vermehrtes Wachstum und autonome Überfunktion einer oder mehrerer Nebenschilddrüsen hervorgerufen wird. Hiervon abzugrenzen ist der sekundäre Hyperparathyreoidismus (sHPT), der fast ausschließlich bei niereninsuffizienten Patienten auftritt und in seinem Frühstadium als reiner Kompensationsmechanismus zu verstehen ist. Der primäre Hyperparathyreoidismus hat seinen Altersgipfel im 5. bis 6. Lebensjahrzehnt. Frauen sind dreimal häufiger betroffen als Männer. Die Prävalenz beträgt 21 Neuerkrankungen pro 100.000 Einwohner pro Jahr. Die Erkrankung gilt als unterdiagnostiziert.

Das morphologische Korrelat des pHPT ist bei ca. 85 % der Patienten ein solitäres Nebenschilddrüsenadenom. Selten sind Doppel- oder Tripeladenome (3 %), häufiger die Beteiligung aller Nebenschilddrüsen als sog. primäre Hyperplasie. Diese kann sporadisch oder hereditär sein, die häufigste hereditäre Form ist die **multiple endokrine Neoplasie (MEN)**. Bei jungen Patienten mit Mehrdrüsenerkrankung sollte unbedingt eine genetische Untersuchung auf das Vorliegen einer MEN Typ I durchgeführt werden. Patienten mit einem MEN-I-Syndrom entwickeln in über 90 % einen Hyperparathyreoidismus. Bei Patienten mit MEN-IIa-Syndrom sind die Nebenschilddrüsen nur in 10 bis 40 % beteiligt. Das medulläre Schilddrüsenkarzinom ist hier die wichtigste Manifestationsform. Weitere seltene hereditäre Formen sind die familiäre hypokalziurische Hyperkalzämie (FHH) und das HPT-Jaw-Tumor-Syndrom, das mit Nebenschilddrüsenkarzinomen einhergehen kann. Nebenschilddrüsenkarzinome sind sehr selten (0,1 %).

2.2.1 Anatomie

Die Nebenschilddrüsen sind doppelt paarig angelegt, haben unterschiedliche Formen (Reiskorn, Kegel, Linse) und ein Normalgewicht von weniger als 70 mg (➤ Abb. 2.1). Nebenschilddrüsenadenome können ein Gewicht von bis zu 10 g erreichen. Die Nebenschilddrüsen liegen der Schilddrüsenkapsel an. Typischerweise haben sie eine rehbraune Farbe, verglichen mit dem mehr rötlichen oder violetten Schilddrüsengewebe und dem weißlich gelblichen Lymphknotengewebe. Die Schnittfläche ist im Gegensatz zum Schilddrüsengewebe homogen. Entwicklungsgeschichtlich bedingt herrscht bei den Nebenschilddrüsen eine große Lagevariabilität (➤ Abb. 2.2). Die **oberen Nebenschilddrüsen,** die aus der 4. Schlundtasche entstehen, liegen oft in Höhe des Ringknorpels flach an die Dorsalfläche des oberen Schilddrüsenpols angedrückt. Ihre Position ist zumeist kranial der Kreuzungsstelle zwischen A. thyreoidea inferior und dem N. laryngeus recurrens, wobei sie stets dorsal des Rekurrensnervs und kranial der Arterie liegen (➤ Abb. 2.3). Häufige atypische Positionen sind Para- und Retroösophagealraum, selten finden sie sich im hinteren Mediastinum.

Die **unteren Nebenschilddrüsen,** die aus der 3. Schlundtasche entstehen, sind noch sehr viel lagevariabler. Zumeist an der Hinterfläche der Schilddrüse im mittleren und unteren Drittel, liegen sie kaudal der Kreuzung zwischen A. thyreoidea inferior und N. laryngeus recurrens, und zwar ventral des Nervs und kaudal der Arterie. Häufig sind sie im vorderen Thymushorn oder im Lig. thyreothymicum anzutreffen. Die arterielle Versorgung der oberen Nebenschilddrüsen geschieht über die A. thyreoidea inferior und zusätzlich auch über die A. thyreoidea superior, wohingegen die unteren ebenfalls von der A. thyreoidea inferior und zusätzlich auch von der A. thyreoidea ima versorgt werden. Venös werden die Nebenschild-

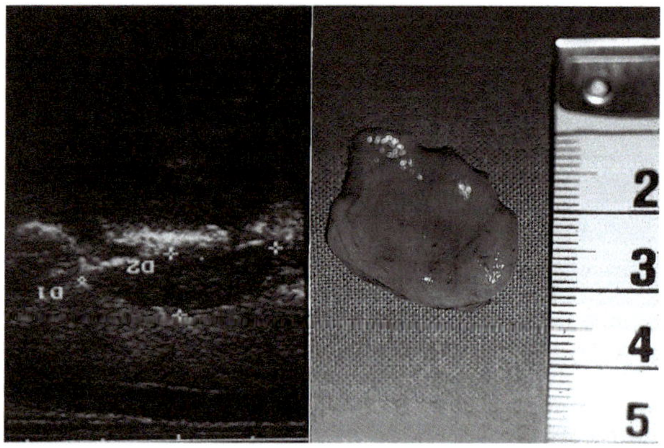

Abb. 2.1 Sonografische Darstellung und Operationspräparat einer Nebenschilddrüse. [S150]

drüsen über untere und seitliche Schilddrüsenvenen drainiert. Überzählige Nebenschilddrüsen sind selten und finden sich meistens in den Thymushörnern.

2.2.2 Krankheitspräsentation

Die Symptome des primären Hyperparathyreoidismus können in 5 Gruppen zusammengefasst werden:

1. Renale Symptomatik: Nierensteine (20 %), Nephrokalzinose, Polyurie
2. Gastrointestinale Symptome: Übelkeit, Erbrechen, unspezifische Symptome, Obstipation, Anorexie, Pankreatitis, peptisches Ulkus
3. Knochen- und Muskelsymptome: Muskelschwäche, Knochenschmerzen, Osteoporose
4. Neurologisch-psychiatrische Symptome: kognitive Einschränkungen, Müdigkeit, Konzentrationsschwäche, Lethargie, Depression, Fatigue, Merkfähigkeitsstörungen, Verwirrtheit, Stupor, Koma [16]
5. Arterielle Hypertonie, Bradyikardie, QT-Intervall-Verkürzung

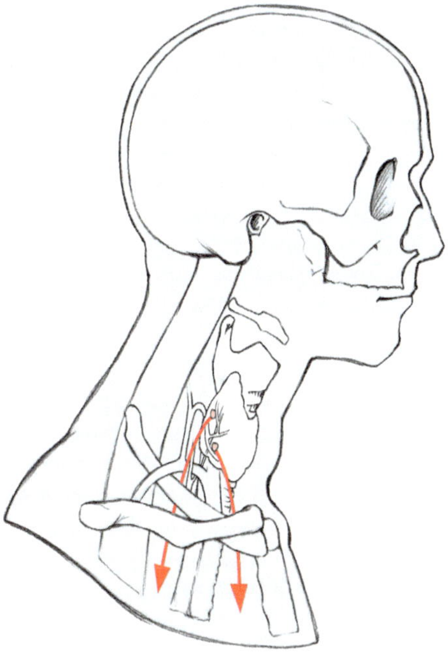

Abb. 2.2 Typische Verlagerungsrichtungen der oberen und unteren Nebenschilddrüsen. [L108]

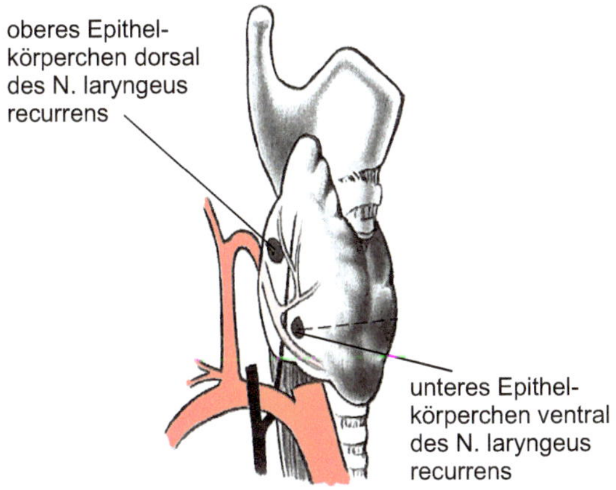

Abb. 2.3 Chirurgische Anatomie. Typische Lage und Beziehung zu N. laryngeus recurrens und A. thyreoidea inferior. [L108]

Während die klassischen Symptome wie Nierensteine und Knochenschmerzen in den letzten Jahren eher abgenommen haben, sind neurologisch-psychiatrische Symptome wie z. B. kognitive Einschränkungen zunehmend in den Fokus gerückt. Durch die routinemäßige Kalziumbestimmung werden heutzutage viele Patienten diagnostiziert, die asymptomatisch erscheinen oder nur milde Symptome zeigen. Es gilt: je ausführlicher die Anamnese ist, umso seltener der asymptomatische Hyperparathyreoidismus.

2.2.3 Diagnosesicherung

Mehrfach erhöhte Serumkalziumwerte (> 2,6 mmol/l) sowie ein erhöhtes intaktes Parathormon (> 65 pg/ml) sind die Basisdiagnostik. Es sollten nach Möglichkeit das Gesamtkalzium und das ionisierte Kalzium oder das Albumin-korrigierte Kalzium gemessen werden. Obligatorisch ist die Bestimmung der Kalziumausscheidung im 24-h-Urin. Der Quotient aus Kalzium-Clearance und Kreatinin-Clearance unterscheidet zwischen einem Hyperparathyreoidismus und einer familiären hypokalziurischen Hyperkalzämie (FHH), einer autosomal dominant vererbbaren Erkrankung, die eine wichtige Differenzialdiagnose des Hyperparathyreoidismus darstellt. Ist der Quotient < 0,01, handelt es sich um eine FHH. Da die Therapie der FHH zumeist nicht operativ ist, ist diese Unterscheidung wichtig. Eine alleinige Erhöhung des Parathormons ohne Hyperkalzämie ist kein seltener Befund. Der normokalzämische Hyperparathyreoidismus ist allerdings eine eher seltene Entität, die mit ausgeprägteren Knochenveränderungen einhergehen kann. Häufiger ist die isolierte Parathormonerhöhung bedingt durch eine eingeschränkte Nierenfunktion und/oder einen Vitamin-D-Mangel. Die Bestimmung von Nierenwerten und Vitamin-D-Spiegel gehört zur Basisdiagnostik des primären Hyperparathyreoidismus.

Eine alleinige Parathormonerhöhung ohne Hyperkalzämie ist meistens durch eine eingeschränkte Nierenfunktion oder einen Vitamin-D-Mangel verursacht. Seltener ist der sog. normokalzämische Hyperparathyreoidismus, der mit ausgeprägten Knochensymptomen einhergehen kann.

2.2.4 Lokalisationsdiagnostik

Die Lokalisationsdiagnostik dient nicht dazu, die Diagnose eines Hyperparathyreoidismus abzusichern. Die positive Lokalisationsdiagnostik ist Vorrausetzung für einen sog. fokussierten Zugang, bei dem die präoperativ lokalisierte Nebenschilddrüse gezielt aufgesucht wird.

Ein fokussierter Eingriff und ein Rezidiveingriff sollten keinesfalls ohne Lokalisationsdiagnostik durchgeführt werden: die beiden Lokalisationsverfahren mit der höchsten Sensitivität sind:

- Die **Sonografie,** eine nichtinvasive und kostengünstige Untersuchung, die jedoch in ihrer Aussagefähigkeit je nach Erfahrung des Untersuchers stark schwankt. Die Erfolgsrate liegt bei 75 % bei einem erfahrenen und bei 25 % bei einem unerfahrenen Untersucher. In einer Metaanalyse von 54 Studien zeigte die Sonografie eine Sensitivität von 78,8 % [4]. Für die Detektion einer Mehrdrüsenerkrankung liegt die Sensitivität allerdings nur bei 34,9 %. Die Sonografie versagt bei Adenomen in ektoper Lage, z. B. im vorderen Mediastinum oder im retroösophagealen Bereich.
- Die **Sesta-MIBI-Szintigrafie,** erstmals 1989 von A. J. Coakley eingesetzt, hat sich in den letzten Jahren als das aussagekräftigste Verfahren etabliert (➤ Abb. 2.4). Bei dieser Substanz handelt es sich um ein metastabiles ^{99m}Technetium-markiertes lipophiles Molekül (Kation), das sich, passiv einem negativen Membranpotenzial folgend, besonders in mitochondrienreichen Geweben wie Nebenschilddrüsenadenomen anreichert. Die Untersuchung ist planar und in SPECT-Technik möglich. Die MIBI-Szintigrafie ermöglicht in der Hand des erfahrenen Untersuchers in fast 90 % eine richtige Seitenlokalisation [14]. Die Trefferrate dieses Verfahrens ist in der Regel umso höher, je größer die gesuchte Nebenschilddrüse ist. Bei Mehrdrüsenerkrankungen mit z. T. nur gering vergrößerten Nebenschilddrüsen stellen sich meistens nicht alle beteiligten Drüsen dar. In einer Metaanalyse von 96 Studien zeigte die MIBI-Szintigrafie eine Sensitivität von 88,4 % [4]. Für die Detektion einer Mehrdrüsenerkrankung liegt die Sensitivität allerdings nur bei 44,2 %.
- CT und MRT haben eine wesentlich schlechtere Sensitivität und sind heutzutage fast nur noch beim Wiederholungseingriff mit negativem Sesta-MIBI-Szintigramm indiziert:

Die **CT** hat in der zervikalen Region eine geringere Sensitivität als der Ultraschall. Erforderlich ist die Gabe von Kontrastmittel. Beim Rezidiveingriff kann die CT in der Lokalisierung von Adenomen hinter dem Sternum und an anderer ektoper Position hilfreich sein. Die MRT ist der CT im zervikalen Bereich überlegen, die Aussagekraft im vorderen Mediastinum ist jedoch schlecht. Nebenschilddrüsenadenome stellen sich

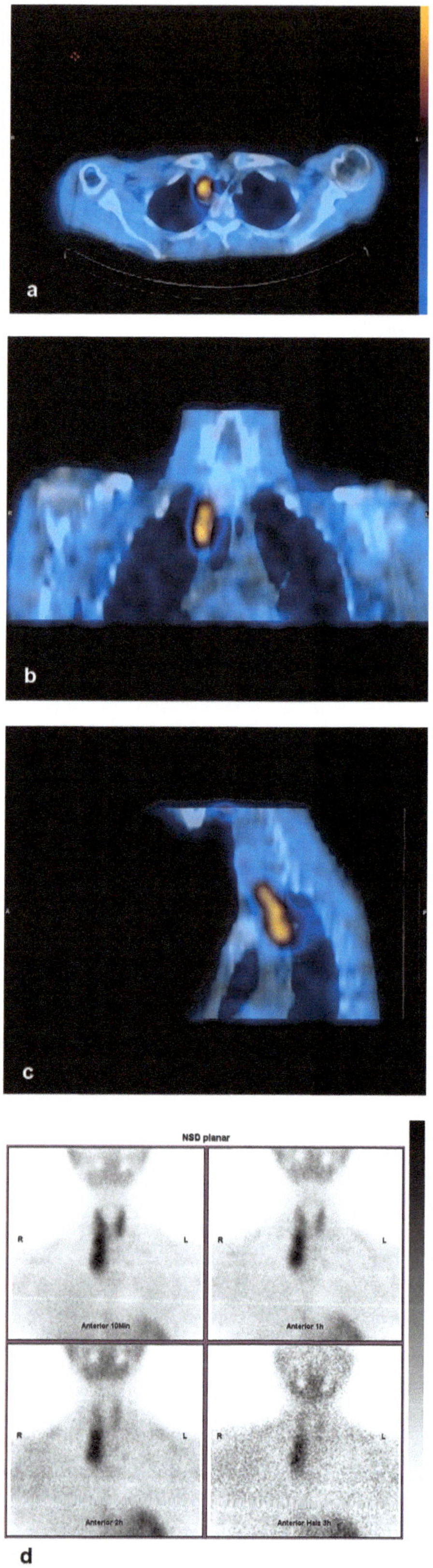

Abb. 2.4 ^{99m}Tc-99 m-Sesta-MIBI-Szintigrafie der Nebenschilddrüse in SPECT-Technik mit V. a. Nebenschilddrüsenadenom links dorsal (der linken oberen Nebenschilddrüse entsprechend). [T728]

im T1-gewichteten Bild signalarm, im T2-gewichteten Bild zumeist signalintensiv dar.

Das C-11-Methionin-PET/CT zeigt in zwei Studien eine Sensitivität für die Detektion von solitären Adenomen von 86 %, aber das Verfahren ist nur an einigen wenigen Universitätskliniken durchführbar und für den Routinegebrauch zu teuer. Es ist jedoch eine gute Option für den Rezidiveingriff, wenn Ultraschall und MIBI-Szintigrafie ohne Befund sind. Beim **selektiven Halsvenenkatheter** wird über einen transfemoral eingebrachten Katheter die Hormonkonzentration von intaktem Parathormon an verschiedenen Lokalisationen bestimmt und damit der wahrscheinliche Sitz der Hormonquelle erschlossen. Da das venöse Abflussgebiet jedoch durch vorangegangene Operationen meist gestört ist, erreicht dieses aufwendige, invasive und kostenintensive Verfahren vor der Reexploration eine Treffsicherheit von nicht mehr als 70 %.

2.2.5 Operationsindikation

Prinzipiell ist die Operationsindikation beim symptomatischen primären Hyperparathyreoidismus gegeben. Umstritten ist die Indikation beim asymptomatischen Hyperparathyreoidismus. Gemäß dem dritten Internationalen Workshop über den asymptomatischen Hyperparathyreoidismus aus dem Jahr 2009 [2] ist die OP-Indikation gegeben, wenn der Kalziumwert > 0,25 mmol/l über dem Normalbereich liegt, die Knochendichte um > 2,5 Standardabweichungen vermindert ist und das Alter unter 50 Jahren liegt. Allerdings konnte in Studien nachgewiesen werden, dass auch Patienten, die den Kriterien der National Institutes of Health (NIH) für ein konservatives Prozedere entsprachen, hinsichtlich primär unspezifischer neurologisch-psychiatrischer Symptome signifikant von einer Operation profitiert haben. Außerdem haben schwedische Studien gezeigt, dass ein Hyperparathyreoidismus die Lebenserwartung durch eine erhöhte Inzidenz an kardiovaskulären Erkrankungen signifikant verkürzt [15]. Wir vertreten eine großzügige Operationsindikation. Gerade bei älteren Patienten mit Herzerkrankung und Thiazid- oder Digitalistherapie ist die Gefahr einer metabolischen Entgleisung und der Entwicklung einer hyperkalzämischen Krise gegeben. Bei schweren Gegenindikationen und Verzicht auf Operation sollte eine kontinuierliche Überwachung gewährleistet sein. Rein diätetische Maßnahmen (Verzicht auf Milchprodukte und kalziumreiche Flüssigkeiten) führen kaum zur Senkung des Serumkalziumspiegels. Das Kalzimimetikum Cinacalcet kann die Parathormon-Konzentration um 30 % senken, allerdings mit erheblichen gastrointestinalen Nebenwirkungen. Cinacalcet erhöht die Sensitivität des Kalzium-Sensing-Rezeptors für Kalzium. Die Gabe von Bisphosphonaten (z. B. Ostac®) kann die Hyperkalzämie nicht dauerhaft beseitigen.

2.2.6 Operative Therapie

Eingriffsziel

Eingriffsziel ist das Aufsuchen und Entfernen aller vergrößerten Nebenschilddrüsen zur Erreichung einer raschen Normokalzämie.

Vorbereitung

Abgesehen von einer Laryngoskopie zur präoperativen Beurteilung der Stimmbandbeweglichkeit bedarf es keiner spezifischen Operationsvorbereitung. Ausnahmen sind Operationen bei älteren Patienten sowie bei Patienten mit akuter hyperkalzämischer Krise. In diesen Fällen sollte eine Rehydratation, die nach langsamer Rekompensation in eine forcierte Diurese übergeht, durchgeführt werden. Als Infusionslösung wird physiologische Kochsalzlösung in einer Menge von 6–8 Litern pro 24 Stunden unter Kaliumsubstitution und genauer Bilanzierung empfohlen. Als Diuretikum wird Furosemid (40–80 mg alle 1–4 Stunden) eingesetzt.

Operationsverfahren

Standardverfahren sind
- die fokussierte Operation entweder mit einem positiven Lokaslisationsverfahren (Ultraschall oder Sesta-MIBI-Szintigrafie und intraoperativer Parathormonbestimmung) oder zwei positiven Lokalisationsverfahren ohne intraaoperative Parathormonbestimmung und
- die konventionelle bilaterale Exploration, wenn keine präoperative Lokalisation möglich ist oder in gleicher Sitzung eine Schilddrüsenresektion erfolgt.

Fokussiertes Verfahren

Der Begriff „fokussierter Zugang" hat gemäß einem Positionspapier der European Society of Endocrine Surgeons (ESES) den Begriff „minimalinvasiv" abgelöst, da dieser häufig synonym für endoskopische oder videoassistierte Verfahren benutzt wurde [1]. Der fokussierte Zugang kann offen, videoassistiert oder endoskopisch erfolgen. Das offene Verfahren ist das am häufigsten durchgeführte. Grundvoraussetzung für jedes fokussierte Verfahren ist eine positive Lokalisationsdiagnostik. Bei positiver Lokalisationsdiagnostik ist ein fokussierter Zugang auch nur dann sinnvoll, wenn keine Struma vorliegt und wenn kein Verdacht auf eine Mehrdrüsenerkrankung besteht. Das Prinzip des fokussierten Eingriffs besteht darin, dass nur die präoperativ lokalisierte Nebenschilddrüse gezielt aufgesucht wird und auf die Darstellung der anderen Nebenschilddrüsen verzichtet wird. In der Konsequenz muss eine intraoperative Erfolgskontrolle durchgeführt werden, was in Form der intraoperativen Parathormonbestimmung (PTH-Schnell-Assay) geschieht. Lediglich wenn präoperativ zwei übereinstimmende Lokalisationsverfahren vorliegen, kann auf die intraoperative Parathormonbestimmung verzichtet werden.

Konventionelles Vorgehen

Bei negativer Lokalisationsdiagnostik, gleichzeitig bestehender Struma nodosa oder V. a. eine Mehrdrüsenerkrankung ist das konventionelle bilaterale Verfahren indiziert.

- Finden sich eine vergrößerte und drei normale Nebenschilddrüsen, so wird die vergrößerte Nebenschilddrüse als solitäres Adenom, ohne zusätzliche Entfernung makroskopisch normaler Nebenschilddrüsen, exstirpiert.
- Bei zwei normalen und zwei vergrößerten Nebenschilddrüsen werden Letztere als Doppeladenome interpretiert und entfernt.
- Sind alle Nebenschilddrüsen vergrößert (familiäre oder nichtfamiliäre primäre Hyperplasie, MEN-I- oder MEN-IIa-Syndrom), sind zwei gleichwertige Verfahren verfügbar:
  - subtotale Parathyreoidektomie mit transzervikaler Thymektomie;
  - totale Parathyreoidektomie mit transzervikaler Thymektomie und Autotransplantation von Nebenschilddrüsengewebe in z. B. die Unterarmmuskulatur.

Dieses zweite Verfahren behalten wir dem Rezidiveingriff vor. Grundsätzlich vermieden werden sollte jede Autotransplantation von hyperplastischem Nebenschilddrüsengewebe in die Halsmuskulatur, da im Fall eines Rezidivs oder einer Persistenz alle nachfolgenden diagnostischen und therapeutischen Maßnahmen deutlich erschwert sind.

Operative Technik

Das am weitesten verbreitete fokussierte Verfahren ist das offene Verfahren über eine kleine Inzision mit der gezielten Aufsuchung der präoperativ lokalisierten Nebenschilddrüse (> Abb. 2.5). Dieses Verfahren ist in Vollnarkose oder in Lokalanästhesie durchführbar. Zur Präparation der oberen Nebenschilddrüse wird die Schilddrüse nach medial gehalten und der Raum zwischen dorsaler Schilddrüse und Karotisscheide, der ein faszienartiges Bindegewebe enthält, exploriert (> Abb. 2.6). Die Mobilisation des oberen Pols erlaubt eine exakte Darstellung der dorsalen Schilddrüsenkapsel und des retroösophagealen und retropharyngealen Raums. Oft liegen die Nebenschilddrüsen flach an den oberen Pol gedrückt. Die Präparation des prävertebralen Raums ermöglicht die Darstellung der ösophagotrachealen Rinne und des paraösophagealen Raums.

Die Suche nach dem **kaudalen** Epithelkörperchen beginnt im Bereich des Kreuzungspunktes zwischen A. thyreoidea inferior und N. laryngeus recurrens. Es liegt meistens weiter von der Schilddrüse entfernt als das obere Epithelkörperchen. Häufig liegen die unteren Nebenschilddrüsen auf dem N. laryngeus recurrens. Das Lig. thyreothymicum, die Verbindung zwischen unterem Schilddrüsenpol und Thymushorn, stellt die häufigste ektope Lokalisation der unteren Nebenschilddrüsen dar. Es wird zunächst nicht durchtrennt, da es als Leitstruktur zum oberen Thymushorn dient, das als Letztes exploriert wird. Es erfolgt eine sorgfältige Exploration des prätrachealen Bindegewebes. Anschließend wird der Retrosternalraum digital auspalpiert. Bei Erfolg wird das Adenom durch stumpfe Präparation mit dem Präpariertupfer exstirpiert (> Abb. 2.7).

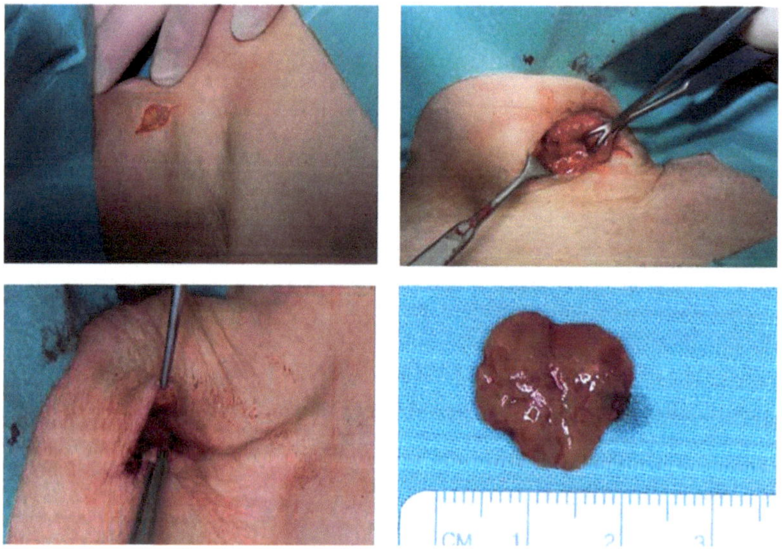

Abb. 2.5 Fokussierte offene Parathyreoidektomie. [S150]

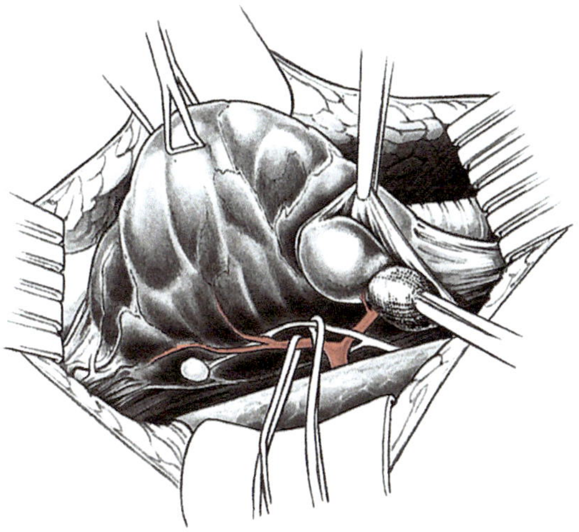

Abb. 2.6 Darstellung der A. thyreoidea inferior und ihrer Äste. Cave: zunächst Schonung des feinen Gefäßstiels zu den Epithelkörperchen. Hier Darstellung eines vergrößerten Epithelkörperchens (Adenom) im Kreuzungsbereich von Arterie und Nerv. Das Adenom liegt locker neben der Schilddrüsenkapsel und wird schonend unter Erhaltung seines Gefäßstiels freigelegt. [L108]

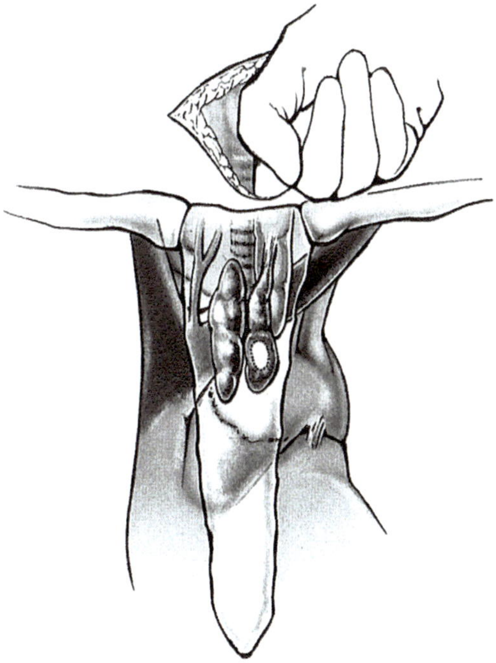

Abb. 2.7 Stumpfe Präparation mit dem Finger retrosternal vor der V. anonyma. [L108]

Die in einigen Kliniken durchgeführte **minimalinvasive videoassistierte Parathyreoidektomie** (MIVAP) entspricht im Wesentlichen einer offenen Exploration von der Mittellinie ausgehend über eine 1,5 cm große Inzision mit einem 5-mm-Endoskop, einer 30-Grad-Optik und speziell für diese Technik entwickelten Instrumenten.

Das komplett endoskopische Verfahren wird heute kaum noch durchgeführt. Beim **komplett endoskopischen Verfahren** wird über einen zentralen Trokar ein 5-mm-Endoskop eingeführt, zusätzlich werden 3–4 Trokare am Vorderrand des M. sternocleidomastoideus platziert. Der operative Eingriff wird unter einem kontinuierlichen CO_2-Gasflow von 8 mmHg durchgeführt. Tief im vorderen Mediastinum gelegene und vom Hals aus nicht erreichbare Nebenschilddrüsenadenome sowie Adenome im aortopulmonalen Fenster können auch über einen thorakoskopischen Zugang reseziert werden.

Bei allen fokussierten Verfahren, die zum Ziel haben, nur das vermeintlich solitäre Nebenschildrüsenadenom darzustellen, besteht die Gefahr, eine Mehrdrüsenerkrankung zu übersehen. Aus diesem Grund ist die intraoperative Bestimmung von Parathormon mit einem PTH-Schnell-Assay vor und nach Entnahme des Adenoms zwingend notwendig. Als Erfolg wird gewertet, wenn die Parathormonkonzentration 10 Minuten nach Entfernung des Nebenschilddrüsenadenoms um mindestens 50 % vom höchsten Präexzisionswert abfällt. Die Sensitivität dieses sogenannten Miami-Kriteriums beträgt 97 %. Die seitengetrennte Parathormonbestimmung mit dem Schnell-Assay kann auch als intraoperatives Lokalisationsverfahren benutzt werden.

Die fokussierte Parathyreoidektomie setzt eine positive Lokalisationsdiagnostik und die Möglichkeit der intraoperativen Parathormonbestimmung voraus. Ausnahme: Wenn Sonografie und MIBI-Szintigrafie mit dem intraoperativen Befund übereinstimmen, kann auf die intraoperative Parathormonbestimmung verzichtet werden.

Bei negativer Lokalisationsdiagnostik erfolgt das systematische Aufsuchen aller vier Nebenschilddrüsen auf einer beliebigen Seite. Zunächst wird das **obere** Epithelkörperchen dargestellt, da dieses eine geringere Lagevariabilität besitzt. Wird **ein Adenom** gefunden und besteht die Möglichkeit einer intraoperativen Parathormonbestimmung, so kann die Operation bei adäquatem Abfall der Parathormonkonzentration beendet werden. Alternativ oder bei fehlender Möglichkeit einer intraoperativen Parathormonbestimmung sollten mindestens 2 normale Nebenschilddrüsen sichergestellt werden, um die Operation erfolgreich zu beenden. Bei gleichzeitig bestehender Struma nodosa empfiehlt es sich, zunächst die Nebenschilddrüsen darzustellen, um eine blutige Imbibition des Situs vor Exploration zu verhindern.

Bei der **subtotalen Parathyreoidektomie** werden zunächst alle Nebenschilddrüsen dargestellt. Dann erfolgt die Auswahl des Epithelkörperchens, das nach Biopsie in situ belassen werden soll. In der Regel handelt es sich dabei um das kleinste oder „normalste" Epithelkörperchen in operativ gut zugänglicher Position. Dieses wird nach Freipräparation durch einen Clip in zwei Hälften geteilt, von denen die durch den Gefäßstiel versorgte Hälfte ca. erbsgroß sein sollte. Hierbei muss der Gefäßstiel unbedingt geschont werden. Der periphere Teil wird mit dem Skalpell über dem Clip abgetrennt. Anschließend erfolgt die Kontrolle auf gute Durchblutung des Epithelkörperchenrestes. Ist diese gewährleistet, so erfolgt nun sukzessive die Exstirpation der übrigen Nebenschilddrüsen. Wegen selten bestehender überzähliger Nebenschilddrüsen in den Thymushörnern erfolgt zum Schluss die transzervikale Thymektomie.

Die Verletzung der Nebenschilddrüsenkapsel muss verhindert werden, um eine Aussaat von Zellen zu vermeiden und damit ein Rezidiv zu verhindern.

Rezidiveingriff

Der sog. laterale Zugang nach Wiedereröffnen des Kocher-Kragenschnitts ist beim Rezidiveingriff der Standardzugang. Er bedeutet das Eingehen lateral der geraden Halsmuskulatur und medial der großen Gefäße. Er gewährleistet einen guten Überblick über die prävertebrale Faszie, die para- und retropharyngeale und die para- und retroösophageale Region bis ins hintere Mediastinum. Bei ungefähr der Hälfte der Rezidiveingriffe findet sich die Nebenschilddrüse an typischer Position. Wenn kein Hinweis für eine Mehrdrüsenerkrankung vorliegt, erfolgt nach der Lokalisationsdiagnostik eine gezielte Exploration. Ist diese erfolgreich, so kann auf eine weitere Exploration verzichtet werden. Bei bekannter Hyperplasie sollte als Rezidiveingriff eine totale Parathyreoidektomie durchgeführt werden (➤ Tab. 2.1).

Bei der **totalen Parathyreoidektomie** werden alle vier Nebenschilddrüsen und der Thymus entfernt. Das zu transplantierende Gewebe, das dem makroskopisch „normalsten" Gewebe entspricht, wird sofort nach Entnahme in eisgekühlte Kochsalzlösung gelegt. Anschließend erfolgt die Teilung in millimetergroße Stückchen. Fett und Bindegewebsreste müssen entfernt werden. Wir bevorzugen als Transplantatstelle den M. brachioradialis, da er gut zugänglich ist. Die Autotransplantation kann simultan zum Halseingriff erfolgen. Nach Spreizung der Muskelfasern werden die Transplantatstückchen in eine kleine Muskeltasche gelegt. In der Regel nimmt das Transplantat innerhalb von 3–6 Monaten seine volle Funktion auf.

Eine **Sternotomie** ist heutzutage nur noch dann indiziert, wenn ein mediastinales Nebenschilddrüsenadenom bildgebend dargestellt und mit minimalinvasiven Verfahren (Thorakoskopie oder Mediastinoskopie) nicht zu erreichen ist. Die mediastinale Exploration kann bis zur Perikarderöffnung ausgedehnt werden. Gelegentlich fanden wir Adenome im Bereich des aortopulmonalen Fensters. Die Notwendigkeit einer lateralen Thorakotomie zur Suche eines aberranten oberen Epithelkörperchens ist eine Rarität.

Jeder Rezidiveingriff sollte von einem in der Nebenschilddrüsenchirurgie erfahrenen Chirurgen durchgeführt werden. Die Möglichkeit zur Kryopräservierung von Gewebe sollte gegeben sein.

2.2.7 Komplikationen

Neben der Rekurrensparese, die in weniger als 0,5 % über sechs Monate persistiert, spielt natürlich die Persistenz der Erkrankung (< 5 %) eine Rolle. Sie ist in über 50 % auf ein Nichtauffinden eines Adenoms in typischer Position zurückzuführen. Wenn man Erst- und Reeingriff zusammenrechnet, beträgt die Erfolgsrate in spezialisierten Kliniken über 98 %.

Weitere seltene Komplikationen sind Nachblutungen und Wundheilungsstörungen.

2.2.8 Nachbehandlung

Bei Patienten mit einer 4-Drüsen-Erkrankung sollte postoperativ eine genetische Untersuchung auf Vorliegen einer MEN Typ I durchgeführt werden.

Hypokalzämien kündigen sich in den ersten postoperativen Tagen zunächst mit leichten Kribbelparästhesien an Händen oder Füßen oder perioral an. Unbehandelt können sie in eine Tetanie übergehen. Bei ca. 20–40 % der Patienten ist eine vorübergehende Therapie mit Kalzium (z. B. Kalziumkarbonat 500® 3 × 2 Tabletten oder Kalzium dura® 2 × 1 Tablette) erforderlich. Die Dosis kann bis zu 3 g Kalzium gesteigert werden (4 × 3 Tabletten Kalziumkarbonat 500® oder 4 × 1 Tablette Kalzium dura®). Kalziumbrause führt in höherer Dosierung (> 2 g) häufig zu Durchfällen. Selten ist eine vorübergehende intravenöse Therapie mit Kalziumglukonat 10 % erforderlich, z. B. in einer Dosierung von 2–4 ml/h über 24 Stunden. Eine zusätzliche Therapie mit bioaktivem Vitamin D (Rocaltrol® bis zu 2 × 0,5 µg) ist nach subtotaler Parathyreoidektomie oder totaler Parathyreoidektomie häufig indiziert.

2.3 Sekundärer Hyperparathyreoidismus

Der sekundäre Hyperparathyreoidismus (sHPT) ist eine Erkrankung, die hauptsächlich terminal niereninsuffiziente und nierentransplantierte Patienten betrifft. Hauptursachen der Erkrankung sind neben der Hyperphosphatämie eine verminderte Synthese von 1,25(OH)$_2$-Vitamin D, eine verminderte Dichte von Vitamin-D-Rezeptoren in der Nebenschilddrüse und eine Down-Regulation von Vitamin-D-Rezeptoren. Eine weitere Rolle scheint das Phosphotonin FGF23 zu spielen. Das Kalzimimetikum Cinacalcet hat nach seiner Zulassung für die Behandlung von Dialysepatienten 2004 zu einem massiven Rückgang der Parathyreoidektomien geführt. Die ersten kontrollierten Studien zeigten einen Abfall des Parathormons um 30–40 %, außerdem signifikant weniger Frakturen und Krankenhausaufenthalte wegen kardiovaskulärer Probleme. Eine aktuelle Multicenterstudie aus dem Jahr 2012 mit 3.883 Dialysepatienten konnte die Erwartungen jedoch nicht bestätigen [8]. In dieser Studie führte Cinacalcet im Vergleich zu einem Placebo weder zu einer signifikant geringeren Rate an kardiovaskulären Ereignissen noch zu einer geringeren Mortalitätsrate. Bereits seit 2010 ist ein Wiederanstieg der Parathyreoidektomien zu verzeichnen.

2.3.1 Operationsindikation

Die Leitlinien der National Kidney Foundation indizieren eine Parathyreoidektomie, wenn das Parathormon > 800 pg/ml (Normwert 12–65 pg/ml) ist, verbunden mit einer Hyperkalzämie und/oder Hyperphosphatämie, und die medikamentöse Therapie (Cinacalcet, 1,25 Vitamin-D und Phosphatbinder) ausgeschöpft ist. Die Festlegung auf den Parathormonwert > 800 pg/ml soll eine adyname Knocherkrankung ausschließen, da diese überwiegend an niedrige Parathormonwerte assoziiert ist. Eine adyname Knochenerkrankung, die in 40 % auftritt, stellt eine Kontraindikation dar. Bei weiteren 40 % der Patienten liegt eine Osteitis fibrosa cystica vor. Bei diesen Patienten ist der Knochenstoffwechsel gesteigert und sie können von der Operation profitieren.

Bei Patienten mit ausgeprägten Gefäßverkalkungen kann die Parathyreoidektomie einen Rückgang der vaskulären Verkalkungen begünstigen. Auch bei therapieresistenter Hyperphosphatämie ist die Parathyreoidektomie eine empfohlene Therapieoption. Die Datenlage hinsichtlich Calciphylaxie und Pruritus ist unzureichend. Operationsindikationen sind unter der Voraussetzung Parathormon > 800 pg/ml [5]:

- spontane oder medikamenteninduzierte Hyperkalzämie,
- Hyperkalzämie, die ein Jahr nach Nierentransplantation persistiert,
- schwere renale Osteopathie,
- Weichteilverkalkungen,
- Kalziphylaxie-Syndrom,
- medikamentös nicht zu beeinflussende, schwere Hyperphosphatämie,
- medikamentös nicht therapierbarer Pruritus,
- häufig führt die Listung für eine Nierentransplantation zur Operation der Nebenschilddrüsen.

2.3.2 Symptomatik

Der Systemcharakter der Störungen von Mineral- und Knochenhaushalt bei Niereninsuffizienz wird durch das Akronym CKD-MBD (*Chronic Kidney Disease – Mineral Bone Disorder*) hervorgehoben [12]. Knochenschmerzen sind das dominierende Symptom der renalen Osteopathie, wobei die Schmerzen unabhängig vom Knochenphänotyp auftreten [11]. Unter Cinacalcet-Therapie haben die meisten Patienten, die zur Operation vorgestellt werden, keine Knochenschmerzen. Heutzutage liegt in ca. 40 % eine Osteitis fibrosa cystica vor, der sog. Typ III nach Delling, der mit einem gesteigerten Knochenstoffwechsel einhergeht. Patienten mit diesem Knochentyp profitieren von der Operation. Genauso häufig allerdings ist die adyname Knochenerkrankung, die der Low-Turn-Over-Osteodystrophie zuzuordnen ist. Bei einem Parathormwert von < 100 pg/ml geht man von einer adynamen Knocherkrankung aus. Bei der adynamen Knocherkrankung ist die Parathyreoidektomie kontraindiziert. Die gemischt urämische Osteodystrophie und die reine Osteomalazie sind zahlenmäßig von untergeordneter Bedeutung. Die Verlagerung von Kalzium und Phosphat aus dem Knochen ins Weichteilgewebe führt zu einer Gefäßverkalkung und zu Kalktumoren. Es besteht ein inverser Zusammenhang zwischen dem Abbau der Knochendichte und dem Grad der vaskulären Verkalkung [12]. Somit besteht ein deutlich erhöhtes Mortalitätsrisiko (10- bis 30-fach höher als in der Normalbevölkerung allein bei Patienten mit terminaler Niereninsuffizienz ohne sekundären Hyperparathyreoidismus). Das Vorliegen von Gefäßverkalkungen vor Beginn der Dialysepflichtigkeit ist ein wichtiger prognostischer Faktor für die Mortalität.

2.3.3 Operative Therapie

Wenn die medikamentöse Therapie ohne Erfolg ist, ist unter den o.g. Voraussetzungen die OP-Indikation gegeben. Drei Operationsverfahren stehen zur Verfügung:

- **subtotale** Parathyreoidektomie mit transzervikaler Thymektomie (SPTX),
- **totale** Parathyreoidektomie (PTX) mit transzervikaler Thymektomie **und** Autotransplantation (AT) von Nebenschilddrüsengewebe in den M. brachioradialis (PTX und AT),
- totale Parathyreoidektomie ohne Autottransplantation.

Bei diesen drei Verfahren ist die transzervikale Thymektomie obligat, um keine überzähligen Nebenschilddrüsen, die in bis zu 26 % auftreten können, zu belassen. Die Verfahren wurden in ➤ Kap. 2.2.6, Abschnitt „Operative Technik", beschrieben. Die beiden erstgenannte Verfahren sind gleichwertig und werden je nach Vorliebe und Erfahrung des Operateurs durchgeführt. Bei besonderer Indikation (keine Listung für eine Nierentransplantation oder Rezidiv-OP) kann auch die totale Parathyreoidektomie ohne Autotransplantation eine sinnvolle Alternative sein. Die Leitlinien der National Kidney Foundation Kidney Disease Outcomes Quality Initiative (NKF KDOQI) kontraindizieren dieses Verfahren bei nierentransplantierten Patienten und bei Kandidaten für eine Nierentransplantation. Trotz totaler Parathyreoidektomie verbleibt bei den meisten total parathyreoidektomierten Patienten eine Residualproduktion von Parathormon, wahrscheinlich bedingt durch atypisch gelegene Zellnester von

Tab. 2.1 Rezidivraten nach subtotaler und totaler Parathyreoidektomie.

Autor	n	SPTX (n)	Rezidiv-Rate (%)	PTX und AT (n)	Rezidiv-Rate (%)
Brunt 1983 [3]	364			364	6 %
Saxe 1984 [18]	357	92	12 %	265	6,4 %
Dubost 1986 [7]	239	164	3,5 %	75	6,6 %
Henry 1990 [9]	231	79	2,5 %	152	10,5 %
Tanaka 1993 [19]	128			128	8 %
Hibi 2002 [10]	1.110			570	5,8
Dotzenrath 2003 [6]	288	190	3,7 %	99	6,0 %
Tominaga 2010 [20]	2.660			2.660	17,4 %

Nebenschilddrüsen. Die Gefahr einer adynamen Knochenerkrankung nach totaler PTX scheint bei adäquater Kalzium- und Vitamin-D-Therapie gering zu sein. Bei der totalen Parathyreoidektomie ist die Kryokonservierung obligat, bei den beiden anderen Verfahren ist die Bedeutung der Kryokonservierung umstritten [13]. Die Operation eines renalen Hyperparathyreoidismus bedarf einer langjährigen Erfahrung mit diesem Krankheitsbild und sollte deshalb in einem spezialisierten Zentrum durchgeführt werden. Aufgrund der Tatsache, dass bei beiden Verfahren autonomes Gewebe verbleibt, wird die Rezidivrate mit bis zu 17,4 % [20] sehr hoch beziffert (➤ Tab. 2.1).

Persistiert der Hyperparathyreoidismus oder tritt ein Rezidiv auf, so ist es häufig schwierig, die Ursache zu ermitteln. Nach totaler Parathyreoidektomie und Autotransplantation kann die Ursache eines Rezidivs in einem hyperplastischen Autotransplant, in einer überzähligen zervikalen oder mediastinalen Nebenschildrüse oder in bei der Erstoperation versprengtem Gewebe liegen. Sesta-MIBI-Szintigrafie und Sonografie sind hier wieder die Lokalisationsverfahren der ersten Wahl.

Die Operation eines Rezidivs ist nach subtotaler und totaler Parathyreoidektomie technisch schwierig. Eine Transplantatreduktion am Arm ist zwar ein für den Patienten wenig belastender, in Lokalanästhesie durchführbarer Eingriff, die Quantifizierung des zu verbleibenden Transplantatgewebes ist jedoch wegen eines infiltrativen Wachstums äußerst schwierig. Der Rezidiveingriff am Hals muss in Vollnarkose durchgeführt werden und birgt ein nicht zu unterschätzendes Risiko einer Rekurrensparese. Zurückhaltung ist bei der Entfernung von Kalktumoren geboten. Wurde der renale Hyperparathyreoidismus nicht operativ behandelt, so ist die Gefahr einer Neubildung dieser Tumoren sehr hoch. Auch gelingt bei dem zumeist infiltrativen Wachstum häufig keine komplette Entfernung. Wenn neurologische Ausfälle drohen, muss eine operative Entfernung vorgenommen werden.

2.3.4 Nachbehandlung

Nach erfolgreicher Operation ist eine Therapie mit Kalzium dura® 2–4 × 1 Tablette oder Kalziumkarbonat 500® 2–4 × 3 Tabletten indiziert. Zusätzlich wird Vitamin D_3 (Rocaltrol®) 0,5–3,0 µg substituiert. Zusätzlich kann das Kalzium im Dialysat erhöht werden.

2.3.5 Prognose

Ziel der Operation ist es, die Gefäßverkalkungen zu reduzieren und damit die Mortalitätsrate zu verringern. Patienten mit Knochenschmerzen profitieren sehr von der Operation. Innerhalb der ersten Tage postoperativ erfahren ca. 70 % aller Patienten mit Knochenschmerzen eine Schmerzverbesserung oder werden im weiteren Verlauf schmerzfrei. Eine Verkleinerung der Kalktumoren allein durch die Nebenschilddrüsenoperation ist jedoch sehr selten.

LITERATUR

[1] Bergenfelz A et al. Positional statement of the European Society of endocrine surgeons on modern techniques in pHPT surgery. Langenbecks Arch Surg 2009; 394:761
[2] Bilezikian JP, Khan AA, Potts JT. Guidelines for the management of asymptomatic primary hyperparathyroidism: summary statement from the third international workshop. J Clin Endocrinol and Metabol. 2009; 94(2):335–339
[3] Brunt LM, Wells SA jr. Surgical treatment of secondary hyperparathyroidism. Ann Chir Gynaecol 1983; 72(3):139–45
[4] Cheung et al. A Meta-analysis of preoperative localization techniques for patients with primary hyperparathyroidism. Ann Surg Oncol 2012; 19: 577
[5] Dotzenrath C. Indikation zur operativen Therapie des renalen Hyperparathyreoidismus. Chirurg 2010; 81: 902–908
[6] Dotzenrath C, Cupisti K et al. Operative treatment of renal autonomous hyperparathyroidism causes of persistent or recurrent disease in 304 patients. Langenbecks Arch Surg 2003; 387: 348–354
[7] Dubost C et al. Reoperation for secondary hyperparathyroidism in hemodialysis patients. World J Surg 1986; 10(4): 654–660

[8] EVOLVE Trial investigators, Chertow GM, Block GA, Correa-Rotter R et al. Effect of cinacalcet on cardiovascular disease in patients undergoing dialysis. N Engl J Med 2012; 367: 2.482–2.494
[9] Henry JFet al. Results of reoperations for persistent or recurrent secondary hyperparathyroidism in hemodialysis patients. World J Surg 1990; 14(3): 303–307
[10] Hibi Y et al. Reoperation for renal hyperparathyroidism. World J Surg 2002; 26(10): 1,301–1,307
[11] Ketteler M. Phophatbinder, Vitamin D, Cinacalcet. Nephrologe 2008; 3(2):96–107
[12] International Society of Nephrology, CKD-MBD Work Group. KDIGO clinical practice guideline for the diagnosis, evaluation, prevention, and treatment of Chronic Kidney Disease-Mineral and Bone Disorder (CKD-MBD).Kidney Int 2009; 96(113): S1–130
[13] Lorenz K et al. Total parathyroidectomy without autotransplantation for renal hyperparathyroidism: Experience with a qPTH-controlled Protocol. World J Surg 2006; 30: 743–751
[14] Moka D, Voth E, Dietlein M, Larena-Avellaneda A, Schicha H. Preoperative localization of parathyroid adenoma using ^{99m}Tc-MIBI scintigrafy. JAMA 2000; 108: 733–736
[15] Ogard CG, Engholm G, Almdal TP, Vestergaard H: Increased mortality in patients hospitalized with primary hyperparathyroidism during the period 1977–1993 in Denmark. World J Surg 2004; 28: 108–111
[16] Pasieka JL et al. Patient-based surgical outcome tool demonstrating alleviation of symptoms following ptx in patients with pHPT. World J Surg 2002; 26: 942
[17] Richards ML et al. Parathyroidectomy in secondary hyperparathyroidism. Surgery 2006; 139: 174–180
[18] Saxe A. Parathyroid transplantation: a review. Surgery 1984; 95(5):507–526
[19] Tanaka Y et al. Factors related to the recurrent hyperfunction of autografts after total parathyroidectomy in patients with severe secondary hyperparathyroidism. Surg Today 1993; 23(3):220–227
[20] Tominaga Y, Matsuoka S, Uno N et al. Removal of autografted parathyroid tissue for recurrent renal hyperparathyroidism in hemodialysis patients. World J Surg 2010; 34: 1.312–1.317

KAPITEL

3

Dietmar Simon, Marc Boucher und Philip Schmidt-Wilcke
unter ehemaliger Mitarbeit von Klaus-Martin Schulte

Nebenniere

3.1 Historische Vorbemerkungen

Die Nebennieren wurden erstmals als „glandulae quae renibus incumbent" (Drüse auf der Niere) von Bartholomaeus Eustachius im Jahre 1564 beschrieben [14].

In der Zeit des 17. bis 19. Jahrhunderts war dann der Begriff „capsulae suprarenales" gebräuchlich, da bei Autopsien aufgrund der schnellen Autolyse nur eine leere Kapsel gefunden werden konnte [42].

Die anatomische Unterscheidung zwischen Mark und Rinde wurde erstmals von Cuvier im Jahre 1805 beschrieben [12].

Bis zum Jahre 1855 war die Funktion der Nebenniere unklar. Erst Thomas Addison, ein englischer Arzt am Guy Hospital, London, veröffentlichte seine Beobachtungen zu der als „Bronze-Krankheit" bekannten Nebenniereninsuffizienz [1]. Nachdem Addison nachgewiesen hatte, dass die Nebenniereninsuffizienz beider Drüsen nicht mit dem Leben vereinbar war, kam es zu einem weltweiten, vermehrten Forschungsinteresse.

John Knowsley-Thornton, ebenfalls ein englischer Arzt, konnte dann im Jahre 1889 erstmals erfolgreich bei einem großen Tumor der Nebenniere eine Adrenalektomie bei begleitend durchgeführter Nephrektomie durchführen.

1895 gelang den beiden englischen Physiologen George Oliver und Edward Sharpey-Schafer der Nachweis, dass das Mark der Nebenniere einen Stoff enthielt, welcher den Blutdruck bei Hunden erhöhte. Sie bezeichneten diesen Stoff als „Adrenalin".

Zwei Jahre später konnte dann John Abel von der Johns Hopkins Universität einen Stoff extrahieren, den er als „Epinephrin" bezeichnete [29].

Für die biochemischen Untersuchungen zur Struktur und Synthese der Adrenokortikosteroide in den 1930er Jahren durch Reichtenstein in der Schweiz und Kendall und Hench in den USA erhielten diese dann 1950 den Nobelpreis für Physiologie und Medizin [29].

Der Begriff Phäochromozytom (aus dem griechischen „phaios" für dunkel und „chroma" für Farbe) wurde erstmals von Frankel im Jahre 1886 beschrieben [29].

Harvey Cushing beschrieb 1912 erstmals die klinischen Merkmale des Hyperkortisolismus [11] und J. W. Conn 1955 erstmals den primären Aldosteronismus [10]. Aber erst nach Entwicklung von Nachweismethoden für Renin und Angiotensin Anfang der 60er-Jahre des 20. Jahrhunderts konnte zwischen primären und sekundären Formen differenziert werden.

Die erste Adrenalektomie bei Phäochromozytom konnte im Jahre 1926 durch Charles Mayo in den USA und Cesar Roux in der Schweiz durchgeführt werden [33].

1949 konnte die Substitutionstherapie mittels Kortison eingeführt werden, sodass in der Folge der Durchbruch der operativen Therapie gelang.

Trotzdem waren die Operation der Nebenniere und gerade die operative Therapie der Tumoren des Nebennierenmarks lange Jahre risikoreich. Erst seit den 1960er-Jahren, als die Wirkung der Katecholamine endgültig verstanden und diese medikamentös kontrolliert werden konnten, gelang der Durchbruch in der komplikationsarmen Versorgung der operativen Therapie der Nebennieren.

3.2 Anatomie und Physiologie der Nebenniere

Die Nebennieren liegen retroperitoneal auf Höhe des 11.–12. Brustwirbelkörpers. Sie liegen dem oberen Nierenpol angelagert, umgeben vom Fett der Niere und der Gerota-Faszie.

Die normale Nebenniere wiegt ca. 6 g und hat eine Länge von 5 cm, eine Breite von 2,5 cm und eine Dicke von 1 cm.

Die arterielle Versorgung der Drüsen besteht über zahlreiche kleine Gefäße, die von der Nierenarterie, Gefäßen des Zwerchfells, der Aorta, den Intercostalgefäßen oder v. a. linksseitig von den Ovarial- bzw. Testikulargefäßen kommen können. [31], [39], [45]

Im Anschnitt besteht die Nebenniere aus einer goldgelben, dickeren Rindenschicht, welche ca. 85 % der Drüse darstellt, und einer dünneren, rotbraunen Markschicht. Die Rinde wiederum lässt sich in drei weitere Schichten, die Zona glomerulosa, die Zona fasciculata und die Zona reticularis, unterteilen. [6]

3.3 Physiologie Nebennierenrinde (NNR)

Die NNR synthetisiert aus Cholesterol drei Arten von Hormonen: Glukokortikoide, Mineralokortikoide und Androgene.

Glukokortikoide wirken an zahlreichen Stoffwechselprozessen von Kohlenhydraten, Eiweißen und Fetten mit.

Mineralokortikoide haben eine Bedeutung für die Regulation von Natrium und Kalium sowie die Regulation des extrazellulären Volumens.

Androgene sind verantwortlich für die Ausbildung der sekundären Geschlechtsmerkmale.

Aldosteron wird in der Zona glomerulosa, Kortisol in der Zona fasciculata und die Androgene in der Zona fasciculata und der Zona reticularis synthetisiert.

Die Regulation der Hormonsekretion erfolgt durch Interaktionen zwischen Hypothalamus, Hypophyse und Nebennieren. Neuronale Stimuli verursachen eine Ausschüttung von Corticotropin-Releasing-Hormon (CRH) und anderen

Substanzen aus dem Hypothalamus. Hierdurch erfolgt die Ausschüttung von adrenokortikotropem Hormon (ACTH) in der Hypophyse. ACTH wiederum verursacht die Sekretion von Kortikosteroiden.

Glukokortikoide hemmen dann die weitere Synthese und Sekretion von CRH und ACTH.

Nebennierenmark: Die Funktion des Nebennierenmarks wird direkt durch das zentrale Nervensystem gesteuert. Hier erfolgt die Synthese der Katecholamine.

3.4 Diagnostik – Indikation

3.4.1 Allgemein

Die Erkrankungen der Nebenniere imponieren durch Hormonüberschuss oder Raumforderung. Pathologisch-anatomisch lässt sich zwischen Erkrankungen der Nebennierenrinde und solchen des Nebennierenmarks bzw. extraadrenalen Anteilen des enterochromaffinen Systems differenzieren. Die chirurgisch relevanten Krankheitsbilder sind das Cushing-Syndrom, der Morbus Conn und katecholaminproduzierende Tumoren, die differenzierte diagnostische und therapeutische Anforderungen stellen und daher im Folgenden separat abgehandelt werden. Im Rahmen der modernen bildgebenden Diagnostik haben asymptomatische Nebennierenrindentumoren zahlenmäßig an Bedeutung gewonnen.

3.4.2 Klinik

Allgemein

Die klinische Manifestation und Diagnostik von Nebennierentumoren wird durch folgende Charakteristika geprägt:

- Die Symptome werden leicht verkannt.
- Die Diagnose ist von großer Bedeutung für den Patienten.
- Die chirurgische Therapie ist sicher, wirksam und möglichst wenig invasiv.
- Hormonaktive Nebennierentumoren führen oft zu einer arteriellen Hypertonie (Conn, Cushing, Phäochromozytom). Sie sind in der Differenzialdiagnose dieser Volkskrankheiten stets zu berücksichtigen.
- Hormoninaktive Nebennierentumoren haben ein Malignitätsrisiko, das mit ihrer Größe korreliert.
- Nebennierentumoren treten im Rahmen einer Reihe genetischer Erkrankungen auf.
- Bilaterale Nebennierentumoren erzwingen die systembezogene Analyse bezüglich Herkunft (Genetik, Infektion etc.) und Folgen (Morbus Addison).

Cushing-Syndrom

Die Klinik des Cushing-Syndroms ist charakteristisch und wird doch leicht verkannt. Insbesondere das subklinische Cushing-Syndrom ist durch seine Überschneidung mit dem metabolischen Syndrom eine diagnostische Herausforderung. Bluthochdruck, diabetische Stoffwechselneigung, Hirsutismus, Osteoporose und Übergewicht sind derart häufig, dass sie fast regelhaft nicht zur Diagnose führen. Muskelschwäche, Stammfettsucht, Büffelnacken, Vollmondgesicht und Striae rubrae sind charakteristisch, fehlen aber bei früher Manifestation oft oder sind wenig ausgeprägt. Elementar ist das Erkennen der Cushing-assoziierten psychisch-psychiatrischen Störungen, die von der Depression über Schlafstörungen und neuroseähnliche Bilder bis zur Psychose, bisweilen mit paranoidem Einschlag, reichen. Beim Vorliegen von Gesichtsfeldausfällen ist die hypophysäre Form mit druckbedingter Schädigung der Sehnerven wahrscheinlich.

Die Inzidenz wird mit bis zu 1:10.000 beziffert. Beim Erwachsenen sind ca. 80 % aller Cushing-Syndrome hypothalamisch-hypophysär verursacht (ACTH-abhängige Form). Bei 10–20 % ist die Ursache ein Tumor der Nebenniere auf dem Boden eines Adenoms oder eines Nebennierenkarzinoms (ACTH-unabhängige Form). Als durchaus seltene Ursache des Cushing-Syndroms sei in diesem Zusammenhang die bilaterale makro-/mikronoduläre Hyperplasie auf dem Boden von Keimbahnmutationen (z. B. PRKAR1 A-Gen) zu nennen.

In weiteren bis zu 10 % der Fälle wird die Cushing-Symptomatik durch eine ektope/paraneoplastische ACTH-Produktion maligner Tumoren, vor allem kleinzelliger Bronchialkarzinome oder Pankreaskarzinome, verursacht.

Etwa 10 % aller hormonaktiven Nebennierentumoren produzieren Kortisol. Nach Literaturangaben sind etwa 10 % der Tumoren im Erwachsenenalter und bis zu 50 % bei Kindern maligne. Der typische Nebennierentumor beim adrenalen Cushing-Syndrom misst 3–5 cm im Durchmesser. Beim hypophysären Cushing-Syndrom ist die bilaterale Verplumpung mit Auftreten mehrerer Tumoren kennzeichnend.

Die aktuelle Literatur verweist auf die Bedeutung des subklinischen Cushing-Syndroms. Bei 20 % aller „Inzidentalome“ findet sich eine Kortisolüberproduktion [36] mit Beitrag zu „cushingoiden“ Symptomen. Das subklinische Cushing-Syndrom scheint häufiger mit einem metabolischen Syndrom assoziiert als hormoninaktive Nebennierentumoren. Ob eine Indikation zur Nebennierenresektion bei Nebennierenrindenadenomen besteht, welche zu einem subklinischen Hyperkortisolismus führen, bleibt weiterhin offen [9]. Alternative Möglichkeiten der Therapie sind die Operation oder die Verlaufskontrolle. Bei jüngeren Patienten und bei Vorliegen eines metabolischen Syndroms ist die Operation eher zu empfehlen. Im Rahmen des perioperativen Managements ist zu berücksichtigen, dass die kontralaterale Nebenniere durchaus supprimiert sein kann und daher die perioperative Gabe von Hydrokortison indiziert ist.

Conn-Syndrom

Hohe Aldosteronausschüttungen sind vergesellschaftet mit einer hohen Anzahl sich entwickelnder kardiovaskulärer Erkrankungen in Verbindung mit einer hohen Morbidität.

Beim primären Hyperaldosteronismus können zwei Formen unterschieden werden:

- Die unilaterale Aldosteronhypersekretion entsteht auf dem Boden von Adenomen, der unilateralen adrenalen Hyperplasie oder auch selten von Nebennierenkarzinomen.
- Die bilaterale Aldosteronhypersekretion wird überwiegend bei der idiopathischen adrenalen Hyperplasie gesehen.

Klinisch fallen die Patienten durch eine sekundäre Hypertonie aufgrund einer gesteigerten Natrium- mit konsekutiver Wasserrückresoption und ggf. einer Hypokaliämie auf. Ursächlich für eine Hypersekretion von Aldosteron in Verbindung mit einer Hypokaliämie ist in 30–60 % der Fälle ein unilaterales Adenom [26].

Bis heute ist unklar, welcher Prozentsatz der Patienten mit arterieller Hypertonie ursächlich unter einem aldosteronproduzierenden Nebennierentumor leidet. Während bisherige Schätzungen unter einem Prozent lagen, zeigen neue systematische Arbeiten Ergebnisse zwischen 3 und 13 %. Sicher ist, dass ein Conn-Adenom (➤ Abb. 3.1a) weit häufiger als früher gedacht kausal die arterielle Hypertonie bedingt. An eine sekundäre Form der Hypertonie infolge eines primären Hyperaldosteronismus ist bei jüngeren Patienten, bei schwerer Form der Hypertonie und bei Therapieresistenz zu denken. Hinzu tritt die Erkenntnis, dass eine bilaterale multinoduläre Hyperplasie der Nebenniere etwa zwei Drittel der Fälle mit primärem Hyperaldosteronismus verursacht. Oft findet sich eine Kombination der multinodulären Form mit einem dominanten Knoten.

Die meisten Patienten (über 90 %) mit Conn-Syndrom zeigen nicht die typische Kombination von Hypertonie und Hypokaliämie mit oder ohne Verbindung einer metabolischen Alkalose. In diesen Fällen wird von einem normokaliämischen Conn-Syndrom gesprochen. Systematische Untersuchungen belegen, dass unter 10 % der Patienten tatsächlich eine Hypokaliämie aufweisen. Proteinurie, Hyposthenurie, EKG-Veränderungen, Muskelschwäche, Polyurie, Hypernatriämie und Kopfschmerzen sind seltener als bislang angenommen.

Wichtigste Differenzialdiagnose hierzu ist der sekundäre Hyperaldosteronismus, wie z. B. bei einer Nierenarterienstenose mit Aktivierung des Renin-Angiotensin-Aldosteron-Systems (RAAS).

Androgenproduzierende Nebennierentumoren

Beim erwachsenen Mann haben androgenproduzierende Nebennierentumoren keine klinische Symptomatik. Beim Knaben wird eine Pubertas praecox beobachtet. Mädchen zeigen eine frühzeitige Pubarche mit einer primären Amenorrhö. Erwachsene Patientinnen zeigen Zeichen der Virilisierung, oft in Verbindung mit einer sekundären Amenorrhö.

Der androgenproduzierende Nebennierentumor ist selten. Er rangiert in der Ursachenstatistik des Hirsutismus hinter dem Polyzystischen Ovarsyndrom (PCOS), dem idiopathischen Hirsutismus, dem HAIRAN-Syndrom (Hyperandrogenismus, Insulinresistenz und Acanthosis nigricans) und der kongenitalen adrenalen Hyperplasie [3].

Die Verbindung eines Nebennierentumors mit erhöhten Androgenspiegeln sollte immer auch an ein Nebennierenkarzinom denken lassen.

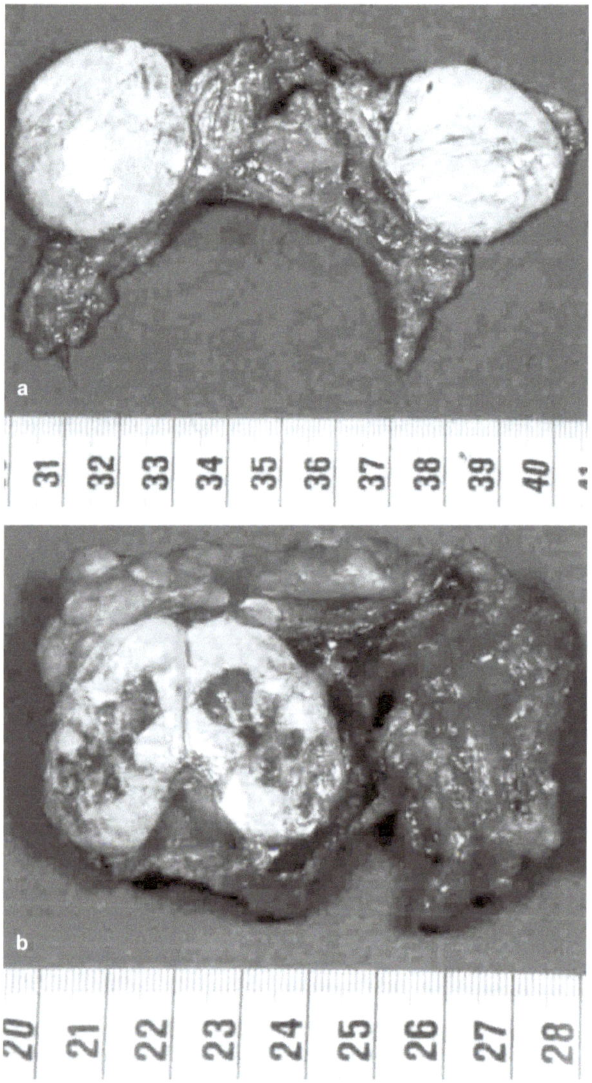

Abb. 3.1 a) Nebenniere mit Conn-Adenom.
b) Inzidentalom der rechten Nebenniere mit hormonell inaktivem Nebennierenrindentumor. [M889]

Inzidente Nebennierentumoren – eine Arbeitsdiagnose

Der Begriff des Inzidentaloms (➤ Abb. 3.1b) ist unscharf. Dies hat zu verstärkten Abgrenzungsdiskussionen geführt, an deren Ende folgende nicht konkludente Definitionen stehen:

1. Ein Inzidentalom ist ein Nebennierentumor, der zufällig entdeckt wurde (etwa beim CT aus anderer Indikation).
2. Ein Inzidentalom ist ein Nebennierentumor, der zufällig entdeckt wurde und bei dem keine Hormonproduktion nachgewiesen werden kann.

Definition 1 ist nunmehr eine Arbeitsdiagnose. Ist die Abklärung etwaiger Hormonproduktion erfolgt, so liegt ein „hormoninaktiver Nebennierentumor" vor, oder der Tumor kann als Conn-Adenom, Cushing-Adenom, androgenproduzierender Tumor oder als Phäochromozytom gekennzeichnet werden. Auch der Begriff „hormoninaktiver Nebennierentumor" ist nur bedingt brauchbar, leistet er doch nicht die Abgrenzung gegen adrenale Myelolipome, Nebennierenkarzinome, Schwannome und weitere spezifische Nebennierentumoren. Gleichfalls unbrauchbar ist der Begriff des Adrenaloms.

Zu empfehlen ist die folgende Begriffsdefinition:

Inzidentalom: Nebennierentumor mit/ohne Hormonproduktion mit/ohne Zuweisung einer genauen Diagnose nach umfassender Diagnostik.

In den meisten Fällen wird die Diagnose „Inzidentalom" aufgrund von Zufallsbefunden bei Sonografie oder CT gestellt. Dem sollte prinzipiell eine endokrinologische Abklärung folgen. Eine umfassende Literaturübersicht [4] zeigt eine Prävalenz von „Inzidentalomen" von 2,3 % in Autopsien und 0,5–2 % auf Abdomen-CTs. Jeder Nebennierentumor einer Größe von über 4 cm sollte aufgrund seines Malignitätspotenzials einem endokrin-chirurgisch versierten Chirurgen vorgestellt werden.

Nebennierenrindenkarzinom

Karzinome der Nebennierenrinde sind selten. Die Inzidenz liegt bei 1:100.000. Eine familiäre Häufung wurde bislang nicht beobachtet. Das 5-Jahres-Überleben von ca. 45 % über alle Stadien hinweg unterstreicht den aggressiven Charakter dieser Tumorentität. Bei ca. ⅔ der Patienten fällt das Karzinom über einen Hormonexzess auf. ⅓ der Nebennierenrindenkarzinome wird zudem erst in einem bereits metastasierten Tumorstadium diagnostiziert.

Ein deutlicher Hinweis für das Vorliegen eines NNR-Karzinoms ist die Größe des adrenalen Tumors. Karzinome unter 3 cm sind extrem selten. Eine Sensitivität und Spezifität von 80 % für den Diagnoseparameter Größe wird erreicht, wenn ein Trennwert von etwa 4–5 cm Durchmesser zugrunde gelegt wird. Hierauf beruhen alle Empfehlungen zur chirurgischen Diagnoseklärung durch Adrenalektomie ab dieser Größe. Die NIH-Konsensus-Konferenz 2002 hat allerdings den Bedarf an prospektiven Daten in diesem Problemfeld unterstrichen. Die Nutzung spezifischer bildgebender Verfahren wie z. B. des Chemical-Shift-Imaging vermag in einzelnen Zentren die Treffsicherheit erheblich zu erhöhen. In vielen Einrichtungen stehen derartige Verfahren jedoch nicht zur Verfügung. Auch das Muster der adrenalen Steroidprodukte hat sich in der Diagnostik des Nebennierenrindenkarzinoms nicht durchsetzen können.

Die histopathologische Diagnose ist gleichfalls problematisch. Beweisend sind lokoregionäre Lymphknotenmetastasen und Fernmetastasen. Tumornekrosen, atypische Mitosen und > 1 Mitose pro 50 High-Power-Feld sind hochspezifisch für das Vorliegen eines Karzinoms [37]. Andere histologische Kriterien wie Zellatypien, infiltratives Wachstum oder Gefäßeinbrüche sind dagegen nicht zwingend beweisend für ein Malignom. Ki67-Positivität ist ein spezifischer, wenn auch wenig sensitiver Marker. Die histopathologischen Kriterien werden im Weiss-Score zusammengefasst, der auch heute noch Wert und Gültigkeit hat [41].

Die im Jahr 2003 vorgeschlagene UICC-Klassifikation für Nebennierenkarzinome wurde 2010 durch das American Joint Committee on Cancer (AJCC) und die UICC in die 7. Auflage der TNM-Klassifikationen übernommen. Die Klassifikation zeigt aber Schwächen auf, da die Prognose von Patienten in Stadium II und III nicht signifikant unterschiedlich ist. Hier hingehend wurde vom European Network for the Study of Adrenal Tumours (ENSAT) eine TNM-Korrektur vorgeschlagen, welche die Prognose wesentlich besser wiedergibt und somit im klinischen Alltag eher Anwendung finden sollte (➤ Tab. 3.1).

Tumoren des Nebennierenmarks

Tumoren des Nebennierenmarks entstehen bei Proliferation und Überfunktion der katecholaminproduzierenden chromoaffinen Zellen. Beim Erwachsenen ist das klassische Krankheitsbild das Phäochromozytom. Bei mehr als 90 % der Patienten liegt der Krankheitsherd im Nebennierenmark Die erhöhte Katecholaminproduktion führt zur Hypertonie, die

Tab. 3.1 Stadien des Nebennierenkarzinoms (ENSAT-Klassifikation).

Stadium	Ausbreitung
I	Lokalisierter Tumor
II	Lokalisierter Tumor > 5 cm
III	Nachweis positiver Lymphknoten, Infiltration von Nachbarorganen, venöser Tumorthrombus
IV	Nachweis von Fernmetastasen

bei über 60 % der Patienten dauerhaft ist und nur in etwa 30 % paroxysmal auftritt. Häufig werden Symptome wie Kopfschmerzen, Schwitzen, Tachykardie und unspezifische psychovegetative Symptome beobachtet. Bisweilen führen auch Symptome wie Hyperglykämieneigung, Gewichtsverlust, Polyurie, Polydipsie und Leukozytose zur Diagnose. Die tradierte 10 %-Regel bei Phäochromozytomen läßt sich aktuell so nicht mehr halten. Etwa 20 % der Phäochromozytome sind extraadrenal, 15 % bilateral und 15 % maligne.

Extraadrenale Phäochromozytome, auch **Paragangliome** genannt, treten typischerweise im hereditären Kontext auf, etwa beim Von-Hippel-Lindau-Syndrom, beim familiären Paragangliomsyndrom (SDHB-D) oder bei der Neurofibromatose Typ I. Typische Lokalisationen sind der untere Nierenpol und der Raum rund um die Aortengabel, wo das Zuckerkandl-Organ lokalisiert ist.

Ca. ein Drittel aller Phäochromozytome sind erblich bedingt. Die klassischen phäochromozytomassoziierten Syndrome sind die endokrine Neoplasie (MEN Typ II, altersabhänige Prävalenz bis 50 %), das Von-Hippel-Lindau-Syndrom (VHL), die Neurofibromatose Typ I, das Paragangliomsyndrom (Typ 1–4) und die familiären Phäochromozytomsyndrome. Gemeinsam ist den Syndromen, dass sich Mutationen in einem der 10 bekannten Suszeptibilitätsgene (RET-, SDHB-, SDHC-, SDHD-, TMEM-127-Gen u. a.) nachweisen lassen. Hierbei handelt sich bis auf das RET-Gen um Tumorsuppressorgene. Bei diagnostiziertem Phäochromozytom ist somit ein genetisches Screening obligat, da nur so hereditäre Syndrome identifiziert werden können. Sollte ein hereditäres Tumorsyndrom diagnostiziert worden sein, bedürfen diese Patienten einer engmaschigen „Vorsorge", um präventiv Tumoren an anderer Lokalisation bzw. Tumorrezidive identifizieren zu können.

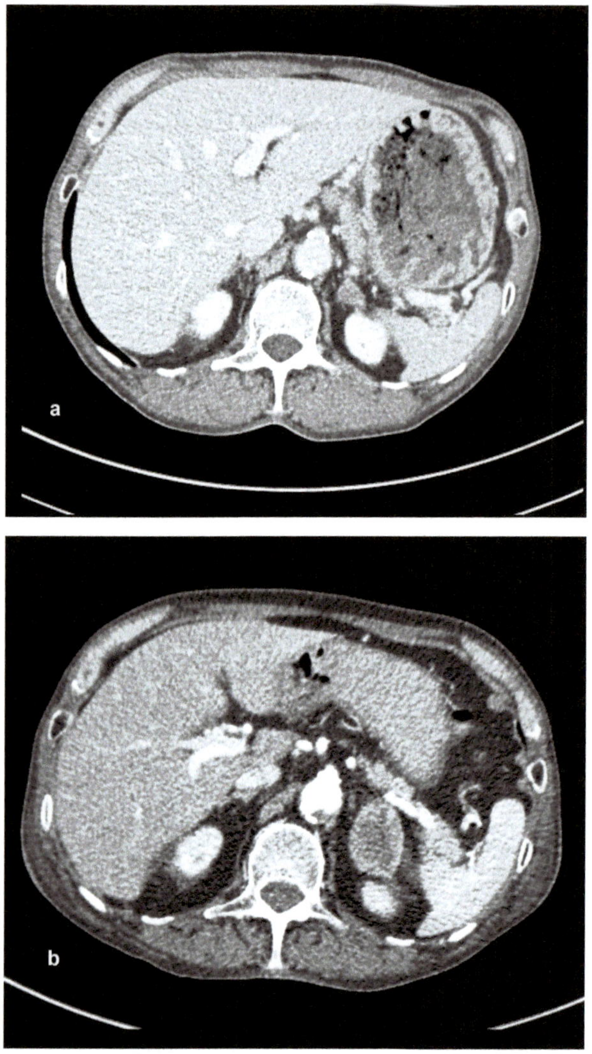

Abb. 3.2 Verlaufskontrolle einer Nebennieren-Metastase eines Bronchialkarzinoms. [M889]

Metastasen maligner Tumoren

Adrenale Metastasen maligner Tumoren werden in Post-mortem-Studien an Krebspatienten in einem hohen Prozentsatz gefunden. Die klinische Manifestation beschreibt eine unizentrische retrospektive Studie an 464 Patienten mit Nebennierenmetastasen in 30 Jahren [24]. Nur 4 % dieser Tumoren waren symptomatisch. Die Metastasen wurden meist innerhalb eines halben Jahres nach Diagnosestellung des Primarius aufgefunden. 90 % stammten von Karzinomen ab, dabei führte das nichtkleinzellige Bronchialkarzinom (35 %) vor dem Magenkarzinom (14 %), dem Ösophaguskarzinom (12 %) und hepatobiliären Karzinomen (10 %). Die Hälfte der Metastasen war bilateral. Obwohl eine Adrenalektomie bei adrenaler Metastasierung immer wieder mit der Hoffnung auf eine Prognoseverbesserung untersucht worden ist, betrifft wohl ein möglicher Nutzen vor allem Patienten mit langer Latenz bis zur Manifestation einer solitären Metastase (➤ Abb. 3.2). Bedeutsam ist das Erkennen eines Morbus Addison bei bilateraler Metastasierung mit Zerstörung der endokrinen Funktion.

3.4.3 Laborparameter und genetische Untersuchung

Cushing-Syndrom

Die Diagnostik bei Verdacht auf ein Cushing-Syndrom verfolgt zwei wesentliche Ziele: Sicherung oder Ausschluss einer vermehrten Kortisolproduktion und Identifikation ihrer Ursache. Die drei häufigsten Ursachen sind eine Störung der hypothalamisch-hypophysären Regelfunktion, eine autonome periphere Kortisolproduktion durch ein Nebennierenadenom und eine ektope ACTH-Produktion. Etwa 20 % der Fälle mit Hyperkortisolismus sind ACTH-unabhängig, entstehen also primär in der Nebenniere. Während die sichere Ursachenidentifikation heute nur noch selten ernste Probleme darstellt, wird das erste Ziel häufiger verfehlt. Oft werden die klinischen Hinweise für einen Hyperkortisolismus verkannt. Fehler bei der Diagnostik der Kortisolproduktion resultieren dann oft in einer mangelnden Sensitivität. Eine weiterführende Diagnostik gehört in die Hand des Endokrinologen. Von der Endocrine Society werden zur Diagnostik der 1 mg-Dexamethason-Test und die Speichelkortisolbestimmung um Mitternacht empfohlen. Spezifität und Sensitivität liegen bei > 95 %. Früher war der erste Schritt in der Diagnostik die Bestimmung der Kortisolmenge im 24-Stunden-Sammelurin. Der häufigste Fehler hierbei ist die inkomplette Urinsammlung. ACTH-Bestimmung und CRH-Test dienen der Differenzierung zwischen primärem und sekundärem Hyperkortisolismus. Etwa 50 % der NN-Tumoren mit manifestem Hyperkortisolismus sind maligne. Damit unterscheidet sich diese Entität in ihrer biologischen Dignität grundsätzlich von den fast stets benignen Aldosteronomen und Phäochromozytomen. Bedeutsam ist der Befund einer Kortisolüberproduktion in adrenalen Myelolipomen. Die Ursache für die gehäufte Assoziation ist unklar, pathologisch liegen ihr eingesprengte NNR-Zellen zugrunde. Differenzialdiagnostisch müssen bei bilateraler Erkrankung auch die primär pigmentierte nodulär adrenale Dysplasie und die ACTH-unabhängige makronoduläre adrenale Hyperplasie erwogen werden.

Conn-Syndrom

Auch die Diagnostik des Conn-Syndroms kann problematisch sein. Die oft genutzten Parameter Hypokaliämie und Hyperkaliurie sind von geringer Sensitivität und Spezifität. Auch der Nachweis eines erhöhten Aldosteronspiegels im Serum ist nicht zuverlässig. Als Goldstandard kann heute die dreifach bestätigte pathologische Aldosteron-Renin-Ratio gelten. Der Grenzwert der Ratio hängt hierbei von den verwendeten Einheiten ab. Während eine pathologische Ratio (meistens > 30) nach Ausschluss einer Medikamenteninterferenz die biochemische Diagnose des Hyperaldosteronismus beweist, lässt sie die Frage nach der entscheidenden Differenzialdiagnose zwischen solitärem Conn-Adenom und multinodulärer kortikoadrenaler Hyperplasie offen. Diese wird dann durch Dünnschicht-CT und/oder eine seitengetrennte selektive Nebennierenvenenblutentnahme gestellt.

Androgenproduzierende Nebennierentumoren

Die früher übliche Bestimmung der 17-Ketosteroide im 24-Stunden-Urin hat in den letzten Jahren an Bedeutung verloren. Heute können Dehydroepiandrosteron, Dehydroepiandrosteronsulfat (DHEA-S) und Androstendion direkt bestimmt werden. Eine Erhöhung dieser Hormonprodukte weist auf eine Erkrankung der Nebennierenrinde hin und lässt differenzialdiagnostisch androgenproduzierende Tumoren des Ovars weniger wahrscheinlich erscheinen. Die wichtigste Bestimmung ist die Analyse des Serumtestosteronspiegels. Bei Hirsutismus mit bilateraler Nebennierenverplumpung ist stets an eine unerkannte kongenitale adrenale Hyperplasie (CAH) zu denken.

Inzidente Nebennierentumoren

Die Abklärung der biochemischen Aktivität eines zufällig entdeckten Nebennierentumors obliegt dem Endokrinologen. Etwa 20 % aller zufällig gefundenen Nebennierentumoren gehen mit einer milden oder manifesten Kortisolüberproduktion einher. Daher ist hier stets eine basale Ausschlussdiagnostik erforderlich. Bei Fehlen eines Virilismus kann auf die laborchemische Diagnostik bei der Frau verzichtet werden. Wegen der Bedeutung der Diagnose eines Phäochromozytoms muss dieses stets durch wiederholte Katecholamin- oder Metanephrinanalyse im 24-Stunden-Sammelurin ausgeschlossen werden. Nach einem Hyperaldosteronismus sollte bei Hypertonie stets gefahndet werden, allerdings kann bei sicher normotonem Blutdruck hierauf verzichtet werden.

Tumoren des Nebennierenmarks

Die anhaltende Debatte über das beste Testverfahren zur Diagnosesicherung bei Phäochromozytom sollte nicht darüber hinwegtäuschen, dass bei deutlich pathologischem Test die biochemische Diagnose als gesichert gelten kann. Das Problem werfen Fälle von Phäochromozytom mit nur intermittierender Katecholaminausschüttung auf, die nicht übersehen werden dürfen. Als gemeinhin geeignete erste Testmethode ist die dreifache 24-Stunden-Urinsammlung mit Bestimmung der Metanephrine anzusehen. Dabei ist ein Wert von > 1,2 mg/24 Stunden (entspricht 6,5 µmol/24 Stunden) beweisend. Eine gleichfalls hohe Sensitivität hat die Bestimmung der Metanephrine im Plasma. Alternativ können Vanillinmandelsäure (VMA) und freie Katecholamine im Urin bestimmt werden. Die Sensitivität der einzelnen Testverfahren liegt aber nur bei ca. 53 %, sodass die Empfehlung zur Bestimmung aller drei Substanzklassen (Katecholamine, Metanephrine, VMA) gleichzeitig gegeben wird. Hierdurch kann die Steigerung der Sensitivität auf nahe 100 % erreicht werden. Dabei ist das Labor immer darauf hinzuweisen, wenn der Patient Labetalol oder Buspiron zu sich nimmt, da diese Substanzen mit der Messung interferieren. Die Diagnostik des Phäochromozytoms durch Messung von Plasmaparametern umgeht die Schwierigkeiten der 24-Stunden-Urin-Messung. Ein totaler Plasmakatecholaminspiegel (Adrenalin plus Noradrenalin) über 950 pg/ml (5,6 nmol/l) ist hoch verdächtig, liegt der Spiegel über 2.000 pg/ml

(11,6 nmol/l), so ist die Diagnose bewiesen. Der Messung des Dopaminspiegels kommt eine untergeordnete Bedeutung zu.

Genetische Diagnostik

Beim Conn-Adenom ist nur ein geringer Teil der hereditären Faktoren bekannt. Etwa 1 % geht auf einen glukokortikoidsensitiven Hyperaldosteronismus durch Bildung eines Fusionsgens aus der Aldosteronsynthase (CYP11B2) und der 11-β-Hydroxylase (CYP11B1) zurück. Kennzeichnend für diese Erkrankung sind eine hohe Produktion von 18-Hydroxykortisol (18OHF) und die Beeinflussbarkeit durch kleine Kortisoldosen. Wegen der therapeutischen Konsequenz sollte diese Erkrankung immer gesucht werden, wenn kein Conn-Adenom identifiziert werden kann.

Die Entstehung des peripheren Cushing-Syndroms ist genetisch wenig aufgeklärt. Bei der zentralen Cushing-Krankheit ist immer auch an eine MEN Typ I zu denken, die ggf. durch Suche nach inaktivierenden Menin-Gen-Mutationen abzuklären ist.

Etwa 10–20 % aller Phäochromozytome kommen im Rahmen familiärer Erkrankungen vor. Bis vor kurzem wurden fast alle solche Fälle im Rahmen der MEN Typ II und der von-Hippel-Lindau-Krankheit beobachtet, während Phäochromozytome bei der Neurofibromatose Typ I selten sind. Die Veranlagung zum Phäochromozytom kann auch nichtsyndromatisch vererbt werden, etwa bei Mutationen der Succinatdehydrogenasegene SDHD, SDHB und SDHC. Bei 25 % aller sporadischen Phäochromozytome werden somatische Mutationen der o. g. Gene beobachtet. Wegen der großen Bedeutung der Abklärung einer MEN-II-Krankheit (medulläres Schilddrüsenkarzinom) sollte eine Untersuchung auf RET-Mutationen im Blut regelmäßig stattfinden. Eine jüngste Publikation fand 12 % SDHD- und SDHB-Mutationen in 417 Fällen von nichtsyndromatischen Phäochromozytomen und Paragangliomen [32]. Zusätzlich wurden 51 weitere Mutationen bei Familienmitgliedern entdeckt. Träger von SDHD-Mutationen (PGL-1) neigten zu multifokalen Paragangliomen, während SDHB-Mutationsträger (PGL-4) ein Risiko für Malignität und extraparagangliäre maligne Prozesse hatten. Mit dem aktuellen Wissenszuwachs über die genetischen Grundlagen der Phäochromozytome wird sich die Indikation zur genetischen Untersuchung sicher weiter verschieben. Für die Übergangszeit scheint es bedeutsam, die Patienten genetisch versierten Endokrinologen oder endokrinen Chirurgen zur Kenntnis zu bringen.

Das Nebennierenrindenkarzinom ist einer genetischen Diagnostik nicht zugänglich. Auch für den hormoninaktiven Nebennierentumor steht kein brauchbares genetisches Untersuchungsverfahren zur Verfügung.

3.4.4 Bildgebende Verfahren

Konventionelle Röntgenuntersuchung

Die konventionelle radiologische Untersuchung spielt bei der Untersuchung der Nebenniere zurzeit keine Rolle mehr. Nur ausnahmsweise lässt sich eine Verdrängung von Nachbarorganen durch sehr große Tumoren oder das Vorliegen von Kalkeinlagerungen im Tumor (charakteristisch für große Phäochromozytome) nachweisen.

Sonografie

Im Gegensatz zu den im Kindesalter vorliegenden Bedingungen mit einer günstigeren Darstellbarkeit der Nebennieren ist beim erwachsenen Menschen die transabdominale sonografische Darstellung der Nebennieren – insbesondere auf der linken Seite – problematisch.

Der sonografische Befund (➤ Abb. 3.3) eines Nebennierentumors sollte immer durch eine Dünnschicht-CT der Nebenniere oder durch eine MRT weiter abgeklärt werden.

Anders hingegen gelingt die endosonografische Darstellung der Nebennieren in geübter Hand mit großer Verlässlichkeit und Sensitivität. Als invasive Maßnahme hat sie allerdings in der klinischen Routine keinen hohen Stellenwert.

CT

Die Computertomografie stellt in der Diagnostik von Erkrankungen der Nebennieren den Goldstandard dar.

Dabei ist die Schichtdicke ein wichtiger Parameter für den diagnostischen Erfolg. Grundsätzlich wird ein Dünnschicht-CT empfohlen, um kleine Tumoren mit ggf. hoher Stoffwechselaktivität nicht zu übersehen. Vor jedem operativen

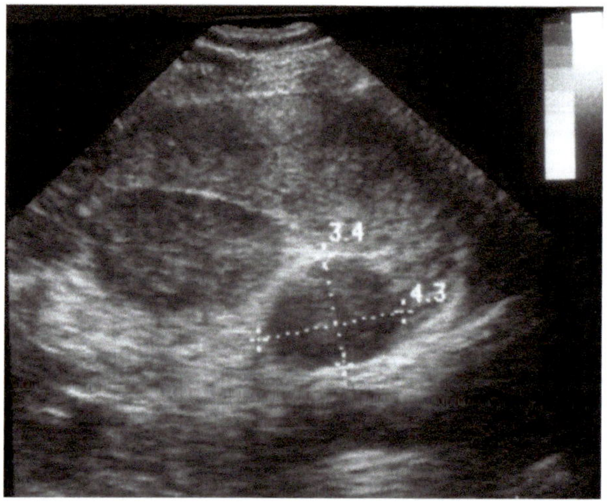

Abb. 3.3 Ultraschall der linken Nebenniere mit Inzidentalom (Markierung), links, oberer Nierenpol, kranial Milz. [M889]

Eingriff bei endokrin aktiven Tumoren ist die kontralaterale Nebenniere sicher abzuklären. Der Nachweis eines scheinbar unilateralen größeren Tumors (➤ Abb. 3.4) bei geringer Auflösung des CT kann zum Übersehen des eigentlich aktiven kontralateralen Tumors führen.

Der Befund multipler kleiner (2–5 mm), bilateraler Knoten spricht im Zusammenhang mit einem Hyperkortisolismus für eine primäre pigmentierte noduläre adrenale Dysplasie (PPNAD), während im Zusammenhang mit einem Hyperaldosteronismus an eine multinoduläre Hyperplasie gedacht werden muss. Bilaterale grobknotige Veränderungen lassen im Zusammenhang mit einem Hyperkortisolismus an eine ACTH-unabhängige makronoduläre adrenale Hyperplasie denken, während im Zusammenhang mit einem Morbus Addison vor allem eine Tuberkulose oder eine metastasierende Grunderkrankung erwogen werden muss.

Das intrazellulär gelegene Fett der Adenome führt zu einer niedrigen Attenuierung im nativen CT, d. h. zu einer niedrigeren Strahlenabsorption.

Die Untersuchung mittels Hounsfield-Einheiten stellt eine semiquantitative Methode zur Strahlenabsorption dar. Typische Hounsfield-Einheiten (HU) sind für Fettgewebe –20 bis –150 HU, für Nierengewebe 20 bis 150 HU. Liegt bei der Untersuchung der Nebennieren der Wert der HU < 10, so ist der Wert dem von Fettgewebe entsprechend. Folglich beträgt die Wahrscheinlichkeit, dass es sich um einen benignen Tumor handelt, nahezu 100 %.

Allerdings enthalten bis zu 30 % der Adenome keine größeren Lipidanteile, sodass die Abgrenzbarkeit zu Nicht-Adenomen im nativen CT schwierig ist.

In einer Konsensus-Konferenz aus dem Jahre 2003 wurde festgehalten, dass bei Vorliegen einer homogenen Raumforderung mit glatter Begrenzung und einer HU von < 10 im nativen CT das Vorliegen eines gutartigen Adenoms höchst wahrscheinlich ist [19].

Dies deckt sich auch mit einer Untersuchung von Hamrahian aus dem Jahre 2005. Hier wurden 151 Patienten mit adrenaler Raumforderung mittels nativem CT evaluiert und eine Adrenalektomie in der Folge durchgeführt [20].

Die durchschnittliche HU war für Nebennierenadenome bzw. -hyperplasien signifikant niedriger als für Karzinome, Metastasen oder Phäochromozytome.

Untersucht man zudem die Nebennieren mittels Kontrastmittel-CT, zeigt sich, dass Adenome im Gegensatz zu Nicht-Adenomen einen schnelleren Kontrastmittel-Wash-out aufweisen.

MRT

Auch wenn die Computertomografie den Goldstandard darstellt, so kann doch die MRT bei speziellen klinischen Gegebenheiten weitere diagnostische Möglichkeiten eröffnen.

Ihre Anwendung ist in der Diagnostik während einer Schwangerschaft von hohem Wert, wo alle anderen bildgebenden Verfahren praktisch keine Anwendung finden. Auch bei Tumoren im Kindesalter ist die MRT-Untersuchung zur Reduktion der Strahlendosis empfehlenswert. Das MRT hat bei der Suche nach extraadrenalen Phäochromozytomen (➤ Abb. 3.5) eine höhere Sensitivität als das CT (100 vs. 94 %). und sollte deshalb bei bestehendem Verdacht auf extraadrenale Lokalisation etwa im Rahmen genetischer Erkrankungen bevorzugt werden [34].

In den üblicherweise durchgeführten T1- und T2-gewichteten Sequenzen lässt sich häufig zwischen benignem Adenom und Karzinom bzw. Phäochromozytom differenzieren.

Beim MRT mit Kontrastmittel zeigt sich beim Adenom eine geringere Kontrastmittelanflutung sowie ein schnelleres Wash-out als beim Malignom (➤ Abb. 3.6).

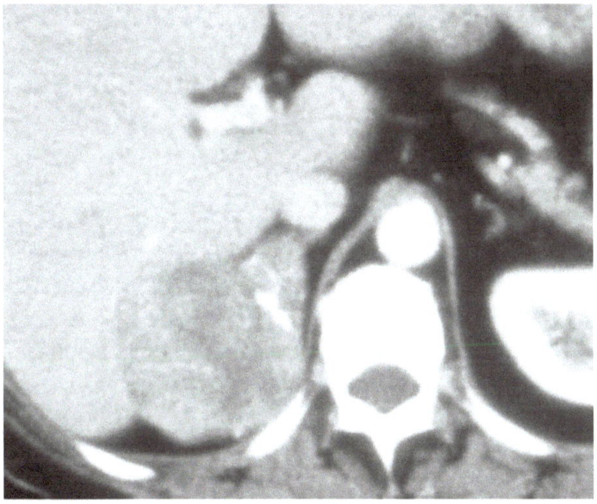

Abb. 3.4 CT mit großem Nebennierentumor rechts. Es handelt sich um ein Nebennierenrindenkarzinom mit typischer heterogener Dichte und Verkalkungen. [M889]

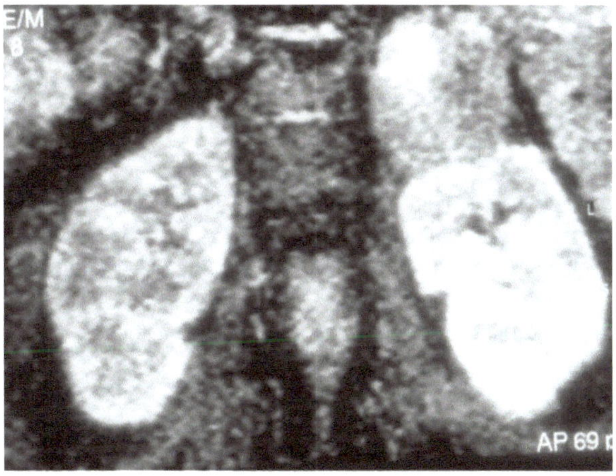

Abb. 3.5 MRT mit großem Nebennierentumor rechts (Phäochromozytom). [M889]

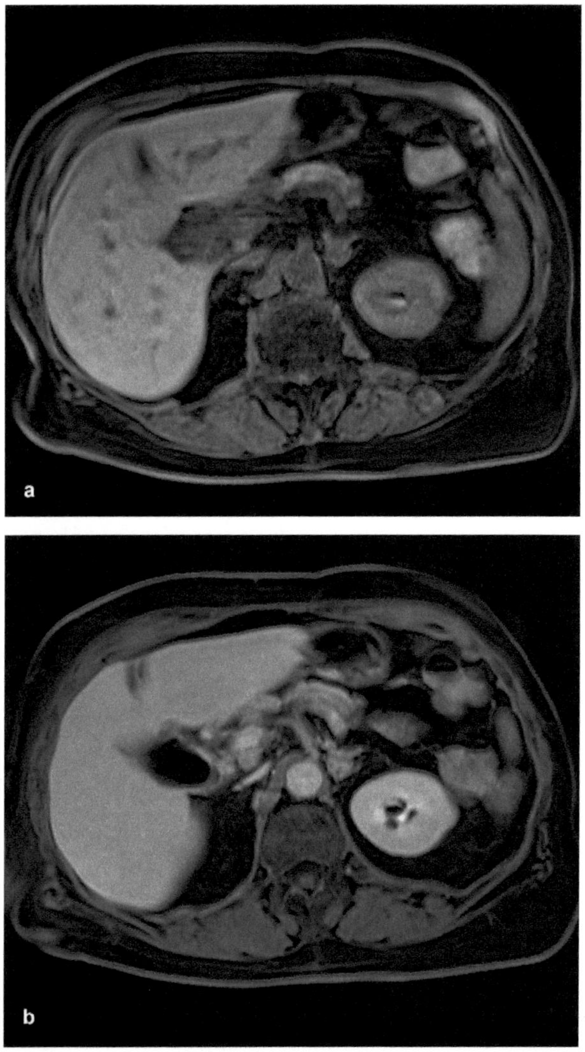

Abb. 3.6 MRT eines Inzidentaloms.
a) Ohne Kontrastmittel.
b) Mit Kontrastmittel. [M889]

Als weitere Besonderheit sei hier das Chemical-Shift-Imaging-MRT (CSI) aufgeführt, welches Frequenzunterschiede zwischen Wasserprotonen und Fettsäuren besser identifizieren kann [23].

Einen Sonderfall in der bildgebenden Diagnostik stellt das Neuroblastom dar, das im Kindesalter der häufigste extrakranielle Tumor ist. Wegen der häufigen Umwucherung von Gefäßen und seiner frühen Metastasierung ist hier eine umfassende Bildgebung indiziert, zu der immer auch ein MRT von Thorax und Lunge gehören sollte.

Szintigrafie

Bei katecholaminproduzierenden Tumoren ist die Szintigrafie mit [^{131}J]Meta-Jodobenzylguanidin (^{131}J-MIBG) zu erwägen. Allerdings kann beim Vorliegen eines unilateralen Tumors mit umfassender Bildgebung des Bauchraums (z. B. MRT) durchaus auf die Szintigrafie verzichtet werden. Eine Studie an 315 Patienten [30] belegte, dass die Szintigrafie das weitere therapeutische Vorgehen fast nie beeinflusst. Bisweilen erlaubt bei grenzwertigen Katecholaminspiegeln die Darstellung des Tumors in der Szintigrafie die definitive Diagnosestellung. Bei der Suche nach Metastasen oder Rezidivtumoren ist die Szintigrafie von großer Bedeutung und sollte im diagnostischen Algorithmus nicht fehlen. Hier zeigen einige Arbeiten, dass ^{123}J-MIBG dem ^{131}J-MIBG überlegen sein kann. Einen neuen Stellenwert erhielt die Szintigrafie in den letzten Jahren im Rahmen der MIBG-Therapie des malignen Phäochromozytoms.

Beim **Conn-Adenom** kann ein 18-Nor-Cholesterol-Szintigramm in der Seitenlokalisation helfen. Die Szintigrafie hat hingegen keine Bedeutung beim hormoninaktiven Tumor, beim Nebennierenkarzinom oder beim Cushing-Syndrom.

^{18}F-Fluoro-Desoxyglukose-Positronenemissionstomografie (18-FDG-PET)

Die PET-Untersuchung in Kombination mit der CT als fusioniertes PET-CT kann die Genauigkeit bei der Differenzierung zwischen Adenomen und Nicht-Adenomen erhöhen [5], [8], [28].

So konnte in einer Fallserie von 150 Patienten mittels PET-CT zu 100 % zwischen Adenom und Nicht-Adenom bei einem Tumordurchmesser von mindestens 1,5 cm korrekt unterschieden werden [28].

Das 6-[^{18}F]-Fluorodopamin-PET ist deutlich sensitiver in der Erfassung von Metastasen des malignen Phäochromozytoms als die MIBG-Szintigrafie. Jedoch ist diese Technik nur an sehr wenigen Standorten verfügbar.

Im Falle eines adrenokortikalen Karzinoms kann ein ^{11}C-Metomidat-PET von Wert sein, jedoch stehen hier weitere Daten aus [21].

3.4.5 Invasive Diagnostik

Punktionszytologie

Die Feinnadelaspirationsbiopsie (FNAB) ist zur Differenzierung benigner von malignen Tumoren nicht geeignet und kontraindiziert. Eine zytologische Differenzierung ist sehr schwierig. Die Punktion eines malignen Nebennierentumors birgt ein hohes Risiko der Zellverschleppung und Bildung von Implantationsmetastasen. Allenfalls zur Differenzierung zu einer vorliegenden Metastase kann die FNAB sinnvoll sein. [27]

Vor jeder FNAB muss jedoch zwingend ein Phäochromozytom ausgeschlossen sein, da das Risiko einer Blutung und vor allem einer hypertensiven Krise besteht.

Das Risiko einer FNAB ist mit 2,8 % gering, Hämatome, Hämaturie und Pankreatitis können auftreten, lassen sich aber im Regelfall konservativ behandeln [43].

Katheterangiografie mit selektiver Nebennierenvenenblutentnahme

Dieser Technik kommt aufgrund inhärenter technischer Schwierigkeiten und relevanter Komplikationsmöglichkeiten (Nebenniereninfarkt, Blutung) nur bei der Seitenlokalisation des Hyperaldosteronismus eine Rolle zu. Beim Phäochromozytom ist im Zweifelsfall die Szintigrafie beweisend. Beim Cushing-Syndrom liegen zumeist größere Tumoren zugrunde (2–5 cm), die bildgebend sicher erfasst werden können. Auch beim Conn-Adenom, das meist nur zwischen 1,0 und 2,5 cm misst, ist die Verwendung dieser Technik durchaus umstritten. Während manche Autoren sie geradezu fordern [44], verlassen sich andere auf die Dünnschicht-CT-Untersuchung. Wir glauben, dass eine selektive Nebennierenvenenblutabnahme im Einzelfall zu begründen ist. Liegt ein Dünnschicht-CT mit streng einseitigem Tumorbefund vor, so sollte auf eine invasive Diagnostik verzichtet werden. Liegen bilaterale Tumoren vor, so muss die Seitenlokalisation vor Operation erzwungen werden. Die Aussagekraft der selektiven Venenblutabnahme kann nachhaltig gesteigert werden, indem neben Aldosteron auch Kortisol bestimmt wird. Hierdurch lässt sich die Verdünnung bei ungenügender Selektivität der Entnahme (venöses Mischblut) als Fehlerquelle sicher erkennen und der Wert kann numerisch korrigiert werden. Gelingt eine Seitenlokalisation in der selektiven Nebennierenvenenblutentnahme nicht, so liegt fast stets eine bilaterale adrenale Hyperplasie vor.

3.4.6 Intraoperative Diagnostik

Sonografie

Die intraoperative Sonografie ist für die Evaluation der Nebenniere in erfahrener Hand nützlich, wenn nach kleinen Tumoren (1 cm) gefahndet wird. Bei der partiellen Adrenalektomie ist diese Methode im Rahmen der endoskopischen Operation höchst empfehlenswert, um die fehlende Palpation zu ersetzen. Gelegentlich kann bei fettreichem Retroperitoneum die Sonografie nützlich sein, um die Nebenniere und umliegende Strukturen sicher zu identifizieren.

Biopsie

Eine intraoperative Biopsie hat keine wesentliche Bedeutung. Insbesondere bei Malignomverdacht hat sie zu unterbleiben, um das Ziel der En-bloc-Resektion in No-touch-Technik nicht zu gefährden.

3.4.7 Indikation

Die Indikation zur Operation besteht bei fokaler Hormonproduktion und/oder Verdacht auf ein primäres Malignom.

Malignomverdacht mit chirurgischem Handlungsbedarf besteht bei jedem Tumor einer Größe von mehr als 5 cm. Manche Autoren geben hier auch einen Schwellenwert von 4,5 oder 4 cm an. Für jeden dieser Werte lassen sich je nach Kollektiv und angestrebter Sensitivität und Spezifität gute Argumente finden. Bilaterale Tumoren sind grundsätzlich auch verdächtig für eine Nebennierentuberkulose oder eine kongenitale adrenale Hyperplasie. In Endemiegebieten muss auch an eine Histoplasmose gedacht werden. Bilaterale Nebennierentumoren im Rahmen metastasierender Erkrankungen sind regelhaft keine Indikation zur Operation. Bei einseitigen Metastasen kann die Entfernung im Einzelfall bei langer Latenz seit Auftreten des Primarius und nach Ausschluss anderer Fernmetastasen Sinn machen.

Das primär adrenale Cushing-Syndrom auf der Basis eines unilateralen kortisolproduzierenden Tumors ist regelhaft eine Indikation zur Operation. Allerdings muss bei **Hyperkortisolismus** ein hypothalamisch-hypophysäres Cushing-Syndrom laborchemisch und durch Bildgebung der Sellaregion sicher ausgeschlossen sein. Dieses Krankheitsbild wird heute mit großem Erfolg transsphenoidal neurochirurgisch behandelt und bedarf im Regelfall daher keiner Operation des Erfolgsorgans Nebenniere. Eine zweite Therapielinie bildet die Bestrahlung der Hypophyse, doch setzt der Effekt erst mit Latenz ein. Nur bei Fehlschlagen der neurochirurgischen Behandlung ist heute die bilaterale Adrenalektomie noch indiziert. Wir glauben, dass eine Adrenalektomie bei subklinischem Cushing-Syndrom im Rahmen eines Inzidentaloms (bis zu 20 %) langfristig nützlich ist. Der Beweis durch Studien steht aus.

Ein Hyperaldosteronismus mit unilateralem Nebennierentumor ist eine Regelindikation zur (ggf. partiellen) Adrenalektomie.
Androgenproduzierende Nebennierentumoren sollten im Kindesalter und bei der Frau stets entfernt werden. Beim Mann wird die Diagnose selten gestellt. Hier erfolgt die Indikationsstellung größenabhängig.
Katecholaminproduzierende Tumoren der Nebenniere sind immer eine Operationsindikation, da bei Fortdauer der Hormonsekretion ein hohes Risiko für kardiovaskuläre Komplikationen besteht. Gerade bei großen Tumoren ist der Nachweis der Hormonproduktion nicht immer einfach.

3

Hormoninaktive Tumoren werden ab einer Größe von 4–5 cm entfernt, um ein Malignom auszuschließen.

Auch die familiären Phäochromozytome stellen eine Operationsindikation dar. Noch nicht abschließend geklärt ist aber das Vorgehen bei uni-/bilateraler Nebennierenmanifestation bei MEN II oder VHL2-Syndrom: Beide Erkrankungen zeigen ein erhöhtes Rezidivrisiko (10–20 %) nach inkompletter NN-Resektion. Auf der anderen Seite führt eine beidseitige NN-Resektion zu einem Morbus Addison, vergesellschaftet mit einer dauerhaften Medikamentensubstitution, und ist gleichzeitig in bis zu 50 % der Fälle trotz ausreichender Hormonsubstitution mit einer Einschränkung der Lebensqualität verbunden. Grundsätzlich kann eine partielle bzw. subtotale Adrenalektomie in Betracht gezogen werden, wenn im Vorfeld der Operation Genotyp und Heredität ermittelt wurden, da die familiären Phäochromozytome gegenüber den sporadischen kein erhöhtes Malignitätsrisiko aufweisen. Hierdurch kann auf eine permanente Substitution im Weiteren verzichtet werden.

Sollte eine partielle Resektion durchgeführt worden sein, ist die regelmäßige Nachsorge mit biochemischen Untersuchungen durchzuführen.

3.5 Operative Therapie

3.5.1 Allgemeine Aspekte

Therapieziele der Nebennierenchirurgie sind:

- dauerhafte Behandlung einer pathologischen Hormonproduktion,
- Behandlung von durch große Tumoren verursachten mechanischen Komplikationen und/oder
- Nachweis und die Behandlung eines malignen Tumors.

In aller Regel lassen sich solche Eingriffe elektiv nach entsprechender Diagnostik und Vorbereitung vornehmen. Eine Mehrschritttherapie kann in Einzelfällen indiziert sein. Um den Totalverlust der Nebennierenfunktion zu vermeiden, kann es im Einzelfall bei Erkrankungen beider Nebennieren mit Betonung einer Seite, z. B. beim adrenalen Hyperkortizismus oder Hyperaldosteronismus, indiziert sein, erst das größere Organ zu entfernen und den Erfolg dieser Maßnahme abzuwarten.

Bei malignen Nebennierentumoren folgt der operative Eingriff den Radikalitätskriterien der onkologischen Chirurgie. Es kann notwendig werden, aus Gründen der Radikalität eine multiviszerale Resektion durchzuführen.

Ist die Mitentfernung einer Niere wahrscheinlich, sollte präoperativ eine seitengetrennte Kreatinin-Clearance durchgeführt werden, um eine postoperative dialysepflichtige Niereninsuffizienz auszuschließen.

3.5.2 Operationsvorbereitung

Schon die Operationsvorbereitung setzt die spezielle Erfahrung des Operateurs voraus. Die aufwendige spezifische Diagnostik und die Seltenheit der infrage kommenden Erkrankungen machen die enge Kooperation aller beteiligten Disziplinen notwendig. Die Durchführung einer Nebennierenoperation setzt neben der technischen Expertise des Chirurgen ein geeignetes Umfeld zur präoperativen Diagnostik und perioperativen Behandlung voraus.

Alle hormonbildenden Nebennierentumoren führen zu einer arteriellen Hypertonie. Die kardiovaskulären und renalen Dauerschäden müssen sorgfältig abgeklärt und ggf. die Hypertonie therapeutisch eingestellt werden. Bei vermehrter Produktion von Kortisol oder Katecholaminen tritt eine Hyperglykämieneigung ein, die unter Umständen therapiebedürftig ist. Der Hyperaldosteronismus führt zu einer chronischen Depletion der Kaliumspeicher, die präoperativ aufgefüllt werden sollten.

Neben dem Hinweis auf die üblichen Komplikationen eines retroperitonealen Eingriffs sind einige spezielle Aufklärungshinweise empfehlenswert. Eine arterielle Hypertonie ist auch bei Entfernung des ursächlichen Tumors nicht immer reversibel. Insbesondere bei Morbus Conn kann der Therapieerfolg ausbleiben, wenn der entfernte Tumor nur ein kleines Inzidentalom war und im Weiteren eine bilaterale adrenale Hyperplasie vorliegt. Chronischer Hyperkortizismus ist mit stark erhöhtem perioperativem Risiko (Gefäßfragilität, Infektionsrisiko, Addison-Krise) behaftet. Die perioperative Therapie bei Morbus Cushing und Phäochromozytom erfordert ein erweitertes Monitoring und oft den Verbleib auf einer Intensiv-/Wachstation für einige Tage. Bei der dorsalen offenen Adrenalektomie ist auf die Möglichkeit einer chronischen Neuralgie durch Schädigung des Subkostalnervs hinzuweisen. Bei linksseitiger Adrenalektomie ist auf die Möglichkeit einer Verletzung von Milz und Pankreas mit ihren Folgen hinzuweisen. Die Aufklärung vor multiviszeralen Resektionen mit Nephrektomie sollte umfassend sein. Hier ist von Bedeutung, dass auch das familiäre Umfeld ausführlich in das Gespräch einbezogen wird.

Blutverluste sind bei Eingriffen wegen nichtmaligner Tumoren unabhängig von der Vorgehensweise in aller Regel gering (< 100 ml). Sicherheitshalber können zwei Erythrozytenkonzentrate vorbereitet sein. Empfehlenswert ist eine **perioperative Antibiotikaprophylaxe** mit einem Cephalosporin der 1. oder 2. Generation. Dies genügt als Single-Shot-Antibiose bei den meisten Patienten, kann aber bei solchen mit Hyperkortizismus wegen der zu erwartenden höheren Komplikationsrate über mehrere Tage fortgeführt werden.

Die Entlastung des Dickdarms etwa durch Klysmen oder eine nicht stringente orthograde Darmreinigung ist empfehlenswert, wenn mit einem ausgedehnteren retroperitonealen Eingriff gerechnet wird.

Präoperative Einstellung bei Morbus Conn

Der spezifische Effekt des Hyperaldosteronismus lässt sich auf Rezeptorniveau antagonisieren. Hierzu wird Spironolacton verwendet. Die Tagesdosen liegen mit 100–400 mg/d höher als in der Behandlung der nichtadrenalen Hypertonie. Das Medikament wird in zwei, maximal drei Dosen verabreicht. Eine Anwendung über einige Wochen korrigiert das Kaliumdefizit verlässlich.

Präoperative Einstellung beim Phäochromozytom

Nicht beherrschbare Blutdruckkrisen und/oder das Auftreten von malignen Herzrhythmusstörungen sind gefürchtete Komplikationen in der perioperativen Phase.

Eine gute präoperative Blockade mit sicherer Blutdruckbeherrschung ist der Grundstein für eine risikoarme Operation des Phäochromozytoms. Das typische Vorgehen besteht in einer α-Blockade mit Phenoxybenzamin. Phenoxybenzamin wirkt irreversibel und muss einschleichend verabreicht werden, um krisenhaften Blutdruckabfall zu vermeiden. Wir beginnen unter sechsmal täglicher Blutdruckkontrolle mit einer Dosis von 3 × 10 mg/d p. o. und steigern dann auf 4 × 10 mg/d p. o. Die Steigerung wird alle zwei Tage fortgesetzt (4 × 15 mg/d, 4 × 20 mg/d, 4 × 30 mg/d, ggf. 4 × 40 mg/d bis zu 5 × 40 mg/d), bis keine Blutdruckspitzen mehr auftreten. Klinisch sollten eine milde Orthostase und immer eine nasale Kongestion erreicht werden. Zu diesem Zeitpunkt ist für eine kontrollierte intravenöse Volumenrepletion zu sorgen. Diese ist von zentraler Bedeutung, um einem krisenhaften intraoperativen Blutdruckabfall vorzubeugen, der bei Volumendefizit und plötzlichem Abfallen des Katecholaminspiegels auftritt. Aus demselben Grunde sind Diuretika in der präoperativen Blutdruckeinstellung bei Phäochromozytom kontraindiziert. Nach Erreichen einer adäquaten alpha-adrenergen Blockade kann zwei bis drei Tage vor dem geplanten Eingriff zusätzlich mit der Gabe eines Betablockers zur Prophylaxe von Herzrythmusstörungen begonnen werden. Hier ist darauf zu achten, dass ein Betablocker nie als erstes Medikament gegeben werden sollte, da es aufgrund der Blockade der vasodilatatorischen Beta-Rezeptoren mit gleichzeitiger Stimulation von alpha-adrenergen Rezeptoren zu einer weiteren Steigerung bzw. Verschlechterung der Blutdrucksituation kommen kann. Kontraindikationen für die Verwendung von Phenoxybenzamin sind eine koronare Herzkrankheit (KHK), eine zerebrovaskuläre Insuffizienz oder eine vorliegende Schwangerschaft.

In einigen Zentren wird heute auf die präoperative Einstellung verzichtet und z. B. eine intraoperative Blutdrucksteuerung mit Kalziumkanalantagonisten vorgenommen, wobei dieses Verfahren noch der örtlichen Expertise vorbehalten bleibt. Es wird argumentiert, dass die alpha-adrenerge Blockade in der präoperativen Situation zu einer orthostatischen Dysregulation mit hieraus resultierenden Verletzungen bis hin zu schwerwiegenden Kreislaufdysregulationen führen kann, obwohl eine effektive rein intraoperative Kreislaufkontrolle zu einem gleichen intra- und postoperativen Outcome führt. Die Effektivität einer präventiven alpha-adrenergenen Blockade ist bis heute jedoch noch nicht abschließend geklärt und erfordert weiterführende Studien.

Die präoperative Verabreichung von Inhibitoren des adrenomedullären Stoffwechsels wie Metyrosin (α-Methyl-para-Tyrosin) hat sich im europäischen Raum nicht durchgesetzt. Die Substanz wird, einschleichend mit 4 × 250 mg/d, in Dosen bis zu 4 g/d verabreicht, führt aber in > 10 % zu Schläfrigkeit und extrapyramidalen Symptomen. Wichtig ist, dass die Verabreichung aller Blutdruckmedikamente ab 4 Stunden vor Operation unterbleibt.

Präoperative Einstellung beim Cushing-Syndrom

Eine präoperative adrenolytische Therapie ist beim adrenalen, durch einen unilateralen Tumor verursachten Cushing-Syndrom selten indiziert. Die Operationsbelastung durch eine laparoskopische/retroperitoneoskopische Adrenalektomie ist gering und die spezielle chirurgische Intensivmedizin ist in der Lage, die metabolischen Veränderungen der perioperativen Phase abzufangen. Im Einzelfall kann die Gabe von Metyrapon, einem Enzyminhibitor der Kortikosteroidogenese, angezeigt sein. Mitotan kann zur definitiven adrenokortikolytischen Therapie eingesetzt werden. Es hemmt die 11β-Hydroxylase. Da der Effekt mit einer irreversiblen Schädigung der Mitochondrien und Untergang der kortisolreduzierenden adrenokortikalen Zellen einhergeht, ist Mitotan bei unilateralen Erkrankungen nicht indiziert.

3.6 Spezielle Operationstechnik

3.6.1 Allgemeines

Die **minimalinvasive Adrenalektomie** ist heute der Goldstandard in der operativen Behandlung benigner Nebennierentumoren. Offene Verfahren können bei gesichertem Malignom, dringendem Malignomverdacht oder großen Tumoren (> 6–8 cm) zur Anwendung kommen. Ziel der offenen Vorgehensweise ist hier das primär radikale Vorgehen en bloc unter Mitnahme der periaortalen und interaortokavalen Lymphknoten.

Der geeignete Zugang bestimmt den Erfolg der Adrenalektomie (➤ Abb. 3.7), denn die Technik der Organentfernung selbst ist verhältnismäßig einfach. Die normale Nebenniere wird von jeweils drei Aa. und Vv. suprarenales versorgt, die von medial zum kranialen, mittleren und kaudalen Anteil des Organs verlaufen (➤ Abb 3.8). Unabhängig von der Vorgehensweise empfiehlt es sich, den medialen kaudalen Nebennierenpol zu identifizieren und den medialen Rand der Drüse zu versorgen. Das venöse Hauptgefäß der linken Nebenniere mündet in die linke Nierenvene, die beim Absetzen nicht eingeengt werden darf. Die venösen Gefäße der rechten Seite sind meist sehr kurz und münden unmittelbar in die V. cava inferior. Bei unvorsichtiger Präparation kann es zum Ausriss der Gefäßmündung aus der unteren Hohlvene kommen.

3.6.2 Verfahrenswahl

Grundsätzlich gelten folgende Regeln bei der Wahl des Verfahrens:

Der unilaterale Tumor von < 6–8 cm Größe wird minimalinvasiv laparoskopisch oder retroperitoneoskopisch operiert.

Bilaterale Tumoren werden retroperitoneoskopisch oder ggf. durch offene dorsale Adrenalektomie angegangen.

Große oder dringend malignomverdächtige Tumoren können primär offen transperitoneal oder, bei entsprechender operativer Expertise, laparoskopisch operiert werden [7]. Dabei wird nicht nur die Nebenniere, sondern auch das periadrenale Fett en bloc mitgenommen. Bei Organüberschreitung erfolgt die radikale paraaortale und interaortokavale Lymphknotenresektion und ggf. die multiviszerale Resektion.

- Bei Operationen wegen Phäochromozytoms wird der venöse Abfluss im ersten Schritt okkludiert.
- Bei bilateralen Phäochromozytomen ist der unilateralen Adrenalektomie mit kontralateraler partieller Adrenalektomie aus funktionellen Gründen der Vorzug gegenüber einer totalen Adrenalektomie zu geben.

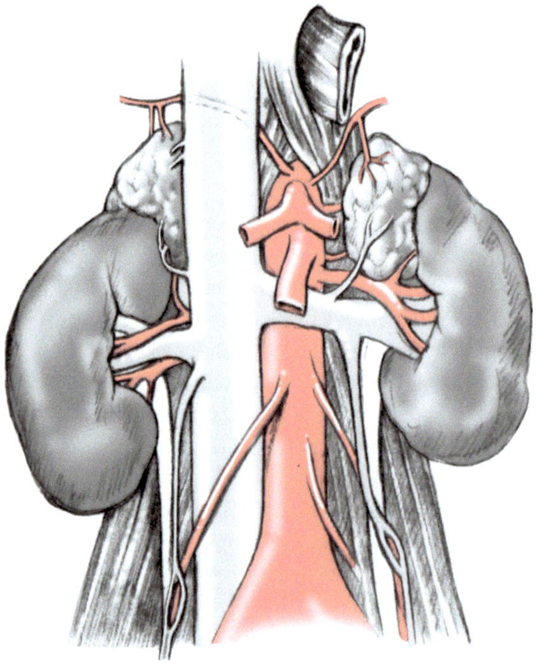

Abb. 3.8 Anatomische Lage der Nebennieren. Die rechte Nebenniere wird bei der Ansicht von ventral partiell von der V. cava inferior verdeckt. Die Nebennieren haben in der Regel jeweils drei an der Medialseite gelegene arterielle und venöse Gefäßäste. Die Hauptvene der linken Nebenniere mündet meist in die linke Nierenvene. [L108]

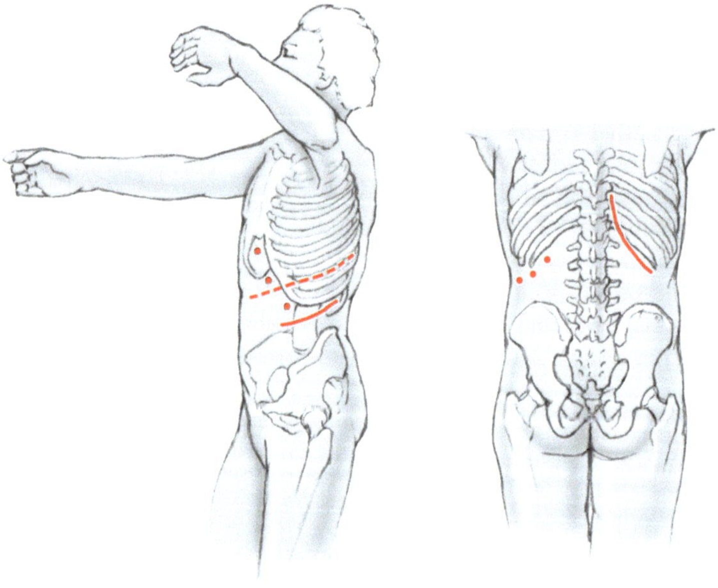

Abb. 3.7 Typische Adrenalektomiezugänge. [L108]

- Bei Adrenalektomie wegen eines unbeherrschbaren zentralen Cushing-Syndroms ist die bilaterale Adrenalektomie der einzige sichere Weg zum langfristigen Behandlungserfolg.
- Bei Operationen wegen eines kortisolproduzierenden Nebennierentumors ist ab einer Größe von 4 cm in etwa 30 % mit einer Malignität zu rechnen und entsprechend radikal vorzugehen.
- Minimalinvasive Verfahren in der Nebennierenchirurgie sollte nur anwenden, wer durch Konversion zum offenen Situs eine Lokalkomplikation sicher beherrschen kann.
- Single-Port-Operationen sind möglich.

3.6.3 Minimalinvasive Adrenalektomie

Laparoskopische minimalinvasive Adrenalektomie

Diese Technik wird häufig und mit sehr gutem Erfolg verwendet. Zu unterscheiden sind hierbei der ventrale laparoskopische Zugang und der laterale laparoskopische Zugang.

Der Zugang zum Retroperitoneum erfolgt jeweils durch das Peritoneum. Die Techniken nutzen allseits bekannte Orientierungspunkte. Bei der Lagerung ist zu beachten, dass der Patient für den lateralen Zugang streng seitlich gelagert wird. Nur so kommt der nützliche Effekt der Gravitation zur Exposition des Situs voll zum Tragen. Eine wesentliche Erweiterung des Operationsgebietes erzielt man durch ein „seitliches Aufklappen“ des Patienten um 20–30 %. Drei Trokare werden etwa 1 cm kaudal des Rippenbogens eingeführt. Sie sind zwischen mittlerer Axillarlinie und Medioklavikularlinie positioniert.

Auf der **rechten** Seite muss die Leber nach kranial gehalten werden, ggf. hilft eine Kopfkippung des Tisches. Der wichtige Orientierungspunkt sind die Leberunterfläche und der laterale Rand der V. cava. Eine kraniokaudal orientierte Präparation längs des lateralen Hohlvenenrandes führt verlässlich zum Auffinden der rechten Nebennierenhauptvene. Diese wird zentral am besten doppelt mit Clips versorgt und durchtrennt. Es folgt die Abtrennung von der Leberunterfläche, der retroperitonealen Faszie und sodann vom Nierenoberpol.

Auf der **linken** Seite wird die Milz so weit mobilisiert, bis die Magenhinterwand gut sichtbar ist. Dieser Schritt ist entscheidend, um den nötigen Bewegungsfreiraum zu erhalten. Die Milz fällt dabei nach medial und öffnet so ein Spatium am Pankreasunterrand. Erst wenn dieses durchtrennt ist, wird die linke Nebenierenhauptvene aufgesucht und durch Clips doppelt ligiert. Bei diesem Schritt ist eine sichere Identifikation erforderlich, um eine akzidentelle Durchtrennung der linken Nierenvene, in die diese Vene mündet, zu vermeiden. Die Entfernung des Organs erfolgt stets in einem Bergebeutel, um eine peritoneale Aussaat zu vermeiden. Die Einlage einer Drainage ist in den seltensten Fällen erforderlich. Die Verwendung von Ultraschalldissektoren (z. B. Ultracision®, Ligasure®) macht das Präparieren im retroperitonealen Fettgewebe einfach und sicher. Die Verwendung von Multiclip-Applikatoren vereinfacht die Versorgung kleiner Zusatzgefäße und v. a. der Arterien. Im Regelfall wird eine Adrenalektomie mit allem umgebenden Gewebe durchgeführt. Besteht eine Indikation zur partiellen Adrenalektomie, so ist die Verwendung eines endoskopischen Ultraschallkopfs von 1 cm mit 7,5-mHz-Sonde höchst nützlich, um Zweittumoren nicht zu übersehen.

Die retroperitoneoskopische minimalinvasive Adrenalektomie

Diese Technik wird mit ebenfalls sehr gutem Erfolg verwendet. Der Zugang zum Retroperitoneum erfolgt von dorsal, entweder als posteriores oder laterales retroperitoneoskopisches Verfahren. Bei der Lagerung ist zu beachten, dass der Patient auf dem Bauch mit Rundrücken gelagert wird. Drei Trokare werden unmittelbar kaudal der 11. und/oder 12. Rippe eingebracht. Bei der Anlage des Pneumoretroperitoneums wird ein Druck von 20–30 mmHg empfohlen. Der Raum wird dorsal der Gerota-Faszie geöffnet und die Nebenniere von dorsal exponiert. Orientierungspunkte sind rechts die Hohlvene und links die Aorta, beidseits der obere Nierenpol. Durch Raumnot ist die Methode bei Tumoren von mehr als 8 cm Durchmesser schwierig durchführbar.

Ein Vorteil des retroperitoneoskopischen Vorgehens besteht bei Operation beidseitiger Nebennierentumoren.

Die Operationszeit und die postoperative Verweildauer sind beim laparoskopischen und retroperitoneoskopischen Verfahren etwa vergleichbar.

3.6.4 Offene Adrenalektomie

Die transperitoneale offene Adrenalektomie

Der Zugang zum Retroperitoneum erfolgt transabdominal. Bei der Lagerung ist zu beachten, dass der Patient etwa 20 bis 30 Grad „aufgeklappt“ wird. Es kann eine Median- oder eine quere Oberbauchlaparotomie verwendet werden. Die Indikation zum transperitonealen offenen Verfahren wird bei großen Tumoren (> 8–10 cm) oder dringlichem Malignomverdacht oder ggf. bei Vorliegen beidseitiger Tumoren gestellt. Die Operation nutzt dieselben Orientierungspunkte wie der laparoskopische Eingriff. Bei fettleibigen Patienten kann der laparoskopische Beginn zur Präparation der Milz und linken Kolonflexur nützlich sein. Eine gute Exposition der linken Nebenniere gelingt nach Ablösung des Omentum majus vom linken Querkolon und der Kaudaldislokation der linken Kolonflexur. Auf der rechten Seite kann das Kocher-Manöver durchgeführt werden, um hier eine bessere Mobilisation zu erreichen. Die weitere Technik entspricht der des laparoskopischen Vorgehens.

Die extraperitoneale laterale offene Adrenalektomie

Diese Technik gestattet einen sehr guten Überblick über die obere Nierenpolregion. Sie ist heute noch bei Kontraindikationen zum laparoskopischen Vorgehen indiziert. Der Patient wird wie zur transperitonealen laparoskopischen Operation gelagert. Die Inzision erfolgt am Unterrand der 12. Rippe von der Medioklavikularlinie bis zur hinteren Axillarlinie. Die Muskeln werden schichtweise durchtrennt. Eine Eröffnung des Peritoneums wird streng vermieden. Die Nebenniere wird von der Dorsalseite der Gerota-Faszie her aufgesucht und nach Versorgung der Gefäße entfernt.

Die retroperitoneale dorsale offene Adrenalektomie

Auch diese Technik ist schnell und komplikationsarm. Die Lagerung erfolgt wie zur retroperitoneoskopischen Operation. Die Operation ist bilateral anwendbar und eignet sich auch zur Operation großer Tumoren (bis 10 cm). Der Hautschnitt erfolgt am Unterrand der 10. oder 11. Rippe sowie paravertebral etwa 8 cm nach kaudal. Die 11. und/oder 12. Rippe wird reseziert. Hierdurch entsteht ein direkter Zugang zur Nebenniere. Die Entfernung erfolgt wie zuvor beschrieben.

3.6.5 Komplikationen

Insgesamt und gerade bei den laparoskopisch/retroperitoneoskopischen Verfahren sind die perioperative Morbidität und Mortalität sehr gering [40].

Die wichtigsten intraoperativen Komplikationen (Blutung, intraabdominale Organverletzung, hormonelle Reaktion) lassen sich durch sorgfältige Präparation vermeiden.

Postoperativ haben vor allem Patienten mit einem Cushing-Syndrom gesteigerte Raten entzündlicher Komplikationen wie Wundinfekte oder Pneumonien (bis zu 30–50 %), die sich durch eine konsequente Antibiotikaprophylaxe und Physiotherapie deutlich senken lassen. Für diese Patienten ebenfalls erhöht ist die Rate thrombembolischer Komplikationen.

Bei lateralem offenem Zugang tritt nicht selten eine Relaxation der Flankenmuskulatur auf. Diese kann möglicherweise durch primäres Einbringen eines Kunststoffnetzes verhindert werden. Bei dorsalem und lateralem Zugang besteht eine Gefahr der chronischen Neuralgie der Inter- oder Subkostalnerven. Metabolische Komplikationen treten meist postoperativ auf und können durch geeignete konservative Therapie beherrscht werden.

3.6.6 Folgeeingriffe

Die Reoperation wegen Rezidiven oder Metastasen adrenokortikaler Malignome kann das Gesamtüberleben verlängern. Fünf-Jahres-Überlebensraten von 39–57 % sind bei vollständig resezierbaren Rezidiven möglich. Dies vor allem, wenn zwischen Ersteingriff und Auftreten eines Rezidivs mehr als ein Jahr lag [13], [17], [35].

Gegebenenfalls kann die operative Therapie mittels Chemotherapie und Mitotan ergänzt werden. [15]

3.6.7 Postoperative Behandlung

Eine adrenokortikale Insuffizienz nach bilateraler bzw. subtotaler Adrenalektomie führt zu einer postoperativen Addison-Krise aufgrund des bestehenden **absoluten oder relativen Glukokortikoid- und/oder Mineralokortikoidmangels.**

Der Verdacht besteht beim Auftreten von Leistungsschwäche, Adynamie, unklaren Flüssigkeitseinlagerungen und Störungen der zerebralen Funktion bis hin zur Bewusstlosigkeit. Im Vollbild der Addison-Krise ist der Patient vital bedroht. Die Behandlung erfolgt bereits auf Verdacht, und die klinische (vor allem zerebral bedingte) Symptomatik bessert sich nach Kortisongabe schlagartig. Zur Einschätzung der zu substituierenden Dosis wird der postoperativ durchzuführende Synacthentest (Synacthen®) durchgeführt, welcher die Restfunktion der Nebennieren festlegt. Die Patienten müssen postoperativ ausführlich und intensiv über das bestehende Krankheitsbild und die weitreichenden potenziellen Folgen aufgeklärt werden. Zudem hat sich die Aushändigung eines Ausweises bewährt, welcher auf den Verlust der Nebennieren hinweist, sodass in Situationen, welche einen erhöhten Kortisolspiegel erforderlich machen, wie Infekte oder Operationen, entsprechend reagiert werden kann.

Nach Entfernung von unilateralen kortisolproduzierenden Tumoren ist ebenfalls eine Substitution mit Glukokortikoiden aufgrund der meist vorbestehenden Atrophie der kontralateralen Nebennierenrinden durch die Ausbildung eines postoperativen relativen Glukokortikoidmangels erforderlich. Ihr Ausmaß richtet sich nach Schwere und Dauer des präoperativen Hyperkortizismus. Bei manifestem Cushing-Syndrom ist ein Ausschleichen über zumindest 8–12 Wochen unter engmaschiger Kontrolle empfehlenswert. Bei Cushing-Patienten kann zur Steuerung des entgleisenden Glukosestoffwechsels die parenterale Dauerapplikation von Insulin erforderlich sein.

Wurde präoperativ ein subklinisches Cushing-Syndrom nicht ausgeschlossen, so ist in 5–20 % der Patienten damit zu rechnen, dass es vorgelegen hat. Demzufolge brauchen alle Patienten, die wegen eines Inzidentaloms operiert werden, dessen Kortisolbildung nicht hinreichend abgeklärt wurde, zumindest für eine Woche eine perioperative Substitution. Wir empfehlen Hydrokortison in folgender Dosierung:

OP-Tag	100 mg i. v.
Tag 1 p. o.	80 mg i. v.
Tag 2 p. o.	20–0–10 mg
Tag 3 p. o.	15–0–10 mg
Tag 4 p. o.	15–0–5 mg
Tag 5 p. o.	10–0–5 mg
Tag 6 p. o.	10–0–10 mg
Tag 7 p. o.	5–0–10 mg

Es ist anzunehmen, dass die Verbreitung eines postoperativen subklinischen Morbus Addison deutlich unterschätzt wird.

Nach Entfernung von katecholaminproduzierenden Tumoren ist unmittelbar postoperativ eine engmaschige Kontrolle der Kreislaufparameter notwendig, am besten über einen schon intraoperativ benutzten arteriellen Katheter zur kontinuierlichen Blutdruckmessung. Es ist sicherzustellen, dass die vorgängigen Medikamente nicht in die postoperative Therapie übernommen werden.

Nach Entfernung eines Conn-Adenoms oder eines unilateralen Phäochromozytoms, also eines nicht kortisolproduzierenden Nebennierentumors, hat die (partielle) einseitige Nebennierenresektion keine funktionelle Bedeutung, sodass eine perioperative Kortisonsubstitution verzichtbar ist.

Adrenogene Steroide haben erhebliche Wirkung auf das Gesamtkörperwasser und seine Verteilung. Deshalb ist die Volumenbilanz mit hinreichender Urinproduktion klinisch stets sorgfältig zu kontrollieren. Ebenso engmaschig kontrolliert werden müssen die Serumelektrolytwerte.

3.7 Therapie des malignen Nebennierentumors

Die Prognose und die 5-Jahres-Überlebensraten fortgeschrittener Nebennierenrindenkarzinome sind schlecht. Ursächlich hierfür sind häufige Lokalrezidive und Fernmetastasen in zentralen Organen. Die Reoperation zur Tumormassenreduktion vermag den Verlauf oft erheblich zu verlängern und hormonexzessbedingte Symptome zu lindern. Als Standardtherapie wird bei Verdacht auf ein lokalisiertes NN-Karzinom die offene Adrenalektomie mit lokoregionärer Lymphadenektomie empfohlen. Hingegen kann die Behandlung mit Mitotan (Lysodren®), als selektives Zytostatikum, ggf. in Kombination mit anderen Chemotheraqpeutika, im Einzelfall erstaunlich wirksam sein, auch um einen Hormonexzess zu behandeln. Die Dosierung hängt stark von der Therapieintention und der individuellen Verträglichkeit ab. Dosen von 8–10 g/d sind meist noch tolerabel, Maximaldosen von 18 g/d werden verabreicht. Mitotan wird in 3–4 Dosen pro Tag verteilt gegeben. Ausgeprägte Nebenwirkungen sind typisch. Hierzu zählen Depression und globale zerebrale Leistungsminderung (30 %), Schwindel (15 %), Hautausschlag (12 %), Appetitlosigkeit (24 %), Übelkeit (39 %), Erbrechen (37 %). Bei Anwendung sollte stets die Substitution von Kortisol bedacht werden, da es zu einer bilateralen Nebennierenrindenhormonsuppression kommt. Ein Lebensverlängerung unter einer adjuvanten Mitotantherapie alleine konnte bislang nicht nachgewiesen werden. Auch wenn einige Studien anzeigen, dass die unmittelbar postoperativ begonnene Mitotantherapie das Auftreten von Rezidiven hinauszögert, so ist dieser Effekt doch keineswegs durchgängig. Zurzeit wird geprüft, ob eine Mitotantherapie bei kompletter R0-Resektion und niedriger Proliferationsrate (KI-67 kleiner 10 %) einer therapiefreien Nachsorge überlegen ist. Bei Auftreten von Fernmetastasen (Stadium IV) wird von anderen Autoren eine Kombination aus Mitotan mit einem weiteren Chemotherapeutikum wie Etoposid oder Cisplatin gegenüber einer Monotherapie favorisiert. [15]

Bei Verwendung einer adjuvanten Therapie ist eine Mitotan-Serumspiegelbestimmung unbedingt wünschenswert, da das Medikament erst ab einer Konzentration von 14–25 mg/ml wirksam wird.

Bei histologischem unklarem Resektionstatus (RX) oder mikroskopisch unvollständiger Resektion (R1) gelingt durch eine zusätzliche postoperative Radiatio eine gute lokale Tumorkontrolle mit signifikanter Senkung der Lokalrezidivrate, leider hat dies aber keinen Effekt auf das Gesamtüberleben. [16]

Das maligne Phäochromozytom ist selten. Die 5-Jahres-Überlebensrate liegen unter 50 %. Lokalrezidive sollten chirurgisch aggressiv angegangen werden. Auch solitäre Fernmetastasen sollten so weit wie möglich entfernt werden, um hormonassoziierte Symptome zu beseitigen. Der Wert einer ^{131}J-MIBG-Therapie ist noch nicht klar erwiesen. Schmerzhafte Skelettmetastasen sprechen gut auf eine externe Radiatio an. Eine Polychemotherapie mit z. B. Dacarbazin, Vincristin und Cyclophosphamid kann palliativen Wert haben.

3.8 Nebennierentumoren in der Schwangerschaft

Ein Cushing-Syndrom in der Schwangerschaft ist selten, da der Hyperkortizismus den Eintritt der Schwangerschaft meist unmöglich macht. Tritt ein Hyperkortizismus auf, so ist er in über 60 % durch einen adrenalen Tumor bedingt. Dieser sollte minimalinvasiv in einem spezialisierten Zentrum entfernt werden, da die medikamentöse Einstellung wegen der teratogenen Wirkungen der verwendbaren Pharmaka (Mitotan, Aminogluthetimid, Ketoconazol) problematisch und die Wirksamkeit von Metyrapon nicht erwiesen ist. Eine Operation der Nebenniere kann auch in der Schwangerschaft unbeschadet überstanden werden. Nur eine Behandlung des Hyperkortizismus vermag die dramatische Rate der Totgeburten auf etwa 10 % zu reduzieren.

Ein Phäochromozytom kann in der Schwangerschaft durch Kompression symptomatisch werden und darf nicht mit einer Eklampsie verwechselt werden. Die Mortalität von Mutter und Fetus ist hoch mit 50 %. Die Diagnostik erfolgt durch Katecholamin- oder Metanephrinbestimmung im 24-h-Sammelurin. Provokationstests unterbleiben. Die Behandlung mit Alpha-Rezeptorenblockern ist sicher und oft auch entsprechend effektiv und sollte zeitnah nach Diagnosestellung eingeleitet werden. Wird konservativ behandelt, so sollte die Entbindung zur Risikominimierung für die Mutter durch Sectio caesarea erfolgen in Kombination mit einer transabdominalen Entfernung des Tumors.

Es gibt keinen Anlass für eine chirurgische Therapie eines Conn-Adenoms oder eines „Inzidentaloms" in der Schwangerschaft.

Die bildgebende Diagnostik beschränkt sich auf die MRT, mit der die relevanten Fragen zu klären sind. Operationstechnisch ist auch in der Schwangerschaft sicher den minimalinvasiven Methoden der Vorzug zu geben. Es ist nicht klar, ob der retroperitoneoskopische Zugang hier einen Vorteil bietet, da sich die Lagerung ggf. als schwierig erweisen könnte.

3.9 Prognose

Die Prognose behandelter Nebennierentumoren ist abhängig von ihrer Dignität. Kleine Nebennierenkarzinome werden oft erfolgreich chirurgisch saniert, doch sind sie selten. Große Karzinome haben eine eher schlechte Prognose (s. o.).

Der Langzeitverlauf nach Therapie eines kortisolproduzierenden Adenoms ist prinzipiell gut, doch hinterlässt ein länger bestehender Hyperkortizismus schwerwiegende Störungen des metabolischen Systems, der Gefäße und der Knochen.

Der Langzeitverlauf nach Entfernung eines Conn-Adenoms ist prinzipiell gut. Der fixierte, persistierende Anteil der Hypertonie bestimmt den weiteren Verlauf.

Auf den Zusammenhang zwischen Nebennierentumoren und anderen Tumoren im Rahmen der multiplen endokrinen Neoplasie (MEN) wird an anderer Stelle eingegangen (➤ Kap. 4). Der prognostisch limitierende Faktor ist bei dieser Konstellation jedoch meist das C-Zell-Karzinom der Schilddrüse, nicht der Nebennierentumor.

3.10 Nachsorge

Patienten mit Hyperkortizismus müssen bis zur Beendigung der Kortikosteroidtherapie engmaschig überwacht werden. Für die MEN und andere genetische Tumorerkrankungen existieren engmaschige Nachsorgeprogramme. Für das sporadische Phäochromozytom und das Conn-Adenom ist eine Nachsorge nur bezüglich der arteriellen Hypertonie erforderlich.

Bei bösartigen Neoplasien erfolgt die Nachsorge zunächst in dreimonatigen Intervallen. Dabei ist besonders auf das Auftreten von Metastasen (laborchemische und bildgebende Diagnostik inkl. der Steroidprofile im Urin) zu achten, da auch palliative Operationen zur Reduktion der hormonproduzierenden Tumormasse bei operablem Gesamtzustand in der Regel indiziert sind.

LITERATUR

[1] Addison, T. On the constitutional and local effects of disease of the suprarenal capsules, London: Samuel Highley, 1855. Cited by: Mihai R, Farndon, JR.: Surgical embryology and anatomy of the adrenal Glands. In: Clark, O H, Duh, Q. (eds.): Textbook of Endocrine Surgery. Philadelphia: W. B. Saunders; 1997, p. 447–459.
[2] Arnaldi G, Angeli A et al.: Diagnosis and complications of Cushing's syndrome: A consensus statement. J Clin Endocrinol Metab 2003; 88: 5.593–5.602.
[3] Azziz R, Sanchez LA et al.: Androgen Excess in Women: Experience with over 1.000 consecutive patients. J Clin Endocrinol Metab 2004; 89: 453–462.
[4] Barzon L, Sonino N et al.: Prevalence and natural history of adrenal incidentalomas. Eur J Endocrinol 2003; 149: 273–285.
[5] Blake MA et al.: Adrenal lesions: characterization with fused PET/CT image in patients with proved or suspected malignancy – initial experience. Radiology 2006; 238(3): 970.
[6] Bloom W, Fawcett, D W: Adrenal glands and paraganglia. In: Dies.: A textbook of histology. Philadelphia, London, Toronto: WB Saunders; 1975: p. 540–555.
[7] Brix D et al., German Adrenocortical Carcinoma Registry Group: Laparoscopic versus open adrenalectomy for adrenocortical carcinoma: surgical and oncologic outcome in 152 patients. Eur Urol 2010; 58(4): 609–615.
[8] Caoili EM et al.: Differentiating adrenal adenomas from nonadenomas using (18)F-FDG PET/CT: quantitative and qualitative evaluation. Acad Radiol 2007; 14(4): 468.

[9] Chiodini I. Clinical review: Diagnosis and treatment of subclinical hypercortisolism. J Clin Endocrinol Metab. 2011; 96(5): 1.223–1.236.
[10] Conn J W: Presidential address: Part I. Painting background, Part II, Primary aldosteronism, a new clinical syndrome. J Lab Clin Med 1955; 45(1): 3–17.
[11] Cushing H: Clinical states produced by disorders of the hypophysis cerebri. In: Ders.: The pituitary body and its disorders. Philadelphia: JB Lippincott; 1912.
[12] Cuvier, G LC: Lecons d'anatomie comparée, Paris: Baudonin, 1800–1805. Cited by: Mihai R, Farndon, JR: Surgical embryology and anatomy of the adrenal glands. Clark, O H, Duh, Q. (eds.): Textbook of endocrine surgery. Philadelphia: W. B. Saunders; 1997, p. 447–459.
[13] Datrice NM et al.: Operative management for recurrent and metastatic adrenocortical carcinoma. J Surg Oncol 2012; 105(7): 709–713.
[14] Eustachius B: Opuscula Anatomica de Renum structura, Efficio et Administratione. Venice: V. V. Lucchino; 1564. Cited by: Hiatt JR, Hiatt N: The conquest of Addison's disease. Am J. Surg 1997; 174: 280.
[15] Fassnacht M et al.: Combination chemotherapy in advanced adrenocortical carcinoma. N Engl J Med 2012; 366(23): 2.189–2.197.
[16] Fassnacht M et al.: Efficacy of adjuvant radiotherapy of the tumor bed on local recurrence of adrenocortical carcinoma. J Clin Endocrinol Metab 2006; 91(11): 4.501–4.504.
[17] Gaujoux S et al.: Resection of adrenocortical carcinoma liver metastasis: is it justified? Ann Surg Oncol. 2012; 19(8): 2.643–2.645.
[18] Garcia C, Biller BM, Klibanski A: The role of the clinical laboratory in the diagnosis of Cushing syndrome. Am J Clin Pathol 2003; 120 (Suppl.): S38–45.
[19] Grumbach MM et al.: Management of the clinically inapparent adrenal mass („incidentaloma“). Ann Intern Med 2003;138(5):424.
[20] Hamrahian AH et al.: Clinical utility of noncontrast computed tomography attenuation value (hounsfield units) to differentiate adrenal adenomas/hyperplasias from nonadenomas: Cleveland Clinic experience. J Clin Endocrinol Metab 2005; 90(2): 871.
[21] Hennings J et al.: (11C)metomidate positron emission tomography of adrenocortical tumors in correlation with histopathological findings. J Clin Endocrinol Metab 2006; 91(4): 1.410.
[22] Henley DJ et al.: Adrenal cortical carcinoma: a continuing challenge. Surgery 1983; 94: 926–931.
[23] Israel GM et al.: Comparison of unenhanced CT and chemical shift MRI in evaluating lipid-rich adrenal adenomas. Am J Roentgenol 2004; 183(1): 215.
[24] Lam KY, Lo CY: Metastatic tumours of the adrenal glands: a 30-year experience in a teaching hospital. Clin Endocrinol 2002; 56: 95–101.
[25] MacFarlane DA: Cancer of the adrenal cortex: the natural history, prognosis, and treatment in a study of fifty-five cases. Ann R Coll Surg Engl 1958; 23: 155–186.
[26] Mattsson C, Young WF: Primary aldosteronism: diagnostic and treatment strategies. Jr Nat Clin Pract Nephrol 2006; 2(4):198.
[27] Mazzaglia PJ, Monchik JM: Limited value of adrenal biopsy in the evaluation of adrenal neoplasm: a decade of experience. Arch Surg 2009; 144:465.
[28] Metser U et al.: 18F-FDG PET/CT in the evaluation of adrenal masses. J Nucl Med 2006; 47(1): 32.
[29] Mihai R, Farndon, JR: Surgical embryology and anatomy of the adrenal glands. Clark, O H, Duh, Q. (eds.): Textbook of endocrine surgery. Philadelphia: W. B. Saunders; 1997, p. 447–459.
[30] Miskulin J et al.: Is preoperative iodine 123meta-iodobenzylguanidine scintigraphy routinely necessary before initial adrenalectomy for pheochromocytoma? Surgery 2003; 134: 918–922.
[31] Monkhouse W S, Khalique A: The adrenal and renal veins of man and their connections with azygos veins. J Anat 1986; 146:105.
[32] Neumann HPH, Pawlu C et al. for the European-American Paraganglioma Study Group: Distinct clinical features of paraganglioma syndromes associated with SDHB and SDHD gene mutations. JAMA 2004; 292: 943–951.
[33] Orchard T, Grant C S, van Heerden J A, Weaver A: Pheochromocytoma – continuing evolution of surgical therapy. Surgery 1993; 114: 1,153.
[34] Sahdev A et al.: CT and MR imaging of unusual locations of extra-adrenal paragangliomas (pheochromocytomas). Eur Radiol 2005; 15(1): 85–92.
[35] Schulick RD, Brennan MF. Long-term survival after complete resection and repeat resection in patients with adrenocortical carcinoma. Ann Surg Oncol 1999; 6(8): 719.
[36] Sippel RS, Chen H: Subclinical Cushing's syndrome in adrenal incidentalomas. Surg Clin North Am 2004; 84: 875–885.
[37] Stojadinovic A et al.: Adrenocortical adenoma and carcinoma: histopathological and molecular comparative analysis. Mod Pathol 2003; 16: 742–751.
[38] Sullivan M, Boileau M, Hodges CV: Adrenal cortical carcinoma. J Urol 1978; 120: 660–665.
[39] Waldayer A, Mayet A (eds.): Anatomie des Menschen. Berlin: de Gruyter; 1976: p. 257–264.
[40] Walz MK et al.: Posterior retroperitoneoscopic adrenalectomy – results of 560 procedures in 520 patients. Surgery 2006;140(6): 943–950.
[41] Weiss LM, Medeiros LJ, Vickery AL: Pathologic features of prognostic significance in adrenal cortical carcinoma. Am J Surg Pathol 1989; 13: 202–206.
[42] Welbourn, R B, Anonymous: The history of endocrine surgery. New York: Praeger; 1990: 147–210.
[43] Welch TJ et al.: Percutaneous adrenal biopsy: review of a 10-year experience. Radiology 1994; 193: 341.
[44] Wheeler MH, Harris DA: Diagnosis and management of primary aldosteronism. World J Surg 2003; 27: 627–631.
[45] Williams P L, Warwick R W, Dyson M, Bannister L H (eds.): Gray's Anatomy. New York: Churchill Livingstone; 1989:1.468–1.472.

KAPITEL

4

Peter E. Goretzki, Aycan Akca, Bernhard J. Lammers und Katharina Schwarz
unter ehemaliger Mitarbeit von Hans-Dietrich Röher

Neuroendokrine Tumoren

A Neuroendokrine Neoplasien – allgemeine Gesichtspunkte

4.1 Historie und Definition

Ausgehend von den ersten Erfahrungen an Tumoren des Dünndarms wurden früher alle neuroendokrinen Tumoren (NET) des gastroenteropankreatischen Systems (GEP) und später auch die anderer Lokalisationen wie z. B. des Bronchialsystems als „Karzinoide“ bezeichnet. Als Grundlage der Definition „neuroendokriner Tumor“ und „neuroendokrine Neoplasie“ wird die immunhistochemische Darstellung von Chromogranin A (cGA) und Synaptophysin im Tumor bzw. in Tumorzellverbänden gesehen, unabhängig von dem klinischen Bild der tumorbedingten Erkrankung, der sonstigen Erscheinungsform der Zellneubildung und der Lokalisation dieser Neoplasie im Körper. Die sehr unterschiedlichen Befunde in ein gemeinsames System zu integrieren ist weitaus schwieriger, als organbezogene Tumordefinitionen wie z. B. für den Magen oder das Pankreas zu schaffen. So waren die ersten Arbeiten hierzu auch reine Beschreibungen von Einzelfällen, für die Ende des 19. Jahrhunderts und im 20. Jahrhundert zunehmend gemeinsame pathophysiologisch begründete Systeme gesucht wurden (➤ Tab. 4.1). Keiner dieser hypothetischen Ansätze (gemeinsame Ursprungszelle, Netzwerk gemeinsamer Zellverbände im Körper etc.) hat sich jedoch mit neueren Methoden (Genetik und Epigenetik der Tumoren) bestätigen lassen. Somit ist man auch davon abgerückt, für die Definition nach pathophysiologischen und genetischen Gemeinsamkeiten zu suchen, wie dies noch Feyrter und Kultschitzky taten. Kultschitzky ging davon aus, dass allen neuroendokrinen Tumoren eine gemeinsame Ursprungszelle zugrunde liege, und Feyrter sprach von einem Netz diffus verteilter neuroendokriner Zellen, die ebenfalls gemeinsamen Ursprungs sein sollten. Williams und Sandler teilten die Tumoren schließlich nach ihrer phylogenetischen Zugehörigkeit in drei Gruppen (Foregut-/Midgut-/Hindgut-Tumoren) ein. Mit Ausnahme der Midgut-Tumoren des Dünndarms sind auch hier Unterschiede in den Gruppen größer als sinnvolle Gemeinsamkeiten. Erst mit Pearse wurden Mitte des 20. Jahrhunderts wieder die reine Deskription und der immunhistochemische Funktionsnachweis *(cells with ability of amine precurser storage and decarboxylation)* als Basis der Definition benutzt.

2011/2012 hat sich die Europäische Neuroendokrine Tumor Society (ENETS) schließlich auf die Definition der neuroendokrinen Neoplasien (NEN) geeinigt, die semantisch exakter ist als die der neuroendokrinen Tumoren. Eine Definition also, die nur einen Überbegriff für all diese potenziell malignen Erkrankungsentitäten gibt. So sind zusätzliche Gruppenbildungen und Definitionen wie z. B. eine TNM-Klassifikation der Neoplasie und ein Grading der Zellen notwendig, die auch therapeutisch sinnvoll genutzt werden können.

Tab. 4.1 Historie der pathophysiologischen Betrachtungsweise neuroendokriner Tumoren – Karzinome.

1888	Lubarsch	Erstbeschreibung eines neuroendokrinen Karzinoms des Ileums
1890	Ranson	Erstbeschreibung eines Patienten mit metastasiertem neuroendokrinem Karzinoms des Ileums
1907	Oberndorfer	Unterscheidung neuroendokriner Karzinome des GEP-Systems von den Karzinomen, führt den Ausdruck „Karzinoide" ein
1914	Gosset und Masson	NEC-Tumoren werden mit Silber anfärbbar (argentoaffine Tumoren)
1938	Feyrter	prägt den Ausdruck „diffuse endokrine epitheliale Organe"
1953	Lembeck	Serotoninnachweis in „Karzinoidtumoren"
1954	Thompson	prägt den Ausdruck „Karzinoidsyndrom" (von Waldenström/Cassedy/Flush bei „intestinalem Karzinoid")
1963	Williams und Sandler	teilen die NEC in Forgut-/Midgut-/Hindgut-Tumoren ein
1969	Pearse	entdeckt das APUD-System (amine precursor uptake and decarboxylation system)
1980	WHO	fasst Tumoren des diffusen endokrinen Systems zusammen
1995	Capella	führt eine Klassifikation der Tumoren durch
2006	ENET	die europäische Gruppe stellt eine neue TNM-Klassifikation auf
2012	ENET	ersetzt NET durch „(neuro)endokrine Neoplasie" (NEN)

NEC: neuroendokrines Karzionom; NET: neuroendokriner Tumor; NEN: neuroendokrine Neoplasie.

Diese pathologisch geprägte Weiterverfolgung der rein deskriptiven Zusammenfassung von Zellhaufen bis zu Tumoren, die immunhistochemisch für cGA und Synaptophysin positiv sind, hat 2012 schließlich die zurzeit gültige Definition der „(neuro)endokrinen Neoplasie“ (NEN) geschaffen. Zugleich ist es so einfacher, Gruppen nach definiertem TNM-Stadium und solche nach dem Differenzierungsgrad der Tumorzellen zu schaffen und diese auf ihre Bedeutung für die Prognose der Patienten hin zu untersuchen (➤ Tab. 4.2, ➤ Tab. 4.3). Dies ist ausgedehnt schon für die NEN des gastroenteropankreatischen Systems (GEP) geschehen, jedoch nicht für die des Bronchialsystems, die immer noch in „typische und untypische Karzinoide“ unterteilt werden.

Tab. 4.2 ENETS-TNM-System neuroendokriner Tumoren des Verdauungstrakts (Rindi 2006).

Tumor-Einteilung	Größe in cm	Grenzlamelle	NET-Tumor
Tis	< 0,5 cm		Magen
T1 (a)	< 1 cm		Magen, Duodenum, (Dünndarm), Rektum
(b)	< 2 cm		Pankreas (Dünndarm)
T2	> 1 cm	Muscularis propria	Magen, Duodenum, Dünndarm, Rektum
	2–4 cm		Pankreas
T3	> 4 cm		Pankreas
		penetrierte Serosa	Magen, Duodenum, Dünndarm, Rektum
T4		Invasion in Nachbargewebe	Magen, Duodenum, Pankreas, Rektum
Die N- und M-Stadien werden für alle Tumoren einheitlich definiert:			
Lymphknotenmetastasen		**Fernmetastasen**	
Nx = nicht erfasst		Mx = nicht erfasst	
N0 = keine Lymphknotenmetastasen.		M0 = keine Fernmetastasen	
N1 = Lymphknotenmetastasen		M1 = Fernmetastasen	

Tab. 4.3 WHO-Einteilung neuroendokriner Tumoren des Verdauungstrakts (Capella et al. 1995).

NET/NEN	gutartige neuroendokrine Tumoren		
	G1	Mitoserate < 2 %;	Ki-67/Mib < 2 %
NET/NEN	gut differenzierte niedrig maligne neuroendokrine Tumoren		
	G2	Mitoserate 2–20 %	Ki-67/Mib 3–20 %
NEC	Maligne neuroendokrine Karzinome maligne/kleinzellige/großzellige neuroendokrine Karzinome (besondere Berücksichtigung der NEC des Pankreas und des Brochialbaums)		
	G3	Mitoserate > 20	Ki-67/Mib > 20 %

Dennoch ist selbst mit diesem System keine uniforme Einteilung möglich und es werden organspezifische Variationen der Gruppenbildung vorgenommen, die aus klinischen Gründen unstrittig notwendig sind, die Übersichtlichkeit des Systems anderseits vermindern.

Neuroendokrine Tumoren des **Magens** gehen aus den entero-chromaffinen Zellen (ECL) hervor und werden in 4 Gruppen unterteilt, die pathophysiologisch (Typ 1 und Typ 2) oder pathologisch-deskriptiv (Typ 3 und Typ 4) definiert sind:

- Typ 1: assoziiert mit atrophischer Gastritis und der Produktion von Gastrin-Releasing-Peptiden
- Typ 2: im Rahmen des MEN-I-Syndroms entstanden
- Typ 3: gut differenzierte Tumoren ohne spezifische Anamnese (atropische Gastritis; MEN I)
- Typ 4: große Tumoren mit Durchdringen aller Magenwandschichten und fehlender spezifischer Anamnese wie Typ 3

Neuroendokrine Tumoren/Neoplasien des **Pankreas** gehen aus den Langerhans-Inseln und endokrinen paraduktalen Zellen des Pankreas hervor. Sie werden zusätzlich nach der klinisch führenden Hormonproduktion in Insulinome, Gastrinome, Glukagonome, Vipome, Neurotensinome und hormoninaktive neuroendokrine Neoplasien unterteilt. Dabei sind die hormoninaktiven NEN gekennzeichnet durch ein fehlendes klinisches Syndrom/Bild trotz spezifischer Hormonüberproduktion von z. B. pankreatischem Polypeptid (PP-om) und oft Somatostatin (Somatostatinom).

Für die Diagnostik und Therapie dieser Tumoren ist es zudem sinnvoll, wie auch bei allen anderen neuroendokrinen Karzinomen außerhalb des Magens, die familiär gehäuften Tumoren speziell im Rahmen der multiplen endokrinen Neoplasie (MEN) Typ 1 von den sporadisch auftretenden Tumoren zu unterscheiden.

Die phylogenetische Unterteilung von neuroendokrinen Tumoren in solche des Vorderdarms (Bronchus, Thymus, Magen, Duodenum, Pankreas), des Mitteldarms (Dünndarm, Appendix und rechtes Hemikolon) sowie des Hinterdarms (linkes Kolon, Rektum, Ovarien) ist in speziellen Fällen immer noch relevant (➤ Abb. 4.1), da die unterschiedlichen Lokalisationen neuroendokriner Tumoren eine große Variationsbreite in ihrer Hormonaktivität und auch bei gleicher Größe und histologischer Differenzierung eine große Variation bezüglich der Prognose der Tumoren aufweisen. So fallen etwa 10 % der neuroendokrinen Karzinome des Mitteldarms mit bevorzugter Synthese von 5-Hydroxytryptophan (Serotonin) durch Durchfälle und durch die Flush-Symtomatik auf, die sich aufgrund der Sekretion von 5-Hydroxy-Indol-Essigsäure (5-HIES) und der unterschiedlicher Kinine erklärt. Tumoren des Hinterdarms (Rektum) weisen dagegen auch bei

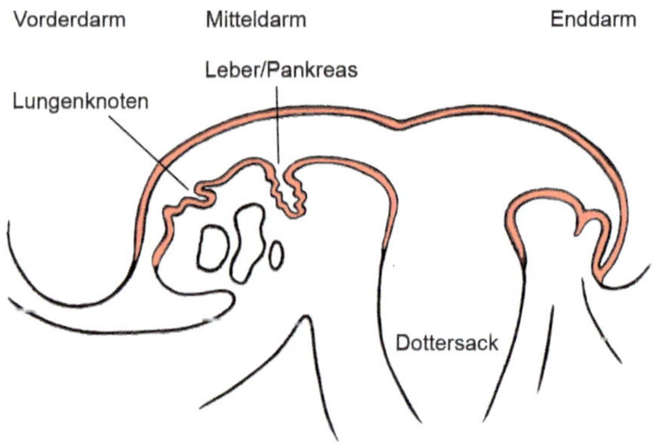

Abb. 4.1 Phylogenese von Karzinoidtumoren. [L126]

multihormoneller immunhistochemischer Charakterisierbarkeit kein typisches klinisches Bild zu dieser sekretorischen Aktivität auf.

Diese phylogenetisch begründete Vergleichbarkeit von Tumoren trifft aber nicht für die Prognose der Tumoren zu, die in Abhängigkeit von der Lokalisation unabhängig von der phylogenetischen Gruppe der Fore-, Mid- und Hindgut-NEN sehr unterschiedlich ausfällt. So wurden in einer flächendeckenden Analyse aller in der Pathologie registrierten NEN eines Jahres aus Österreich hochdifferenzierte NEN des Magens, der Appendix, des Duodenums und des Rektums meist als Metastasen frei gefunden. Dies gilt nicht in gleicher Weise für die NEN des Dünndarms, des Kolons und des Pankreas.

Auch ist die Anzahl von Lymphknotenmetastasen bei NEN der Appendix weitaus geringer, als dies für NEN anderer Teile des Dünn- und Dickdarms zutrifft, obwohl sich all diese Tumoren aus dem Hindgut entwickelt haben.

4.2 Epidemiologie und Häufigkeitsverteilung

Die Diagnose neuroendokriner Neoplasien und neuroendokriner Tumoren hat sich in den letzten 20 Jahren von 1–2 Fällen pro 100.000 Einwohnern auf 5–7 Fälle pro 100.000 Einwohner verdreifacht. Dies betrifft Analysen aus den USA (SEER-Daten) wie auch aus europäischen Staaten.

So ist in den letzten Jahren neben einem allgemeinen Anstieg diagnostizierter neuroendokriner Neoplasien in den verschiedenen Organen besonders die Zunahme von NEN im Magen, im Duodenum und im Rektum zu nennen, was besonders auf die vermehrte endoskopische Diagnose kleiner Tumoren mit guter Prognose zurückzuführen ist. Im Fall der NEN des Rektums hat sich die Diagnosehäufigkeit z. B. in den USA von 1993 bis 2003 verzehnfacht.

Die Häufigkeitsverteilung der NEN in unterschiedlichen Geweben und Organen ist neben der Frage der Zugänglichkeit abhängig davon, ob die Tumoren aufgrund klinischer Befunde diagnostiziert oder im Rahmen einer Sektion entdeckt werden. Doch selbst für Häufigkeitsverteilungen aufgrund klinischer Diagnosen der NEN müssen die Daten aus Spezialeinheiten von denen primär behandelnder Ärzte unterschieden werden.

So zeigen die Daten des Deutschen NET-Registers besonders die Erfahrungen von Spezialabteilungen mit einem Überwiegen der NEN des Pankreas und Dünndarms gegenüber denen der Appendix, des Magens und Rektums, wie sie epidemiologisch zu erwarten wären, sowie ein Überwiegen funktionell aktiver Tumoren gegenüber den histologisch als NEN klassifizierbaren, (immunhistochemisch) aber funktionell nicht aktiven NEN.

4.3 Pathohistologie

Charakteristisch für neuroendokrine Tumoren/neuroendokrine Karzinome sind das uniforme Zellbild und die Anwesenheit neurosekretorischer Granula. Bei den unterschiedlichen morphologischen Wachstumsformen wird zwischen insulären, soliden, trabekulären, glandulären, atypischen und undifferenziert kleinzelligen Tumoren unterschieden. Die Relevanz dieser Einzelunterscheidungen ist teilweise fraglich. Konventionelle Färbungen nach Masson (argentaffin) und Grimelius (argyrophil) werden heute weitgehend durch immunhistochemische Färbungen mit Nachweis spezifischer Hormone sowie des cGA und des Synaptophysins abgelöst. Diese Peptide können gleichzeitig im Verlauf der Erkrankung als Tumormarker im Serum bestimmt werden, wobei sich besonders die Bestimmung des Chromogranin-A-Wertes als hilfreich heraus stellte.

Von Bedeutung ist die Unterscheidung zwischen hochdifferenzierten neuroendokrinen Tumoren (NEN) und wenig differenzierten neuroendokrinen Karzinomen (NEC), zu denen auch kleinzellige entdifferenzierte Karzinome mit neuroendokriner Dedifferenzierung zählen. Diese Einteilung kann histologisch und mittels der Bestimmung der Teilungsrate der Zellen (Ki-67) vorgenommen werden. Die Mitoseaktivität und der Ki-67-Protein-Nachweis in Zellkernen entscheiden dabei über das Grading der Tumoren, das von herausragender prognostischer Bedeutung ist (G1 = Ki-67 ≤ 2 %; G2 = 2–20 %; G3 = > 20 %). G1+G2 werden dabei als NEN und G3 als NEC bezeichnet. Genetische Untersuchungen der Chromosomenaberrationen haben bisher keine klinische Bedeutung erlangt, doch ist die Einteilung nach Ausbreitung des Tumorgeschehens (TNM-System) sinnvoll. Hierbei zeigen sich z. B. Unterschiede in den 5- bzw. 10-Jahres-Überlebensraten der pankreatischen NEN von 72 % und 60 % ohne Lebermetastasen sowie 35 % und 15 % bei bekannten Lebermetastasen. Wie bereits erwähnt, ist neben den o. g. Fakoren auch die Lokalisation des Primärtumors von prognostischer Bedeutung (tumorspezifische Mortalität von 21 % bei Dünndarm-NEN, aber nur 3 % bei NEN des Rektums sowie unter 1 % bei NEN der Appendix).

Die Klinik, Diagnose und Therapie sowie die Prognose der NEC ist von denen der differenzierten NEN gesondert zu betrachten.

Allein der immunhistochemische Nachweis von Chromogranin A (cGA) und Synaptophysin ist für die Definition einer neuroendokrinen Neoplasie verpflichtend.

4

4.4 Diagnostik

4.4.1 Anamnese, Klinik und Lokalisationsverteilung

Die Diagnostik eines neuroendokrinen Tumors wird schon präoperativ gestellt, wenn er spezielle hormonelle Aktivität aufweist, die zu definierten Symptomen und Syndromen führt (insgesamt etwa 20 % aller Diagnosen einer NEN). Die betrifft besonders neuroendokrine Pankreastumoren (Insulinom, Gastrinom, Glukagonom, Somatostatinom etc.), metastasierte NEN des Dünndarms (Karzinoidsyndrom) und neuroendokrine Tumoren, nach denen vor dem Hintergrund eines bekannten familiären Tumorgeschehens (MEN I) ganz spezifisch gesucht wurde. Andere neuroendokrine Tumoren wie z. B. die des Thymus, des Bronchialbaums und der Lunge können durch sog. paraneoplastische Syndrome (Cushing, Myasthenia gravis, Polycythaemia vera etc.) auffallen, die weit unspezifischer sind. Nicht selten werden sie jedoch erst durch tumorassoziierte Beschwerden wie z. B. Hämoptysen bei den gut durchbluteten NEN des Bronchialbaums auffällig. Für NEN des Gastrointestinaltrakts gilt Vergleichbares. Meist werden sie aufgrund unspezifischer Symptome (Obstipation, Ileus, Diarrhö etc.) oder rein zufällig (bei Routineendoskopie) entdeckt und seltener fallen sie durch chronische Diarrhöen oder gar durch ein klassisches Karzinoidsyndrom auf (< 20 %).

Die eingeschränkte Bedeutung hormoneller Aktivität in der Frühdiagnose von neuroendokrinen Karzinomen zeigt sich u. a. auch an der Diskrepanz zwischen der pathohistologischen Verteilung endokriner Karzinome im Rahmen von Sektionsstatistiken gegenüber der Häufigkeitsverteilung von operativen Eingriffen zur Behandlung klinisch auffälliger neuroendokriner Karzinome. So stellt die Appendix die häufigste Lokalisation zufällig entdeckter und in Sektionsstatistiken nachweisbarer neuroendokriner Tumoren dar (45 %), doch werden operativ die meisten Patienten wegen klinisch auffälliger neuroendokriner Tumoren des Pankreas operiert. Dies erklärt sich hauptsächlich aus der Tatsache, dass NEN der Appendix selten eine Größe über 1–2 cm annehmen und in der Regel völlig symptomlos bleiben, wohingegen z. B. insulinproduzierende Tumoren des Pankreas schon ab einer Größe von unter 1 cm klinisch relevante Symptome wie Nüchternhypoglykämie etc. auslösen können. Somit kann von der grundsätzlichen Nachweisbarkeit und Verteilung der NEN nicht direkt auf ihre biologische und klinische Bedeutung rückgeschlossen werden (> Tab. 4.4).

Tab. 4.4 Unterschied von Prävalenz und chirurgischer Operationsfrequenz von NEC.

Lokalisation	Pathologie ** (Niederle 2010)	Chirurgie*	GNET-Register 2011
Lunge	9 %	4 %	3 %
Pankreas	12 %	48 %	32 %
Dünndarm	21 %	29 %	28 %
Appendix	20 %	3 %	4 %
Dickdarm /Rektum	21 %	4 %	6 %
andere Orte	17 %	12 %	7 %

* Neuss (2001–2012) (n = 214 Patienten);
** Österr. Sammelstatistik (n = 2.358 Sektionen)

4.4.2 Diagnosestellung

Die neuroendokrinen Tumoren des Pankreas (pankreatische NEN) zeigen hormonabhängige Symptome, die jeweils spezifisch für ein bestimmtes Hormon auch namensgebend für den Tumor sind (Insulinom, Gastrinom, Glukagonom, Somatostatinom, Vipom). Sie können zusätzlich familiär gehäuft in komplexeren Syndrom-Erkrankungen auftreten (MEN I, Von-Hippel-Lindau-Syndrom) und dann bei entsprechender Anamnese schon frühzeitig und teilweise vor dem typischen klinischen Erscheinungsbild im Rahmen festgelegter Kontrolluntersuchungen diagnostiziert werden. Von der hormonellen Aktivität abhängig entwickeln die neuroendokrinen Tumoren der Lunge und des Thymus teilweise ein Cushing-Syndrom, ein Karzinoidsyndrom und andere Paraneoplasien (ACTH, STH, Erythropoetin etc.). Die metastasierten neuroendokrinen Karzinome des Dünndarms zeigen das klassische Karzinoidsyndrom (ca. 20% aller Dünndarm-NEN) und die des Pankreas die pankreasspezifischen hormonell bedingten Erkrankungen (Hypoglykämie, Zollinger-Ellison-Syndrom, etc.). Unabhängig von der hormonellen Wirkung werden einige Tumoren aufgrund ihrer Lokalisation durch Verlegung von Lumina auffällig (Papillen-NEN/Gelbsucht; Dünndarm-NEN/Ileus), durch Motilitätsstörungen des Darms aufgrund zunehmender Adhäsionen (Lymphknotenmetastasen) oder Verkürzungen des Dünndarm Mesenteriums mit Angina abdominalis (Fibrose und Sklerosierung des Dünndarm-Mesenteriums). Zusätzlich können diese gut durchbluteten Tumoren besonders im gesamten Magen-Darm-Trakt und bei Lokalisation im Bronchialraum durch spontane Blutungen auffallen.

Etwa 20 % der neuroendokrinen Tumoren werden als solche präoperativ gesichert, abhängig von der hormonellen Aktivität der NEN, den tumorassoziierten Beschwerden und auch abhängig von der Häufigkeit der NEN im Verhältnis zur Gesamtzahl der Tumoren in dem jeweiligen Gebiet. So machen NEN 20–40 % aller Dünndarmmalignome, 5–20 % der Pankreastumoren, 2 % der Bronchialtumoren und etwa 1 % der Magen- und Kolontumoren aus.

4

4.4.3 Spezifische Hormonaktivität und charakteristische Klinik

Charakteristische Symptome werden bei hormoneller Aktivität der Tumoren beobachtet (funktionelle Aktivität) und können wegweisend für die weitere Diagnostik sein. Dies trifft besonders für NEN des endokrinen Pankreas zu, die durch ihre klinisch effektive Hormonsekretion definiert werden, aber auch für andere neuroendokrine Tumoren des Bronchialbaums und Gastrointestinaltrakts. Eine Auswahl sezernierter Hormone und Neuropeptide und ihrer Leitsymptome ist in ➤ Tab. 4.5 wiedergegeben. Da nicht alle Substanzen klinische Symptome bedingen (z. B. pankreatisches Polypeptid, Kalzitonin etc.), wurden viele funktionell inaktive, aber hormonell aktive Tumoren oft nicht als solche erkannt. Als häufigste Symptome aller NEN des gastroentero-pankreatischen Systems finden sich jedoch unspezifische Beschwerden wie Koliken und Diarrhö (50–70 %). Inwieweit diese immer hormonbedingt auftreten oder durch Subileuszustände bei großen mesenterialen Lymphknotenmetastasen der Dünndarm-NEN verursacht werden, ist klinisch oft nicht zu entscheiden.

Das klassische Karzinoidsyndrom (➤ Abb. 4.2) wird durch Serotonin- und Bradykininfreisetzung verursacht und ist als Trias von Flush, Diarrhö und endomyokardialer Fibrose mit Herzklappenbeteiligung besonders der Trikuspidalklappe definiert (➤ Tab. 4.6). Es tritt bei 10–30 % aller NEN des Mitteldarms und 2 % aller NEN des Bronchialbaums auf. Es weist häufig auf Tumorprogress mit mesenterialen Lymphknoten oder Lebermetastasierung hin.

Die kardiale Beeinträchtigung des Patienten durch eine hormonabhängig entstandene Endokardfibrose und Trikuspidalinsuffizienz ist oft prognosebestimmend.

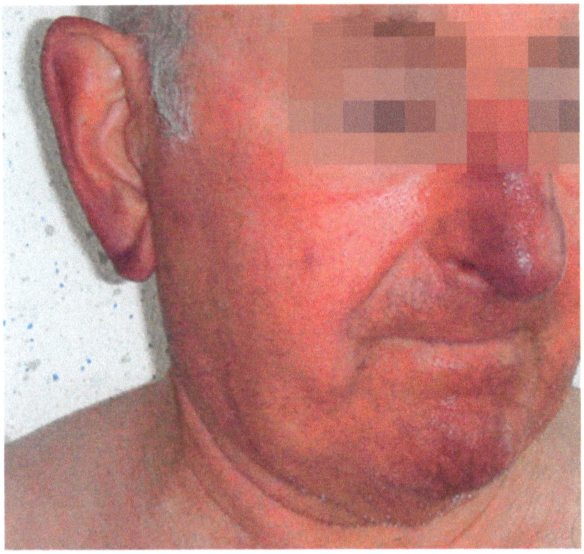

Abb. 4.2 Klassisches Bild eines Patienten mit einem Karzinoidsyndrom (bei *Flush*). [M529]

Besondere Bedeutung hat auch die Detektion von spezifischen Hormonen und deren Expression in NEN-Zellen von Fernmetastasen bis dahin unbekannter Primärtumoren. So kann bei Patienten mit z. B. Lebermetastasen einer NEN oder eines NEC ohne Kenntnis des Primärtumors (*cancer of unknown primary* – CUP) die Zuordnung zum Organsystem gelingen und für die Prognose und Therapie richtungsweisend werden (z. B. Lunge versus Pankreas versus Dünndarm). Die Rate der Patienten mit Metastasen, bei denen ein CUP vorlag und der Primärtumor nicht eruiert werden konnte, hat früher etwa 20 % ausgemacht und ist durch die Fortschritte in Immunhistochemie und Epigenetik auf etwa die Hälfte gesunken.

Tab. 4.5 NEN-Hormone und ihre klinischen Symptome/Syndrome.

Erkrankungsart/-ort	Ursprung/Zellen	Hormon	klinisches Syndrom
Pankreas-NEN			
Insulinom	B-Zellen	Insulin	• Hyperinsulinismus
Glukagonom	A-Zellen	Glukagon	• Erythema necrolyticans migrans
Somatostatinom	D-Zellen	Somatostatin	• Diabetes mellitus • Cholelithiasis • Steatorrhö
PP-om	F-Zellen	pankreatisches Polypeptid	keine spez. Symptomatik
Gastrinom	A-Zellen	Gastrin	• Zollinger-Ellison-Syndrom (ZES)
Vipom	?	vasoaktives intestinales Polypeptid	• WDHA-Syndrom (watery diarrhoea, hypokaliaemia and achlorhydria, Verner-Morrison-Syndrom)
Andere Lokalisation			
Dünndarm-NEN	Midgut NEN	Serotonin	• Diarrhö, Karzinoidsyndrom
Fast alle NEN möglich	Forgut-/Midgut-NEN	ACTH	• ektopes Cushing-Syndrom

?: unbekannter Ursprung.

Tab. 4.6 Sezernierte Hormone und Neurotransmitter und ihre Symptome bei Karzinoiden.

Substanz	Effekt
Serotonin	• Diarrhö • Fibrose • Bronchokonstriktion • Ödeme
Kallikrein/Bradykinin	• Vasodilatation • Flushing
Tachykinin (Substanz P, Neurokinin A, Neuropeptid K)	• Vasodilatation • Flushing
Prostaglandine	• Diarrhö • Flushing
Histamine	• Erythem
Katecholamine	• Hypertonus • Tachykardie
ACTH, CRF	• Cushing

ACTH: adrenokortikotropes Hormon; CRF: Kortikotropin-Releasing-Faktor

4.4.4 Laboruntersuchungen

Neben der Bestimmung spezifischer Hormone, deren Vorstufen oder Abbauprodukte (Insulin und Proinsulin, Serotonin und dessen Abbauprodukt 5-Hydroxyindolessigsäure etc.) wird besonders auf die Erhöhung von **Chromogranin A** (cGA) als allgemeinem Tumormarker neuroendokriner Karzinome Wert gelegt. Dieser Tumormarker ist sowohl immunhistochemisch als Differenzialdiagnostikum wie auch in der Langzeitbeobachtung der Patienten als diagnostischer und prognostischer Serummarker hilfreich. Synaptophysin, der zweite spezifische Marker zur Definition einer NEN, ist dagegen nur immunhistochemisch zu benutzen. Daneben sind bei Verdacht auf eine spezifische Hormonsynthese und Hormonsekretion diese im Serum oder deren Abbauprodukte im Serum oder Urin zu bestimmen. Die Verfahren hierzu umfassen teilweise Routinemethoden, wie z. B. ELISA (Enzyme-linked Immunosorbent Assay), erweiterte Routinemethoden z. B. mittels Hochdruckflüssigkeitschromatografie (High-performance Liquid Chromatography, HLPC) und

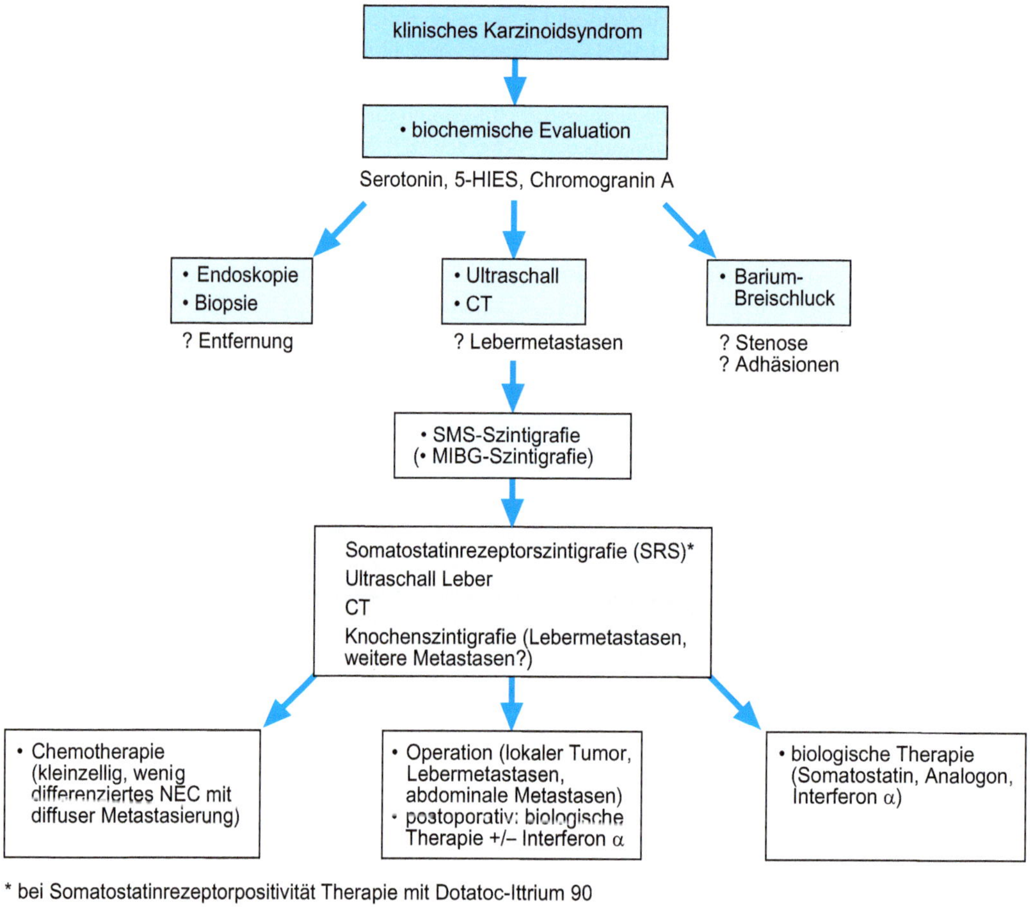

Abb. 4.3 Diagnose und Lokalisation neuroendokriner Tumoren des GEP und Thorax. SRS = Somatostatinrezeptorszintigrafie. [L126]

sehr aufwändige Untersuchungen wie z. B. die Gasspektrometrie etc., sodass heute auch minimale Hormonkonzentrationen z. B. im Serum nachweisbar sind.

Neuroendokrine Neoplasien und Tumoren können durch hormonelle Wirkung auffallen (funktionell aktive NEN), im Rahmen eines familiären Syndroms entstehen (z. B. MEN I) oder erst sekundär durch die pathologische Analyse entfernten Gewebes auffallen.

4.4.5 Bildgebende Verfahren

Der Nachweis von Somatostatin-Rezeptoren in NEN hat die radiologische und funktionsunabhängige Darstellung der NEN-Tumoren mittels Röntgendiagnostik oder Schnittbildverfahren wie MRT und CT entscheidend erweitert. Daneben haben sich verfeinerte endoskopische Verfahren sowie die Kombination aus endoskopischem Vorgehen und Ultraschalldiagnostik oder Endoskopie und Fotografie (Doppelballon-Endoskopie, Endosonografie, Kapselendoskopie) etabliert. Zusätzlich hat die Kombination aus spezifischer metabolisch abhängiger PET-Diagnostik (^{68}Ga-DOTATOC; ^{68}Ga-DOTATATE; ^{18}F-DOTATOC etc.) und einem CT bzw. MRT (PET-CT/PET-MRT) in der Darstellung von Fernmetastasen differenzierter NEN und wenig differenzierter NEC (^{18}F-FDG) einen festen Stellenwert erlangt und zeigt eine höhere Sensitivität als alle anderen Verfahren, bei jedoch auch teilweise geringerer Spezifität. Nur prospektive Langzeituntersuchungen werden zeigen, bei welchem Tumor in welcher Ausdehnung welche Vorgehensweise den größten diagnostischen Wert darstellt und sich auch in einer Kosten-Nutzen-Analyse vertreten lässt (➤ Abb. 4.3).

4.5 Operative Therapie

4.5.1 Operation von Frühformen der NEN

Wie für die meisten Tumoren gilt auch für neuroendokrine Tumoren, dass nur die vollständige chirurgische Entfernung eine Heilung ermöglicht. Bei Vorstufen und kleinen Neoplasien unter 1 cm und G1-Differenzierung kann z. B. im Magen und im Rektum die endoskopische Entfernung ausreichende Sicherheit vor einem Rezidiv beinhalten. Bei NEN der Appendix kann in vergleichbaren Fällen (Tumor < 1 cm, G1-Differenzierung, R0 und keine Infiltration des umgebenden Fettgewebes) die alleinige Appendektomie ausreichen, wie auch bei allen anderen Tumoren bis 1 cm und G1-Differenzierung ohne nachgewiesene Metastasierung die vollständige Tumorentfernung ohne Lymphknotendissektion als ausreichend gelten kann.

4.5.2 Operation regional umschriebener Tumoren

Auch alle klinisch lokal begrenzten NEN (G1 und G2) werden primär chirurgisch durch vollständige Tumorresektion und systematische lokoregionäre Lymphknotendissektion therapiert. Zeigen nachfolgende Tumormarker (z. B. cGA) und bildgebende Verfahren keine regionale oder Fernmetastasierung, kann auf eine weiterführende operative Therapie verzichtet werden. Bei positiven Lymphknoten und Nachweis von Somatostatin-Rezeptoren im Tumorgewebe sollte jedoch die prophylaktische Therapie mit Somatostatin-Analoga zur Verlängerung des progressionsfreien Intervalls diskutiert werden (➤ Kap. 4.6.1).

Besteht der Verdacht auf mögliche Fernmetastasen oder Multilokalität des Tumors, ist eine umfassende Tumorsuche mit allen verfügbaren bildgebenden und laborchemischen Mitteln in die Wege zu leiten (➤ Kap. 4.4.4). Die spezifischen Vorgehensweisen in Abhängigkeit von der Lokalisation werden in Teil B dieses Kapitels dargestellt.

4.5.3 Operation von NEN mit Fernmetastasen

Bei der Operationsindikation zur Entfernung des NEN-Primärtumors mit nachgewiesener Fernmetastasierung sind neben allgemeinen Gesichtspunkten (Alter des Patienten, Vorerkrankungen, zu erwartendes Risiko der Operation) auch das Ausmaß der Metastasierung, die Lokalisation der Metastasen und die hormonelle Aktivität des Primärtumors und der Metastasen von Bedeutung. Damit ist die Entscheidung weit komplexer und spezifischer, als es bei anderen Tumoren der Fall ist. Die spezifischen Vorgehensweisen in Abhängigkeit von der Lokalisation werden in Teil B dieses Kapitels dargestellt.

In etwa 50–65 % aller Patienten mit gastrointestinalen neuroendokrinen Tumoren entwickeln sich hepatische Fernmetastasen. Diese führen generell zu einer Verminderung der sonst relativ guten Prognose der Erkrankung und treten in der Mehrzahl als multiple Metastasen auf. Ohne therapeutisches Vorgehen ist bei hepatischer Metastasierung gastrointestinaler neuroendokriner Karzinome eine 5-Jahres-Überlebensrate von 20–40 % zu erwarten. Bei radikaler Entfernung werden 5-Jahres-Überlebensraten von über 70 % berichtet und gleichzeitig eine Verbesserung der oft zusätzlich vorhandenen endokrinen Symptomatik (Flush, Diarrhö, Angina abdominalis plus Herzinsuffizienz).

Ist eine vollständige chirurgische Resektion der Metastasen plus des Primärtumors möglich, sollte dies sicher unter den o. g. Kriterien angestrebt werden. Dies ist auch bei einseitigem Leberbefall oder wenigen isolierten Metastasen jedoch in weniger als 50 % der Patienten zu erwarten. So stellen alle bisherigen Daten einen Lebensvorteil der Patienten bei R0- und R1-Resektionen des Primärtumors plus der Metastasen bei metastasierten NEN fest, auch wenn eine langfristige Heilung selten ist (➤ Abb. 4.4, ➤ Tab. 4.7).

Weiterhin wird jedoch diskutiert, ob bei hormonell aktiven Tumoren und Metastasen die reine chirurgische Reduktion (> 90 %) der Metastasen sinnvoll ist und ob bei nicht resektablen Metastasen der Primärtumor entfernt werden solle.

Ist die Leber einzige Metastasenlokalisation und der Primärtumor resektabel, wird von uns der Primärtumor mit angrenzenden und befallenen Lymphknotenstationen entfernt. Dies erlaubt dann eine Fokussierung der weiteren Therapie auf die Leber mit lokal ablativen Verfahren (transarterielle Embolisation [TAE], transarterielle Chemo-Embolisation [TACE], selektive intraarterielle Radiochemotherapie [SIRT]), ohne immer eine systemische zielgerichtete Therapie vornehmen zu müssen. Prospektive Studien zu all diesen Verfahren im Falle metastasierter NEN fehlen jedoch vollständig.

Sehr umstritten ist die Frage der Sinnhaftigkeit einer Lebertransplantation bei radikal entferntem Primarius und persistierenden, nicht radikal zu entfernenden Lebermetastasen. Retrospektive Analysen an über 100 Patienten konnten eine 5-Jahres-Überlebensrate von 47 % ermitteln. Inwieweit damit die erwartete Lebenserwartung überschritten wurde, ist weiterhin fraglich. Diskutiert wird eine mögliche Indikation zur Lebertransplantation nur für Patienten mit hochdifferenzierter radikal entfernter NEN G1 (Ki-67–2 %), bei denen keine Lymphknotenmetastasen vorlagen, andere Fernmetastasen sicher ausgeschlossen sind und eine diffuse Lebermetastasierung vorliegt. Und selbst unter diesen Voraussetzungen konnte die retrospektive Analyse bisher vorliegender Fallsammlungen keinen Vorteil der Lebertransplantation gegenüber einer rein abwartenden Haltung mit *best supportive care* darlegen. Die Lebertransplantation ist damit eine viel zitierte und diskutierte Therapieoption, die zurzeit selbst für die kleine infrage kommende Untergruppe von Patienten keinen Überlebensvorteil nachweisen konnte.

Die Indikation zur Operation des Primärtumors bei persistierenden, nicht resektablen Fernmetastasen ist ebenfalls umstritten und kann nur für den Einzelfall entschieden werden. Je ausgedehnter die Metastasierung ist (z. B. Leber + Lunge oder Leber + Knochen), je schneller die Tumorprogression fortschreitet (Ki-67 über 5–10 %) und je geringer die funktionelle Aktivität des Tumors zu werten ist, umso geringer ist der Wert der Entfernung des Primärtumors bei persistierenden Metastasen einzuschätzen. Doch auch hier fehlen vergleichende prospektive Studien, die den Wert der Operation gegenüber anderen Therapieoptionen (z. B. nuklearmedizinische Yttrium/Lutetium-DOTATOC-Therapie) und gegenüber einer rein abwartenden Haltung abschätzen ließe.

4.5.4 Resektion gering differenzierter NEC

Die Operation gering differenzierter NEC einschließlich der kleinzelligen Bronchialkarzinome (SCLC) war bis vor einigen Jahren aufgrund der schlechten Prognose der Patienten und der teilweise effektiven Chemotherapie völlig in den Hintergrund getreten und teilweise als obsolet eingestuft worden. Zunehmend werden jedoch frühe Befunde von Patienten mit NEC primär operiert und erst danach chemotherapiert. Mit diesem Vorgehen hat die retrospektive Analyse des deutschen NET-Registers einen Überlebensvorteil operierter NEC gegenüber nicht operativ behandelter NEC erbracht, ohne dass die Daten nach Stadien, Lokalisation oder Alter bereinigt worden sind. Eine prospektive Bestätigung steht ebenfalls noch aus. Dennoch sind die Daten vielversprechend und sollten die Voraussetzung für eine Evaluation zu der operativen Indikation von Patienten mit NEC darstellen.

Der Verzicht auf die Operation eines neuroendokrinen Tumors muss immer begründet werden, da nur die operative Therapie die Möglichkeit einer Heilung eröffnet

Tab. 4.7 Grading der endokrinen Neoplasie (NEN).

	Grading Mitoseindex	Ki67-Proliferationsindex
G1	< 2	< 2 %
G2	2–20	3–20 %
G3	> 20	> 20 %

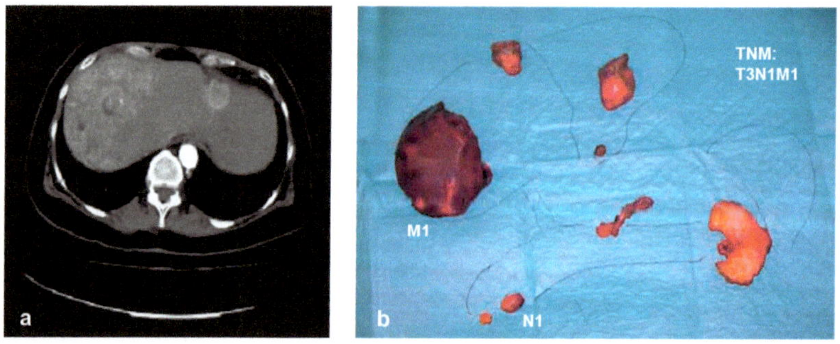

Abb. 4.4 Neuroendokrine Tumoren des gastroenteropankreatischen Systems (GEP): Das Grading der NEN ist ein entscheidender Faktor für die Operationsindikation. [M529]

4.6 Nichtoperative Therapie

4.6.1 Biologische Therapie mit Somatostatin-Analoga

Lange Zeit waren synthetisches Somatostatin und Somatostatin-Analoga (Octreotid) bevorzugt in der Therapie funktionell aktiver NEN angewandt worden, allein um die Symptome der nicht radikal entfernbaren Tumoren zu kupieren. Die Therapie wurde schnell als Standard akzeptiert, da Nebenwirkungen gering (teilweise Bauchkrämpfe, Übelkeit), nicht lebensbedrohlich und nach Absetzen der Therapie schnell reversibel sind. Die prospektiv randomisierte PROMID-Studie zeigte 2009 einen Vorteil progressionsfreien Überlebens für Patienten mit Octreotiden gegenüber einer Kontrollgruppe und dies wurde später mit anderen Somatostatin-Analoga bestätigt. Der Vorteil erstreckte sich dabei auf alle funktionell aktiven wie auch funktionell nicht aktiven NEN des Gastrointestinaltrakts. Besonders ausgeprägt war der Unterschied beider Gruppen bei Patienten mit geringer Leberbelastung durch die Metastasierung. Ein Überlebensvorteil konnte aufgrund des Studiendesigns jedoch nicht bewiesen werden, da Patienten mit nachgewiesenem Progress der Erkrankung die Möglichkeit hatten, die Gruppe zu wechseln.

4.6.2 Nuklearmedizinische Therapieansätze

Mit Nachweis von Somatostatin-Rezeptoren in NEN war die Möglichkeit eröffnet, eine tumor- bzw. rezeptorspezifische nuklearmedizinische Diagnostik und Therapie vorzunehmen. Während für die Diagnostik eine Markierung des synthetischen Somatostatin-Analogons Octreotid mit wenig belastenden Gamma-Strahlen (^{99m}TC) erfolgt, werden für die Therapie die alphastrahlenden Nuklide Yttrium und Lutetium verwendet. Vorteile der Therapie sind die Selektivität und hohe lokale Strahlenaktivität im Tumor. Nachteile sind die notwendige Voraussetzung spezifischer Somatostatin-Rezeptoren im Tumor und die mögliche Belastung anderer Organe und hier besonders der Nieren. Der Stellenwert dieser nuklearmedizinischen Therapie ist weiterhin nicht eindeutig geklärt und wird in den meisten Leitlinien (ENETS, GENET, NCCN) nur als Alternative nach Versagen anderer therapeutischer Ansätze akzeptiert. Prospektiv randomisierte Daten zum Nachweis des therapiebedingten verlängerten progressionsfreien Überlebens und zum Nachweis verlängerter tumorspezifischer Überlebenszeit liegen nicht vor.

4.6.3 Zielgerichtete medikamentöse Therapie

Die jüngste Gruppe spezifischer Therapieansätze in der Behandlung neuroendokriner Tumoren stellen die sogenannten zielgerichteten Therapien *(targeted therapy)* dar, unter denen z. B. die Therapie mit Antikörpern gegen Tyrosinkinase-Rezeptoren (Sunitinib, Sorafinib etc.), mit VEGF-Antagonisten und mit mTOR-Inhibitoren subsumiert werden.

So zeigt z. B. Sorafinib neben einer fraglichen Wirkung auf das progressionsfreie Überleben auch eine Hemmung der Hormonsynthese, was besonders im Fall seltener maligner Insulinome teilweise genutzt werden konnte. Insgesamt zeigen die bisherigen Ergebnisse sehr positive Ansätze in der Therapie differenzierter metastasierter und chirurgisch nicht heilbarer NEN, doch ob die nachgewiesene Verlängerung progressionsfreien Überlebens auch eine Verlängerung des Gesamtüberlebens nach sich zieht, bleibt weiterhin offen. Gegen die frühzeitige und unkritische Anwendung der *targeted therapy* sprechen die Nebenwirkungen (Hand-Fuß-Syndrom, Pneumonitis, Hypertonie etc.) und die dadurch entstehenden Kosten (zurzeit etwa 4.000 € pro Monat).

4.6.4 Chemotherapie

Klassische chemotherapeutische Ansätze werden fast ausschließlich für Patienten mit wenig differenzierten neuroendokrinen Karzinomen (NEC) diskutiert, die sich an die Therapie des kleinzelligen Bronchialkarzinoms (SCLC) anlehnen. Inwieweit bei Patienten mit dedifferenzierten Rezidiven einer noch gut differenzierten NEN (Ki-67 > 5–20 %) bei nachweislicher Progression der Erkrankung, nachgewiesenem Verlust von Somatostatin-Rezeptoren und Unwirksamkeit der zielgerichteten Therapie eine Chemotherapie indiziert ist, muss im Einzelfall diskutiert und entschieden werden. Als zunehmend gebrauchte Substanzen werden neben 5-FU mit Leucoverin auch Temozolomid mit Capecitabin verwendet, die in 30–60 % partielle Remissionen bei NEN zu verzeichnen haben.

Die nichtoperative Therapie der NEN beginnt mit der am wenigsten belastenden Therapieform (Somatostatin-Analoga > *targeted therapy*/nuklearmedizinische/Strahlentherapie > Chemotherapie), die der NEC (Ki-67 >20 %) direkt mit der Chemotherapie.

4

B Neuroendokrine Neoplasien – organspezifische Gesichtspunkte

4.7 Neuroendokrine Neoplasien des Bronchialbaums und des Thymus

4.7.1 Häufigkeit und Symptome

2 % aller Bronchialtumoren werden als differenzierte neuroendokrine Tumoren klassifiziert. Sie stellen im Gegensatz zu den kleinzelligen Bronchialkarzinomen meist operativ therapierbare Tumoren dar. Die Klinik dieser Tumoren ist durch unspezifische Symptome wie Pneumonie, Husten und Thoraxschmerzen bedingt. Etwa ein Drittel der Patienten ist völlig asymptomatisch und 4 % zeigen ein Hormonsyndrom (2 % Karzinoidsyndrom; 2 % Cushing-Syndrom) (> Tab. 4.8).

Die NEC des Thymus sind extrem selten (weltweit weniger als 500 berichtete Fälle in der Fachliteratur). In mehr als der Hälfte der Fälle werden sie als Teil eines MEN-I-Syndroms erkannt und sind dann der prognosebestimmende Tumor.

Tab. 4.8 Symptome bei neuroendokrinen Tumoren des Bronchialbaums (typische und atypische Karzinoide).

Asymptomatisch	31 %
Pneumonie/Husten	30–50 %
Hämoptysen	15 %
Schmerzen	20 %
Hormonsyndrome, Cushing-Syndrom, Karzinoidsyndrom	4 %

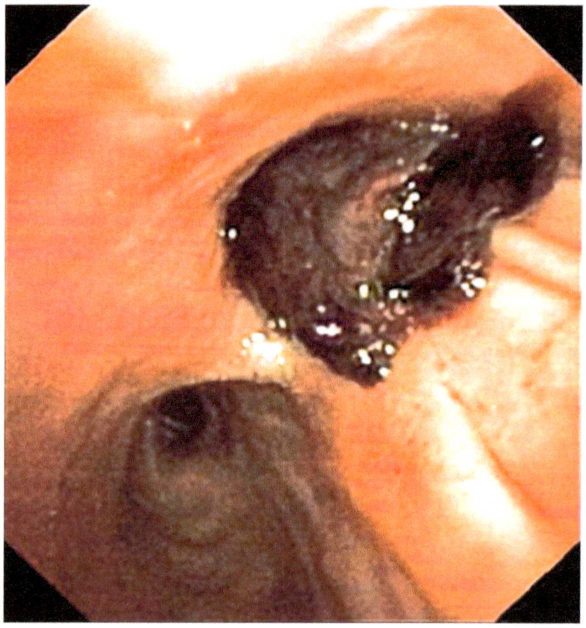

Abb. 4.5 NEN des Bronchialraums: Hämoptysen. Bronchoskopie: zentraler Tumor und Blutung Segment 3 OL re. [M529]

Sie werden bei weniger als 5 % aller Patienten mit MEN I diagnostiziert und treten fast ausschließlich bei Männern (98 %) auf. Spezifische Hormonsyndrome werden vor allem durch ACTH- und CRF-Produktion der Tumoren (Cushing-Syndrom) hervorgerufen.

Bei Verdacht auf einen Tumor im Bereich des Bronchialbaums sind die Endoskopie und eine CT-Untersuchung im Lungenfenster sinnvoll. In etwa zwei Drittel der Fälle von neuroendokrinen Karzinomen zeigt sich ein zentrales endoluminäres Wachstum und die Patienten können endoskopisch mittels PE (cave: Blutung!) histologisch verifiziert werden (> Abb. 4.5). Bei 10 % der typischen und 30–50 % der atypischen Bronchialkarzinoide ist bei Primärdiagnose im CT der Nachweis vergrößerter Lymphknoten als Ausdruck einer lokoregionären Metastasierung zu erwarten. Als sensitivste und spezifische Nachweismethode gilt heute die Somatostatinrezeptorszintigrafie (SRS), die über 80 % aller NEC des Bronchialbaums nachweisen kann.

4.7.2 NEN des Bronchialbaums und des Thymus im Rahmen einer MEN I

Etwa 5–10 % aller Patienten mit MEN I entwickeln im Verlauf ihrer Erkrankung neuroendokrine Tumoren des Bronchialbaums und des Thymus. Als Symptome werden Husten, Auswurf, Myasthenia gravis und das Karzinoidsyndrom genannt. Alle klinischen Erscheinungen treten relativ spät auf und etwa 50 % der Patienten weisen bei Diagnosestellung schon Fernmetastasen auf. Insgesamt sind die Tumoren für die Patienten prognosebestimmend. Vorhersagemöglichkeiten über das Auftreten dieser Tumoren sind für Thymuskarzinoide nicht möglich. Eine Besonderheit dieser Tumoren ist jedoch, dass über 90 % der Betroffenen männlichen Geschlechts sind. Der Grund dafür ist unbekannt. Ein Zusammenhang zwischen spezifischer MEN-I-Gen-Mutation und Auftreten der Tumoren konnte nicht nachgewiesen werden.

Tab. 4.9 Chirurgisches Vorgehen beim neuroendokrinen Tumor des Bronchialbaums (ohne kleinzellige Bronchialkarzinome).

Operationsart	Sammelstatistik Deutsche Thoraxchirurgie*	
	n = 1874	n = 91
(erweiterte) Pneumonektomie	11 %	13 %
Lobektomie/Bilobektomie	59 %	70 %
Sleeve Resection	10 %	12 %
Segment Wedge	14 %	2 %
andere	6 %	3 %

* Chirurgische Abteilung Lungenklinik Goßhansdorf

4.7.3 Operation

Gewebesparende Operationen haben sich besonders in der Therapie der NEC des Bronchialsystems bewährt, verbunden mit einer systematischen Lymphknotendissektion. Vollständige Lungenentfernung ist in weniger als 15 % der Fälle notwendig und können ggf. bei zentralem Tumorsitz durch bronchoangioplastische Maßnahmen umgangen werden (➢ Tab. 4.9).

4.7.4 Prognose

Die Prognose neuroendokriner Tumoren des Bronchialbaums ist vor allem vom Differenzierungsgrad des Tumors und von der vorhandenen Metastasierung des Tumors abhängig. Bei typischen Bronchialkarzinoiden ist die 5-Jahres-Überlebensrate bei fehlender Lymphknotenmetastasierung fast 100 %, bei Lymphknotenbefall 70–80 %. Die Prognose atypischer Karzinoide weist eine 5-Jahres-Überlebensrate von bis zu 80 % ohne und von 40–50 % mit Lymphknotenmetastasen auf. In beiden Fällen ist der Lymphknotenbefall somit von prognostischer Bedeutung. Dies steht im Gegensatz zu einer 5-Jahres-Überlebensrate von unter 10 % bei kleinzelligen Bronchialkarzinomen mit immunhistochemisch nachweisbarer neuroendokriner Aktivität, die nur in seltenen Fällen (T1–2, N0, M0) eine Operationsindikation darstellen und frühzeitig hämatogen metastasieren.

4.8 Neuroendokrine Neoplasien des Magens

4.8.1 Verteilung und Diagnostik

Neuroendokrine Karzinome des Magens stellen weniger als 1 % aller Magenmalignome. Sie werden in 3 Haupttypen unterteilt, die unterschiedliche Prognosen haben, aber auch unterschiedliche klinische Erscheinungsbilder verursachen.

Der häufigste Typ (Typ 1) ist durch eine **Mikrokarzinose** mehrerer unter 1 cm großer Knoten im Magenkorpus und Fundusbereich gekennzeichnet (> 60 %), die zusätzlich mit einer **chronisch atrophischen Autoimmungastritis** einhergehen. Die Symptome der Patienten sind durch die atrophische Gastritis mit Verlust an Salzsäureproduktion und einer mäßigen Hypergastrinämie gekennzeichnet. Nur selten treten zusätzliche Symptome wie Diarrhö oder gar ein Karzinoidsyndrom auf, da die Patienten in weniger als 10 % Lymphknotenmetastasen und in weniger als 5 % Lebermetastasen aufweisen.

Als Typ-2-Magenkarzinoide können – unabhängig von einer atrophischen Autoimmungastritis oder anderen Nebenerkrankungen – sporadische neuroendokrine Tumoren des Magens entstehen, die bei Diagnose meist über 2 cm Größe angenommen haben und in über 50 % Lymphknotenmetastasen bzw. etwa 30 % Lebermetastasen bei Entdeckung des Tumors aufweisen. In bis zu 30 % kann bei diesen meist im Antrum (40 %) sitzenden Tumoren ein Karzinoidsyndrom mit Durchfallerkrankung, aber auch vermehrter Histaminproduktion (allergische Reaktionen) auftreten.

Der Typ 3 neuroendokriner Magenkarzinome ist dadurch gekennzeichnet, dass meist kleinere Tumoren unter 1 cm im Magenkorpus- und Fundusbereich mit einer ausgeprägten Hypergastrinämie und einem bekannten MEN-I-Syndrom bzw. Zollinger-Ellison-Syndrom assoziiert sind. Diese Tumoren machen etwa 5–10 % aller neuroendokrinen Magentumoren aus. Bei einer Tumorgröße über 2 cm wird eine Wahrscheinlichkeit für Lymphknotenmetastasen von etwa 15 % angegeben.

Unabhängig von diesen o. g. hochdifferenzierten neuroendokrinen Karzinomen des Magens können besonders bei älteren Patienten auch schlecht differenzierte neuroendokrine Karzinome bzw. kleinzellige Karzinome des Magens mit neuroendokriner Dedifferenzierung entstehen, die durch frühe lymphogene und hämatogene Metastasierung sowie eine schlechte Prognose charakterisiert sind. Die Häufigkeit dieser Tumoren wird mit unter 5 % aller neuroendokrinen Tumoren des Magens angegeben und sie werden teilweise als Typ 4 der neuroendokrinen Magenkarzinome bezeichnet.

4.8.2 Therapie und Prognose

Neuroendokrine Tumoren des Magens unter 1 cm (Typ 1 und Typ 3) werden primär lokal endoskopisch entfernt und nur bei Infiltration der Muscularis ist eine Teilresektion des Magens bis hin zur Gastrektomie notwendig. Letztere Vorgehensweise betrifft besonders Patienten mit Rezidiven und nachgewiesenen Lymphknotenmetastasen. Zusätzlich zur lokalen Therapie dieser Tumoren ist im Falle des Nachweises von Helicobacter-pylori-Besiedlung (über 50 %) eine Eradikationstherapie angezeigt und im Falle seltener nachgewiesener nichtresektabler Metastasen der Versuch einer Therapie mit Somatostatin-Analoga sinnvoll.

Die Therapie von neuroendokrinen Karzinomen des Magens Typ 3 mit Tumoren über 2 cm liegt in der subtotalen oder totalen Gastrektomie einschließlich Entfernung der lokoregionären und Lebermetastasen. Die 5-Jahres-Überlebensrate dieser Patienten liegt bei etwa 50 %. Gleich radikales Vorgehen gilt als adäquates Vorgehen bei wenig differenzierten neuroendokrinen Karzinomen des Magens ohne Fernmetastasen (Typ 4). Die Prognose von Patienten mit diffus metastasiertem neuroendokrinem Magenkarzinom Typ 4 ist insgesamt schlecht und es wird eine Chemotherapie vergleichbar zu der von kleinzelligen Bronchialkarzinomen empfohlen. Evidenzbasierte Daten zur Effizienz verschiedener Vorgehensweisen liegen für neuroendokrine Karzinome des Magens nicht vor.

4.9 Neuroendokrine Neoplasien des Pankreas

4.9.1 Definition, Verteilung und Klinik

Die neuroendokrinen Tumoren des Pankreas werden durch die klinisch führende Hormonaktivität definiert und bestimmt (➤ Tab. 4.10).

4.9.2 NEN des Pankreas im Rahmen der MEN I

4

Nach dem primären Hyperparathyreoidismus, der bei 90 % aller Patienten mit MEN I vorhanden ist, stellen die neuroendokrinen Tumoren des Pankreas die zweithäufigste Tumorentität in diesem Syndrom dar. So zeigen zwei Drittel der Indexfälle (Erstauftreten der Erkrankung) und knapp die Hälfte der Patienten mit bekannter Familienanamnese im Verlauf ihres Lebens einen operationswürdigen neuroendokrinen Tumor des Pankreas, wohingegen neuroendokrine Tumoren des Bronchialbaums und des Thymus nur in etwa 10 % zu verzeichnen sind. Das Auftreten von funktionell aktiven und nicht aktiven NEN des Pankreas reduziert die Lebenserwartung beim MEN-I-Syndrom gleichermaßen, ausgenommenen die Insulinome, die keinen Einfluss auf die Lebenserwartung haben. Die Verteilung der MEN-I-assoziierten neuroendokrinen Neoplasien des Pankreas weist als häufigste Tumoren funktionell inaktive NEN auf, gefolgt von Gastrinomen und weniger Insulinomen. Vergleichende Untersuchungen früherer Daten sind jedoch kaum zu werten, da besonders die Frühdiagnose funktionell inaktiver NEN stark zugenommen hat. Selten werden Glukagonome oder andere hormonbildende Tumoren evident. Im Vergleich zu NEN des Bronchialbaums und des Thymus, die beim MEN-I-Syndrom sofort prognosebestimmend sind, sterben nur etwa 15 % der Patienten mit neuroendokrinen Pankreastumoren an diesen. Hier kann mit der Pankreasteilresektion (z. B. erweiterte Linksresektion mit Tumorenukleation aus dem Kopfbereich oder Whipple-Operation plus Tumorenukleation aus dem Schwanzbereich) heute eine effektive chirurgische Behandlung angeboten werden.

Bezüglich der MEN-Mutation (Frameshift-, Nonsense-, Missense-Mutation oder Splice-Variante) und des Auftretens verschiedener Tumoren lässt sich keine Genotyp-Phänotyp-Korrelation darstellen. Dies trifft sowohl für die Pankreastumoren als auch für die Tumoren des Bronchialsystems und des Thymus zu. Damit ist jeder Patient mit nachgewiesener MEN I kontinuierlichen Untersuchungen zum Ausschluss oder Nachweis neuroendokriner Pankreastumoren (CT des Abdomens inkl. Pankreas, Gastrin- und Insulin- und PP-Bestimmung im Serum) zu unterziehen. Dies betrifft auch Patienten nach erfolgreicher Operation eines pankreatischen NEC bei MEN-I-Erkrankung.

4.9.3 Insulinproduzierende Neoplasien (Insulinom, Insulinomatose und Nesidioblastose)

Insulinome sind mit etwa 60–80 % die häufigsten endokrinen Pankreastumoren. Die Ursache des Tumors liegt in einer nichtregulierten oder inadäquat regulierten Freisetzung von **Insulin** und **Proinsulin.** Häufig sind die Tumoren nur 1–2 cm groß und in über 90 % im Pankreas lokalisiert. Multizentrizität bis hin zur diffusen Hyperplasie des Inselzellorgans (Nesidio-

Tab. 4.10 Klassifikation neuroendokriner Tumoren des Pankreas.

Typ	Häufigkeit	Syndrom	Symptome	Familiarität	Tumorlokalisation
Insulinom	90 % benigne	MEN-I-Syndrom	Whipple-Trias • Hypoglykämie • Besserung bei Glukosegabe (< 40 mg/dl) • neuroglykopenische Symptome	5–10 %	Pankreas
Gastrinom	sporadisch, singulär im Kopfbereich	Zollinger-Ellison-Syndrom MEN-I-Syndrom	rezidivierende Ulzera, Diarrhö	25–40 %	Pankreas und Duodenum
Glukagonom		MEN-I-Syndrom	Erythema necrolyticans migrans, Diabetes mellitus	3 %	Pankreasschwanz
Somatostatinom			Diabetes mellitus Cholezystolithiasis		
Vipom		Verner-Morrison-Syndrom (WDHH)	Diarrhö, Hypokaliämie Hypochlorhydrie		

blastose), die für das Kleinkindesalter typisch ist, tritt bei Erwachsenen in 5–15 % der Fälle auf. Karzinome werden in etwa 10 % beobachtet und metastasieren frühzeitig lymphogen sowie hämatogen in die Leber. Die Dignität von Insulinomen ist schwierig zu beurteilen und kann meist nur durch Auftreten von Lymphknoten oder Fernmetastasen gesichert werden.

Klinik

Insulinome können in jedem Lebensalter in Erscheinung treten und sind durch die Whipple-Trias (spontane Hypoglykämie, neuroglykopenische Symptome, Besserung bei Glukosezufuhr) gekennzeichnet.

Neuroglykopenische Zeichen können generalisiert als Verwirrtheit, Sehstörungen, abnormes Verhalten oder Amnesie in Erscheinung treten und sind typischerweise mit Reaktionen wie Schweißausbruch, Tremor und Palpitationen verbunden.

Labordiagnostik

Die biochemische Diagnose des Hyperinsulinismus beinhaltet den Nachweis einer spontanen oder postprandialen Hypoglykämie unter 40 mg% bei inadäquat fallendem (noch nachweisbarem!) Seruminsulin, Proinsulin und C-Peptid (Glukose-zu-Insulin-Quotient > 0,4). Der Ausschluss einer Glibenclamid- oder Metformineinnahme ist notwendig.

Der orale Glukose-Toleranztest (oGTT) mit 75 g Glc mit nachfolgendem Hungertest bis zum Erreichen einer Hypoglykämie ist als Basis-Labordiagnose anzusehen. Nur bei fehlendem Abfall auf unter 45 g% Glc im Serum ist die Ausdehnung bis zu einer Beobachtungszeit von 72 Stunden notwendig.

Endoskopische, radiologische und funktionelle präoperative Bildgebung

Einen Überblick über die bildgebenden Verfahren zur Lokalisationsdiagnstik und deren jeweilige Erfolgsraten zeigt ➤ Tab. 4.11.

Eine präoperative Lokalisationsdiagnostik ist bei Neugeborenen und Kleinkindern mit organischem Hyperinsulinismus und Nesidioblastose mittels MRT-Untersuchung des Pankreas indiziert. Bei etwa einem Drittel der frühkindlichen Nesidioblastosen handelt es sich um regionäre Nesidioblastosen. In diesen Fällen kann durch Nachweis der regionalen Inselzellhyperplasie – anders als bei diffuser Nesidioblastose – eine Teilresektion ohne notwendige Vier-Fünftel-Resektion vorgenommen und die Gefahr eines postoperativen Diabetes mellitus Typ 1 vermindert werden.

Demgegenüber ist die intraoperative Auffindungsrate von 95 % deutlich höher, sodass auch bei negativem Tumornachweis und biochemischem Beweis des Tumors die Operationsindikation gegeben ist.

Die präoperative Untersuchung mittels transabdominalem Ultraschall oder CT hat den Vorteil, dass bei positivem Nachweis und günstiger Lage des Tumors die endoskopische minimalinvasive Vorgehensweise planbar wird. In allen anderen Fällen sowie bei Rezidiven der Erkrankung wird durch Spiral-CT mit Kontrastmittelapplikation die Bildgebung besonders zum Nachweis oder Ausschluss von Lymphknoten und Fernmetastasen (Leber) vorgenommen (➤ Abb. 4.6).

Intraoperative Diagnostik

Besondere Wichtigkeit für den intraoperativen Nachweis eines Insulinoms hat der intraoperative Ultraschall (IOU) erlangt. Er ist zum Nachweis nicht tastbarer Insulinome und zur Charakterisierung eines tastbaren Knotens als potenziell endokrinen Tumor (echoarm) verwendbar.

Die intraoperative Detektionsrate von Insulinomen kann durch Rundumfreilegung und Verwendung eines intraoperativen Ultraschalls auf über 95–98 % angehoben werden. Zusätzlich wird durch Nachweis der Lage des Tumors zum Pankreasgang das Risiko einer Pankreasfistel vermindert, wie auch der Nachweis multipler Pankreastumoren mittels intraoperativem Ultraschall möglich ist.

Operative Therapie

Die einzig kurative Behandlungsmethode eines Insulinoms besteht in der operativen Entfernung. Dies gelingt erfahrenen Operateuren in über 95 % im Ersteingriff (➤ Abb. 4.7).

Tab. 4.11 Erfolgsraten der Lokalisationsdiagnostik von Insulinomen.

Bildgebung	Bildgebendes Verfahren	Erfolgsrate
Sonografie	Externe Sonografie	30–50 %
	Endosonografie	70–90 %
Radiologie	Dünnschicht-CT	60–80 %
	64-Zeilen-MRT	60–80 %
	SAVS	80–90 %
Nuklearmedizin	SRS	ca. 75 %

SAVS: selektive arterielle Kalziumstimulation mit portovenöser Blutentnahme von Insulin
SRS: Somatostatinrezeptorszintigrafie

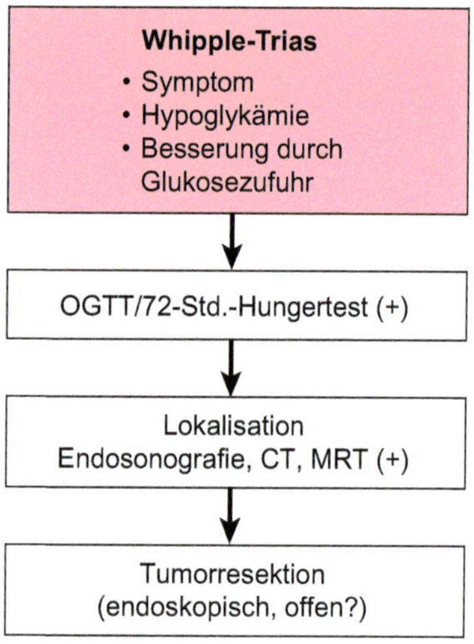

a

Laparoskopische Operationsindikation Insulinom

Präoperativ	Tumorlokalisation positiv
Tumorlokalisation	• Pankreasschwanz • Caput • Corpus peripher
Dignität	• Benigne Tumoren < 2 cm • keine Lymphknoten-/ Lebermetastasen

b

Abb. 4.6 Diagnostik und Operationsindikation des Insulinoms.
a) Flussdiagramm der Insulinom-Diagnostik.
b) Indikationen zur endoskopischen (minimalinvasiven) Chirurgie (MIC) des Insulinoms. [L126]

Bei maligner Grundkrankheit und nachgewiesenen Fernmetastasen (Leber) ist eine kurative Therapie allein auf chirurgischer Basis häufig nicht mehr möglich. Hier wird durch die Reduktion der Tumormasse (Zytoreduktion) die Effektivität anderer Behandlungsmaßnahmen wie z. B. Chemoembolisation der Leber, Somatostatin-Analoga-Therapie, Chemotherapie mit Streptozotocin etc. verbessert.

Sollte im Ersteingriff ein klassisches Insulinom nicht nachweisbar sein, ist durch die selektive arterielle Kalziumstimulation mit portovenöser Blutentnahme (SAVS, auch SACI- bzw. Imamura-Test genannt) die Regionalisierung der pathologischen Hormonsekretion möglich.

Entscheidend für die Indikationsstellung ist der einwandfreie biochemische Nachweis des endogenen Hyperinsulinismus, der das Auffinden und die Entfernung der organischen Ursache vom behandelnden Chirurgen zwingend erfordert.

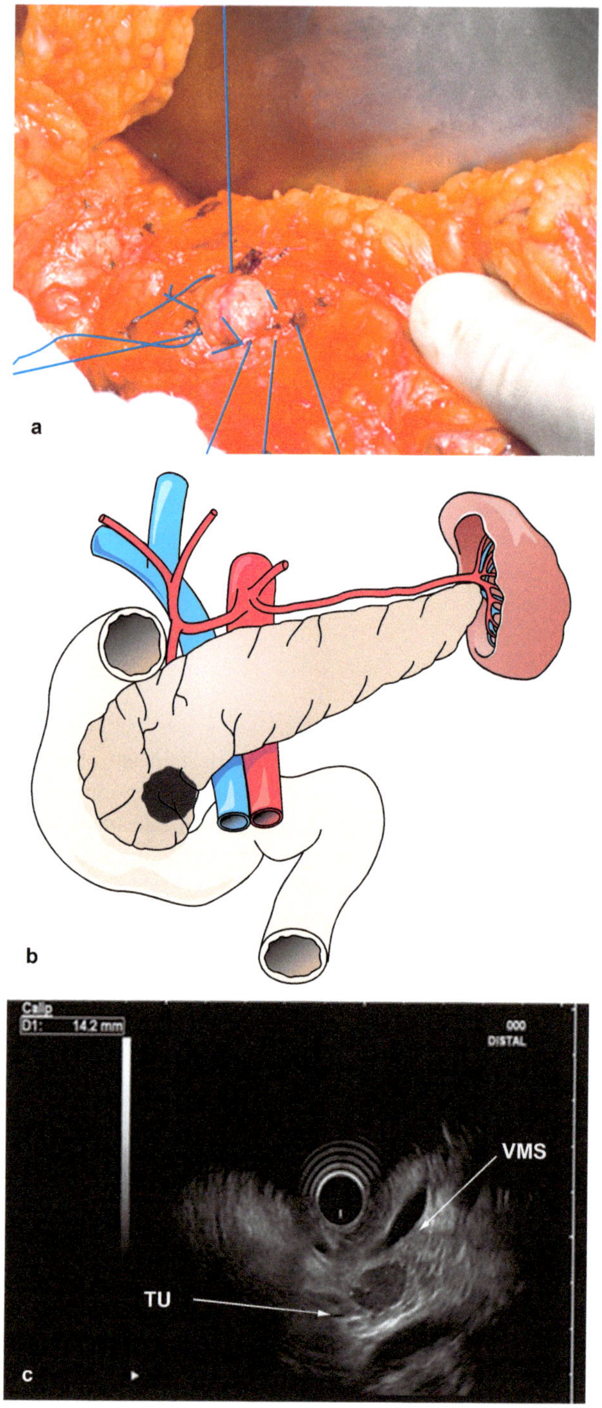

Abb. 4.7 Beispiel für eine offene Resektion eines Insulinoms aufgrund der Lage im Pankreaskopf-Hals-Übergang.
a) Makroskopisches Bild des Insulinoms. [M529]
b) Schematische Darstellung der Lage. [L106]
c) Präoperatives Endosonografie-Bild. [M529]

Operationsvorbereitung

In der präoperativen Phase ist die Vermeidung von Hypoglykämien durch ausreichende Nahrungszufuhr bzw. durch intravenöse Glukosezufuhr bei Nahrungskarenz wichtig. Glu-

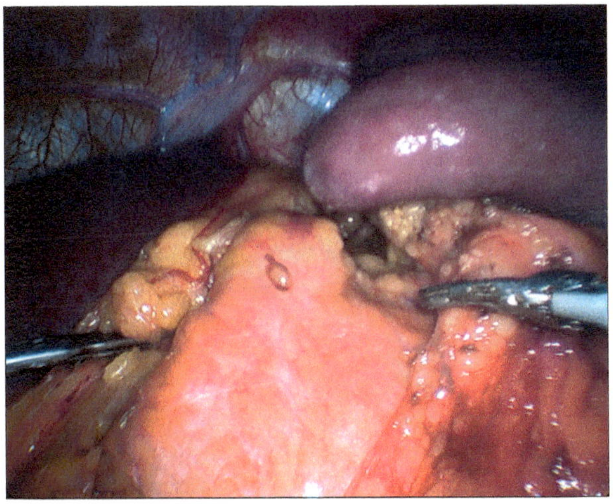

Abb. 4.8 Beispiel einer endoskopischen Resektion eines Insulinoms (Größe 1,3 × 0,5 × 0,3 cm) am Oberrand des Pankreasschwanzes in Nähe des Milzhilus. [M529]

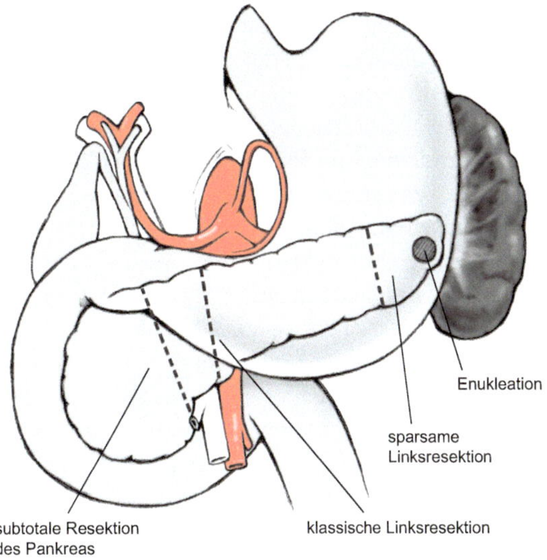

Abb. 4.9 Operationsverfahren beim Insulinom. [L108]

koseinfusionen sollten 2–3 Stunden vor Narkosebeginn beendet werden, um intraoperativ unter entsprechendem Blutzucker-Monitoring nach Entfernung des Insulinoms den Erfolg der Operation anhand des Blutzuckeranstiegs objektivieren zu können. Alternativ kann heute durch Bestimmung des Insulins im Schnell-Assay die intraoperative Hormonanalyse den Erfolg der Operation ebenfalls nachweisen. Die Sensitivität dieser Methode ist jedoch noch nicht ausreichend evaluiert.

In die Aufklärung des Patienten sollte die Problematik einer möglichen multiplen Adenomatose oder einer adulten Nesidioblastose aufgenommen werden, die ggf. zu einer erweiterten Resektion des Organs zwingt. Als typische Komplikationen sind Pankreasfisteln und Pseudozysten, Milzverletzung und Blutungsrisiken bei der Operation zu nennen.

Spezielle Operationstechnik

Bei Nachweis eines solitären Insulinoms kann heute die Operation laparoskopisch vorgenommen werden (➤ Abb. 4.8) und der Erfolg kann durch eine intraoperative Glukose- und/oder Hormonanalyse des Insulinspiegels im Serum überprüft werden. Bisherige Untersuchungen der endoskopischen Vorgehensweise an wenigen Patienten (unter 100) zeigten jedoch mit einer Umstiegsrate von etwa 20 % und einer Fistelrate von 27 % nur teilweise Vorteile gegenüber dem bisherigen offenen Vorgehen.

Klassisches Verfahren ist die Enukleation des Insulinoms, die jedoch nur in 50–66 % der Fälle durchgeführt werden kann (Mehrfach-Tumoren; Lage des Tumors).

Die klassische Vorgehensweise bei isoliertem solitärem Insulinom schließt ein ausgedehntes Kocher-Manöver sowie die Eröffnung der Bursa omentalis zur vollständigen digitalen Palpation des Pankreaskopfes und die Lagebestimmung des Korpus und Schwanzes ein. Zusätzlich ist die Ultraschallabklärung des Gesamtorgans und des getasteten Tumors sinnvoll. Nur nach Ausschluss weiterer Tumoren ist die Enukleation eines nachgewiesenen Tumors als alleiniges Vorgehen zu akzeptieren.

So sollte die tumorwandnahe Entfernung des Insulinoms aus dem Pankreasparenchym bei tief liegenden Tumoren durch eine Teilresektion des Pankreas ersetzt werden, da sonst mit einer vermehrten Pankreasfistel- und Pseudozystenbildung zu rechnen ist. In der Regel hat dies eine Pankreaslinksresektion zur Folge mit Erhalt der Milz. Die Resektion kann dabei durch isoliertes Freilegen der A. und V. lienalis mit Ligatur oder Clippen der zum Pankreas führenden einzelnen Gefäße bis über die Pfortader hinaus ausgedehnt werden. Dies ist bei endoskopischer und offener Chirurgie gleichermaßen möglich. Eine unnötige Verletzung und Entfernung der Milz ist zu vermeiden (➤ Abb. 4.9 und ➤ Tab. 4.12).

In den vergangenen Jahren ist die endoskopische Insulinomentfernung zum Standardverfahren für peripher gelegene Insulinome und Insulinome im Pankreasschwanz

Tab. 4.12 Operative Therapie des benignen Insulinoms (Lukaskrankenhaus Neuss 2001–2012).

Verfahren	Patienten
Enukleation	n = 83 (50 %)
Partielle Resektionen	n = 55 (33 %)
Subtotale Pankreatektomie/ Whipple-Traverso-OP	n = 20 (12 %)
Pankreatektomie/erweiterte Pankreatektomie	n = 9 (5 %)
Gesamt	n = 167 (100 %)

avanciert. Sie zeigt weniger postoperative Schmerzen, einen kürzeren Krankenhausaufenthalt und vergleichbare Fistelbildungen wie die offenen Verfahren. Ob dagegen die zusätzlich roboterassistierte Operation gegenüber der „klassischen MIC" irgendeinen Vorteil aufweisen kann, bleibt sehr fraglich. Für Insulinome im Pankreaskopf, dem Pankreashals und solchen Tumoren, die sehr nahe dem Pankreasgang lokalisiert sind, gilt weiterhin das offene Verfahren mit zusätzlicher Sicherung des Resektionsrands (Magen, Anastomose, Lig. teres etc.) als „Goldstandard". Im Falle von Tumoren im Korpusbereich des Pankreas, die nicht enukleiert werden können, sollte eine Konsolenresektion (Pankreas-Mittelresektion) überdacht werden, da sie im Vergleich zu einer erweiterten Linksresektion eine bessere Insulinreserve (adäquate Insulinproduktion bei Belastung z. B. im oralen Glukosetoleranztest [OGTT]) erhält.

Multiple Tumoren, Insulinomatosen und Nesidioblastosen des Erwachsenen als Grundlage pankreatogener Hypoglyämie treten teilweise sporadisch und teilweise im Rahmen einer familiären Erkrankung (MEN-I-Syndrom) auf. In all diesen Fällen ist die Darstellung der Region mit funktionell überaktiven/deregulierten Inseln präoperativ anzustreben. Dies kann durch selektive intraarterielle pankreatische Kalziumstimulation (SACI-Test) zur Freisetzung gespeicherter Insulindepots erfolgen oder bildgebend mit ^{18}F-L-Dopa-PET/CT nachgewiesen werden. Bei Patienten mit multiplen Insulinomen im Rahmen des MEN-I-Syndroms kann primär nur mit o. g. Diagnostik zwischen funktionell inaktiven NEN und den Insulinomen unterschieden werden. Die Therapie besteht in der Entfernung der Insulinome ohne zusätzliche Ausdehnung des Befundes trotz möglicher Rezidive. Die Insulinomerkrankung hat im Gegensatz zu den anderen NEN des Pankreas keine Einschränkung der Lebenserwartung für MEN-I-Patienten zur Folge.

Die Patienten mit Insulinomatose und Nesidioblastose fallen bei bildgebender Diagnostik und intraoperativ durch ein völlig normal erscheinendes Organ mit einer pathologischen Kalziumstimulation der Insulinproduktion auf. Hier kann durch maximale Reduktion des Organs auf $\frac{1}{10}$ bis $\frac{1}{20}$ die teilweise spontane und speziell auch die postprandiale Hypoglykämie effektiv behandelt werden, doch sollte vorher die Region mit pathologischer Insulinproduktion bekannt sein. Im Gegensatz zu den Erkrankungen des Kindes haben bisherige Untersuchungen keine Mutationen darstellen können, die die pathophysiologische Insulinomatose und Nesidioblastose des Erwachsenen erklären könnten.

Eine totale Pankreatektomie ist weder bei multiplen Tumoren noch bei Nesidioblastose gerechtfertigt, da bei Persistenz der Erkrankung auch konservative Therapieverfahren (z. B. Diazoxid, Octreotide, Streptozotocin etc.) zur Verfügung stehen.

Tab. 4.13 Operative Therapie des malignen Insulinoms.

• onkologisch radikale Tumorexstirpation
• Lymphadenektomie
• Leberresektion
• Tumor-Debulking

Maligne Insulinome werden intraoperativ durch den Nachweis von regionären Lymphknoten- oder Lebermetastasen auffällig. Selten ist eine frühzeitige Operation möglich und häufig wird trotz ausgedehnter Resektion des Primärtumors mit lokalen Lymphknoten- und Lebermetastasen eine Persistenz der Erkrankung zu erwarten sein (Heilungsrate etwa ein Drittel). Weiterführende Behandlungsoptionen schließen die Chemoembolisation von Lebermetastasen, die Octreotid- und Glukagontherapie der Hormonsekretion sowie die Behandlung mit Rapamycin (Everolimus), einem mTOR-Inhibitor, ein. Dieser hat sowohl funktionell eine Verminderung der Insulinproduktion zur Folge, wie er auch das Wachstum der Insulinom-Zellen hemmt. Als operative Behandlungsmöglichkeiten sind onkologische radikale Tumorexstirpation mit Lymphadenektomie, Leberresektion und ggf. Tumordebulking (➤ Tab. 4.13) zu diskutieren, die mit nun vorhandener Möglichkeit einer Rapamycin-Therapie an Bedeutung verloren haben. Bei alleiniger Lebermetastasierung und radikaler lokaler Tumorentfernung ist neben lokal destruierenden Verfahren (TAE, TACE, etc.) in Einzelfällen hier auch die Lebertransplantation zu diskutieren, da die Patienten mehr durch die funktionellen Probleme (dauerhafte Glukoseinfusion mit Mastfettsucht, kardialer Schädigung und möglichen infektiösen Problemen bis zur Sepsis) beeinträchtigt sind.

Postoperative Überwachung

Nach vollständiger Entfernung eines Insulinoms ist postoperativ eine Blutzuckerüberwachung wichtig, da sie einerseits als Qualitätskotrolle dient und sich andererseits nach beginnender Essenszufuhr zunächst eine unterschiedlich ausgeprägte, jedoch vorübergehende diabetische Stoffwechsellage einstellen kann. Serum-Blutzuckerwerte von 200–300 mg% werden in den ersten Tagen toleriert und sollten nicht sofort eine Gegensteuerung nach sich ziehen. Erst über diesem Wert ist die Gabe von Insulin zu empfehlen. Im Fall einer Insulinom-Resektion bei MEN I, einer Insulinomatose oder einer Nesidioblastose ist die jahrelange regelmäßige Kontrolle der Patienten unumgänglich, da hier mit Rezidiven gerechnet werden muss, die im Falle der Operation gutartiger sporadischer Insulinome unter 1–2 % anzusetzen sind.

Bei maligner Grundkrankheit und fehlender lokaler Therapierbarkeit bzw. Persistenz des organischen Hyperinsulinismus ist vor erneuter Operation die Einstellung des Blutzuckers mittels Diazoxid, Phenytoin und ggf. Somatostatin-Analoga (Octreotide, Lanreotide) oder Rapamycin vorzunehmen. Als Chemotherapeutikum bei maligner Grundkrankheit hat sich neben dem β-Zell-selektiven Streptozotocin die Behandlung mit 5-Fluorouracil durchgesetzt. Das Therapiekonzept ist jedoch rein palliativ und führt meist zum frühen Hypoglykämierezidiv.

Die Prognose der Erkrankung ist sehr variabel. Bei metastasiertem Leiden werden Überlebensraten von unter 2 Jahren bis über 10 Jahre berichtet mit einer 5-Jahres-Überlebensrate von etwa 50 %.

4.9.4 Gastrinom

Verteilung und klinisches Bild

Der Zusammenhang zwischen Magenhypersekretion und peptischen Ulzerationen des Jejunums sowie dem Vorliegen eines nicht β-Zell-abhängigen (nicht Insulinom-produzierenden) Pankreastumors wurde erstmals 1955 an zwei Patienten von Zollinger und Ellison dargestellt. Gastrinome sind selten und sind bei etwa 0,1 % aller Patienten mit Magenulzera für die Erkrankung verantwortlich. Die Tumoren treten in einer Häufigkeit von bis zu 50 % multipel auf und sind in etwa 30 % mit dem MEN-I-Syndrom assoziiert (s. MEN-I-assoziierte NEC). Extrapankreatische Gastrinome, besonders im Duodenum gelegen, werden in bis zu 80 % der familiären Fälle beschrieben. Dagegen sind sporadische Gastrinome meist unifokale Tumoren. Für beide Tumortypen ist die frühzeitige lymphogene Metastasierung typisch, weshalb früher die Operationserfolge gering waren und die Indikation zur Operation sehr unterschiedlich eingeschätzt wurde. Heute wird dagegen selbst bei fehlendem Nachweis des Primärtumors und bei allen MEN-I-Patienten mit biochemisch nachgewiesenem Gastrinom die Operationsindikation gestellt und bei entsprechender Operationsstrategie eine Erfolgsrate von über 70–80 % biochemischer Heilung nachweisbar.

Patienten mit Gastrinomen, die alle als potenziell maligne Tumoren angesehen werden müssen, zeigen bei Lokalisation im Duodenum eine bessere Prognose als Patienten mit Gastrinomen im Pankreas.

Patienten mit Gastrinomen fallen meist durch **Hypergastrinämie** mit schweren und therapierefraktären Ulzerationen des Magens auf (bei Magen-pH < 1). Zusätzlich bestehen häufig Schmerzen, Erbrechen und Diarrhö mit mehrfachen wässrigen Stühlen am Tag. Bei 10 % der Patienten ist die Diarrhö sogar das einzige Symptom der Erkrankung (> Tab. 4.14).

Immer ist die mögliche Assoziation mit dem MEN Typ 1 zu berücksichtigen und hier vor allem die Abklärung eines primären Hyperparathyreoidismus notwendig, der bei 90 %

Tab. 4.14 Symptome des Gastrinoms.

abdominale Schmerzen	100 %
rezidivierende peptische Ulzera	90 %
Erbrechen	70 %
Diarrhö	60 %

der MEN-I-Patienten zu verzeichnen ist. Inwieweit die chronische Erhöhung des Serumkalziums bei diesen Patienten – vergleichbar dem Kalzium-Infusionstest – zu einer vermehrten Ausschüttung von Gastrin und einer Verschärfung der Erkrankung (Zollinger-Ellison-Syndrom) führt, ist jedoch nicht eindeutig geklärt.

Labordiagnostik

Wesentliche Untersuchung ist die Bestimmung von Gastrin im Serum mit Nachweis einer meist massiven Erhöhung um das 5- bis 10-Fache der Norm bei gleichzeitig bestehender Azidität des Magensafts (pH < 1). Bei fraglichen Werten kann die Sekretininfusion (9E/kg/h für eine Stunde) sinnvoll sein, da im Falle eines Gastrinoms mit z. B. Zollinger-Ellison-Syndrom ein schneller Anstieg des Gastrins im Serum zu verzeichnen ist, während dies bei allen anderen Ursachen einer Hypergastrinämie (atrophische Gastritis, Einnahme von Protonenpumpen-Inhibitoren etc.) zu einem vorübergehenden Abfall der Gastrinwerte im Serum führt.

Differenzialdiagnostisch ist die Hypergastrinämie zu differenzieren bei:

- perniziöser Anämie (Magen-pH > 4),
- entferntem Antrum (Magen-pH > 4),
- antraler G-Zell-Hyperplasie (Magen-PH < 2)

Zusätzlich zum Sekretintest kann ein Kalzium-Infusionstest (5 mg/kg/h für drei Stunden) vorgenommen werden, bei dem der Beweis eines Gastrinoms durch einen mehr als 2-fachen Anstieg des basalen Gastrinwerts im Serum erfolgt.

Bildgebende Verfahren

Die bildgebende Diagnostik zur Lokalisation von Gastrinomen ist im Vergleich zu Insulinomen in ihrer Erfolgsrate deutlich schlechter. Größere Tumoren lassen sich mittels MRT, CT und endoskopischem Ultraschall gut darstellen. Als spezifisches und sensitives Verfahren hat sich die Somatostatinrezeptorszintigrafie (SRS) erwiesen, die oft auch kleine extrapankreatisch gelegene Gastrinome nachweisen kann. Die kombinierte CT-PET-Untersuchung ist besonders bei metastasiertem Gastrinom zum Nachweis der verschiedenen Metastasen anderen bildgebenden Verfahren überlegen.

4

Invasive Diagnostik

Gastrinome lassen sich in einigen Fällen durch selektive arterielle Kalziumstimulation und transhepatische selektive Blutentnahme mittels Venenkatheter lokalisieren bzw. regionalisieren (SASI- oder Imamura-Test). Hierbei werden Katheter in verschiedene arterielle Stromgebiete eingeführt und selektiv Sekretin injiziert. Dann wird Blut aus der V. hepatica entnommen und Gastrin bestimmt, vergleichbar der Lokalisation pathologischer Inseln bei der Insulinomatose des Erwachsenen. Besonders hilfreich ist diese Untersuchung für bis dahin negative Bildgebung mit CT, Endosonografie, PET-CT zur besseren, zielgerichteten Operation. Dabei zeigt sich die Lokalisation der bis dahin unentdeckt gebliebenen Gastrinome in etwa 80–90 % im Gastrinoma-Dreieck, das sich vom Pankreaskopf über das duodenale C bis zur Gallenblase und dem Lig. hepatoduodenale erstreckt (*magic triangle,* > Abb. 4.10).

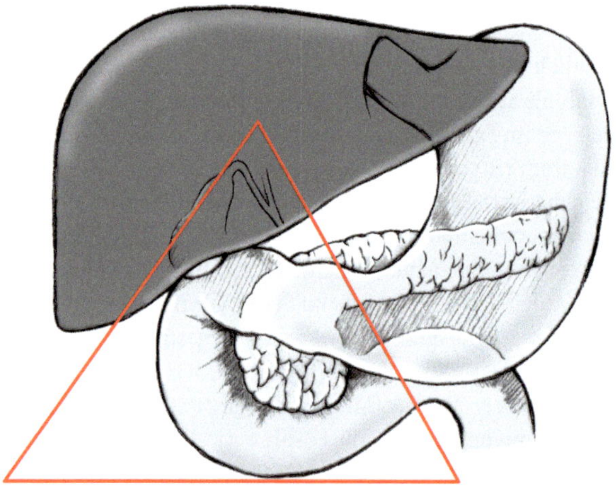

Abb. 4.10 Das sog. Gastrinomdreieck mit bevorzugter Lokalisation von sporadischen Gastrinomen. [L108]

Intraoperative Diagnostik

Liegt das Gastrinom extrapankreatisch im Bereich von Duodenum und Lig. hepatoduodenale, ist teilweise eine Lymphknotenmetastase klinisch nicht vom primären Tumor zu unterscheiden. Der Versuch des Nachweises kleiner Gastrinome mittels Ultraschall ist wenig hilfreich. Eine entsprechend ausgedehnte Operation mit systematischer Lymphknotendissektion peripankreatisch ist damit indiziert. Die Hoffnung, durch Diaphanoskopie und Austasten der Duodenalwand von innen auch kleine submuköse Läsionen zu finden und vollständig entfernen zu können, hat sich langfristig nicht erfüllt, sodass wieder auf lokal begrenzte oder klassisch radikale (PPPD) Verfahren zurückgegriffen wird.

Operative Therapie

Wesentlich vor Operation eines Gastrinoms ist der Beweis oder Ausschluss eines MEN-I-Syndroms, das selbst bei fehlender Familienanamnese und normalem Kalzium durch genetische Analyse des MEN-I-Gens in über 90 % der Fälle gesichert werden kann.

Für die Entscheidung über das operative Vorgehen ist die Kenntnis notwendig, ob ein sporadisch oder ein im Rahmen des MEN I entstandenes Gastrinoms vorliegt. Zusätzlich ist das Wissen um eine mögliche Fernmetastasierung des Tumors zu fordern. Bei den sporadischen Tumoren im Bereich des Gastrinom-Dreiecks, das Duodenum, Pankreaskopf und Lig. hepatoduodenale einschließt (> Abb. 4.10), ist die vollständige Entfernung des Pankreastumors und der abfließenden Lymphbahnen mit primären Lymphknotenstationen notwendig.

Sporadische Gastrinome treten meist als singuläre Tumoren mit früher Metastasenbildung (primär lymphogen, sekundär hämatogen, Leber) auf, während familiäre Gastrinome im Rahmen des MEN I primär als multiple kleine Tumoren im Duodenum (bis 80 %) und in Pankreas plus Duodenum zu verzeichnen sind (> Abb. 4.11).

Für die Operationsentscheidung steht die Tumorbehandlung heute ganz im Vordergrund, die von prognostischer Bedeutung für die Patienten ist. Die hormonelle Symptomatologie einschließlich der Ulkusgenese und der Diarrhöen kann heute dagegen medikamentös gut beherrscht werden (Protonenhemmer, Somatostatin-Analoga) und führt nur noch selten zu lebensbedrohlichen Komplikationen (Blutung, Perforation).

Die Indikation zur Operation bedarf der sorgfältigen Abwägung aller erhobenen Befunde.

- Bei solitärem sporadischem Tumor ist die Operation in jedem Fall indiziert.
- Bei multipler endokriner Neoplasie Typ I ist die Entscheidung aufgrund der Größe des Primärtumors, der Beschwerden und der fraglichen Kurabilität kritischer zu stellen (ab Tumorgröße 1,5 cm versus erst bei Tumoren über 3 cm), doch die konsequente ausgedehnte chirurgische Resektion hat hier vermehrt auch biochemische Langzeitheilung erwirkt.
- Liegt Malignität mit bewiesenen Fernmetastasen vor (z. B. Leber), ist eine individuelle Entscheidung über das operative Vorgehen unter Berücksichtigung der Tumorausdehnung und der möglichen konservativen Therapiemodalitäten notwendig.

Operationsstrategie und Technik

Im Gegensatz zum Insulinom ist beim Gastrinom der Tatsache Rechnung zu tragen, dass die sporadischen Tumoren sehr früh lymphogen metastasieren und teilweise extrapankreatisch, z. B. im Duodenum, vorliegen können. Die MEN-I-assoziierten Tumoren sind primär als multipel auftretende Tumoren einzustufen, mit bis zu 80-prozentiger Verteilung im Duodenum, und werden durch Entfernung des Pankreaskopfes, des Duodenums und der peripankreatischen wie auch im Lig. hepatoduodenale befindlichen Lymphknoten therapiert.

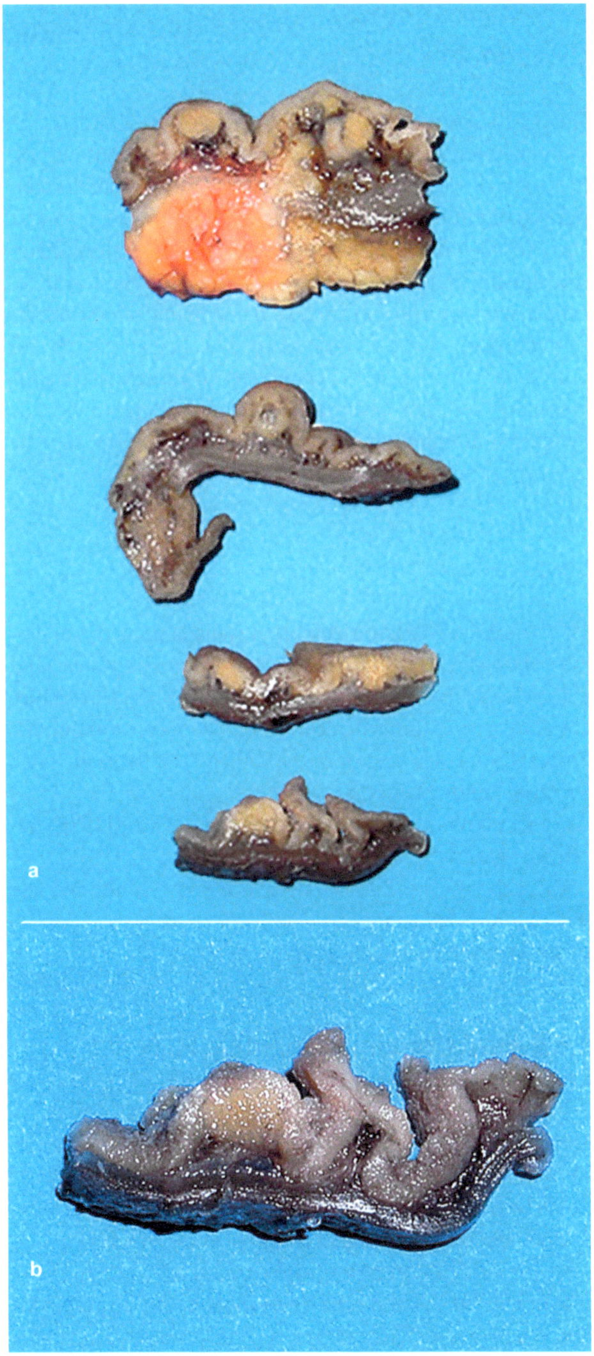

Abb. 4.11 Gastrinome des Duodenums: multiple submuköse Gastrinome im Duodenum bei MEN I. [M529]

Sporadisches Gastrinom

Die Operation beinhaltet die vollständige Freilegung des Pankreaskopfs mit Korpus, die Dissektion aller Lymphknoten am Pankreasrand plus Lig. hepatoduodenale und entlang dem Duodenum auf die A. mesenterica superior zu. Bei größeren Tumoren und lymphogener Metastasierung kann eine Cephalopankreatoduodenektomie (Whipple-Operation nach Traverso) mit Lymphknotendissektion indiziert sein.

Gastrinom im Rahmen der MEN I

Bei multipler endokriner Neoplasie sind die Rundumfreilegung des gesamten Pankreas und der intraoperative Ultraschall zum Nachweis möglicher Tumoren entlang dem gesamten Organ notwendig. Die Operation beinhaltet eine Teilentfernung des Pankreas im Sinne einer Whipple-Operation, mit der heute ein kurativer Ansatz in 80 % gegenüber 30 % in früheren Jahren möglich ist. Die Indikation zu einer Operation mit großer Morbiditätswahrscheinlichkeit (abhängig von Alter, Körpergewicht, abdominalen Voroperationen, anderen Nebenerkrankungen etc.) sollte jedoch bei diesen Patienten, die eine meist sehr gute Prognose aufweisen, kritisch hinterfragt werden.

Bei metastasierten malignen Tumoren eines sporadischen oder familiären Gastrinoms, besonders bei Metastasierung in die Leber, ist ggf. die Tumorreduktion operativ angezeigt. Als Alternative können eine operative Entfernung des Primärtumors mit Lymphknotendissektion und die nachfolgende Chemoembolisation der Lebermetastasen (meist diffus) durchgeführt werden. Eine Zusammenfassung der Operationsverfahren zeigt ➤ Tab. 4.15.

Tab. 4.15 Operationsverfahren beim Gastrinom.

Sporadisches Gastrinom	• Enukleation und Lymphknotendissektion • Pankreasteilresektion bei großem Tumor
familiäres-MEN-I-Syndrom	• Duodenotomie mit submuköser Enukleation • Enukleation des Pankreastumors und Lymphknotendissektion • evtl. Pankreasteilresektion (Whipple/Traverso)
maligne Metastasenchirurgie	• klassische Resektionsverfahren • anatomisch, extraanatomisch Leberteilresektion

Die früher geübte Gastrektomie mit Beseitigung des Zielorgans ist heute nicht mehr indiziert. Protonenpumpeninhibitoren (PPI) und Somatostatin gestatten eine effektive Säureblockade und Beherrschung der Ulkuserkrankung.

Postoperative Behandlung

Die postoperative Nachbehandlung orientiert sich in erster Linie am Erfolg der Operation, gemessen am Verlauf der postoperativen Gastrinwerte. Bei maligner Erkrankung ist eine biochemische Heilung nur in etwa 20–30 % langfristig zu erreichen. Zwei therapeutische Möglichkeiten zur Beherrschung der Symptome von Hypergastrinämie (Ulkuserkrankung, Diarrhö) stehen im Vordergrund: zum einen die Gabe von PPI mit einer effektiven, annähernd 100-prozentigen Säureblockade und zum anderen die Therapie mit Somatostatin-Aanaloga (Octreotide, Lanreotide), die eine effektive Minderung der Gastrinsekretion erzielen lässt.

Die Prognose der malignen Gastrinome ist selbst nach eingetretener Fernmetastasierung relativ günstig.

4.9.5 Seltene funktionell aktive NEN des Pankreas

Vipom

Von Verner und Morrison wurde 1958 der Begriff **WDHA-Syndrom** (wässrige Durchfälle, Hypokaliämie, Achlorhydrie) geprägt. Sie fassten dazu die Krankheitsverläufe von 2 eigenen Patienten und 4 Patienten aus der Literatur zusammen. Der Tumor liegt in der Regel intrapankreatisch, ist selten multipel und zeigt eine bevorzugte Lokalisation von Pankreaskörper und -schwanz. Auch hier ist eine Assoziation mit dem MEN-I-Syndrom gegeben. Die führenden Symptome sind profuse wässrige, choleraähnliche Durchfälle mit Flüssigkeitsverlusten von bis zu 10 Litern pro Tag. Der massive Flüssigkeits- und Elektrolytverlust ist für die Patienten lebensbedrohlich und verlangt die primäre Rekompensation, bevor eine Therapie des Tumors angestrebt werden kann.

Diagnostik

Wegweisend ist neben dem Nachweis der Hypokaliämie, Achlorhydrie und einer häufig anzutreffenden Hyperkalzämie der Nachweis von erhöhtem vasoaktivem intestinalem Polypeptid (VIP). Als bildgebender Nachweis genügen in aller Regel der abdominale Ultraschall und eine Endosonografie oder ein CT, da die Tumoren meist über 2 cm groß messen.

Therapie

Die Therapie des **Verner-Morrison-Syndroms** besteht in der chirurgischen Entfernung des Tumors mit Lymphknotendissektion. Bei Lebermetastasen ist die gleichzeitige Resektion und Tumorminimierung anzustreben, da die Patienten oft nur unzureichend auf eine Therapie mit Somatostatin-Analoga zur Hemmung der Hormonsekretion und Linderung der Symptome ansprechen.

Als Alternative können die Behandlung mit einer zielgerichteten Therapie (mTOR-Inhibitoren wie z. B. Rapamycin oder Tyrosinkinase-Rezeptor-Antikörper wie Sorafinib etc.) und die zusätzliche Chemotherapie mit Streptozotocin und 5-Fluorouracil oder Temozolomid vorgenommen werden.

Glukagonom

Die Erstbeschreibung eines glukagonproduzierenden Tumors geht auf Unger (1963) und McGavran (1966) zurück. Die typischen Symptome sind charakteristische Hauterscheinungen (Erythema necrolyticans migrans) und ein leichter Diabetes mellitus. Weitere Hautveränderungen sind Cheilitis, Glossitis und Nagelveränderungen. Da die Hautveränderungen jedoch nicht spezifisch sind und häufig fehldiagnostiziert werden, wird die Diagnose des Glukagonoms oft erst spät gestellt. In über 50 % liegt bereits eine metastasierte Erkrankung vor. Die chirurgische Tumorreduktion ist zur Symptomminimierung indiziert. Hoch spezifisch für die Chemotherapie der Tumoren ist Dacarbazin (DTIC).

Somatostatinom

1977 wurde von Larsson et al. und Ganada et al. dieser Tumor erstmalig beschrieben. Die typischen Symptome sind ein milder Diabetes mellitus, eine Steatorrhö und eine Cholezystolithiasis; mitunter fehlen klinisch auffällige Symptome. Zusätzlich werden verschiedene andere Hormone in ihrer Sekretion und Effektivität gehemmt, sodass die Krankheit auch als „inhibitorisches Syndrom" nach Pollak (1975) bezeichnet wird.

Die chirurgische Entfernung des Primärtumors und die Reduktion oft vorhandener Lebermetastasen (späte Diagnose des Tumors) stellen die Therapie der Wahl dar.

4.9.6 Funktionell nicht aktive NEN des Pankreas

Etwa 60 % aller neuroendokrinen Tumoren des Pankreas sind funktionell inaktiv. Sie werden daher oft erst spät entdeckt, wenn entsprechende Tumorsymptome (Verdrängung, Schmerzen etc.) nachweisbar sind. Auch bei funktionell nicht aktiven Tumoren ist Chromogranin A im Serum meist erhöht und für die klinische Verlaufsbeobachtung verwendbar. Die Therapie der Tumoren richtet sich nach Tumorstadium, Differenzierungsgrad des Tumors und Alter des Patienten. Während MEN-I-assoziierte Tumoren (PP-ome) oft lokal kurabel sind, ist dies bei sporadischen Tumoren aufgrund der o. g. späten Diagnose häufig nur bedingt der Fall. Das mikroskopische Bild der Tumoren kann sehr variabel sein und zeigt trabekuläres und solides Wachstum, bei den

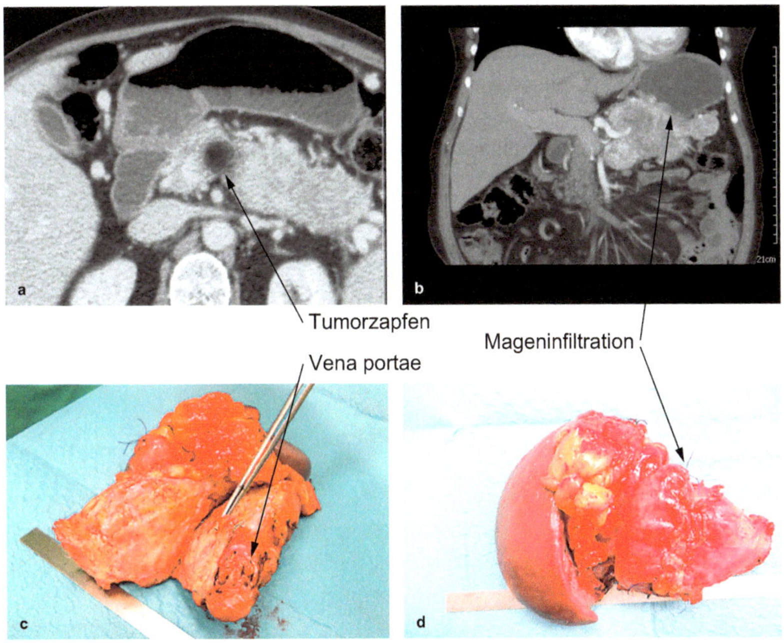

Abb. 4.12 Bilder einer operativ entfernbaren funktionell inaktiven NEN des Pankreas (T4 N1 M1). Infiltration von Magen und Milz; Pfortaderthorombose (tumorfrei auch 2 ½ Jahre postoperativ). [M529]

NEC überwiegen die kleinzelligen Tumoren gegenüber großzelligen. Aufgrund der Seltenheit der Tumoren werden sie oft als „infauste Pankreaskarzinome" verkannt. Nur eine entsprechende Markeranalyse (CA 19–9, Chromogranin A, NSE etc.) und ggf. eine notwendige Punktionszytologie lassen den Charakter dieser Tumoren eindeutig darstellen.

Die Resektion der funktionell inaktiven, aber hormonaktiven neuroendokrinen Karzinome (> Abb. 4.12) folgt Prinzipien vergleichbar zu Resektionsverfahren, die für exokrine Pankreastumoren gelten. Zum Unterschied der exokrinen Pankreaskarzinome wachsen die Tumoren jedoch meist langsam, infiltrieren selten die arteriellen Gefäße (Ausnahme NEC) und zeigen eine 5-Jahres-Überlebensrate von etwa 50 %. Bei Lebermetastasierung sinkt sie auf 20–30 %, kann aber durch chirurgische Metastasenresektion und/oder zielgerichtete Therapeutika (Everolimus, Sorafinib etc.) anscheinend verlängert werden. Bewiesen ist bisher die Verlängerung progressionsfreier Zeit, nicht jedoch die des Gesamtüberlebens.

Die Resektion einschließlich einer Tumordebulking-Operation erscheint auch bei weniger differenzierten neuroendokrinen Karzinomen des Pankreas sinnvoll. So können durch Zytoreduktion sowie eine additive und adjuvante Chemotherapie mit Streptozotocin und Doxorubicin oder eine peptidrezeptorvermittelte Radiotherapie mit ^{90}Y-DOTATOC Remissionsraten von über 70 % erreicht werden. Besonders die ^{90}Y-DOTATOC-Therapie weist bei einem Drittel der Patienten eine partielle Remission auf.

4.10 NEN des Dünndarms, der Appendix, des Dickdarms plus Rektum

4.10.1 Klinik

Die Prävalenz von neuroendokrinen Tumoren des Dünndarms beträgt etwa 0,5 Fälle pro 100.000 Einwohner und Jahr. In 10–20 % der Fälle treten die Tumoren als multiple neuroendokrine Tumoren oder in gemeinsamem Vorliegen mit anderen malignen Tumoren auf. Das Karzinoidsyndrom als Zeichen einer weit fortgeschrittenen und meist in die Leber ausgedehnt metastasierten Erkrankung findet sich bei 20–30 % der Patienten mit neuroendokrinen Neoplasien des Dünndarms. Bis zu 80 % der Patienten zeigen Diarrhöen und Flush-Bildung und 10 % auch Bronchospasmen.

4.10.2 Labor und Bildgebung

Wichtigste Untersuchungen stellen die Bestimmung des Serotonins im Serum, dessen Metaboliten im Urin (5-HIES = 5-Hydroxyindolessigsäure) und die Bestimmung des Serum-Chromogranin-A (CgA) dar. Die Wertigkeit dieser Laborparameter ist sowohl in der Primärbestimmung des Tumors wie auch im Verlauf der Erkrankung bei weiterhin bestehenden neuroendokrin aktiven Tumoren und sekundär sich entwickelnder kardialer Symptomatik zu sehen. Verglichen mit der ausgezeichneten Prognose von > 80 % 5-Jahres-Überlebensrate bei lokalem Tumorgeschehen und etwa 70 % bei lokoregionären Metastasen ist die Prognose bei hormonell weiterhin aktiven persistierenden Lebermetastasen äußerst eingeschränkt und wird mit etwa 35 % angegeben.

Für die operative Therapie ist es mitentscheidend, schon präoperativ mögliche Lymphknotenmetastasen darzustellen. Dies kann heute durch Somatostatinrezeptorszintigrafie oder sensibler durch ^{68}Ga-DOTATOC-PET/CT erfolgen. Die Metastasierung verläuft dabei entlang den Lymphknotenbahnen in die zentralen Lymphknoten neben den Arteria mesenterica superior. Intraoperativ kann gerade in diesem Bereich in Fällen vermehrter intraabdominaler Fettansammlung kaum zwischen pathologisch vergrößerten Lymphknoten und knotigen lipiddurchsetzten Geweben unterschieden werden.

Sollten Patienten im Falle eines ausgedehnten NEN-Tumorgeschehens unter wiederkehrenden Subileus-Beschwerden und Diarrhöen leiden, ist klinisch kaum zwischen stenosebedingten und hormonell verursachten Beschwerden zu unterscheiden. Leider sind auch neue bildgebende Verfahren für die Detektion vergrößerter mesenterialer Lymphknoten wenig aussagekräftig, wenn nicht das klassische Bild einer „wagenradartigen" Verschattung vorliegt, die aber nur bei ausgedehnten Befunden zu erwarten ist. Im Zweifelsfall ist deshalb bei biochemisch nachgewiesener CgA- und Serotonin-Erhöhung im Serum oder 5-HIES-Erhöhung im 24-Stunden-Urin die diagnostische Laparoskopie oder Laparotomie angezeigt. Längerfristige Erhöhung des Serotonins und das wiederkehrende Karzinoidsyndrom führen in bis zu 20 % zu einer Herzschädigung (Hedinger-Syndrom) mit Trikuspidalinsuffizienz und besonderer Belastung des rechten Herzens.

Auch deshalb ist bei NEN des Dünndarms mit nicht vollständig resektablen Lebermetastasen und anderen Fernmetastasen die Indikation zur Resektion des Primärtumors und der abdominalen Lymphknotenmetastasen weit zu stellen. Auch stören große Lymphknotenmetastasen die Motilität des Dünndarms und die zunehmende Fibrosierung des Peritoneums führt mit sekundärer Durchblutungsstörung zur Angina abdominalis. Im Spätzustand wird bei einem dann entstandenen *frozen abdomen* nach ausgedehnter Dünndarmresektion ein Kurzdarm resultieren. In früheren Tumorstadien lässt sich hingegen mit geeigneter Technik auch ohne große Darmresektion der Primärtumor mit Lymphknotenmetastasen entfernen, was funktionell vom restlichen Dünndarm meist kompensiert werden kann.

Für die NEN der Appendix gilt, dass eine spezifische präoperative Diagnostik nicht angeboten werden kann und in der überwiegenden Mehrzahl die NEN der Appendix als entzündliche Appendizitis imponieren und unter dieser Verdachtsdiagnose operiert werden. So stellen die NEN der Appendix in etwa 0,6–1 % aller Appendektomien die Grundlage der Erkrankung, werden aber meist erst postoperativ durch den Pathologen verifiziert.

Auch für die NEN des Dickdarms gilt, dass sie entweder zufällig entdeckt oder, als klassisches Kolonkarzinom operiert, erst durch den Pathologen erkannt werden, da sie selten klassische Symptome neuroendokriner Tumoren aufweisen.

Die NEN des Rektums werden heute aufgrund der vermehrten Vorsorge-Koloskopien häufiger schon in sehr frühem Tumorstadium diagnostiziert. Die rein endoskopische Entfernung ist für Tumoren bis 0,5 cm ausreichend und auch bei der Mehrzahl der Tumoren bis 1 cm Größe, wenn eine G1-Differenzierung (Ki-67 –2 %) und eine Beschränkung des Tumors auf die Mukosa und Submukosa nachgewiesen sind. Hormonelle Sekretion von CgA kann zur Diagnostik und als Screening-Verfahren in der postoperativen Verlaufsbeobachtung dieser Tumoren genutzt werden, doch fehlt diesen Tumoren des *Hindgut* eine funktionell wirksame Hormonsekretion.

4.10.3 Operative Therapie

NEN des Dünndarms und der Appendix

Primär wird für alle NEN die radikale Tumorentfernung angestrebt. Da sie primär lymphatisch metastasieren, wird bei Tumoren > 0,5 cm Größe (mit Ausnahme der Insulinome und der Typ-1-NEN des Magens) eine R0-Resektion im betroffenen Organ in Verbindung mit der Entfernung primärer Lymphknotenstationen empfohlen. Die meisten Patienten mit neuroendokrinen Karzinomen des **Dünndarms** weisen bei Diagnosestellung des Tumors schon mesenteriale Lymphknotenmetastasen (➤ Abb. 4.13) oder auch Lebermetastasen auf. Das macht insgesamt 60–70 % aller Patienten mit NEN des Dünndarms aus und in spezialisierten Zentren sogar 80–90 %. Das chirurgisch bevorzugte Vorgehen umfasst deshalb neben der Dünndarmresektion einschließlich der primären Lymphknotenstationen auch die Darstellung der A. mesenterica superior mit Präparation der zentralen Lymphknoten. Die am Gefäß orientierte Skelettierung des Mesos mit eingeschränkter segmentaler Dünndarmresektion kann trotz ausgedehnter Lymphknotenentfernung meist die Entstehung eines Kurzdarmsyndroms verhindern. Das gleiche Vorgehen hat sich auch für sehr seltene neuroendokrine Karzinome des Meckel-Divertikels als sinnvoll erwiesen. Zusätzlich wird eine Cholezystektomie empfohlen, da bei der selektiven internen Radiotherapie (SIRT) Gallenblasen-Wandnekrosen entstehen können und eine Therapie mit Somatostatin-Analoga dauerhaft zu einer Cholezystolithiasis und sekundär zur Cholezystitis führen kann.

In spezialisierten Zentren wird damit eine 5-Jahres-Überlebensrate bei metastatischen NEN des Dünndarms von über 50 % erreicht. Diese Lebenserwartung reduziert sich jedoch, wenn eine durch das Karzinoidsyndrom bedingte Herzerkrankung (Herzheimer-Syndrom) oder Lebermetastasen zu verzeichnen sind.

Dagegen ist bei distal gelegenen NEN in der **Appendixspitze** (und im distalen Drittel) mit G1-Differenzierung sowie einer Beschränkung auf die Mukosa und Submukosa und

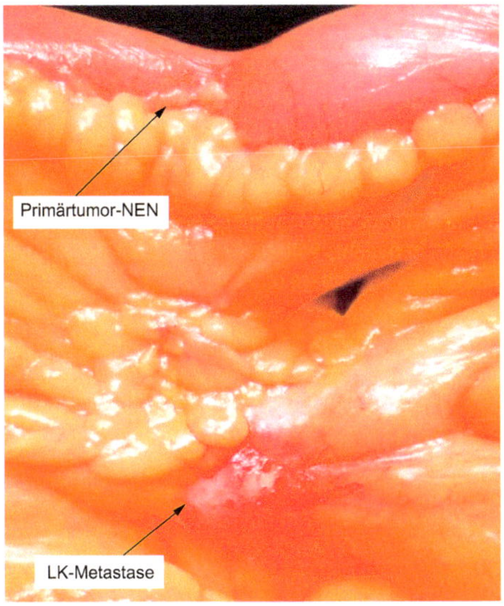

Abb. 4.13 Typisches Bild einer kleinen primären NEN des Dünndarms (1,5 cm) mit großer Lymphknoten-Metastase. [M529]

einer Größe bis zu 2 cm die Appendektomie als ausreichend anzusehen. Nur bei Tumoren über 1,5–2 cm und auch kleineren Tumoren mit Infiltration der Mesoappendix oder umgebender Fettgewebe muss mit lokoregionären Lymphknotenmetastasen gerechnet werden, die eine Erweiterung der Operation zur Hemikolektomie rechtfertigen. Ob jedoch bei eingeschränkter Operationsradikalität die empfohlenen lebenslangen intensiven Kontrolluntersuchungen eine Auswirkung auf die Prognose der Patienten haben, bleibt weiterhin fraglich (frühe Tumordetektion persistierender oder rezidivierender NEN zur Prognoseverbesserung?).

Eine Sonderstellung in den NEN der Appendix nehmen die Patienten mit Pflastersteinrelief-Tumoren *(globlet cell tumors)* ein, die oft einen Ki-67-Wert über 2 %, aber unter 20 % aufweisen (G2) und sich klinisch als relativ aggressiv erweisen. Bei diesen Patienten ist generell die Hemikolektomie plus lokale Peritonektomie und ggf. bei Frauen auch die gleichzeitige Adnexektomie zu diskutieren. Zusätzlich sollte eine CT des Abdomens und des Thorax zum Ausschluss von Fernmetastasen durchgeführt werden.

Tab. 4.16 Lymphknotenmetastasen und Tumorgröße bei gastrointestinalen NEN.

Lokalisation	Wahrscheinlichkeit (%) von Lymphknotenmetastasen bei Tumorgröße von			Gesamt (%)
	< 1 cm	1–2 cm	> 2 cm	
Dünndarm	44	77	85	60–80
Kolon	22	46	79	50–70
Rektum	7	k. A.	89	10–30
Appendix	< 1	0,7	30	unter 1–7

NEN des Kolons und Rektums

5–10 % aller neuroendokrinen Tumoren werden im Kolon und Rektum nachgewiesen. Das mittlere Alter der Patienten ist mit 55–65 Jahren etwas jünger als das der Patienten mit Kolonkarzinomen. Die Klinik besteht meist in unspezifischen Symptomen wie Übelkeit, Erbrechen und Meteorismus sowie Diarrhöen. Ein Karzinoidsyndrom tritt äußerst selten auf und prognostisch müssen diese Tumoren klar von wenig differenzierten kleinzelligen Kolonkarzinomen mit neuroendokriner Differenzierung unterschieden werden. Letztere imponieren durch oft große, schnell wachsende Tumoren mit einer insgesamt schlechten Prognose. Die Prognose aller Patienten mit neuroendokrinen Neoplasien des Kolons zeigt eine 5-Jahres-Überlebensrate von 40–60 % und bei der Rektum-NEN von um 80 %. Bei Fehlen von Fernmetastasen und rein lokaler Ausdehnung liegt die 5-Jahres-Überlebensrate um 90 %. Eine Ausnahme stellen neuroendokrine Tumoren des Rektums dar, die oft schon als kleine submuköse Tumoren diagnostiziert werden.

Im Falle eines Tumors unter 1 cm, auf die Mukosa und Submukosa beschränkt, ist die lokale Entfernung mit nachfolgender endoskopischer Kontrolle als ausreichend anzusehen, wohingegen bei allen größeren Tumoren die lokoregionäre Mitentfernung der Lymphknoten im Sinne einer klassischen onkologischen Dickdarmoperation anzustreben ist (➤ Tab. 4.16).

Zur postoperativen Verlaufsbeobachtung werden Laborwerte (CgA, Synaptophysin), Bildgebung (SRS, CT Kontrolle) und die lokale Untersuchung des Gesamtorgans Kolon (Koloskopie und Endosonografie) regelmäßig (halbjährlich) kontrolliert.

LITERATUR

[1] Anlauf M, Bauersfeld J, Raffel A et al.: Insulinomatosis. Am J Pathol 2009; 33:339–346.

[2] Bernard V, Lombard-Bohas C, Taquet M-C, et al.: Efficacy of everolimus in patients with metastatic insulinoma and refractory hypoglycemia. Eur J Endocrinology 2013; 168:665–674.

[3] Chan G, Kocha W, Reid R et al.: Liver transplantation for symptomatic liver metastases of neuroendocrine tumours. Curr Oncol 2012; 19:217–332.

[4] Fernandez-Cruz L, Blanco L, Cosa R et al.: Is laparoscopic resection adequate inn Patients with neuroendocrine pancreatic tumors? World J Surg 2008; 32:904–917.

[5] Goede AC, Caplin ME, Winslet MC: Carcinoid tumour of the appendix. Br J Surg 2003; 90: 1.317–1.322.

[6] Goretzki P, Starke A, Akca A et al.: Chirurgie neuroendokriner Tumoren des gastroenteropankreatischen Systems (GEP-NET). Der Internist 2012; 53:152–160.

[7] Haug A, Auernhammer CJ, Wängler B et al.: Intraindividual comparison of ^{68}Ga-DOTA-TATE and ^{18}F-DOPA Pet in patients with well differentiated metastatic neuroendocrine tumours. Eur J Nucl Med Mol Imaging 2009; 36:765–770.

[8] Hellmann P, Lundström T, Ohrvall U et al.: Effect of surgery on the outcome of midgut carcinoid disease with lymph node and liver metastases. World J Surg 2002; 26: 991–997.
[9] Hung J-S, Chang M-C, Lee P-H, et al.: Is surgery indicated for patients with symptomatic nonfunctioning pancreatic neuroendocrine tumors and unresectable hepatic metastases? World J Surg 2007; 31:2.392–2.397.
[10] Karabulut K, Akyildiz HY, Lance G et al.: Multimodality treatment of neuroendocrine liver metastases. Surgery 2011; 150:316–325.
[11] Kress O, Wagner HJ, Wied M et al.: Trans arterial chemoembolisation of advanced liver metastases of neuroendocrine tumors – a retrospective single-center analysis. Digestion 2003; 68: 94–101.
[12] Lopez CL, Falconi M, Waldmann J et al.: Partial pancreaticoduodenectomy can provide cure for duodenal gastrinoma associated with multiple endocrine neoplasia type 1. Ann Surg 2013; 257:308–314.
[13] Mayo SC, de Jong MC, Bloomston M et al.: Surgery versus intra-arterial therapy for neuroendocrine liver metastasis: a multicenter international analysis. Ann Surg Oncol 2011; 18:3.657–3.665.
[14] Modlin IM, Lye KD, Kidd M: A 5-decade analysis of 13.715 carcinoid tumors. Cancer 2002; 97: 934–959.
[15] Norton JA, Fraker DL, Alexander HR et al.: Value of surgery in patients with negative imaging and sporadic Zollinger-Ellison Syndrome. Ann Surg 2012; 256:509–517.
[16] Olausson M, Friman S, Cahlin C: Indications and results of liver transplantation in patients with neuroendocrine tumors. World J Surg 2002; 26: 998–1.004.
[17] Richards ML, Gauger P, Thompson NW et al.: Regression of type II gastric carcinoids in MEN I patients with ZES after surgical excision of all gastrinomas. World J Surg 2004; 28: 652–658.
[18] Sakurai A, Yamazaki M, Suzuki S et al.: Clinical features of insulinoma in patients with multiple endocrine neoplasia type 1: analysis of the database of the MEN consortium of Japan. Endocrine J 2012; 59:859–866.
[19] Salazar R, Wiedenmann B, Ruszienwski P: ENETS 2011 Consensus Guidelines for the management of patients with digestive neuroendocrine tumors. Neuroendocrinology 2012; 95:71–177
[20] Sarmiento JM, Heywood G, Rubin J et al.: Surgical treatment of neuroendocrine metastases to the liver: a plea for resection to increase survival. J Am Coll Surg 2003; 197: 29–37.
[21] Starke A, Saddig C, Mansfeld L et al.: Malignant metastatic insulinoma – postoperative treatment and follow-up. World J Surg 2005; 29: 789–793.
[22] Yao J, Hassan M, Phan A et al.: Hundert Jahre «Karzinoid»: Epidemiologie und prognostische Faktoren neuroendokriner Tumoren bei 35.825 Fällen in den Vereinigten Staaten. J Clin Oncol 2008; 26:3.063–3.072

II

Gastrointestinale Chirurgie

KAPITEL

5

Marian Grade und B. Michael Ghadimi
unter ehemaliger Mitarbeit von Heinz Becker †

Chirurgische Onkologie

5.1 Einleitung

Die chirurgische Resektion stellt nach wie vor die effektivste Therapie bei Patienten mit soliden Tumoren dar. Auch wenn es in den letzten Jahren große Fortschritte im Bereich der adjuvanten und neoadjuvanten Therapiestrategien gegeben hat, bietet in der Regel die chirurgische Therapie den einzigen kurativen Ansatz in lokalisierten Malignomstadien. Dieser Anspruch an die Chirurgie kann häufig nur im Rahmen multimodaler Therapiekonzepte realisiert werden, die eine Vielzahl von Fachdisziplinen involviert. Neben dem Chirurgen sind hier Strahlentherapeuten, medizinische Onkologen, Pathologen, Nuklearmediziner, Radiologen und bei den hereditären Formen auch Humangenetiker beteiligt. Da diese komplexen Therapiekonzepte heutzutage im Rahmen eines interdisziplinären Tumorboards besprochen werden, ist neben der Kenntnis über Prinzipien der Diagnostik sowie die chirurgischen und nichtchirurgischen Techniken auch ein fundiertes Basiswissen über tumorbiologische Aspekte essenziell für jeden onkologisch tätigen Chirurgen, dem eine zentrale Rolle in der Therapieplanung und der Patientenbetreuung zukommt.

5.2 Tumorbiologie und Genetik

Krebs ist eine multifaktorielle Erkrankung, deren Entstehung auf genetischen und epigenetischen Veränderungen somatischer Zellen beruht. Tumorzellen zeichnen sich daher durch eine Vielzahl charakteristischer Eigenschaften aus, die sie vom Normalgewebe unterscheiden [15], [16]. Entgegen der ursprünglichen Lehrmeinung, die eine strenge zeitliche Abfolge der einzelnen Veränderungen beschrieb, weiß man heute, dass die **Karzinogenese** viel flexibler ist und dass neben multiplen genetischen und epigenetischen Veränderungen in aller Regel ein hohes Maß an chromosomaler Instabilität vorliegt (➤ Abb. 5.1).

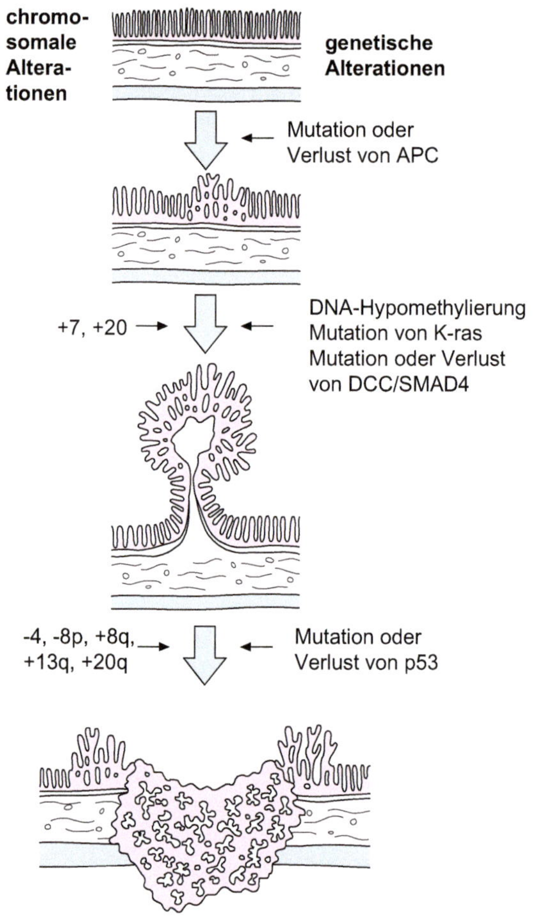

Abb. 5.1 Adenom-Karzinom-Sequenz des kolorektalen Karzinoms. Neben spezifischen chromosomalen Alterationen sind auch genetische Veränderungen bekannt, die bei der Karzinogenese eine entscheidende Rolle spielen. [L127]

5.2.1 Chromosomale Instabilität

Die Mehrzahl der soliden Tumoren weist Veränderungen in der Zahl und Struktur von Chromosomen auf [1]. Man unterscheidet einen normalen DNA-Gehalt (**diploid**) von einem veränderten DNA-Gehalt (**aneuploid**), wobei letzterer durch entweder zu viel oder zu wenig DNA im Zellkern charakterisiert ist. So weisen z. B. lediglich 10 bis 15 % der kolorektalen Karzinome einen diploiden DNA-Gehalt auf. Aneuploidie resultiert in aller Regel aus numerischen **Chromosomenalterationen.** Diese können durch molekulare Techniken wie z. B. FISH (Fluoreszenz-in-situ-Hybridisierung), CGH (komparative genomische Hybridisierung) oder SKY (spektrale Karyotypisierung) routinemäßig und meist auch in archiviertem Material analysiert werden. Zunehmende Bedeutung gewinnt auch die Sequenzierung von Teilen des Genoms, die durch technische Fortschritte schnell, günstig und vor allem genau geworden ist [25]. Hierdurch können auch bisher nicht bekannte Mutationen entdeckt werden. Es hat sich gezeigt, dass solide Tumoren ein **wiederkehrendes** und **tumorspezifisches Muster** an chromosomalen Veränderungen aufweisen. Das Pankreaskarzinom z. B. zeigt häufig Verluste der Chromosomen 8p, 9p, 17p, 18q, 19p und 21, während Zugewinne die Chromosomen 3q, 5p, 7p, 8q, 12p und 20q betreffen. Diese Loci korrelieren zudem überraschend gut mit denen bekannter Onkogene oder Tumorsuppressorgene wie z. B. 18q für DPC4, 9p für p16, 17p für p53, 12p für K-ras.

5.2.2 Genveränderungen

Vereinfacht unterscheidet man zwei Klassen von Genen, die für Tumorentstehung und Tumorprogression verantwortlich sind: **Onkogene** und **Tumorsuppressorgene. Protoonkogene** codieren in der Regel für Proteine, die physiologischerweise in Signaltransduktionsketten für die zelluläre Proliferation und Differenzierung wichtig sind. Im Falle einer Überfunktion, wie z. B. durch Genamplifikation oder Überexpression hervorgerufen, werden diese als Onkogene bezeichnet. Tumorsuppressorgene definieren sich über eine hemmende Wirkung auf Zellproliferation und Karzinogenese. Der Funktionsverlust erfolgt in aller Regel durch biallelische Inaktivierung (chromosomaler Allelverlust, kombiniert mit inaktivierender Mutation).

Durch die Akkumulation von Veränderungen in Onkogenen und Tumorsuppressorgenen kommt es zu Störungen im Zellzyklus, in der Transkriptions- und Signaltransduktionskaskade sowie mannigfaltiger phänotypischer Merkmale, die zur Transformation einer normalen Zelle in eine Tumorzelle führen [50].

Onkogene

K-ras

Die ras-Gene codieren für plasmamembranständige, monomerische Guanin-Nukleotid-bindende Proteine mit intrinsischer GTPase-Aktivität (**G-Proteine**) und zählen zu den am häufigsten mutierten Onkogenen in humanen Tumoren überhaupt. Durch aktivierende Punktmutationen kommt es zur dauerhaft verstärkten Signaltransduktion, die nicht mehr der physiologischen Regulation unterworfen und auch ohne Ligandenbindung aktiv ist. Ein Großteil aller Pankreas- und kolorektalen Karzinome weist Mutationen von K-ras auf. Von großer Bedeutung für die moderne Tumortherapie war die Beobachtung, dass das Ansprechen kolorektaler Karzinome auf Inhibitoren des EGF-Rezeptors (Epidermal Growth Factor) vom Mutationsstatus, also dem Ort der Genmutation und dem spezifischen Aminosäurenaustausch, abhängt [3].

HER-2/neu (ERB B2)

HER-2 (Human Epidermal Growth Factor Receptor) besitzt als wesentliche funktionelle Einheit eine Rezeptor-Tyrosinkinase-Domäne. Genamplifikationen von HER-2/neu finden sich in ca. 25–35 % aller Mammakarzinome und sind zumeist mit einer Prognoseverschlechterung korreliert. Sie können aber auch in anderen soliden Tumoren nachgewiesen werden. Auf der Basis dieser Untersuchungen wurde mit **Trastuzumab** (**Herceptin**®), einem monoklonalen Antikörper gegen HER-2/neu, eine zusätzliche Therapieoption beim Mammakarzinom etabliert [23]. Zudem stellt Trastuzumab eine mögliche Therapieoption beim fortgeschrittenen, metastasierten HER-2-positiven Magen- bzw. Kardiakarzinom dar [4].

c-kit

Das c-kit-Gen codiert für einen **Tyrosinkinase-Rezeptor.** Mehr als 60 % der gastrointestinalen Stromatumoren (GIST) weisen eine Gain-of-Function-Mutation (GOF) des c-kit-Gens auf. Daraus resultieren eine Dauerstimulation des Tumorzellwachstums sowie das unkontrollierte Aussenden antiapoptotischer Signale. Die klinische Relevanz dieser Mutation liegt darin, dass mit der Entdeckung des **Tyrosinkinase-Inhibitors STI-571** (Imatinib) die enzymatische Aktivität von c-kit blockiert werden kann. Wie schon bei K-ras ist auch hier die Art der Mutation von großer Relevanz für sowohl Prognose als auch Ansprechen auf eine Therapie mit Imatinib [5].

Tumorsuppressorgene

APC-Gen

Das APC-Gen (Adenomatous Polyposis Coli) codiert für ein zytoplasmatisches Inhibitorprotein des kanonischen Wnt-Signalweges, dem eine zentrale Rolle in der Embryogenese und beim Zellwachstum zukommt [26]. APC bindet physiologischerweise in Abwesenheit von Wnt-Liganden an Axin, dies führt zu einer Phosphorylierung von β-Catenin und damit zu dessen proteasomischer Degradation. Ein Verlust oder eine inaktivierende Mutation von APC führt daher zu einer Anreicherung von β-Catenin im Zytoplasma. Nachfolgend bindet β-Catenin an Mitglieder der LEF/TCF-Familie und transloziert in den Zellkern, wo die Transkription diverser Gene beeinflusst wird. Etwa 60–80 % der sporadischen kolorektalen Karzinome weisen Mutationen oder Deletionen von APC auf. Durch Keimbahnmutationen von APC entsteht das Krankheitsbild der **familiären adenomatösen Polyposis** (**FAP**). Diese Patienten entwickeln schon in jungen Jahren Hunderte Adenome im gesamten Dickdarm mit einer Entartungswahrscheinlichkeit von annähernd 100 %.

p53

Das p53-Gen spielt eine zentrale Bedeutung in der Regulation der **DNA-Integrität** [51]. So führen DNA-Schäden in gesunden Zellen zu einem p53-vermittelten Arrest in der G1-Phase des Zellzyklus, um Fehler zu beheben und die genetische Integrität aufrechterhalten zu können. Im Falle irreparabler Schäden induziert p53 die **Apoptose** der Zelle. Aus Veränderungen des p53-Gens resultieren somit eine zunehmende genetische Instabilität und das Überleben von Zellen mit DNA-Schäden. In der humanen Karzinogenese zählen

Mutationen oder Deletionen des p53-Gens zu den häufigsten Veränderungen überhaupt. Zudem sind **Keimbahnmutationen** von p53 mit dem Li-Fraumeni-Syndrom assoziiert. Diese angeborene Erkrankung mit einem autosomal-dominanten Erbgang ist gekennzeichnet durch das Auftreten von Weichteilsarkomen, Osteosarkomen oder Brustneoplasien, die sich bereits im frühen Kindes- bzw. Jugendalter manifestieren.

BRCA1/2

Etwa 45 % der Patientinnen mit erblichem Brustkrebs und 80 % der Patientinnen mit erblichem Brust- und Ovarialkrebs zeigen Mutationen von BRCA1. Zudem gibt es ein zweites BRCA-Gen, das ebenfalls in mutierter Form für die Entstehung von erblichen Brust- und Ovarialkarzinomen von Bedeutung ist. Beide Tumorsuppressorgene codieren für nukleäre Proteine, die an der **homologen Rekombination** und der **Korrektur von Doppelstrangbrüchen** beteiligt sind. Neben der Aufrechterhaltung der genomischen Stabilität spielen BRCA1 und BRCA2 zudem eine Rolle in der Regulation der Transkription. Letztendlich resultieren aus der Genmutation die Bildung eines veränderten Proteins und eine Dysregulation der Zellproliferation. Die medizinischen Konsequenzen, die sich aus dem Nachweis eines Gendefekts für die betroffenen Patientinnen ergeben, sind noch nicht endgültig geklärt [48].

5.3 Tumormetastasierung

Die synchrone wie metachrone Metastasierung ist nach wie vor wesentlicher Prognosefaktor solider Tumoren und die häufigste Todesursache. Die Tumormetastasierung beruht auf einer Kaskade von komplexen und interagierenden, genetischen und phänotypischen Einzelschritten [8], [13].

Die Metastasierung beginnt mit der Loslösung von Karzinomzellen aus dem epithelialen Verband durch Verlust der Zell-Zell-Adhäsion, gefolgt von der Invasion der extrazellulären Matrix durch Proteolyse und Eintritt von Karzinomzellen ins Blut- bzw. Lymphsystem. Hier müssen die Tumorzellen der Immunabwehr durch Escape-Mechanismen entgehen und im Gefäßbett des Metastasierungsorgans am Endothel adhärieren. Dort verlassen sie das Gefäßsystem, invadieren in das Zielorgan und es kommt durch Tumorzellproliferation zur Expansion und Ausbildung einer Tochtergeschwulst. Die Angiogenese übernimmt dann die weitere Versorgung der wachsenden Metastase. Metastasierung ist somit ein Multistep-Prozess, der vieler Zell-Zell- und Zell-Matrix-Interaktionen, immunologischer Escape-Mechanismen und Neoangiogenese bedarf, um erfolgreich Metastasen in primärtumorfernen Organen zu etablieren (> Abb. 5.2).

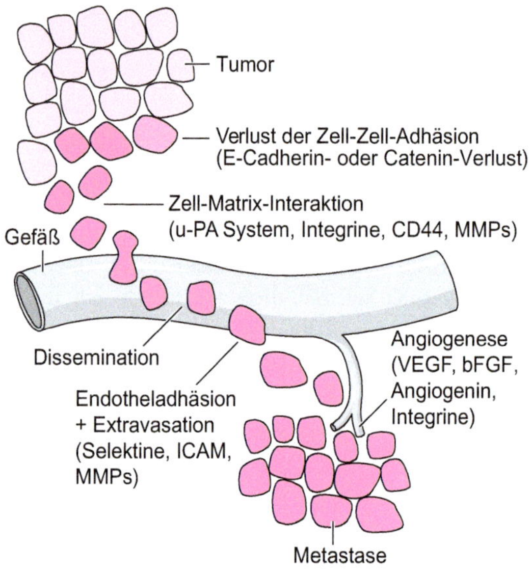

Abb. 5.2 Metastasierung solider Tumoren als Vielschrittprozess. [F672]

5.3.1 Zell-Zell-Adhäsion

Die epitheliale Integrität und Differenzierung somatischer Zellen wird neben zelleigenen Mechanismen auch durch die Kontrolle benachbarter Zellen durch die interzelluläre Adhäsion aufrechterhalten. Die Adhäsion epithelialer Zellen erfolgt über dafür spezialisierte Strukturen, die sog. Zonulae adhaerentes. Diese sind aus einem Komplex interagierender Proteine wie **E-Cadherin** sowie α-, β- und γ-Catenin zusammengesetzt. E-Cadherin ist ein kalziumabhängiges, transmembranäres Protein, das über die zytoplasmatische Domäne mit den α-, β- und γ-Cateninen interagiert und dadurch letztlich eine Bindung von E-Cadherin an das Zytoskelett ermöglicht. Beim Verlust der E-Cadherin-Expression sowie inaktivierender Mutation finden sich eine zunehmende Zell-Dedifferenzierung und eine gesteigerte Metastasierungsrate. Daher wird E-Cadherin auch als **Invasions-** und **Metastasierungssuppressor** bezeichnet. Eine Funktionsstörung der Zonulae adhaerentes kann auch durch Veränderungen der Catenine auftreten. Andere Adhäsionsmoleküle aus der Immunglobulinsuperfamilie, wie **ICAM-1** und **ICAM-2** (Intercellular Adhesion Molecules) und das DCC (Deleted in Colon Cancer), spielen bei der Zell-Zell-Adhäsion eine große Rolle. Auch hier kann es durch eine Dysregulation zu einer Verminderung der homotypischen Adhäsion und damit zur Loslösung aus dem epithelialen Verband kommen. Die **Sialylierung** von Proteinen oder Lipiden wird ebenfalls mit Adhäsions- und Metastasierungseigenschaften in Verbindung gebracht. Sialinsäure ist auch an der Adhäsion von Tumorzellen an Endothelzellen durch Sialyl-LeX- oder Sialyl-LeA-bindende Selektine und an der Adhäsion von Tumorzellen an der extrazellulären Matrix beteiligt.

5.3.2 Zell-Matrix-Interaktion

Die Invasion von Tumorzellen durch die Basalmembran und extrazelluläre Matrix sowie das Einschwemmen in die Blut- und Lymphgefäße werden durch die Aktivität **extrazellulärer Proteinasen** reguliert. Im Weiteren spielen die Zell-Matrix-Rezeptoren (**Integrine**) eine wichtige Rolle, die für die Migration metastatischer Zellen auf der Matrix verantwortlich sind. Integrine sind eine große Rezeptorfamilie, die ubiquitär in den meisten Zellen vorkommt. Eine Reihe von Integrinen bindet an Tripeptidsequenzen (RGD-Sequenzen), die in einigen Matrixproteinen wie **Fibronectin** und **Vitronectin** zu finden sind. Durch synthetische RGD enthaltende Peptide kann diese Interaktion gestört und können dadurch die In-vitro-Invasion und die In-vivo-Metastasierung gehemmt werden. Auch die Koppelung von Tumorzellen an Endothelien, als wichtiger Schritt der Metastasierungskaskade, erfolgt u. a. über Integrine.

Durch eine Störung der Funktion der Integrine durch Blockade mit monoklonalen Antikörpern oder RGD-Sequenzen kann eine Metastasierung zumindest im Tiermodell verhindert werden. Ein solcher therapeutischer Ansatz konnte jedoch bisher nicht auf den Menschen übertragen werden.

5.3.3 Matrixproteolyse

Die enzymatische Proteolyse der extrazellulären Matrix ist eine wichtige Voraussetzung, um Tumorzellmigration und -invasion zu ermöglichen. Dabei wird durch das Gleichgewicht der proteolytischen Aktivität zwischen degradierenden Enzymen, wie z. B. Serin- oder Metalloproteinasen, und ihren Inhibitoren, wie z. B. Plasminogenaktivator-Inhibitor-1 (PAI-1) oder Tissue Inhibitors of Metalloproteinases (TIMP), reguliert.

Serinproteinasen

Das für die Tumorinvasion und -metastasierung wichtige Urokinase-Typ-Plasminogenaktivator(u-PA)-System besteht aus der Serinprotease Plasmin, ihren Aktivatoren t-PA und u-PA sowie den Inhibitoren α_2-Anti-Plasmin, PAI-1 und PAI-2. Plasmin hat ein breites Substratspektrum und degradiert viele extrazelluläre Matrixproteine, wie Fibronectin, Vitronectin und Fibrin. Außerdem aktiviert es verschiedene Metalloproteinasen, die wiederum die extrazelluläre Matrix verdauen. Die Aktivierung von Plasmin durch u-PA wird durch die Inhibitoren PAI-1 und PAI-2 reguliert. Proteolyse, effiziente Tumorzellinvasion und Metastasierung sind somit vom Gleichgewicht dieser Moleküle abhängig. Dies zeigt sich in einer großen Anzahl von klinischen Studien, bei denen ein hoher u-PA- und PAI-1-Level im Tumorgewebe einen prognostisch ungünstigen Faktor darstellt.

Metalloproteinasen

Matrixmetalloproteinasen (MMP) sind maßgeblich am Umbau extrazellulärer Matrixproteine, wie Kollagen, Proteoglykan, Elastin, Laminin und Fibronectin beteiligt. Diese werden in drei Hauptgruppen unterteilt:

- interstitielle Kollagenasen,
- Gelatinasen,
- Stromelysin.

Ähnlich wie die Serinproteasen werden die Metalloproteinasen für den Aufbau der extrazellulären Matrix und damit für Tumorzellinvasion und -metastasierung verantwortlich gemacht. Neben einer Modulation der Genexpression sowie der nötigen Aktivierung des Enzyms aus dem Proenzym gibt es bei den Metalloproteinasen sehr potente endogene Inhibitoren. Außer allgemeinen Proteasehemmern wie α_2-Makroglobulin existieren zur Hemmung spezifische Gewebsinhibitoren der Metalloproteinasen (= TIMP). Unter physiologischen Bedingungen (z. B. Wundheilung) ist die Regulation dieser Enzyme essenziell für den programmierten extrazellulären Matrixumbau. Bei Tumoren kann die Regulation dieser Enzyme gestört sein und so zu einer verstärkten Expression der Metalloproteinasen bzw. zu einem Verlust der TIMP führen. TIMP zeigen durch Blockade der Proteasen eine antiinvasive Wirkung in vitro und in vivo. In Tiermodellen ist für TIMP auch ein antimetastatischer Effekt nachgewiesen worden. Neben dieser antiinvasiven und antimetastatischen Wirkung zeigen TIMP eine ausgeprägte antiangiogene Wirkung, was durch eine Beteiligung von Metalloproteinasen bei der Invasion von proliferierenden Endothelien in das Stroma zu erklären ist. Aufgrund der wichtigen Funktion im Bereich der Matrixproteolyse besteht weiterhin die Hoffnung, dass eine Modulation des u-PA-Systems zur antiinvasiven und antimetastatischen Therapie genutzt werden kann.

5.3.4 Tumorzell-Endothel-Interaktion

Die Extravasation metastatischer Zellen im Zielorgan ist ein komplexer Prozess, bei dem Adhäsionsmoleküle wie Selektine, Mitglieder der Immunglobulinsupergenfamilie, Integrine, CD44 und andere beteiligt sind.

Die initiale Annäherung der Tumorzelle an das Endothel des Zielorgans wird als sog. **Rollen** bezeichnet. Diese erste, allerdings noch schwache Adhäsion wird, wie bei der Leukozytenextravasation, durch die **Selektine** übernommen. Dabei handelt es sich um drei verschiedene zuckerbindende, transmembranäre Proteine, die nach den Zelltypen benannt sind, auf denen sie zuerst entdeckt wurden: L-Selektin für Lymphozyten, E-Selektin für Endothel und P-Selektin für Plättchen. Diese werden entweder auf den zirkulierenden Zellen und/oder auf dem Endothel exprimiert. Als Liganden sind Zelloberflächenoligosaccharide wie z. B. Sialyl-Lewis-X beschrieben. Bei Entfernung von Fucose oder Sialylsäure aus der Sialyl-Lewis-X wird die E-Selektin-vermittelte Adhäsion reduziert. Das Rollen am Endothel kann durch Gabe von spezifischen **Selektinantikörpern** verhindert werden. Es ist schon lange bekannt, dass Tumorzellen erhöhte Levels an sialysierten/fucosylierten Glykoproteinen auf ihrer Oberfläche haben, sodass Selektine in der metastatischen Kaskade möglicherweise eine wichtige Rolle spielen.

5.3.5 Angiogenese

Sobald proliferierendes Gewebe eine Größe von 1–2 mm^3 überschreitet, werden die Diffusionsstrecken für Sauerstoff und Nährstoffe zu groß, sodass **Neoangiogenese** das weitere Wachstum gewährleisten muss. Neben diesem Perfusionseffekt ist auch die bidirektionale parakrine Stimulation des Endothelwachstums durch die Tumorzellen und des Tumorwachstums durch proliferierende Endothelien ein wichtiger Effekt der Tumorangiogenese. Das Gleichgewicht von positiven und negativen Regulatoren entscheidet darüber, ob Endothelien in einer vaskulären Homöostase verbleiben oder ob Neovaskularisation einsetzt. Zu den wichtigsten Induktoren von Angiogenese zählen z. B. Wachstums- und Motilitätsfaktoren, matrixdegradierende Enzyme und Matrixrezeptoren. Es ist sowohl durch In-vitro- als auch durch In-vivo-Experimente gezeigt, dass der Übergang zum **angiogenen Phänotyp** eines Tumors durch verstärkte Synthese und Export dieser Moleküle auf ganz unterschiedliche Art und Weise bewirkt wird. Endogen synthetisierte Substanzen wie der basische Fibroblastenwachstumsfaktor (bFGF, Basic Fibroblast Growth Factor) oder der Gefäß-Endothel-Wachstumsfaktor (VEGF, Vascular Endothelial Growth Factor) wirken über die entsprechenden auf Endothelien exprimierten Rezeptoren als Mitogene. Systemische Gabe von bFGF führt auch bei bFGF-Rezeptor-negativen Tumoren zunächst zu einer Zunahme der Gefäßdichte und nachfolgend zu einer Zunahme der Tumorgröße. Durch Gabe von bFGF- oder VEGF-spezifischen monoklonalen Antikörpern zeigt sich eine Reduktion der Gefäßdichte mit nachfolgender Verkleinerung des Tumors. Neben diesen Mitogenen gibt es noch andere Angiogeneseinduktoren, z. B. matrixdegradierende Substanzen wie die MMP oder Zelloberflächenmoleküle wie Integrine. Neben dem rein nutritiven Effekt einer Tumorperfusion durch Neoangiogenese wurde auch ein wachstumsfördernder parakriner Effekt von den Endothelien auf die Tumorzellen gefunden. Endotheliale Zellen sezernieren Wachstumsfaktoren, die Tumorzellwachstum stimulieren, wie z. B. der plättchenderivierte Wachstumsfaktor (PDGF, Platelet-Derived Growth Factor), Insulin-Like Growth Faktor Typ 1 und Typ 2 (IGF-1/IGF-2) sowie Zytokine wie IL-1, IL-6, IL-8 und der Granulozyten-Makrophagen-Kolonie-stimulierende Faktor (GM-CSF). Selbst in vitro wachsen Tumorzellen bevorzugt entlang endothelialer Kanäle, die keinen Blutfluss aufweisen, was die These unterstützt, dass eine parakrine bidirektionale Stimulation zwischen Endothelien und Tumorzellen existiert. Neben diesen wachstumfördernden Effekten der Angiogenese auf Primärtumor und Metastase hat sich gezeigt, dass Metastasierung ebenfalls durch eine verstärkte Tumorgefäßdichte begünstigt wird.

5.4 Tumormarker

Als Tumormarker bezeichnet man Substanzen, die im Blut oder in anderen Körperflüssigkeiten von Patienten mit einer malignen Grunderkrankung nachweisbar sein können. Allerdings sind diese Substanzen nicht zwangsläufig spezifisch für einen bestimmten Tumor und können auch bei benignen Erkrankungen bzw. bei gesunden Menschen erhöht sein. Folglich ist ein Tumormarker-Screening bei Gesunden nicht sinnvoll [52].

Tumormarker können nach Funktion, biochemischen Eigenschaften sowie Detektionssystemen in die Gruppe der Tumorantigene, Enzyme und Hormone eingeteilt werden. Tumorantigene sind entweder onkofetalen Ursprungs oder werden durch antikörperbasierte Systeme klassifiziert. In diese Gruppe gehören das **karzinoembryonale Antigen (CEA)**, das **alpha-Fetoprotein (AFP)** und das **prostataspezifische Antigen (PSA).** Weitere tumorassoziierte Antigene, die hauptsächlich durch monoklonale Antikörper nachgewiesen werden, sind die Serummarker CA 125, CA 19–9, CA 15–3 und CA 27–29. Zur Klasse der Enzyme bzw. Hormone gehören die **neuronspezifische Enolase (NSE),** die **Laktatdehydrogenase (LDH)** sowie das Hormon **humanes Choriongonadotropin (HCG).**

5.4.1 Qualitätskriterien von Tumormarkern

Ein idealer Tumormarker sollte folgende Kriterien erfüllen:

- Spezifität: Er sollte nur von Tumorzellen produziert und sezerniert werden; bei gesunden Menschen oder bei benignen Erkrankungen sollten möglichst keine erhöhten Werte nacheisbar sein;
- Sensitivität: Er sollte möglichst bei allen Patienten mit einer bestimmten Tumorerkrankung nachweisbar sein;
- Monitoring der Tumorlast durch einen Tumormarker: Dabei sollte ein idealer Tumormarker den malignen Tumor bereits vor einer klinischen Symptomatik detektieren (Screening), parallel mit zunehmender Tumorlast ansteigen, nach chirurgischer Resektion abfallen und im weiteren Verlauf ermöglichen, die Tumorlast bei Lokalrezidiven und Metastasierung unter systemischer Therapie zu monitoren.

Trotz aller technischer Fortschritte sowie großer klinischer Studien gibt es, gemessen an diesen Qualitätsanforderungen, keinen „idealen" Tumormarker. Im Folgenden sollen ausgewählte Tumormarker des Gastrointestinaltrakts diskutiert werden.

5.4.2 Klinische Tumormarker bei gastrointestinalen Malignomen

Karzinoembryonales Antigen (CEA)

CEA ist der am weitesten verbreitete Tumormarker im Bereich des Gastrointestinaltrakts und wird trotz niedriger Sensitivität und Spezifität häufig bestimmt, vor allem beim kolorektalen Karzinom, Pankreas-, Magen-, Mamma- und medullären Schilddrüsenkarzinom. CEA ist ein onkofetales Glykoprotein, das bereits während der fetalen Phase exprimiert und sezerniert wird. Es gehört zur Klasse der Immunglobuline und wird ubiquitär in epithelialen Geweben des Gastrointestinaltrakts, der Vagina und in sezernierenden drüsigen Organen gefunden. Im Kolon wird CEA luminal auf der Zelloberfläche exprimiert. Physiologisch scheint es eine Rolle als Adhäsionsmolekül zu spielen, die genaue Funktion ist allerdings nach wie vor offen. Erhöhte CEA-Serumwerte können bei verschiedenen benignen Krankheiten gefunden werden. So werden bei Patienten mit Leberzirrhose, entzündlichen Erkrankungen des Gastrointestinaltrakts wie Colitis ulcerosa, Morbus Crohn, Hepatitis und Pankreatitis erhöhte CEA-Werte in bis zu 30 % beschrieben. Auch bei Rauchern sowie bei Patienten mit chronischer Bronchitis zeigen sich erhöhte Werte.

alpha-Fetoprotein (AFP)

AFP ist ebenfalls ein onkofetales Protein, das physiologisch während der Fetalentwicklung exprimiert wird. Es ist der Tumormarker für hepatozelluläre Karzinome der Leber (HCC) und gonadale Keimzelltumoren wie z. B. Dottersacktumoren (Seminome und reife Teratome ausgeschlossen). Es kann allerdings auch bei benignen Grunderkrankungen wie aktiver und chronischer Hepatitis und auch Leberzirrhose erhöht sein. Bis zu 40 % der Patienten mit einem HCC können zudem normale AFP-Serumwerte aufweisen, was v. a. die Bedeutung von AFP zum Tumor-Screening deutlich einschränkt. AFP kann allerdings zum Tumor-Monitoring bei Patienten mit bekannten AFP-sezernierenden hepatozellulären Karzinomen eingesetzt werden.

Carbohydratantigen 19–9 (CA 19–9)

CA 19–9 ist der am häufigsten bestimmte Tumormarker beim Pankreaskarzinom. Er gehört zur Gruppe der Tumormarker, die sich vom Lewis-Blutgruppensystem ableiten. Es ist nicht tumorspezifisch und kann auch bei benignen Erkrankungen wie z. B. einer Cholangitis, chronischer und akuter Pankreatitis sowie Ikterus deutlich erhöht sein. Serumwerte über 1.000 U/ml sind in aller Regel beweisend für ein Pankreaskarzinom [41]. Diese Resultate haben nur eine bedingte Relevanz, da sich die Resektabilitätsrate mit steigendem CA 19–9 deutlich reduziert, sodass bei Werten > 1.000 U/ml lediglich 4 % der Patienten noch einer Resektion zugeführt werden können. Das CA 19–9 kann auch zum Tumor-Monitoring eingesetzt werden.

5-Hydroxyindolessigsäure (5-HIES)

Die meisten neuroendokrinen Tumoren (NET) produzieren Serotonin. Es ist häufig für die Symptome dieser Tumoren verantwortlich. Das Serotonin wird in der Leber von Monoaminooxidasen zu 5-Hydroxyindolessigsäure (5-HIES) abgebaut und dient daher bei Karzinoiden des Gastrointestinaltrakts als Tumormarker. Es wird hauptsächlich im gesammelten 24-Stunden-Urin des Patienten nachgewiesen. Das Sammeln des Urins ist notwendig, da Karzinoide eine sehr wechselhafte und periodische Sekretion von Serotonin aufweisen. Eine weitere Störgröße bei der Bestimmung des 5-HIES ist die Zusammensetzung der eingenommenen Nahrungsmittel. Es ist bekannt, dass serotoninhaltige Speisen, wie z. B. Bananen, Tomaten, Pflaumen, Walnüsse, Ananas, Melonen und Stachelbeeren, die Urinwerte von 5-HIES verändern können. Aus diesem Grund sollten solche Speisen 2 Tage vor der Bestimmung nicht mehr eingenommen werden. Falsch-negative Werte können bei Medikamenteneinnahme auftreten, wie z. B. bei ASS, Paracetamol, L-Dopa und MAO-Hemmern. Die Normalwerte bei der 5-HIES liegen zwischen 2 und 12 mg/24 Stunden.

Für die endokrinen Tumoren existiert eine große Anzahl von weiteren Tumormarkern, die in ➤ Tab. 5.1 aufgeführt sind.

Tab. 5.1 Tumormarker endokriner Tumoren.

Organ	Tumorart	Tumormarker	klinische Relevanz
Schilddrüse	Schilddrüsenkarzinom (follikulär, papillär)	Thyreoglobulin	nicht spezifisch, aber im Follow-up wichtig
	medulläres Karzinom	Kalzitonin	spezifisch
Nebenschilddrüse	Hyperparathyreoidismus	Parathormon	sensitiv und spezifisch
Nebennierenmark	Phäochromozytom	Katecholamine, Metanephrine	sensitiv und spezifisch
Pankreasinseln	Gastrinom	Gastrin	spezifisch
	Insulinom	Insulin	sensitiv und spezifisch
	Glukagonom	Glukagon	spezifisch
	VIPom	VIP	spezifisch
Pankreas	neuroendokriner Tumor (NET)	Serotonin im Serum, 5-Hydroxyindolessigsäure im Urin, Chromogranin, Synaptophysin	sensitiv und spezifisch

5.5 Stadieneinteilung

Die möglichst exakte **Stadieneinteilung (Staging)** maligner Tumoren hat unmittelbaren Einfluss auf die Therapie und stellt einen relevanten Prognosefaktor dar. Die Entwicklung neoadjuvanter Therapiekonzepte bei einer Vielzahl solider Tumoren wie z. B. beim Rektum-, Ösophagus-, Kardia- und Magenkarzinom erfordert deshalb ein möglichst exaktes präoperatives Staging. Letztendlich kann aber nur nach erfolgter Resektion und histopathologischer Aufarbeitung das Tumorstadium endgültig bestimmt werden. In Übereinkunft mit der Union Internationale Contre le Cancer (UICC) wird das Stadium eines Tumors aufgrund folgender Kriterien determiniert [55] und dadurch international standardisiert und vergleichbar:

- T: Größe und Ausdehnung (Infiltration) des Primärtumors;
- N: Fehlen oder Vorhandensein und Ausdehnung von regionären Lymphknotenmetastasen;
- M: Fehlen oder Vorhandensein von Fernmetastasen.

Durch Hinzufügen der Ziffern 0–4 bzw. „is" für die Vorstufen und „x" bei nicht möglicher Beurteilung wird für die einzelne Tumorentität das Ausmaß der Erkrankung innerhalb der T-Kategorie objektiviert und durch gemeinsame Aufführung aller drei Kategorien das Tumorstadium beschrieben.

Durch die Ergänzung der Buchstaben „a–d" zur T-Kategorie kann eine noch genauere Beschreibung der Tumorgröße bzw. -infiltration für einzelne Tumorarten erreicht werden.

Die pathohistologische Stadieneinteilung wird durch ein „p", die endosonografische Stadieneinteilung durch ein „u" und die CT- bzw. MRT-basierte Stadieneinteilung durch ein „c" gekennzeichnet. Nach einer vorangegangenen neoadjuvanten Therapie wird ein „y" hinzugefügt und, sofern es sich um ein Tumorrezidiv handelt, ein „r". In ➤ Tab. 5.2 wird exemplarisch für das Pankreas- bzw. das Rektumkarzinom die TNM-Klassifikation aufgeführt.

5.6 Diagnostik und Staging

Der prätherapeutischen Einschätzung des Tumorstadiums (Staging) kommt in der chirurgischen Onkologie eine zentrale Rolle zu. Dies resultiert insbesondere aus der Tatsache, dass die Tumortherapie durch multimodale Konzepte zunehmend individualisiert wird und der Einsatz neoadjuvanter Ansätze primär von einem exakten prätherapeutischen Staging abhängig ist. Zudem kommt im Falle des Nachweises von Fernmetastasen bei den meisten Tumorentitäten eine onkologische Resektion nicht mehr infrage. Von entscheidender Bedeutung für die prätherapeutische Bildgebung sind hier, je nach Primärtumor, vor allem die Endosonografie, die (Kontrastmittel-gestützte) Sonografie, die Computertomografie, die Magnetresonanztomografie und in ausgewählten Fällen auch die Positronenemissionstomografie in Kombina-

Tab. 5.2 TNM-Klassifikation nach UICC für das Pankreas- und Rektumkarzinom.

	Pankreaskarzinom	Rektumkarzinom
pT – Primärtumor		
Tx	Primärtumor kann nicht beurteilt werden	Primärtumor kann nicht beurteilt werden
T0	kein Anhalt für Primärtumor	kein Anhalt für Primärtumor
Tis	Carcinoma in situ	Carcinoma in situ
T1	Tumor begrenzt auf Pankreas, 2 cm oder weniger in größter Ausdehnung	Tumor infiltriert Submukosa
T2	Tumor begrenzt auf Pankreas, mehr als 2 cm in größter Ausdehnung	Tumor infiltriert Muscularis propria
T3	Tumor breitet sich jenseits des Pankreas aus, jedoch ohne Infiltration des Truncus coeliacus oder der A. mesenterica superior	Tumor infiltriert bis in die Subserosa oder in nicht peritonealisiertes perirektales Gewebe
T4	Tumor infiltriert den Truncus coeliacus oder die A. mesenterica superior	Tumor infiltriert direkt in andere Organe oder Strukturen und/oder perforiert das viszerale Peritoneum
pN – regionäre Lymphknoten		
Nx	regionäre Lymphknoten können nicht beurteilt werden	regionäre Lymphknoten können nicht beurteilt werden
N0	keine regionären Lymphknoten	keine regionären Lymphknoten
N1	regionäre Lymphknotenmetastasen	Metastasen in 1–3 regionären Lymphknoten
N2		Metastasen in 4 oder mehr reginären Lymphknoten
pM – Fernmetastasen		
Mx	das Vorliegen von Fernmetastasen kann nicht beurteilt werden	das Vorliegen von Fernmetastasen kann nicht beurteilt werden
M0	kein Hinweis auf Fernmetastasen	kein Hinweis auf Fernmetastasen
M1	Nachweis von Fernmetastasen	Nachweis von Fernmetastasen

tion mit der Computertomografie. Aufgrund der Komplexität und des Umfangs der Materie ist eine detaillierte Darstellung an dieser Stelle nicht möglich.

Eine Sonderstellung nimmt die diagnostische Laparoskopie ein, der in vielen chirurgischen und zunehmend auch gastroenterologischen Zentren eine wichtige Rolle im Staging zukommt. Insbesondere bei Karzinomen des oberen Gastrointestinaltrakts (distales Ösophagus-, Kardia-, Magen- und Pankreaskarzinom) mit häufig fortgeschrittenen Befunden wird sie vielfach eingesetzt, um eine Peritonealkarzinose bzw. Lebermetastasierung auszuschließen oder zu sichern [27], [36]. Die chirurgische Laparoskopie ermöglicht außerdem eine Exploration der Bursa omentalis, eine intraoperative Sonografie der Leber sowie eine Lymphknotenbiopsie. Dadurch kann unter Umständen eine lediglich explorative Laparotomie vermieden werden. Zudem kommt der Staging-Laparoskopie eine große Bedeutung im Kontext neoadjuvanter Therapiestrategien zu, die in der Regel nur ohne Nachweis von Fernmetastasen bzw. Peritonealkarzinose durchgeführt werden. Insbesondere bei Tumoren des oberen Gastrointestinaltrakts hat sich gezeigt, dass die chirurgische Laparoskopie der bildgebenden Diagnostik inkl. Ultraschall und CT überlegen ist. Allerdings muss die Bedeutung der Laparoskopie zum Ausschluss einer lokalen Irresektabilität bzw. Metastasierung in Zentren mit spezialisierter Diagnostik relativiert werden.

5.7 Prinzipien der chirurgischen Therapie

Die Zielsetzung der chirurgischen Tumortherapie ist von der Tumorart und -lokalisation, dem Tumorstadium, dem Zustand des betroffenen Patienten sowie den zur Verfügung stehenden multimodalen Therapiekonzepten abhängig. Aufgrund dieser Einflussfaktoren und der daraus abgeleiteten Indikationsstellung sowie der adäquaten Verfahrenswahl sollte für den Patienten in jedem Fall eine Prognoseverbesserung bzw. verbesserte Lebensqualität resultieren. Erst dadurch sind invasive und z. T. mutilierende chirurgische Eingriffe gerechtfertigt.

Es existieren verschiedene Aspekte der chirurgischen Onkologie bei Krebspatienten: prophylaktische Tumorchirurgie (vgl. zur Polyposis coli ➤ Kap. 14, zum MEN-Syndrom ➤ Kap. 4 und zur Colitis ulcerosa ➤ Kap. 12), kurative und palliative Chirurgie, Tumor-Debulking und Diagnosestellung sowie Staging. In die Entscheidungsfindung bezüglich der alleinigen chirurgischen Therapie mit dem indizierten Resektionsausmaß sowie multimodaler Therapieansätze geht außerdem maßgeblich das individuelle Risikoprofil des Patienten ein.

5.7.1 Individuelles Risikoprofil des Patienten

Die Entscheidung bezüglich primärer bzw. alleiniger chirurgischer Resektion und multimodaler Therapieansätze wird auch durch das individuelle Risikoprofil des Patienten mitbestimmt. Im Besonderen gilt dies für die Wahl der chirurgischen Therapie: lokale Verfahren versus radikale und multiviszerale Verfahren bzw. sphinktererhaltende versus sphinkteropfernde Resektionen des Rektums. Folgende Kriterien müssen bei der Entscheidungsfindung für die bestmögliche Therapie, v. a. bei älteren Patienten, berücksichtigt werden:

- operatives und postoperatives Risiko,
- Langzeitprognose,
- klinischer Allgemeinzustand und Motivation.

Eine detaillierte Analyse zu den operativen Risiken von etwa 3.700 Patienten mit einem kolorektalen Karzinom wurde von der deutschen Studiengruppe Kolon/Rektum im Rahmen einer prospektiven Multicenterstudie publiziert [31]. Dabei zeigte sich, dass vermeintliche Risikofaktoren wie Adipositas, Diabetes mellitus und Nikotinabusus nicht mit einer erhöhten Letalität korrelieren. Ein signifikant erhöhtes Risiko stellten aber ein höheres Lebensalter und ein zunehmender ASA-Score dar. Das numerische Alter ist keine Kontraindikation gegen größere resezierende Eingriffe. In der Multicenterstudie kam operativen Komplikationen wie z. B. dem Auftreten einer Anastomoseninsuffizienz eine entscheidende Rolle zu, da diese die Überlebenswahrscheinlichkeit der Patienten negativ beeinflussen.

Die Operationsletalität hat multifaktorielle Ursachen. Prinzipiell besteht beim alten Menschen genau der gleiche Anspruch auf Radikalität wie bei jungen Patienten. Auf der anderen Seite sollte die Wahl der individuellen chirurgischen Therapie unter Berücksichtigung der Komorbidität des Patienten, der verbleibenden Lebensqualität und der körperlichen Integrität getroffen werden.

5.7.2 Tumorchirurgie mit kurativer Intention

Die Prognose von Patienten mit gastrointestinalen Karzinomen wird nach wie vor von der Qualität der onkologischen Tumorresektion bestimmt. Der Chirurg wird damit zum wesentlichen prognosebestimmenden Faktor in der Behandlung gastrointestinaler Tumoren.

Die Kenntnis onkologischer Grundprinzipien der operativen Behandlung, ihre konsequente Umsetzung in der eigenen Operationsausführung, aber auch die Durchsetzung einer einheitlichen Klinikstrategie sind Voraussetzungen für eine onkologisch adäquate Operation. Der Chirurg als relevanter Faktor bestimmt neben der Morbidität und Letalität eines Eingriffs ganz wesentlich die onkologische Prognose durch systematische Vermeidung der intraoperativen Tumorzelldissemination, durch die Festlegung des Resektionsausmaßes und die Rate der R0-Resektionen und damit die Chance auf eine Heilung des Tumorleidens. Die kurative Intention eines Eingriffs aufgrund des vorliegenden Stagings findet Beachtung in der Respektierung onkologischer Operationsprinzipien.

Vermeiden der Tumorzelldissemination

Jede intraoperative Manipulation eines tumortragenden Organs beinhaltet die Möglichkeit der Dissemination von Tumorzellen:

- intraperitoneal,
- intraluminal,
- hämatogen,
- lymphogen.

Eine onkologisch adäquate Resektion beinhaltet die Beachtung verschiedener Grundprinzipien. Die in ➤ Tab. 5.3 aufgeführten Maßnahmen sind nur zum Teil evidenzbasiert, finden ihre Berechtigung jedoch durch die jetzt schon jahrzehntelangen guten Ergebnisse von Einzelkliniken, die systematisch diese Prinzipien beachtet haben. Aber auch in Studien, die eine qualitätsgesicherte Chirurgie durchgesetzt haben, wie z. B. die CAO/ARO/AIO-04-Studie [39], zeigen sich sehr gute chirurgische Ergebnisse. Diese onkologischen Operationsschritte sind vor allem für die Chirurgie des kolorektalen Karzinoms gesichert, gelten aber im Prinzip für alle Tumorentitäten, obwohl hier einzelne Prinzipien nicht adäquat umzusetzen sind (z. B. Ösophaguskarzinom – keine Möglichkeit zur zentralen Gefäßdissektion).

Diese Maßnahmen werden sinnvollerweise schrittweise durchgeführt, wie das Beispiel einer Kolonresektion zeigen soll (➤ Tab. 5.4).

Die in der Tabelle beschriebenen Operationsschritte bezeichnet man als „No-Touch-Isolation"-Technik. Das Ausmaß der lokoregionären Lymphadenektomie und das Resektionsausmaß werden durch die zentrale Gefäßdissektion bestimmt. Damit ergeben sich automatisch ausreichende Sicherheitsabstände nach distal und proximal. Es wird aber auch deutlich, dass die Entscheidung über das Resektionsausmaß in der Regel präoperativ erfolgen muss und somit Bestandteil der Operationsstrategie ist.

En-bloc-Resektion

Ein wesentlicher onkologischer Gesichtspunkt ist das Beherrschen einer organüberschreitenden Tumorpräsentation (z. B. Zökumkarzinom mit Adhärenz zum Peritoneum, Sigmakarzinom mit Adhärenz zur Blase oder einer Dünndarmschlinge [➤ Abb. 5.3], Magenkarzinom mit Kontakt zum Pankreasschwanz).

Tab. 5.3 Onkologische Resektionsprinzipien.

- „No-Touch-Isolation"-Technik
- zentrale Gefäßdissektion
- systematische lokoregionäre Lymphadenektomie
- ausreichender Sicherheitsabstand (dreidimensional)
- En-bloc-Resektion

Tab. 5.4 Onkologische Resektion – Kolonkarzinom.

Maßnahme	Ziel
1. Exploration	Ausschluss von Lebermetastasen oder Peritonealkarzinosen
2. zentrale Gefäßdissektion	Vermeiden von Tumorzelldissemination
3. Mobilisation des Darms	Resektionsvorbereitung
4. Resektion des Darms mit Sicherheitsabstand	Ausmaß durch Gefäßdissektion bedingt

Die Auflösung dieser Adhärenzen mit der Folge eines Tumoraufbruchs erhöht die Wahrscheinlichkeit des Auftretens einer Peritonealkarzinose oder eines lokoregionären Rezidivs und verschlechtert die Prognose des Patienten deutlich.

Aus diesem Grund kommt der sog. En-bloc-Resektion eine große Bedeutung zu. Grundsätzlich werden tumoradhärente Strukturen, wenn möglich, mit dem Primärtumor en bloc reseziert. Das Ausmaß und die Frequenz von En-bloc-Resektionen ist ein onkologisches Qualitätsmerkmal chirurgischer Kliniken.

Der Chirurg als Prognosefaktor

Betrachtet man unter diesen Gesichtspunkten die chirurgische Qualität, so zeigen sich deutliche Unterschiede, nicht nur bei Betrachtung von Komplikationen und Sterblichkeit, sondern auch in der onkologischen Prognose der Patienten. Diese Qualitätsunterschiede lassen sich sowohl für Institutionen als auch für Einzeloperateure feststellen. Nach der SGKRK-Studie zum kolorektalen Karzinom, in der mehrere Kliniken nach einem festgelegten Standard operierten, zeigten sich relevante Unterschiede in der onkologischen Prognose. Das Auftreten eines lokoregionalen Rezidivs als direkter Ausdruck der chirurgischen Qualität schwankte zwischen 4 und 24 % zwischen den Kliniken mit offensichtlicher Auswirkung auf das Überleben (35–71 %) [20].

Diese Unterschiede lassen sich nur durch die unterschiedliche Beachtung und Beherrschung onkologischer Operationsprinzipien erklären. Auch für den Einzeloperateur konnte dies bereits 1991 durch McArdle und Hole aufgezeigt werden [33], die unter ausgebildeten Chirurgen wiederum große Unterschiede im Auftreten lokoregionärer Rezidive und dann auch mit direkter Auswirkung auf das Patientenüberleben feststellten.

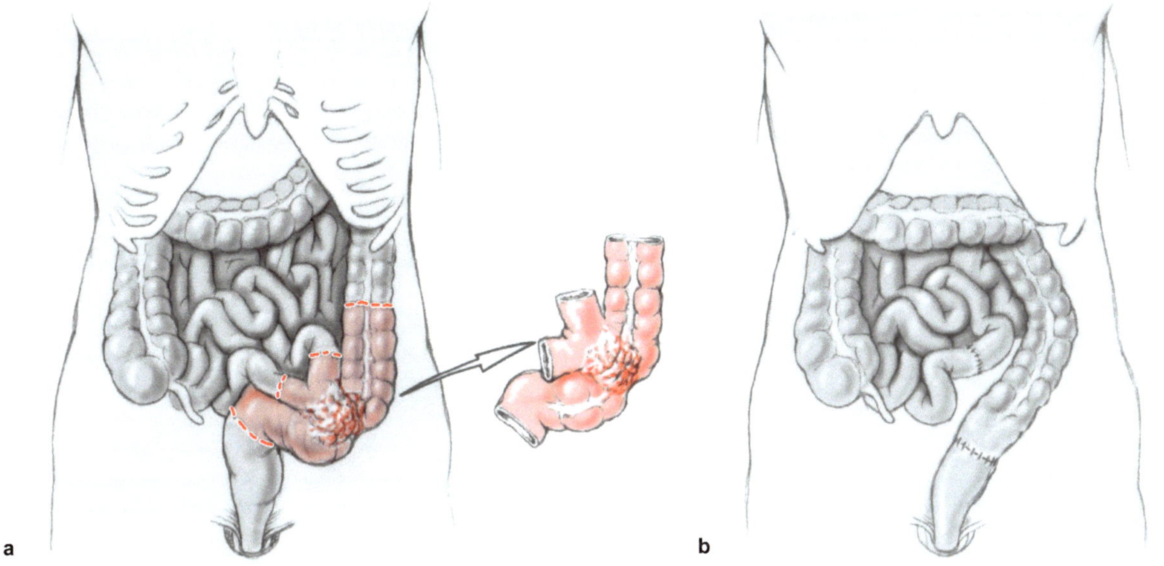

Abb. 5.3 Prinzip der En-bloc-Resektion eines Sigmakarzinoms. [L108]

5

Resektionsausmaß

Einen weiteren Faktor chirurgisch-onkologischer Qualität stellt die präoperative Festlegung des Resektionsausmaßes dar. Klassische Beispiele sind die mitunter schwierige Festlegung des Resektionsausmaßes beim Kardiakarzinom mit der Entscheidung zwischen Ösophagusresektion oder erweiterter Gastrektomie oder der Kombination beider Eingriffe. Beim Kolonkarzinom wurde eine Prognoseverschlechterung durch Lage im Colon transversum nachgewiesen, sodass der frühere Operationsstandard (z. B. Transversumresektion oder grundsätzlich konventionelle Hemikolektomie) überarbeitet wurde. Eine Transversumresektion gilt heutzutage als obsolet.

➤ Tab. 5.5 zeigt die onkologisch adäquate Benennung des Resektionsausmaßes.

R0-Resektion

Die Intention einer kurativen Resektion liegt in der vollständigen Entfernung des Primärtumors mit adäquaten Sicherheitsabständen in allen drei Dimensionen (oral, aboral und in der dritten, zirkumferenziellen Dimension). Nur sie ermöglicht die tatsächliche Heilung des Patienten. Ziel ist es daher, keinen Residualtumor zurückzulassen und damit eine R0-Resektion zu erreichen. Demgegenüber werden R1-Resektionen (mikroskopischer Tumornachweis) und R2-Resektion (makroskopischer Tumorrest) in der Regel als palliative Eingriffe angesehen. Diese Klassifikation besitzt unmittelbare prognostische Relevanz (➤ Tab. 5.6).

Tab. 5.5 Resektion gastrointestinaler Karzinome.

Eingriffsdefinition
• lokale Therapie • limitierte Resektion • radikale konventionelle Resektion • radikale erweiterte Resektion • multiviszerale Resektion

Die Möglichkeit bzw. die Fähigkeit, eine R0-Resektion zu erreichen, ist natürlich abhängig vom Wachstumsmuster und von der Ausdehnung des Tumors, aber auch von der onkologisch adäquaten Operationsradikalität. Entscheidend für die Rate von R0-Resektionen ist die histopathologische Aufarbeitung. Dies gilt vor allem für die Aufarbeitung des zirkumferenziellen Resektionsrandes eines TME-Präparats beim Rektumkarzinom [35], [37], aber auch für die dorsale Resektionsfläche (Mesopankreas) beim Pankreaskopfkarzinom, wo überproportional häufig eine R1-Resektion nachgewiesen werden kann [12], [49].

Lymphadenektomie

Die Lymphadenektomie (LAE) gehört nach wie vor bei der Mehrzahl der soliden Tumoren zum onkologischen Konzept, um ein exaktes Staging sowie eine reale Chance für eine R0-Resektion zu erreichen. Das postoperative Staging hat eine unmittelbare therapeutische Konsequenz, wie z. B. eine adjuvante Chemotherapie beim nodal positiven Kolonkarzinom. Die LAE umfasst die regionären Lymphknotenstationen, die entsprechend den anatomischen Gegebenheiten klar definiert sind. Trotz des

Tab. 5.6 Prognostische Relevanz des tumorfreien Resektionsrandes.

Publikation	Tumorart	prognostische Relevanz bei R0- und R1-/R2-Resektion	Evidenzniveau
Yeo et al. 1995 [57]	Pankreaskarzinom	5-Jahres-Überleben bei R0: 26 %	3
		5-Jahres-Überleben bei R1: 8 %	
Hermanek et al. 1994 [29]	kolorektale Karzinome	5-Jahres-Überleben bei R0 (alle Stadien): > 60 %	3
		5-Jahres-Überleben bei R1/2 (alle Stadien): 3 %	
Stojadinovic et al. 2002 [46]	Weichgewebssarkome	5-Jahres-Überleben bei R0: 83 %	3
		5-Jahres-Überleben bei R1: 75 %	
Smitt et al. 1995 [44]	Mammakarzinom	10 Jahre lokale Rezidivfreiheit bei R0: 98 %	3
		10 Jahre lokale Rezidivfreiheit bei R1: 87 %	
Mariette et al. 2003 [29]	Ösophaguskarzinom	mediane Überlebenszeit bei R0: 36 Monate	3
		mediane Überlebenszeit bei R1: 11 Monate	

Tab. 5.7 Auflistung von Studien zur Relevanz der Lymphadenektomie (LAE) bei soliden Tumoren.

Publikation	Tumorart	Aussage bezüglich LAE	Evidenzniveau
Robertson et al. 1994 [38]	Magenkarzinom	D3-LAE erhöht die Morbidität, aber nicht die Überlebensrate	1
Siewert et al. 1998 [43]		D2-LAE bietet Überlebensvorteil ohne erhöhte Morbidität	3
Bonenkamp et al. 1999 [7]		D2-LAE ohne Überlebensvorteil, aber mit erhöhter Morbidität und Mortalität	1
Cuschieri et al. 1999 [10]		D2-LAE ohne Überlebensvorteil	1
Songun et al. 2010 [45]		D2-LAE mit niedrigerer Lokalrezidiv- und krebsspezifischer Todesrate (Langzeit-Ergebnisse Bonenkamp et al. 1999)	
MacFarlane et al. 1993 [28] Kapitejin et al. 2002 [24]	Rektumkarzinom	TME erniedrigt die Lokalrezidivrate	2
		TME verbessert die Langzeitprognose ohne Erhöhung der Morbidität	2
Henne-Bruns et al. 2000 [19]	Pankreaskarzinom	ausgedehnte LAE bringt keine Prognoseverbesserung	3
Yeo et al. 2002 [58]		radikale LAE erhöht die Morbidität ohne Verbesserung der Überlebensrate	1

TME: totale mesorektale Exzision

Ziels einer radikalen LAE existieren kaum kontrollierte Daten, mit denen eindeutig der Wert bzw. das Ausmaß der radikalen LAE in prospektiv randomisierten Studien bewiesen ist. Beim Magenkarzinom kristallisiert sich entgegen früherer Ergebnisse heraus, dass eine radikale LAE (D2-Dissektion) einen Überlebensvorteil gegenüber einer limitierten LAE (D1-Dissektion) erbringt. Insgesamt geht die ausgedehntere Resektion allerdings mit einer erhöhter Morbidität und Mortalität einher [27]. Demgegenüber zeigt sich beim Rektumkarzinom, dass das Konzept der totalen mesorektalen Exzision zu einer signifikanten Reduktion der Lokalrezidive geführt hat [28] (➤ Tab. 5.7).

5.7.3 Tumorchirurgie mit palliativer Intention

Die Intention eines palliativen chirurgischen Eingriffs liegt primär in der Linderung tumorassoziierter Symptome, z. T. aber auch in einer Prognoseverbesserung bei Patienten mit fortgeschrittenem Tumorleiden.

Der palliative Eingriff ist dadurch definiert, dass keine Residualtumorfreiheit angestrebt wird bzw. erzielt werden kann. Die häufigsten Symptome fortgeschrittener Tumoren sind die luminale Obstruktion, Schmerzen durch Nerveninfiltration sowie die Perforation von Hohlorganen oder in Hohlorgane. Die Indikation zum chirurgischen Eingriff muss sorgsam gegenüber nichtinvasiven Therapiealternativen abgewogen werden, die häufig ebenfalls eine Symptombesserung ermöglichen. In diese Entscheidungsfindung müssen neben dem Allgemeinzustand des Patienten vor allem Ausmaß und Effektivität des chirurgischen Eingriffs und die erwartete Überlebenszeit des Patienten einbezogen werden. Eine wesentliche Anforderung an palliative Eingriffe ist eine möglichst geringe Komplikationsrate, da es kaum gerechtfertigt erscheint, dass die verbleibende Lebensqualität von Patienten mit limitierter Überlebenserwartung durch postoperative Komplikationen beeinträchtigt wird.

Die häufigste Indikation für einen palliativen Eingriff ist die **Obstruktion** von Hohlorganen mit konsekutiver Passagestörung. Bei singulären Darmobstruktionen wird in aller Regel die Resektion des tumortragenden Darmabschnitts an-

Tab. 5.8 Relevanz des „Hospital- und Surgeons-Volume" für die chirurgische Qualität.

Publikation	Patientengruppe	Fragestellung	Ergebnis (Zielparameter)	Evidenzniveau
Meyerhardt Intergroups 0114 Study (2004) [34]	Rektumkarzinom n = 1.330	hospital volume	Komplettierung der adjuvanten Therapie	2
Marusch, Magdeburg (2001) [31]	Rektumkarzinom n = 1.463	hospital volume	Sphinktererhaltung Morbidität	2
Schrag, MSKCC, New York (2002) [42]	Rektumkarzinom n = 2.815	surgeon volume	Letalität	2
Martling, Karolinska, Stockholm (2002) [30]	Rektumkarzinom n = 652	surgeon volume	Einfluss des Trainings-Rezidivrate Überleben	2
Hodgson, Toronto (2003) [22]	Rektumkarzinom n = 7.257	hospital volume	Sphinktererhaltung Überleben	2
Harmon, Baltimore (1999) [17]	kolorektales Karzinom n = 9.739	hospital volume surgeon volume	Letalität	2
Birkmeyer, USA (2002) [6]	Krebsoperationen n = 350.000	hospital volume	Letalität	2
Hillner, USA (2000) [21]	Krebserkrankungen Review	hospital volume Spezialisierung	Letalität Überleben	2

gestrebt. Bei multifokalen Tumoren bzw. weit fortgeschrittenem Tumorleiden wie z. B. einer Peritonealkarzinose kann häufig lediglich ein Bypass bzw. Stoma angelegt werden.

Ein anderes klinisches Problem ist der tumorbedingte Ikterus, bei dem neben chirurgischer Palliation auch endoskopische und perkutane Verfahren zur Verfügung stehen. Bei Patienten mit limitierter Lebenserwartung wird die endoskopische Stent-Implantation favorisiert, die in randomisierten Studien eindeutig den perkutanen Verfahren überlegen ist. Im Vergleich mit der Anlage einer biliodigestiven Anastomose schneiden die endoskopischen Verfahren in randomisierten Studien im Bezug auf Morbidität, Kosten und Krankenhausaufenthaltsdauer besser ab. Der große Nachteil der Stents liegt allerdings darin, dass diese nach einem Zeitintervall gewechselt werden müssen und mit zunehmender Liegedauer das Risiko einer Cholangitis ansteigt. Bei Patienten mit längerer Restüberlebenszeit sollte dem chirurgischen Bypass der Vorzug gegeben werden [14].

Andere Indikationen für einen palliativen chirurgischen Eingriff sind z. B. die Tumorblutung, die in aller Regel eine Resektion notwendig macht, sowie die tumorbedingte Hohlorganperforation beim Magen- sowie Kolonkarzinom, bei der ein Notfalleingriff indiziert ist. Bei Ösophagusperforationen besteht die Möglichkeit einer Stent-Implantation.

Tumorschmerzen entziehen sich einer chirurgischen Therapie und werden durch Analgetika sowie in ausgewählten Fällen durch Nervenblockade oder Radiatio behandelt.

5.7.4 Tumorreduktion

Das Konzept der Tumorreduktion (Debulking) spielt bei Adenokarzinomen des Gastrointestinaltrakts keine wesentliche Rolle. Debulking-Operationen stellen vor allem beim Ovarialkarzinom und beim Pseudomyxoma peritonei eine therapeutische Option dar [9], [18]. Selbst Patientinnen mit einem Ovarialkarzinom und hepatischen oder extraabdominalen Metastasen profitieren von einer Tumorreduktion und anschließender Chemotherapie. Zudem wird auch bei ausgewählten Patienten mit einem peritoneal metastasierten kolorektalen Karzinom die Kombination aus Tumordebulking und hyperthermer intraperitonealer Chemotherapie (HIPEC) eingesetzt [2], [11].

Das Tumordebulking hat in den letzten Jahren aufgrund von Fortschritten in der palliativen medikamentösen Therapie an Bedeutung verloren.

5.7.5 Risiko und Prognose der Operation

Die Möglichkeit der Standardisierung einer Krebsoperation hat einen entscheidenden Einfluss auf die postoperative Sterblichkeit und die onkologische Prognose. Für viele sog. große Eingriffe ist der Zusammenhang zwischen der Anzahl der Operationen und der Eingriffsletalität offensichtlich. Das Risiko, an einer Operation zu sterben, sinkt von Krankenhäusern mit nur geringer Anzahl von Eingriffen (Low Volume Hospital) bis zu Kliniken mit hohen Eingriffszahlen (High Volume Hospital) kontinuierlich ab [6] (> Tab. 5.8):

- Kolonresektion (Letalität 7,4 % vs. 5,4 %);
- Gastrektomie (Letalität 13,0 % vs. 8,7 %);
- Ösophagusresektion (Letalität 23,1 % vs. 8,1 %);
- Pankreasresektion (Letalität 17,6 % vs. 3,8 %).

Mit der Komplexizität des Eingriffs steigt die Differenz signifikant an, was für die bessere Infrastruktur (interdisziplinäres Umfeld, Intensivmedizin, Erfahrung des Operationsteams etc.) spricht. Hinsichtlich der onkologischen

Langzeitprognose sind die Ergebnisse nicht so eindeutig, vielmehr spielt hierbei neben der Eingriffszahl die Rate der vollständigen Komplettierungen der multimodalen Therapie die entscheidende Rolle, was für die Erfahrung und Routine der Gesamtinstitution spricht [34]. Besonders in der hochstandardisierten Therapie des Rektumkarzinoms zeigt sich ein signifikanter Zusammenhang zwischen Eingriffsanzahl und weiteren Zielparametern: Sphinktererhaltung [31], [42], Lokalrezidivrate [30] und Überlebensrate [22].

Diese Ergebnisse sprechen für ein standardisiertes spezielles Training des Chirurgen in der Ausführung onkologisch adäquater Krebsoperationen, aber auch für die Konzentration großer onkologischer Eingriffe in Zentren mit hoher interdisziplinärer onkologischer Kompetenz [17], [21]. Dieser Sachverhalt wird jedoch weiterhin sehr kontrovers diskutiert [47], [56].

LITERATUR

[1] Albertson DG, Collins C, McCormick F, Gray JW. Chromosome aberrations in solid tumors. Nat Genet. 2003 Aug; 34(4):369–76.
[2] Avital I, Brücher BL, Nissan A, Stojadinovic A. Randomized clinical trials for colorectal cancer peritoneal surface malignancy. Surg Oncol Clin N Am. 2012 Oct; 21(4):665–88.
[3] Ballestrero A, Garuti A, Cirmena G et al. Patient-tailored treatments with anti-EGFR monoclonal antibodies in advanced colorectal cancer: KRAS and beyond. Curr Cancer Drug Targets 2012; 12: 316–328.
[4] Bang YJ et al., ToGA Trial Investigators. Trastuzumab in combination with chemotherapy versus chemotherapy alone for treatment of HER2-positive advanced gastric or gastro-oesophageal junction cancer (ToGA): a phase 3, open-label, randomised controlled trial. Lancet. 2010 Aug 28; 376(9742): 687–97.
[5] Beham AW et al. Gastrointestinal stromal tumors. Int J Colorectal Dis. 2012 Jun; 27(6): 689–700.
[6] Birkmeyer JD et al. Hospital volume and surgical mortality in the United States. N Engl J Med. 2002; 346: 1.128–1.137.
[7] Bonenkamp JJ, Hermans J, Sasako M et al. for the Dutch Gastric Cancer Group: Extended lymph-node dissection for gastric cancer. N Engl J Med. 1999; 340: 908–914.
[8] Chiang AC, Massagué J. Molecular basis of metastasis. N Engl J Med. 2008; 359(26): 2.814–2.823.
[9] Chua TC et al. Early- and long-term outcome data of patients with pseudomyxoma peritonei from appendiceal origin treated by a strategy of cytoreductive surgery and hyperthermic intraperitoneal chemotherapy. J Clin Oncol. 2012; 30(20): 2.449–2.456.
[10] Cuschieri A, Weeden S, Fielding J et al.: Patient survival after D1 and D2 resections for gastric cancer: long-term results of the MRC randomized surgical trial. Br J Cancer 1999; 79: 1.522–1.530.
[11] Elias D, Quenet F, Goéré D. Current status and future directions in the treatment of peritoneal dissemination from colorectal carcinoma. Surg Oncol Clin N Am. 2012; 21(4): 611–623.
[12] Gaedcke J et al. The mesopancreas is the primary site for R1 resection in pancreatic head cancer: relevance for clinical trials. Langenbecks Arch Surg. 2010 Apr; 395(4): 451–458.
[13] Ghadimi BM, Schlag PM: Tumormetastasierung. Molekulare Mechanismen und potentielle Therapieoptionen. Chirurg 1998, 69: 1.315–1.322.
[14] Gilbert D, DiMarino A, Jensen D et al. Status evaluation: biliary stents. Gastrointest Endosc 1992; 38: 750–752.
[15] Hanahan D, Weinberg RA. The hallmarks of cancer. Cell 2000; 100: 57–70.
[16] Hanahan D, Weinberg RA. Hallmarks of cancer: the next generation. Cell 2011; 144: 646–674.
[17] Harmon JW et al. Hospital volume can serve as a surrogate for surgeon volume for achieving excellent outcomes in colorectal resection. Ann Surg. 1999; 230: 404–411.
[18] Helm CW. Current status and future directions of cytoreductive surgery and hyperthermic intraperitoneal chemotherapy in the treatment of ovarian cancer. Surg Oncol Clin N Am. 2012; 21(4): 645–663.
[19] Henne-Bruns D et al. Surgery for ductal adenocarcinoma of the pancreatic head: staging, complications, and survival after regional versus extended lymphadenectomy. World J Surg. 2000; 24: 595–601.
[20] Hermanek P Jr et al.: Langzeitergebnisse der chirurgischen Therapie des kolorektalen Karzinoms (SGKRK) Chirurg 1994; 65: 287–297.
[21] Hillner BE, Smith TJ, Desch CE: Hospital and physician volume or specialization and outcomes in cancer treatment: importance in quality of cancer care. J Clin Oncol. 2000; 18: 2.327–2.340.
[22] Hodgson DC et al. Relation of hospital volume to colostomy rates and survival for patients with rectal cancer. J Natl Cancer Inst. 2003; 95: 708–716.
[23] Hudis CA. Trastuzumab-mechanism of action and use in clinical practice. N Engl J Med. 2007; 357(1): 39–51.
[24] Kapiteijn E, Putter H, van de Velde CJ. Cooperative investigators of the Dutch ColoRectal Cancer Group: Impact of the introduction and training of total mesorectal excision on recurrence and survival in rectal cancer in The Netherlands. Br J Surg. 2002; 89: 1.142–1.149.
[25] Katsanis SH, Katsanis N. Molecular genetic testing and the future of clinical genomics. Nat Rev Genet. 2013; 14(6): 415–26.
[26] Klaus A, Birchmeier W. Wnt signalling and its impact on development and cancer. Nat Rev Cancer. 2008; 8(5):387–98.
[27] Lutz MP et al., First St Gallen EORTC Gastrointestinal Cancer Conference 2012 Expert Panel. Highlights of the EORTC St. Gallen International Expert Consensus on the primary therapy of gastric, gastroesophageal and oesophageal cancer – differential treatment strategies for subtypes of early gastroesophageal cancer. Eur J Cancer. 2012; 48(16): 2.941–2.953.
[28] MacFarlane JK, Ryall RD, Heald RJ: Mesorectal excision for rectal cancer. Lancet 1993; 341: 457–460.
[29] Mariette C et al. Extent of oesophageal resection for adenocarcinoma of the oesophagogastric junction. Eur J Surg Oncol. 2003; 29: 588–593.
[30] Martling A et al. The surgeon as a prognostic factor after the introduction of total mesorectal excision in the treatment of rectal cancer. Br J Surg. 2002; 89: 1.008–1.013.
[31] Marusch F et al. Hospital caseload and the results achieved in patients with rectal cancer. Br J Surg. 2001; 88: 1.397–1.402.
[32] Marusch F et al. Welche Faktoren beeinflussen die postoperative Letalität beim kolorektalen Karzinom? Zentralbl Chir. 2002; 127: 614–621.
[33] McArdle CS, Hole D: Impact of variability among surgeons on postoperative morbidity and mortality and ultimate survival. BMJ. 1991; 302: 1.501–1.505.

[34] Meyerhardt JA et al. Impact of hospital procedure volume on surgical operation and long-term outcomes in high-risk curatively resected rectal cancer: findings from the Intergroup 0114 Study. J Clin Oncol. 2004; 22: 166–174.
[35] Nagtegaal ID et al., Cooperative Clinical Investigators of the Dutch Colorectal Cancer Group. Macroscopic evaluation of rectal cancer resection specimen: clinical significance of the pathologist in quality control. J Clin Oncol. 2002; 20(7): 1.729–1.734.
[36] Pisters PW et al. Laparoscopy in the staging of pancreatic cancer Br J Surg. 2001; 88(3): 325–337.
[37] Quirke P et al., MRC CR07/NCIC-CTG CO16 Trial Investigators, NCRI Colorectal Cancer Study Group. Effect of the plane of surgery achieved on local recurrence in patients with operable rectal cancer: a prospective study using data from the MRC CR07 and NCIC-CTG CO16 randomised clinical trial. Lancet. 2009 373(9666):821–828.
[38] Robertson CS et al. A prospective randomized trial comparing R1 subtotal gastrectomy with R3 total gastrectomy for antral cancer. Ann Surg. 1994; 220: 176–182.
[39] Rödel C et al., German Rectal Cancer Study Group. Preoperative chemoradiotherapy and postoperative chemotherapy with fluorouracil and oxaliplatin versus fluorouracil alone in locally advanced rectal cancer: initial results of the German CAO/ARO/AIO-04 randomised phase 3 trial. Lancet Oncol. 2012; 13(7):679–687.
[40] Russell WO et al. A clinical and pathological staging system for soft tissue sarcomas. Cancer. 1977; 40: 1.562–1.570.
[41] Safi F, Beger H, Bittner R et al.: CA 19–9 and pancreatic adenocarcinoma. Cancer 1986; 57: 779.
[42] Schrag D et al. Hospital and surgeon procedure volume as predictors of outcome following rectal cancer resection. Ann Surg. 2002; 236: 583–592.
[43] Siewert JR, Böttcher K, Stein HJ et al.: Relevant prognostic factors in gastric cancer: ten-year results of the German gastric cancer study. Ann Surg 1998; 228: 449–461.
[44] Smitt MC et al. The importance of the lumpectomy surgical margin status in long-term results of breast conservation. Cancer 1995; 76: 259–267.
[45] Songun I et al. Surgical treatment of gastric cancer: 15-year follow-up results of the randomised nationwide Dutch D1D2 trial. Lancet Oncol. 2010; 11(5):439–449.
[46] Stojadinovic A et al. Analysis of the prognostic significance of microscopic margins in 2.084 localized primary adult soft tissue sarcomas. Ann Surg. 2002; 235: 424–434.
[47] Tol JA, van Gulik TM, Busch OR, Gouma DJ. Centralization of highly complex low-volume procedures in upper gastrointestinal surgery. A summary of systematic reviews and meta-analyses. Dig Surg. 2012; 29(5): 374–83.
[48] Trainer AH et al. The role of BRCA mutation testing in determining breast cancer therapy. Nat Rev Clin Oncol. 2010; 7(12):708–717.
[49] Verbeke CS et al. Redefining the R1 resection in pancreatic cancer. Br J Surg. 2006; 93(10):1.232–1.237.
[50] Vogelstein B, Kinzler K. The genetic basis of human cancer. New York: McGraw-Hill 1998.
[51] Vousden KH, Prives C. Blinded by the light: The growing complexity of p53. Cell 2009; 137: 413–431.
[52] Wiedemann GJ. Sinn und Unsinn von Tumormarkern in der Krebsfrüherkennung. Dtsch Med Wochenschr. 2013; 138(1–2):43–45.
[53] Williams N, Dixon M, Johnston D. Reappraisal of the 5 centimeter rule of distal excision for carcinoma of the rectum: a study of distal intramural spread and patient's survival. Br J Surg. 1983, 70: 150–154.
[54] Wilson S, Beahrs O. The curative treatment of carcinoma of the sigmoid, rectosigmoid and rectum. Ann Surg. 1976, 183: 556–565.
[55] Wittekind CH, Meyer HJ. TNM – Klassifikation maligner Tumoren. 7. Auflage. Weinheim: Wiley-VCH 2010.
[56] Wouters MW, Jansen-Landheer ML, van de Velde CJ. The Quality of Cancer Care initiative in the Netherlands. Eur J Surg Oncol. 2010; 36(Suppl 1):S3–S13.
[57] Yeo CJ et al. Pancreaticoduodenectomy for cancer of the head of the pancreas. 201 patients. Ann Surg. 1995; 221: 721–731.
[58] Yeo CJ et al. Pancreaticoduodenectomy with or without distal gastrectomy and extended retroperitoneal lymphadenectomy for periampullary adenocarcinoma, part 2: randomized controlled trial evaluating survival, morbidity, and mortality. Ann Surg. 2002; 236(3): 355–366.

KAPITEL

6 Ösophagus

Arnulf H. Hölscher

6.1 Einleitung

Ösophaguserkrankungen lassen sich einteilen in Divertikel, Funktionsstörungen, Verletzungen und Tumoren. Zu den funktionellen Erkrankungen gehören die Achalasie, der Ösophagusspasmus und die gastroösophageale Refluxkrankheit. Verletzungen werden durch Verätzungen, durch iatrogene Maßnahmen wie Endoskopien oder durch Spontanrupturen hervorgerufen. Seltene gutartige Tumoren wie Leiomyome sind von malignen Veränderungen wie dem Ösophaguskarzinom zu unterscheiden. Der Ösophagus ist endoskopisch für Diagnostik und Therapie gut zugänglich. Gutartige Erkrankungen werden vorwiegend minimalinvasiv thorakoskopisch oder laparoskopisch behandelt, während maligne Erkrankungen zur Ösophagusresektion und Rekonstruktion meist einen Zweihöhleneingriff mit Thorakotomie und Laparotomie bzw. Thorakoskopie und Laparoskopie erfordern.

6.2 Divertikel

6.2.1 Definitionen – Pathogenese

Ein Ösophagusdivertikel ist eine Aussackung der Ösophaguswand. Bei einem **Traktionsdivertikel** sind die gesamten Wandschichten ausgebuchtet, während sich bei einem **Pulsionsdivertikel** nur die Schleimhaut durch eine Muskellücke vorwölbt. Pulsionsdivertikel entstehen durch erhöhten intraluminalen Druck, der sich vor dem oberen oder unteren Ösophagussphinkter aufbaut. Daher werden diese Formen auch **juxtasphinktäre Divertikel** genannt.

Traktionsdivertikel entstehen durch Zug von außen als Folge chronisch entzündlicher Veränderungen in der direkten Nachbarschaft. Als zweiter Pathogenesemechanismus ist eine Fehlentwicklung bei der embryonalen Trennung von Luftröhre und Speiseröhre anzusehen.

Mit dem Begriff **funktionelle Divertikel (Pseudodivertikel)** bezeichnet man Ausbuchtungen der Wand beim Ösophagusspasmus.

6.2.2 Klassifikation

Nach der Topografie unterscheidet man:

- zervikale Divertikel (Syn. Hypopharynxdivertikel) oder, nach der Beschreibung von Zenkers im Jahre 1874, Zenker-Divertikel[1],
- epiphrenische Divertikel,
- parabronchiale Divertikel.

Pathogenetisch sind sowohl das **zervikale** als auch das **epiphrenische** Divertikel klassische Pulsionsdivertikel, während das **parabronchiale** Divertikel ein Traktionsdivertikel darstellt. Die typischen Lokalisationen und die epidemiologische Verteilung sind in ➤ Abb. 6.1 skizziert.

Das zervikale Divertikel entwickelt sich an der pharyngealen Hinterwand oral des quer verlaufenden M. cricopharyngeus im Bereich der dreieckigen Killian-Muskellücke[2], sehr viel seltener im Laimer-Dreieck[3] (➤ Abb. 6.2). Ursächlich ist eine mangelnde schluckreflektorische Relaxation des oberen Ösophagussphinkters, sodass ein Überdruck im Hypopharynx entsteht (krikopharyngeale Achalasie). Zenker-Divertikel werden entsprechend ihrer Größe nach Brombart in 4 Stadien eingeteilt [7]. Ohne Behandlung nehmen diese Divertikel im Verlauf von mehreren Jahren deutlich an Größe zu.

Das epiphrenische Divertikel entsteht in den distalen ca. 10 cm des Ösophagus. Verantwortlich ist eine Funktionsstörung des unteren Ösophagussphinkters mit entsprechender intraluminaler Druckerhöhung oral der Kardia. Eine präformierte Muskellücke besteht in diesem Bereich nicht, sodass sich die Schleimhaut des Pulsionsdivertikels einen Weg zwi-

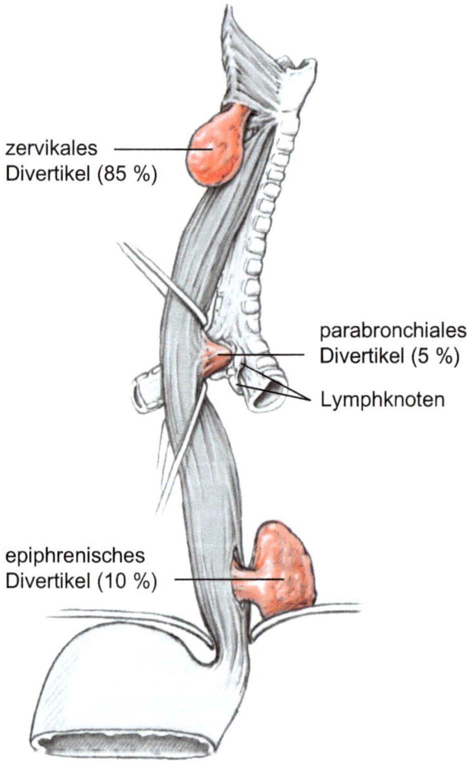

Abb. 6.1 Lokalisation der typischen Ösophagusdivertikel und prozentuale Verteilung. [L108]

[1] Ritter Friedrich Albert von Zenker, 1825–1898, geb. in Dresden, Pathologe, Leipzig, Erlangen; Erstbeschreibung durch Abraham Ludlow 1769

[2] Gustav Killian, 1860–1921, Laryngologe, Berlin, Freiburg

[3] Eduard Laimer, geb. 1883, Anatom, Österreich

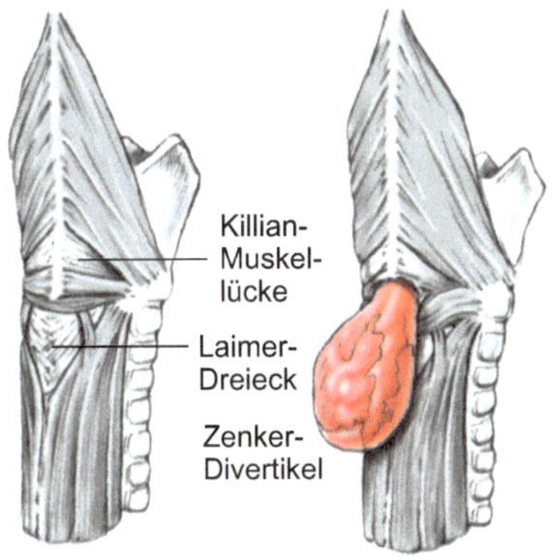

Abb. 6.2 Anatomie der Rückseite des Hypopharynx mit Zenker-Divertikel. [L108]

schen den Muskelfasern bahnt. Diese Divertikel entwickeln sich vorwiegend von der rechten posterolateralen Seite der Speiseröhre oberhalb des Zwerchfells (➤ Abb. 6.3c).

Parabronchiale Divertikel liegen typischerweise im Bereich der Trachealbifurkation. Sie sind seltener geworden durch den allgemeinen Rückgang der Tuberkulose mit spezifischen Adenitiden der Bifurkationslymphknoten, die durch Adhäsionen am Ösophagus den Zug von außen verursachen.

6.2.3 Symptome – Diagnostik

Leitsymptom der Ösophagusdivertikel ist die Dysphagie; weitere Beschwerden sind Globusgefühl und Regurgitation unverdauter Nahrung. Dadurch können rezidivierende Aspirationen und Bronchopneumonien auftreten. Die Ausprägung dieser Symptome korreliert mit der Größe des Divertikels. Große Zenker-Divertikel potenzieren die Dysphagie durch Kompression des Ösophagus. Epiphrenische Divertikel können zusätzlich retrosternales Druckgefühl und Schmerzen auslösen. Parabronchiale Divertikel sind dagegen meist asymptomatisch, in Einzelfällen können sie jedoch zu Blutungen oder Entzündungen mit Abszessen bis hin zu ösophagobronchialen Fisteln führen.

Am besten lassen sich Divertikel durch Röntgen mit Kontrastmittel nachweisen (➤ Abb. 6.3a–c). Damit sind Lokalisation und Größe sehr gut beurteilbar. Die Endoskopie dient zum sicheren Ausschluss anderer Ursachen der Dysphagie mit Mukosaveränderungen; die Spiegelung ist jedoch wegen der Gefahr der Divertikelperforation sehr vorsichtig auszuführen (➤ Abb. 6.4).

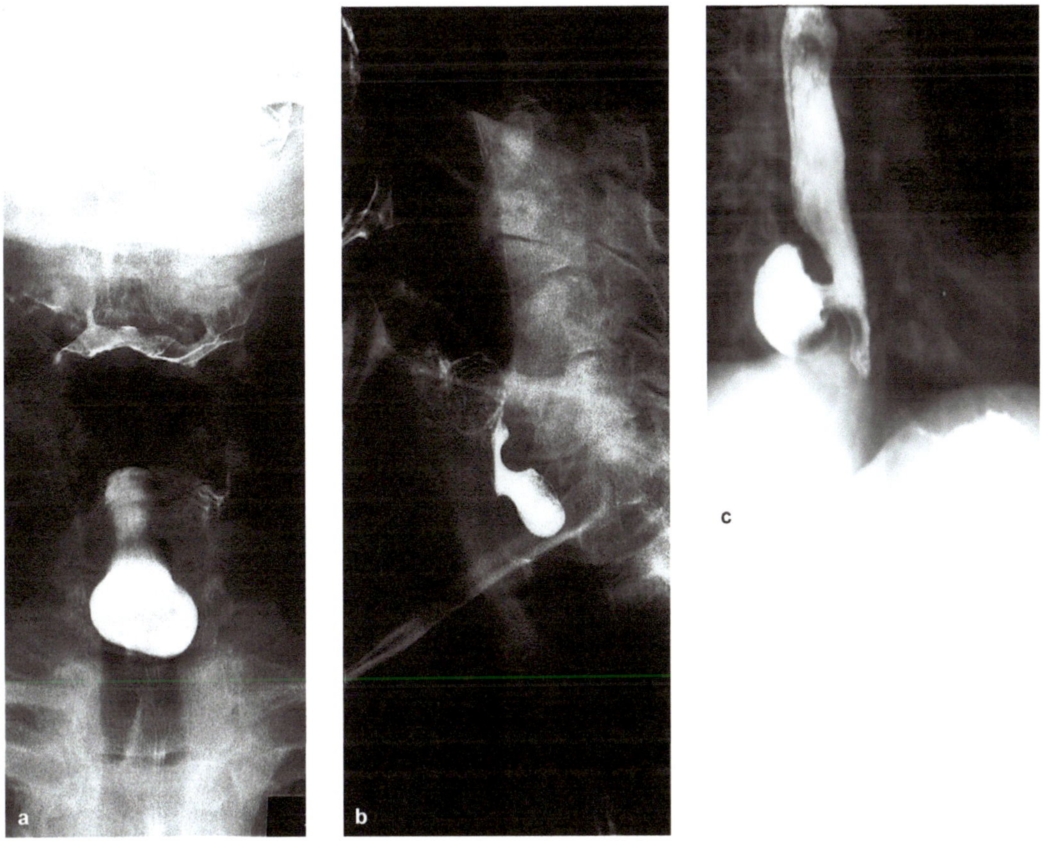

Abb. 6.3 Röntgen-Kontrastdarstellung von Divertikeln.
a) Zervikales Divertikel: a.-p. Aufnahme.
b) Zervikales Divertikel: seitliche Aufnahme.
c) Epiphrenisches Divertikel in a.-p. Aufnahme. Entwicklung des Divertikels nach rechts. [M892]

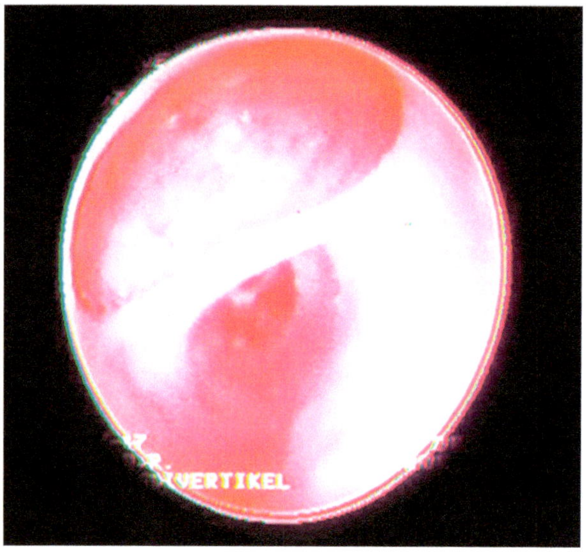

Abb. 6.4 Videoendoskopie eines zervikalen Divertikels mit deutlicher Ausprägung des M. cricopharyngeus. [M892]

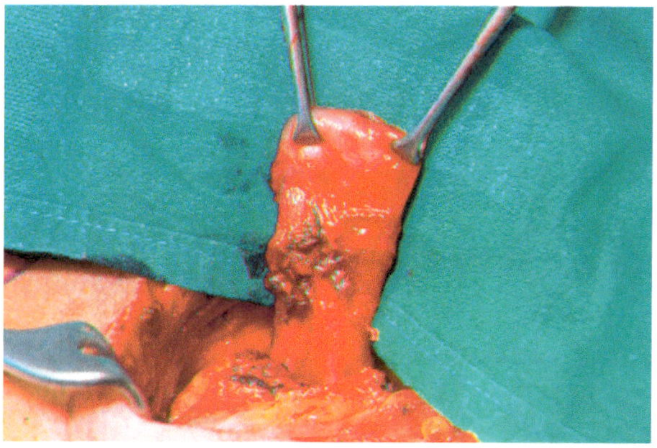

Abb. 6.5 Komplett präpariertes Zenker-Divertikel und Myotomie des M. cricopharyngeus. [M892]

Die Ösophagusmanometrie hat wegen fehlender therapeutischer Konsequenzen beim radiologisch nachgewiesenen zervikalen und parabronchialen Divertikel keinen Stellenwert.

Die zugrunde liegende Funktionsstörung des epiphrenischen Divertikels sollte v. a. bei uncharakteristischem Röntgen-Befund zur Differenzialdiagnose eines funktionellen Divertikels durch Ösophagusspasmus manometrisch abgeklärt werden.

6.2.4 Operative Therapie

Indikation

Kleinere Divertikel, die als Zufallsbefunde auffallen, können belassen werden. Bei leichten Beschwerden wird man die Operationsindikation für zervikale Divertikel weiter stellen als für epiphrenische, da das Ausmaß des Eingriffs für Letztere sehr viel größer ist. Kleinere, symptomarme epiphrenische Divertikel können zunächst durch endoskopische pneumatische Dilatation des unteren Ösophagussphinkters behandelt werden. Eine Rückbildung ist danach möglich. Das meist symptomlose parabronchiale Divertikel ist nur bei Komplikationen operationspflichtig.

Jedes symptomatische Divertikel stellt eine Operationsindikation dar.

Zervikales Divertikel

Entscheidendes Therapieprinzip ist die **zervikale Myotomie,** um die zugrunde liegende Funktionsstörung des Sphinkters zu beheben [16]. Eine reine Divertikelabtragung ohne Myotomie geht früh postoperativ mit einer höheren Fistelrate und langfristig mit einer höheren Rezidivrate einher. Der Zugang zum Zenker-Divertikel erfolgt durch eine Hautinzision am Vorderrand des linken M. sternocleidomastoideus in Intubationsnarkose. Dabei wird der Kopf des Patienten rekliniert und nach rechts gedreht. Der M. omohyoideus wird durchtrennt, der linke Schilddrüsenlappen nach medial gehalten und vor der Gefäß-Nerven-Scheide eingegangen. Zur besseren Exposition des Ösophagus muss die A. thyreoidea inferior meist durchtrennt werden. Die prävertebrale Faszie wird freipräpariert und der Ösophagus von lateral dargestellt. Dieses Manöver wird erleichtert, wenn der Anästhesist intraoperativ eine großlumige Magensonde vorschiebt, deren Weg vom Chirurgen durch Tasten der Speiseröhre kontrolliert wird. Das immer nach dorsal entwickelte Divertikel wird vor der prävertebralen Faszie von lateral freipräpariert, um den N. laryngeus recurrens zu schonen. Wichtig ist die komplette Präparation des Divertikelhalses und des direkt unterhalb liegenden quer verlaufenden M. cricopharyngeus (➤ Abb. 6.5).

Dieser wird mit einer Overholt-Klemme laterodorsal unterfahren und als Erstes eine ca. 4 cm lange komplette Myotomie ausgeführt (➤ Abb. 6.6a). Große Divertikel werden danach am sichersten mit dem Klammernahtgerät in Längsrichtung abgetragen (➤ Abb. 6.6b). Dabei ist die o. g. Sondenschienung des Ösophagus vorteilhaft, um eine Stenosierung zu vermeiden. Eine Exzision des Divertikels und direkte Naht ist ebenfalls möglich. Sehr kleine Divertikel können nach der Myotomie belassen werden. Mittelgroße Divertikel werden am besten nach kranial verlagert und durch **Divertikulopexie** an der Rückseite der Hypopharynxmuskulatur oder an der vorderen Halsfaszie mit nichtresorbierbarem Nahtmaterial fixiert [16]. Dadurch wird eine Eröffnung des Ösophagus mit Fistelgefahr der Nahtreihe vermieden. Dieses Vorgehen kann bei den meisten Divertikeln gut angewendet werden und stellt im eigenen Krankengut das Verfahren der Wahl dar. Die abschließende intraoperative Blaufüllung über die Sonde im Ösophagus dient zur Dichtigkeitsprüfung nicht nur der eventuellen Nahtreihe, sondern auch der dünnen

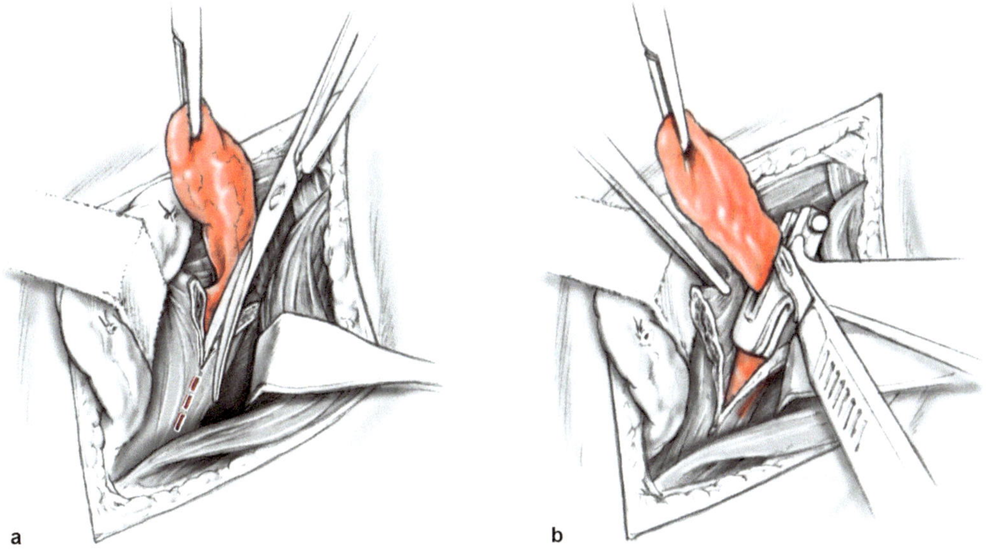

Abb. 6.6 a) Laterodorsale Myotomie aboral des zervikalen Divertikels. b) Abtragung des Zenker-Divertikels über einer Klammernahtreihe. [L108]

Schleimhaut unter der Myotomie. Eine Drainage ist bei normalem Operationsverlauf nicht erforderlich. Die Magensonde kann direkt postoperativ entfernt werden. Bei Divertikulopexie kann der Patient noch am Abend der Operation trinken. Bei Divertikelabtragung empfiehlt sich eine 2- bis 3-tägige Nahrungskarenz, damit die Nahtreihe verkleben kann.

Die Alternative zum offenen Vorgehen sind **endoskopische** Verfahren mit sog. **Schwellenspaltung** unter Durchtrennung der Wände zwischen Divertikel und Speiseröhre. Dies wird bei flexibler Endoskopie durch Argonplasma-Koagulationssonde (APC-Sonde) oder elektrisches Nadelmesser erreicht oder durch einen transoral eingeführten Linearstapler. Das erstgenannte Verfahren baut darauf auf, dass die Wand zwischen Divertikel und Ösophagus verklebt ist; dieses ist jedoch nicht immer in der kompletten Länge der Fall. Entsprechend sind die Nachteile die häufig inkomplette Myotomie bei zu zaghafter Wandinzision oder bei ausreichender Myotomie die erhöhte Gefahr einer Fistelbildung mit möglicher Entwicklung einer Mediastinitis. Sehr kleine und sehr große Divertikel sind endoskopisch schwierig zu therapieren. Die Mehrheit der endoskopisch behandelten Patienten ist gebessert, aber nicht komplett beschwerdefrei. Damit stellt aus unserer Sicht dieses Vorgehen nur eine Alternative für mittelgroße Divertikel dar, v.a. bei sehr kranken Patienten mit hohem Narkoserisiko.

Beim transoralen Vorgehen mit dem Stapler wird die Schwelle zwischen Ösophaguseingang und Divertikel in Intubationsnarkose mit einem speziellen Stützlaryngoskop unter starker Reklination des Kopfes eingestellt (➤ Abb. 6.4). Mit einem Klammernahtgerät (Endo-GIA) wird die Schwelle zwischen den Branchen gefasst und beim Auslösen damit der M. cricopharyngeus gespalten [16], [43]. Dies hat gegenüber den o.g. endoskopischen Verfahren den Vorteil des sicheren Verschlusses der Wände zwischen Divertikel und Ösophagus. Nachteil ist jedoch, dass immer ein Rest des Divertikels verbleibt, da der Stapler nicht bis zum Ende seiner Branchen Klammernähte setzt. Weiterhin eignet sich das Verfahren nur für große Divertikel und es kann nur bei Patienten mit guter Reklinationsfähigkeit des Kopfes eingesetzt werden.

Insgesamt ist das offene Vorgehen bei entsprechender Erfahrung des Operateurs das Verfahren der Wahl, da damit das höchste Maß an langfristiger Beschwerdefreiheit erzielt werden kann und nur wenige Patienten heute ein zu hohes Narkoserisiko haben.

Typische **postoperative Komplikationen** des offenen Verfahrens sind Nachblutung, Fistelbildung und Rekurrensparese. Nach Myotomie und Divertikelabtragung beträgt die Fistelrate 2–3 %; bei alleiniger Divertikulektomie ohne Myotomie wird diese mit bis zu 16 % angegeben. Nach Myotomie und Divertikulopexie liegt die Fistelrate am niedrigsten. Bei klinischen Zeichen einer Infektion sollten eine Röntgen-Kontrastdarstellung der Insuffizienz und eine breite Öffnung der Operationswunde erfolgen. Bei guter Drainage der Fistel heilt diese in 2–3 Wochen aus. Zu späte oder inkomplette Drainage der Leckage kann zu einem Absinken der Infektion auf der prävertebralen Faszie führen mit der Gefahr der Mediastinitis. Auch nach endoskopischer Myotomie sind solche schweren Komplikationen berichtet worden.

Einseitige Rekurrensparesen werden nach Myotomie und Divertikelabtragung mit ca. 2 % angegeben; die Hälfte davon ist passager. Beim endoskopischen und transoralen Vorgehen treten Rekurrensparesen in der Regel nicht auf.

Die Entwicklung von Rezidivdivertikeln ist nach Myotomie und Divertikelabtragung mit unter 5 % gering. Das Unterlassen der Myotomie führt zu Rezidivraten bis zu 16 %. Langzeitergebnisse der endoskopischen oder transoralen Verfahren liegen noch nicht in repräsentativen Serien vor.

Epiphrenisches Divertikel

Die konventionelle Operation v. a. des hochsitzenden epiphrenischen Divertikels erfolgt über eine **Thorakotomie** auf der Seite, zu der hin das Divertikel entwickelt ist [1a]. Das Divertikel wird freipräpariert und bei liegender großlumiger Magensonde über einer Klammernahtreihe abgetragen. Entscheidend zur Verhinderung postoperativer Fisteln und langfristiger Rezidive ist auch bei diesem Pulsionsdivertikel die **extramuköse Myotomie.** Diese wird am besten vor der Divertikelabtragung ausgeführt, da die Muskelfasern des Ösophagus unter leichtem Zug am Divertikel mit der Overholt-Klemme am schonendsten unterfahren werden können. Zur Prävention eines gastroösophagealen Refluxes durch Schwächung des unteren Ösophagussphinkters wird eine **Fundoplastik** nach Thal bzw. Dor hinzugefügt (➤ Kap. 6.3.2).

Der Zugang zur Speiseröhre kann bei den häufigeren distalen Divertikeln auch **abdominal-transhiatal** erfolgen. Der Vorteil liegt in der besseren Exposition für die Myotomie und Fundoplastik. Heute wird vorwiegend **minimalinvasiv** entweder thorakoskopisch oder entsprechend der eigenen Präferenz laparoskopisch vorgegangen [8]. Unabhängig vom Zugang sind die Dichtigkeit der Nahtreihe und die Vollständigkeit der Myotomie entscheidend. Eine Alternative zur Myotomie ist die präoperative endoskopische Ballondilatation des unteren Ösophagussphinkters. Danach wird nur die Divertikelabtragung ausgeführt. In der eigenen Erfahrung hat sich dieses Vorgehen der Sphinktererhaltung bewährt, da die postoperative Refluxsymptomatik geringer ist als nach Myotomie. Die wichtigste postoperative Komplikation ist die Fistelbildung der Nahtreihe, die in 10–15 % auftritt und zu einer Mortalität von 3–5 % führt. Da diese Leckage in die Pleurahöhle drainiert, kann sich bei zu spätem Erkennen ein Pleuraempyem entwickeln. Bei klinischem Verdacht müssen eine rasche Röntgen-Kontrastdarstellung und adäquate Drainage erfolgen.

Parabronchiales Divertikel

Das Traktionsdivertikel wird durch eine **rechtsseitige Thorakotomie** im 5. Interkostalraum (ICR) freigelegt. Die Präparation kann durch die narbigen, z. T. verkalkten Bifurkationslymphknoten bei abgelaufener Tuberkulose deutlich erschwert sein. Da kein Divertikelhals vorliegt, wird die Wandausbuchtung konventionell durch einstülpende Naht versorgt. Das Divertikel kann jedoch auch mit einem Stapler abgetragen werden. Die postoperativen Komplikationen entsprechen denen bei epiphrenischen Divertikeln. Aktuelle Langzeitergebnisse großer Serien liegen nicht vor.

Fehlbildungen

Die Diagnostik und Therapie von angeborenen Fehlbildungen der Speiseröhre wird in Lehrbüchern der Kinderchirurgie abgehandelt. Im Erwachsenenalter können Residuen dieser Erkrankungen, insbesondere Stenosen, nach Behandlung der Ösophagusatresie verbleiben. Diese werden so weit wie möglich endoskopisch interventionell angegangen. In Einzelfällen kann eine Ösophagusresektion mit Ersatz durch Magen- oder Koloninterposition erforderlich sein (➤ Kap. 6.6.8).

6.3 Funktionsstörungen

6.3.1 Definition – Einteilung

Funktionsstörungen der Speiseröhre sind gekennzeichnet durch eine Störung der propulsiven Peristaltik des tubulären Ösophagus und z. T. kombiniert mit einer mangelnden schluckreflektorischen Erschlaffung des unteren Ösophagussphinkters. Leitsymptom ist die Dysphagie. Die Motilitätsstörungen werden in primäre, von der Speiseröhre ausgehende Erkrankungen und in sekundäre Formen eingeteilt. Ursächlich sind dafür systemische, neurologische, muskuläre oder onkologische Krankheiten. Die primären Funktionsstörungen sind durch radiologische und manometrische Befunde gut definiert, es gibt jedoch z. T. fließende Übergänge. Folgende Einteilung ist gebräuchlich:

- Achalasie,
- diffuser Ösophagusspasmus,
- sog. Nussknacker-Ösophagus,
- hypertoner unterer Ösophagussphinkter,
- unspezifische Motilitätsstörungen.

6.3.2 Achalasie

Definition und Ätiologie

Der Begriff „Achalasie“ stammt aus dem Griechischen und bedeutet „fehlende Erschlaffung“. Die inkomplette oder fehlende Relaxation des meist hypertonen unteren Ösophagussphinkters im Rahmen des Schluckreflexes ist das charakteristische Merkmal dieser Erkrankung. Gleichzeitig weist der tubuläre Ösophagus eine unkoordinierte Peristaltik auf, die zu einem verzögerten Bolustransport führt. Der früher gebräuchliche Begriff „Kardiospasmus“ sollte nicht mehr verwendet werden. Die Ätiologie der Achalasie ist nicht geklärt. Sie wird als eine neuromuskuläre Erkrankung der glatten Ösophagusmuskulatur angesehen.

Histologisch werden degenerative Veränderungen intramuraler Ganglienzellen im Plexus myentericus (Auerbach-Plexus) und im motorischen Ncl. dorsalis des N. vagus (Ncl. ambiguus) beschrieben. Weiterhin liegt eine Hypertrophie der glatten Muskelzellen im unteren Ösophagussphinkter vor. Drei mögliche Ursachen dieser Veränderungen werden diskutiert:

- Autoimmunerkrankungen,
- degenerative neurologische Prozesse,
- neurotrope virale Infektionen.

Epidemiologie – Klassifikation

Das Erkrankungsalter liegt meist zwischen dem 20. und 40. Lebensjahr. Die Achalasie kann alle Altersstufen betreffen, sie ist jedoch bei Kleinkindern sehr selten. Die Prävalenz wird mit etwa 10 pro 100.000 Einwohner/Jahr angegeben. Unbehandelt kommt es im Laufe der Erkrankung zu einer zunehmenden Dilatation des tubulären Ösophagus. Danach lässt sich die Achalasie nach radiologischen und manometrischen Befunden in drei Schweregrade einteilen:

- Stadium I: ohne Dilatation (kompensierte hypermotile Form);
- Stadium II: eindeutige Dilatation (dekompensierte hypomotile Form);
- Stadium III: sehr ausgeprägte Dilatation (amotile Form, sog. Megaösophagus).

In den Stadien II und III findet sich eine **Aperistalsis** der tubulären Speiseröhre, während diese im Stadium I noch tertiäre Kontraktionen zeigt.

Eine besondere Form stellt die sog. *vigorous achalasia* dar. Sie weist hypermotile simultane Kontraktionen des tubulären Ösophagus bei normalem Sphinktertonus auf, der jedoch inkomplett relaxiert. Diese Konstellation wird als Übergangsform zwischen diffusem Ösophagusspasmus und klassischer Achalasie angesehen. Eine neue Klassifikation basiert auf der High-Resolution-Manometrie und differenziert ebenfalls drei Typen [41], [41a].

Von den genannten Formen der primären Achalasie sind die sog. **sekundären Achalasien** oder **Pseudoachalasien** abzugrenzen. Diese können bei Systemerkrankungen wie Amyloidose oder Sarkoidose vorkommen und im Rahmen unterschiedlicher maligner Erkrankungen durch paraneoplastische Substanzen oder lokale Kompression ausgelöst werden. Zwei Formen sind besonders herauszustellen:

- die **Chagas-Krankheit** in Südamerika, bei der Parasiten *(Trypanosoma cruzi)* die intramuralen Ganglienzellen des Ösophagus zerstören;
- das **submukös wachsende Kardiakarzinom,** das den unteren Ösophagussphinkter infiltriert und bei glatter Schleimhaut eine Achalasie imitiert.

Symptome – Diagnostik

Das Leitsymptom der Achalasie ist die **Dysphagie** für flüssige und feste Speisen. Dadurch werden Regurgitationen ausgelöst, v. a. bei dilatierter Speiseröhre, mit der Gefahr der Aspiration im Liegen. Manche Patienten berichten zusätzlich über retrosternalen Schmerz und Gewichtsverlust. In der Regel verläuft die Dysphagie langsam progredient. Das Ausmaß des Symptoms ist auch von psychischen Faktoren abhängig, z. B. fällt dem Patienten das Schlucken bei einem gemeinschaftlichen Essen sehr viel schwerer, als wenn er sich allein darauf konzentrieren kann.

Die beste Erstdiagnostik ist die **Röntgen-Kontrastdarstellung** der Speiseröhre. Folgende Befunde sind charakteristisch (➤ Abb. 6.7a und b):

- Stenose des ösophagealen Übergangs mit glatten Rändern,
- Dilatation des Ösophagus mit Spiegelbildung des Kontrastmediums,
- mangelnde propulsive Peristaltik der tubulären Speiseröhre,
- fehlende Luftansammlung im Fundus des Magens.

Definitiv nachgewiesen wird die Achalasie mit der **Mehrpunktmanometrie,** die als Minimum den Druck über drei Messpunkte im tubulären Ösophagus und einen im unteren Ösophagussphinkter aufzeichnet. Dabei finden sich in typischer Weise simultane aperistaltische Kontraktionen des tubulären Ösopha-

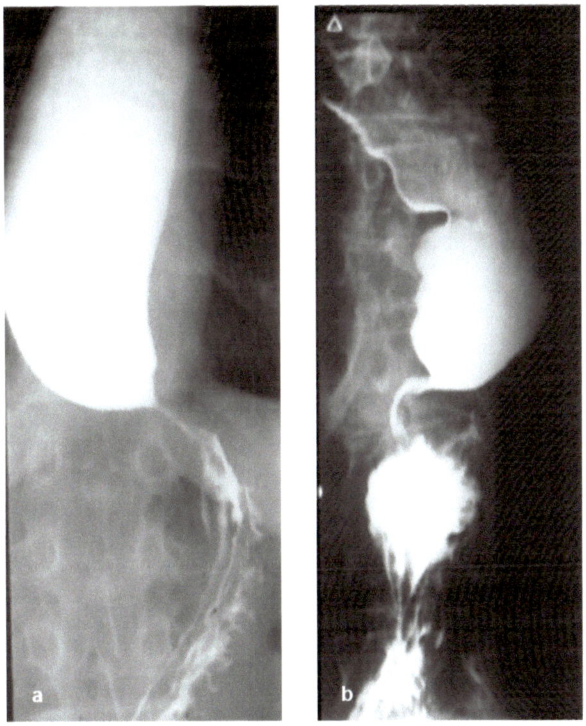

Abb. 6.7 Röntgen-Kontrastdarstellungen bei Achalasie.
a) Mäßige Dilatation des Ösophagus und sektglasförmige Stenose der Kardia.
b) Ösophagusdilatation mit simultanen Kontraktionen. [M892]

gus und eine fehlende schluckreflektorische Relaxation des unteren Ösophagussphinkters mit einem erhöhten Ruhedruck (➤ Abb. 6.8a). Die neuere High-Resolution-Manometrie hat über 20 Messpunkte und ist noch genauer in der Erfassung ösophagealer Motilitätsstörungen (➤ Abb. 6.8b und c) [41].

Die Endoskopie sollte zum Ausschluss anderer Ursachen der Dysphagie ausgeführt werden, zumal die Achalasie mit einer etwas gesteigerten Rate an Plattenepithelkarzinomen einhergeht. Endoskopisch lässt sich der untere Ösophagussphinkter gut passieren, sodass damit die Achalasie nicht nachgewiesen werden kann. Durch die Stase finden sich jedoch z. T. Speisereste, Soorbefall der Mukosa und eine Retentionsösophagitis in der dilatierten Speiseröhre.

Therapie

Indikation

Die Therapie richtet sich in erster Linie auf den unteren Ösophagussphinkter, um die funktionelle Stenose zu beseitigen. Die dadurch bedingte Dysphagie kann gebessert werden, während die mangelnde Peristaltik des tubulären Ösophagus keiner Behandlung zugängig ist. Die Achalasie ist damit nicht vollständig heilbar. Die Therapieoptionen umfassen Medikamente, endoskopische Dilatation oder Botulinumtoxininjektionen des unteren Ösophagussphinkters und die Operation. Bei weitgehend asymptomatischen Patienten ist zunächst keine Behandlung erforderlich. Wichtig für die Indikationsstellung ist das Alter des Patienten bei der Manifestation der Achalasie. Die Langzeitergebnisse der endoskopischen Sphinkterdilatation sind bei Patienten unter 40 Jahren schlecht. [9] Nach einer einmaligen Dilatation beträgt die 5-Jahres-Remissionsrate für diese Altersgruppe nur 16 %. Daher ist bei diesen Patienten die primäre Operation mit Myotomie indiziert. Bei allen älteren Patienten kann die endoskopische Therapie eingesetzt und zunächst der Erfolg abgewartet werden. Während in den Stadien I und II damit akzeptable Resultate erreicht werden können, führt im Stadium III meist nur die Myotomie zur langfristigen Besserung. Insbesondere nach zwei bis drei erfolglosen Dilatationen ist die Operation indiziert. [14]

Medikamentöse Therapie

Die medikamentöse Behandlung mit **Kalziumantagonisten** oder **Nitraten,** die relaxierend auf die glatte Muskulatur wirken, hat aufgrund von Tachyphylaxie nur kurze Wirksamkeit und sollte nur in besonderen Fällen eingesetzt werden. Die

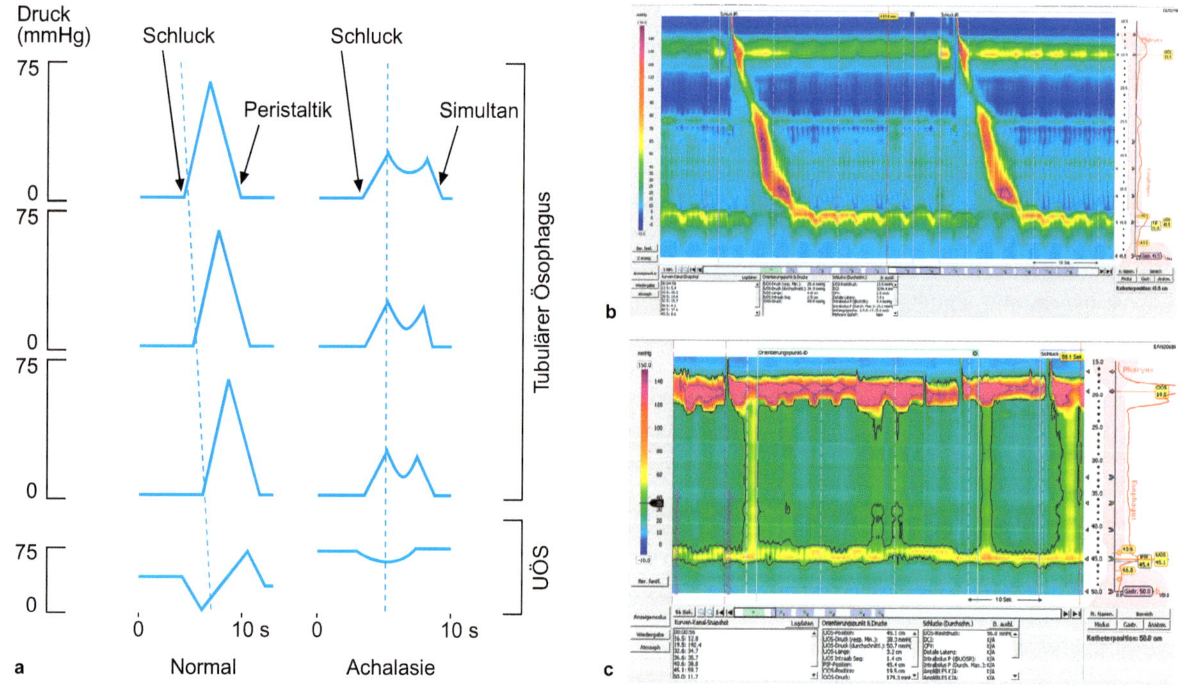

Abb. 6.8 Manometrie des Ösophagus.
a) Schematische Darstellung einer Manometrie mit 3 Messpunkten im tubulären Ösophagus und 1 Druckaufzeichner im unteren Ösophagussphinkter. Links normale Peristaltik, rechts simultane mehrgipflige Kontraktionen mit inkompletter schluckreflektorischer Erschlaffung des Sphinkters bei Achalasie. [L127]
b) High-Resolution-Ösophagus-Manometrie mit normaler Druckkurve. [M892]
c) High-Resolution-Ösophagus-Manometrie mit dem Bild einer Achalasie. [M829]

endoskopische Injektion von **Botulinustoxin** in den unteren Ösophagussphinkter führt zu einer Hemmung der cholinergen Exzitation. Bei ca. 70 % der Patienten lässt sich eine Besserung meist jedoch nur für mehrere Monate erreichen.

Endoskopische Ballondilatation

Bei der sog. **pneumatischen Dilatation** wird unter endoskopischer Sicht ein wespentaillenförmiger Ballon in der Kardia platziert und für ca. 2–3 Minuten auf 300 mmHg insuffliert (➤ Abb. 6.9). Damit erfolgt eine starke Dehnung des unteren Ösophagussphinkters. Die wesentliche Komplikation ist die Perforation, die durch Gastrografin®-Schluck postinterventionell ausgeschlossen werden sollte. Die 10-Jahres-Erfolgsrate einer einmaligen Dilatation liegt nur bei 36 %, die restlichen Patienten müssen erneut, z. T. mehrfach dilatiert oder operiert werden. Patienten, die älter als 40 Jahre sind, haben nach einmaliger Dilatation eine signifikant höhere langfristige Remissionsrate als jüngere. Ein wesentlicher prädiktiver Faktor für den Langzeiterfolg ist ein Postdilatationsdruck im unteren Ösophagussphinkter von < 10 mmHg. Patienten mit mehrfachen Dilatationen haben eine 10-Jahres-Remissionsrate von nur 45 % [9], [14].

Operation

Die herkömmliche Methode der Wahl ist die **Ösophagomyotomie,** die einer Längsspaltung der distalen Ösophagusmuskulatur auf 6 cm Länge beim Erwachsenen entspricht (➤ Abb. 6.10a). Die unteren 2 cm dieses Inzisionsausmaßes betreffen die Muskulatur des Mageneinganges. Weiter sollte die Spaltung am Magen jedoch nicht gehen, um die Provokation eines zu starken Refluxes zu vermeiden. Die Myotomie wird mit einer **Fundoplastik nach Thal** oder Dor gedeckt (➤ Abb. 6.10b). Diese dient zum einen als Antirefluxplastik, zum anderen schützt sie die freiliegende Mukosa und hält die Muskelränder auf Distanz. Der Vorteil der Fundoplastik ist durch eine prospektiv randomisierte Studie evidenzbasiert. Die von einzelnen Autoren vertretene Myotomie ohne Antirefluxplastik führt zu einer signifikant höheren Refluxrate

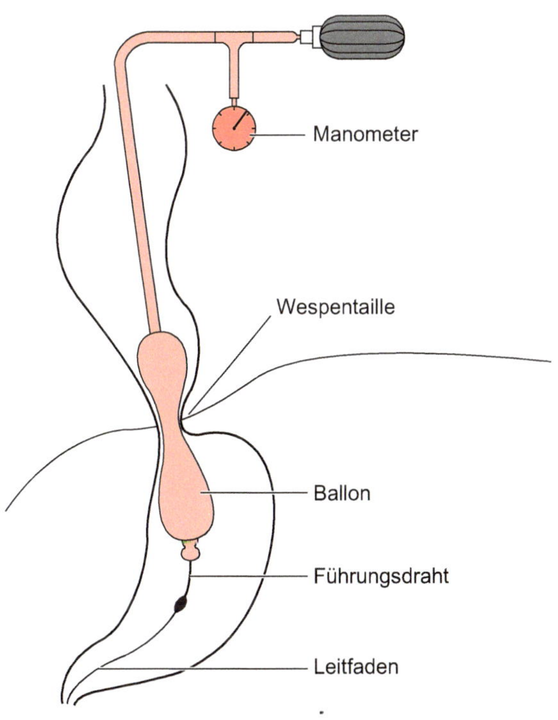

Abb. 6.9 Schematische Darstellung der pneumatischen Ballondilatation. [L127]

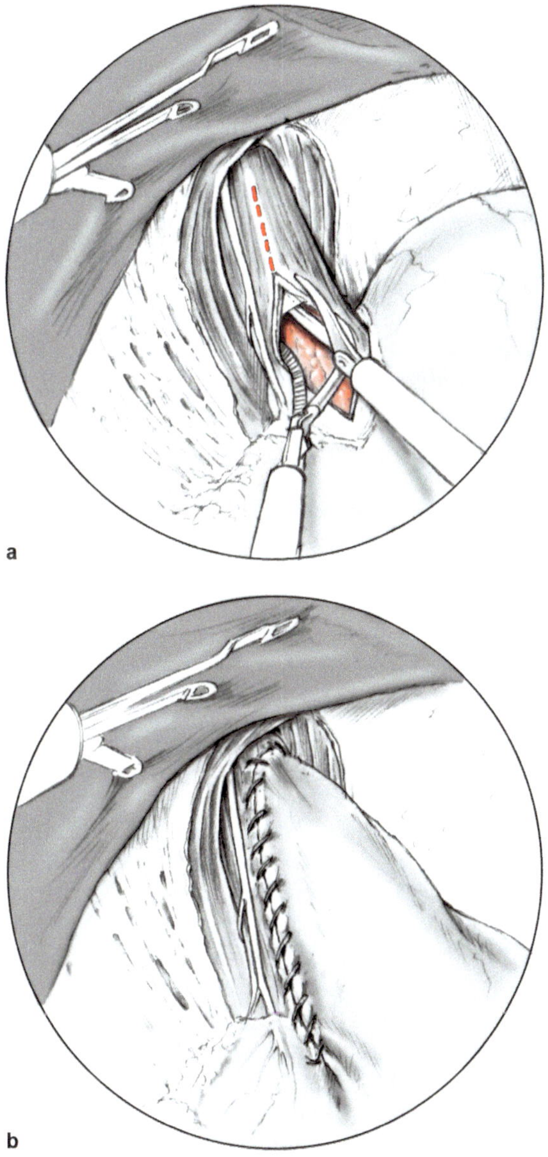

Abb. 6.10 a) Laparoskopische Myotomie des terminalen Ösophagus auf insgesamt 6 cm Länge, davon 2 cm der proximalen Magenwandmuskulatur.
b) Fundoplastik nach Thal mit Deckung der Myotomie. [L108]

[45]. Durch die Myotomie wird die funktionelle Stenose des ösophagogastralen Übergangs langfristig eröffnet und die Dysphagie entscheidend gebessert. Restliche Beschwerden durch die in der Regel persistierende Motilitätsstörung der tubulären Speiseröhre müssen vom Patienten durch Anpassung seines Essverhaltens ausgeglichen werden.

Minimalinvasive Technik Da die Myotomie und Fundoplastik laparoskopisch gut auszuführen ist, stellt die **minimalinvasive Technik** das Standardverfahren dar [47]. Der thorakoskopische Zugang hat sich wegen der schwierigen Inzisionsausdehnung Richtung Magen nicht bewährt. Für die Laparoskopie werden 4–5 Trokare wie bei der Fundoplikation im Mittel-/Oberbauch eingesetzt. Da bei der Achalasie praktisch nie eine Hiatushernie vorliegt, kann der mit einem dicken Bougie geschiente Ösophagus nach Inzision des Serosaüberzugs gut freigelegt werden. Eine zirkuläre Präparation mit Anschlingen ist nicht erforderlich, die Integrität der Vagusstämme muss sicher erhalten werden. Die Myotomie am Ösophagus ist leichter als am Mageneingang. Sie muss in dem o. g. Ausmaß vollständig ohne Restfasern ausgeführt werden und kranial den dilatierten Ösophagusanteil erreichen (➤ Abb. 6.10a). Danach liegt die Mukosa auf 90 bis 120° der Ösophaguszirkumferenz frei. Die Schleimhaut sollte auf ihre Dichtigkeit mit Blaulösung überprüft werden. Im nächsten Schritt wird der obere Fundus in zwei Nahtreihen in Einzelknopf- oder fortlaufender Technik zunächst an dem linken und weiter an dem rechten Muskelrand fixiert (➤ Abb. 6.10b).

Eine spezielle Nachbehandlung ist nicht erforderlich, da eine Magensonde entbehrlich ist und der Patient am ersten postoperativen Tag trinken kann. Postoperative Komplikationen sind selten, die Letalität liegt unter 0,5 %.

Die langfristige Erfolgsrate der Operation beträgt 80–90 % [14], [47]. Gründe für ein Therapieversagen sind in erster Linie ein Rezidiv der Dysphagie oder schwerer Reflux. Die Ergebnisse sind in den Stadien I und II mit über 90 % Erfolg besser als im Stadium III (70 %).

Perorale endoskopische Myotomie (POEM) Bei diesem NOTES-Verfahren (Natural Orifice Transluminal Endoscopic Surgery) wird über das flexible Endoskop ca. in der Mitte der Speiseröhre eine Inzision ausgeführt und ein Tunnel zwischen Muskulatur und Schleimhaut bis zum Mageneingang gebildet. Mit dem elektrischen Messer wird die Muskulatur des distalen Ösophagus und der Kardia längs gespalten. Danach wird die Öffnungsstelle der Mukosa endoskopisch mit Clips verschlossen. Diese von H. Inoue 2010 publizierte Methode hat inzwischen Verbreitung in weiteren Zentren gefunden [24]. Die Symptome der Achalasie werden damit deutlich reduziert, ein Teil der Patienten entwickelt jedoch pathologischen Reflux. Langzeitergebnisse wie von der offenen oder laparoskopischen Myotomie liegen bisher nicht vor.

Bei sehr ausgeprägter langstreckiger Dilatation der Speiseröhre (Megaösophagus) hat eine Myotomie nur geringe Erfolgsaussicht. In diesen Fällen ist z. T. eine **subtotale Ösophagektomie** mit Magenhochzug oder **Koloninterposition** erforderlich. Die Merendino-Operation mit Dünndarminterposition ist dafür ebenfalls beschrieben worden (➤ Abb. 6.24). Diese erfordert jedoch dann einen rechtsthorakalen Zugang, um das Jejunumsegment so hoch wie möglich anzuschließen. Ein zu kurzes Jejunuminterponat kann zur erneuten Stase führen.

6.3.3 Diffuser Ösophagusspasmus und weitere primäre Motilitätsstörungen

Der diffuse Ösophagusspasmus ist durch wiederholte simultane Kontraktionen bei intermittierend normaler Peristaltik gekennzeichnet. Leitsymptome sind **Dysphagie** und **retrosternale Schmerzen.** Mit einem Patienten pro 100.000 Einwohner pro Jahr ist diese Funktionsstörung zehnmal seltener als die Achalasie. Das Röntgenbild mit Kontrastdarstellung zeigt einen „Korkenzieher-Ösophagus“ mit Pseudodivertikeln. Die Manometrie mit Nachweis repetitiver hochamplitudiger Kontraktionen und normaler Funktion des unteren Ösophagussphinkters ist beweisend. Die konservative Therapie mit Adalat®, Nitrolingual® oder Buscopan® ist das Verfahren der Wahl. Da die langstreckige Myotomie des tubulären Ösophagus keine guten Ergebnisse hat, ist sie nur Ausnahmefällen vorbehalten. Zu POEM (s. o.) liegen nur geringe Erfahrungen vor.

Der sog. Nussknacker-Ösophagus ist durch exzessiv hohe Kontraktionsamplituden bei regelrechter Ösophagusperistaltik charakterisiert. Dieses durch retrosternale Schmerzen bestimmte Krankheitsbild sowie der hypertone untere Ösophagussphinkter und weitere unspezifische Motilitätsstörungen sind für die Differenzialdiagnose des nicht kardialen Brustschmerzes und der Dysphagie wichtig. Die Therapie ist rein konservativ.

6.3.4 Gastroösophageale Refluxkrankheit

Eine ausführliche Darstellung findet sich in ➤ Kap. 7.

6.4 Ösophagusverletzungen

6.4.1 Traumatische Ösophagusperforation

Definition – Ursachen

Traumatische Ösophagusperforationen entstehen durch Einwirkung von Instrumenten (80 %), ingestierten Fremdkörpern (8 %) oder im Rahmen von Thoraxtraumen (2 %). Traumatische Läsionen sind ca. fünfmal häufiger als Rupturen (s. u.). Instrumentelle Verletzungen betreffen in erster Linie die interventionelle Endoskopie bei Bougierungen, pneumatischen Dilatationen, Sklerosierungen, Sondenapplikationen oder Fremdkörperextraktionen (s. u.). Bei der rein diagnostischen Ösophagusspiegelung kann es durch Via falsa, z. B. bei Divertikeln oder Tumoren, ebenfalls zur Wanddurchspießung kommen. Verschluckte Fremdkörper führen primär selten zur Perforation. Ösophagusläsionen durch direkte Stich- oder Schussverletzungen oder indirekte Läsionen beim schweren Thoraxtrauma stellen ebenfalls seltene Ereignisse dar.

Am häufigsten ist der zervikale Abschnitt der Speiseröhre betroffen (ca. 50 %), gefolgt vom terminalen Ösophagus (ca. 30 %) und vom thorakalen Teil (20 %).

Symptome – Diagnostik

Die Folgen der Ösophagusperforation sind trotz unterschiedlicher Ursachen im Wesentlichen gleich. Durch die Wandläsion dringt infektiöse Flüssigkeit in die umgebenden Weichteile oder Körperhöhlen und führt zur lokalen und später ausgedehnten **Infektion** mit Mediastinitis, Pleuraempyem oder Peritonitis. Klinisch werden oft Schmerzen im Bereich der Perforationsstelle angegeben und es treten ausgeprägte allgemeine Infektionszeichen auf, häufig mit Haut- oder Mediastinalemphysem. Weitere Folgen sind Dysphagie und Dyspnoe. Während zervikale Ösophagusperforationen zunächst geringe Symptome verursachen, können thorakale Läsionen durch die Mediastinitis eine rasche klinische Verschlechterung herbeiführen. Die Perforation des abdominalen Ösophagus provoziert in der Regel ein akutes Abdomen.

Die genaue Anamnese, v. a. bei instrumentellen Perforationen mit Befragung des Endoskopikers, ist sehr wichtig, um das Intervall und die Lokalisation zu klären. Die weitere Diagnostik umfasst eine Röntgen-Thorax- und Abdomenleeraufnahme zum Nachweis von Mediastinalverbreiterung und -emphysem, Pleuraerguss oder freier Luft unter dem Zwerchfell. Die genaue Lokalisation wird mit einer **Kontrastmitteldarstellung** der Speiseröhre geklärt, die eventuell durch eine CT ergänzt werden kann (➤ Abb. 6.11). Durch die Endoskopie lässt sich das Ausmaß der Perforation genau festlegen. Für die Indikationsstellung und weitere Therapie sind folgende Kriterien entscheidend:

- Intervall zwischen Auslösung und Nachweis der Perforation,
- Ursache,
- Lokalisation,
- Anschluss an Pleura oder Peritonealhöhle,
- Nüchternheit des Patienten.

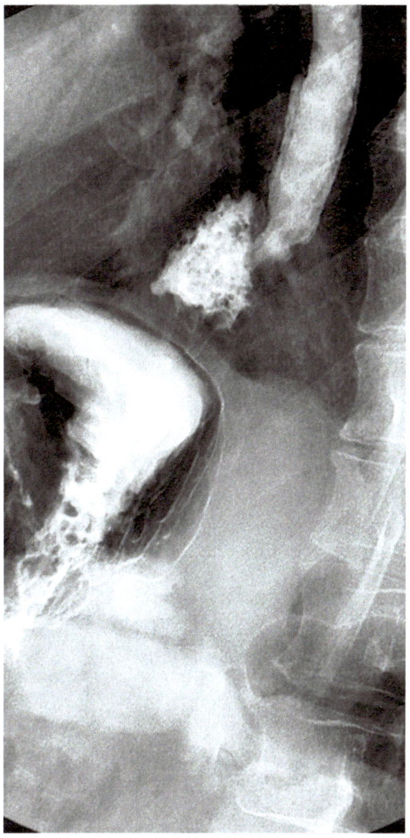

Abb. 6.11 Gastrografin®-Darstellung einer distalen Ösophagusperforation mit Kontrastmittelaustritt oberhalb des Zwerchfells (seitliche Röntgen-Aufnahme). [M892]

Indikation

Bei endoskopischen Perforationen sind die Patienten nüchtern; wird die Perforation dann rasch erkannt, limitiert dies die infektiösen Folgen. In solchen Fällen nimmt die **konservative Therapie** einen breiten Raum ein. Fokale instrumentelle Perforationen zervikal und gedeckte Läsionen thorakal ohne Pleurabeteiligung können mit Nahrungskarenz, Magensonde unter Sog, Antibiotika und Infusionen erfolgreich behandelt werden. In Einzelfällen kann eine umschriebene Läsion endoskopisch mit sog. OTSC-Clips verschlossen werden. Eine zunehmend angewandte Alternative ist die Abdeckung der Läsion durch einen wieder entfernbaren **Ösophagus-Stent.** Dieses ist zervikal wegen der Sphinkternähe nur bedingt möglich. Wenn der Stent nicht gut verankert werden kann, besteht das Problem der Dislokation. Tritt unter konservativer Therapie keine Besserung ein, so sollte rasch die Indikation zur **Operation** gestellt werden.

Ist die Ösophagusperforation primär sehr ausgedehnt oder ist ein Anschluss an den Pleuraraum oder die Peritonealhöhle nachweisbar, so ist primär die Operation indiziert.

6

Operation

Eine **zervikale Ösophagusperforation** wird durch Inzision am Vorderrand des linken M. sternocleidomastoideus freigelegt. Wenn die Läsion schwer auffindbar ist, kann sie durch Blaulösung über eine Ösophagussonde dargestellt werden. Die Perforation wird übernäht, nachdem schlecht durchblutete Ränder exzidiert wurden und die Läsion begradigt worden ist. Wichtig ist eine gute Drainage, um eine eventuelle postoperative Leckage in eine rein zervikale Fistel zu überführen, die eine gute Ausheilungstendenz hat.

Der bevorzugte Zugang zur Versorgung einer **thorakalen Ösophagusperforation** ist im 5. oder 6. ICR rechts. Bei einer distalen Perforation mit Anschluss an den linken Pleuraraum kann auch von links im 6. ICR eingegangen werden. Nach Präparation des Ösophagus und exakter Darstellung des Ausmaßes der Läsion ist als Erstes die Entscheidung zu treffen, ob eine Übernähung Erfolg versprechend ist oder eine Fokussanierung nur durch Ösophagektomie erreicht werden kann. Maßgebliche Parameter hierfür sind

- Größe der Läsion,
- Wandbeschaffenheit der Ränder,
- diagnostisches Intervall,
- lokale Infektion,
- Pleurabeteiligung,
- zugrunde liegende Ösophaguserkrankung und
- Allgemeinzustand des Patienten.

Die Ösophagektomie sollte wegen der Infektion des Operationsgebietes immer mit distalem Verschluss, zervikaler Ausleitung und zweizeitiger Rekonstruktion vorgenommen werden. Bei der reinen Übernähung haben sich eine fortlaufende 4/0-PDS-Mukosanaht und eine zweite Nahtreihe der Muskulatur mit gleichem Nahtmaterial in Einzelknopftechnik bewährt. Die Übernähung sollte mit gut vaskularisiertem Pleura-Patch, Muskel- oder Zwerchfelllappen gedeckt werden. Ein Débridement, eine Lavage des Mediastinums, ausgiebige Drainage der Pleura, eventuell beidseits, doppelläufige Magensonde an der Übernähungsstelle und Antibiotikatherapie sind essenziell.

Bei sehr **distaler Ösophagusperforation** erfolgt der Zugang abdominal/transhiatal. Die Methode der Wahl ist die Übernähung der Läsion und Deckung mit einer Fundoplikation, die die gesamte Nahtreihe überragt. Die Fundusmanschette ist daher länger zu wählen als bei einer normalen Antirefluxplastik. Hat eine distale Ösophagusperforation Anschluss an einen Pleuraraum gefunden, so kann transhiatal die Pleura eröffnet und gespült werden, Es müssen Bülau-Drainagen platziert werden mit Ausleitung durch die Thoraxwand. Postoperative Komplikationen wie Pleuraempyem, Nahtinsuffizienz, Wundinfekte und Bronchopneumonien sind in erster Linie septischer Natur. Bei Leckage der Übernähungsstelle des thorakalen oder abdominalen Ösophagus muss eventuell die Ösophagektomie zur definitiven Sanierung erfolgen. Die Therapieergebnisse der traumatischen Ösophagusperforation hängen von den o.g. Kriterien ab (s. Abschnitt „Symptome – Diagnostik"). In Zentren liegt die Gesamtmortalität heute nur noch bei ca. 5 %.

6.4.2 Boerhaave-Syndrom

Synonyme für das Boerhaave-Syndrom[4] sind spontane oder emetogene Ösophagusruptur. Es stellt einen Riss meist im distalen infradiaphragmalen Drittel meist dorsolateral links dar. Das Boerhaave-Syndrom tritt zu etwa 80 % bei Männern in Erscheinung. In den meisten Fällen kommt es nach ausgedehnter Mahlzeit unter Alkoholexzess zu profusem Erbrechen, z. T. mit heftigen Hustenanfällen. Infolge eines explosionsartigen Druckanstieges (Barotrauma) entsteht eine Wandruptur der Speiseröhre. Die typischen Symptome umfassen den plötzlichen heftigen retrosternalen Schmerz direkt nach dem auslösenden Erbrechen und früh einsetzende Dyspnoe, Zyanose und Sepsis. Etwa ein Drittel der Patienten entwickelt ein akutes Abdomen durch freie Perforation in die Bauchhöhle, die Diagnostik entspricht derjenigen bei traumatischer Ösophagusperforation. Typisch sind das Mediastinalemphysem, das Hautemphysem und evtl. ein Pneumothorax.

Der entscheidende Unterschied der Ösophagusruptur zur traumatischen Perforation ist, dass durch das postprandiale Erbrechen beim Boerhaave-Syndrom z. T. große Mengen von Nahrungsresten in das Mediastinum, die Pleura oder die Peritonealhöhle verschleppt werden. Damit besteht von Beginn an eine schwere Kontamination der genannten Gebiete mit hoher Infektionsgefahr. Aus diesen Gründen ist die Operation bis auf wenige Ausnahmefälle indiziert.

Da die Rupturen in ca. 90 % im distalen Drittel des Ösophagus liegen, erfolgt der Zugang transabdominal/transhiatal. Bei frischen (< 24 Stunden) und kurzen (< 3 cm) Rupturen wird die Versorgung mit Übernähung und Deckung durch Fundoplikation angestrebt; ältere und langstreckige Läsionen erfordern die transhiatale/zervikale (transmediastinale) Ösophagektomie mit zweizeitiger Rekonstruktion (➤ Kap. 6.6.8).

Eine vollständige Entfernung aller verschleppten Nahrungsreste aus den beteiligten Körperhöhlen und dem Mediastinum sowie die weitere Versorgung mit den gleichen Maßnahmen wie bei der traumatischen Perforation (s. o.) ist essenziell.

Die Prognose des Boerhaave-Syndroms ist schlechter als bei der traumatischen Ösophagusperforation und ganz wesentlich von der Früherkennung und konsequenten Therapie abhängig. Die Mortalität liegt heute in Zentren bei ca. 10 %.

[4] Hermann Boerhaave, Niederlande, 1668–1738

6.4.3 Fremdkörper

Klassifikation

Es ist zu differenzieren zwischen versehentlich und absichtlich verschluckten Fremdkörpern, iatrogenen und von außerhalb in das Lumen der Speiseröhre einbrechenden Gegenständen. Fremdkörper können zur Passagestörung, Wandverletzung und Verlegung der Atemwege führen. Am häufigsten kommt das versehentliche Verschlucken unterschiedlichster Fremdkörper im Kindesalter vor. Im Erwachsenenalter sind dieses meist Gegenstände, die in den Mund genommen werden, wie Nadeln, Nägel oder Zahnprothesen, besonders bei dementen Patienten. Absichtlich werden Fremdkörper von Inhaftierten, psychisch Kranken oder im Rahmen von Rauschzuständen verschluckt. Iatrogen eingebrachte und dabei verlorene oder abgebissene Sonden stellen meist keine besondere Problematik dar, während von extraluminal einbrechende Fremdkörper wie Aortenprothesen oder alte Granatsplitter durch Wanderosionen gravierende Probleme, v. a. Blutungen, hervorrufen können

Verschluckte Fremdkörper bleiben am häufigsten im proximalen Ösophagus oder vor dem oberen Ösophagussphinkter im Hypopharynx stecken. Weitere Prädilektionsstellen liegen auf Höhe des Aortenbogens und vor der Kardia.

Symptome – Komplikationen – Diagnostik

Akute Dysphagie bis zur Aphagie, Odynophagie und Asphyxie sind typische Erstsymptome des versehentlichen, z. T. auch des bewussten Verschluckens von Fremdkörpern. Manchmal entsteht der Verdacht jedoch erst durch den vermissten Gegenstand (➤ Abb. 6.12). Zum Teil treten Symptome erst nach einem beschwerdefreien Intervall durch sekundäre Probleme an der Inkarzerationsstelle auf. Die Hauptkomplikationen ingestierter Fremdkörper sind Impaktation, Mukosaläsion, Druckulkus und Perforation.

Die primäre Diagnostik nach der Inspektion der Mundhöhle ist die **Röntgen-Leeraufnahme** von Hals, Thorax und Abdomen in zwei Ebenen. Bei nicht röntgendichten Gegenständen folgt die konventionelle Darstellung mit Kontrastmittelschluck oder in besonderen Fällen im CT. Bei der flexiblen Ösophagoskopie kann die Lokalisation des Fremdkörpers und eventueller Wandläsionen verbunden werden mit der Extraktion.

Indikation – Verfahrenswahl – Therapie

Die Entscheidung zwischen endoskopischer Extraktion, Operation oder expektativer Einstellung hängt ab von den Akutsymptomen sowie von Größe, Form, Material und Lokalisation des Fremdkörpers, Passageverlegung und Dauer seit der

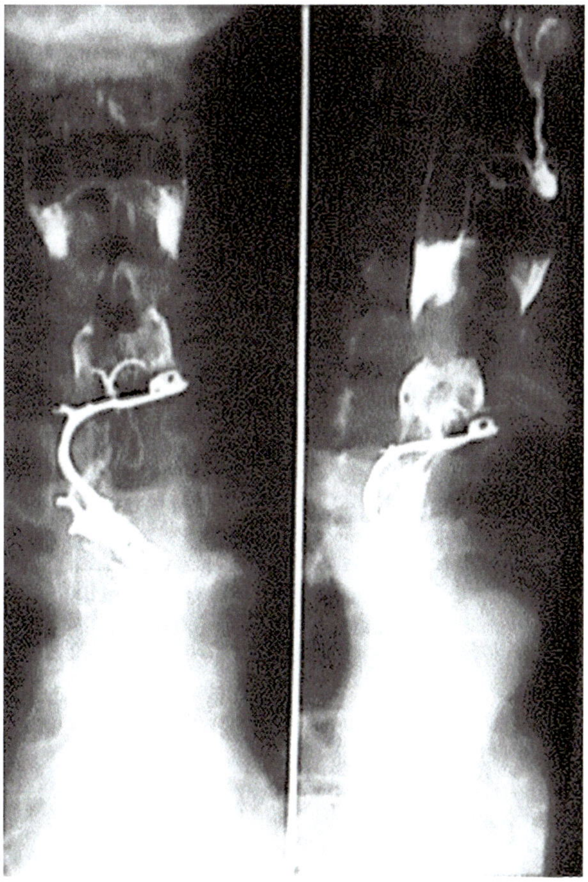

Abb. 6.12 Inkarzerierte Zahnprothese im zervikalen Ösophagus. Der Patient hatte drei Tage nach der verlorenen Zahnprothese gesucht! Die Prothese musste durch zervikale Ösophagotomie entfernt werden. [M892]

Ingestion. Akute Asphyxie bei Fremdkörperimpaktation im Hypopharynx oder im oberen Ösophagussphinkter erfordert die rasche Bergung in Kooperation mit Anästhesisten und Hals-Nasen-Ohren-Ärzten. Das Verfahren der Wahl ist bei den meisten verschluckten Gegenständen die **endoskopische Extraktion.** Die starre Ösophagoskopie hat heute nur sehr eingeschränkte Bedeutung, da diese Form deutlich gefährlicher ist als die flexible Endoskopie. Spasmolytika und Sedativa, eventuell auch Anwendung einer Intubationsnarkose (Kinder) können die endoskopische Bergung deutlich erleichtern. Nach jeder zumindest schwierigen Fremdkörperextraktion muss die Integrität der Ösophaguswand durch Endoskopie und eventuell Kontrastmittelschluck nachgewiesen werden, um Perforationen zu erkennen. Bei fest inkarzerierten, v. a. spitzen, unregelmäßigen und sehr großen Gegenständen müssen im Rahmen der Endoskopie sekundäre Schädigungen des Ösophagus vermieden werden. Bei einer solchen Ausgangssituation ist zumindest nach dem ersten frustranen endoskopischen Versuch die Indikation zur operativen Fremdkörperentfernung zu stellen (➤ Abb. 6.12). Der operative Zugang richtet sich nach der Lage des festsitzenden Gegenstandes. Der Ösophagus wird dabei durch

Längsinzision eröffnet und nach Extraktion des Fremdkörpers in zweischichtiger Nahttechnik wieder verschlossen.

6.4.4 Verätzungen

Definition – Klassifikation

Eine Ösophagusverätzung stellt eine unterschiedlich tief einwirkende Wandschädigung durch ingestierte Säuren oder Laugen dar. Säure bewirkt eine **Koagulationsnekrose,** die die Wand zunächst verfestigt und das tiefere Eindringen der Substanz behindert. Laugen führen dagegen zu einer **Kolliquationsnekrose,** die das Gewebe verflüssigt und die weitere Durchdringung des Agens begünstigt. Die Konzentration und ingestierte Menge der Säure bzw. Lauge korreliert mit der Ösophagusschädigung.

Die meisten Verätzungen (ca. 80 %) kommen unbeabsichtigt durch Reinigungsmittel bei Kindern vor, während Erwachsene überwiegend in suizidaler Absicht handeln. Drei Schweregrade werden hinsichtlich der Verätzungstiefe unterschieden:

- 1. Grad: histologisch vorwiegend oberflächliche Mukosaschädigung, endoskopisch mit kleinen Defekten und Schleimhautödem;
- 2. Grad: Destruktion der Mukosa und Submukosa, partiell der Muscularis propria in der Histologie; endoskopisch Nekrosen, Ulzera und Blutungen;
- 3. Grad: histologisch vollständige Wandnekrose, endoskopisch avitale Wand ohne Blutungen bei der Biopsie.

Während die Verätzung 1. Grades ohne Behandlung folgenlos ausheilt, führt der 2. Grad zur Vernarbung mit Stenosen. Die Folge der Verätzung 3. Grades ist in der Regel die Perforation mit den entsprechenden Folgen der Mediastinitis und Peritonitis. Bei der Verätzung 2. bis 3. Grades folgt zeitlich dem **akuten Initialstadium** (ca. 4 Tage), in dem die Nekrosen im Vordergrund stehen, das sog. **Granulationsstadium** mit Nekrosenabstoßung und reparativen Vorgängen (ca. bis 4. Woche). Das anschließende **Vernarbungsstadium** (bis 4 Monate) ist durch die Ausbildung von Strikturen gekennzeichnet.

Symptome – Diagnostik

Die ersten Symptome sind Schmerzen im Mund und im Rachen mit starker Speichelsekretion und Dysphagie, z. T. mit starken Schmerzen beim Schlucken. Je nach Mitbeteiligung von Glottis, Kehlkopf und Trachea durch direkte Ingestion oder Aspiration kommen Stridor, Heiserkeit und Atemnot hinzu. Ösophagusperforation führt zur Mediastinitis und Sepsis mit allen entsprechenden Folgen. Angaben über die ingestierte Substanz sind für weitere Entscheidungen wichtig.

Am aggressivsten wirken Salz-, Schwefel- und Salpetersäure sowie Natronlauge.

Im Zentrum der Diagnostik steht die **Endoskopie.** Während die Erkennung der Verätzung 1. Grades leicht ist, stellt die Differenzierung zwischen 2. und 3. Grad wegen der therapeutischen Konsequenzen hohe Anforderungen an den Untersucher (s. o.). Eine Kontrastdarstellung über Magensonde oder ein CT sind nur bei schwersten Verätzungen mit Perforation und eventueller Schädigung benachbarter Organe weiterführend. Daher kann es sein, dass eine endgültige Beurteilung erst durch operative Freilegung des Ösophagus zu erreichen ist.

Indikation – Therapie

Bei schweren Verätzungen steht initial die Schockbehandlung im Vordergrund.

Die Beratung durch einen Toxikologen ist aufgrund der unterschiedlichen Wirkung ingestierter Substanzen wichtig. Bestehen keine wesentlichen Allgemeinsymptome oder liegt endoskopisch eine zweitgradige Schädigung ohne Nachweis einer Perforation vor, kann unter Intensivüberwachung abgewartet werden. Bei drittgradiger Verätzung mit Zeichen der Mediastinitis durch eventuelle Perforation oder bei akutem Abdomen ist nach Stabilisierung des Patienten die Operation indiziert. Die Operation sollte von transabdominal begonnen werden mit transhiataler Freilegung des Ösophagus im unteren Mediastinum. Zeigt die Speiseröhre eindeutige transmurale Nekrosen, so ist die Ösophagektomie klar indiziert und sollte transhiatal/zervikal ohne Thorakotomie ausgeführt werden. Der Ösophagus wird zervikal ausgeleitet und die Rekonstruktion zweizeitig angestrebt. Der Vorteil des abdominalen Zugangs ist die zusätzliche Beurteilungsmöglichkeit v. a. des Magens und weiterer Organe wie Duodenum, Jejunum und Pankreas. Je nach Schädigung müssen weitere Organe gleichzeitig entfernt werden.

Bei konservativer Therapie zweit- bis drittgradiger Verätzungen entstehen aufgrund der narbigen Abheilung oft Ösophagusstrikturen. Die erforderliche Bougierungsbehandlung sollte früh, ca. nach einer bis zwei Wochen, beginnen, um eine irreversible Fixierung der Stenosen zu vermeiden. In dieser Phase ist die enterale Ernährung über eine perkutane endoskopische Gastrostomie (PEG) oder bei gleichzeitiger Magenschädigung über einen Jejunumkatheter vorteilhaft. Hochgradige Stenosen als Spätfolgen der Verätzung erfordern eventuell die Ösophagektomie und den Magenhochzug oder die Koloninterposition. Zu den Spätfolgen zählt auch die Karzinomentwicklung, deren Rate nach Literaturangaben 1–7 % der Patienten mit Verätzungen betrifft.

6.5 Benigne Tumoren

Gutartige Tumoren der Speiseröhre zeigen kein infiltratives oder metastasierendes Wachstum und sind selten.

Mukosal-intraluminale werden von extramukosal-intramuralen Geschwülsten aufgrund ihrer hauptsächlichen Beziehung zu der jeweiligen Schicht der Ösophaguswand unterschieden. Polypartige intraluminale Tumoren sind seltener als intramurale. Ca. 75 % aller benignen Ösophagustumoren stellen Leiomyome dar, gefolgt von Polypen, Lipomen, Fibromen (zusammen 12 %), Neurinomen, Hämangiomen und Granularzelltumoren.

Da die **Leiomyome** von der glatten Muskulatur ausgehen, werden sie meistens im distalen (56 %) und mittleren (33 %) Drittel des Ösophagus gefunden (zervikal 11 %). Männer sind im Verhältnis 2:1 häufiger betroffen als Frauen. Das mittlere Manifestationsalter liegt bei 44 Jahren (12–80). Leiomyome sind in der Regel solitär und nur selten multipel (3 %). Der Durchmesser beträgt meistens 2–5 cm, es sind jedoch auch sehr große Tumoren beobachtet worden. Eine maligne Entartung des primär benignen Leiomyoms ist extrem selten. Typische Symptome sind Dysphagie und uncharakteristische Schmerzen, etwa 50 % der Leiomyome sind jedoch asymptomatisch und werden zufällig gefunden. Die Diagnose kann sowohl radiologisch als auch endoskopisch gestellt werden. Bei der Kontrastdarstellung findet sich ein halbmondförmiger Defekt in der Kontur des Ösophaguslumens mit glatter Mukosa und klarer Grenze zwischen Tumor und normaler Wand. Die Endoskopie ist wichtig, um die Mukosa zu beurteilen, die sich mit normaler Oberfläche in das Lumen vorwölbt. Die Biopsie ist kontraindiziert, da sie die spätere chirurgische Entfernung durch Auslösung von Narben zwischen Mukosa und Muscularis propria erschwert. Endosonografisch kann die glatte Wand des Leiomyoms mit verdrängendem Wachstum zwischen Mukosa und Muscularis propria sehr gut identifiziert werden (➤ Abb. 6.13). In Einzelfällen schwieriger Differenzialdiagnose ist ein CT sinnvoll, um extramurale oder vaskuläre Raumforderungen auszuschließen.

Kleine asymptomatische Leiomyome können unter periodischer Kontrolle beobachtet werden, da das Entartungsrisiko sehr gering ist. Bei symptomatischen Tumoren und solchen über 5 cm ist die Operation indiziert.

Therapie der Wahl ist heute die **thorakoskopische Enukleation** des Leiomyoms, die in der Regel von rechts in Linksseitenlage ausgeführt wird. Dabei wird die Muskulatur über dem Tumor auseinandergedrängt und das Leiomyom vorsichtig von der Mukosa abpräpariert. Die Muskulatur wird nach Enukleation des Tumors wieder vernäht. Die Morbidität und Mortalität dieses Verfahrens sind sehr gering. Nur in Ausnahmefällen sehr großer Leiomyome ist die Thorakotomie, evtl. mit Ösophagektomie, notwendig (➤ Kap. 6.6.8).

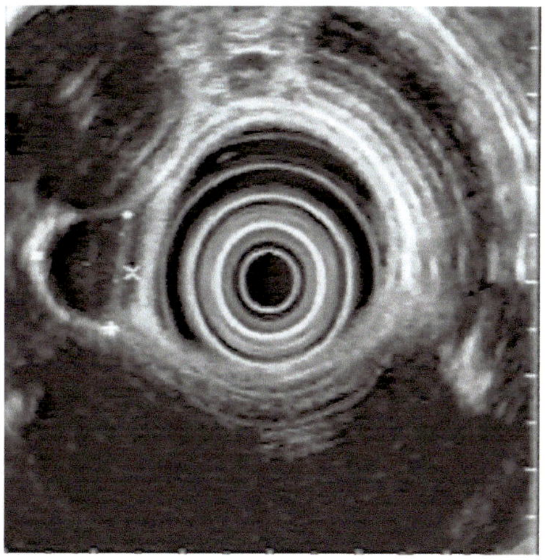

Abb. 6.13 Endosonografie eines Leiomyoms des thorakalen Ösophagus. Links oben ist die Aorta, darunter links mittig das Leiomyom. [M892]

Polypen können durch die Ösophagusperistaltik einen langen Stiel entwickeln und bei entsprechender Größe das Lumen verlegen. Endoskopisch stellen sich Polypen weich mit glatter Mukosa und frei beweglich dar. Die Methode der Wahl ist die **endoskopische Schlingenabtragung.** Es gibt jedoch sehr große Polypen, die nur durch Ösophagektomie komplett entfernt werden können.

Hämangiome machen 2–3 % der benignen Ösophagustumoren aus. Das Hauptsymptom ist eine meist vorübergehende leichte obere gastrointestinale Blutung. Die Diagnostik und Therapie mit Blutstillung erfolgt endoskopisch durch Argon-Beamer-Koagulation. Nur in seltenen Fällen müssen Hämangiome exzidiert werden.

Granularzelltumoren (Syn. Abrikossoff-Tumoren) sollen von den Schwann-Zellen ausgehen und werden vorwiegend im distalen Ösophagus gefunden. Nur etwa die Hälfte der Patienten wird symptomatisch mit Dysphagie, Schmerzen oder Erbrechen. Nur bei solchen Symptomen ist die Therapie indiziert, die in der Regel die endoskopische Entfernung und nur selten die Operation umfasst.

6.6 Ösophaguskarzinom

6.6.1 Ätiologie

Hinsichtlich Ätiologie, Pathologie und Epidemiologie ist im Wesentlichen zwischen **Plattenepithel-** und **Adenokarzinom** des Ösophagus zu unterscheiden.

6

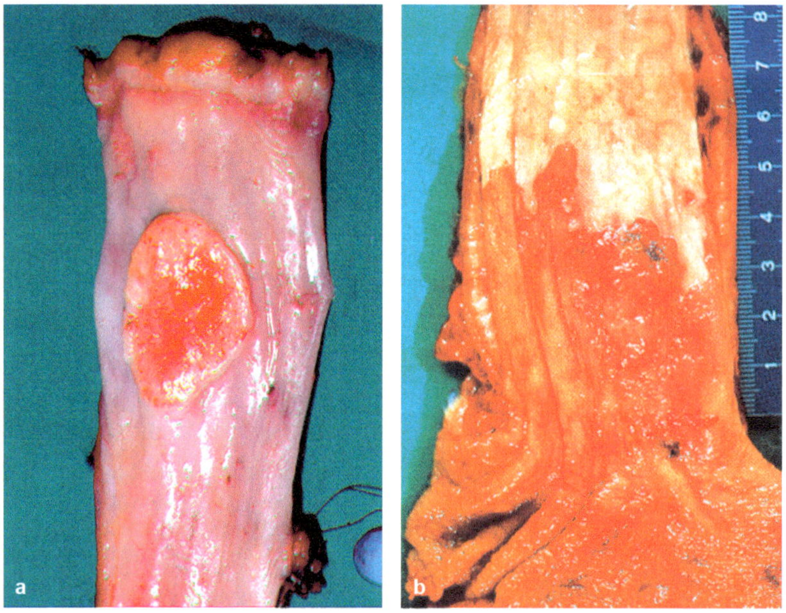

Abb. 6.14 a) Plattenepithelkarzinom des oberen thorakalen Ösophagus.
b) Adenokarzinom im Barrett-Ösophagus. [M892]

Plattenepithelkarzinom

Entsprechend der normalen Innenschicht können sich Plattenepithelkarzinome in allen Abschnitten der Speiseröhre entwickeln (➤ Abb. 6.14a). Die Ursache liegt vorwiegend in exogenen Noxen, v. a. **Alkohol und Rauchen.** In asiatischen Ländern spielt auch der gängige Verzehr nitrosaminhaltiger Nahrungsmittel eine große Rolle. Patienten mit Achalasie, Verätzungsstrikturen, Plummer-Vinson-Syndrom, Tylose und Vorbestrahlung im Hals-Thorax-Bereich haben ein erhöhtes Risiko für die Entwicklung eines Plattenepithelkarzinoms des Ösophagus. Synchron oder metachron gehäuft auftretende weitere Tumoren finden sich vorwiegend im Hypopharynx, im Kehlkopf oder in der Lunge, die in gleicher Weise den genannten Noxen ausgesetzt sind.

Adenokarzinom

Adenokarzinome entwickeln sich fast ausschließlich in einer Zylinderepithelmetaplasie der distalen Speiseröhre, die als Folge einer chronischen gastroösophagealen Refluxkrankheit auftritt (➤ Abb. 6.14b). 85 % der Patienten mit **Barrett-Karzinom** haben eine typische Refluxanamnese [28], [30]. Durch die Einwirkung von Säure und Gallenkomponenten des Refluats wird das ortsständige Plattenepithel zerstört und durch spezialisiertes Zylinderepithel vom intestinalen Typ ersetzt. Als Ursprung dieses neuen Epithels werden die Zylinderepithelien submuköser Drüsen oder pluripotente Stammzellen in der Basalmembran der distalen Speiseröhre diskutiert. Diese Zylinderepithelmetaplasie wird nach ihrem Erstbeschreiber (1953) Barrett-Ösophagus[5] und der sich darin entwickelnde Tumor Barrett-Karzinom genannt. Ein Synonym ist die im französischen Sprachraum von Lortat-Jacob[6] geprägte Nomenklatur „Endobrachyösophagus“ (innen kurze Speiseröhre). Eine ösophageale Zylinderepithelmetaplasie kann in über 90 % der Patienten mit Adenokarzinom nachgewiesen werden. Patienten mit Barrett-Ösophagus haben ein bis zu 125-mal höheres Risiko, ein Adenokarzinom der Speiseröhre zu entwickeln, als die Normalbevölkerung. Vorstufen des invasiven Karzinoms sind im Rahmen der malignen Degeneration geringgradige und später hochgradige Neoplasien, die durch unterschiedliche Mutationen bei genomischer Instabilität des Barrett-Epithels ausgelöst werden. Das Risiko für die Karzinomentwicklung ist bei einem langstreckigen Barrett-Ösophagus höher als bei kurzer Ausdehnung der Zylinderepithelmetaplasie *(short segment).*

In der Embryogenese ist der Ösophagus zunächst vollständig mit Zylinderepithel ausgekleidet, das ab 5. bis 6. Fetalmonat durch Plattenepithel ersetzt wird. Durch Rückbildungsstörungen können Zylinderepithelinseln verbleiben, die grundsätzlich Ausgangspunkt hochsitzender Adenokarzinome sein können.

6.6.2 Epidemiologie

Das Ösophaguskarzinom hat in Deutschland bei Männern bzw. Frauen eine Inzidenz von 8,9 bzw. 2,1 Neuerkrankungen pro 100.000 Einwohner pro Jahr und stand 2010 in Deutschland an 9. Stelle der Krebstodesursachen beim Mann

[5] Norman R. Barrett, Chirurg, London, 1903–1979
[6] Jean-Louis Lortat-Jacob, Chirurg, Paris, 1908–1992

und an 19. Stelle bei der Frau. Die Inzidenz des in Asien sehr seltenen Adenokarzinoms zeigt in den westlichen Ländern einen exponentiellen Anstieg [6]. Das Barrett-Karzinom ist zurzeit der Tumor mit der höchsten Zuwachsrate aller Malignome. Die Inzidenz des Plattenepithelkarzinoms ist dagegen leicht abnehmend bzw. gleichbleibend, jedoch mit großen regionalen Unterschieden. In Gebieten Chinas, Russlands, Irans und Südafrikas werden z. T. 100–500 Karzinome pro 100.000 Einwohner pro Jahr beobachtet.

Im eigenen Krankengut von 1997 bis 2005 wurden 55 % Plattenepithelkarzinome und 45 % Adenokarzinome behandelt, von 2006 bis 2012 60 % Adenokarzinome. Männer sind bei beiden Tumorformen deutlich häufiger betroffen als Frauen: Adenokarzinom 9:1, Plattenepithelkarzinom 3:1. Patienten mit Plattenepithelkarzinom sind bei der Tumoroperation im Durchschnitt 6 Jahre jünger als die im Mittel 60 Jahre alten Barrett-Karzinomträger, die in der Regel zu einer höheren sozialen Schicht gehören. Neben der **Refluxanamnese** sind **kardiovaskuläre Erkrankungen** und **Adipositas** charakteristisch für Patienten mit Adenokarzinom, während Patienten mit Plattenepithelkarzinom bei chronischem Nikotinabusus häufiger **pulmonale Funktionsstörungen** und bei Alkoholabusus **Lebererkrankungen** aufweisen.

6.6.3 Klassifikation – Pathologie

Die WHO-Klassifikation der malignen Ösophagustumoren umfasst:
- epitheliale Tumoren (Plattenepithelkarzinome, Adenokarzinome);
- mesenchymale Tumoren (z. B. Leiomyosarkome);
- seltene Tumoren (z. B. Melanome, kleinzellige Karzinome).

Die letztgenannten Entitäten nehmen nur 4 % der Ösophagusmalignome ein. Epitheliale Karzinome können ulzerierend oder exophytisch wachsen, erstere Form ist typisch für das Plattenepithelkarzinom, letztere mehr für das Adenokarzinom (➤ Abb. 6.14a und b). Eine Multizentrizität des Tumorwachstums wird bei ca. 10 % der Plattenepithelkarzinome gefunden. Diese Multifokalität, z. T. kombiniert mit Neoplasien, ist beim Adenokarzinom auf das Segment der Barrett-Metaplasie beschränkt.

Die TNM-Klassifikation der UICC von 2010 (Union Internationale Contre le Cancer) ist aus ➤ Tab. 6.1 zu entnehmen. Die Tumoren des ösophagogastralen Übergangs sowie der ersten 5 cm des Magens werden mit in die Ösophagus-Klassifikation einbezogen [62].

Die Lymphknotenmetastasierung ist abhängig vom Sitz des Primärtumors und dessen Lymphabflussgebiet und betrifft in der Regel zunächst die benachbarten regionären Lymphknoten. Dementsprechend verursachen Plattenepithelkarzinome in erster Linie Lymphknotenmetastasen im Mediastinum, während Adenokarzinome vorwiegend parakardial und an der kleinen Magenkurvatur lymphogen metastasieren. Insbesondere im fortgeschrittenen Stadium können jedoch Adenokarzinome Lymphknotenmetastasen bis in das obere Mediastinum und Plattenepithelkarzinome bis an den Truncus coeliacus hervorrufen. Daher ist die radikale Lymphadenektomie im Rahmen der abdominothorakalen En-bloc-Ösophagektomie das theoretisch am besten begründete Verfahren.

Tab. 6.1 TNM-Klassifikation des Ösophaguskarzinoms [62]. Die Unterteilung der Mukosa- (m1, m2, m3) bzw. Submukosakarzinome (sm1, sm2, sm3) in Drittel entsprechend der Tiefeninfiltration ist noch nicht Bestandteil der gültigen TNM-Klassifikation.

T – Primärtumor	
Tx	Primärtumor kann nicht beurteilt werden
T0	kein Anhalt für Primärtumor
Tis	Carcinoma in situ
T1	Tumor infiltriert Lamina propria oder Submukosa • T1a: Tumor infiltriert die Mukosa (m1, m2, m3) • T1b: Tumor infiltriert die Submukosa (sm1, sm2, sm3)
T2	Tumor infiltriert Muscularis propria
T3	Tumor infiltriert Adventitia
T4	Tumor infiltriert Nachbarstrukturen • T4a: Invasion von Pleura, Perikard, Zwerchfell • T4b: Invasion von anderen Nachbarstrukturen wie Aorta, Wirbelkörper, Trachea
N – regionäre Lymphknoten	
Nx	regionäre Lymphknoten können nicht beurteilt werden
N0	keine regionären Lymphknotenmetastasen
N1	Befall von 1–2 regionären Lymphknoten
N2	Befall von 3–6 regionären Lymphknoten
N3	Befall ≥ 7 regionäre Lymphknoten
Die regionären Lymphknoten, unabhängig von der Lokalisation des Primärtumors, sind die des ösophagealen Drainagegebietes, eingeschlossen die Lymphknoten an der A. coeliaca und die paraösophagealen Lymphknoten des Halses, aber **nicht** die supraklavikulären Lymphknoten.	
M – Fernmetastasen	
M0	keine Fernmetastasen
M1	Fernmetastasen

Die Lymphknotenmetastasierungsrate korreliert mit dem T-Stadium und ist für die Therapieplanung und Prognose besonders relevant (➤ Tab. 6.2). Unter dem Aspekt der Prognoseverbesserung durch Früherkennung und der technischen Möglichkeiten der lokalen endoskopischen Therapie steht die Häufigkeit des Lymphknotenbefalls beim Frühkarzinom im Zentrum des Interesses. Entscheidend ist dabei eine Differenzierung zwischen Mukosa und Submukosa und deren jeweiligen Dritteln nach der japanischen Klassifikation [21]. Mukosakarzinome beider Entitäten weisen sehr selten einen Lymphknotenbefall auf, außer in Einzelfällen von tiefer Mukosainfiltration (➤ Tab. 6.2). Dieses liegt darin begründet, dass die Mukosa im Gegensatz zur Submukosa keine Lymphgefäße enthält. Der entscheidende Schritt für die Lymphknotenmeta-

Tab. 6.2 Rate an Lymphknotenmetastasen in Abhängigkeit von der T-Kategorie des Ösophaguskarzinoms (Literaturzusammenstellung)

pT-Kategorie	Plattenepithelkarzinome	Adenokarzinome
	Patienten (n)	Patienten (n)
pT1		
Mukosa n=944	3 %	1,6 %
Submukosa n=728	38 %	25 %
– sm1	15 %	13 %
– sm2	29 %	18 %
– sm3	55 %	43 %
pT2 n=159	61 %	63 %
pT3 n=105	72 %	78 %
pT4 n=36	96 %	100 %

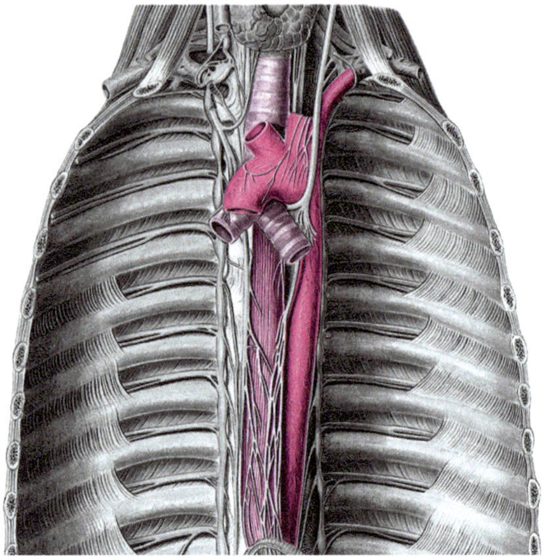

Abb. 6.15 Topografische Anatomie des Ösophagus. In Bifurkationshöhe und suprabifurkal besteht eine sehr enge Lagebeziehung zur Trachea bzw. zu rechtem und linkem Hauptbronchus. [S007-2-23]

stasierung ist die Infiltration der Submukosa. Dabei schnellt der entsprechende Prozentsatz direkt auf ca. 30 % hoch und sm3-Karzinome sind unter dem Aspekt der Lymphknotenmetastasierung durchaus mit fortgeschrittenen Tumoren vergleichbar. Plattenepithelkarzinome tendieren im T1-Stadium häufiger zu Lymphknotenbefall als Adenokarzinome.

Der stadiengerechte Vergleich fortgeschrittener Adenokarzinome und Plattenepithelkarzinome ab T2 weist keine wesentlichen Differenzen in der Häufigkeit von Lymphknotenmetastasen auf.

Fernmetastasen treten bei distalen Ösophaguskarzinomen vorwiegend in der Leber und am Peritoneum und bei proximalen Karzinomen vermehrt in der Lunge auf. Nach der UICC wird der Sitz der Karzinome nach fünf Unterbezirken gegliedert:

- zervikaler Ösophagus bis 18 cm ab Zahnreihe;
- oberer thorakaler Abschnitt (18–24 cm ab Zahnreihe);
- mittlerer thorakaler Abschnitt (24–32 cm ab Zahnreihe);
- unterer thorakaler Abschnitt (32–40 cm ab Zahnreihe),
- ösophagogastraler Übergang (40–45 cm).

Therapeutisch relevant ist der Bezug des Ösophagus zum Tracheobronchialsystem (➤ Abb. 6.15). Durch die enge Nachbarschaft im mittleren/oberen Mediastinum und zervikal kann bei Durchwachsen der Ösophaguswand eine Karzinominfiltration in Luftröhre oder Bronchien auftreten. Diese Gefahr besteht im unteren Mediastinum nicht. Daher werden nach dem Sitz des Primärtumors Karzinome mit bzw. ohne Bezug zum Tracheobronchialsystem unterschieden:

- suprabifurkale oder in Höhe der Bifurkation wachsende Karzinome.
- infrabifurkale Karzinome.

Eine weitere wichtige Einteilung bezieht sich auf die Unterscheidung der distalen Adenokarzinome von den Kardiakarzinomen und subkardialen Magenkarzinomen nach Siewert

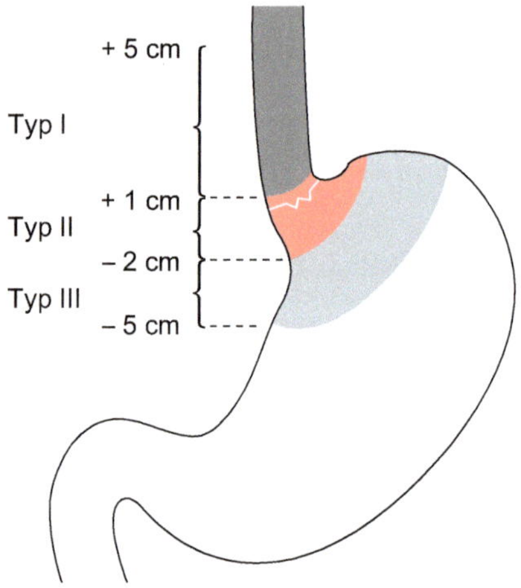

Abb. 6.16 Einteilung der Adenokarzinome des ösophagogastralen Übergangs entsprechend dem Sitz des Tumorzentrums. [L127]

und Hölscher [52] (➤ Abb. 6.16). Typ-I-Adenokarzinome des ösophagogastralen Übergangs sind ganz überwiegend Barrett-Karzinome und werden wie Ösophaguskarzinome operiert, während Typ-II- und Typ-III-Karzinome durch erweiterte Gastrektomie behandelt werden (➤ Kap. 8.19).

6.6.4 Symptome – Diagnostik

Das Leitsymptom des Ösophaguskarzinoms ist die **Dysphagie,** seltener die **Odynophagie.** Bei den meisten Patienten treten eindeutige Schluckbeschwerden erst im fortgeschrittenen Tumorstadium auf; Frühkarzinome können jedoch dezente Dysphagie hervorrufen. Bluterbrechen, Heiserkeit durch Rekurrensparese, respiratorische Symptome durch ösophagotracheale Fisteln, Gewichtsverlust und zervikale Lymphknotenschwellungen stellen Spätsymptome dar. Vermehrtes Sodbrennen ist bei ca. 20 % der Patienten vorwiegend mit Barrett-Karzinom zu beobachten. Dieses Symptom wird wahrscheinlich durch eine tumorbedingte Störung der Clearance-Funktion der Speiseröhre hervorgerufen. Trotz des meist richtungsweisenden Symptoms der Dysphagie wird die Therapie in Europa im Durchschnitt erst nach drei Monaten begonnen. Frühkarzinome werden heute vorwiegend durch regelmäßige endoskopische Kontrolluntersuchungen bei bekanntem Barrett-Ösophagus diagnostiziert. T1-Plattenepithelkarzinome treten meist als Zufallsbefunde bei Endoskopie aus anderen Gründen in Erscheinung.

Eine effektive und zielgerichtete Diagnostik umfasst als Erstes die **Tumorsicherung** und als Zweites das **Staging** (➤ Tab. 6.3). Die entscheidende Untersuchung für den Tumornachweis ist die Endoskopie mit Biopsie. Damit wird die **Malignität** bewiesen und die histologische Entität geklärt. Gleichzeitig ergibt die Spiegelung wichtige Informationen zum Sitz, zur Ausdehnung und zur Wachstumsform des Tumors.

Das anschließende Staging dient als Grundlage für die Therapieentscheidung. Da Ösophaguskarzinome **mit Fernmetastasen** nur noch palliativ behandelt werden können und in der Regel nicht operiert werden, kommt dem Ausschluss/Nachweis des M1-Stadiums (Organmetastasen) zentrale Bedeutung zu. Wichtigste Untersuchung für diese Fragestellung ist die CT von Hals, Thorax und Abdomen (➤ Abb. 6.17). Diese sollte höchste Qualität haben und daher als hochauflösendes Spiral-CT gefahren werden. Die Kernspintomografie bringt beim Ösophaguskarzinom keine besseren Ergebnisse. Die Sonografie von Abdomen und Thorax ist als orientierende Untersuchung hilfreich, sie kann das obligate CT jedoch nicht ersetzen. Ein PET-CTweist ebenfalls Fernmetastasen nach und wird insbesondere bei Verdachtsbefunden aus dem CT eingesetzt. Als Standard bei jedem Ösophaguskarzinom kann PET jedoch nicht angesehen werden. Die Skelettszintigrafie sollte ebenfalls speziellen Fragestellungen vorbehalten bleiben, wie z. B. Verdacht auf Knochenmetastasen im CT. Bei unklarem Aszites und Verdacht auf Peritonealkarzinose ist die Laparoskopie indiziert, mit der diese M1-Situation durch Biopsie sicher nachgewiesen werden kann. Die Erkennung der oberflächlichen Peritonealkarzinose stellt nach wie vor eine Schwäche des CT dar. Peritonealkarzinose ist beim fortgeschrittenen Adenokarzinom deutlich häufiger anzutreffen als beim Plattenepithelkarzinom. Mit der Laparoskopie kann weiterhin die Leber beurteilt werden hinsichtlich einer Zirrhose und – unter Einsatz des laparoskopischen Ultraschalls mit eventueller transkutaner Punktion – bezüglich des Nachweises von Lebermetastasen. Durch das hochauflösende Spiral-CT sind überraschende Zusatzbefunde bei der Laparotomie selten geworden. Daher sehen wir aus der eigenen Erfahrung keine Indikation mehr zur obligaten Laparoskopie bei fortgeschrittenen Adenokarzinomen oder distalen Plattenepithelkarzinomen, auch nicht vor neoadjuvanter Therapie. Die Indikation sollte bei Verdachtsmomenten auf M1PER oder M1HEP jedoch weit gestellt werden, auch bei Hinweisen für eine Leberzirrhose, da diese Organerkrankung einen hohen Risikofaktor für die Ösophagektomie darstellt. Bei Pleuraerguss und Verdacht auf Pleurakarzinose oder oberflächliche Lungenmetastasen kann die Videothorakoskopie mit Biopsie eine Klärung herbeiführen.

Tab. 6.3 Diagnostische Maßnahmen beim Ösophaguskarzinom.

Untersuchung	Ziel/Erkennung von
A. Basisdiagnostik	
Endoskopie und Biopsie	Tumornachweis, Lokalisation, Ausdehnung, histologische Sicherung
Endosonografie	cT-Kategorie (cN nur bedingt)
hochauflösendes Spiral-CT von Thorax, Abdomen, evtl. Hals, evtl. CT-gezielte Punktion	Fernmetastasen, cT4 durch Infiltration von Nachbarorganen, vergrößerte Lymphknoten, Pleuraerguss, Aszites
B. Zusatzuntersuchungen entsprechend den Resultaten von A	
Endoskopie „Lifting sign"	Mukosa-/Submukosainfiltration
Chromoendoskopie	Frühkarzinom, Multifokalität
Bronchoskopie und Biopsie	Infiltration von Trachea oder Hauptbronchien
Laparoskopie und Biopsie und laparoskopischer Ultraschall	Peritonealkarzinose, Lebermetastasen
Thorakoskopie	Pleurakarzinose, Lungenmetastasen
Röntgen-Kontrastdarstellung von Ösophagus und Kardia	Lage des Primärtumors mit Beziehung zu Trachea/Hauptbronchien, Stenosierungsgrad, Fisteln
Sonografie Abdomen und Thorax	Aszites, Lebermetastasen, Pleuraerguss
PET-CT	Fernmetastasen, Response auf neoadjuvante Therapie in Studien
Skelettszintigrafie	Skelettmetastasen

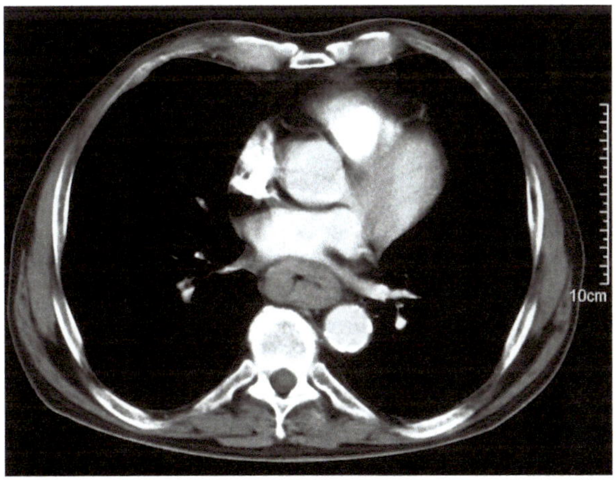

Abb. 6.17 CT eines T3-Plattenepithelkarzinoms des Ösophagus etwas unterhalb der Trachealbifurkation. [M892]

Nach dem Ausschluss von Fernmetastasen in Organen steht das **klinische Staging** des **Primärtumors** im Vordergrund, da das weitere Vorgehen von der cT-Kategorie abhängig ist (➤ Abb. 6.20). Die beste Untersuchung ist dafür die Endosonografie, da damit die Wandschichten am sichersten differenziert werden können (➤ Abb. 6.18). Die Genauigkeit für die Vorhersage der T-Klassifikation liegt bei 85 % [18], [36]. Während der Vorhersagewert für T3 und T4 mit 89 bzw. 88 % hoch ist, besteht sowohl beim T1- (81 %) als auch beim T2-Karzinom (77 %) eine Tendenz zum „Overstaging". Bei Tumorstenosen, die mit dem normalen Endoskop nicht passiert werden können, ist zumindest von einem cT3-Karzinom auszugehen. In diesem Fall kann das an der Spitze rigide Ultraschallendoskop in die Stenose eingelegt werden, dieses Verfahren erlaubt jedoch nur eine eingeschränkte Beurteilung. Mit der Spiral-CT kann die Frage der Infiltration von angrenzenden Strukturen (cT4) gut beurteilt werden, während die Differenzierung niedriger T-Kategorien weniger verlässlich ist. Die Röntgen-Kontrastdarstellung des Karzinoms ist nur eine zusätzliche Untersuchung für die Therapieplanung des Chirurgen, die jedoch eine gute Zuordnung der Beziehung zur Trachealbifurkation erlaubt und Fisteln kenntlich macht (➤ Abb. 6.19). Bei Verdacht auf Infiltration des Tracheobronchialsystems ist eine Bronchoskopie mit Biopsie indiziert. Der Nachweis des Tumoreinbruchs bedeutet Inoperabilität und im Weiteren palliative Behandlungsmaßnahmen. In der Diagnostik der Frühkarzinome ist die Unterscheidung von Mukosa- oder Submukosainfiltration wegen der Frage der endoskopischen Resektion wichtig. Der erfahrene Endoskopiker kann meist eine Bewertung abgeben. Er orientiert sich zunächst am *lifting sign*, d. h. dem Abheben der Mukosa nach endoskopischer submuköser Injektion mit Kochsalzlösung. Die endosonografische Differenzierung zwischen Mukosa und Submukosa ist auch mit Hochfrequenzultraschallköpfen unzuverlässig [36]. Betrachtet man die endoskopische Resektion als diagnostische Maßnahme im Sinne einer großen Biopsie, so erhält man bei gut erhaltenem Resektionspräparat vom Pathologen die genaueste Einschätzung der Infiltrationstiefe. Mit der Chromoendoskopie können okkulte Mukosakarzinome oder Areale mit hochgradiger Neoplasie kenntlich gemacht werden.

Die N-Kategorie ist weder durch Endosonografie noch durch CT sicher zu erfassen, da die Bewertung nur auf dem Lymphknotendurchmesser beruht. Dabei werden Lymphknoten < 1 cm als nicht infiltriert und Lymphknoten > 1 cm als befallen gewertet. Nach eigenen Untersuchungen mit aufwendiger Morphometrie aller Lymphknoten der Resektionspräparate besteht zwar eine mäßige Korrelation zwischen Lymphknotengröße und Befall, der Vorhersagewert mit der 1-cm-Grenze ist jedoch sehr gering [39], [50]. Weiterhin ist zu berücksichtigen, dass der überwiegende Teil der Patienten mit Ösophaguskarzinom besonders ab Stadium T1sm3 zum Zeitpunkt der Diagnosestellung bereits regionäre Lymphknotenmetastasen aufweist (➤ Tab. 6.2).

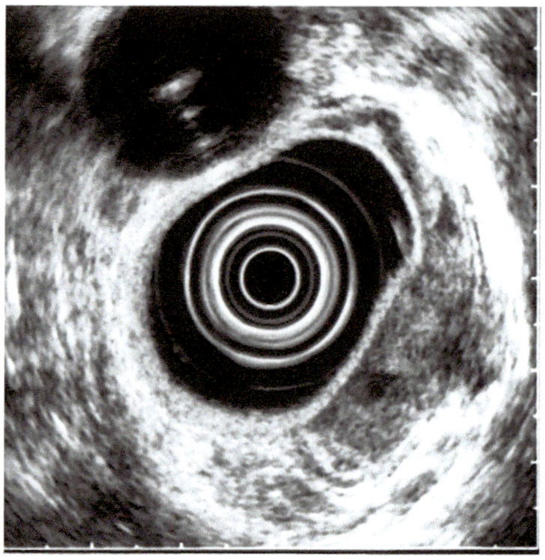

Abb. 6.18 Endosonografie eines distalen Ösophaguskarzinoms im Stadium uT3 mit Infiltration der gesamten Wandschichten. Oberhalb des Ösophagus ist die Aorta abgebildet. [M892]

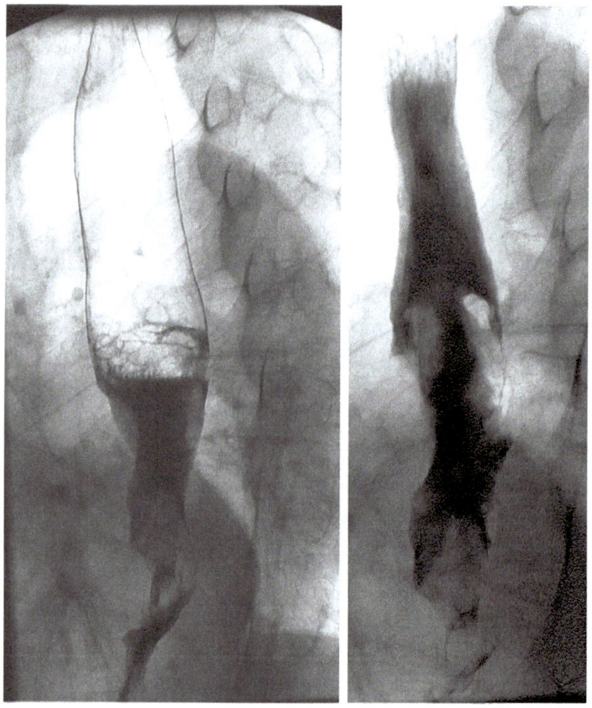

Abb. 6.19 Röntgen-Kontrastdarstellung eines infrabifurkalen Ösophaguskarzinoms. [M892]

Bei einem Therapiekonzept mit radikaler Lymphadenektomie ist der regionäre Lymphknotenstatus ohne entscheidende therapeutische Konsequenz, da diese Lymphknoten bei der Operation mit entfernt werden.

Daher sollten auch transösophageale Lymphknotenpunktionen nicht durchgeführt werden. Die Bewertung regionärer Lymphknoten durch PET-CT hat sich beim Ösophaguskarzinom als unzuverlässig erwiesen. Auffällig große nichtregionäre Lymphknoten, z. B. abdominal, paraaortal oder zervikal,

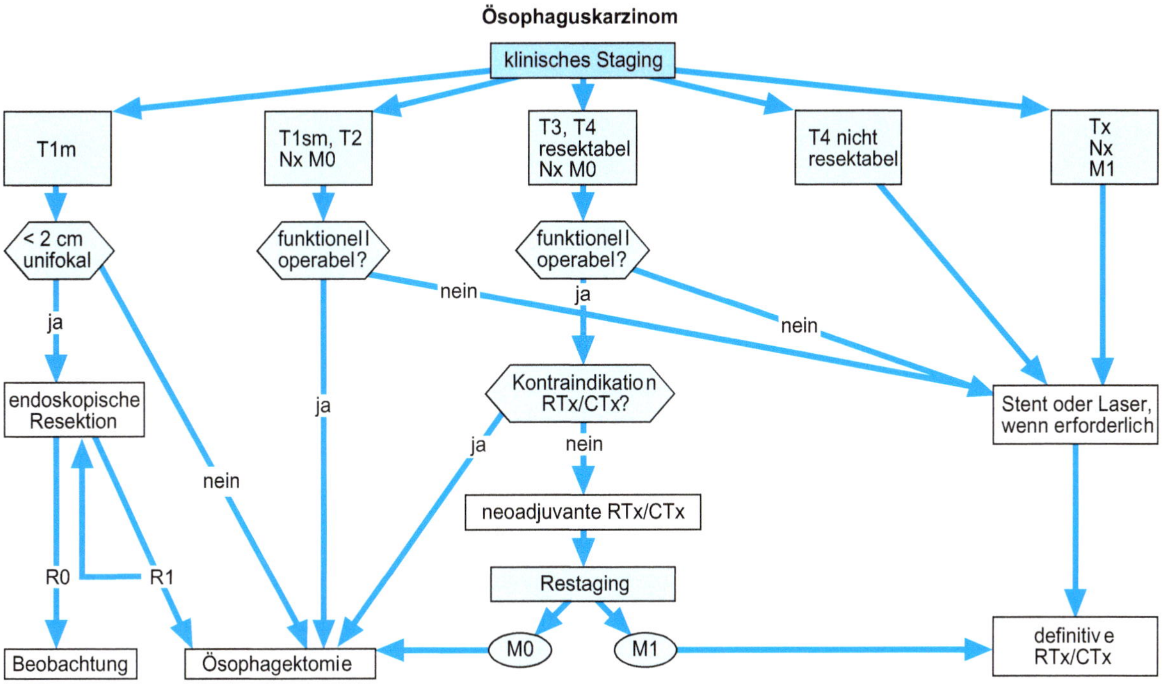

Abb. 6.20 Flussdiagramm für das Management des Ösophaguskarzinoms (Plattenepithel- und Adenokarzinom). RTx/CTx = Radiochemotherapie. [L127]

Tab. 6.4 Individuelle Risikoanalyse basierend auf den wichtigsten Organfunktionen: Beispiel für die Berechnung eines Gesamt-Scores. [4], [51]

	Risiko	Steigerungsfaktor	Score	Auswertung
pulmonale Funktion	2	× 2	4	Gesamt-Score: 22 • normales Risiko: 13–16 • erhöhtes Risiko: 17–22 • hohes Risiko: 23–28
Risiko: 1 = normal; 2 = erhöht; 3 = stark erhöht				
kardiovaskuläre Funktion	2	× 3	6	
Risiko: 1 = normal; 2 = erhöht; 3 = stark erhöht				
renale Funktion	1	× 1	1	
Risiko: 1 = normal; 2 = erhöht				
hepatische Funktion	1	× 2	2	
Risiko: 1 = normal; 2 = erhöht; 3 = stark erhöht				
Stoffwechsel	1	× 1	1	
Risiko: 1 = normal; 2 = erhöht				
Allgemeinzustand/Verhalten	2	× 4	8	
Risiko: 1 = normal; 2 = erhöht; 3 = stark erhöht				
Vorbehandlung	0	× 1	0	
Risiko: keine = 0; mit Vorbehandlung = 1				

können jedoch mit PET-CT hinsichtlich ihres Befalls untersucht oder bei der Operation gezielt mit entfernt werden.

6.6.5 Präoperative Risikoanalyse

Der Zweihöhleneingriff einer Ösophagektomie stellt eine große Belastung dar, v. a. weil viele Patienten entweder durch Alkohol- und Nikotinabusus beim Plattenepithelkarzinom oder Adipositas und kardiovaskuläre Erkrankungen beim Adenokarzinom funktionell eingeschränkt sind. Es gilt daher, Risiken präoperativ zu erkennen, die Defizite auszugleichen oder entsprechende Patienten von einer Operation auszuschließen. Für die Erfassung eines individuellen Risikoprofils hat sich die Analyse der wichtigsten Organfunktionen bewährt (➤ Tab. 6.4). Je nach festgelegten Grenzwerten werden Score-Punkte vergeben, die mit einem Faktor multipliziert und summiert werden. Die endgültige Punktzahl erlaubt die Einteilung in drei Gruppen mit niedrigem, mäßigem oder hohem Operationsrisiko. Patienten mit hohem Risiko sollten von dem Eingriff ausgeschlossen werden. Bei Patienten mit mäßiger Risikoerhöhung sind alle Vorbereitungsmaßnahmen zur funktionellen Verbesserung auszuschöpfen und die spezifischen Risiken prospektiv für den postoperativen Verlauf einzukalkulieren.

Allgemein haben sich Leberzirrhose, v. a. im Stadium Child-Pugh B und C, florider Alkoholabusus mit drohendem Entzug und pulmonale Erkrankungen mit deutlicher Lungenfunktionseinschränkung als besondere Risikofaktoren erwiesen. Obwohl die neoadjuvante Radiochemotherapie nach den vorliegenden Metaanalysen die OP-Mortalität erhöht, zeigen neue Auswertungen bei sorgfältiger präoperativer Risikoanalyse keine gesteigerte Mortalität dieser Patienten. Im eigenen Krankengut von 161 konsekutiven Patienten des Jahres 2013 mit neoadjuvanter Radiochemotherapie in 65 % betrug die 30-Tage-Mortalität nach Ösophagektomie 0 % und die Kliniksmortalität 0,6 %.

6.6.6 Indikation und Verfahrenswahl

Primäre Ziele der Behandlung des Ösophaguskarzinoms sind die vollständige Tumorentfernung mit möglichst geringem Risiko und die Verhinderung von Tumorrezidiven. Die Indikationsstellung ist heute sehr individualisiert und richtet sich nach der präoperativen cTNM-Klassifikation des Tumors und dem Risikoprofil des Patienten. Der in ➤ Abb. 6.20 vorgestellte Algorithmus geht von vier Prämissen aus:

- Die endoskopische Resektion hat bei entsprechender Indikation ihre Berechtigung und nimmt aufgrund der vorliegenden Studien beim Mukosakarzinom einen wichtigen Stellenwert ein [10], [42].
- Die radikale Ösophagektomie ist das chirurgische Verfahren der Wahl beim Adenokarzinom, nachdem eine prospektive randomisierte holländische Studie Prognosevorteile gegenüber dem eingeschränkt radikalen transhiatalen/zervikalen Verfahren gezeigt hat [23], [40].
- Die radikale Ösophagektomie nach neoadjuvanter Radiochemotherapie ist beim fortgeschrittenen Plattenepithelkarzinom das Verfahren der Wahl gegenüber der definitiven Radiochemotherapie. Diese Strategie basiert auf der signifikant besseren lokalen Tumorkontrolle und besseren 3-Jahres-Überlebensrate durch Chirurgie im Vergleich zur Radiochemotherapie in einer prospektiv randomisierten deutschen Studie [55].
- Die distale Ösophagusresektion nach Merendino mit eingeschränkter Lymphadenektomie ist v. a. indiziert bei distalen Mukosa-Adenokarzinomen, die nicht endoskopisch reseziert werden können [17]. Eine Erweiterung dieses Stellenwertes hin zur Indikation beim Submukosakarzinom ist zurzeit nicht etabliert (s. ➤ Tab. 6.2).

> Bei Mukosakarzinomen von < 2 cm und Ausschluss von Multifokalität ist unter entsprechenden Voraussetzungen (s. u.) sowohl beim Plattenepithelkarzinom als auch beim Adenokarzinom die endoskopische Resektion indiziert (➤ Kap. 6.6.7).

Die Rationale für dieses lokale Verfahren ist das sichere Fehlen von Lymphknotenmetastasen bei der Infiltration von m1, m2 und zu 95 % bei m3 (➤ Tab. 6.2) [21]. Konstatiert der Pathologe am endoskopischen Resektionspräparat einen R0-Status, so kann der Patient unter der Voraussetzung regelmäßiger Kontrollendoskopien weiter beobachtet werden. Bei Infiltration des tiefen Abtragungsrandes ist von einer Submukosainfiltration auszugehen. Da diese eine Lymphknotenmetastasierungsrate von ca. 30 % hat, besteht die Indikation zur radikalen Ösophagektomie. Eine Differenzierung der Submukosaschichten, z. B. sm1 von sm2 durch präinterventionelle Ultraschalluntersuchungen, ist zu unsicher für weitere Therapieentscheidungen.

Bei Infiltration nur des seitlichen Abtragungsrandes des Präparats kann die endoskopische Schleimhautexzision wiederholt werden. Ist dies nicht erfolgreich, so muss die Indikation zur Operation gestellt werden. Eine primäre Indikation zur Operation des Mukosakarzinoms besteht auch bei zu großflächigen Herden oder Multifokalität. Handelt es sich in diesem Fall um ein distales Adenokarzinom der Mukosa in einem limitierten Barrett-Ösophagus, so kann die distale Ösophagusresektion nach Merendino ausgeführt werden (➤ Kap. 6.6.8). Ist das Adenokarzinom hochsitzend oder der Barrett-Ösophagus weit nach oral ausgedehnt, so ist die subtotale Ösophagektomie indiziert. Diese sollte dann als radikale Ösophagektomie angelegt werden, da das Risiko der Multifokalität mit möglichen Submukosakarzinomen mit der Länge des Barrett-Ösophagus zunimmt und das Operationsrisiko durch die Lymphadenektomie nicht wesentlich erhöht wird.

> Die En-bloc-Ösophagektomie ist beim nicht zur Mukosektomie geeigneten Plattenepithelkarzinom das Verfahren der Wahl.

Funktionell operable Patienten mit Submukosa- oder T2-Karzinom ohne Fernmetastasen werden primär einer radikalen Ösophagektomie zugeführt. Bei funktionell inoperablen Patienten mit Tumorstadium T1sm, T2, T3, T4 oder irresektablem T4 bzw. Tx Nx M1 sollte entsprechend der Ausprägung der Dysphagie zunächst die Indikation für einen Stent oder eine endoskopische thermische Ablation überprüft werden. Danach erfolgt in der Regel die definitive Radiochemotherapie, außer bei entsprechenden Kontraindikationen wie Trachealinfiltration wegen der Gefahr einer ösophagotrachealen Fistel. Bei funktionell operablen Patienten mit T3 und resektablen T4-Karzinomen (Adenokarzinom und Plattenepithelkarzinom) wird zur Verbesserung der Ausgangssituation für eine R0-Resektion die neoadjuvante Radiochemotherapie durchgeführt. Aktuelle Metaanalysen, zwei Cochrane-Analysen und die prospektiv randomisierte CROSS-Studie zur neoadjuvanten Radiochemotherapie des Ösophaguskarzinom haben einen Prognosevorteil dieser so vorbehandelten Patienten gegenüber denjenigen mit alleiniger Chirurgie gezeigt (➤ Kap. 6.6.11). Dieses Vorgehen erfordert nach der Induktionstherapie und vor der radikalen Operation ein Restaging, bei dem die zwischenzeitliche Entwicklung von Fernmetastasen ausgeschlossen werden muss. Bei grenzwertig funktionell operablen Patienten mit T3- und resektablen T4-Tumoren sollte die Risikoerhöhung durch neoadjuvante Therapie dennoch vermieden werden. Ein weiterer Grund für die direkte Operation fortgeschrittener Karzinome sind spezifische Kontraindikationen zur Radiochemotherapie wie vorangegangene Strahlentherapie, Nieren-, Herz- oder Leberkrankheiten.

6.6.7 Endoskopische Therapie des Ösophaguskarzinoms

Endoskopische Resektion

Die Indikationskriterien für eine kurative endoskopische Karzinomexzision sind folgendermaßen zusammenzufassen:

- Mukosakarzinom ohne Hinweis für Submukosainfiltration,
- Größe bis 2 cm,
- polypöse oder nur leicht eingesenkte Wachstumsform, kein Ulkus,
- histologisches Grading G1 oder G2,
- keine Lymphgefäß- oder Gefäßinvasion (L0, V0).

Die z. T. propagierte Erweiterung dieser Indikationskriterien auf sm1-Karzinome ist aufgrund der Unsicherheit der sm1-Klassifikation und der Gefahr der Lymphknotenmetastasierung nur in Studien vertretbar (➤ Tab. 6.2). Die am häufigsten angewandte Technik der endoskopischen Resektion ist die **Kappenmethode** nach Inoue. Dabei wird nach Submukosainjektion das Karzinom in eine auf das Endoskop aufgesetzte durchsichtige Hülse eingesaugt. Eine in der Spitze der Kappe liegende Drahtschlinge wird zugezogen und mit Diathermiestrom die eingesaugte Mukosa abgetragen und geborgen. Bei der zweiten Methode wird um die Basis des angesaugten Mukosaareals, wie bei der Varizenbehandlung, zunächst ein Gummiring platziert und damit ein künstlicher Polyp geschaffen. Dieser wird mit der Schlinge abgetragen und geborgen.

Während kleinere Läsionen bis 1 cm Durchmesser mit den genannten Techniken sicher im Gesunden abgetragen werden können, erfordern größere Karzinome in der Regel eine **Piecemeal-Resektion,** z. T. in mehreren Sitzungen. Diese Resektion hat den Nachteil, dass die histologische Bewertung der Abtragungsränder sehr schwierig oder unmöglich ist. Eine engmaschige endoskopische Nachkontrolle mit Biopsien ist nach Piecemeal-Resektion dringend indiziert. Die deutlich aufwendigere endoskopische Submukosa-Dissektion (ESD) wird bisher nur in einzelnen Zentren ausgeführt. Sie bietet bessere Voraussetzungen für die Gewinnung größerer En-bloc-Präparate. Ergebnisse der endoskopischen Therapie liegen aus Europa vorwiegend zu Barrett-Frühkarzinomen und hochgradigen Neoplasien vor, weniger zum T1-Plattenepithelkarzinom. Zu Letzterem gibt es nur große Serien aus Asien. Der Nachteil der endoskopischen Resektion ist die im Vergleich zur Operation von T1-Karzinomen deutlich niedrigere R0-Resektionsrate (75 vs. 100 %) [61]. Japanische Studien haben beim Magenfrühkarzinom nach endoskopischer R0-Resektion eine Rezidivrate von 3 % vs. 16 % bei inkompletter Abtragung gezeigt und bei Piecemeal-Resektion eine Rezidivrate von 17 % vs. 4 % bei der En-bloc-Abtragung. Die klinische Erfolgsrate ist jedoch bei dem Mukosakarzinom des Ösophagus nach den Ergebnissen entsprechender Zentren sehr hoch. Das 5-Jahres-Überleben der endoskopisch behandelten Patienten mit Ösophagus-Mukosakarzinom war nicht signifikant unterschiedlich zum Überleben altersgleicher Normalpersonen [10]. Eine vergleichende Arbeit von endoskopischer Resektion und Ösophagektomie beim Mukosakarzinom hat keinen Unterschied im Gesamtüberleben gezeigt. [42]. Die Bewertung der Erfolgsrate im Vergleich zur Operation ist jedoch sehr abhängig von den Eingangskriterien, v. a. der Definition hochgradiger Neoplasie vs. invasives Adenokarzinom.

Endoskopische Ablationsmethoden

Der Nachteil der lokalen ablativen Verfahren ist, dass kein Präparat zur histologischen Untersuchung entsteht. Damit kann eine komplette Destruktion des Tumors nur durch die Rezidivrate im Langzeitverlauf beurteilt werden. Die photodynamische Therapie ist weitgehend verlassen worden. Am Barrett-Ösophagus wird in erster Linie die Radiofrequenzablation (RFA) in Kombination mit der endoskopischen Resektion des Mukosakarzinoms eingesetzt. Die totale zirkuläre Barrett-Ablation ist jedoch nur begrenzt erfolgreich, da in 10–50 % der Fälle restliches Barrett-Epithel gefunden wurde. Ein weiterer gravierender Nachteil insbesondere der photodynamischen Therapie ist die Rate postinterventioneller Stenosen von ca. 20 %, die im Anschluss häufige Bougierungen erfordern. Aus eigener Sicht sehen wir daher den Stellenwert dieses Verfahrens nur bei inoperablen Patienten mit Mukosakarzinomen, bei denen die endoskopische Resektion nicht gelingt oder ein Submukosakarzinom vorliegt. Als Alternative wäre in diesem Fall die perkutane Radiochemotherapie zu diskutieren.

6.6.8 Chirurgische Therapie des Ösophaguskarzinoms

Auswahl des Operationsverfahrens

Primäre Ziele der onkologischen Ösophaguschirurgie sind die Erzielung einer **R0-Situation** und eine adäquate **Lymphadenektomie.** Folgende vier wesentliche Optionen stehen zur operativen Therapie des Ösophaguskarzinoms zur Verfügung:

- **Transthorakale En-bloc-Ösophagektomie** mit radikaler mediastinaler Lymphadenektomie sowie abdominaler Lymphadenektomie (sog. 2-Feld-Lymphadenektomie) und Rekonstruktion mit hoch intrathorakaler oder zervikaler Anastomose nach Magenhochzug oder Koloninterposition (➤ Abb. 6.21). Eine Erweiterung ist durch sog. 3-Feld-Lymphadenektomie möglich.
- **Transhiatale/zervikale** (Syn. transmediastinale) **Ösophagektomie** mit Lymphadenektomie des unteren Mediastinums sowie abdominaler Lymphadenektomie und Rekonstruktion mit zervikaler Anastomose nach Magenhochzug oder Koloninterposition.
- **Distale Ösophaguskardiaresektion** mit Lymphadenektomie des unteren Mediastinums sowie partieller abdominaler Lymphadenektomie und Rekonstruktion durch Jejunumsegmentinterposition **(Operation nach Merendino).**
- **Resektion des zervikalen Ösophagus** mit regionaler Lymphadenektomie und Rekonstruktion durch freie Jejunuminterposition mit mikrovaskulärem Gefäßanschluss.

Transthorakale En-bloc-Ösophagektomie

Das Operationsverfahren der Wahl ab der Kategorie T1sm sowohl beim infrabifurkalen Plattenepithelkarzinom als auch beim Adenokarzinom ist die subtotale En-bloc-Ösophagektomie mit 2-Feld-Lymphadenektomie und hoch intrathorakaler Ösophagogastrostomie.

Die Rationale für diese eigene Präferenz ist wie folgt: Bei allen Ösophaguskarzinomen ab der Kategorie T1sm ist von einer Lymphknotenmetastasierungsrate von mehr als 30 % auszugehen. Die befallenen Lymphknoten können sowohl beim Plattenepithelkarzinom als auch beim Adenokarzinom im Mediastinum und im regionären abdominalen Lymphabflussgebiet lokalisiert sein. Nach den vorliegenden Studien besteht je nach dem Sitz des Karzinoms eine bevorzugte Lymphdrainage, aber grundsätzlich ist ein bidirektionales Metastasierungsmuster für beide Entitäten nachgewiesen worden. Eine prä- oder intraoperative sichere Unterscheidung infiltrierter von nicht infiltrierten Lymphknoten ist nicht möglich. Die Sentinel-Lymphknoten-Technik erscheint außer in Studien nicht klinisch umsetzbar.

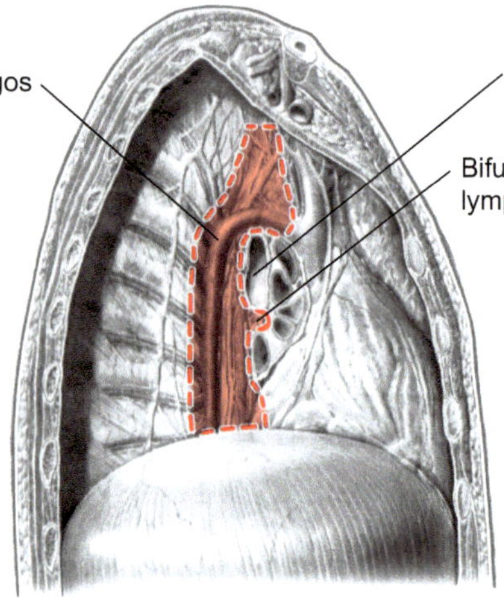

Abb. 6.21 Resektionsausmaß der En-bloc-Ösophagektomie im Mediastinum. Situs bei Thorakotomie rechts. [L108]

Transhiatale/zervikale Ösophagektomie

Bei der transhiatalen/zervikalen Ösophagektomie werden die Lymphknoten des mittleren und oberen Mediastinums belassen, sodass die Radikalität dieses Verfahrens geringer ist. Die prospektiv randomisierte holländische Studie mit Vergleich der transthorakalen vs. transhiatalen Ösophagektomie beim Adenokarzinom des Ösophagus hat einen 20-prozentigen Überlebensvorteil für die Patienten mit dem radikalen Verfahren ergeben, insbesondere für die Subgruppe mit limitierter Lymphknotenmetastasierung [40]. Daher haben viele Zentren der Ösophaguschirurgie einschließlich der Autoren der Studie ihr Verfahren auf die transthorakale En-bloc-Ösophagektomie umgestellt.

Nur bei speziellen Patienten mit eingeschränkter Lungenfunktion ist aus funktionellen Gründen zur Vermeidung der Einseitenventilation die transhiatale Ösophagektomie als Alternative beim distalen Adenokarzinom anzusehen.

Die meisten Ösophaguskarzinome sind im distalen oder mittleren Ösophagusabschnitt lokalisiert und können durch transthorakale Ösophagektomie hoch intrathorakal mit ausreichendem Sicherheitsabstand im Gesunden reseziert werden. Damit bietet sich eine Rekonstruktion durch hoch intrathorakale Ösophagogastrostomie an und eine Erweiterung des Eingriffs durch zervikale Freilegung kann vermieden werden. Nur bei Karzinomen oberhalb der Trachealbifurkation ist zur Erzielung eines größeren Sicherheitsabstandes die zervikale Ösophagusdurchtrennung und entsprechende Anastomose zu fordern.

Anastomosen

Die hoch intrathorakale Anastomose hat bei gleicher postoperativer Mortalität eine geringere Insuffizienzrate als die zervikale Ösophagogastrostomie und führt zu einer guten Schluckfunktion des Patienten. Bei zervikaler Anastomose entstehen mehr Rekurrensparesen und durch die höhere Leckagerate häufiger Strikturen mit der Notwendigkeit der postoperativen Bougierung. Damit entwickelt ein Teil der Patienten wieder das gleiche Symptom der Dysphagie, mit dem sie wegen des Karzinoms in die Klinik kamen. Die früheren Bedenken gegen die intrathorakale Anastomose wegen der möglichen Gefährlichkeit der mediastinalen Infektion bei Insuffizienz sind durch die Ergebnisse aktueller Serien ausgeräumt worden.

Operation nach Merendino

Bei der distalen Ösophagusresektion nach Merendino ist das Ausmaß der Lymphadenektomie noch geringer als bei der transhiatalen Ösophagektomie. Die Lymphknoten des mittleren und oberen Mediastinums werden belassen und die Lymphadenektomie an der kleinen Magenkurvatur ist zumindest bei der Vaguserhaltung limitiert. Daher eignet sich das Verfahren in erster Linie für Patienten ohne Verdacht auf Lymphknotenbefall, also Mukosakarzinome im Barrett-Ösophagus oder in der Kardia. Wenn diese Tumoren durch endoskopische Mukosektomie nicht adäquat entfernt werden können, ist die Merendino-Operation eine gute Alternative [17]. Die Voraussetzung ist jedoch die komplette Entfernung des Barrett-Ösophagus, um mögliche neben dem Mukosakarzinom bestehende multizentrische Karzinome oder Neoplasieherde mit zu erfassen und das maligne Potenzial dieses Segments zu eliminieren. Bei langem Barrett-Segment ist diese Forderung durch transhiatalen Zugang nicht zu erfüllen, sodass auf ein transthorakales Verfahren umgestiegen werden muss. Damit reduziert sich der Vorteil des rein abdominal konzipierten Eingriffs erheblich. Für Submukosakarzinome mit Lymphknotenmetastasen bei sm2 in ca. 20 % und sm3 in ca. 40 % ist dieses Verfahren nicht geeignet, zumal gerade bei dieser Patientengruppe mit beginnender regionaler Lymphknotenmetastasierung durch radikale Lymphadenektomie alles eingesetzt werden muss, um den kurativen Anspruch zu erhalten [21] (➤ Tab. 6.2). Erste Vergleiche der Lebensqualität von Patienten nach Merendino-Operation bzw. nach Ösophagektomie haben keine Unterschiede ergeben, sodass damit keine Argumentation für die distale Ösophagusresektion aufgebaut werden kann.

Resektion des zervikalen Ösophagus

Bei Plattenepithelkarzinom des zervikalen Ösophagus besteht die Möglichkeit der kompletten Entfernung durch rein zervikale Ösophagussegmentresektion über einen zervikalen und oberen sternalen Zugang. Die Erweiterung zur totalen Ösophagektomie mit Magen- oder Kolonhochzug an den Hypopharynx würde zumindest hinsichtlich des luminalen Resektionsausmaßes keinen Vorteil erbringen, höchstens bezüglich der radikalen thorakalen Lymphadenektomie. Da der letztgenannte Eingriff aber mit einer höheren Morbidität und Mortalität als die zervikale Ösophagussegmentresektion belastet ist, ist dieses limitierte Verfahren gut begründet. Die Alternative ist die definitive Radiochemotherapie, die zunehmend eingesetzt wird, da die R0-Resektion nach oral oft nur schwer zu erreichen ist und postoperative Anschluckstörungen häufig sind. Vergleichsstudien wie beim thorakalen Plattenepithelkarzinom liegen jedoch nicht vor.

Operationsvorbereitung

Da der Magen als Ersatzorgan verfügbar sein muss, ist bei der präoperativen Ösophagogastroduodenoskopie neben der Beschreibung des Tumors auf Ulzera und eventuelle Voroperationen zu achten. Bei einem voroperierten Magen, insbesondere nach Magenresektion, steht dieser für den Hochzug nicht zur Verfügung. Zur Vorbereitung der dann erforderlichen Koloninterposition (➤ Kap. 6.6.8) ist eine Koloskopie im Rahmen der notwendigen orthograden Darmlavage wünschenswert. Die Notwendigkeit der Koloskopie ist nach der Analyse des eigenen Krankengutes jedoch nicht durch Fakten zu begründen [29]. Im Rahmen der Narkoseeinleitung mit seitengetrennter Intubation wird zur postoperativen Schmerztherapie ein Periduralkatheter (PDK) gelegt und eine dicke Magensonde eingeführt, um die Präparation des Ösophagus zu erleichtern.

Transthorakale subtotale En-bloc-Ösophagektomie mit hoch intrathorakaler Anastomose

Die Operation beginnt mit der Vorbereitung des Mageninterponats in Verbindung mit der abdominalen Lymphadenektomie. Der Eingriff kann sowohl offen als auch laparoskopisch ausgeführt werden.

Offene Mageninterponatbildung

Das Operationsverfahren besteht in der Laparotomie in Rückenlage über einen medianen Zugang oder einen Oberbauchquerschnitt mit Erweiterung durch mediane epigastrische Inzision [53]. Das Zwerchfell wird nach ventral inzidiert und der Ösophagus mit dem umgebenden Lymphgewebe des unteren Mediastinums zwischen Perikard und Aorta und der Exzision beidseitiger Pleurastreifen ausgelöst und angeschlungen. Bei fortgeschrittenem distalem Ösophaguskarzinom können Anteile der Zwerchfellschenkel en bloc mit reseziert werden. Das Mageninterponat wird über eine großkurvaturseitige Skelettierung des Lig. gastrocolicum und Lig. gastrolienale außerhalb der majorseitigen Gefäßarkade vorbereitet. Nach Freipräparieren der rechten Kolonflexur wird das Duodenum ausgiebig nach Kocher mobilisiert und eine Lymphadenektomie entsprechend den Regeln der Magenkarzinomchirurgie vorgenommen. Dabei werden die Lymphknotenstationen 1, 2 und 3 (Kompartiment I) und 7–11 (Kompartiment II) unter radikulärem Absetzen der A. und V. gastrica sinistra ausgeräumt. Über eine kleinkurvaturseitige Gastrotomie wird die Pylorusdilatation mit einer Kornzange vorgenommen und die Gastrotomie wieder verschlossen. Distal davon am Übergang vom mittleren zum distalen Drittel der kleinen Kurvatur erfolgt eine Skelettierung und von dieser Stelle aus das Legen einer ersten GIA-60-Klammernahtreihe in Richtung Magenfundus. Diese Vorbereitung des Mageninterponats wird später intrathorakal komplettiert (s. u.).

Laparoskopische Mageninterponatbildung (Gastrolyse)

In der Klinik des Autors wird nur noch das minimalinvasive Verfahren eingesetzt, außer bei starken Verwachsungen durch Voroperationen im Oberbauch [22]. Der Patient liegt in Steinschnittlage und der Chirurg steht zwischen den Beinen. Nach Anlegen eines Pneumoperitoneums werden fünf abdominale Trokare (2 × 5 mm, 3 × 12 mm) im Oberbauch und im Epigastrium wie bei der Fundoplikation eingesetzt. Das kleine Netz wird durchtrennt und der rechte und linke Zwerchfellschenkel werden mit dem Ligasure® oder Ultracision® freipräpariert. Die phrenoösophageale Membran wird durchtrennt und das untere Mediastinum zur Präparation des distalen Ösophagus eröffnet. Bei fortgeschrittenem distalem Ösophaguskarzinom werden oberflächliche Anteile des rechten und linken Zwerchfellschenkels mit exzidiert, die auf dem Ösophagus verbleiben. Das Perikard und die rechte und linke Pleura werden präpariert und möglichst nicht eröffnet. Wenn die Pleura eröffnet wird, ist am Ende eine Thoraxdrainage einzulegen, da das Pneumoperitoneum einen Pneumothorax provozieren kann. Der Magenfundus wird durch Dissektion der Aa. und Vv. gastricae breves mit dem Ligasure® oder Ultracision® freipräpariert. Das gastrokolische Ligament wird vorsichtig unter Erhaltung der gastroepiploischen Gefäßarkade durchtrennt (➤ Abb. 6.22a). Die rechte Kolonflexur wird freipräpariert und ein Kocher-Manöver vorgenommen. Der Magen wird angehoben und die Bursa omentalis dargestellt. Retrogastrale Adhäsionen werden durchtrennt und die A. gastroduodenalis sowie die rechte gastroepiploische Arterie und Vene freipräpariert und geschont. Die A. hepatica communis und die A. lienalis werden freigelegt und lymphadenektomiert. Die A. und V. gastrica sinistra werden radikulär freipräpariert. Die Vene wird mit dem Ligasure® oder Ultracision® durchtrennt. Die A. gastrica sinistra wird mit einem LaparoClip® verschlossen und durchtrennt. Das Fettgewebe der kleinen Kurvatur wird zwischen dem mittleren und distalen Drittel mit dem Ligasure® oder Ultracision® in oraler Richtung auf 2 cm Länge freipräpariert. Ein 60-mm-Endostapler kann von der rechten Seite eingesetzt und eine erste Klammernahtreihe entlang der kleinen Kurvatur in Richtung des Magenfundus gelegt werden, um ein ca. 6 cm breites Mageninterponat zu bilden. Dieses ist aber optional, da das Mageninterponat auch nach Magenhochzug komplett im Thorax gebildet werden kann (s. o.). Eine Pyloroplastik wird nicht ausgeführt. Liegt keine Hiatushernie vor und ist der Hiatus eng, so wird der rechte Zwerchfellschenkel etwas eingekerbt, um die spätere Passage des Mageninterponats in den Thorax zu erleichtern. Die laparoskopische Mageninterponatbildung kann mit gleicher Sicherheit wie das offene Verfahren ausgeführt werden.

Thorakotomie und intrathorakale Anastomose

Nach Umlagern des Patienten in Linksseitenlage erfolgt im 5. ICR rechts eine anterolaterale Thorakotomie unter Durchtrennung von M. latissimus dorsi und M. serratus anterior [19], [22], [53]. Bei artifizieller Atelektase der rechten Lunge wird das

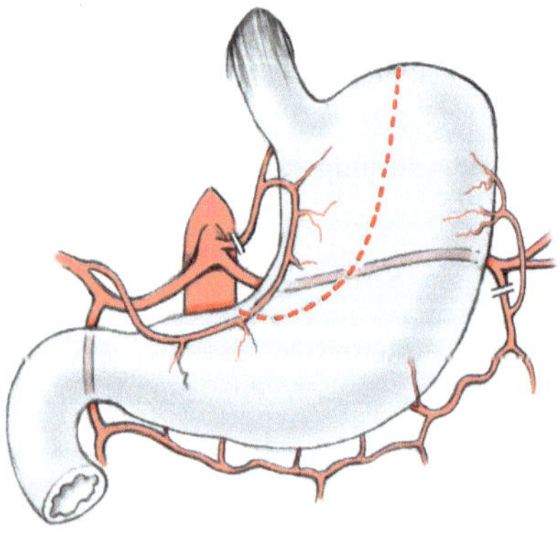

a

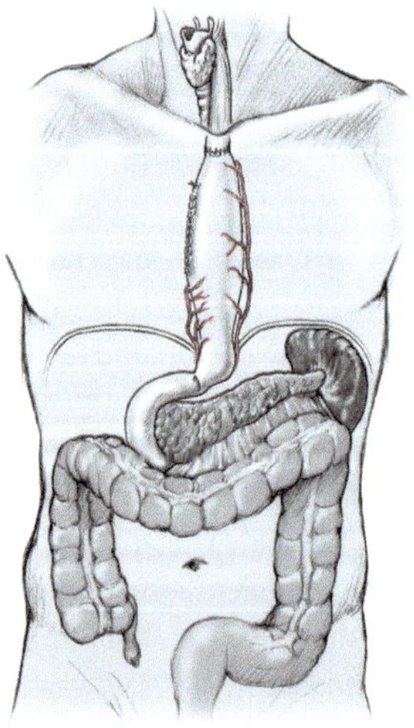

b

Abb. 6.22 a) Mageninterponatbildung mit Vaskularisation über die A. und V. gastroepiploica dextra und A. gastrica dextra.
b) Magenhochzug mit hoch intrathorakaler Ösophagogastrostomie. [L108]

Mediastinum exponiert (➤ Abb. 6.21). Nach Durchtrennen der V. azygos wird eine En-bloc-Ösophagektomie mit Exstirpation des periösophagealen Lymphgewebes unter Mitnahme der V. azygos und des Ductus thoracicus vorgenommen. Der Ductus thoracicus wird mit nicht resorbierbarem Nahtmaterial umstochen. Das periösophageale Gewebe wird auf der Adventitia der Aorta unter Umstechung bzw. Clipversorgung kleiner aortaler Äste abpräpariert. Die Bifurkationslymphknoten und die Lymphknoten am rechten und linken Hauptbronchus werden komplett ausgeräumt. Die Vagusäste zum Herzen und zur Lunge werden erhalten, während die Vagusnerven zum Ösophagus auf Höhe der Bifurkation durchtrennt werden.

Es wird eine Lymphadenektomie des oberen Mediastinums ausgeführt entlang der rechten und linken Lymphknotenkette des N. laryngeus recurrens unter Darstellung der A. subclavia und des Rekurrensnervs rechts und links. Nach kompletter En-bloc-Dissektion des Ösophagus wird hoch intrathorakal ca. 8 cm oberhalb der Trachealbifurkation der Ösophagus durchtrennt und eine Tabaksbeutelnaht angelegt. In den oralen Ösophagusstumpf wird der 28-mm-Kopf des zirkulären End-zu-End-Klammernahtgeräts (PCEEA) eingeführt und eingebunden. Nur in Ausnahmefällen wird der 25-mm-Kopf verwendet. Nach Hervorluxieren des vorbereiteten Mageninterponats aus dem Bauchraum erfolgen die Wiedereröffnung der zur Pylorusdilatation angelegten und wieder vernähten minorseitigen Gastrotomie und das Einführen des Staplers, dessen Zentraldorn an der Vorderseite des Magenfundus großkurvaturseitig ausgeleitet wird. Bei vorangegangener laparoskopischer Interponatbildung ohne Pylorusdilatation wird die Magenvorderwand subkardial an der großen Kurvatur zum Einführen des Staplers eröffnet. Nach Ausführen der Anastomose und Kontrolle der Vollständigkeit der Anastomosenringe werden die restliche kleine Kurvatur und der subkardiale Magenfundus mit dem anhängenden Ösophagus über einer TA-90-Klammernahtreihe abgetrennt und zur histologischen Untersuchung gegeben. Diese Klammernahtreihe wird mit 3/0-Nähten serosiert. Die hoch intrathorakal liegende Anastomose wird mit 4–0-PDS-Einzelkopfnähten übernäht (➤ Abb. 6.22b). In das Mageninterponat wird eine doppelläufige Magensonde zur Dekompression eingelegt. Bei nicht präoperativ platzierbarem PDK wird auf Höhe der Thorakotomie dorsal eine Interkostalnervenblockade mit 20 ml 0,5-prozentigem Lokalanästhetikum vorgenommen oder ein Katheter für eine lokal wirkende Schmerzpumpe subpleural paravertebral platziert. Nach Legen einer 24-mm-Thoraxdrainage wird die Lunge gebläht und der Thorax verschlossen.

Transthorakale subtotale En-bloc-Ösophagektomie mit zervikaler Anastomose

Wird während der thorakalen Ösophagusdissektion festgestellt, dass das Karzinom mehr Sicherheitsabstand nach oral erfordert, z. B. nach Schnellschnitt des oralen Randes mit der Notwendigkeit einer zervikalen Anastomose, so wird die Speiseröhre hoch im oberen Mediastinum über einer 30-mm-Klammernahtreihe durchtrennt. Der Magen wird aus dem Bauchraum in die rechte Pleurahöhle gezogen und das Interponat nach Absetzen der kleinen Kurvatur mit dem Ösophagus über einer TA-90-Staplerreihe komplettiert. Die höchste Stelle des Magenfundus wird an den Ösophagusstumpf genäht und der Thorax verschlossen. Der Patient wird wieder in Rückenlage gebracht und die zervikale Anastomose ausgeführt (s. u.).

Bei hoch sitzendem Karzinom des thorakalen Ösophagus mit beabsichtigter zervikaler Anastomose wird die Operation rechts thorakal begonnen und die En-bloc-Ösophagektomie nach o. g. Prinzipien ausgeführt. Der Ösophagus wird dabei jedoch nach Umstechung des Ductus thoracicus und der V. azygos epiphrenisch zum Magen hin und später hoch intrathorakal zum Hals hin jeweils mit 30-mm-Klammernahtreihen verschlossen und durchtrennt und zur histologischen Untersuchung gegeben. Nach Thoraxverschluss wird der Patient auf den Rücken gelagert und Bauch, Thorax und die linke Halsseite werden desinfiziert und abgedeckt. Nach den o. g. Prinzipien wird der Patient laparotomiert und das Mageninterponat vorbereitet. Dabei wird die kleine Kurvatur zusammen mit den Lymphknoten des Kompartiments II über zwei bis drei Klammernahtreihen abgesetzt und damit das Interponat komplettiert. Dieses sollte besonders proximal nicht zu breit sein, um beim Durchzug durch die schmale obere Thoraxapertur nach zervikal keine Kompression zu provozieren. Während für eine hoch intrathorakale Anastomose praktisch immer ausreichende Länge zu gewinnen ist, sollte diese für die Transposition nach zervikal durch ein etwas schmaleres, lang gestrecktes Interponat erreicht werden. Die zervikale Freilegung des Ösophagus erfolgt über eine Inzision am Vorderrand des linken M. sternocleidomastoideus. Der M. omohyoideus und die A. thyreoidea inferior werden durchtrennt. Wichtig ist die Schonung des linken N. laryngeus recurrens, da eine Läsion nicht nur Heiserkeit und postoperative respiratorische Insuffizienz hervorrufen kann, sondern auch eine Beeinträchtigung der Schluckfunktion bewirkt.

Nach Hervorluxieren des Ösophagusstumpfes wird eine Thoraxdrainage von zervikal durch das hintere Mediastinum in den Bauchraum geführt und mit der Spitze des vorbereiteten Mageninterponats durch Nähte verbunden. Das Interponat wird während des folgenden Hochzugs zum Hals mit einer Plastikhülle geschützt. Die Ösophagogastrostomie erfolgt End-zu-End mit einreihiger Nahttechnik (Hinterwand Rückstichnähte, Vorderwand Einzelknopfnähte mit 4/0 PDS). Die zervikale Anastomose kann grundsätzlich auch maschinell erfolgen. Dies setzt aber genügend Platz und Bewegungsfreiheit für das Instrument voraus. Bei der Verwendung des zirkulären Staplers wird die Gegendruckplatte nach Tabaksbeutelnaht in den oralen Ösophagusstumpf eingeführt. Das Klammernahtgerät wird über das offene Ende des Interponats eingesetzt, mit dem Zentraldorn etwas weiter aboral ausgeleitet und nach Konnektion die Anastomose ausgeführt. Das offene Ende des Interponats wird mit einem Linearstapler verschlossen. Bei ausreichender Länge des zervikalen Ösophagusstumpfes kann auch eine Seit-zu-Seit-Anastomose mit dem Linearstapler ausgeführt werden. Eine Drainage wird in der Regel nicht eingelegt.

Der abdominale Teil des Eingriffs kann auch laparoskopisch erfolgen.

Zweizeitiges Verfahren

Die genannte Technik der Ösophagektomie kann bei Risikopatienten zur Reduktion der einzeitigen Belastung auch **zweizeitig** ausgeführt werden. Dazu wird der Ösophagus zervikal vorübergehend als Stoma ausgeleitet und nach ein bis zwei Wochen der Magenhochzug retrosternal ausgeführt mit anschließender zervikaler Anastomose. Bei geplanter intrathorakaler Anastomose kann mit dem zweizeitigen Verfahren aus Risikogründen eine ischämische Konditionierung des Mageninterponats verbunden werden [22]. Dabei wird zunächst die laparoskopische Gastrolyse wie unten geschildert ausgeführt und nach fünf Tagen die transthorakale Ösophagektomie mit hoch intrathorakaler Ösophagogastrostomie. Der Vergleich dieses zweizeitigen Verfahrens mit einer historischen Kontrollgruppe mit einzeitigem Vorgehen hat jedoch keine signifikanten Vorteile erbracht [50a].

6

Hybridverfahren

Als Hybridverfahren wird die Kombination eines offenen mit einem minimalinvasiven Eingriffsteil bezeichnet. Bei der Ösophagektomie sind zwei Kombinationen möglich, jeweils mit intrathorakaler oder zervikaler Anastomose

- Laparoskopie und Thorakotomie
- Laparotomie und Thorakoskopie

Nach der eigenen Erfahrung und der Literatur haben sich die laparoskopische Gastrolyse und transthorakale Ösophagektomie am meisten bewährt [21]. Die laparoskopische Magenvorbereitung ist gut machbar und durch die Thorakotomie lässt sich die intrathorakale Ösophagogastrostomie sicher ausführen. Bei der umgekehrten Kombination wird das Mageninterponat offen vorbereitet und nach thorakoskopischer Ösophagektomie die entsprechende Anastomosierung ausgeführt.

Total minimalinvasive Ösophagektomie

Die transthorakale Ösophagektomie mit Magenhochzug kann auch komplett **minimalinvasiv** ausgeführt werden. Dabei sind zwei Techniken je nach hoch intrathorakaler oder zervikaler Anastomose zu unterscheiden:

Bei der geplanten **intrathorakalen Anastomose** wird als Erstes die laparoskopische Gastrolyse nach den o.g. Prinzipien ausgeführt. Dabei wird entweder das Mageninterponat laparoskopisch komplett mit Endostaplern gebildet und an den subkardial gebildeten Magenanteil angenäht, oder das Interponat wird durch minorseitige Staplerreihen nur inkomplett gebildet und mit dem Ösophagus in Zusammenhang gelassen. Nach Umlagerung in Linksseitenlage und Einseitenventilation wird die thorakoskopische Ösophagektomie über vier Portzugänge ausgeführt, die um die rechte Skapula herum angeordnet sind [34]. Der Ductus thoracicus und die V. azygos, die durchtrennt wird, werden in der Regel belassen und der Ösophagus reseziert und über eine Minithorakotomie im 4. ICR mit Bergebeutel geborgen. Es gibt zwei Anastomosentechniken:

- Die eine gleicht dem offenen Vorgehen mit Tabaksbeutelnaht am oralen Ösophagusstumpf und Einsetzen der 28er- oder 25er-Gegendruckplatte. Der Stapler wird über die Minithorakotomie eingebracht, über das orale Ende des hochgezogenen Mageninterponats eingeführt und mit dem Zentraldorn weiter aboral majorseitig an der Vorderwand ausgeleitet und konnektiert. Nach Auslösen der Anastomose wird das offene Ende des Interponats mit einem Endostapler verschlossen und der überstehende Anteil reseziert.
- Bei der zweiten Form der Anastomosierung in Double-Stapling-Technik wird der Ösophagus im oberen Mediastinum mit einem Endo-GIA verschlossen und durchtrennt. Über den Mund wird die 25er-Orvil®-Gegendruckplatte des Staplers mittels einer konnektierten Sonde eingeführt und der Zentraldorn in der Mitte der Klammernahtreihe über eine Inzision ausgeleitet. Nach Konnektion mit dem ebenfalls über eine Minithorakotomie eingeführten Klammernahtgerät wird die Anastomose ausgelöst. Das restliche Vorgehen ist das gleiche wie oben angegeben.

Bei der geplanten **zervikalen Anastomose** sitzt der Tumor in der Regel hoch am Ösophagus. Thorakoskopisch erfolgt zunächst die Ösophagektomie in Linksseitenlage von rechts wie oben angegeben. Der Ösophagus wird dabei weit bis nach zervikal zirkulär freipräpariert. Die andere Möglichkeit ist, den Patienten in Bauchlage, sog. *prone position*, zu platzieren. Der Vorteil ist, dass das blutige Sekret immer nach unten läuft und dadurch das OP-Feld des Ösophagusverlaufs frei ist. Evtl. kann auch die rechte Lunge beatmet bleiben, ohne dass die Sicht auf das ventral davon liegende OP-Feld gestört wird. Der Nachteil der *prone position* ist, dass der Patient bei einer rasch erforderlichen Konversion zur Thorakotomie, etwa aufgrund einer Blutungskomplikation, erst in Seitenlage gebracht werden muss. Nach kompletter Mobilisation der Speiseröhre kann diese entweder mit dem Endostapler proximal oder distal abgesetzt und geborgen werden oder sie wird zunächst belassen.

Nach Umlagerung des Patienten in Rücken-/Steinschnittlage mit Rechtsdrehung des Kopfes werden die laparoskopische Gastrolyse sowie die Freilegung der Speiseröhre von links zervikal (s. o.) ausgeführt. Wurde der Ösophagus bereits entfernt, erfolgen die komplette laparoskopische Interponatbildung mit Endo-GIAs und der Magenhochzug wie bei der offenen Technik über eine von zervikal über das hintere Mediastinum in die Bauchhöhle eingeführte Thoraxdrainage, an die die Spitze des Interponats angeheftet wird.

Wurde der thorakoskopisch ausgelöste Ösophagus noch nicht reseziert, so kann bei der laparoskopischen Interponatbildung nach Resektion und Bergung der kleinen Kurvatur eine kleine Gewebsbrücke von ca. 3 cm zwischen Magenfundus und Ösophagus belassen werden. Darüber werden der Ösophagus und das Interponat aus der zervikalen Wunde herausgezogen. Der Vorteil ist die sehr geringe Traumatisierung der Interponatspitze im Vergleich zum Zug über einen Faden. Der Ösophagus wird oberhalb des Tumors zervikal reseziert und das Interponat subkardial vor der End-zu-End-Anastomose abgesetzt oder nach der End-zu-Seit-Anastomose (4–0-PDS-Einzelkopfnähte) mit dem Stapler verschlossen.

Koloninterposition

Bei nicht verfügbarem Mageninterponat oder nach totaler Ösophagogastrektomie erfolgt die Rekonstruktion mit Koloninterposition. Das am meisten standardisierte Verfahren ist die isoperistaltische Interposition des Colon transversum mit der linken und rechten Kolonflexur bei Vaskularisation über die A. und V. colica sinistra (➤ Abb. 6.23a). Die meist erforderliche Länge von 40 cm kann damit gut erreicht werden. Die Ösophagokolostomie wird in der Regel zervikal End-zu-End angelegt; eine hoch intrathorakale End-zu-Seit-Anastomose ist ebenfalls möglich. Der aborale Kolonanteil wird End-zu-Seit an den Magenrest oder nach Gastrektomie End-zu-Seit an die erste Jejunumschlinge mit Braun-Fußpunktanastomose oder an eine Roux-Y-Schlinge angeschlossen (➤ Abb. 6.23b). Die zweite Möglichkeit besteht in der isoperistaltischen Interposition des rechten Hemikolons, gestielt an der A. und V. colica media.

Transhiatale/zervikale Ösophagektomie

Dieses Verfahren ist nur für ganz distale Adenokarzinome geeignet, da die stumpfe Auslösung höher sitzender Karzinome gefährlich sein kann und nur bei distalen Tumoren eine vertretbare Lymphadenektomie des unteren Mediastinums zu erreichen ist [53]. Der Eingriff erfolgt in Rückenlage mit steriler Abdeckung von Bauch, Thorax und Hals. Eine Intubation mit Doppellumentubus ist nicht erforderlich. Der Bauch wird mit einer medianen Laparotomie oder über einen umgekehrten T-Schnitt eröffnet. Nach Umstechung der V. phrenica wird das Zwerchfell nach ventral inzidiert, um das untere Mediastinum durch Einsetzen langer Haken gut zu exponieren. Bei fortgeschrittenen Tumoren werden oberflächliche Anteile beider Zwerchfellschenkel mit exzidiert und beidseits Pleurastreifen mit reseziert. Beide Pleuraräume werden mit Thoraxdrainagen versorgt. Das periösophageale Fettgewebe zwischen Perikard und Aorta wird im Rahmen der Lymphadenektomie des unteren Mediastinums exzidiert. Der Ösophagus wird so weit wie möglich unter Sicht mit dem umgebenden mediastinalen Fettgewebe herauspräpariert. Die Dissektion der mit einem dicken Schlundrohr geschienten Speiseröhre im mittleren und oberen Mediastinum erfolgt digital stumpf ohne Sicht. Dabei ist es erforderlich, so nah wie möglich an der Ösophaguswand zu bleiben, um Läsionen größerer Gefäße oder Tracheobronchialverletzungen zu vermeiden. Zervikal wird die Speiseröhre wie oben beschrieben links freigelegt und unter Erhaltung ausreichender Länge durchtrennt. Der Ösophagus kann danach

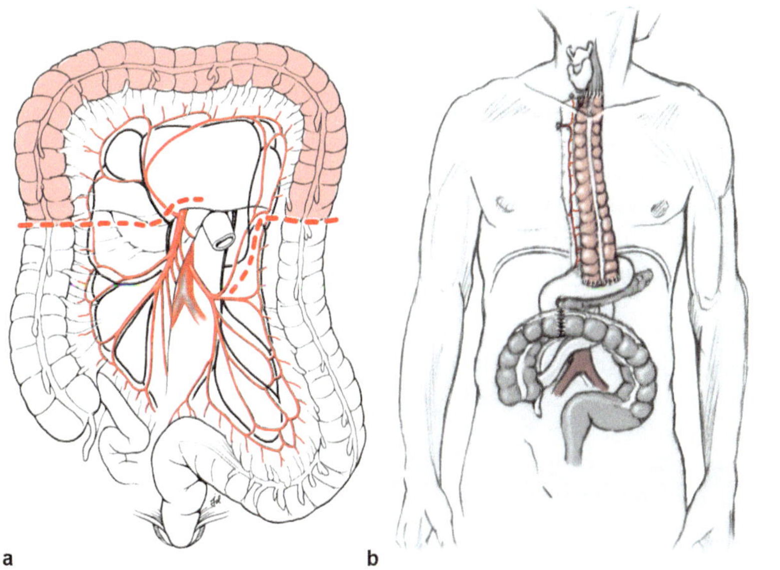

Abb. 6.23 Isoperistaltische Koloninterposition mit dem Colon transversum, gestielt an der A. und V. colica sinistra.
a) Interponatbildung.
b) Koloninterposition zwischen zervikalem Ösophagus und Magenrest nach Billroth-I-Magenresektion. Rekonstruktion der Darmpassage durch End-zu-End-Aszendo-Deszendostomie. [L108]

aus dem Mediastinum in den Bauchraum gezogen werden. Es folgt die Resektion zusammen mit der kleinen Kurvatur im Rahmen der oben beschriebenen Interponatbildung. Der Magenhochzug mit zervikaler Anastomose entspricht der o.g. Technik nach transthorakaler Ösophagektomie. Die transhiatale Ösophagusdissektion kann auch laparoskopisch oder von zervikal als sog. Endodissektion mit einem speziellen Operationsmediastinoskop ausgeführt werden.

Operation nach Merendino mit Vaguserhaltung

In Rückenlage erfolgt eine quere Oberbauchlaparotomie mit Erweiterung durch mediane epigastrische Inzision [17]. Nach Ablösung des linken Leberlappens wird das Zwerchfell nach ventral inzidiert, sodass eine gute Exposition des unteren Mediastinums mit kompletter Entfernung des perikardialen Fettgewebes zwischen Perikard und Aorta mit den darin befindlichen Lymphknotenstationen möglich ist. Im weiteren Verlauf werden beide Vagusstämme von der Speiseröhre und der proximalen kleinen Magenkurvatur abpräpariert und angeschlungen. Nach Eröffnung der Bursa omentalis erfolgt die Lymphadenektomie der Stationen 7, 9 und 11. Nach Skelettierung des oberen Magenfundus und der subkardialen kleinen Kurvatur wird nach subkardialer Platzierung eines linearen Staplers der Magen abgesetzt. Nach Setzen einer Klemme wird die Speiseröhre im unteren Mediastinum durchtrennt und das Präparat auf vollständige Tumorentfernung kontrolliert. Am oralen Ösophagusstumpf wird eine Tabaksbeutelnaht für die Stapleranastomose gelegt. Zur sicheren Entfernung des gesamten Barrett-Segments empfiehlt sich eine intraoperative Ösophagoskopie. Alle o.g. Schritte werden unter Schonung der angeschlungenen Vagusstämme ausgeführt. Die Wiederherstellung der intestinalen Kontinuität erfolgt mittels eines hinsichtlich der mesenterialen Gefäßarchitektur geeigneten proximalen isoperistaltischen Jejunumsegments von ca. 15 cm Länge, das retrokolisch und retrogastral in den Oberbauch geführt wird (➤ Abb. 6.24). Die Ösophagojejunostomie wird in End-zu-Seit-Technik mithilfe eines zirkulären Klammernahtgeräts (28-mm-Kopf) ausgeführt, die jejunogastrale Anastomose erfolgt auf die Magenhinterwand in End-zu-Seit-Technik ebenfalls mithilfe eines zirkulären 28-mm-Staplers. Dafür wird am Magen entweder eine kleine Gastrotomie durchgeführt oder die o.g. proximale Klammernahtreihe auf kurzer Strecke eröffnet und später wieder verschlossen.

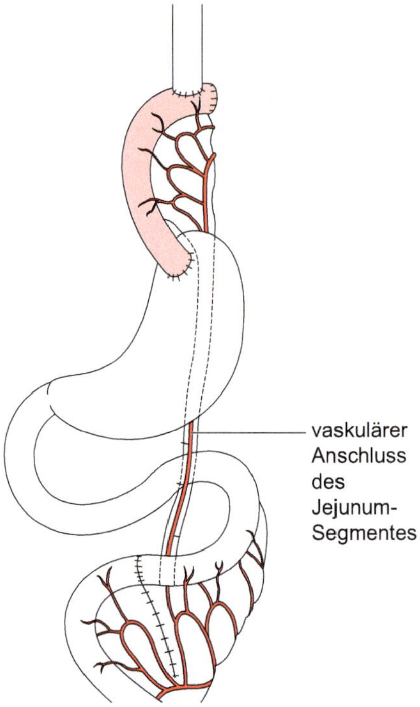

Abb. 6.24 Operation nach Merendino: distale Ösophagus-Kardia-Resektion und isoperistaltische Jejunuminterposition mit End-zu-Seit-Ösophagojejunostomie und End-zu-Seit-Ösophagogastrostomie. End-zu-End-Jejunojejunostomie. [R311]

Zervikale Ösophagusresektion

Durch den Zugang am Vorderrand des linken M. sternocleidomastoideus mit Erweiterung durch obere Sternotomie kann der tumortragende zervikale Ösophagus sehr gut exponiert werden [53]. Dieser wird zwischen Hypopharynx und oberem Thoraxeingang reseziert und eine zervikale Lymphadenektomie ausgeführt. Die Operation kann bei sehr fortgeschrittenen Tumoren auch mit Laryngektomie kombiniert werden. Zur Rekonstruktion wird über eine kleine mediane Mittelbauchlaparotomie ein Jejunumsegment von ca. 15 cm Länge mit möglichst langem Gefäßstiel entnommen. Die Kontinuität des verbleibenden Jejunums wird durch End-zu-End-Anastomose wiederhergestellt. Das freie Jejunumstück wird isoperistaltisch End-zu-Seit an den Hypopharynx genäht, alternativ End-zu-End an den zervikalen Ösophagusstumpf und distal End-zu-End mit dem thorakalen Ösophagus anastomosiert. In mikrochirurgischer Technik wird die Vene des Jejunalsegments in der Regel an die V. jugularis interna End-zu-Seit angeschlossen. Die Arterie wird mit einem bei der Resektion bereits präparierten zervikalen Gefäß wie der A. thyreoidea inferior mikrochirurgisch End-zu-End anastomosiert. Ein kleines Dünndarmsegment, gestielt an einer eigenen Gefäßarkade, kann durch die Operationswunde nach außen vorverlegt werden, um postoperativ an ihm repräsentativ die Durchblutung des interponierten Dünndarmsegments überprüfen zu können (sog. Monitor).

6.6.9 Postoperatives Management

Der Patient wird postoperativ beatmet auf die chirurgische Intensivstation verlegt und dort überwacht. Die Extubation sollte bis zum nächsten Morgen, d.h. innerhalb von ca. 12 Stunden, angestrebt werden. Die kontinuierliche Schmerztherapie über PDK ist essenziell zur Vermeidung einer Schonatmung und eines mangelnden Hustenstoßes. Restriktive Flüssigkeitszufuhr ist zur Vermeidung einer Überwässerung der Lungen von wesentlicher Bedeutung. Bei Patienten mit großen Mengen Bronchialsekrets, insbesondere nach Nikotinabusus, ist die Bronchoskopie zur Bronchialtoilette gezielt einzusetzen. Pleuraergüsse müssen durch Röntgen-Thoraxaufnahmen und Sonografie rasch erkannt und zur Vermeidung von dorsobasalen Atelektasen zügig drainiert werden. Die Normalisierung der Atmung wird durch Frühmobilisation und Spirometerübungen unterstützt.

Die während der Operation in das Interponat eingebrachte Magensonde sollte zur Verbesserung der Atmung rasch entfernt werden. Drainagen am Bauch werden so bald wie möglich gezogen, um Schmerzen zu reduzieren und die Frühmobilisation zu unterstützen. Sogenannte *Enhanced Recovery*-Programme sind auch nach Ösophagektomie erfolgreich umsetzbar. Die orale Flüssigkeitszufuhr beginnt bei normalem postoperativem Verlauf am 7. Tag, gefolgt von einer täglichen Steigerung der Nahrungszufuhr. Eine Röntgen-Kontrastdarstellung der Anastomose erfolgt nicht routinemäßig, sondern nur bei klinischen Verdachtsmomenten auf Heilungsstörungen.

Bei ausgeprägter respiratorischer Insuffizienz und Langzeitbeatmung ist die frühzeitige endoskopische Tracheotomie besser als rezidivierende Reintubationen.

6.6.10 Postoperative Komplikationen und Mortalität

Komplikationen

Nachblutungen im Thorax oder Bauch müssen anhand der Kreislaufparameter, Drainagensekrete oder durch Sonografie rasch erkannt und in der Regel durch operative Revision gestillt werden. Die Diagnostik der im Folgenden genannten chirurgischen Komplikationen geht aus ➤ Tab. 6.5 hervor.

Ein nach der Extubation erkennbares Problem stellt die meist einseitige **Rekurrensparese** dar. Bei zervikaler Anastomose mit Zugang von der linken Halsseite handelt es sich in der Regel um eine linksseitige Rekurrensparese. Diese kann genau wie die rechtsseitige Rekurrensparese auch durch Nervenläsion bei der Lymphadenektomie im oberen Mediastinum entstehen. Wichtig sind die Unterstützung der Atmung und die Vermeidung einer Aspiration, die bei der ersten Flüssigkeitszufuhr droht. In Einzelfällen schwerer respiratorischer Insuffizienz durch Stridor muss die endoskopische Tracheotomie ausgeführt werden.

Bei **Läsionen** im Bereich von **Trachea und Hauptbronchien** muss so schnell wie möglich, eventuell über frühzeitige Tracheotomie, die Spontanatmung angestrebt werden, um

Tab. 6.5 Postoperative chirurgische Komplikationen nach Ösophagusresektion.

Komplikation	Diagnostik	Therapie
Rekurrensparese	klinisch, HNO Bronchoskopie	Unterstützung der Atmung, Tracheotomie, Logopädie
Tracheobronchialläsion	Bronchoskopie	rasche Spontanatmung (Tracheotomie), Stent
Anastomosenleckage	Endoskopie Kontrast-CT Kontrast-Röntgen	thorakal: Stent, Endo-VAC, Rethorakotomie zervikal: Drainage, Wundöffnung
Interponatnekrose	Endoskopie	Interponatresektion
Interponatretention/ Pylorospasmus	Endoskopie, Kontrast-Röntgen	endoskopische Pylorusdilatation, Erythromycin
Anastomosenstenose	Endoskopie Kontrast-Röntgen	Bougierung
Chylothorax	Drainagensekret	konservativ, Umstechung

VAC: vakuumassistierter Wundverschluss

eine Vergrößerung des Defektes bei Langzeitbeatmung zu vermeiden. In Einzelfällen kann die Stent-Überbrückung zur Ausheilung führen.

Die wichtigste postoperative Komplikation stellt die **Anastomoseninsuffizienz** dar. Entscheidend ist die rasche Erkennung, um septische Folgen zu verhindern. Eine gerötete zervikale Wunde bei Fieber des Patienten sollte zügig geöffnet werden. Damit kann sich das Sekret der Anastomosenleckage entlasten und ein Absinken des Infektes in das Mediastinum verhindert werden. Die zervikale Anastomoseninsuffizienz hat bei ausreichender Drainage eine gute Abheilungstendenz. Bei umschriebener Frühinsuffizienz einer thorakalen Anastomose mit gut durchbluteten Rändern kann bei ausreichend langem Interponat z. T. eine erfolgreiche Reanastomosierung nach Rethorakotomie durchgeführt werden. Eine Alternative insbesondere bei der späteren Insuffizienz einer thorakalen Anastomose ist die Abdeckung mittels Endo-Stent. Damit kann eine rasche Entschärfung der Situation mit hoher Ausheilungstendenz erreicht werden. Der Stent wird nach ca. 4 Wochen wieder entfernt. Alternativ kann insbesondere bei größeren Defekten eine Endo-VAC-Therapie eingeleitet werden. Diese erfordert jedoch häufige Wechsel im 3- bis 4-Tage-Rhythmus. Sehr kleine Leckagen ohne wesentliche Symptome und ohne tiefe Fistel in das Mediastinum können eventuell auch rein konservativ oder mit endoskopischer Fibrinklebung behandelt werden. Bei größeren Defekten mit Mediastinitis oder **Interponatnekrose** ist jedoch die Rethorakotomie indiziert. Der septische Fokus muss sicher saniert werden, auch um den Preis einer Auflösung der Anastomose mit zervikaler Ausleitung oder Interponatresektion. Bei Interponatresektion muss möglichst in gleicher Sitzung entweder über den meist distal zu erhaltenden Magenrest im Bauch oder über das Jejunum ein Katheter zur Sicherstellung der enteralen Ernährung eingesetzt werden. Die Rekonstruktion erfolgt nach langem Intervall über retrosternale Koloninterposition (➤ Kap. 6.6.8).

Anastomosenstenosen resultieren vorwiegend aus der Abheilung zervikaler Insuffizienzen der Ösophagogastrostomie. Die Bougierung in mehreren Sitzungen ist das Mittel der Wahl. Die lokale endoskopische Kortikoidinjektion soll nach Einzelberichten die Restenosierungstendenz reduzieren. Stenosen intrathorakaler Anastomosen sind sehr viel seltener und werden in gleicher Weise behandelt.

Durch die Vagotomie im Rahmen der radikalen Ösophagusresektion können eine **Entleerungsstörung des Interponats** und ein **Pylorospasmus** ausgelöst werden. Wichtig ist die Prävention von Aspirationen, besonders im Liegen. Die ersten Maßnahmen sind eine Dekompression des Interponats durch Magensonde mit Sog und die Gabe von Erythromycin. Die pneumatische endoskopische Pylorusdilatation führt zu einer besseren passiven Entleerung des Magens.

Der postoperative **Chylothorax** ist an der hohen Sekretmenge in 24 Stunden und der typischen Chylussekretion nach oralem Nahrungsaufbau leicht zu erkennen. Abzugrenzen sind davon jedoch der vermehrte postoperative Pleuraerguss bzw. die intensive Lymphsekretion, die zwar protrahiert vorhanden sein können, aber meist spontan nach entsprechender Drainage sistieren. Der eindeutige Chylothorax sollte jedoch innerhalb der ersten 3 postoperativen Wochen durch Rethorakotomie oder Thorakoskopie gezielt umstochen und zur Ausheilung gebracht werden.

Typische **allgemeine Komplikationen** nach Ösophagektomie umfassen Bronchopneumonie, Alkoholentzugssyndrom und Tachyarrhythmien, die in entsprechender Weise intensivmedizinisch behandelt werden müssen. Eine Überlagerung der Symptome mit denjenigen chirurgischer Komplikationen ist unbedingt einzukalkulieren.

Postoperative Mortalität

Um gute Resultate in der Ösophaguschirurgie zu erreichen, müssen die Abläufe standardisiert werden. Es muss nicht nur der Chirurg trainiert sein, sondern das gesamte Behandlungsteam mit Anästhesisten, Intensivmedizinern, Operations- und Intensivschwestern/-pflegern, Gastroenterologen, Onkologen, Strahlentherapeuten, Radiologen und Pathologen. Die detaillierte eigene Analyse von 13 Arbeiten über die chirurgische Therapie des Ösophaguskarzinoms zwischen 1994 und 2004 hat eine klare Reduktion der postoperativen Mortalitäten mit zunehmender Fallzahl pro Jahr gezeigt [20]. Die Hauptgründe sind geringere postoperative Komplikationsraten und besseres Management von Komplikationen in den sogenannten High-Volume-Zentren. Nach dieser Literaturanalyse sind 20 Ösophagektomien pro Jahr erforderlich, um eine Hospitalmortalität von unter 5 % zu erreichen, die heute in der onkologischen Ösophaguschirurgie zu fordern ist.

6.6.11 Neoadjuvante multimodale Therapie des Ösophaguskarzinoms

Die chirurgische Resektion des Ösophaguskarzinoms ist nach wie vor die beste therapeutische Option, sofern eine komplette Resektion (R0-Resektion) erzielt werden kann. Das Ösophaguskarzinom wird jedoch überwiegend erst in einem lokal fortgeschrittenen oder metastasierten Stadium diagnostiziert und selbst im Falle einer frühzeitigen Erkennung sind häufig Lymphknotenmetastasen vorhanden. Nahezu alle Patienten mit T3- oder T4-Tumoren haben Lymphknotenmetastasen (➤ Tab. 6.2). Die Prognose eines Ösophaguskarzinoms mit Lymphknotenmetastasen ist in Anbetracht von 5-Jahres-Überlebensraten von 20 % schlecht. Der anatomische Bezug zum Tracheobronchialsystem stellt eine weiteres Problem dar, da bei fortgeschrittenen Tumoren eine komplette Resektion in dieser Region häufig schwierig ist. In diesem Kontext bietet die neoadjuvante multimodale Therapie zwei mögliche Vorteile:

- Steigerung der Rate von kompletten Resektionen und damit Verhinderung des Auftretens von Lokalrezidiven und Verbesserung der Prognose,
- Elimination von systemischen Mikrometastasen.

Das ursprüngliche Konzept des Downstagings des Tumors durch eine Induktion mit Radio-, Chemo- oder Radiochemotherapie (z. B. cT3 in ypT2) war insofern irreführend, als ein Tumor unter neoadjuvanter Therapie nicht zentrifugal in Richtung auf seinen Ursprung in der Mukosa des Ösophagus schrumpft. Selbst im Falle einer ausgedehnten Tumorregression nach der Vorbehandlung bleibt die ursprüngliche T-Kategorie in der Mehrzahl der Fälle unverändert. Aus diesem Grund haben wir ein Klassifikationssystem für die Tumorregression, basierend auf dem Prozentsatz der vitalen residualen Tumorzellen, vorgeschlagen. Eine minimale residuale Tumorerkrankung mit weniger als 10 % Tumorzellen definiert eine hochgradige histopathologische Response mit ausgezeichneten Überlebenswahrscheinlichkeiten trotz ursprünglich lokal fortgeschrittener Tumorerkrankung [5], [49].

Trotz aller theoretischen Vorteile muss sich die neoadjuvante Therapie des Ösophaguskarzinoms der kritischen Evaluation durch etablierte Kriterien der evidenzbasierten Medizin hinsichtlich ihres Nutzens und Risikos stellen. Drei verschiedene Optionen sind im Rahmen eines neoadjuvanten Behandlungskonzepts beim Ösophaguskarzinom zum Einsatz gekommen:

- neoadjuvante Radiotherapie,
- neoadjuvante Chemotherapie,
- neoadjuvante Radiochemotherapie.

Die Behandlungsmodalitäten werden bevorzugt bei lokal fortgeschrittenen Tumoren (cT3, cT4, N0–1, M0) nach einem adäquaten Tumorstaging angewandt. Dieses beinhaltet als unverzichtbare Untersuchung den endoskopischen Ultraschall und das CT von Hals, Thorax und Abdomen sowie im Falle eines Bezugs zum Tracheobronchialsystem die flexible Bronchoskopie. Das Staging vor Induktionstherapie kann durch das PET ergänzt werden, da dieses die Genauigkeit bezüglich systemischer Metastasen erhöht.

Neoadjuvante Radiotherapie

Historisch war die Radiotherapie die erste Modalität, die im Rahmen eines neoadjuvanten Konzepts beim Ösophaguskarzinom evaluiert wurde. Dabei ging man von der Hypothese aus, dass die neoadjuvante Radiotherapie die Resektionsrate erhöhen, Lymphknotenmetastasen eliminieren und die Dissemination und Implantation von Zellen während der Operation verhindern kann. Der Ansatz der neoadjuvanten alleinigen Strahlentherapie wurde in 6 randomisierten Studien überprüft. Ein klinisches Ansprechen auf die neoadjuvante Radiotherapie wurde zwar bei etwa einem Drittel der Patienten beschrieben, ein signifikanter Überlebensvorteil konnte jedoch nur in einer der Studien nachgewiesen werden. Zwei Studien berichteten sogar über ein schlechteres Gesamtüberleben der neoadjuvant radiotherapierten Patienten. Eine Metaanalyse von 1.147 Patienten mit überwiegend Plattenepithelkarzinomen aus fünf randomisierten Studien kommt zur Folgerung, dass neoadjuvante Strahlentherapie zu einer relativen Risikoreduktion für den Endpunkt Tod um 11 % führt; Hazard Ratio (HR) 0,89. Der Überlebensunterschied beträgt nach 2 Jahren jedoch nur 3 % und nach 5 Jahren 4 %. Dieses Ergebnis war nicht signifikant (p = 0,062) [2]. Eine alleinige neoadjuvante Strahlentherapie gilt deshalb nicht als indiziert.

Neoadjuvante Chemotherapie

Es liegen 10 randomisierte kontrollierte Studien zum Stellenwert einer präoperativen Chemotherapie vor. In zwei großen Studien wurden neben Patienten mit Plattenepitelkarzinomen auch Patienten mit Adenokarzinomen des Ösophagus rekrutiert [25], [37]. Jüngere Studien mit hohem oder ausschließlichem Anteil von Patienten mit Adenokarzinomen zeigten einen signifikanten Überlebensvorteil nach neoadjuvanter Therapie mit Cisplatin und 5-Fluorouracil für 6–8 Wochen. Eine jüngst publizierte Metaanalyse von 10 Studien mit 2.062 randomisierten Patienten zeigte eine signifikante Verbesserung des Gesamtüberlebens nach neoadjuvanter Chemotherapie mit einer relativen Risikominderung von 13 % (HR 0,87, p=0,005), resultierend in einem Unterschied im 2-Jahres-Überleben von 5,1 %. Während der Unterschied für Patienten mit Plattenepithelkarzinomen nicht signifikant war (HR 0,92; p = 0,18), war der Unterschied für Patienten mit Adenokarzinomen des Ösophagus statistisch signifikant (HR 0,83, p = 0,01) [54].

Zusammenfassend lässt sich folgern, dass eine neoadjuvante Chemotherapie bei lokal fortgeschrittenen Ösophaguskarzinomen wirksam ist. Für Plattenepithelkarzinome ist die Wirksamkeit aber nicht ausreichend. Hingegen führt bei Adenokarzinomen des Ösophagus die neoadjuvante Chemotherapie zu einer signifikanten Verbesserung des Gesamtüberlebens.

Neoadjuvante Radiochemotherapie

Die neoadjuvante Radiochemotherapie ist der in den vergangenen Jahren am häufigsten geprüfte Therapieansatz. Metaanalysen kommen zu der Bewertung, dass die kombinierte neoadjuvante Radiochemotherapie einen statistisch signifikanten Überlebensvorteil und eine Verbesserung der lokoregionalen Tumorkontrolle bewirkt. In die jüngste Metaanalyse [54] wurden 13 randomisierte Studien (n = 1.932 Patienten) eingeschlossen. Die Hazard-Ratio für die Senkung der Gesamtletalität betrug 0,78 zugunsten der neoadjuvanten Radiochemotherapie gegenüber alleiniger Chirurgie (p = 0,002), korrespondierend zu einem Unterschied im 2-Jahres-Überleben von 8,7 %. Der Benefit für Adenokarzinome und Plattenepithelkarzinome war in etwa gleich. Die Cochrane-Analyse von 2013 hat die Größenordnung dieses Vorteils bestätigt [46]. Die prospektiv randomisierte CROSS-Studie von 2012 hat eine Verbesserung der 5-Jahres-Überlebensrate von 34 % auf 47 % zugunsten der Vorbehandlung mit 41,4 Gy und Carboplatin/Paclitaxel ergeben [60].

Zusammenfassend ist eine neoadjuvante Radiochemotherapie bei Adenokarzinomen und bei Plattenepithelkarzinomen als effektiv zu bewerten.

Wahl des neoadjuvanten Therapieverfahrens

Aufgrund der oben dargestellten Ergebnisse sollte die Wahl des neoadjuvanten Behandlungsverfahrens unterschiedlich für Adenokarzinome und Plattenepithelkarzinome gesehen werden. Für Plattenepithelkarzinome ist eine alleinige Chemotherapie nicht ausreichend effektiv, während eine neoadjuvante Radiochemotherapie zu einem besseren Gesamtüberleben bei allerdings gesteigerter postoperativer Letalität führt. Bei Adenokarzinomen sind sowohl die neoadjuvante Chemotherapie als auch die neoadjuvante Radiochemotherapie effektiv. Ausreichend große randomisierte Studien zum direkten Vergleich der beiden Verfahren existieren bisher nicht. In kleineren Studien zeichnete sich ein Trend zugunsten einer höheren Wirksamkeit neoadjuvanter Radiochemotherapie gegenüber neoadjuvanter Chemotherapie ab. Die postoperative 90-Tage-Letalität nach neoadjuvanter Radiochemotherapie betrug allerdings in einer jüngeren deutschen Studie mehr als 10 % [56]. Die Autoren der jüngsten Metaanalyse folgern, dass bisher kein eindeutiger Vorteil für die neoadjuvante Radiochemotherapie gegenüber der Chemotherapie zu erkennen ist [54].

Patientenselektion

- Patienten mit nicht residualtumorfrei resezierbaren Karzinomen (z. B. cT4-Tumor mit Trachealinfiltration oder fernmetastasierte Situation) werden palliativ therapiert.
- Patienten mit lokal fortgeschrittenen Tumoren und fraglicher Wahrscheinlichkeit einer primären R0-Resektion (cT3-Kategorie) sollten einer neoadjuvanten Therapie zugeführt werden. Bei Plattenepithelkarzinomen ist eine neoadjuvante Radiochemotherapie zu empfehlen. Bei Adenokarzinomen ist entweder eine alleinige neoadjuvante Chemotherapie oder Radiochemotherapie indiziert.
- Patienten mit lokal fortgeschrittenen Tumoren, aber guten Chancen auf eine residualtumorfreie Resektion (cT2) werden primär reseziert oder im Rahmen von Studien neoadjuvant therapiert.

Funktionelle Belastbarkeit Aufgrund der häufigen postoperativen Komplikationen nach Ösophagektomie und der oft hohen Komorbidität bei Patienten mit Ösophaguskarzinom, insbesondere bei Patienten mit Plattenepithelkarzinom, ist die funktionelle Eignung des Patienten für eine multimodale Therapie genauestens zu überprüfen. Dies umfasst die pulmonale, kardiale, renale und hepatische Funktion sowie Aspekte der Alkoholkarenz und Fähigkeit zur aktiven Mitarbeit (➤ Tab. 6.4). Nur Patienten mit belastbaren Organfunktionen sind geeignete Kandidaten für eine multimodale Therapie des Ösophaguskarzinoms.

Komplikationen

Neoadjuvante Chemotherapie Eine signifikante Erhöhung der postoperativen Komplikationsrate und Letalität wurde nach neoadjuvanter Chemotherapie nicht berichtet. Allerdings treten unter Chemotherapie mit Cisplatin plus 5-Fluorouracil schwere (Grad 3) oder lebensbedrohliche (Grad 4) Toxizitäten in der Häufigkeit von 32 % und präoperative Todesfälle bei 1,6–2,1 % der behandelten Patienten auf.

Neoadjuvante Radiochemotherapie Drei Metaanalysen berichteten über erhöhte postoperative Komplikationen und Sterblichkeit nach neoadjuvanter Radiochemotherapie [12], [15], [57]. Die postoperative Mortalität war allerdings dann nicht mehr signifikant unterschiedlich, wenn Stahlentherapiestudien mit Einzeldosen > 2 Gy unberücksichtigt blieben [12]. Die deletären Effekte der neoadjuvanten Radiochemotherapie sind pathophysiologisch nicht hinreichend verstanden. Neoadjuvante Radiochemotherapie führt mit höheren Strahlendosen zu einer Störung der alveolären Diffusionskapazität und damit des pulmonalen Gasaustauschs. Bei vorbestrahlten Patienten tritt gehäuft eine akute respiratorische Insuffizienz auf [1]. Zeitgemäße Strahlentherapie strebt deshalb an, die bestrahlten Volumina auf ein notwendiges Maß zu reduzieren und insbesondere die Lungen so gering wie möglich zu belasten. Aktuelle Techniken der intensitätsmodulierten Radiotherapie sind dabei sehr vorteilhaft.

Die Komplikationsrate während neoadjuvanter Radiochemotherapie ist ebenfalls Gegenstand der Diskussion. Greer et al. beschreiben eine therapieassoziierte Letalität in der präoperativen Phase von 1,1 % unter neoadjuvanter Radiochemotherapie [15]. Metaanalysen zufolge sind postoperative Komplikationen und Sterblichkeit nach neoadjuvanter Radiochemotherapie etwas erhöht. In der prospektiv randomisierten CROSS-Studie von 2012 war die Kliniksmortalität mit 4 % jedoch in beiden Gruppen gleich.

Lebensqualität Während einer neoadjuvanten Chemotherapie oder Radiochemotherapie erleiden Patienten mit Ösophaguskarzinomen Einschränkungen der gesundheitsbezogenen Lebensqualität. Nach Abschluss der neoadjuvanten Therapie, und noch vor der Operation, kehren die Patienten allerdings auf ihre Ausgangswerte zurück. Postoperativ ist die Lebensqualität bei ösophagektomierten Patienten vermindert. Neoadjuvante Therapie hat in dieser Phase jedoch einen zusätzlichen negativen Einfluss weder auf die Lebensqualität noch auf die Zeit bis zur Erholung [3].

Behandlungsprotokolle

Chemotherapie In der größten Studie mit signifikantem Überlebensvorteil für neoadjuvante Chemotherapie erhielten die Patienten zwei Zyklen Cisplatin 80 mg/m^2 Tag 1 (Infusion über 4 Stunden) plus 5-Fluorouracil 1.000 mg/m^2/Tag an den Tagen 1–4 (Infusion über jeweils 24 Stunden), Wiederholung nach drei Wochen [37]. Die Operation schloss sich innerhalb von 3–5 Wochen nach Start des zweiten Zyklus an.

Radiochemotherapie Ein optimales Radiochemotherapie-Regime kann angesichts der heterogenen Datenlage nur schwer identifiziert werden. Die Strahlentherapie sollte außerhalb klinischer Studien konventionell fraktioniert sein. Die Einzeldosen liegen ≤ 2 Gy. Nur vereinzelt Erfahrung besteht mit hyperfraktionierten und akzelerierten Protokollen. Sie zählen nicht zum Standard der präoperativen Therapie. In Deutschland werden in der Regel Dosen von 40–45 Gy in der präoperativen Behandlung gegeben, gelegentlich mit kleinvolumiger Aufsättigung bis ca. 50 Gy. Höhere Dosierungen führen zu stärkeren pulmonalen Funktionseinschränkungen. In der Regel wird begleitend Cisplatin plus eine kontinuierliche Infusion mit 5-Fluorouracil gegeben. Um typische Cisplatin-assoziierte Nebenwirkungen zu vermindern, wurde statt Cisplatin auch Oxaliplatin geprüft [26], [32]. In der CROSS-Studie der holländischen Arbeitsgruppe erwies sich wöchentlich Carboplatin plus Paclitaxel simultan zur Radiotherapie mit 41,4 Gy als gut machbar und bei Plattenepithelkarzinomen als hoch effektiv [60].

Zeitabstand zur Operation Der Abstand zwischen Abschluss der Radiochemotherapie und Resektion beträgt in der Regel 4–8 Wochen. In Ermangelung gezielter prospektiver Studien zur Frage des optimalen Zeitabstands können eindeutige Empfehlungen nicht gegeben werden. Während innerhalb 6 Wochen meistens eine klinisch wahrnehmbare Erholung der Haut- und Schleimhauttoxizität eintritt, ist andererseits bekannt, dass bei thorakaler Bestrahlung gerade in diesem Zeitraum die größte Wahrscheinlichkeit für das Auftreten pneumonitischer Veränderungen besteht. In der eigenen Erfahrung hat sich ein Zeitintervall von 4–8 Wochen als gut durchführbar erwiesen. Nach aktuellen, allerdings retrospektiven Literaturangaben könnte vielleicht ein noch längeres Intervall weitere Vorteile, zumindest aber keine Nachteile bringen [48].

Verlaufskontrolle während Therapie und Response-Prädiktion

Die Response-Evaluation während und nach neoadjuvanter Therapie ist in das Zentrum des Interesses gerückt, weil sich das histologische Ansprechen auf eine neoadjuvante Therapie als ein entscheidender prognostischer Parameter erwiesen hat. Bisher eingeführte klinische Methoden der Response-Bewertung wie Computertomografie, Endoskopie mit Biopsie und endoskopischer Ultraschall während oder nach neoadjuvanter Radiochemotherapie sind ungenau und prognostisch wenig aussagekräftig. Zwischen Tumor und Narbe einerseits sowie Tumor und postradiogenem Ödem andererseits kann oft nicht unterschieden werden.

FDG-PET Zusätzliche Informationen liefert die ^{18}F-Fluordeoxyglukose-Positronenemissionstomografie (FDG-PET). Die FDG-PET kann eine mikroskopische Residualerkrankung jedoch nicht ausschließen und das Ergebnis sollte deshalb zum Ausschluss eines Patienten von der Resektion nicht verwendet werden. Dagegen ist mittlerweile eindeutig, dass Patienten mit lokal fortgeschrittenen Ösophaguskarzinomen, die nicht auf eine neoadjuvante Therapie ansprechen, eine sehr schlechte Prognose nach Resektion aufweisen. Die beste therapeutische Strategie für die sog. Non-Responder ist bislang ungeklärt.

PET-basierte frühe Response-Evaluation Vielversprechend erscheinen insbesondere Daten der frühen metabolischen Response-Evaluation mittels FDG-PET. Der Abfall des sog. SUV-Werts (Standardized Uptake Value) 14 Tage nach Start einer neoadjuvanten Chemotherapie kann mit einer relativ hohen Genauigkeit das spätere histologische Ansprechen vorhersagen. Mittlerweile konnte in einer prospektiven Interventionsstudie bestätigt werden, dass Daten der frühen Response-Evaluation mittels FDG-PET zur Steuerung einer neoadjuvanten Therapie bei lokal fortgeschrittenen Adenokarzinomen des distalen Ösophagus genutzt werden können [31]. Die überzeugenden Ergebnisse zur PET-basierten Response-Evaluation während neoadjuvanter Chemotherapie konnten allerdings während neoadjuvanter Radiochemotherapie nicht bestätigt werden [59]. Die frühe metabolische Response-Evaluation während neoadjuvanter Therapie ist derzeit kein empfohlenes Standardverfahren. Die PET ist darüber hinaus kein vom Gemeinsamen Bundesausschuss empfohlenes diagnostisches Verfahren für Patienten mit Ösophaguskarzinom.

Definitive Radiochemotherapie

In randomisierten Studien und Metaanalysen zeigte sich die primäre, simultane Radiochemotherapie hinsichtlich der lokalen Tumorkontrolle, des rezidivfreien und des Gesamtüberlebens signifikant gegenüber einer alleinigen, konventionell fraktionierten Radiotherapie überlegen [27]. Es kann eine Verbesserung des 1-Jahres-Überlebens von ca. 9 % und des 2-Jahres-Überlebens von ca. 8 % bei lokal fortgeschrittenen Tumoren erreicht werden. Entscheidend ist, dass Chemotherapie und Radiotherapie simultan erfolgen. Bei sequenzieller Gabe konnten keine Vorteile gegenüber alleiniger Radiotherapie nachgewiesen werden.

Therapieregime Zur Frage der optimalen Gesamtdosierung einer Radiotherapie im Rahmen einer simultanen Therapie mit Cisplatin (75 mg/m^2 Tag 1) und 5-FU (1.000 mg/m^2 Tag 1–4, Wiederholung Woche 5) wurden 50,4 Gy mit 64,8 Gy verglichen [38]. Die hoch dosierte Radiotherapie (64,8 Gy) erwies sich gegenüber der niedrigeren Dosis (50,4 Gy) hinsichtlich der lokalen Tumorkontrolle, des Gesamtüberlebens und des rezidivfreien Überlebens nicht als überlegen. Hingegen nahmen die akuten Nebenwirkungen und therapieassoziierten Todesfälle bei erhöhter Strahlentherapiedosis signifikant zu. Somit gilt als Referenz das Dosierungsschema, das bereits 1992 als Ergebnis der Radiation-Therapy-Oncology-Group(RTOG-)-Studie 85–06 publiziert wurde: 50,4 Gy Strahlentherapie (einmal tägliche Fraktionierung 1,8–2,0 Gy) mit simultan Cisplatin 1 × 75 mg, 4 Zyklen, und 5-FU 4 × 1.000 mg, Woche 1 + 5 (simultan zur Radiochemotherapie) sowie Woche 9 + 13. An zahlreichen Zentren in Deutschland haben sich bei entsprechend kleinvolumiger Strahlenplanung dennoch höhere Dosierungen (oftmals 54–60 Gy) etabliert.

Nur bei absoluten Kontraindikationen gegen eine Chemotherapie sollte eine alleinige Radiotherapie gewählt werden. Die alleinige Radiotherapie ist nach Datenlage kein kurativ wirksames Behandlungsverfahren des Ösophaguskarzinoms.

Als Standard der definitiven Radiochemotherapie gelten eine Strahlentherapie mit 50,5 Gy und die simultane Gabe von Cisplatin und 5-FU.

Radiochemotherapie versus Resektion

Plattenepithelkarzinome In drei jüngeren Studien wurden die Ergebnisse einer definitiven Radiochemotherapie mit denen der neoadjuvanten Radiochemotherapie und nachfolgender Ösophagektomie bei Plattenepithelkarzinomen des Ösophagus verglichen. Zusammenfassend ist demnach bei lokal fortgeschrittenen Plattenepithelkarzinomen des Ösophagus ein Überlebensvorteil durch chirurgische Resektion gegenüber einer definitiven Radiochemotherapie nicht belegt. Die deutsche Multicenterstudie [55] zeigte jedoch eine deutliche Tendenz zugunsten eines besseren Gesamtüberlebens nach 3 Jahren von 24 % versus 31 % ($p = 0{,}02$) zugunsten der Resektion. Hinsichtlich der lokalen Tumorkontrolle bestand in allen randomisierten Studien ein signifikanter Vorteil zugunsten der Resektion. Somit sollte bis auf Weiteres bei lokal fortgeschrittenen potenziell resektablen Plattenepithelkarzinomen des Ösophagus die chirurgische Resektion angeboten werden, solange dagegen keine medizinischen Kontraindikationen bestehen.

Adenokarzinome Für Adenokarzinome des Ösophagus liegen nur wenige Daten zur Effizienz einer definitiven Radiochemotherapie vor und ein formaler Vergleich mit der chirurgischen Resektion erfolgte bislang nicht. Insofern bleibt in der Therapie potenziell R0-resektabler Adenokarzinome des Ösophagus die Resektion bis auf weiteres Standard.

Adjuvante/additive Therapie

Weder für die adjuvante Therapie (nach R0-Resektion) noch für die additive Therapie (nach R1-/R2-Resektion) konnte durch prospektive Studien mit Radiotherapie, Chemotherapie oder Radiochemotherapie ein Prognosegewinn für den Patienten mit Ösophaguskarzinom gezeigt werden. Der einzige Vorteil der postoperativen Bestrahlung lag in einer Studie in der Verbesserung der lokalen Tumorkontrolle im Mediastinum nach unvollständiger Tumorresektion. In zwei randomisierten Studien der Japanese Oncology Group zeigte die postoperative Chemotherapie weder im adjuvanten noch im additiven Modus einen signifikanten Prognosevorteil. Es besteht daher zum jetzigen Zeitpunkt weder beim Plattenepithelkarzinom noch beim Adenokarzinom der Speiseröhre eine gesicherte Indikation zur adjuvanten oder additiven postoperativen Bestrahlung oder Chemotherapie oder Radiochemotherapie.

6.6.12 Langzeitergebnisse für die Therapie des Ösophaguskarzinoms

Das entscheidende Kriterium bei der Chirurgie des Ösophaguskarzinoms ist das Erzielen einer Resektion ohne Residualtumor (R0-Resektion). Die Überlebenskurven zeigen, dass die meisten Patienten mit mikro- oder makroskopischem Tumorrest innerhalb von 2 Jahren versterben, während Patienten ohne Residualtumor eine 10-Jahres-Überlebensrate von 40 % aufweisen (➤ Abb. 6.25). Die Prognose für die Gesamtgruppe von Patienten mit Plattenepithelkarzinom liegt in den meisten Serien etwas niedriger, da diese fortgeschrittenere Tumorstadien aufweisen und durch Zweittumoren belastet sind. Der Residualtumorstatus ist außer bei Fernmetastasen und den meisten T4-Tumoren chirurgisch durch geeignete Resektionstechnik beeinflussbar. Es kann jedoch auch bei einer kleinen Patientengruppe mit T3-Tumoren ein Langzeitüberleben erreicht werden (➤ Abb. 6.26). Das schlüssigste Konzept zur Erzielung einer R0-Resektion ist die als Standardtherapieverfahren favorisierte transthorakale En-bloc-Ösophagektomie (s. o.). Genauso wie der T-Status ist der N-Status zwar vorgegeben; durch die Chirurgie ist jedoch die Ausdehnung der Lymphknotendissektion modifizierbar [44]. N0-Patienten haben eine signifikant bessere 5-Jahres-Überlebensrate als N+-Patienten (➤ Abb. 6.27). Das Überleben der N+-Patienten hängt jedoch von dem Prozentsatz bzw. der Zahl der befallenen Lymphknoten ab. Je kleiner dieser Prozentsatz durch adäquate Lymphadenektomie gehalten wird, desto günstiger ist die Prognose [44]. Die Ergebnisse der holländischen prospektiven randomisierten Studie unterstützen das Konzept der radikalen Ösophagektomie beim Adenokarzinom mit deutlich besseren 5-Jahres-Überlebensraten im Vergleich zur weniger radikalen transhiatalen Ösophagektomie [23], [40]. Bei der neoadjuvanten Radiochemotherapie fortgeschrittener Ösophaguskarzinome bleibt der Lymphknotenstatus der wesentliche Prognoseparameter neben dem Ansprechen auf die Induktionstherapie (➤ Abb. 6.28). Patienten mit cT3-Karzinomen mit guter Response haben nach den eigenen Daten eine 5-Jahres-Überlebensrate von ca. 50 %; diejenigen ohne Lymphknotenbefall und mit gutem Ansprechen weisen sogar eine 5-Jahres-Überlebensrate von ca. 70 % auf.

6.6.13 Palliative Therapie

Patienten mit nicht resektablem Ösophaguskarzinom oder Fernmetastasen werden in der Regel durch definitive Radio-

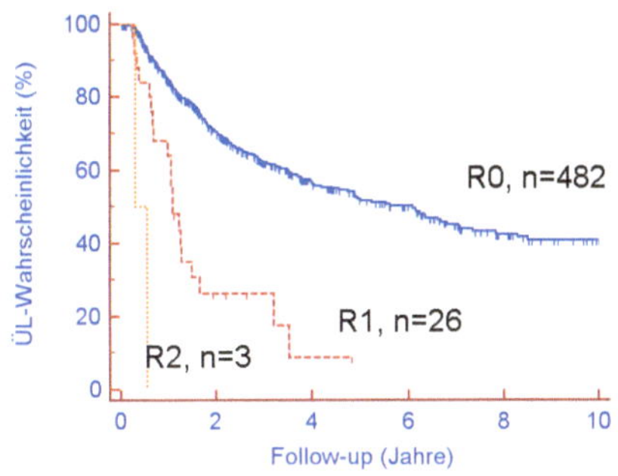

Abb. 6.25 Überlebenskurven von Patienten mit reseziertem Ösophaguskarzinom in Abhängigkeit vom Residualtumorstatus. Daten: Ösophagektomie ohne Vorbehandlung 1996–2013, N= 522. [M892]

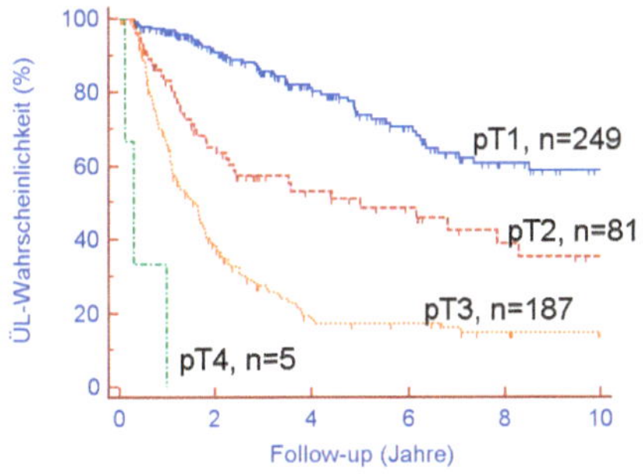

Abb. 6.26 Überlebenskurven von Patienten mit reseziertem Ösophaguskarzinom in Abhängigkeit von der pT-Kategorie. Daten: Ösophagektomie ohne Vorbehandlung 1996–2013, N= 522. [M892]

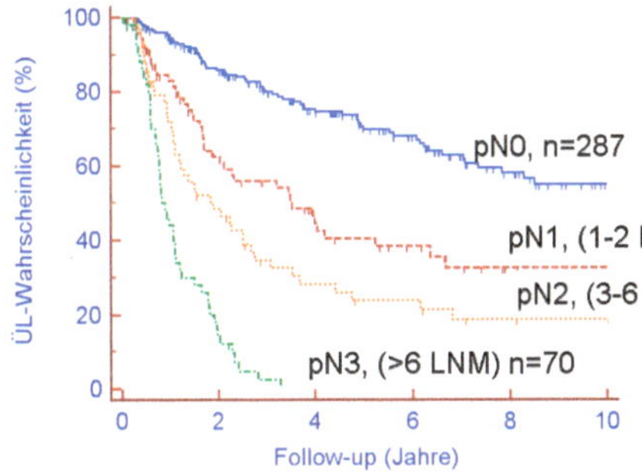

Abb. 6.27 Überlebenskurven von Patienten mit reseziertem Ösophaguskarzinom in Abhängigkeit von der pN-Kategorie (LNM = Lymphknotenmetastasen). Daten: Ösophagektomie ohne Vorbehandlung 1996–2013, N= 522. [M892]

chemotherapie behandelt. Die Dysphagie dieser Patienten sollte zusätzlich endoskopisch therapiert werden, um die Schluckfunktion und orale Nahrungszufuhr so lange wie möglich zu erhalten. Die gleiche Situation findet sich bei Patienten mit Lokalrezidiven nach operiertem Ösophaguskarzinom oder primär erfolgreicher Radiochemotherapie. Das erste Ziel der endoskopischen palliativen Behandlung ist die Reduktion der Dysphagie. Verschiedene endoskopische Methoden sind dazu verfügbar.

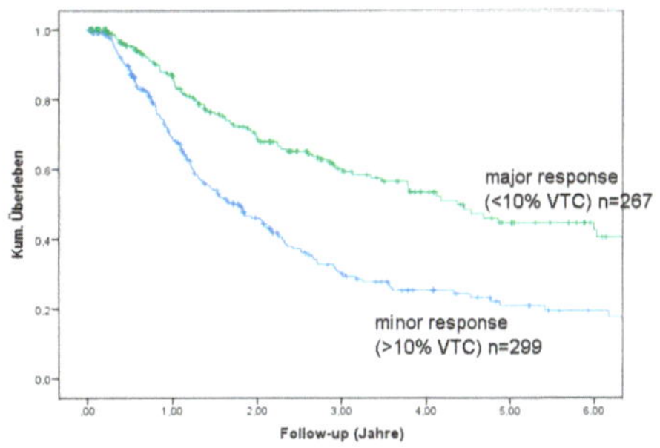

Abb. 6.28 Überlebenskurven von Patienten mit neoadjuvanter Radiochemotherapie bei Plattenepithelkarzinom oder Adenokarzinom des Ösophagus und gutem (major response) bzw. schlechtem (minor response) Ansprechen (VTC = vitale Tumorzellen). Daten: cT3-Karzinome 1997 bis 2013, N= 566. [M892]

Ösophagus-Stent

Die einfachste Maßnahme ist die endoskopische Bougierung, die jedoch aufgrund des nur kurzen Therapieeffekts eher als vorbereitende Maßnahme für die Platzierung einer Ernährungsfistel (PEG-Sonde), einer thermischen Ablation oder einer Stent-Implantation erachtet werden muss. Während früher vorwiegend konventionelle **Plastik-Stents** verwendet wurden, sind heute **selbstexpandierende Metall-Stents** die Methode der Wahl zur endoskopischen Behandlung maligner Ösophagusstenosen. Der Vorteil dieser Metall-Stents im Vergleich zu den sehr viel billigeren Plastik-Stents ist die einfache Applikation ohne präliminäre Dilatation der Stenose. Zusätzliche Vorteile sind der einfache Ersatz nach Dislokation und die Möglichkeit, den Stent zumindest innerhalb einer gewissen Zeiteinheit komplett zu entfernen. Insgesamt sind Reinterventionen nach selbstexpandierenden Metall-Stents maligner Stenosen selten. Diese Stents haben damit die Notwendigkeit wiederholter Bougierungen mit der Gefahr der Tumorperforation deutlich reduziert. Einige Autoren benutzen aus Kostengründen weiterhin Plastik-Stents. Dieses ist kombiniert mit der Notwendigkeit der schrittweisen Dilatation der Stenose vor der Stent-Implantation. Die selbstexpandierenden Metall-Stents haben zwar höhere Kosten, aber wenn die Indikation gut ist, besteht der große Vorteil der sofortigen Reduktion der Dysphagie ohne Notwendigkeit von Reinterventionen.

Die Applikation der Stents ist bei hohen zervikalen Stenosen limitiert, da eine Stent-Platzierung durch den oberen Ösophagussphinkter zu einer hohen Aspirationsgefahr führt. Stents durch den gastroösophagealen Übergang haben eine höhere Tendenz zur Dislokation, wenn sie nicht fest genug im Tumor verankert sind.

Eine besondere Herausforderung ist das Vorhandensein einer **ösophagobronchialen Fistel** im Falle eines sehr fortgeschrittenen Ösophaguskarzinoms. Diese Komplikation tritt meist nach palliativer Radiotherapie auf und führt zur chronischen Aspiration und konsekutiven Entwicklung von Pneumonien. Die entsprechenden Symptome dieser sehr ungünstigen Situation sind Dysphagie und Dyspnoe. Eine chirurgische Therapie ist bei diesen sehr fortgeschrittenen Tumoren nicht indiziert, da die Trachea nicht reseziert und ersetzt werden kann. Daher stellt die endoskopische interventionelle Therapie mit Stent-Implantation die Methode der Wahl dar. Die meisten dieser Fisteln können durch die Implantation eines alleinigen Ösophagus-Stents verschlossen werden. In ca. 15 % der ösophagotrachealen Fisteln wird die zusätzliche Implantation eines trachealen oder bronchialen Stents im Verlauf der Erkrankung notwendig. In nur wenigen Fällen ist die primäre simultane Implantation eines Tracheal-Stents und eines Ösophagus-Stents erforderlich. Dieses ist insbesondere in den Fällen notwendig, in denen ein selbstexpandierender Ösophagus-Stent zu einer Kompression und konsekutiven Stenose des Lumens der Trachea oder des Bronchus führt. Weiterhin ist ein solches **Doppel-Stenting** erforderlich, wenn ein großer Anteil der tracheobronchialen Wand zerstört ist. Nach kombinierter Stent-Implantation in den Ösophagus und das tracheobronchiale System konnten Überlebensraten von ca. 2–3 Monaten erreicht werden. Schwere Symptome wie Stridor, Aspiration und Pneumonie lassen sich dadurch effektiv behandeln.

Endoluminale Therapie

Laser, Argon-Beamer Vor der Entwicklung selbstexpandierender Ösophagus-Stents war die endoluminale Lasertherapie eine andere gute Option zur endoskopischen Palliation. Für dieses Verfahren wird ein Laserkatheter durch den Arbeitskanal des Endoskops in die maligne Stenose eingeführt und der polypöse Tumoranteil wird durch Laserapplikation sukzessive reseziert. Meist sind wiederholte Sitzungen erforderlich, um die Stenose wirklich deutlich zu verkleinern und eine Symptomverbesserung zu erreichen. Trotzdem können Tumorperforationen, Fisteln und Blutungen während der Lasertherapie auftreten. Weiterhin muss die Applikation oft wiederholt werden, um einen ausreichenden Durchmesser des Lumens für die Nahrungspassage zu erreichen. Heute ist die endoskopische Tumorablation mit Laser meist durch die **Argonplasmakoagulation** ersetzt worden. Die Vorteile dieser Methode sind die einfache Anwendung ohne wesentliche Sicherheitsvorkehrungen im Vergleich zur Lasertherapie. Weiterhin sind die Komplikationsraten geringer wegen der besseren Kontrolle des Effektes des Argongases auf die Ösophaguswand. Ein Nachteil ist jedoch die **hohe Rate an Reinterventionen,** v. a. bei langstreckigen Tumorstenosen.

Photodynamische Therapie Die photodynamische Therapie basiert auf der Aktivierung des Laserlichts und induziert freie Sauerstoffradikale, die die malignen Zellen zerstören. Der Vorteil dieser Methode ist der Effekt auf ein großes Areal. Die Nachteile sind jedoch postinterventionelle Komplikationen wie **Strikturen** oder Fisteln.

Brachytherapie Eine andere Option für eine gute Palliation ist die Applikation einer endoluminalen Brachytherapie. Mehr als die Hälfte der so behandelten Patienten hat einen Benefit durch diese Methode bezüglich der **Verringerung der Dysphagiesymptome** über eine Periode von 10 Monaten. Die Kombination einer endoluminalen Brachytherapie mit einer externen Bestrahlung hat dagegen keine Vorteile hinsichtlich des Langzeitüberlebens gezeigt. Die beschriebenen Methoden werden oft kombiniert, um die Ergebnisse der palliativen Rekanalisation maligner Stenosen zu verbessern. Die Kombination von Laser und Argon-Beamer mit einer zusätzlichen Brachytherapie scheint die Rate der Reinterventionen im Vergleich zur alleinigen Lasertherapie zu reduzieren.

6.6.14 Nachsorge

Die Nachsorge ist von besonderer Bedeutung bei der endoskopischen Therapie von Mukosakarzinomen. Bei engmaschiger endoskopischer Kontrolle können Rezidive wiederum im Mukosastadium oder im Stadium der hochgradigen Neoplasie entdeckt und durch endoskopische Resektion behandelt werden. Dieses Vorgehen ist v. a. bei der Überwachung des Barrett-Ösophagus von besonderer Bedeutung.

Bei einem Lokalrezidiv nach Operation eines fortgeschrittenen Tumors im Bereich der Anastomose oder in mediastinalen Lymphknoten besteht in der Regel keine Indikation zur erneuten Operation. In diesem Fall stellt die Radiochemotherapie das Verfahren der Wahl dar. Gleichzeitig sollten die oben genannten palliativen endoskopischen Möglichkeiten ausgeschöpft werden. Diese sind in gleicher Weise die einzige Option bei einem Rezidiv nach definitiver Radiochemotherapie. Nur in Einzelfällen kommt dann noch eine Ösophagektomie infrage.

Die allgemeinen Nachsorgeempfehlungen nach Operation eines Ösophaguskarzinoms umfassen innerhalb des ersten Jahres Kontrolluntersuchungen alle drei Monate, im zweiten Jahr halbjährliche und ab dem dritten Jahr jährliche Kontrollen. Diese Untersuchungen umfassen Anamneseerhebung, klinische Untersuchung, Bestimmung von Tumormarkern, Ultraschall und Röntgen-Aufnahmen des Thorax sowie halbjährlich bis jährlich eine Ösophagogastroduodenoskopie und eine CT.

LITERATUR

[1] Abou-Jawde JM, Mekhail T, Adelstein DJ et al. Impact of induction concurrent chemoradiotherapy on pulmonary function and postoperative acute respiratory complications in esophageal cancer. Chest 2005; 128: 250–256.

[1a] Allen MS. Treatment of epiphrenic diverticular. Semin Thorac Cardiovasc Surg 1999; 11:358–362.

[2] Arnott SJ, Duncan W, Gignoux M et al. Preoperative radiotherapy for esophageal carcinoma. Cochrane Database Syst Rev. 2000; (4): CD001799.

[3] Blazeby JM, Sandford E, Falk SJ et al. Health-related quality of life during neoadjuvant treatment and surgery for localized esophageal carcinoma. Cancer 2004; 103: 1.791–1.798.

[4] Bollschweiler E, Schröder W, Hölscher AH, Siewert JR: Preoperative risk analysis in patients with adenocarcinoma or squamous cell carcinoma of the oesophagus. Br J Surg 2000; 87: 1.106–1.110.

[5] Bollschweiler E, Metzger R, Drebber U, Hölscher AH. Histological type of esophageal cancer might affect response to neoadjuvant radiochemotherapy and subsequent prognosis. Ann Oncol. 2009 Feb; 20(2): 231–238.

[6] Bollschweiler E, Wolfgarten E, Gutschow C, Hölscher AH. Demographic variations in the rising incidence of esophageal adenocarcinoma in white males. Cancer 2001; 92: 549–555.

[7] Brombart M. Le diverticule phayngooesophagienne de Zenker. Consideration Pathogenetic, J Belg Radiol 1953; 76: 128.

[8] Chami Z, Fabre JM, Navarro F, Domergue J. Abdominal laparoscopic approach for thoracic epiphrenic diverticulum. Surg Endosc 1999; 13: 164–165.

[9] Eckardt VF, Gockel I, Bernhard G. Pneumatic dilation for achalasia: late results of a prospective follow-up investigation. Gut 2004; 53: 629–633.

[10] Ell C, May A, Gossner L et al. Kurative endoskopische Therapie früher Adenokarzinome der Speiseröhre. Dtsch Ärztebl 2003; 100: A1438–A1448.

[11] Farhat S, Chaussade S, Ponchon T, Coumaros D et al. Endoscopic submucosal dissection in a European setting. A multi-institutional report of a technique in development. Endoscopy. 2011; 43(8): 664–670.

[12] Fiorica F, Di Bona D, Schepis F. Preoperative chemoradiotherapy for oesophageal cancer: a systematic review and meta-analysis. Gut. 2004; 53(7): 925–930.

[13] Gebski V, Burmeister B, Smithers BM et al. Survival benefits from neoadjuvant chemoradiotherapy or chemotherapy in oesophageal carcinoma: a meta-analysis. Lancet Oncol. 2007; 8(3): 226–234.

[14] Gockel I, Junginger T, Bernhard G, Eckardt VF. Heller myotomy for failed pneumatic dilation in achalasia. How effective is it? Ann Surg 2004; 239: 371–377.

[15] Greer SE, Goodney PP, Sutton JE, Birkmeyer JD. Neoadjuvant chemoradiotherapy for esophageal carcinoma: a meta-analysis. Surgery 2005; 137(2): 172–177.

[16] Gutschow C, Hamoir M, Rambeaux P et al. Management of pharyngoesophageal (Zenker's) diverticulum: which technique? Ann Thorac Surg 2002; 74(5): 1.677–1.682.

[17] Gutschow C, Schröder W, Wolfgarten E, Hölscher AH. Operation nach Merendino mit Vaguserhaltung beim Frühkarzinom des gastroösophagealen Übergangs. Zentralbl Chir 2004; 129: 276–281.

[18] Hölscher AH, Dittler HJ, Siewert JR. Staging of squamous esophageal cancer: accuracy and value. World J Surg 1994; 18: 312–320.

[19] Hölscher AH, Schröder W, Bollschweiler E et al. Wie sicher ist die hoch intrathorakale Ösophagogastrostomie? Chirurg 2003; 74: 726–733.

[20] Hölscher AH, Metzger R, Brabender J et al. High-volume centers – effect of case load on outcome in cancer surgery. Onkologie 2004; 27: 412–416.

[21] Hölscher AH, Bollschweiler E, Schröder W et al. Prognostic impact of upper, middle and lower third mucosal or submucosal infiltration in early esophageal cancer. Ann Surg 2011; 254: 802–807.

[22] Hölscher AH, Schneider PM, Gutschow C, Schröder W. Laparoscopic ischemic conditioning of the stomach for esophageal replacement. Ann Surg 2007; 245(2): 241–246.

[23] Hulscher JBF, Van Sandick JW, De Beure AGEM, van Lanschot J. Extended transthoracic resection compared with limited transhiatal resection for adenocarcinoma of the esophagus. N Engl J Med 2002; 347:1.662–1.669.

[24] Inoue H, Minami H, Kobayashi Y. Peroral endoscopic myotomy (POEM) for esophageal achalasia. Endoscopy 2010; 42(4): 265–271.

[25] Kelsen DP, Ginsberg R, Pajak TF et al. Chemotherapy followed by surgery compared with surgery alone for localized. esophageal cancer. N Engl J Med 1998; 339: 1.979–1.984.

[26] Khushalani NI, Leichman CG, Proulx G et al. Oxiplatin in combination with protracted-infusion fluorouracil and radiation: report of a clinical trial for patients with esophageal cancer. J Clin Oncol 2002; 20: 2.844–2.850.

[27] Kleinberg L, Gibson MK, Forastiere AA. Chemoradiotherapy for localized esophageal cancer: regime selection and molecular mechanisms of radiosensitization. Nat Clin Pract Oncol 2007; 4: 282–294.

[28] Lagergren JL, Bergstrom R, Lindgren A, Nyren. Symptomatic gastroesophageal reflux as a risk factor for esophageal adenocarcinoma. N Engl J Med 1999; 340: 825–831.

[29] Leers JM, Schröder W, Vivaldi C, Gutschow C, Schäfer H, Hölscher AH. Präoperative Koloskopie vor Magenhochzug. Chirurg 2004; 75: 1.210–1.214.

[30] Leers JM, Bollschweiler E, Hölscher AH. Refluxanamnese von Patienten mit Adenokarzinom der Speiseröhre. Z Gastroenterol 2005; 43: 275–280.

[31] Lordick F, Ott K, Krause BJ et al. Use of PET to assess early metabolic response and guide treatment of locally advanced adenocarcinoma of the oesophagus and oesophagogastric junction: a feasability study. Lancet Oncol 2007; 8:797–805.

[32] Lorenzen S, Brücher B, Zimmermann F et al. Neoadjuvant continuous infusion of weekly 5-fluorouracil and escalating doses of oxaliplatin plus concurrent radiation in locally advanced oesophageal squamous cell carcinoma: results of a phase I/II trial. Br J Cancer 2008; 99: 1.020–1.026.

[33] Lorenzen S, Duyster J, Lersch C et al. Capecitabine plus docetaxel every three weeks in first- and second-line metastatic oesophageal cancer: final results of a phase II trial. Brit J Cancer 2005; 92: 2.129–2.133.

[34] Luketich JD, Alvelo-Rivera M, Buenaventura PO et al. Minimally invasive esophagectomy. Outcomes in 222 patients. Ann Surg 2003; 238: 486–495.

[35] Malthaner R, Fenlon D. Preoperative chemotherapy for resectable thoracic esophageal cancer. Cochrane Database Syst Rev. 2003;(4): CD001556.

[36] May A, Gunter E, Roth F, Gossner L, Ell C. Accuracy of Staging in early esophageal cancer using high resolution endoscopy and high resolution endosonography: a comparative, prospective and blinded trial. Gut 2004; 53: 634–640.

[37] Medical Research Council Oesophageal Cancer Working Party. Surgical resection with or without preoperative chemotherapy

in esophageal cancer: a randomized controlled trial. Lancet 2002; 359: 1.727–1.733.
[38] Minsky B, Pajak TF, Ginsberg RJ et al. INT 0123 (Radiation Therapy Oncology Group 94–05) Phase III trial of combined-modality therapy for esophageal cancer: high-dose versus standard-dose radiation therapy. J clin Oncol 2002; 20: 1.151–1.153.
[39] Mönig SP, Schröder W, Baldis SE, Hölscher AM. Preoperative lymphnode staging in gastrointestinal cancer – correlation between size and tumor stage. Onkologie 2002; 25: 342–344.
[40] Omloo JMT, Lagarde SM, Hulscher JBF, et al. Extended transthoracic resection compared with limited transhiatal resection for adenocarcinoma of the mid/distal esophagus: five-year survival of a randomized clinical trial. Ann Surg 2007; 246(6): 992–1.000; discussion 1.000–1.001.
[41] Pandolfino JE. Uncovering hidden information in achalasia using esophageal pressure topography. Gastroenterology 2013; 144(4): 681–684.
[41a] Pandolfino JE et al. Achalasia: a new clinically relevant classification by high-resolution manometry. Gastroenterology 2008; 135(5): 1.526–1.533.
[42] Pech O. Bollschweiler E, Hölscher AH, Ell C. Comparison between endoscopic and surgical resection of mucosal esophageal adenocarcinoma in Barrett's esophagus at two high-volume centers. Ann Surg 2011; 254: 67–72.
[43] Peracchia A, Bonavina L, Narne S et al. G. Minimal invasive surgery for Zenker diverticulum: Analysis of results in 95 consecutive patients. Arch Surg 1999; 133: 695–700.
[44] Peyre CG, Hagen JA, DeMeester SR, Hölscher AH. The number of lymph nodes removed predicts survival in esophageal cancer: an international study on the impact of extent of surgical resection. Ann Surg 2008; 248(4): 549–556.
[45] Richards WO, Torquati A, Holzman MD et al. Heller myotomy versus Heller myotomy with Dor fundoplication for achalasia. A prospective randomized double-blind clinical trial. Ann Surg 2004; 240: 405–415.
[46] Ronellenfitsch U, Schwarzbach M, Hofheinz R et al. Perioperative chemo(radio)therapy versus primary surgery for resectable adenocarcinomna of the stomach, gastroesophageal junction, and lower esophagus (Review). Cochrane Database Syst Rev 2013; (5): CD008107.
[47] Rosemurgy A, Villadolid D, Thometz D et al. Laparoscopic Heller myotomy provides durable relief from achalasia and salvages failures after botox or dilation. Ann Surg 2005; 24: 725–735.
[48] Ruol A, Rizzetto C, Castoro C. Interval between neoadjuvant chemoradiotherapy and surgery for squamous cell carcinoma of the thoracic esophagus: does delayed surgery have an impact on outcome? Ann Surg 2010; 252(5):788–796.
[49] Schneider PM, Hölscher AH et al. Histomorphologic tumor regression and lymph node metastases determine prognosis following neoadjuvant radiochemotherapy for esophageal cancer: Implications for response classification. Ann Surg 2005; 242: 684–692.
[50] Schröder W, Baldus SE, Mönig SP, Hölscher AM. Lymphnode staging of esophageal squamous cell carcinoms in patients with and without neoadjuvant radiochemotherapy: histomorphologic analysis. World J Surg 2002; 26: 584–587.
[50a] Schröder W, Hölscher AH et al. Ivor-Lewis esophagectomy with and without laparoscopic conditioning of the gastric conduit. Word J Surg 2010; 34(4): 738–743.
[51] Schröder W, Bollschweiler E, Kossow C et al. Preoperative risk analysis – a reliable predictor of postoperative outcome after transthoracic esophagectomy? Langenbecks Arch Surg 2006; 391:455–460.
[52] Siewert JR, Hölscher AH, Becker K, Gössner W. Kardiakarzinom. Versuch einer therapeutisch relevanten Klassifikation. Chirurg 1987; 58: 25–32.
[53] Siewert JR, Hölscher AH. Eingriffe bei gutartigen Ösophaguserkrankungen. Eingriffe beim Ösophaguskarzinom und Eingriffe beim Adenokarzinom des gastroösophagealen Übergangs. In: Gschnitzer F, Kern E, Schweiberer L (Hrsg.): Breitner: Chirurgische Operationslehre, 2. A., Band IV: Siewert JR (Hrsg.): Chirurgie des Abdomens 2, S. 9–119. München, Baltimore; Urban & Schwarzenberg; 1994.
[54] Sjoquist KM, Burmeister BH, Smithers BM, et al. Survival after neoadjuvant chemotherapy or chemoradiotherapy for resectable oesophageal carcinoma: an updated meta-analysis. Lancet Oncol.2011;12(7):681–92.
[55] Stahl M, Stuschke M, Lehmann N et al. Chemoradiation with and without surgery in patients with locally advanced squamous cell carcinoma of the esophagus. J Clin Oncol 2005; 23: 2.310–2.317.
[56] Stahl M, Walz MK, Stuschke M, Lehmann N et al. Phase III comparison of preoperative chemotherapy compared with chemoradiotherapy in patients with locally advanced adenocarcinoma of the esophagogastric junction. J Clin Oncol. 2009;27(6): 851–856.
[57] Urschel JD, Vasan H, Blewett CJ. A meta-analysis of randomized controlled trials that compared neoadjuvant chemoradiation and surgery to surgery alone for resectable esophageal cancer. Am J Surg 2003; 185(6): 538–543.
[58] Urschel JD, Vasan H, Blewett. A meta-analysis of randomized controlled trials that compared neoadjuvant chemotherapy and surgery to surgery alone for resectable esophageal cancer. Am J Surg 2002; 183(3): 274–279.
[59] Vallböhmer D, Hölscher AH, Dietlein M et al. (18F)Fluorodeoxyglucose-positron emission tomography for the assessment of histopathologic response and prognosis after completion of neoadjuvant chemoradiation in esophageal cancer. Ann Surg 2009; 250: 888–894.
[60] van Hagen P, Hulshof MC, van Lanschot JJ et al. Preoperative chemoradiotherapy for esophageal or junctional cancer. N Engl J Med 2012; 366(22): 2.074–2.084.
[61] Vieth M, Ell C, Gossner L, Hay A, Stolte M. Histological analysis of endoscopic resection specimens from 326 patients with Barrett's esophagus on early neoplasia. Endoscopy 2004; 36: 776–781.
[62] Wittekind CH, Meyer HJ (Hrsg). TNM Klassifikation maligner Tumoren. 7. Aufl. Weinheim; Wiley-VCH; 2010.

KAPITEL

7

Peter M. Markus und Heinz Becker †

Zwerchfell und Reflux

7.1 Zwerchfellhernien

7.1.1 Definitionen – Ätiologie

Zwerchfellhernien sind Durchtrittspforten für abdominothorakale Organverlagerungen durch angeborene oder erworbene Lücken im Zwerchfell (➤ Abb. 7.1). Sie finden sich bevorzugt links und richten sich entsprechend dem Druckgefälle aus. Man unterscheidet echte **Hernien** von einem Organprolaps, bei dem ein Bruchsack aus Peritoneum fehlt. Der Prolaps entsteht meist traumatisch im Rahmen der Zwerchfellruptur, während sich die Prädilektionsstellen und die Seitenbevorzugung der echten Hernien aus der Entwicklungsgeschichte des Zwerchfells erklären. Bevorzugte kongenitale Schwachstellen des Zwerchfells sind das Trigonum sternocostale (rechts = Morgagni-Hernie; links = Larrey-Hernie) und das linksseitige Trigonum lumbocostale (Bochdalek-Hernie). Angeborene Defekte sind selten und finden sich vornehmlich im Centrum tendineum, die Extremform ist die totale Zwerchfellaplasie. Differenzialdiagnostisch muss eine sog. Relaxatio diaphragmatica unterschieden werden.

7.1.2 Klinik – Diagnostik

Die **Symptomatik** ist relativ unspezifisch und je nach Form und Ausmaß der Organverlagerung von unterschiedlicher Ausprägung. Bei einer relativ kleinen Bruchlücke können Einklemmungsbeschwerden vorherrschen, ausgeprägte Organverlagerungen bedingen neben jeweils organspezifischen Beschwerden teilweise erhebliche kardiorespiratorische Probleme. Bei der **klinischen Untersuchung** einschließlich der **Auskultation** können eine gedämpfte thorakale Perkussion und eine Auskultation von Magen-bzw. Darmgeräuschen erste Hinweise auf eine Zwerchfellhernie geben.

Die **Sonografie** des Abdomes und des Thorax kann Hinweise für eine Verlegung intraabdominaler Organe nach thorakal geben. Sie ist bei abdominalem Trauma und V. a. traumatische Zwerchfellruptur schon zum Ausschluss begleitender Organverletzung indiziert.

In der **Röntgenübersicht des Thorax** lässt ein thorakaler Weichteilschatten oder die Darstellung von Sekretspiegeln oder Darmgasen retro- oder parasternal die Verlagerung der Bauchorgane und damit den Zwerchfellbruch vermuten. In der **CT** (ggf. MRT) des Oberbauchs mit oraler Kontrastmittelgabe können auch kleinere Hernien detektiert werden. Im Falle einer traumatischen Zwerchfellruptur gelingt es in der CT des Oberbauchs, sowohl die Bruchlücke als auch einen Vorfall intraabdominaler Organe (meist Magen, Milz oder Darm) in den Thorax darzustellen (➤ Abb. 7.2).

Die **Ösophagogastroduodenoskopie** ist Routine in der Abklärung von Beschwerden des oberen Gastrointestinaltrakts. Sie hat keine Relevanz in der Diagnostik der seltenen kongenitalen Hernien. Ihre Domäne hat sie in der Diagnostik der axialen und paraösophagealen Hernien (➤ Kap. 7.2.3).

7.1.3 Indikation zur Operation

Die Verlagerung der Bauchorgane in den Brustraum stellt prinzipiell eine Operationsindikation dar. Die Dringlichkeit des Eingriffs richtet sich nach der Klinik.

Hernienreposition und -reparation können elektiv geplant werden, während Einklemmungserscheinungen und wesentliche kardiopulmonale Symptome als Folge einer Verdrängung der Mediastinalorgane die sofortige Operation erfordern.

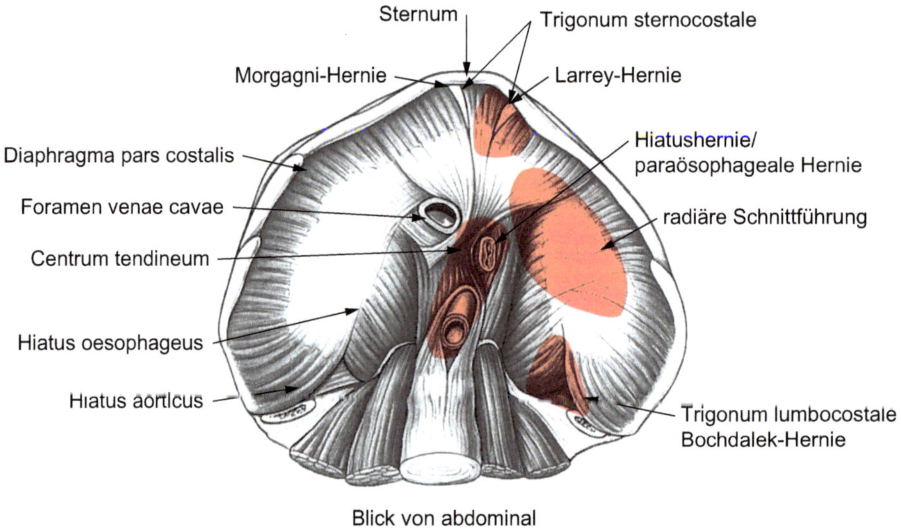

Abb. 7.1 Typische hiatale und extrahiatale Bruchpforten und Lücken des Zwerchfells, Blick von abdominal. [L123]

Der Organprolaps ist meist Folge eines stumpfen Bauchtraumas und stellt in der Regel ebenfalls eine Operationsindikation dar. Die Versorgung erfolgt je nach Symptomatik primär oder zweizeitig nach stabilem Initialverlauf.

7.1.4 Operative Therapie

Gegenüber der transthorakalen Operation wird der transabdominale Eingriff weitaus häufiger angewandt und heute bevorzugt. Trotz guter Vaskularisation ist der funktionelle Erfolg der Zwerchfellnaht wesentlich von der Schnittführung abhängig. Zu bevorzugen sind radiäre Schnittführungen, natürlich unter Schonung der Aufzweigungen des N. phrenicus. Ziele des Eingriffs sind die Reposition des Bruchinhalts und der Verschluss der Bruchlücke.

Operationsvorbereitung

Der Eingriff erfolgt in Intubationsnarkose. In Abhängigkeit von der Größe des Befundes wird ein laparoskopisches oder offenes Vorgehen gewählt. Standardzugang zur Bauchhöhle wäre dann die mediane, alternativ die quere Oberbauchlaparotomie. Bei thorakalem Zugang wird die Thorakotomie im 6.–7. Interkostalraum (ICR) in 90-Grad- oder 45-Grad-Seitenlage vorgenommen.

Spezielle Operationstechnik

Die Zwerchfellhernie erfordert die Reposition des Bruchinhalts in den Bauchraum und den Verschluss der Zwerchfellbruchlücke. Meist gelingt der direkte Verschluss der Zwerchfelllücke. Falls nicht, muss der Defekt mit Fremdmaterial – z. B. einem Polypropylennetz – gedeckt werden. Als Nahtmaterial empfiehlt sich bevorzugt ein nichtresorbierbarer Faden (z. B. 2/0 Prolene® oder Ethibond® der Stärke 0 oder 1/0 beim laparoskopischen Vorgehen).

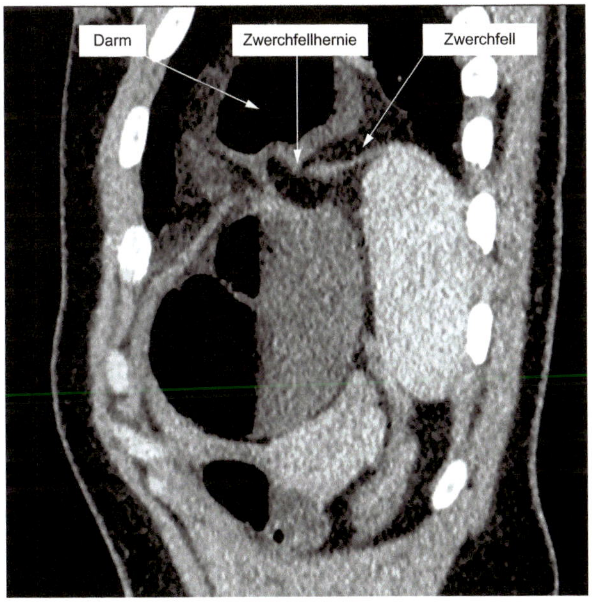

Abb. 7.2 CT-Diagnostik inkarzerierte Zwerchfellhernie sagittal. [T455]

Komplikationen

Ein Nahtbruch am Zwerchfell ist nur bei zu großer Spannung zu erwarten. Nach unsachgemäßer Schnittführung kann eine Phrenikusparese mit konsekutivem Zwerchfellhochstand auf der betroffenden Seite resultieren. Nicht selten kommt es zu pulmonalen Komplikationen (Pneumothorax, Atelektase). Nach lang andauerndem Enterothorax kann die Lunge im Druckbereich atelektatisch sein, was eine vorsichtige CPAP-Behandlung (Continuous Positive Airway Pressure) und im Einzelfall die Nachbeatmung erfordern kann.

Postoperative Behandlung

Wesentlich sind die intensive Atemgymnastik mit intermittierender CPAP-Behandlung und die broncholytische Therapie.

7.2 Hiatushernien

7.2.1 Definition

Die Hiatushernie ist eine Verlagerung der Kardia und eventuell weiterer Magenabschnitte durch den Hiatus oesophageus in den Brustraum. Sie ist die häufigste Form der Zwerchfellhernien (90 %). Begünstigend für eine hiatale Bruchbildung sind einerseits Bindegewebsschwächen des Bandapparates am ösophagogastralen Übergang im Alter und andererseits Erhöhungen des abdominothorakalen Druckgefälles, z. B. bei Adipositas und Schwangerschaft. In 80 % findet man als Bruchlücke einen sog. Hiatus communis, eine kongenitale Fehlbildung mit gleichzeitigem Durchtritt von Ösophagus und Aorta.

7.2.2 Einteilung – Klinik

Es werden drei Formen der Hiatushernie unterschieden:

- Die **axiale Hiatushernie (Typ I)** ist mit 80 % die häufigste Form und geht mit einem Gleiten der Kardia in den Mediastinalraum einher. Durch Störung der Kompetenz des unteren Ösophagussphinkters kommt es in bis zu 20 % zu einer gastroösophagealen Refluxkrankheit (➤ Kap. 7.3).

Ungefähr 70 % der Patienten bleiben asymptomatisch, 10 % entwickeln durch mechanische Reizung retrosternale Schmerzen und Druckgefühl.

- **Paraösophageale Hiatushernie (Typ II)**. Bei konstanter anatomischer Lage der Kardia unterhalb des Zwerchfells sind Magenanteile, meist der Magenfundus, in den Mediastinalraum verlagert. Im Gegensatz zur axialen Hernie ist die paraösophageale Hernie komplett mit einem Bruchsack überzogen.
- Die Extremform ist der „**Upside-down**"**-Magen.** Hier liegt der komplette Magen in einem großen, mediastinalen Bruchsack. Im Ausnahmefall sind auch Netz, Milz oder Darmanteile in den Mediastinalraum verlagert.
- **Mischformen (Typ III)**: Die gemischte Hiatushernie ist weitaus häufiger anzutreffen als die rein paraösophageale Form und setzt sich aus einer axialen und paraösophagealen Komponente zusammen. Dabei ist die Kardia mit in den Brustraum verlagert. Die Symptomatik der paraösophagealen Hernien und der Mischformen ist vielfältig und kann durch das symptomarme Bild der schleichenden Blutungsanämie, aber auch durch Passagestörungen mit Völlegefühl und Dysphagie beherrscht werden. Selten liegen Begleitulzera vor, die entsprechende Beschwerden hervorrufen können. Ausgeprägte Formen verursachen durch Verdrängung kardiopulmonale Symptome, die sehr leicht verkannt werden. Durch gelegentliche Mitverlagerung von Darm oder Netzanteilen in den Brustraum sind Strangulationen und Inkarzerationen bis hin zum Vollbild des Ileus möglich (➤ Abb. 7.3).

7.2.3 Diagnostik

Verlagerungen des Magens in den Mediastinalraum werden oft initial im Leerbild des **Thorax p.-a.** durch Projektion einer Luftblase mit Spiegel auf den Herzschatten vermutet. Erst die Kontrastmitteldarstellung gibt Aufschluss über Form und Ausmaß der Hernie. Ob eine Hiatushernie bei Patienten mit einer Refluxkrankheit allerdings eine ätiologische und therapeutische Relevanz hat, besagt diese Untersuchung nicht. Die **Ösophagogastroduodenoskopie** ist essenzieller Bestandteil der Abklärung, da sie einerseits die Diagnose stellt und andererseits wesentliche Hinweise auf begleitende morphologische und funktionelle Erkrankungen gibt. Sie erlaubt ferner makroskopisch und histologisch die Präzisierung und Differenzierung von Veränderungen wie z. B. bei der Refluxkrankheit.

Im Falle einer paraösophagelen Hernie oder Mischhernie kann die **CT mit oralem Kontrastmittel** Aufschluss über das Ausmaß des Defekts, über den Inhalt und mögliche Komplikationen wie Ileus oder Inkarzeration geben.

7.2.4 Indikation zur Operation

Die Indikation zur Operation einer axialen Hiatushernie ohne begleitende Refluxkrankheit wird nur im Ausnahmefall gestellt. Sie wäre bei retrosternalen Schmerzen und Druckgefühl im Oberbauch durch lokale Dehnung und Kompression der umliegenden Strukturen (z. B. des Herzbeutels) gegeben. Ist die Hiatushernie mit einer schwergradigen Refluxeerkankung vergesellschaftet, ist die Operation (➤ Kap. 7.2.5.) eine Alternative zur medikamentösen Therapie.

Asymptomatische axiale Hiatushernien sind nicht behandlungsbedürftig. Ausschlaggebend für das chirurgische Behandlungserfordernis sind die Ausbildung von Symptomen und/oder der Nachweis einer Refluxkrankheit. Bei schwergradiger Refluxkrankheit ist die Operation eine Alternative zur langfristigen medikamentösen Therapie (➤ Kap. 7.3, ➤ Kap. 7.5).

Paraösophageale Hernien und die häufigeren Mischformen stellen jedoch wegen der Komplikationsgefahr (Einklemmung, Blutung, Perforation) in Abhängigkeit von Ausmaß, Alter und Gesamtbefinden des Patienten eine Operationsindikation dar.

7.2.5 Operative Therapie

Von den meisten Chirurgen wird heute der laparoskopische Zugang bevorzugt. Die minimalinvasive Chirurgie hat in den letzten Jahren die konventionellen offenen Verfahren von abdominal oder thorakal verdrängt. Der Eingriff gliedert sich in vier Teilschritte:

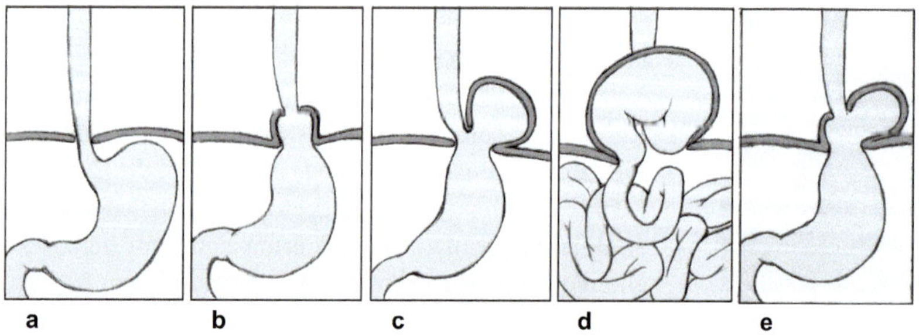

Abb. 7.3 Formen der Hiatushernien.
a) Normalbefund.
b) Axiale Hiatushernie.
c) Paraösophageale Hiatushernie.
d) „Upside-down"-Magen.
e) Mischhernie. [S151–001]

- Reposition des Bruchinhalts,
- Verkleinerung der Bruchlücke durch eine in der Regel hintere Hiatoplastik (Adaptation beider Zwerchfellschenkel),
- Kombination mit einer Antirefluxoperation oder
- Retention des Magens durch ein Pexieverfahren.

Operationsvorbereitung

Es sind keine speziellen Vorbereitungen zur Operation notwendig. Prinzipiell wird zunächst laparoskopiert und bei technischer Machbarkeit über insgesamt 4–5 Trokare der Eingriff laparoskopisch durchgeführt (> Abb. 7.6)

Spezielle Operationstechnik

Die Prüfung des Hiatus gibt Aufschluss über Weite und Art der Bruchpforte, über die Position der Kardia und damit über die Form der Hiatushernie. Nach Streckung der distalen Speiseröhre kann (optional) durch den Mund eine kräftige Gummisonde (Durchmesser 50–60 F; 1 F = 0,33 mm) in den Magen vorgeschoben werden. Diese hilft die Speiseröhre intraoperativ einfacher zu identifizieren und verhindert eine zu enge Manschette. In der eigenen Klinik wird aber auf den Einsatz der Sonde verzichtet, da sie einerseits zu Komplikationen führen kann, andererseits die Hiatoplastik und die Bildung der Fundusmanschette behindert. Der verlagerte Magenanteil wird anschließend in den Bauchraum reponiert, was meist mühelos gelingt. Zunächst werden beide Zwerchfellschenkel dargestellt und präpariert, anschließend der Magen und die Speiseröhre vom möglichen Bruchsack befreit. Dabei wird dieser so weit wie möglich auch thorakal reseziert.

Der Hiatus wird nun in der Regel durch eine hintere Hiatoplastik, d. h. eine Adaptation beider Zwerchfellschenkel dorsal der Speiseröhre mit nichtresorbierbaren, polyfilen Nähten, eingeengt. Diese Technik wird sowohl bei der axialen Hiatushernie als auch bei der paraösophagealen Hernie angewendet (> Abb. 7.4, > Abb. 7.5).

Dabei darf die Speiseröhre nicht komprimiert oder verlagert werden.

Bei sehr großen Bruchlücken ist ggf. der Hiatus sowohl hinter als auch vor der Speiseröhre einzuengen. In wenigen Ausnahmefällen, z. B. bei sehr großer paraösophagealer Bruchlücke, kann die Einlage eines Fremdnetzes notwendig sein. Hierfür wurden früher überwiegend Kunststoffnetze aus Polypropylen eingesetzt. Wegen der starken Vernarbung und der damit verbundenen relativ hohen Komplikationsrate verwenden wir heute beschichtete Netze oder Netze aus biologischen Materialien [9], [38].

Bei fehlenden Refluxsymptomen kann zur Retention des Magens in den Bauchraum die alleinige Gastropexie durchgeführt werden [28], bei nachgewiesener Refluxkrankheit ist sie mit einer Antirefluxoperation, z. B. einer Fundoplikation, zu kombinieren.

Für die alleinige Gastropexie werden verschiedene Verfahren angegeben:
- Fundophrenikopexie,
- Ösophagofundopexie (nach Lortat-Jacob).

Beide Verfahren rekonstruieren den His-Winkel, um somit einer Refluxentstehung vorzubeugen. In den meisten Fällen einer Operationsindikation wird allerdings präoperativ der Nachweis einer Refluxkrankheit geführt und der Eingriff deshalb mit einer Fundoplikation (nach Nissen oder Toupet) kombiniert (> Kap. 7.6.3). Obwohl die meisten Lehrbücher alternativ eine Art der Gastropexie empfehlen, führen wir diese Methode nicht durch, da die Wiederherstellung des His-Winkels nachgewiesenermaßen kaum einen Einfluss auf die Vermeidung einer Refluxentstehung ausübt. Wir emp-

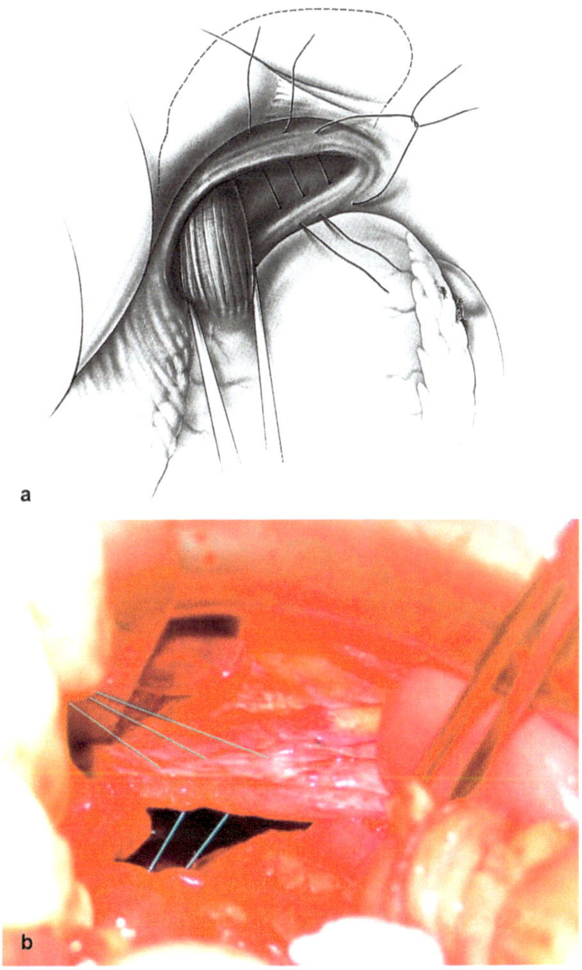

Abb. 7.4 Operative Therapie der Hiatushernie.
a) Hiatorhaphie. [L123]
b) Direkte Naht paraösophageale Hernie. [T455]

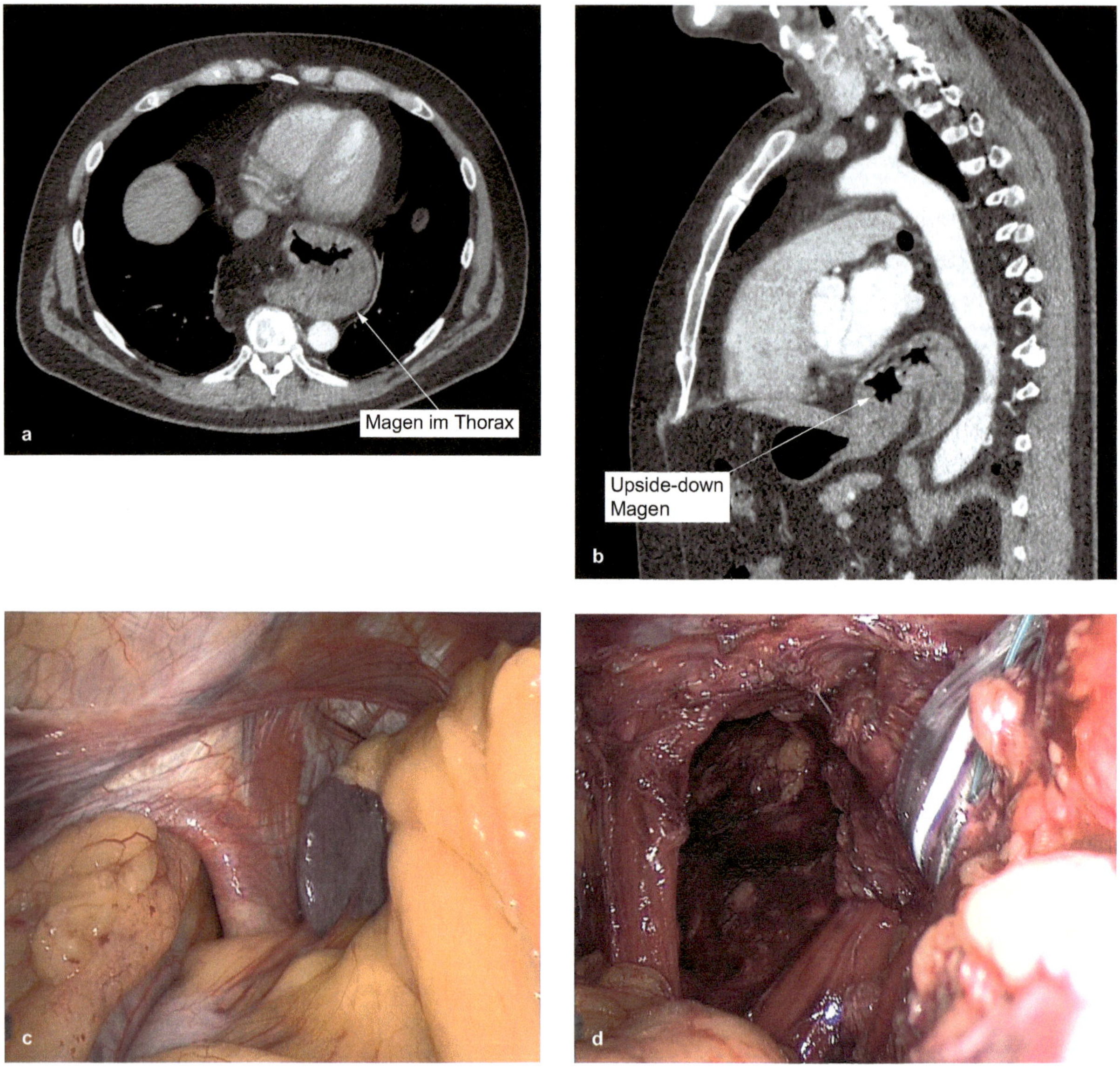

Abb. 7.5 Upside-down-Magen bei paraösophagealer Hernie.
a) und b) CT.
c) intraoperatives Bild nach vollständiger Reposition.
d) intraoperatives Bild paraösophageale Hernie vor Naht. [T455]

fehlen daher bei kleineren axialen Hernien ohne Reflux (wenn hier überhaupt eine Operationsindikation besteht) die alleinige **Hiatoplastik.** Ist die Hernie größer, empfehlen wir, mit oder ohne Nachweis einer Refluxkrankheit die Operation mit einer **Fundoplikation** abzuschließen. In diesem Falle sichert die Manschette die Position des Magens bzw. der Kardia. Bei einer schweren Refluxkrankheit führen wir eine 360-Grad-Fundoplikation nach Nissen, bei den übrigen Patienten mit nur geringen Refluxsymptomen eine anteriore Hemifundoplikation durch. Sie ist eine gute Option zur Vermeidung von Reflux und eines Hernienrezidivs bei geringer Gefahr einer postoperativen Dysphagie.

Komplikationen

Komplikationen nach Hiatoplastik sind selten und betreffen Nachblutungen oder in Ausnahmefällen eine Verletzung der distalen Speiseröhre oder des Magenfundus. Werden diese intraoperativ bemerkt, ist eine Deckung des Defekts durch eine 360-Grad-Fundoplikation die Therapie der Wahl. Eine relativ gesehen zu enge Hiatoplastik kann eine passagere oder dauerhafte Dysphagie verursachen. Bei Inkompetenz des unteren Ösophagussphinkters können auch nach einer Fundoösophagopexie oder einer Fundoplikation Refluxsymptome auftreten oder persistieren.

Postoperative Behandlung – Prognose – Nachsorge

Es ist keine spezielle postoperative Nachbehandlung notwendig. Die Magensonde wird bei Operationsende entfernt, der Patient kann noch am gleichen Tag (am Operationstag meist flüssige) Kost zu sich nehmen. Über eine Single-Shot-Antibiose hinaus führen wir keine Antibiotikatherapie durch. Die Einlage einer Drainage ist in der Regel nicht notwendig.

Prognose Die Prognose ist gut, es gibt allerdings wenig verwertbare Angaben über Langzeitergebnisse der alleinigen Hiatoplastik. In Kombination mit einer Fundoplikation liegen die Erfolgsraten mit einer Normalisierung der Lebensqualität bei über 80 %.

Nachsorge Eine Nachuntersuchung ist bei Beschwerdefreiheit und Fehlen eines präoperativen Refluxes nicht notwendig. Eine Kontrolle des Operationsergebnisses ist allerdings bei Auftreten von Symptomen angezeigt. Der Untersuchungsumfang besteht dann in einer Magen-Darm-Passage, ggf. der oberen Endoskopie, der Manometrie und der pH-Metrie.

7.3 Refluxkrankheit

Die gastroösophageale Refluxkrankheit ist fakultative Folge eines unphysiologisch langen Kontaktes gastrointestinalen Sekrets mit der Ösophagusschleimhaut und äußert sich in Refluxbeschwerden (Regurgitation und Sodbrennen), Funktionsstörungen der Speiseröhre (Spasmen, Schluckstörungen) und Ausbildung einer Refluxösophagitis. Obwohl die Refluxkrankheit nach heutigen Erkenntnissen auf einer komplexen Störung des unteren Ösophagussphinkters beruht, ist neben der Umstellung der Lebens- und Essgewohnheiten die medikamentöse Therapie mit Säureblockern die Therapie der ersten Wahl [25]. Mit Einführung des ersten Protonenpumpenhemmers konnten über 90-prozentige Abheilungsraten erzielt werden, was mittlerweile schon historisch zu einer dramatischen Reduktion chirurgisch-therapeutischer Maßnahmen führte. Der primäre Therapieansatz zielt auf eine Änderung der Lebens- und Essgewohnheiten. Reichen diese Maßnahmen nicht aus, schließt sich eine medikamentöse Therapie, i. d. R. mit säurehemmenden Medikamenten, an. Auch wenn viele Patienten unter Protonenpumpeninhibitoren nicht vollständig beschwerdefrei werden oder der Reflux nach Absetzen der Medikamente rezidiviert, wird nur ein kleiner Anteil der Patienten einer chirurgischen Therapie zugeführt. Hier hat sich in den letzten Jahrzehnten die Valvuloplastik als mechanische Unterstützung des unteren Ösophagussphinkters durchgesetzt [24], [42]. Anatomisch rekonstruktive Verfahren mit Wiederherstellung des His-Winkels, wie z. B. die Fundophrenikopexie, oder auch die hochselektiven Denervierungsverfahren am Magen wie die proximal selektive Vagotomie haben sich alleine als wenig effektiv erwiesen und haben heute eher historische Bedeutung [55].

7.3.1 Definition

Gastroösophagealer Reflux allein definiert noch keine Refluxkrankheit, denn Reflux von Mageninhalt in die Speiseröhre ist ein physiologischer Vorgang. Erst wenn die Lebensqualität eingeschränkt wird und oder ein Gesundheitsrisiko hinzukommt, wird von einer **Refluxkrankheit** gesprochen (englisch GERD = gastroesophageal reflux disease) [26]. Problematisch ist, dass der Leidensdruck häufig nicht mit den objektivierbaren Befunden wie Endoskopie und pH-Metrie korreliert [33].

In der Ösophagogastroduodenoskopie differenziert man die endoskopisch nachweisbare Refluxerkrankung (ERD = erosive reflux disease, ca. 40 % der Patienten) von der endoskopisch unauffälligen Refluxerkrankung (NERD = non erosive reflux disease, ca. 60 % der Refluxpatienten). Letztere sprechen schlechter auf eine medikamentöse Behandlung mit Protonenpumpeninhibitoren an.

7.3.2 Pathogenese

Die Symptome der Refluxkrankheit entstehen durch einen verlängerten Kontakt der Ösophagusschleimhaut mit Säure und Pepsin. Hierfür muss das Regurgitat den ösophagogastralen Übergang als Antirefluxbarriere überwinden. Morphologisch besteht diese vor allem aus dem unteren Ösophagussphinkter, aber auch den Zwerchfellschenkeln und dem His-Winkel zwischen Speiseröhre und Magen. Für die vermehrte Säureexposition der distalen Speiseröhre sind folgende Mechanismen verantwortlich:

- Eine insuffiziente Refluxbarriere durch den unteren Ösophagussphinkter
  - wegen zu geringen Drucks im unteren Ösophagussphinkter
  - wegen transienter Erschlaffung außerhalb des Schluckaktes
- Ösophagusmotilitätsstörungen
- gestörte Magenentleerung

Inwieweit eine axiale Hiatushernie ursächlich eine Rolle spielt, ist fraglich, da die Mehrzahl der Menschen mit einer Hiatushernie kein Reflux beklagen. Adipositas mit hohem intraabdominalem Druck, große Mahlzeiten am Abend, Alkohol, Kaffee oder Nikotinkonsum sind negativ stimulierende Faktoren.

Ein Teil der Patienten, die schlecht auf Protonenpumpeninhibitoren ansprechen oder weiter persistierende Symptome aufweisen, leiden an einem schwach sauren oder alkalischen Reflux (pH > 4.0). Medikamentös lässt sich nur die Azidität des Refluats, aber nicht der Reflux selbst beeinflussen. Medikamentöses Therapieversagen ist zu über 50 % aber

7

auch durch ein funktionelles Sodbrennen bzw. durch eine Hypersensitivität der Speiseröhre bedingt [14].

Bei Chronizität besteht die Gefahr der malignen Entartung.

7.3.3 Epidemiologie

Die Prävalenz der Refluxerkrankung in der westlichen Welt liegt bei 10–20 %, in Asien unter 5 % [26]. Die Hiatushernie als konditionierender Faktor ist wiederum häufig, sie wird bei Patienten über 50 Jahre in bis zu 50 % gefunden. Unter Sodbrennen leiden 9 % der Patienten mit einer Hiatushernie, nur 3 % zeigen endoskopische Veränderungen der Ösophagusschleimhaut; Patienten mit einer endoskopisch verifizierten Refluxkrankheit der Speiseröhre weisen umgekehrt nahezu immer eine Hiatushernie auf.

7.4 Diagnostik

Die Refluxkrankheit ist eine klinische, die Refluxösophagitis eine endoskopische Diagnose.

7.4.1 Anamnese und klinische Untersuchung

Leitsymptom der Refluxkrankheit ist das Sodbrennen.

Die Kombination der typischen Symptome Sodbrennen und Regurgitation kann als nahezu beweisend für das Vorliegen einer gastroösophagealen Refluxkrankheit angesehen werden. Besonders im Liegen nehmen die Beschwerden zu, deshalb schlafen viele Patienten mit erhöhtem Oberkörper. Bei Auftreten einer peptischen Stenose tritt Sodbrennen als das zumeist bis dahin führende Symptom in den Hintergrund, und es entwickelt sich zunehmend eine Dysphagie. Übelkeit, Erbrechen oder gastrointestinale Blutungen sind seltene Symptome der gastroösophagealen Refluxkrankheit. Neben den klassischen Symptomen Sodbrennen und Regurgitation sind respiratorische Symptome, wie asthmoide Bronchitis und nichtkardialer Thoraxschmerz, mögliche Manifestationen der gastroösophagealen Refluxkrankheit (➤ Tab. 7.1).

Die **Differenzialdiagnosen** der Refluxkrankheit sind:

- Ulkusleiden,
- Tumoren im Ösophagus, Magen, Duodenum,
- Magenausgangsstenose,
- Duodenalobstruktion oder -kompression,
- Achalasie.

Tab. 7.1 Symptome der Refluxkrankheit.

Typische und häufige Symptome	Atypische Symptome
• Sodbrennen • Regurgitation • Schmerzen retrosternal • Schmerzen hinter den Schulterblättern • Völlegefühl, Übelkeit, Erbrechen • Luftaufstoßen	• Dysphagie • Pulmonale Symptome – belegte Stimme – Heiserkeit – chronischer Husten – Räusperzwang – Globusgefühl

7.4.2 Laborparameter

Laborparameter sind in der Diagnostik der Refluxkrankheit unspezifisch.

7.4.3 Bildgebende Verfahren

Der radiologische Nachweis einer Hiatushernie ist kein Beweis für eine Refluxkrankheit, auch nicht der radiologisch nachgewiesene Reflux nach Provokationstests (Kopftieflage, Valsalva-Pressversuch). Komplikationen der Refluxkrankheit wie peptische Stenose oder Barrett-Ösophagus lassen sich durch Kontrastmitteluntersuchung (Gastrografin®, Bariumbreischluck) lokalisieren, wobei sich die peptische Stenose als segmentale Einengung des distalen Ösophagus, der Barrett-Ösophagus als röhrenförmiges, mehrere Zentimeter langes und starres, distales Speiseröhrensegment darstellt. Bildgebende Verfahren sind in der Diagnostik der Refluxerkrankung von untergeordneter Bedeutung.

7.4.4 Invasive Diagnostik

Endoskopie

Die Endoskopie ist die zuverlässigste Methode, Schleimhautveränderungen im Rahmen eines pathologischen gastroösophagealen Refluxes nachzuweisen. 48–79 % der Menschen mit einem durch Langzeit-pH-Metrie nachgewiesenen Reflux weisen auch endoskopische Veränderungen auf. Die Läsionen finden sich vorwiegend im Bereich des gastroösophagealen Übergangs. Neben der Klassifikation nach Savary und Miller [43] hat sich seit einigen Jahren die Los Angeles-Klassifikation durchgesetzt.

Klassifikation nach Savary und Miller:

Grad I	einzelstehende longitudinale, leicht ovaläre Erosionen, entweder gerötet oder fibrinbedeckt
Grad II	konfluierende nichtzirkuläre Erosionen
Grad III	konfluierende zirkuläre Erosionen

Grad IVa	eine oder mehrere Ulzerationen, Striktur oder Zylinderepithel im distalen Ösophagus
Grad IVb	peptische Striktur ohne Erosionen oder Ulzera

Los Angeles-Klassifikation:

Stadium A:	Erosionen < 5 mm im Durchmesser
Stadium B:	wie A, aber Erosionen ≥ 5 mm Durchmesser
Stadium C:	konfluierende Erosionen bis ≤ 75 % der Zirkumferenz
Stadium D:	konfluierende Erosionen ≥ 75 % der Zirkumferenz

Eine persistierende Refluxösophagitis kann zu Komplikationen führen. Hierzu rechnet man die Stenose, das peptische Geschwür (Barrett-Ulkus mit Perforation, Blutung oder Striktur) und den erworbenen Endobrachyösophagus mit dem Risiko der malignen Entartung.

Endobrachyösophagus (Barrett-Ösophagus)

Ungefähr 10 % aller Patienten mit einer Refluxkrankheit entwickeln einen sog. Barrett-Ösophagus (Barrett 1957) oder Endobrachyösophagus (griech.: von innen kurz). Der Barrett-Ösophagus ist Folge eines chronischen Refluxes mit Defektheilung des Plattenepithels im distalen Ösophagus durch Zylinderepithel. Dieser Umbau kann endoskopisch kurzstreckig < 3 cm imponieren *(short segment B.)* oder langstreckig > 3 cm *(long segment B.)* sein. Er ist somit nicht als Komplikation, sondern als Heilungsergebnis der Refluxösophagitis anzusehen. Innerhalb der Zylinderepithelmanschette bzw. typischerweise im Übergangsbereich zum Plattenepithel können Ulzera entstehen, die in bis zu 15 % zu einem **Adenokarzinom** (Barrett-Karzinom) mit schlechter Prognose entarten. Der Barrett-Ösophagus ist damit als **Präkanzerose** definiert. Leitsymptome des Barrett-Ösophagus sind Dysphagie, krampfartige retrosternale Schmerzen, Sodbrennen und okkulte Blutungen. Die Röntgenuntersuchung zeigt in 90 % eine röhrenförmige, mehrere Zentimeter lange, starre Stenose. Diagnostisch ist allein die Endoskopie mit Biopsie für das Barrett-Syndrom beweisend.

Differenzialdiagnostisch sind vom Barrett-Syndrom zu unterscheiden:

- Achalasie,
- Kardiakarzinom,
- Ösophaguskarzinom,
- Sklerodermie,
- Kompression des Ösophagus von außen,
- Stenose oder Ulkus bei Morbus Crohn (selten).

Ob durch eine medikamentöse Therapie mit Protonenpumpeninhibitoren oder auch durch die chirurgische Kontrolle des Refluxes mittels Fundoplikation letztlich die Progression der Dysplasien hin zum Adenokarzinom verhindert werden kann, wird heute kontrovers diskutiert und ist Gegenstand großer klinischer Studien.

Prognostisch ist eine engmaschige (jährliche) endoskopische und bioptische Kontrolle entscheidend, um ein mögliches Karzinom im Frühstadium zu erfassen. Patienten ohne intraepitheliale Neoplasie können nach zwei negativen Kontrollen im ersten Jahr alle drei Jahre *(long segment)* bzw. nach vier Jahren *(short segment)* reendoskopiert und biopsiert werden.

Patienten mit einer Low-Grade-Neoplasie werden beim Barrett-Ösophagus *(long segment und short segment)* im Abstand von 6 Monaten zweimal, anschließen einmal jährlich kontrolliert. Indiziert ist eine endoskopische Mukosaresektion oder eine lokale Radiofreqenzablation der Läsion. Im Falle einer hochgradigen intraepithelialen Neoplasie ist eine endoskopische Mukosaresektion oder lokale Destruktion mit einer Radiofrequenzablation indiziert. Bei Infiltration der Submukosa durch ein invasives Karzinom muss der Patient einer chirurgischen Resektion zugeführt werden.

pH-Metrie und Impedanzmessung

Die ambulante Langzeit-pH-Metrie ist die sensitivste Methode zur Objektivierung eines pathologischen gastroösophagealen Refluxes. Der pH-Wert der Speiseröhre wird mittels einer dünnen nasogastralen Sonde unter physiologischen Bedingungen über 24 Stunden ambulant gemessen, d. h., der Patient arbeitet, isst und schläft entsprechend seinen normalen Gewohnheiten. Gemessen werden der Reflux in aufrechter und liegender Position, Refluxepisoden > 5 Minuten, die längste Refluxphase und die Gesamtepisoden. Die gesamte Refluxzeit liegt bei nicht Erkrankten unter 4,3 %. Angegeben wird das Resultat als sog. DeMeester-Score (nl < 14,7). Das Verfahren der pH-Metrie wird heute durch die intraluminale Messung des elektrischen Widerstandes („Impedanz“) ergänzt. Dieses Verfahren ermöglicht es auch, den Rückfluss von nichtsaurem Mageninhalt in den Ösophagus zu detektieren. Bei einer Reihe von Patienten mit einer Refluxkrankheit führt eine medikamentöse Behandlung nicht zur erwünschten Linderung der Symptome. Da Protonenpumpeninhibitoren nicht den Reflux verhindern, sondern nur die Azidität der Refluates reduzieren, liegt bei einem Teil dieser Patienten ein alkalischer Volumenreflux zugrunde. Diese können mit der Impedanzmessung identifiziert werden [14].

Manometrie

Durch die Ösophagusmanometrie lässt sich die mechanische und dynamische Kompetenz des unteren Ösophagussphinkters nachweisen. Andererseits kann die Untersuchung auch Motilitätsstörungen der Speiseröhre nachweisen. Ob diese Einfluss auf das Operationsverfahren haben, ist Gegenstand vieler Studien und kann zum heutigen Zeitpunkt nicht abschließend beurteilt werden. In einer aktuellen Studie konnte der Reflux bei Patienten mit Ösophagusmotilitätsstörungen durch eine laparoskopische Nissen-Fundoplikation effektiv und komplikationsarm korrigiert werden [12]. Wesentliche Bedeutung hat die Manometrie bei der differenzialdiagnostischen Abgrenzung zu Krankheitsbildern wie der Achalasie, Sklerodermie, dem Nussknackerösophagus und dem diffusen Ösophagusspasmus.

7.5 Konservative Therapie und Operationsindikation

Die meisten Menschen werden wegen Sodbrennen keinen Arzt aufsuchen. Darüber hinaus lässt sich das Symptom bei vielen Patienten durch einfache Maßnahmen und Änderung der Lebensgewohnheiten ausreichend therapieren. Nur wenige Patienten mit schwerer gastroösophagealer Refluxkrankheit benötigen hochwirksame Therapiemaßnahmen. Die zur Verfügung stehenden Behandlungsmaßnahmen müssen deshalb an das jeweilige Stadium im Rahmen einer stufenweisen Therapie angepasst werden.

7.5.1 Basistherapie

Die Allgemeinmaßnahmen zur Therapie der gastroösophagealen Refluxkrankheit haben eine Änderung der Lebensgewohnheiten zum Ziel. Sie sind sehr wichtig und führen als alleinige Maßnahme in vielen Fällen bereits zu deutlicher Symptomlinderung. Diese Maßnahme beinhaltet kleine, fettarme Mahlzeiten; die letzte Mahlzeit drei bis vier Stunden vor dem Schlafengehen. Der Patient sollte sein Körpergewicht normalisieren, sitzende Tätigkeit meiden und sich nach dem Essen nicht hinlegen. Günstig ist eine Ernährung, die weitgehend frei ist von Schokolade, Karminativa (z. B. schwarzer oder Pfefferminztee) und schleimhautreizenden Nahrungsmitteln wie Orangensaft, Alkohol, Kaffee, stark CO_2-haltige Getränke und Nikotin. Bestimmte Medikamente wie Anticholinergika, Sedativa, Tranquilizer, Theophylline, Prostaglandine, Kalziumantagonisten und Nitrate erhöhen ebenfalls die gastroösophageale Refluxrate. Die Basistherapie wird durch die Gabe von Antazida oder Kombinationspräparaten mit Alginsäure komplettiert [25].

7.5.2 Spezifische Therapie

Die Symptome einer gastroösophagealen Refluxkrankheit können heute medikamentös behandelt werden. Bereits die kurzfristige Einnahme hochpotenter Protonenpumpeninhibitoren wie z. B. Omeprazol führt in über 90 % der Fälle zu einer deutlichen Besserung bis hin zum vollständigen Verschwinden der Symptome. In gleichem Maße normalisiert sich die erheblich eingeschränkte Lebensqualität der Patienten bereits innerhalb weniger Tage. Die medikamentöse Therapie bei nachgewiesener Refluxkrankheit soll mindestens 3–6 Monate durchgeführt werden. Für eine Dauertherapie bei milder Refluxkrankheit kommen auch H_2-Blocker in Betracht.

7.5.3 Rezidivprophylaxe

Die gastroösophageale Refluxkrankheit ist eine chronische Erkrankung und rezidiviert in 50 % nach 6 Monaten und in 80 % nach 12 Monaten. Voraussetzungen für eine Dauertherapie sind die Compliance des Patienten und ein sorgfältiges Monitoring mit regelmäßigen endoskopischen Kontrollen. Bei Patienten unter 50 Jahren sollte die Indikation zur Langzeitprophylaxe sorgfältig überlegt werden, da hier mit einer jahrzehntelangen Therapiedauer gerechnet werden muss.

Für die operative Therapie spricht, dass nur durch sie auch der alkalische Reflux beeinflusst wird und der Therapieerfolg unabhängig von der Compliance des Patienten ist (Frazzoni et al. 2013). Die Operationsindikation ist immer eine relative. Sie wird nur nach primärer effektiver medikamentöser Therapie unter bestimmten Voraussetzungen (➤ Kap. 7.5.4) gestellt [18], [44]. Da der Therapieerfolg nicht garantiert ist (Besserungsrate bei 80–90 %), kommt dem Aufklärungsgespräch über Nutzen und Risiken der Operation besondere Bedeutung zu [19].

7.5.4 Indikation zur Operation

- Fortschreitende Refluxerkrankung mit nachgewiesener Läsion im Ösophagus (Ösophagitis, Barrett-Ösophagus) und typischen Symptomen (Sodbrennen etc.)
- Patienten mit typischen Symptomen, die effektiv und erfolgreich medikamentös behandelt wurden, aber im Auslassversuch rezidivieren und eine Alternative zur medikamentösen Langzeittherapie suchen
- Patienten mit einem progressiven Erkrankungsverlauf trotz Dosissteigerung der medikamentösen Therapie
- Patienten mit respiratorischen Symptomen wie Aspiration, refluxassoziiertem Asthma, rekurrenter Pneumonie, Räusperzwang, Heiserkeit und chronischer Laryngitis, häufig bedingt durch einen alkalischen Volumenreflux

7.6 Operative Therapie

7.6.1 Allgemeine Aspekte

Die Antirefluxchirurgie hat durch die Einführung der minimalinvasiven Operationsverfahren eine Renaissance erfah-

Tab. 7.2 Antirefluxoperationen.

Valvuloplastiken • Verfahren, die durch Ventilbildung die gastroösophageale Sphinkterfunktion wiederherstellen	• Fundoplikation nach Nissen 1956 • 360-Grad-Manschette Vorderwand – Hinterwand, rechts lateral der Speiseröhre • 4–5 cm Länge, keine routinemäßige Durchtrennung der Gastrice-breves-Gefäße
	• Fundoplikation nach Nissen und Rossetti 1966 • 360-Grad-Manschette Vorderwand – Vorderwand ventral der Speiseröhre, Länge 3–4 cm, keine Durchtrennung der Gastrice-breves-Gefäße
	• Fundoplikation nach Nissen-DeMeester • 360-Grad-Manschette, Vorderwand–Hinterwand rechts lateral der Speiseröhre, Länge 2–3 cm (syn. Short-floppy-Nissen), Fundusmobilisation mit Durchtrennung der Vasa gastricae breves
	• 270-Grad-Fundoplikation nach Toupet • 270-Grad-Manschette, Fixierung des Fundus rechts an der Speiseröhre und am Zwerchfellschenkel, links wird die Manschette an den linken Ösophagus genäht
	• Fundoplastik, abdominal nach Hill 1967
	• Fundoplastik, thorakal nach Baue und Belsey 1967
anatomische Rekonstruktionen • Wiederherstellung des His-Winkels und hintere bzw. vordere Einengung des Hiatus oesophageus	• Ösophagofundopexie und hintere Hiatoplastik nach Lortat-Jakob 1957
	• Fundophrenikopexie und vordere Hiatoplastik nach Höhle und Kümmerle 1972
	• Lig.-teres-Plastik, eventuell mit hinterer Hiatoplastik nach Rampal, Perillat und Rayand 1964, Narbona et al. 1972, Mahmud et al. 1979
Antirefluxprothese • Neutralisation des erhöhten intragastralen Drucks	• Silikonprothese nach Angelchick und Cohen 1979

ren. Im Vordergrund steht die mechanische Beseitigung der Kardiainsuffizienz und somit die Kontrolle des gastroösophagealen Refluxes. Hierzu bietet die Reparation der Hiatushernie, kombiniert mit einer Magenmanschette, um den unteren Ösophagus gelegt, den entscheidenden operativen Ansatz [34], [35], [39], [40]. Verschiedene Operationsverfahren haben sich in den letzten Jahrzehnten etabliert, die prinzipiell in drei Kategorien eingeteilt werden können (➤ Tab. 7.2). Die anatomische Rekonstruktion des His-Winkels wird heute nur noch in seltenen Fällen der operationswürdigen isolierten Hiatushernie ohne Reflux angewendet. Sie reicht als alleinige Maßnahme zur Refluxvermeidung nicht aus. Antirefluxprothesen wie die Silikonprothese nach Angelchick sind obsolet. Welche Art der Fundoplikation überlegen ist, ist Gegenstand vieler Untersuchungen [20]. Die Mehrheit der endoskopisch tätigen Chirurgen führt eine 360-Grad-Fundoplikation durch. Kritikpunkt an diesem Verfahren ist die im Vergleich zur 270-Grad-Manschette höhere Dysphagierate [37].

7.6.2 Operationsvorbereitung

Spezielle Voruntersuchungen – Eingriffsvorbereitungen

Nach Komplettierung der Diagnostik ist eine spezielle Vorbereitung des Patienten nicht notwendig. Bei Narkoseeinleitung wird eine Single-Shot-Antibiotikaprophylaxe gegeben.

Aufklärung

Der Patient muss u. a. über nachfolgende spezielle Operationsrisiken aufgeklärt werden (vgl. ➤ Kap. 7.6.4):
- Perforation des Ösophagus oder Magens,
- Milzverletzung,
- Wundheilungsstörung,
- Dysphagie,
- „Gas-Bloat“-Syndrom,
- Denervationssyndrom,
- Refluxrezidiv.

7.6.3 Spezielle Operationstechniken

Zugang

Antirefluxoperationen werden heute, über 30 Jahre nach ihrer Erstbeschreibung durch Dallemagne [8], fast ausnahmslos laparoskopisch, d. h. endoskopisch und von abdominal, operiert. Ausnahmen bilden komplizierte Reoperationen. Der Zugang zum Abdomen erfolgt über 4–5 Trokare (➤ Abb. 7.6). Dabei muss der Optiktrokar oberhalb des Nabels gesetzt werden. Beim männlichen Patienten mit normal großem Oberkörper erfolgt dies auf der Medianlinie, ca. auf der Hälfte zwischen Xyphoid und Nabel.

Techniken und Verfahren

Fundoplikation nach Nissen/Rossetti und Nissen/DeMeester

Technik: zirkuläre Einhüllung des terminalen Ösophagus durch eine Fundusmanschette.

Nach Einsetzen des Leberretraktors kann die Operation mit der Mobilisation des Magenfundus oder alternativ mit der Prä-

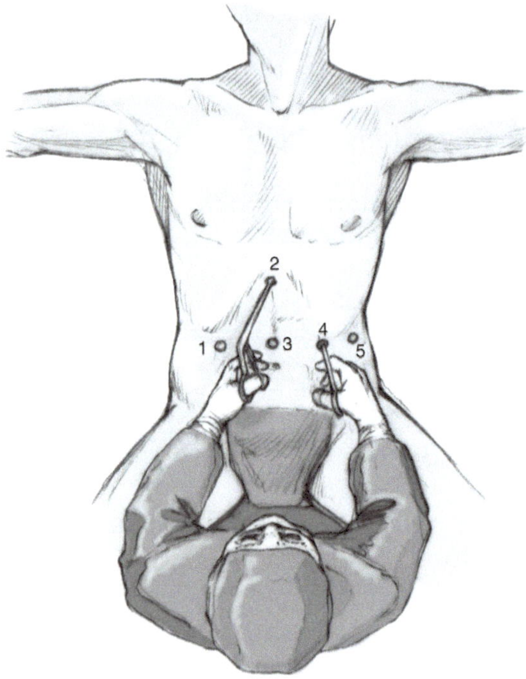

Abb. 7.6 Trokarplatzierung bei laparoskopischen Antirefluxoperationen.
1 = Leberretraktor; 2 = 5 mm; 3 = Optiktrokar; 4 = 10 mm; 5 = 5 mm. [L108]

paration des linken Zwerchfellschenkels und des gastroösophagealen Überganges begonnen werden. Sollen der Magenfundus mobilisiert und die Vasa gastricae breves durchtrennt werden, wird zunächst links-lateral das Lig. gastrocolicum (5–8 cm distal der Kardia) eröffnet und die Bursa omentalis bzw. die Magenhinterwand dargestellt. Die Präparation erfolgt entlang der großen Magenkurvatur unter Erhalt der gastroepiploischen Gefäße in Richtung Kardia. Auf Höhe des Lig. gastrolienale erfolgt, zur Schonung der Milzkapsel, die Präparation magenwandnah (➤ Abb. 7.7a). Bei der sehr engen Lagebeziehung zwischen Magenfundus und Milz muss man große Vorsicht walten lassen, um eine Blutung aus der Milzkapsel zu vermeiden. Auf dieser Höhe werden die Vasa gastricae breves durchtrennt. Hinsichtlich der Frage, ob diese durchtrennt werden sollen oder nicht, besteht auch unter erfahrenen Chirurgen keine Einigkeit (s. u.). Nach Durchtrennung dieser Gefäße ist aber die Mobilisierung des Fundus ausgedehnter und es gelingt sehr gut, eine lockere 360-Grad-Manschette zu bilden. Das Ultraschallskalpell, mit dem die komplette Mobilisierung des Magenfundus durchgeführt wird, sorgt hier für einen sicheren Verschluss der Gefäße. Optional ist die Einlage eines Schlundrohrs (50–60 F). Es hilft die Speiseröhre zu identifizieren und minimiert die Gefahr einer Dysphagie durch eine zu enge Manschette. Andererseits hindert es bei der Präparation und beim Durchziehen der Manschette, sodass die Autoren darauf verzichten. Folgt man dem Magenfundus weiter in Richtung Kardia, gelangt man fast automatisch an den linken Zwerchfellschenkel. Nach Präparation beider Zwerchfellschenkel (➤ Abb. 7.7b) wird unter leichtem Zug am Magen der untere Anteil der Speiseröhre freigelegt. Dabei ist besondere Vorsicht für den anterioren und posterioren Ast der N. vagus geboten. Beide Nervenäste sollen an der Speiseröhre verbleiben und nur identifiziert, aber nicht präpariert werden. Die Verletzung einer der Äste ist eine wesentliche Ursache für postoperative Beschwerden im Sinne einer Gastroparese bzw. eines Gas-Bloat-Syndroms [16]. Nach Anschlingen der Speiseröhre mit einer Easyflow-Drainage wird zunächst die hintere Hiatoplastik im Sinne einer Adaptation beider Zwerchfellschenkel bei begleitender Hiatushernie durchgeführt (➤ Abb. 7.7c und d, ➤ Abb. 7.8a). In der Regel sind zwei bis drei nicht resorbierbare Nähte ausreichend. Die Speiseröhre soll hierbei keinesfalls eingeengt werden, es darf zu keiner Knickbildung der Speiseröhre kommen. Anschließend wird der mobilisierte Magenfundus hinter der unteren Speiseröhre durchgegeben und ventral zu einer lockeren („floppy“) Manschette zusammengeführt (➤ Abb. 7.7e und ➤ Abb. 7.8b), die mit Nähten auf eine Länge von 2–3 cm fixiert wird. Die Manschette muss mit einer Naht am Magen angeheftet werden (➤ Abb. 7.7 f.), um ein Teleskopphänomen zu verhindern. Alle Nähte werden mit nichtresorbierbarem geflochtenem Nahtmaterial, z. B. Ethibond®, der Stärke 1/0 durchgeführt.

270-Grad-Fundoplikation nach Toupet

Technik: partielle Einhüllung des terminalen Ösophagus durch eine 270-Grad-Manschette.

Die Präparation für das Verfahren nach Toupet ist identisch wie für die 360-Grad-Manschette nach Nissen. Der häufig verwendete Begriff der Hemifundoplikation ist eigentlich verwirrend, da die Manschette nicht 180 Grad, sondern 270 Grad umfasst. Die nicht vollständige Manschette hat im Vergleich zur 360-Grad-Manschette einen geringeren „Outflow“-Widerstand und neigt damit weniger zur Dysphagie. Indiziert ist sie bei Patienten mit einer herabgesetzten Motiliät der Speiseröhre. Nach dem Durchziehen des Magenfundus wird die Manschette an den rechten Zwerchfellschenkel und an die rechte Seite der Speiseröhre fixiert. Anschließend wird der linke Manschettenanteil links-lateral an die Speiseröhre geheftet. Hierbei ist auf eine Schonung des vorderen Vagusastes zu achten. (➤ Abb. 7.9a und b).

Anteriore Hemifundoplikation

Technik: 180-Grad-Plikation des Magenfundus ventral um die Speiseröhre.

Diese Form der Magenplikation wird als Antirefluxoperation bei nachgewiesener Refluxkrankheit nur von wenigen Chir-

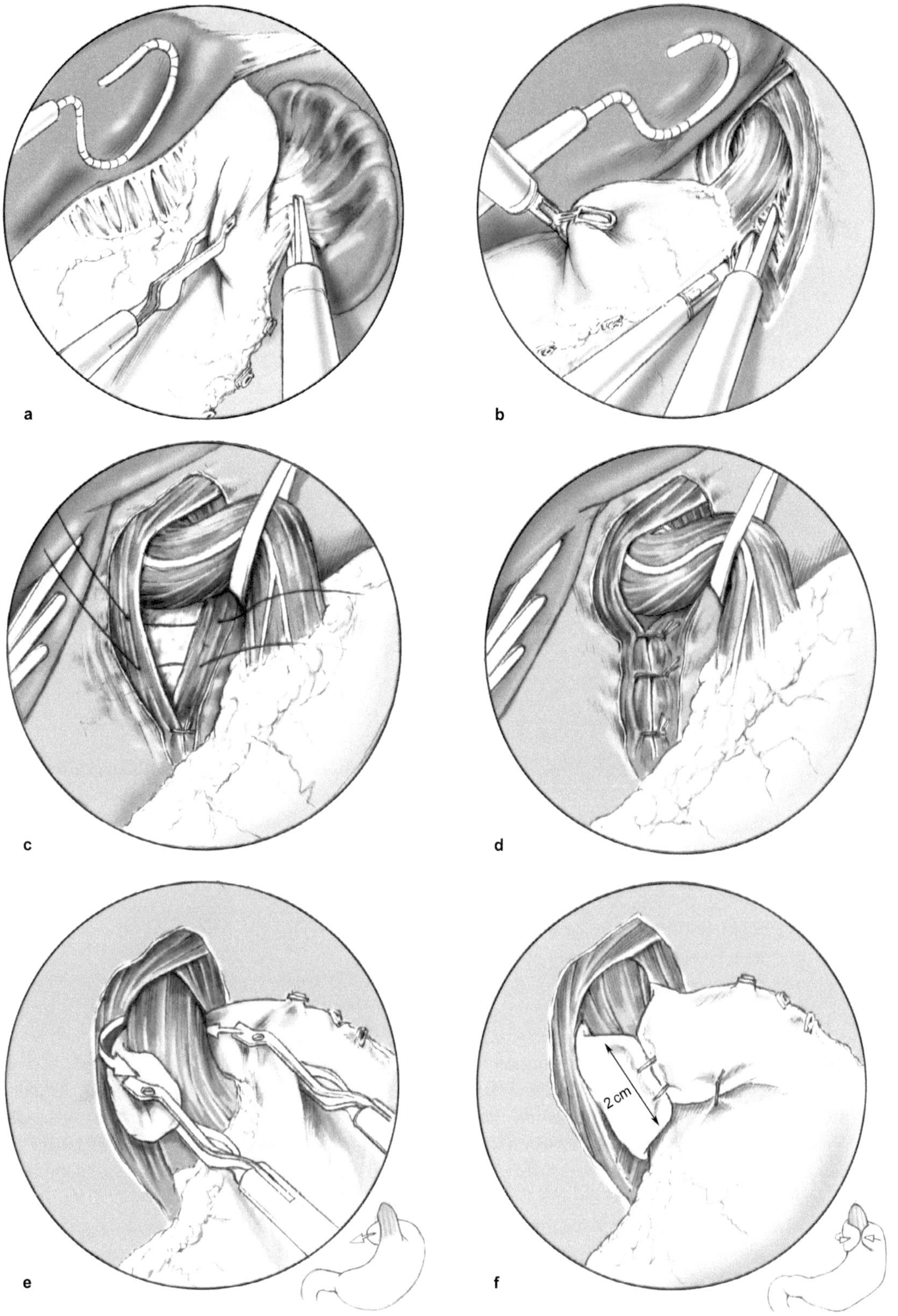

Abb. 7.7 Laparoskopische Fundoplikation nach Nissen-DeMeester.
a) Fundusmobilisation, Durchtrennung der Vasa gastricae breves.
b) Darstellung beider Zwerchfellschenkel.
c) Anlegen der Pfeilernähte.
d) Fertige hintere Hiatoplastik.
e) Durchziehen der Fundusmanschette.
f) Fertige Fundoplikation mit Sicherung der Manschette am Magen. [L108]

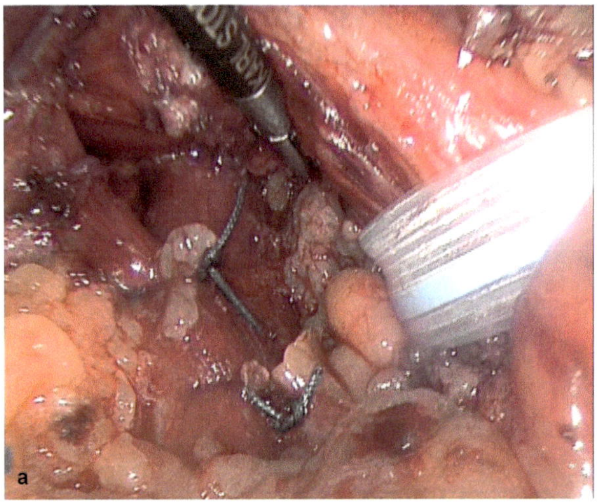
a

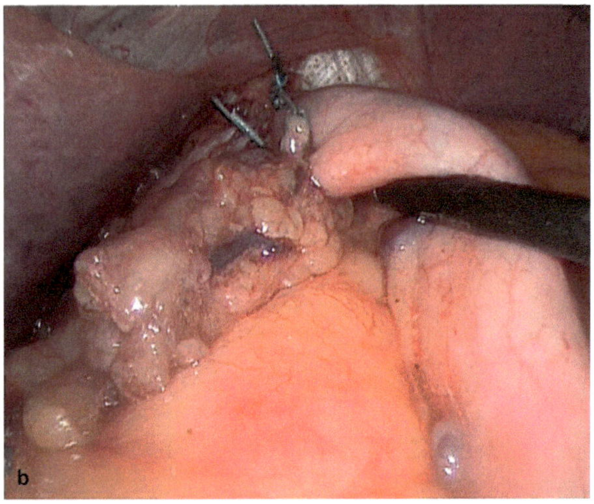
b

Abb. 7.8 Fundoplikation, intraoperative Sicht.
a) Hintere Hiatoplastik.
b) Short-floppy-360-Grad-Fundoplikation nach Nissen-DeMeester. [T455]

urgen eingesetzt. Vielleicht zu Unrecht, da die wenigen Studienergebnisse auf eine suffiziente Refluxvermeidung bei geringer Dysphagierate hinweisen. Sie hat ihre Indikation aber im Falle einer Versorgung einer Hiatushernie (Typ I–III) ohne Nachweis einer Refluxerkrankung. In dieser Situation empfehlen die meisten Autoren nach Durchführung der hinteren Hiatoplastik eine Form der Antirefluxoperation. Da die 360- oder 270-Grad-Manschette in dieser Situation möglicherweise eine Übertherapie darstellt, ist die anteriore Hemifundoplikation deshalb eine gute Alternative zur Ösophagofundo- oder Fundophrenikopexie. Sie hat unseres Erachtens aber ihren Stellenwert auch bei der Deckung von distalen Ösophagusrupturen, die überwiegend links-ventral lokalisiert sind. Hier bietet die Deckung mit einer ventralen Manschette die ideale operative Lösung, z. B. auch bei Läsionen des Schleimhautzylinderepithels bei der Achalasieoperation.

Die Präparation für die anteriore Manschette ist prinzipiell identisch mit den o. g. Verfahren. In Abhängigkeit von der Operationsindikation kann aber auf eine vollständige

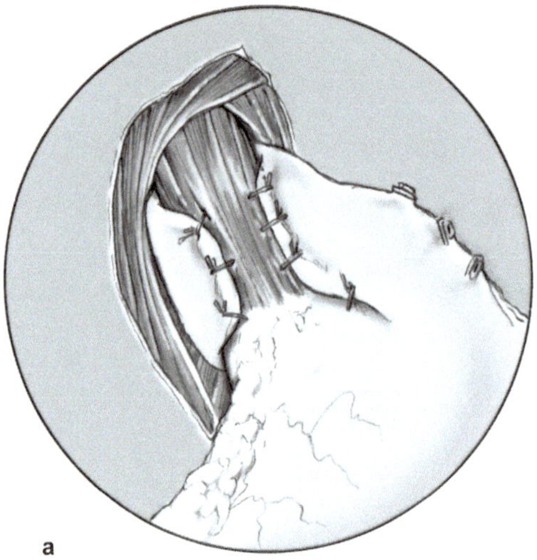
a

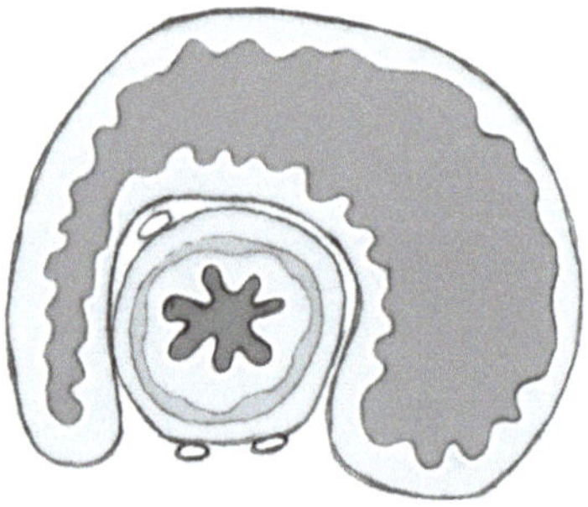
b

Abb. 7.9 270-Grad-Fundoplikation nach Toupet. [L108]

Mobilisation des Magenfundus mit Durchtrennung der Vasa gastricae breves verzichtet werden. Der Magenfundus wird nach Darstellung beider Zwerchfellschenkel und hinterer Hiatoplastik an den rechten Zwerchfellschenkel fixiert.

Fundoplastik nach Hill

Technik: dorsale Pfeilernaht und Umhüllung der Kardia durch Fundusvorderwand.

Diesem Verfahren liegt das Prinzip zugrunde, nach Einengung des Hiatus oesophageus mittels dorsaler Pfeilernähte die vorderen und hinteren Anteile der phrenoösophagealen Membran am paraaortalen Lig. arcuatum zu verankern, um auf diese Weise ein langes und dauerhaft intraabdominales Segment des Ösophagus zu schaffen (➤ Abb. 7.10a). Abschließend wird der Fundus an die Vorderwand des Hiatus oesophageus angeheftet (Fundopexie) (➤ Abb. 7.10b). Ein spezielles **Risiko** besteht in der Verletzungsgefahr des Truncus coeliacus.

Thorakale Fundoplastik nach Baue und Belsey

Das Prinzip der Valvenbildung besteht in der kragenförmigen Einhüllung des terminalen Ösophagus mit dem Magen-

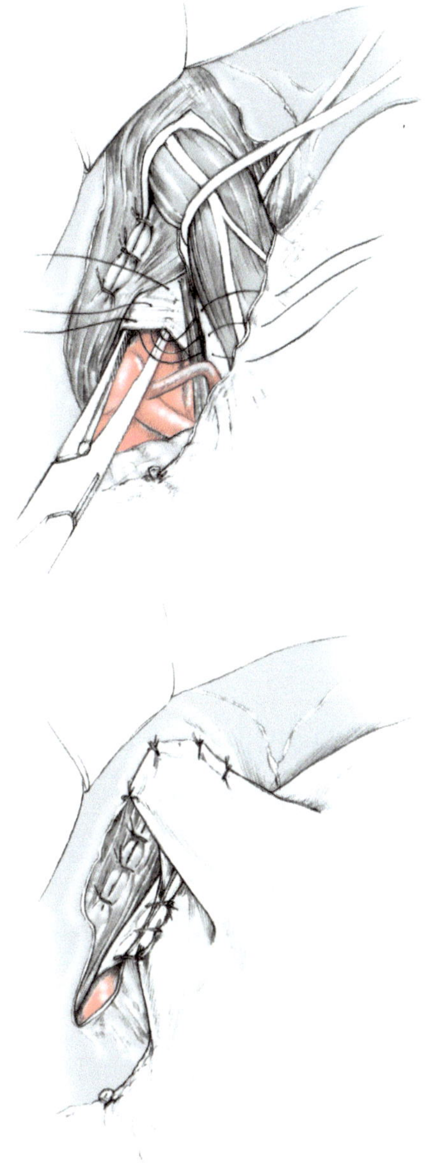

a

b

Abb. 7.10 Fundoplastik nach Hill.
a) Einengung des Hiatus oesophageus mittels dorsaler Pfeilernähte.
b) Abschließende Fundopexie. [L108]

fundus über eine linkslaterale Thorakotomie im 7. ICR (➤ Abb. 7.11).

Eine spezifische Komplikation besteht durch das Ausreißen der Nähte an der Ösophaguswand (fehlender Serosaüberzug!).

Ösophagofundopexie und hintere Hiatoplastik nach Lortat-Jacob

Das Verfahren besteht in der Wiederherstellung der normalen Anatomie des ösophagogastralen Übergangs durch hintere Pfeilernähte (Lortat-Jacob) respektive vordere Pfeilernähte (Höhle und Kümmerle) und Fundophrenikopexie mit Fixierung des Fundus am intraabdominalen Ösophagus. Somit erfolgt eine Überkorrektur des His-Winkels. Die Operationen nach Lortat-Jacob und nach Höhle und Kümmerle sind im Prinzip gleichartig; bei der Methode nach Lortat-Jacob ist eine zirkuläre Mobilisation von Ösophagus und Kardia notwendig. Beide Verfahren sind als alleinige Antirefluxoperationen nicht ausreichend und werden nur bei der Hiatushernie Typ I–III (➤ Kap. 7.2.2.) als „Refluxprophylaxe“ angewandt.

Fundoplikation: 360 Grad vs. 270 Grad vs. 180 Grad – was ist besser?

Zurzeit sind vier neuere Metaanalysen publiziert einschließlich 20 randomisierter Studien mit einer maximalen Nachbeobachtungszeit von bis zu 18 Jahren [6], [37], [46], [48]. Die partielle Fundoplikation (270 vs. 360 Grad) ist sicher und effektiv mit einer geringeren Rate an unerwünschten Nebenwirkungen wie dem Gas-Bloat-Syndrom und der Dysphagie, eingeschlossen einer niedrigeren Reoperationsrate. In der Studie mit der längsten mittleren Nachbeobachtungszeit von bis zu 18 Jahren zeigte sich allerdings kein Unterschied hinsichtlich postoperativer Beschwerden bei gleich guter Refluxkontrolle [31].

Die Frage nach einer vorderen (180 Grad) versus hinteren (270 oder 360 Grad) Fundoplikation wird in der Literatur aber eindeutiger beantwortet. Eine aktuelle Metaanalyse zeigt, dass sich zwar in einer kurzen Nachbeobachtungszeit ein Vorteil in einer verringerten Dysphagierate der anterioren im Vergleich zur posterioren Fundoplikation zeigt; dieser Vorteil gleicht sich in der langfristigen Nachbeobachtung (2–10 J.) aber aus. Der Nachteil besteht in einer schlechteren Kontrolle der Refluxsymptome und einer erhöhten Reoperationsrate [4], [5].

Aus diesem Grunde kann die anteriore Hemifundoplikation nicht als Routineoperation zur Behandlung der Refluxkrankheit empfohlen werden.

Durchtrennung der Vasa gastricae breves – ja oder nein?

Die Technik der Fundoplikation nach Nissen und der Modifikation durch Rosetti beinhalten beide keine routinemäßige Durchtrennung der Vasa gastricae breves [34], [39]. Diese wurde erst 1986 durch DeMeester propagiert [10]. Eine aktuelle Metaanalyse [32] und 5 randomisierte Studien haben bislang keinen Vorteil für die Durchtrennung der kurzen Magengefäße gezeigt [2], [7], [29], [50]. Zudem war das Risiko eines Gas-Bloat-Syndroms erhöht bei einer verlängerten OP-Zeit [13]. Heute werden auch von erfahrenen Chirurgen beide Techniken angewendet. Befürworter sind davon überzeugt, dass eine posteriore Manschette lockerer gelingt, Gegner führen das erhöhte Risiko eines Gas-Bloat-Syndroms bei

7

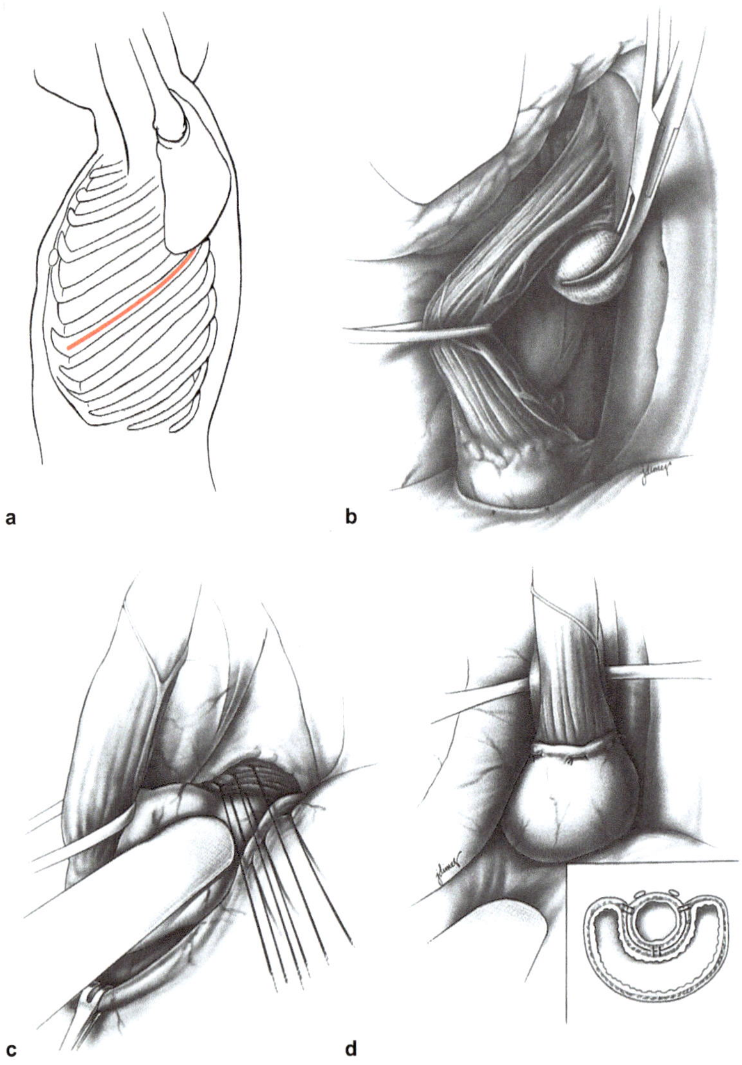

Abb. 7.11 Fundoplastik nach Belsey.
a) Linkslaterale Thorakotomie (7. ICR).
b) Der Ösophagus wird bis zum Aortenbogen mobilisiert. Die Blutversorgung bleibt über den Ösophagusast der A. gastrica sinistra und über die Ösophagusäste der Bronchialarterien in der Umgebung des Aortenbogens erhalten.
c) Durch die Pfeiler des Hiatus oesophageus werden 3–4 Nähte gelegt.
d) Nach Ablauf der ersten Nahtreihe ist der distale Ösophagus über 240° von einer Magenmanschette umschlossen. Die beiden Nn. vagi liegen ungestört dorsal dieser Fundoplikation. [L123]

verlängerter OP Zeit an. Eine Evidenz für die routinemäßige Durchtrennung der Vasa gastricae breves gibt es deshalb nicht.

7.6.4 Komplikationen

Intraoperative Komplikationen

Die Morbidität der laparoskopischen Antirefluxoperationen ist insgesamt gering, der Erfolg der Operation hängt maßgeblich von der Erfahrung der Chirurgen ab. Eine Blutung aus der großen Magenkurvatur oder Milz ist trotz der engen Lagebeziehung selten. Eine Ausnahme stellt die Verletzung der distalen Speiseröhre oder des Magenfundus dar. Die Deckung der Naht geschieht am besten durch eine 360-Grad-Manschette.

Postoperative Komplikationen, persistierender Reflux, Refluxrezidiv

Prinzipiell ist bei postoperativen Problemen, einem erneuten Auftreten von Reflux oder einem persistierendem Reflux eine erneute Abklärung analog zur ursprünglichen Diagnostik durchzuführen. Hinsichtlich des Refluxes sollte differenziert werden, ob es sich um ein Rezidiv, also ein erneutes Auftreten einer zunächst erfolgreich operativ behandelten Refluxkrankheit handelt oder ob die Symptome in gleicher oder abgeschwächter Form persistieren [23]. In vielen dieser Fälle des **persistierenden Refluxes** sind die Symptome deutlich gebessert, aber nicht verschwunden. Hier wäre die erste Empfehlung zunächst eine symptomatische Therapie mit Antazida oder auch eine geringe Dosis von Protonenpumpeninhibitoren. Unabhängig vom Nachweis eines persistierenden oder verminderten Refluxes normalisierte sich in

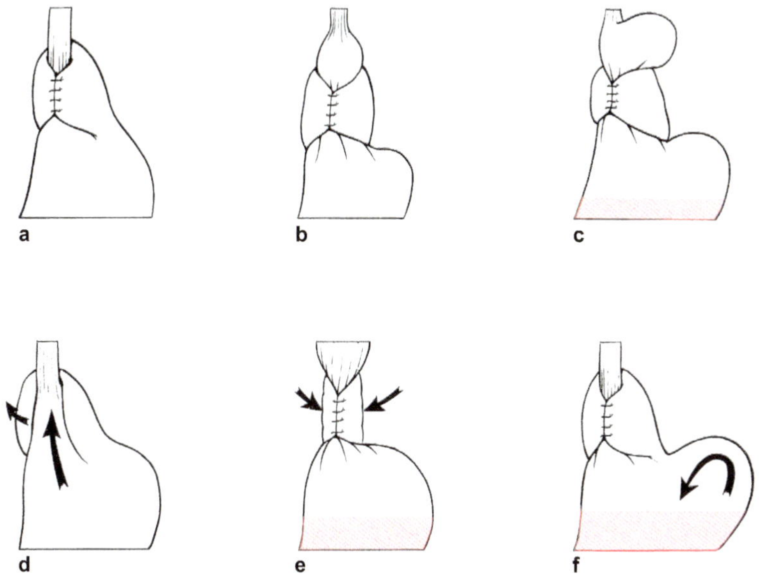

Abb. 7.12 Manschettenkomplikationen nach Fundoplikation.
a) Normalbefund.
b) Zu tief angelegte Manschette.
c) Teleskopphänomen.
d) Gelöste Manschette.
e) Zu enge Manschette.
f) Denervations- bzw. Gas-Bloat-Syndrom. [L123]

unserem Patientenkollektiv die Lebensqualität auch dieser Patienten auf Werte eines gesunden Vergleichskollektivs [33]. Somit muss man die Operationsindikation für o. g. Patienten auch bei objektivierbarem pathologischem Reflux hinterfragen.

Bei einem **echten Rezidiv** oder postoperativ neu aufgetretenen Beschwerden sollte eine konsequente Ursachenforschung erfolgen.

Zu den **postoperativen Komplikationen** zählen passagere Schluckbeschwerden (bis zu 50 %), Dysphagie > 3 Monate (ca. 5 %), Völlegefühl oder das sog. Gas-Bloat-Syndrom (bis zu 20 %) und eine Minderung oder Steigerung der Magen-Darm-Tätigkeit (bis zu 20 %). Eine postoperative Dysphagie kann bei einer relativ zu engen Manschette in Abhängigkeit vom Schweregrad zunächst konservativ, ggf. mit pneumatischer Dilatation, behandelt werden. Kommt es auch nach mehrfacher Dilatation nicht zu einer Besserung, ist eine Revision indiziert.

Das sog. Gas-Bloat-Syndrom beschreibt ein Völlegefühl und Schmerzen im Oberbauch mit Stase von Luft und ggf. Flüssigkeit im Magen. Die Ursache ist komplex. Sie kann aber durch eine Verletzung von Fasern des N. vagus bei der Präparation des unteren Ösophagus bedingt sein [16].

Problematisch ist eine postoperativ dislozierte Magenmanschette (➤ Abb. 7.12). Die Beschwerden reichen vom Refluxrezidiv bis hin zur Dysphagie. Im Fall einer der o. g. Komplikationen ist nach eingehendem Gespräch mit dem Patienten eine Revision zu diskutieren. Hierzu gibt es keine generelle Empfehlung.

Bei einer falsch angelegten Manschette bzw. beim sog. Teleskopphänomen ist eine operative Korrektur aber meist unumgänglich.

7.7 Postoperative Behandlung

7.7.1 Früh-postoperative Überwachung und Pflege

Eine spezielle postoperative Behandlung ist für Patienten nach dieser Operation nicht notwendig. Die Magensonde wird am Ende der Operation entfernt, der Patient kann noch am gleichen Tag (meist flüssige) Kost zu sich nehmen.

7.7.2 Nachsorge

Die Patientenzufriedenheit nach laparoskopischen Antirefluxoperationen liegt bei > 80 %.

Postoperativ sollten die Symptome innerhalb weniger Tage verschwinden und die Lebensqualität als wichtigstes Zielkriterium wiederhergestellt sein. Beim präoperativen Nachweis einer Refluxösophagitis sollte 3 Monate nach Operation eine Kontrollendoskopie erfolgen. Beim Vorliegen eines Barrett-Ösophagus wird eine lebenslange (➤ Kap. 7.4.4) Kontrolle empfohlen.

LITERATUR

[1] Barrett, NR: The lower esophagus lined by columnar epithelium. Surgery 1957; 41: 881.

[2] Blomqvist A, Dalenbäck J, Hagedorn C, et al.: Impact of complete gastric fundus mobilization on outcome after laparoscopic total fundoplication. J Gastrointest Surg 2000; 4: 493–500.

[3] Botden SM, Bouvy ND: Systematic review and meta-analysis of laparoscopic Nissen (posterior total) versus Toupet (posterior partial) fundoplication for gastro-oesophageal reflux disease. Br J Surg. 2011; 98: 316

[4] Broeders JA, Roks DJ, Ali UA, et al.: Laparoscopic anterior 180-degree versus Nissen fundoplication for gastroesophageal reflux disease: Systematic review and meta-analysis of randomized clinical trials. Ann Surg. May 2013; 257: 850–59.

[5] Broeders JA, Roks DJ, Ahmed Ali U, et al.: Laparoscopic anterior versus posterior fundoplication for gastroesophageal reflux disease: systematic review and meta-analysis of randomized clinical trials. Ann Surg. Jul 2011; 254: 39–47.

[6] Broeders JA, Mauritz FA, Ahmed Ali U, et al.: Systematic review and meta-analysis of laparoscopic Nissen (posterior total) versus Toupet (posterior partial) fundoplication for gastro-oesophageal reflux disease. Br J Surg. Sep 2010; 97: 1.318–1.330.

[7] Chrysos E. Tzortzinis A, Tsiaoussis J, et al.: Prospective randomized trial comparing Nissen to Nissen-Rossetti technique for laparoscopic fundoplication. Am J Surg 2001; 182: 215–221.

[8] Dallemagne, B, J Weerts, C Jehaes, et al.: Laparoscopic Nissen fundoplication: preliminary reports. Surg Laparosc Endosc 1991; 1: 138.

[9] Decker D, Decker P: Zwerchfellhernien. Allgemein- und Viszeralchirurgie up2date 2011; 2: 111–127.

[10] DeMeester TR, Bonavina L, Albertucci M, et al.: Nissen fundoplication for gastroesophageal reflux disease, Evaluation of primary repair in 100 consecutive patients. Ann Surg. 1986; 204: 9–20.

[11] DeMeester TR, Fuchs KH: Comparison of operations for uncomplicated reflux disease. In: Jamieson, GG (ed.): Surgery of the Oesophagus. New York: Churchill Livingstone 1988; p. 299.

[12] Dell'acqua-Cassão B, Mardiros-Herbella FA, Farah JF, et al.: Outcomes of laparoscopic Nissen fundoplication in patients with manometric patterns of esophageal motility disorders. Am Surg. Apr 2013; 79: 361–365.

[13] Engström C, Jamieson GG, Devitt PG, et al.: Metaanalysis of two randomized controlled trials to identify long-term symptoms after division of the short gastric vessels during Nissen fundoplication. Br J Surg 2011; 98: 1.063–1067.

[14] Fass R: Approach to refractory gastroesophageal reflux disease in adults. www.uptodate.com 2013; Apr: 1–15.

[15] Fibbe C, Layer P, Keller J, et al: Esophageal motility in reflux disease before and after fundoplication: a prospective, randomized, clinical and manometric study. Gastroenterology 2001; 212: 5–14.

[16] Franzke T, Jähne J: Postoperative Syndrome und Lebensqualität nach Eingriffen am Magen. Allgemein- und Viszeralchirurgie up2date 2012; 3: 179–188.

[17] Frazzoni M, Piccoli M, Conigliaro R, et al.: Refractory gastroesophageal reflux disease as diagnosed by impedance-pH monitoring can be cured by laparoscopic fundoplication. Surg Endosc. Aug. 2013; 8: 2.940–2.946.

[18] Freys SM, Heimbucher J: Gastroösophageale Refluxkrankheit und Hiatushernien. Allgemein- und Viszeralchirurgie up2date 2012; 5: 315–333.

[19] Galmiche JP, Hatlebakk J, Attwood S, et al.: Laparoscopic antireflux surgery vs esomeprazole treatment for chronic GERD: the LOTUS randomized clinical trial, JAMA 2011; 305: 1.969–1.977.

[20] Gutschow CA, Hölscher AH: Surgical treatment of gastroesophageal reflux disease. Langenbeck's Arch Surg 2013; 398: 661–667.

[21] Hagedorn C, Lonroth H, Rydberg L, et al.: Long-term efficacy of total (Nissen-Rossetti) and posterior partial (Toupet) fundoplication. Results of a randomized clinical trial. J Gastrointest Surg 2002; 6: 540–545.

[22] Hill, LD: An effective operation for hiatal hernia: an eight year appraisal. Ann Surg 1967; 166: 681–692.

[23] Humphries LA, Hernandez JM, Clark W, et al: Causes of dissatisfaction after laparoscopic fundoplication: the impact of new symptoms, recurrent symptoms, and the patient experience. Surg Endosc. May 2013; 27: 1,537–45.

[24] Jamieson, GG: Anti-reflux operations: How do they work? Br J Surg 1987; 74: 155–156.

[25] Kahrilas P: Medical management of gastroesophageal reflux disease in adults. www.uptodate.com 2013; Mrz: 1–18.

[26] Kahrilas P: Clinical manifestations and diagnosis of gastroesophageal reflux in adults. www.uptodate.com 2013; Dez: 1–17.

[27] Khatri K, Sajid MS, Brodrick R, et al.: Laparoscopic Nissen fundoplication with or without short gastric vessel division: a meta-analysis. Surg Endosc. Apr 2012; 26: 970–978.

[28] Lortat-Jacob, JL: Le traitement chirurgicale des maladies du reflux gastroesophagien: Malpositions cardiatuberositaires, hernies hiatales, bradyesophages. Presse med 1957; 65: 455–456.

[29] Luostarinen ME, Koskinen MO, Isolauri JO: Effect of fundal mobilisation in Nissen-Rossetti fundoplication on oesophageal transit and dysphagia, A prosprective, randomised trial. Eur J Surg 1996; 162: 37–42.

[30] Luostarinen MES, Isolauri JO: Randomized trial to study the effect of fundic mobilization on long-term results of Nissen fundoplication. Br J Surg 1999; 86: 614–618.

[31] Mardani J, Lundell L, Engström C: Total or posterior partial fundoplication in the treatment of GERD: results of a randomized trial after 2 decades of follow-up. Ann Surg 2011 253(5): 875–878.

[32] Markar SR, Karthikesalingam AP, Wagner OJ, et al.: Systematic review and meta-analysis of laparoscopic Nissen fundoplication with or without division of the short gastric vessels. Br J Surg. Aug 2011; 98: 1.056–1.062.

[33] Markus PM, Horstmann O, Kley C, et al.: Laparoscopic fundoplication: Is there a correlation between pH studies and the patient's quality of life? Surg Endosc. 2002; 16: 48–53.

[34] Nissen R: Eine einfache Operation zur Beeinflussung der Refluxösophagitis, Schweiz Med Wochenschr 1956, 86: 590–592.

[35] Nissen R, Rossetti M: Die Behandlung von Hiatushernien und Refluxösophagitis mit Gastropexie und Fundoplicatio. 2. A. Stuttgart, New York: Thieme; 1981.

[36] O'Boyle CJ, Watson DI, Jamieson GG, et al: Division of short gastric vessels at laparoscopic Nissen fundoplication. A prospective double-blind randomized trial with 5-year follow-up. Ann Surg. 2002; 235: 165–171.

[37] Ramos RF, Lustosa SA, Almeida CA, et al.: Surgial treatment of gastroesophageal reflux disease: total or partial fundoplication? Systematic review and meta-analysis. Arq Gastroenterol. Oct–Dec 2011; 48: 252–260.

[38] Rosen M, Blatnik J: Paraesophageal hernia: Clinical features and surgical repair. www.uptodate.com 2013; Mrz: 1–9.

[39] Rossetti ME: Nissen fundoplication for gastroesophageal reflux disease: the Rossetti modification of the Nissen fundoplication-technique and results. Dis Esophagus 1996; 9: 251–257.
[40] Rossetti M: Hiatushernien und andere Erkrankungen des Zwerchfells. In: Siewert JR, Harder F, Allgöwer M, Blum AL, Creutzfeld W, Hollender LF, Peiper HJ (Hrsg.) Chirurgische Gastroenterologie, Bd. 2. Berlin, Heidelberg, New York: Springer; 1990.
[41] Rydberg L, Ruth M, Lundell L: Does oesophageal motor function improve with time after successful antireflux surgery? Results of a prospective, randomised clinical study. Gut 1997; 41: 82–86.
[42] Rydberg L, Ruth M, Lundell L: Mechanism of action of antireflux procedures. Br J Surg. 1999; 86: 405–410.
[43] Savary M, Miller G: Endoskopische Anatomie des gastroösophagealen Übergangs. Akt Gastrol. 1979; 8: 453.
[44] Schwaitzberg S, Surgical management of gastroesophageal reflux in adults. www.uptodate.com 2013; Jul: 1–17.
[45] Siewert JR, Weiser HF: Reintervention nach Antirefluxoperationen. Chirurg 1984; 55: 373.
[46] Tan G, Yang Z, Wang Z, Meta-analysis of laparoscopic total (Nissen) versus posterior (Toupet) fundoplication for gastro-oesophageal reflux disease based on randomized clinical trials. ANZ J Surg. Apr 2011; 81: 246–52.
[47] Tutuian R, Castell DO, Clinical manifestations, diagnosis, and treatment of non-acid reflux. www.uptodate.com 2012; July: 1–12.
[48] Varin O, Velstra B, De Sutter S, et al.: Total vs partial fundoplication in the treatment of gastroesophageal reflux disease: a meta-analysis. Arch Surg. 2009, 144; 3: 273–278.
[49] Watson DI, Jamieson GG, Pike GK, et al: Prospective randomized double-blind trial between laparoscopic Nissen fundoplication and anterior partial fundoplication. Br J Surg. 1999; 86: 123–130.
[50] Watson DI, Pike GK, Baigrie RJ, et al.: Prospective double-blind randomized trial of laparoscopic Nissen fundoplication with division and without division of short gastric vessels. Ann Surg. 1997; 226: 642–52.
[51] Zornig C, Strate U, Fibbe C, et al.: Nissen vs. Toupet laparoscopic fundoplication. A prospective randomized study of 200 patients with and without preoperative esophageal motility disorders. Surg Endosc. 2002; 16: 758–766.

KAPITEL

8

Alexander Beham und B. Michael Ghadimi
unter ehemaliger Mitarbeit von Hans-Dietrich Röher und Norbert M.Bösing

Magen – Duodenum

A Gutartige Erkrankungen

8.1 Einleitung

In den letzten 30 Jahren hat sich die Therapie der Ulkuskrankheit dramatisch geändert. Mit dem Aufkommen neuer potenter Pharmaka in Form der H_2-Rezeptor-Antagonisten (Cimetidin, Ranitidin) und noch mehr mit der Entwicklung der Protonenpumpeninhibitoren (Omeprazol, Pantoprazol) verlor die Chirurgie fast vollständig an Bedeutung. Das Verständnis zur kausalen Pathogenese des Magen- und Duodenalulkus hat in den letzten 15 Jahren seit der Entdeckung des *Helicobacter pylori* einen wesentlichen Wandel erfahren. Das Ulkusleiden wird heute mehr und mehr als Ausdruck einer chronischen, spontan nicht ausheilenden Infektion der Magenschleimhaut mit diesem Keim verstanden. Neben der medikamentösen Säureblockade kommt der Eradikation des Keims durch Antibiotika eine Schlüsselstellung zu, was die konservativen Therapieergebnisse durch Senkung der Rezidivrate entscheidend verbessert hat.

Bei 90–95% aller Patienten mit Zwölffingerdarmgeschwür findet sich eine Keimbesiedlung des Antrums mit dem Bakterium *Helicobacter pylori* [27a], beim Magengeschwür bei 70 bis 80%. Eine Helicobacter-pylori-Infektion besteht ein Leben lang.

Die Chirurgie hat im Behandlungskonzept des Ulkusleidens heute einen Stellenwert in der Therapie der Komplikationen. Hier sind im Wesentlichen drei Komplikationen (zwei akute und eine chronische) zu nennen, nämlich die Ulkusperforation, die Ulkusblutung und die Magenausgangsstenose.

Ausnahmeindikationen zum operativen Vorgehen beschränken sich auf die gegenüber medikamentösen Therapien refraktären Ulkuspatienten sowie gelegentlich auch auf Patienten, die aufgrund mangelnder Compliance unter rezidivierenden Ulzera leiden. Eine weitere – nicht sehr häufige, aber wichtige – Operationsindikation besteht beim chronischen bzw. nicht abheilenden Ulcus ventriculi, das bis zum Beweis des Gegenteils malignomverdächtig ist.

Eine Indikation zur elektiven Chirurgie besteht beim unkomplizierten Ulkus kaum mehr. Unbeeinflusst davon bleibt die Anzahl chirurgischer Interventionen aufgrund akuter Ulkuskomplikationen (Blutung, Perforation) nahezu konstant.

8.1.1 Definitionen

Ulkus – Erosion

Defekte der Schleimhäute, die sich auf die Mukosa beschränken, werden als Erosionen bezeichnet. Erst wenn die Läsionen über die Lamina muscularis mucosae hinausgehen – also mindestens bis in die Submukosa hineinreichen –, spricht man von einem Ulcus ventriculi oder duodeni.

Akutes und chronisches Ulkus

Sowohl das Ulcus ventriculi als auch das Ulcus duodeni kommen überwiegend solitär vor und sind meist kleiner als 2 cm im Durchmesser (multiple Ulzera: eher systemische/medikamenteninduzierte Genese). Entsprechend ihrer Lokalisation hat sich folgende topografische Klassifikation durchgesetzt:

- Ulcus duodeni: postpylorisches Ulkus im Bulbus duodeni oder weiter distal (> 0,5 cm distal des Pylorus);
- Ulcus pyloricum: Ulkus im Pyloruskanal (± 0,5 cm);
- Ulcus praepyloricum: Ulkus im distalen Antrum unmittelbar oral des Pylorus gelegen (0,5–2,0 cm oral des Pylorus);
- Ulcus ventriculi (alle Magenulzera von der Kardia bis 2 cm oral des Pylorus).

Ulzera sind gutartige Erkrankungen mit sowohl hoher Spontanheilungstendenz als auch hoher Rezidivneigung. Das akute Ulkus (glatt begrenzter Schleimhautdefekt, exkaviert bzw. kraterförmig in die Tiefe dringend, evtl. leicht erhabener Randwall) heilt im Regelfall schnell ab. Chronisch rezidivierende Ulcera duodeni führen nicht selten zu einer erheblichen Deformation des Bulbus duodeni, sodass die narbigen Verziehungen eine Magenausgangsstenose hervorrufen können. Chronisch rezidivierende Ulcera ventriculi führen in aller Regel nicht zu bleibenden größeren Deformitäten der Magenwand.

Stressulkus

Der klinische Begriff „Stressulkus“ ist weniger gut definiert. Es handelt sich um einen Sammelbegriff, unter dem zahlreiche akut auftretende Läsionen der Magen- und Duodenalschleimhaut subsumiert werden (akutes Ulkus, akut aufgetretene Erosionen, hämorrhagische Gastritiden). Anders als beim akuten Ulkus zeigen Stressulzera bei der endoskopischen Untersuchung typischerweise ein buntes Bild und man findet multiple Veränderungen in verschiedenen Entwicklungsstadien. Anders als beim „normalen“ Ulkus kommt dem *Helicobacter pylori* bei der Genese des Stressulkus keine Bedeutung zu (keine Eradikation erforderlich) und eine vermehrte Säureproduktion hat hier nicht den gleichen Stellenwert wie beim Ulcus duodeni. Die Ursachen für das Zustandekommen von Stressulzera werden dagegen überwiegend in einer Schädigung der Defensivkräfte der Schleimhaut gesehen. Dennoch ist die Säuresuppression sowohl bei der Therapie als auch bei der Prophylaxe des Stressulkus ein wichtiges Prinzip („ohne Säure kein Ulkus“). Im typischen Fall findet man Stressulzera bei Patienten auf Intensivstationen. Stressulkus-gefährdet sind vor allem Traumapatienten, insbesondere Polytraumatisierte, Patienten mit Schädel-Hirn-Traumen (Cushing-Ulkus) und Patienten mit schweren Verbrennungen (Curling-Ulkus). Sepsispatienten und Patienten mit Organversagen (Niere, Leber, ARDS) oder portaler Hypertension sowie Patienten mit neuro- oder herzchirurgischen Eingriffen gelten ebenfalls als gefährdet, sodass bei diesen Patienten eine dringende Indikation zur Stressulkusprophylaxe besteht.

8.1.2 Säuresekretion – *H. pylori* – Ulkusgenese

Trotz der hervorgehobenen Bedeutung des *H. pylori* in der kausalen Pathogenese des Ulkusleidens bleibt der Schlüssel zum Verständnis das Verhältnis von aggressiven (Salzsäure, Gallensäure, Pepsin, Lysolecithin) und defensiven Mechanismen (Schleimhautdurchblutung, Mukosabarriere, Schleimbildung, Zellregeneration) zueinander (Balance/Dysbalance). Klinisch wird z. B. bei der Achlorhydrie (< 0,25 mÄq/l HCl/h PAO) infolge einer vollständigen Atrophie der spezifischen Magenschleimhaut (z. B. bei Autoimmungastritis = perniziöse Anämie) nie ein Ulkus gefunden. Beim Zollinger-Ellison-Syndrom (Hyperchlorhydrie: > 30 mÄq/l HCl/h PAO infolge einer Hypergastrinämie bei gastrinproduzierenden Tumoren) hingegen finden sich auch ohne *H.-pylori*-Infektion Magen- und Duodenalulzera. Alle Faktoren, die die protektiven Mechanismen der Magenschleimhaut schwächen (die Mukosabarriere schädigen), sind ebenso wie alle Faktoren, die die Säuresekretion pathologisch steigern, in der Lage, ein Ulkus zu induzieren, wobei den Ersteren vornehmlich eine Bedeutung im Rahmen der Pathogenese des Ulcus ventriculi und den Zweiten vornehmlich eine Bedeutung im Rahmen der Pathogenese des Ulcus duodeni zukommt. Der *H. pylori* nimmt in der Ulkusgenese insofern eine zentrale Schlüsselstellung ein, als er die protektiven Faktoren schwächt und die aggressiven stärkt und auf diese Weise eine Dysbalance induziert. Die H.-pylori-Infektion ist typischerweise mit einer antralen Gastritis vergesellschaftet (Typ-B-Gastritis). Mit zunehmender Dauer der Infektion (Jahrzehnte) schreitet die Antrumgastritis fort und befällt auch das Korpus. Mehr und mehr Magendrüsen werden zerstört (Schleimhautatrophie) und durch ein metaplastisches, intestinales Epithel ersetzt und konsekutiv nimmt die Azidität des Magensekrets (Hypochlorhydrie: < 10 mÄq/l HCl/h PAO) ab. Ulzera werden dann seltener beobachtet.

8.2 Diagnostik

8.2.1 Anamnese und klinische Untersuchung

Unkompliziertes Ulkus

Ein typischer Symptomenkomplex existiert bei der unkomplizierten Ulkuskrankheit nicht; die Beschwerden sind uncharakteristisch und können durch unterschiedliche Oberbaucherkrankungen verursacht werden: Druckgefühl und Völlegefühl, Aufstoßen, Übelkeit und gelegentliches Erbrechen, Beschwerdelokalisation im Epigastrium oder rechten Ober- oder Mittelbauch.

Neben dem *H. pylori* sind Nikotin und nichtsteroidale Antirheumatika (NSAR) wichtige **Risikofaktoren** der Ulkuskrankheit. Nikotinkonsum (Steigerung der Magensäuresekretion), der sowohl die Ulkusentstehung als auch die Ulkusheilung beeinflusst, ist vor allem ein Risiko für das Zwölffingerdarmgeschwür und weniger für das Magengeschwür. Nichtsteroidale Antirheumatika, wie z. B. Acetylsalicylsäure, schädigen die Mukosabarriere der Magenschleimhaut und stellen vor allem ein Risiko für das Magengeschwür dar. Steroide haben für sich allein genommen wahrscheinlich kein wesentlich erhöhtes Ulkusrisiko; wohl aber in Kombination mit NSAR (C-Gastritis, multiple Ulzera). Die portale Hypertension (Leberzirrhose) ist mit einem 3-fach erhöhten Risiko für beide Ulkusformen verbunden. Seltene Ursachen eines Ulcus ventriculi sind der Gallereflux (vornehmlich im operierten Magen) mit der Ausbildung einer C-Gastritis, Medikamente (MAO-Hemmer), Morbus Crohn und CMV-Ulzera (HIV, Transplantierte, Immunsuppression). Kaffee, Tee, Gewürze und Alkohol haben keine gesicherte Wirkung auf die Ulkuskrankheit.

Ulkusperforation

Bei 30 % aller Patienten mit Ulkusperforation stellt das Perforationsereignis die Erstmanifestation der Ulkuskrankheit dar. Die gezielte Frage nach einer Ulkusanamnese wird von diesen Patienten definitiv verneint. Die Ulkusperforation hat eine klassische Anamnese und eine kaum verwechselbare klinische Symptomatik.

Das akute Schmerzereignis (anamnestisch: Vernichtungsschmerz) und der klinische Nachweis des bretttharten Abdomens – mit oder ohne Ulkusanamnese in der Vorgeschichte – können für die sofortige operative Intervention ohne weitere Diagnostik ausreichend sein.

Ulkusblutung

Typische Blutungszeichen sind **Hämatemesis** (Bluterbrechen), **Meläna** (Teerstuhl) und **Hämatochezie** (peranaler Blutabgang).

Hämatemesis oder kaffeesatzartiges Erbrechen weist auf eine Blutungsquelle im oberen Gastrointestinaltrakt, meist oberhalb des Treitz-Bandes, hin, wobei der Hämatemesis ursächlich meist eine frische Blutung aus einer Arterie oder einer Varize zugrunde liegt. Kaffeesatzartiges Erbrechen (rotes Hämoglobin wird durch die Magensäure in braunes bis schwarzes Hämatin umgewandelt) resultiert aus einer venösen Sickerblutung oder einer zum Stillstand gekommenen arteriellen Blutung (Kontaktzeit!). Hämatochezie deutet auf eine Blutung des unteren Gastrointestinaltrakts hin. Bei der Massenblutung steht der hämorrhagische Schock neben den beschriebenen Blutungszeichen im Vordergrund des klinischen Bildes. Die positive Beantwortung der **gezielten** Frage nach einer bekannten Ulkuskrankheit macht unter den geschilderten klinischen Blutungszeichen eine Ulkusblutung hoch wahrscheinlich. Bei älteren Patienten findet sich häufig auch eine positive Arzneimittelanamnese mit vorwiegend nichtsteroidalen Antirheumatika (NSAR).

Die Inspektion und körperliche Untersuchung des Patienten kann die Prodromie eines drohenden Schocks wahrnehmen.

Eine Ulkusblutung tut nicht weh!

Bei Hämatemesis muss eine Inspektion des Nasopharynx erfolgen, um Nase und Rachen als Blutungsquelle auszuschließen. Eine Untersuchung ist ohne eine digitale rektale Untersuchung unvollständig. Die Farbe des Stuhls am Fingerling wird dokumentiert.

Magenausgangsstenose

Die Magenausgangsstenose ist die Folge chronisch rezidivierender Ulzera im Bereich des Pylorus (Bulbus duodeni, Pylorus, präpylorisches Antrum) auf dem Boden einer chronischen Ulkuskrankheit mit konsekutiven narbigen Verziehungen und Ausbildung von Stenosen. Sie ist gekennzeichnet durch Völlegefühl, Magendistension und rezidivierendes schwallartiges Erbrechen mit möglicher Entwicklung von Wasser- und Elektrolytverlusten. Eine lange Zeit bestehende schwere Magenausgangsstenose kann – in Analogie zum Roviralta-Syndrom des Säuglings und Kleinkindes – zur gastroösophagealen Refluxerkrankung führen. Eine wichtige Differenzialdiagnose einer Stenose des Magenausgangs ist das Antrumkarzinom.

Eine maligne Magenausgangsstenose ist heute häufiger als eine benigne.

8.2.2 Laborparameter

Laborparameter sind in der Diagnostik der gastroduodenalen Ulkuskrankheit unspezifisch.

8.2.3 Bildgebende Verfahren

Die Einführung endoskopischer Untersuchungstechniken mit direkter Schleimhautbeurteilung und optionaler Gewebegewinnung verdrängte die röntgenologischen Verfahren. Für die **Ulkusperforation** ist der Nachweis freier Luft im Abdomen beweisend (➤ Abb. 8.1).

Cave: In 20–30 % der Perforationen ist primär keine freie Luft nachweisbar!

Bei negativem Röntgenbefund und klinisch fortbestehendem Perforationsverdacht sollte ein CT des Abdomens durchgeführt werden.

8.2.4 Invasive und semiinvasive Diagnostik

Endoskopie Die Ösophagogastroduodenoskopie (ÖGD) gilt heute als das aussagekräftigste diagnostische Verfahren mit der Option einer gleichzeitigen Gewebeentnahme oder Maßnahmen der endoskopischen Blutstillung (➤ Abb. 8.2).

Diagnostisches Verfahren der Wahl bei der Ulkusblutung stellt die Notfallendoskopie dar; sie erlaubt eine zuverlässige Aussage über Lokalisation, Aktivität und Intensität der Blutung. Die notfallendoskopisch festgestellte Blutungsaktivität wird nach Forrest (➤ Tab. 8.3) klassifiziert. Zwar zeigt die Endoskopie nur eine Momentaufnahme im zeitlichen Ablauf des Blutungsgeschehens, die Bestimmung der Blutungsaktivität erlaubt aber prognostische bzw. richtungsweisende Aussagen über den weiteren Verlauf. Erbringt die Endoskopie keine Klärung, so kann die CT-Angiografie vor allem bei

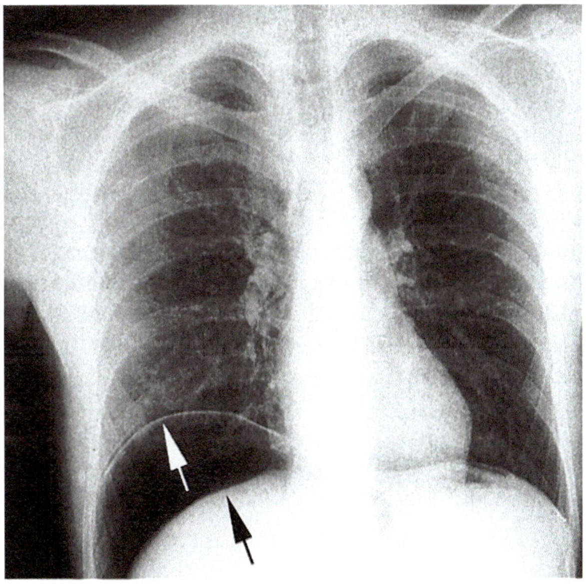

Abb. 8.1 Magenperforation mit freier Luft subphrenisch rechts. [S150]

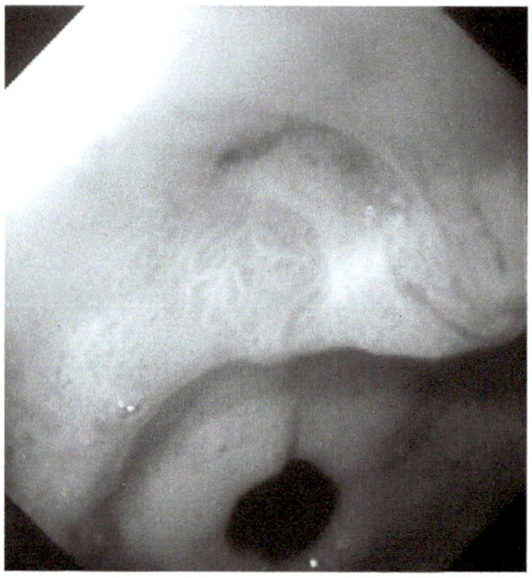

Abb. 8.2 Videoendoskopisches Bild eines präpylorischen Ulcus ventriculi. [S150]

tiefer sitzenden Blutungen die Diagnose sichern, wobei jedoch eine Blutungsintensität von mindestens 1 ml/min bestehen muss.

8.3 Therapie des Ulcus ventriculi und duodeni

8.3.1 Therapie des unkomplizierten Ulkus

Es lassen sich vier wesentliche Prinzipien der medikamentösen Therapie beim Ulcus ventriculi und Ulcus duodeni unterscheiden (➤ Tab. 8.1). Im Vordergrund steht dabei die Eradikationstherapie (➤ Tab. 8.2).

Tab. 8.1 Die 4 prinzipiellen Therapieansätze beim Ulkus.

Magensäureneutralisation Magensäuresuppression	• Antazida wie Magnesium-/Aluminiumhydroxid (Maalox®) • Anticholinergika (Pirenzipin) • H_2-Rezeptor-Antagonisten (Ranitidin, Famotidin) • Protonenpumpeninhibitoren (Omeprazol, Pantozol®) • Prostaglandinanaloga (Misoprostol)
Eradikation des *H. pylori*	• Tripel-Therapie • Quadrupel-Therapie
Steigerung der Schleimhautresistenz	• Filmbildner (Sucralfat) • Carbenoxolonnatrium • Wismutsalze (zusätzliche eradizierende Wirkung)

Tab. 8.2 Beispiele für Eradikationstherapien.

französische Tripel-Therapie	• PPI (Omeprazol) 2 × 20 mg/d
	• Amoxicillin (Amoxypen®) 2 × 1 g/d
	• Clarithromycin (Klacid®) 2 × 250 mg/d
italienische Tripel-Therapie	• PPI (Omeprazol) 2 × 20 mg/d
	• Clarithromycin (Klacid®) 2 × 250 mg/d
	• Metronidazol (Clont®) 2 × 400 mg/d
Quadrupel-Therapie	• PPI (Omeprazol) 2 × 20 mg/d
	• Amoxicillin (Amoxypen®) 2 × 1 g/d
	• Tetracyclin 4 × 500 mg/d
	• Wismutsalz 4 × täglich

8.3.2 Therapie der akuten Ulkuskomplikationen – Notfallsituationen

Ulkusperforation

Die Ulkusperforation stellt im Allgemeinen eine absolute und notfallmäßige Operationsindikation dar. Bei der Ulkusperforation ist zwischen einer **freien Perforation** mit Austritt von Magen- oder Duodenalsekret in die freie Bauchhöhle und einer **gedeckten Perforation** zu unterscheiden. Bei der gedeckten Perforation wird die „Leckage" durch entzündliche Reaktionen der Umgebung (Leberunterfläche, Omentum majus) abgedeckt. Eine seltene Sonderform der gedeckten Perforation ist die **Penetration** eines Ulkus in ein Nachbarorgan (Pankreas, Colon transversum, Gallenblase). Die Folge einer freien Perforation ist zunächst die Entwicklung einer chemischen Peritonitis, und in weiter fortgeschrittenen Fällen kommt es zu einer signifikanten bakteriellen Kontamination der Bauchhöhle mit Entwicklung einer Peritonitis. Nach 12 Stunden ist jede Magenperforation kontaminiert. In der Vergangenheit ließ sich ein eindeutiger zeitlicher Zusammenhang zwischen dem Perforationsereignis, Therapiebeginn und der Letalität der Ulkusperforation aufzeigen. Je mehr Zeit zwischen Perforationsereignis und Beginn der Therapie verstrich, desto höher war die Letalität. Diese betrug bis etwa zur Mitte des 20. Jahrhunderts noch nahezu 100 %, wenn zwischen Perforation und Therapiebeginn mehr als 24 Stunden verstrichen, und ca. 50 % bei einer Zeitverzögerung von 12–24 Stunden. Mit dem Aufkommen und klinischen Einsatz der Antibiotika wurde die Letalität ab 1950 deutlich geringer (➤ Abb. 8.3). Insgesamt wird die Letalität der Ulkusperforation – je nach Zusammensetzung der untersuchten Patientenkollektive und Therapiemaßnahmen – mit ca. 6–30 % angegeben.

Jede zeitliche Verzögerung durch eine unnötige Diagnostik sollte unbedingt vermieden werden.

Ungeachtet auch konservativer Therapiemöglichkeiten ist beim perforierten Ulkus bis heute die sofortige Operation nach Diagnosestellung die Standardtherapie.

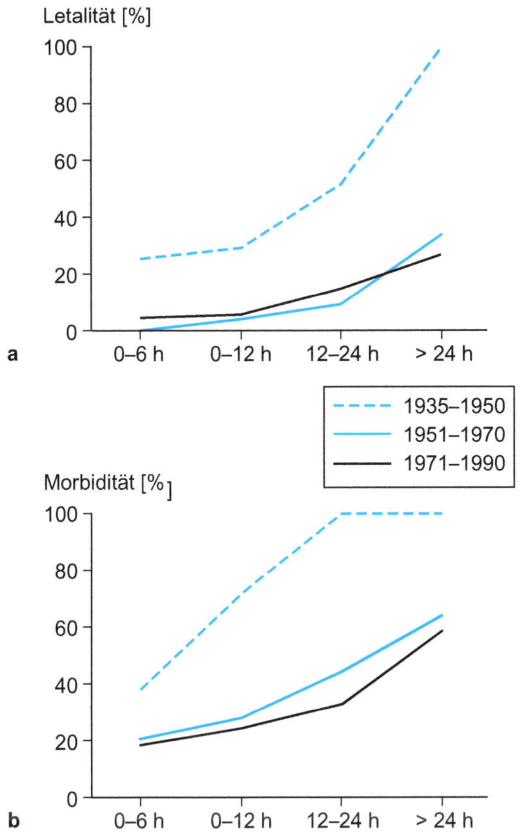

Abb. 8.3 Morbidität und Letalität in Abhängigkeit vom Zeitintervall zwischen Perforation und Therapiebeginn in 3 verschiedenen Zeiträumen. [F673]

Ulkusblutung

Der Blutung aus einem Ulcus ventriculi wird im Allgemeinen eine höhere Letalität zugeschrieben als einer Blutung aus einem Ulcus duodeni. Dies dürfte jedoch weniger durch die Blutungslokalisation als vielmehr durch weitere, darüber hinausgehende konditionierende Faktoren begründet sein, da der Patient mit einem Magenulkus im Allgemeinen ca. 10 Jahre älter ist und mehr relevante Begleiterkrankungen aufweist als der Patient mit Ulcus duodeni. Zur Beurteilung des Verlaufs einer Ulkusblutung sind zwei wesentliche Begriffe zu unterscheiden; nämlich die **Blutungsaktivität** und die **Blutungsintensität.**

Blutungsaktivität und Blutungsintensität

Die **Blutungsaktivität** beschreibt den **Blutungstyp,** wird endoskopisch festgelegt und mittels der Forrest-Klassifikation (1974) beschrieben (➤ Tab. 8.3). Der Typ I beschreibt das Vorliegen einer aktiven Blutung zum Zeitpunkt der endoskopischen Untersuchung, der Typ II beschreibt das Vorliegen von Zeichen einer stattgehabten (abgelaufenen) Blutung ohne aktive Komponente zum Untersuchungszeitpunkt und

Tab. 8.3 Blutungstyp gemäß der Forrest-Klassifikation [10a].

I	Läsionen mit aktiver Blutung
Ia	arterielle (spritzende) Blutung
Ib	venöse (Sicker-)Blutung
II	Läsionen mit Zeichen der abgelaufenen Blutung
IIa	sichtbarer (thrombosierter) Gefäßstumpf im Ulkusgrund
IIb	Koagel im Ulkusgrund oder Magen bzw. Hämatinbelag auf der Magenschleimhaut
III	Läsionen ohne Blutungszeichen → zum Zeitpunkt der ÖGD keine Blutungszeichen (mehr) nachweisbar

mit dem Typ III werden abgelaufene Blutungszustände beschrieben (z. B. nach Hämatemesis oder Meläna am Vortag), bei denen sich zwar ein morphologisches Korrelat der Ursache der Blutung (Ulkus), aber zum Zeitpunkt der endoskopischen Untersuchung keine Blutungszeichen (kein Blut, keine Koagele, kein Hämatin etc.) mehr finden.

Spontanverlauf einer Ulkusblutung

Aus Therapiestudien – z. B. zur Wirksamkeit von Säuresuppressoren – ist bekannt, dass bei der Mehrzahl der Patienten mit einer oberen gastrointestinalen (GI-)Blutung (Ulkusblutung) diese bei Ankunft des Patienten in der Klinik bereits spontan zum Stillstand gekommen ist. Lediglich 5–10 % der Patienten weisen bei der ersten Endoskopie eine persistierende Blutung auf, wohingegen bei 90–95 % nur noch Zeichen einer stattgehabten Blutung (Hämatin, Koagel, Gefäßstumpf) nachweisbar sind. Des Weiteren ist aus diesen Studien bekannt, dass bei den meisten Patienten (zwei Drittel) dies ein einmaliges Blutungsereignis war, während ein Drittel ein Blutungsrezidiv erfährt.

Endoskopie und endoskopische Blutstillung

Für die Entscheidung des einzuschlagenden Weges (Abwarten und Beobachten, definitive endoskopische Blutstillung, Operation) ist es erforderlich, einerseits die drei Gruppen des Spontanverlaufs der Ulkusblutung (s. o.) zu kennen und andererseits sowohl die Möglichkeiten und Grenzen der endoskopischen Blutstillungsverfahren als auch die der eigenen Fähigkeiten und Fertigkeiten (Erfahrung, Übung, Training) richtig einzuschätzen. Die ÖGD ist bei jeder oberen GI-Blutung nach oder ggf. auch während einer initialen Stabilisierung des Kreislaufs der erste Schritt zur Diagnostik und zur Therapie. Die ÖGD hat in jedem Fall vollständig zu erfolgen, da ca. 20 % der Patienten mehrere mögliche Blutungsursachen gleichzeitig aufweisen [35a].

Therapiekonzepte

Frühelektive Operation nach endoskopischer Blutstillung
Trotz einer primär erfolgreichen Blutstillung erleiden nicht wenige Patienten eine Rezidivblutung mit der Konsequenz

der Operation in der Notfallsituation. Die meisten Rezidivblutungen (ca. 90 %) treten in der Frühphase (36–72 Stunden nach ihrer Erstmanifestation) auf und weisen mitunter eine hohe Letalität auf (➤ Tab. 8.4). Aus diesem Dilemma heraus wurde das Konzept der frühelektiven Operation entwickelt, das auf der Erkenntnis basiert, dass eine wirksame Senkung der blutungsbedingten Letalität nur zu erreichen ist, wenn es gelingt, die Blutungsrezidive mit den nachfolgenden Notfalloperationen und den ihnen immanenten hohen Letalitätsraten zu vermeiden.

Entscheidend ist somit, „den Risikopatienten" rechtzeitig zu identifizieren, was bedeutet,
- sowohl jene Blutungen zu identifizieren, die ein hohes Rezidivblutungsrisiko aufweisen, als auch
- jene Patienten zu identifizieren, bei denen eine Rezidivblutung ein hohes Letalitätsrisiko bedeutet.

Die Identifikation des Risikopatienten beinhaltet, das **individuelle Risikoprofil** eines Patienten zu erfassen. Nahezu alle Studien konnten zeigen, dass sowohl das Alter als auch relevante (internistische) Begleiterkrankungen wesentliche Faktoren sind, die das Letalitätsrisiko bei Rezidivblutung signifikant erhöhen.

Das in unserer Klinik jahrelang angewandte Therapiekonzept ist in dem Flussdiagramm in ➤ Abb. 8.4 wiedergegeben. Mit diesem kombinierten endoskopisch-operativen Therapiekonzept, das letztlich auf einem detaillierten Endoskopiebefund aufbaut, konnte in der Vergangenheit eine signifikante Senkung der Letalität bei der Ulkusblutung erreicht werden, wenn jene Patienten, die nach der Forrest-Klassifikation ein hohes Rezidivblutungsrisiko aufwiesen, innerhalb von 24–36 Stunden nach dem ersten Blutungsereignis mit suffizienter endoskopischer Blutstillung nachfolgend einer „frühelektiven Operation" unterzogen wurden.

Von den 813 der in der nachfolgenden Auflistung angegebenen Patienten (5 Studien) wurden 36 % frühelektiv operiert. Dieses Konzept der frühelektiven Operation konnte Rezidivblutungen (≤ 5 %), Notfalloperationen (≤ 10 %) und Letalitätsraten (4–9 %) in der Vergangenheit deutlich senken (➤ Tab. 8.5). Als Risikofaktoren für eine operative Intervention müssen die portale Hypertension und eine bestehende Niereninsuffizienz gelten.

Tab. 8.4 Prävalenz, Rezidivblutungsrisiko und Letalität bei Patienten mit peptischen Ulzera ohne endoskopische Therapie in Abhängigkeit von der Forrest-Klassifikation (modifiziert nach Zittel et al. 2000 [47]).

Forrest-Klassifikation		endoskopisches Aussehen	Prävalenz		Rezidivblutung		Operation		Letalität	
	n		%	Streuung	%	Streuung	%	Streuung	%	Streuung
Ia, Ib	3194	aktive Blutung	18	(4–26)	55	(17–100)	35	(20–69)	11	(0–23)
IIa	1647	sichtbarer Gefäßstumpf	17	(4–35)	43	(0–81)	34	(0–56)	11	(0–21)
IIb	1420	Koagel	17	(0–49)	22	(14–36)	10	(5–12)	7	(0–10)
III	1288	„flat spot"	20	(0–42)	10	(0–13)	6	(0–10)	3	(0–10)
III	2869	„clean base"	42	(19–52)	5	(0–10)	< 1	(0–3)	2	(0–3)

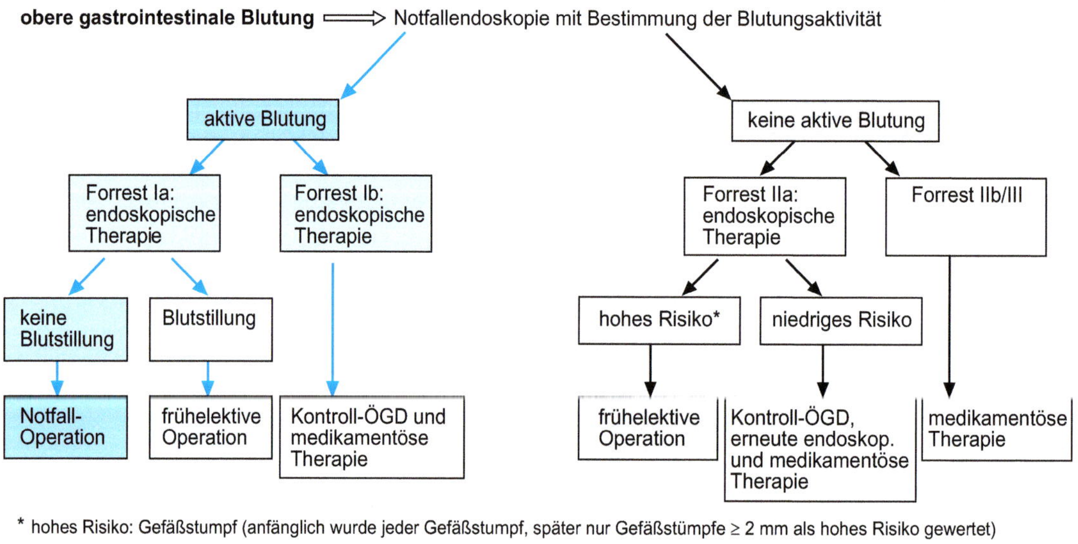

Abb. 8.4 Therapiekonzept bei oberer GI-Blutung. [L127]

Tab. 8.5 Studien über Rezidivblutungsrate, Notfalloperation und Letalität bei Ulkusblutung.

Publikation	Patienten (n)	frühelektive Operationen (%)	Rezidivblutung (%)	Notfalloperationen (%)	Letalität (%)
Röher et al. 1984 [35]	88	25	0	3	5
Siewert et al. 1989 [38]	147	64	0	0	9
Pimpl et al. 1989 [33]	168	10	0	10	7
Müller et al. 1994 [30]	157	20	5	0	8
Winkeltau et al. 1995 [46]	253	50	3	1	4

Endoskopische Reinterventionen

In zwei Studien [20], [14] konnte gezeigt werden, dass die Ergebnisse endoskopischer Reinterventionen bei Rezidivblutungen denjenigen operativer Eingriffe gleichwertig sind (> Tab. 8.6, > Tab. 8.7).

Endoskopische Blutstillungsmaßnahmen als definitive Therapie sind immer indiziert, wenn das Risiko einer Rezidivblutung als gering eingeschätzt werden darf. Bei Patienten mit hohem Risiko für eine Rezidivblutung kommt dem individuellen Risikoprofil eine wesentliche Bedeutung zu. Beim jungen Patienten mit geringem individuellem Risikoprofil kann wiederholt endoskopisch therapiert werden, beim älteren

Tab. 8.6 Therapie der Rezidivblutung – endoskopische Reintervention vs. chirurgische Intervention. Prospektive randomisierte Studie [20]. Studiendesign: 1.169 Notfallendoskopien mit 1.152 (98,5 %) primären Blutstillungen (17 Patienten mit persistierender Blutung in der OP). Von diesen 1.152 Patienten nach primärer Blutstillung 100 Rezidivblutungen (8,7 %) mit den Blutungstypen: Ia, Ib, IIa und IIb. Nach Randomisierung verbleiben 92 Patienten für die Auswertung der Ergebnisse: 48 Patienten endoskopische Reintervention, 44 Patienten chirurgische Intervention.

	Endoskopiegruppe (n = 48)	Chirurgiegruppe (n = 44)	p
dauerhafte Hämostase	35/48 (73 %)	41/44 (93 %)	k. A.
Bluttransfusionen (EK)	8 (1–21)	7 (3–150)	0,27
Krankenhausaufenthalt (Tage)	10 (2–111)	11 (4–42)	0,59
Intensivstation (Tage)	59 (5 Patienten)	59 (10 Patienten)	0,16
Komplikationen insgesamt	7/48 (15 %)	16/44 (36 %)	0,03
Letalität insgesamt	5/48 (10 %)	8/44 (18 %)	0,37
Operationen bzw. Reoperationen	13/48 (27 %)	5/44 (12 %)	
wegen (Rezidiv-)Blutungen	11/48 (23 %)	3/44 (7 %)	
wegen anderer Komplikationen*	2/48 (4 %)	2/44 (5 %)	
Letalität bei „Therapieversagen" oder Komplikationen	4/13 (31 %)	2/5 (40 %)	

* 2 Perforationen in der Endoskopiegruppe, 2 Abszesse/Peritonitis in der Chirurgiegruppe

Tab. 8.7 Therapie der Rezidivblutung – endoskopische Reintervention vs. chirurgische Intervention [14]. Studiendesign: Bei allen 61 Patienten, die die harten Eingangskriterien der Studie erfüllten (Blutungstypen: Forrest Ia oder Forrest IIa mit Gefäßstumpf ≥ 2 mm), gelang eine initiale endoskopische Blutstillung (100 %). Nach Randomisierung (28 in die Chirurgie- und 33 in die Endoskopiegruppe) mussten 6 Patienten sekundär wieder ausgeschlossen werden, z. B. wegen fehlender Operabilität, OP-Verweigerung etc., sodass letztlich 55 Patienten für die Auswertung der Ergebnisse verblieben: 32 Patienten endoskopische Reintervention; 23 Patienten chirurgische Intervention (frühelektive Operation).

	Gesamtkollektiv (n – 55)	endoskopische Reinterventionen (n = 32)	Chirurgiegruppe Frühelektive OP (n = 23)	p
dauerhafte Hämostase	38/55 (69 %)	16/32 (50 %)	22/23 (96 %)	< 0,001
Rezidivblutung	17/55 (31 %)	16/32 (50 %)	1/23 (4 %)	< 0,001
Notfalloperation wegen Rezidivblutung	8/55 (15 %)	7/32 (22 %)*	1/23 (4 %)	0,120
Letalität der Notfalloperation	3/8 (38 %)	2/7 (29 %)	1/1 (100 %)	–
Letalität insgesamt	4/55 (7 %)	2/32 (6 %)	2/23 (9 %)	1,000

* Die übrigen 9 der 16 Rezidivblutungen (56 %) konnten durch erneute endoskopische Therapie erfolgreich kontrolliert werden.

8

Patienten mit zusätzlichen Risiken ist das Konzept der frühelektiven Operation nach wie vor ein brauchbares Konzept. Das Alter ist keine Kontraindikation für die Operation, denn gerade der ältere Patient mit Begleiterkrankungen profitiert am meisten vom frühelektiven Vorgehen, da er durch eine Rezidivblutung am stärksten gefährdet ist. Entscheidet man sich jedoch bei Blutungen mit hohem Rezidivblutungsrisiko zur definitiven endoskopischen Therapie, so sind Überwachung auf einer Intensivstation und regelmäßige Reendoskopien (mit erneuter Intervention) an den Folgetagen obligat.

Beim jungen gesunden Menschen können die Möglichkeiten der endoskopischen Therapie weitgehend „ausgereizt" werden, beim älteren Patienten mit relevanten Begleiterkrankungen hingegen nicht.

8.4 Allgemeine Aspekte der operativen Therapie

Durch die Möglichkeit der medikamentösen Säureblockade hat sich der chirurgische Zugang geändert. Während früher das Ziel aller operativen Maßnahmen die adäquate Säurereduktion war, steht heute die lokale Sanierung im Vordergrund. Denervierende Verfahren (**Vagotomien**) werden deshalb kaum durchgeführt. Eine Indikation zur **elektiven Operation** besteht heute nur noch sehr selten. Sie ist nur noch beim Versagen der konservativen Therapie einschließlich der obligaten mehrmaligen Eradikationsbehandlung indiziert. Medikamentenunverträglichkeiten oder fehlende Compliance eines Patienten sind Seltenheiten. Die Notfalltherapie besteht heute nur noch aus einem am Problem orientierten Minimaleingriff (Blutstillung/Verschluss der Perforationsstelle); die Ulkuskrankheit wird anschließend medikamentös therapiert (Eradikation).

8.5 Operationsvorbereitung

8.5.1 Vorbehandlung – Eingriffsvorbereitung

Bei Magenausgangsstenose sollte der Magen 1–2 Tage vor der Operation durch eine Magensonde dekomprimiert werden. Der Notfalleingriff lässt die in der elektiven Magenchirurgie obligate Vorbereitung wie Nüchternheit und Darmvorbereitung nicht zu – ganz im Gegenteil kann der Darm bei persistierender oder rezidivierender Blutung mehr als belastet und distendiert sein. Mit Narkoseeinleitung erfolgt eine einmalige Antibiotikagabe (sog. Single-Shot-Prophylaxe) mit einem Breitspektrumpenicillin oder Cephalosporin.

8.5.2 Aufklärung

Der Patient muss über nachfolgende Operationsrisiken aufgeklärt werden (➤ Kap. 8.9): Anastomoseninsuffizienz, Insuffizienz des Duodenalstumpfes, Magenwandnekrose, Operationsausweitung entsprechend dem intraoperativen Befund, Nachblutung, Verletzung umliegender Organe, Wundheilungsstörung, Rezidivulkus, Fremdblutübertragung. Bei resezierenden Verfahren und bei der Ulkusperforation sollten nur bei niedrigem Ausgangs-Hb ggf. 2 Erythrozytenkonzentrate zur Verfügung stehen. Bei profuser Blutung müssen Erythrozytenkonzentrate und Frischplasmen in ausreichender Menge (4–6) zur Verfügung stehen. Die Notfallindikation lässt eine Aufklärung oftmals nicht zu; zudem befinden sich die Patienten nach einer Notfallendoskopie in sediertem Zustand und erfüllen somit nicht die rechtlichen Voraussetzungen für die Aufklärung.

8.6 Spezielle operative Techniken und Verfahren

Die Operation eines Magen- oder Duodenalulkus erfordert übersichtliche Verhältnisse im Oberbauch. Als Lagerung reicht die einfache Rückenlage, vorzugsweise mit angelagerten Armen. Die mediane Laparotomie mit linkslateraler Umschneidung des Nabels gilt als Standardzugang zum Magen (➤ Abb. 8.5). Schnittführungen in der Medianlinie beeinträchtigen nicht die Innervation der Muskelschichten, unterliegen jedoch dem Zug, der durch das System der schrägen Bauchmuskeln auf die Linea alba ausgeübt wird. Eine gute Alternative stellt die quere Oberbauchlaparotomie, eventuell in Richtung zum Xiphoid als sog. Mercedesstern erweitert, dar (➤ Abb. 8.6). Nach Eröffnung der Bauchhöhle wird der Retraktionshaken nach Rochard in den epigastrischen Winkel eingesetzt und werden die seitlichen Bauchdeckenränder mit einem Bauchdeckenspreizer auseinandergedrängt. Die Exploration der Bauchhöhle ist zum Ausschluss von Zweiterkrankungen obligat.

8.6.1 Resezierende Operationsverfahren

Seit der ersten erfolgreichen Magenresektion durch Theodor Billroth (bei einem Patienten mit Magenkarzinom) sind die distalen Magenteilresektionen mit dessen Namen verbunden. Unabhängig davon, wie viel Magen reseziert wird (⅓, ⅔, ¾, ⅘), bezeichnet man mit den Begriffen Billroth-I- (B-I-Magen, 1881) bzw. Billroth-II-Resektion (B-II-Magen, 1885) lediglich die Art der Wiederherstellung der gastrointestinalen Passage. Jede Anastomose zwischen dem Restmagen und dem Duodenum (= Gastroduodenostomie) wird als B-I- und jede Anastomose zwischen einem Magenrest und dem Jejunum (= Gastrojejunostomie) als B-II-Magen bezeichnet. Die

8

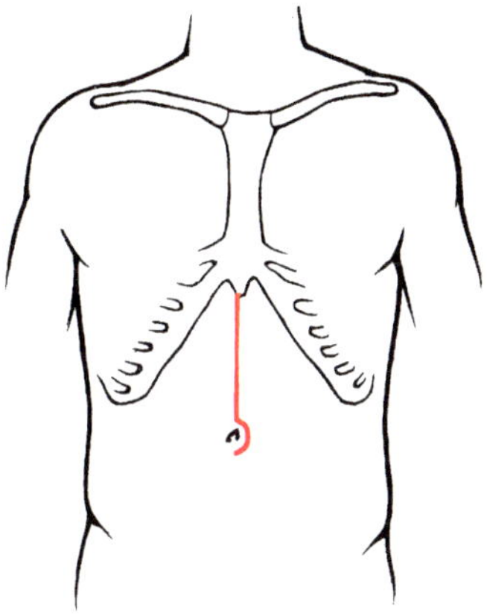

Abb. 8.5 Schnittführung bei medianer Oberbauchlaparotomie. [L123]

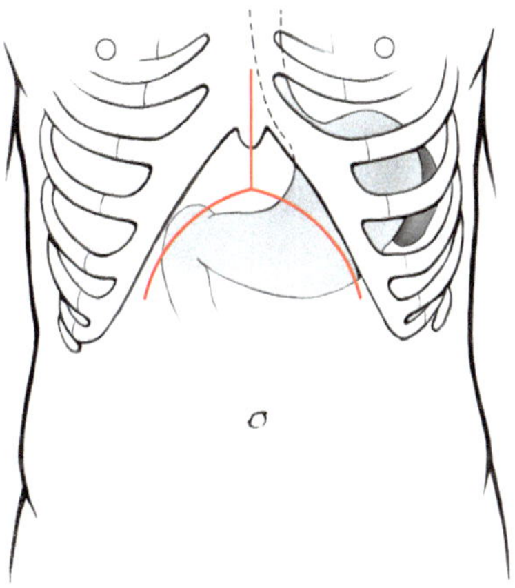

Abb. 8.6 Schnittführung bei querer, sternförmiger Oberbauchlaparotomie. [R311]

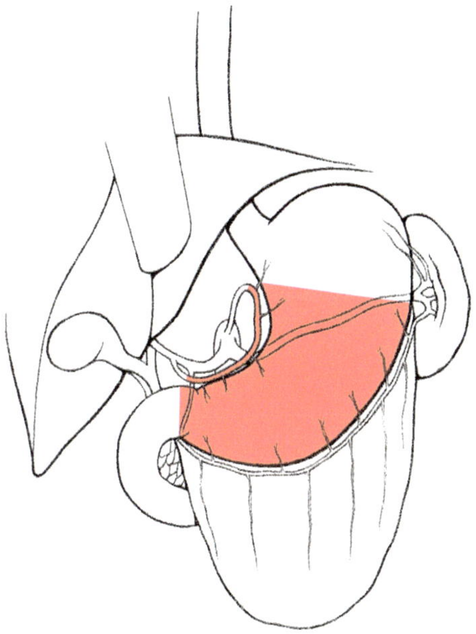

Abb. 8.7 Magenresektion Typ Billroth I und Billroth II und Roux-Y. Resektionsausmaß. [L123]

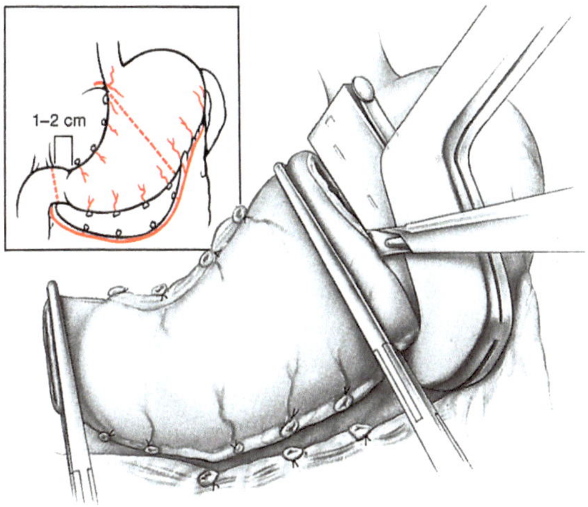

Abb. 8.8 Magenresektion Typ Billroth I. Festlegung der Resektionsebene. Verschluss des oralen Magenstumpfes mit automatischem Nähapparat. [L123]

Anastomosen können in jeweils unterschiedlicher Technik (End-zu-End, Seit-zu-Seit, End-zu-Seit) mit Einzelknopfnähten oder fortlaufender Naht erstellt werden.

Billroth-I-Operation

Unter der Billroth-I-Operation versteht man eine distale Magenresektion (meist als Zweidrittelresektion des Magens durchgeführt) mit End-zu-End- respektive als End-zu-Seit-Gastroduodenostomie (➤ Abb. 8.7). Nach intraoperativer Überprüfung von Diagnose und Indikation erfolgt als erster Arbeitsschritt die Mobilisierung des Duodenums nach Kocher. Durch Mobilisierung des absteigenden Duodenums von lateral, medial und unten wird das duodenale „C" beweglich und streckfähig gemacht. Die Skelettierung des Magens beginnt an der großen Kurvatur und erfolgt magenwandnah unter Schonung der gastroepiploischen Gefäße. Die orale Resektionsgrenze stellt der Mikulicz-Punkt, der Zusammenfluss der linken und rechten gastroepiploischen Gefäße am Fundus-Korpus-Übergang, dar. Aboral wird die Skelettierung über den Pylorus auf das obere freie Duodenum fortgeführt. Die untere Grenze der Präparation der kleinen Kurvatur ist der Ansatz des Lig. hepatoduodenale. Nachdem der distale Magen nun allseits skelettiert ist, kann die Durchtrennung des Duodenums erfolgen. Nach Armierung des Duodenalstumpfes mit 2 Haltefäden erfolgt die Absetzung unter Mitnahme des Ulkus fingerbreit postpylorisch mit einem Klammernahtgerät (GIA). Die orale Resektionsgrenze liegt auf der Seite der kleinen Kurvatur ca. 2 cm unterhalb der Kardia bzw. 5 cm unterhalb des His-Winkels. Die Resektion erfolgt wiederum mit dem GIA (➤ Abb. 8.8). Die maschinelle Nahtreihe wird minorseitig mittels seroseröser Einzelknopfnähte gedeckt, bis ein Kaliber des Magenschlauchs erreicht ist, das dem Lumen des Duodenalstumpfes entspricht. Der übrig bleibende spitzwinklige Magenzipfel kann ebenso wie der durch Klammernaht verschlossene Duodenalstumpf nachreseziert und die Gastroduodenostomie ausgeführt werden. Wichtig ist, dass die Anastomose mittels einer spannungsfreien Adaptation von Duodenalstumpf und Magenrest gelingt.

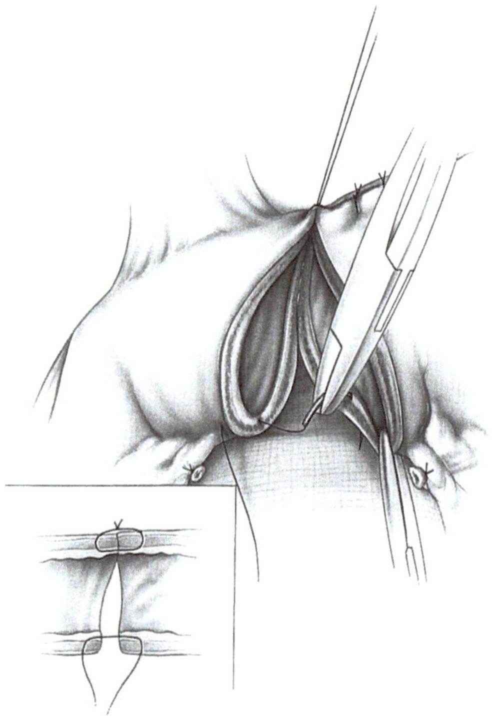

Abb. 8.9 Magenresektion Typ Billroth I. Gastroduodenostomie. Anlage von Haltefäden an der kleinen und großen Kurvatur. Fortlaufende einreihige Allschichtennaht (viel Serosa, wenig Mukosa), Hinterwand und Vorderwand getrennt. [L123]

Wir führen die Anastomose als fortlaufende, einreihige Allschichtennaht jeweils für die Hinterwand und Vorderwand getrennt, mit Manocryl® der Fadenstärke 3/0, aus (➤ Abb. 8.9). Minorseitig (sog. Jammerecke) wird die Anastomose durch eine Dreipunktnaht gesichert (➤ Abb. 8.10). Den Situs am Ende der Operation gibt ➤ Abb. 8.11 wieder.

Billroth-II-Operation

Das operative Vorgehen nach Billroth II (1885) ist indiziert, wenn eine spannungsfreie Gastroduodenostomie (Billroth I) oder ein anastomosenfähiges oberes Duodenum nicht gegeben ist. Die Resektion erfolgt in Analogie zu Billroth I (s. dort). Durch Blindverschluss des Duodenums erfolgt die Aufgabe der Duodenalpassage. Die Wiederherstellung der Intestinalpassage geschieht durch (Seit-zu-Seit- oder auch End-zu-Seit-)Gastrojejunostomie. Die Klammernahtreihe des Duodenalstumpfes wird mittels einstülpender Naht fortlau-

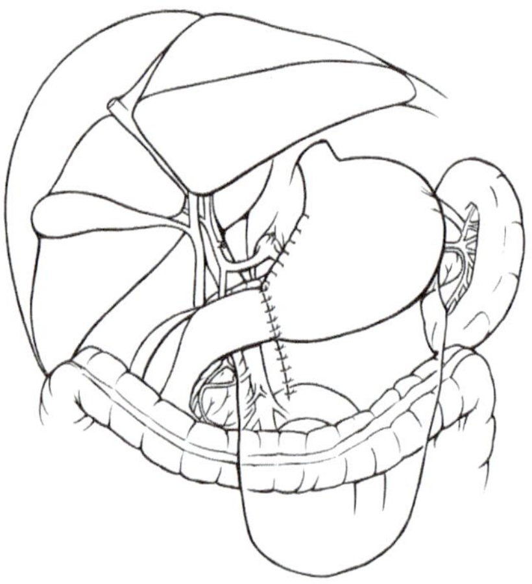

Abb. 8.11 Magenresektion Typ Billroth I. Abschlusssitus. [L123]

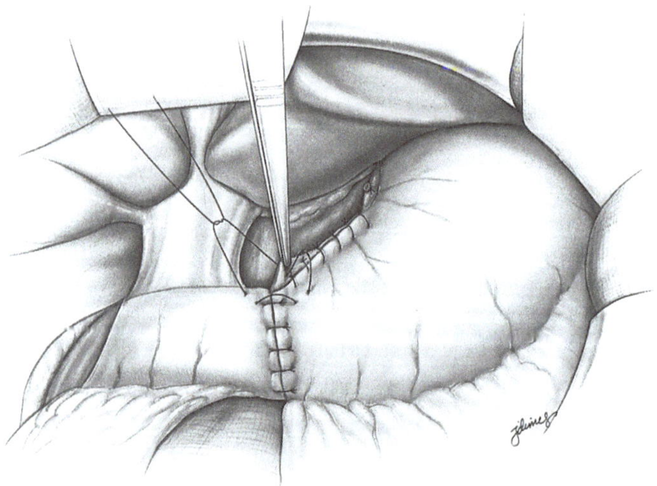

Abb. 8.10 Magenresektion Typ Billroth I. Gastroduodenostomie. Deckung der sog. Jammerecke durch seromuskuläre Dreipunktnaht. [L123]

8

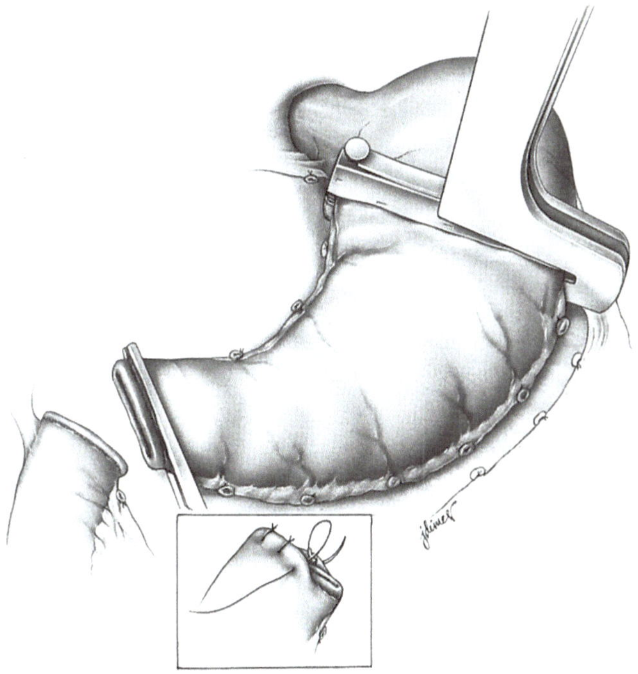

Abb. 8.12 Magenresektion Typ Billroth II und Roux-Y. Skelettierung der distalen Magenanteile. Die A. gastrica sinistra wird unter Erhaltung der zum Ösophagus ziehenden Äste ligiert und das Duodenum sicher unterhalb des Pylorus und des Magens skelettiert, sodass ein Magenrest kleiner als ein Drittel verbleibt. Übernähung des maschinellen Verschlusses des Duodenalstumpfes mit einstülpenden seromuskulären Einzelknopfnähten. [L123]

fend serosiert (siehe Abschnitt „Gastrektomie"; ➤ Abb. 8.12). Die Wiederherstellung der Intestinalpassage erfolgt mit der zweiten Jejunalschlinge. Um Täuschungen oder Verwechslungen zuvorzukommen, beginnt die Auswahl der Schlinge am Treitz-Band. Bei ausreichend beweglichem Mesenterium wird das Jejunum antekolisch zum Restmagen hochgezogen, wobei die zuführende Schlinge an die große Kurvatur, die abführende Schlinge an die kleine Kurvatur geführt wird (➤ Abb. 8.13). Um einen „Gallereflux" weitgehend zu vermeiden, wird die Rekonstruktion der Passage (Gastrojejunostomie) entweder mit einer Braun-Fußpunktanastomose oder – von uns favorisiert – in der Roux-Y-Variante mit einer ca. 25 cm langen Schlinge durchgeführt.

Fußpunktanastomose nach Braun

Nach Fertigstellung der Gastrojejunostomie (B-II) werden zu- und abführendes Darmsegment am tiefsten Punkt durch eine laterolaterale Enteroanastomose (Braun 1892) kurzgeschlossen (➤ Abb. 8.14). Der enterale Transit entlastet den Duodenalstumpf und reduziert den duodenogastralen Reflux. Die lichte Weite der Anastomose sollte mindestens 4–6 cm messen.

Billroth-II-Operation in der Roux-Y-Variante

Magenresektion und Duodenalstumpfverschluss werden wie bei der klassischen Operation nach Billroth II ausgeführt (s. dort). Bei der Methode nach Roux-Y (1893) erfolgt die Rekonstruktion der Gastrointestinalpassage jedoch durch eine End-zu-Seit-(oder Seit-zu-Seit-)Gastrojejunostomie mit einer hochgezogenen ausgeschalteten Jejunalschlinge in fortlaufender, einreihiger, allschichtiger Nahttechnik. Jejunum und anliegendes Mesenterium werden dafür ca. 20 cm distal der Flexura duodenojejunalis quer durchtrennt. Das distale Ende des durchtrennten Jejunums wird nach Inzision des Mesocolon transversum (cave: A. colica media!) retrokolisch

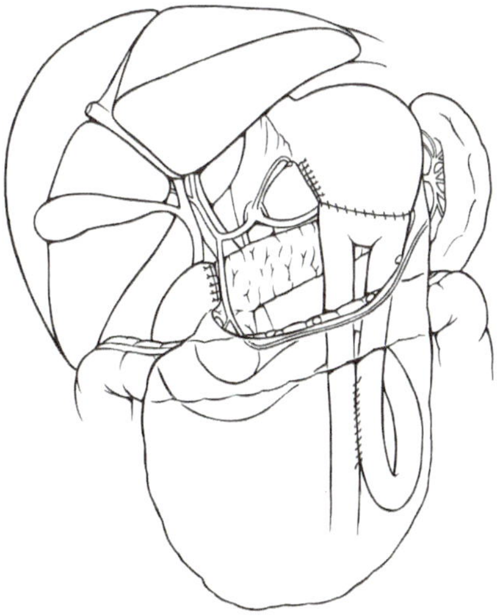

Abb. 8.13 Magenresektion Typ Billroth II. Abschlusssitus mit isoperistaltischer Gastroenterostomie und Braun-Fußpunktanastomose. [L123]

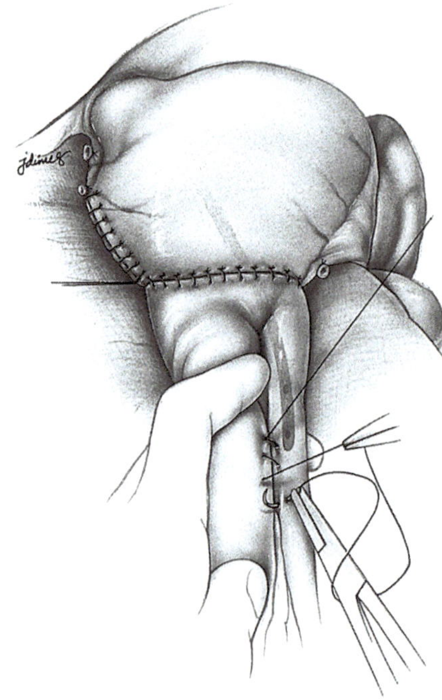

Abb. 8.14 Magenresektion Typ Billroth II. Braun-Fußpunktanastomose. Am Fußpunkt zwischen zu- und abführender Schlinge wird eine Braun-Enteroanastomose angelegt. [L123]

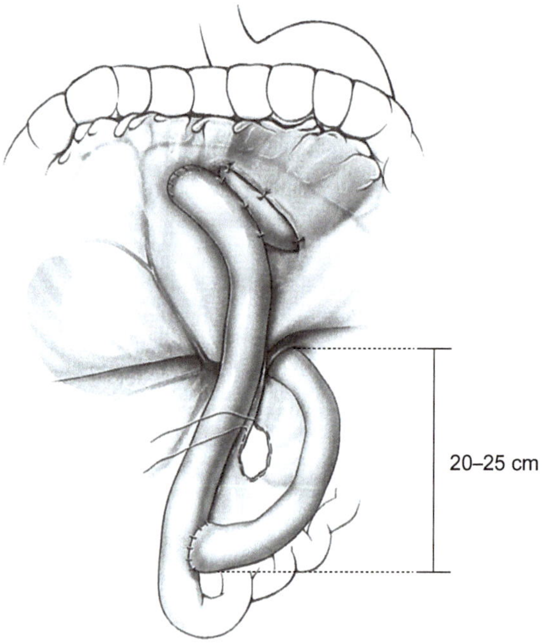

Abb. 8.15 Magenresektion Typ Roux-Y. Die Operation wird abgeschlossen durch die End-zu-Seit-Anastomose des proximalen Dünndarmstumpfes in die abführende Schlinge etwa 20–30 cm unterhalb der Magenanastomose. [L123]

in den Oberbauch geführt. Der entstandene Mesenterialschlitz wird verschlossen (➤ Abb. 8.15). Die vom Duodenum kommende zuführende Schlinge wird anschließend als End-zu-Seit-Jejunojejunostomie ca. 20–30 cm distal der Gastrojejunostomie in die abführende Jejunumschlinge eingeleitet in fortlaufender, einreihiger, allschichtiger Nahttechnik (jeweils für die Hinterwand und Vorderwand getrennt mit Vicryl® 4/0 atraumatisch). Der besondere Vorteil der Roux-Y-Rekonstruktion liegt in ihrer Reichweite. Selbst nach einer hohen Magenresektion kann die Kontinuität durch eine spannungsfreie Anastomose wiederhergestellt werden. Ein weiterer Vorteil, der auch uns das Vorgehen nach Roux dem klassischen Billroth-II vorziehen lässt, liegt in der Verminderung eines unphysiologischen Gallerefluxes in den Restmagen.

Gastrektomie

Hierunter versteht man die vollständige Entfernung des Magens (Schlatter 1897). Die Gastrektomie beim Ulkuspatienten ist nur noch aus geschichtlichen Gründen zu erwähnen. In früheren Jahren stellte diese Operation gelegentlich beim chronisch rezidivierenden Ulcus duodeni oder ventriculi nach einer vorangegangenen erfolglosen Magenteilresektion (rezidivierende Ulzera nach einer B-I- oder B-II-Resektion) eine Ultima-Ratio-Maßnahme dar. Eine Ausnahmeindikation (aufgrund der Seltenheit des Krankheitsbildes) stellte das therapierefraktäre Zollinger-Ellison-Syndrom dar, das als Folge eines gastrinproduzierenden Tumors zu rezidivierenden Duodenal- und Magenulzera führt. Die Gastrektomie (= Beseitigung des Erfolgsorgans) war – v. a. beim malignen Gastrinom mit Metastasen – die einzige Therapieoption. Im Zeitalter der Protonenpumpenhemmer ist diese Indikation überholt. Der Gastrektomie kommt heute nur noch eine Bedeutung im Rahmen der Therapie des Magenkarzinoms zu (siehe Teil B dieses Kapitels).

8.6.2 Drainageverfahren

Drainageverfahren haben ihre Berechtigung und Indikation bei der Behandlung der Magenausgangsstenose aufgrund einer Ulkuskomplikation (chronisch rezidivierende Ulcera duodeni oder ad pylorum mit entsprechender narbiger Deformation des Magenausgangs). Insgesamt ist die benigne Magenausgangsstenose sehr selten geworden. Ohnehin entwickeln überhaupt nur ca. 10 % (2–16 %) aller Patienten mit Ulkuskrankheit – in 80 % der Fälle als Folgekomplikation eines Ulcus duodeni – eine Magenausgangsstenose [12d]. Bei Patienten mit Magenausgangsstenose auf dem Boden chronisch rezidivierender Ulzera ist der Pylorus aufgrund des Narbengewebes häufig sehr rigide.

Als eine Alternative zur Operation, die immer eine gewisse Morbidität und Letalität in sich birgt, kann die endoskopische Ballondilatation versucht werden. Der Erfolg lässt sich nicht sicher vorhersagen und ist ganz wesentlich abhängig vom Ausmaß der bestehenden Vernarbungen. **Kurzfristige** Erfolge – sei es durch einmalige oder auch mehrmalige Ballondilatationen – lassen sich bei geringer Morbidität (2 %) in einem hohen Prozentsatz (> 80 %) erzielen. Leider sind die **Langzeitresultate** nicht ganz so überzeugend. Bei Versagen der endoskopischen Therapie (ca. ein Drittel der Fälle) ist die operative Behandlung jedoch immer noch jederzeit möglich.

Pyloroplastik nach Heineke-Mikulicz

Als isolierter Eingriff im Erwachsenenalter ist eine Indikation selten gegeben. Als Zusatz zu einer Vagotomie bei einer intraoperativ festgestellten fixierten Magenausgangsstenose oder iatrogenen Dissektion des Latarget-Nervs stellt die Pyloroplastik (Heineke 1886, Mikulicz 1888) eine suffiziente Drainageoperation dar. Klassischerweise beginnt die Präparation mit der Mobilisierung des Duodenums zur späteren Herstellung einer spannungsfreien Nahtreihe. Zwischen zwei Haltefäden erfolgen Längsinzision und -eröffnung des Pylorus über jeweils 3 cm oral und aboral des Pylorusrings. An den Haltefäden wird die Inzision rautenförmig ausgespannt und anschließend mittels Einzelknopfnähten der Stärke 3/0 quer verschlossen (➤ Abb. 8.16a–c).

Laterolaterale Gastroduodenostomie nach Jaboulay und nach Finney

Als Ausweichverfahren steht der laterale Kurzschluss zwischen großkurvaturseitigem präpylorischem Antrum und proximalem Duodenum zur Verfügung. Die beiden genannten Verfahren unterscheiden sich darin, dass bei der Gastroduodenostomie nach Jaboulay (1892) der Pyloruskanal separat erhalten bleibt und die Magenduodenalanastomose getrennt läuft, während beim Verfahren nach Finney (1923) der Pyloruskanal in die Anastomose einbezogen wird. Technisch werden nach Kocher-Mobilisierung des Duodenums die zu anastomosierenden Anteile von Magen und Duodenum mit seromuskulären Einzelknopfnähten fixiert. Die Inzision und Eröffnung nach Jaboulay erfolgt parallel zur neuen Hinterwand, während nach Finney mittels hufeisenförmiger Inzision der Pyloruskanal mit eröffnet wird. Nach Komplettierung der Hinterwand wird durch Naht der Vorderwand die Anastomose gebildet (➤ Abb. 8.17).

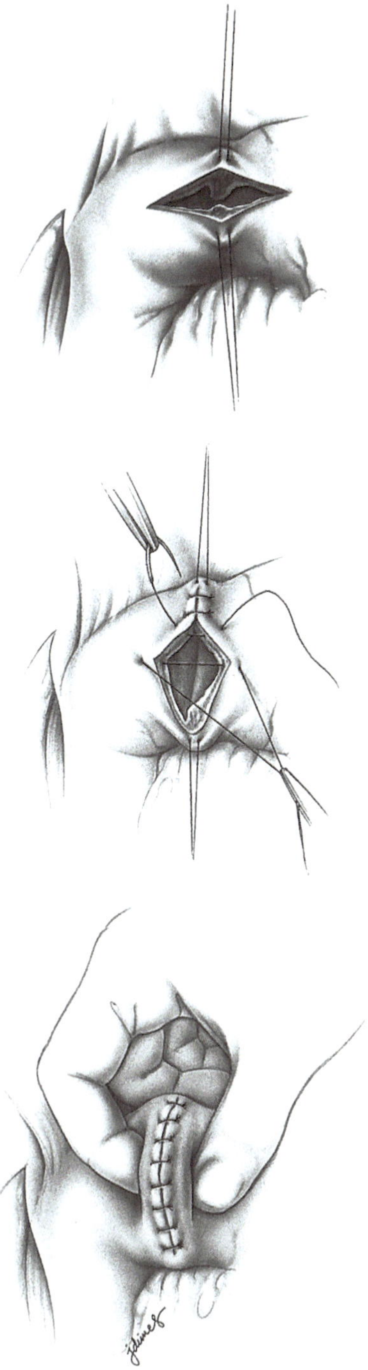

a b c

Abb. 8.16 Pyloroplastik nach Heineke-Mikulicz.
a) Mobilisierung des Duodenums nach Kocher und Spaltung des Pylorusrings.
b) Verschluss der Inzision durch seromuskuläre Einzelknopfnähte quer.
c) Abschlusssitus und Überprüfung auf Durchgängigkeit. [L123]

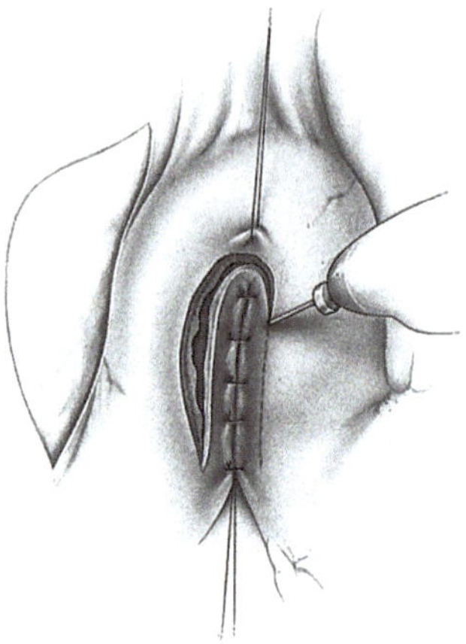

Abb. 8.17 Pyloroplastik nach Finney. Mobilisierung des Duodenums nach Kocher, erste Nahtreihe Hinterwand Einzelknopf seromuskulär und Inzisionslinie zur Spaltung des Pylorusrings. [L123]

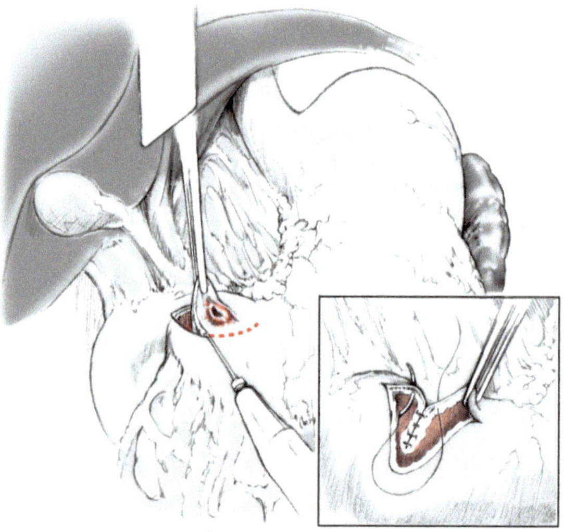

Abb. 8.18 Ulkusexzision bei Perforation an der kleinen Magenkurvatur. Nahtverschluss seromuskulär einreihig Einzelknopf an der Hinterwand innen, an der Vorderwand außen geknotet. [L108]

8.7 Operationen bei akuten Ulkuskomplikationen

Aufgrund des neuen Verständnisses und der Möglichkeit einer effektiven medikamentösen Therapie der Ulkuskrankheit mit Eradikation beschränkt sich das operative Vorgehen in der Notfallsituation sowohl bei der Perforation als auch bei der Blutung heute auf einen Minimaleingriff. Operationstechnisch endet heute der Notfalleingriff mit dem Verschluss der Perforation bzw. der Blutstillung. Eine resezierende Maßnahme ist nur noch aus technischen Gründen (chronifiziertes, penetrierendes Riesenulkus) indiziert. Die in der Vergangenheit häufig durchgeführte simultane selektive proximale Vagotomie (SPV) bei perforiertem Ulcus duodeni und bekannter Ulkusanamnese besitzt im Zeitalter des *Helicobacter pylori* keinen Stellenwert mehr.

8.7.1 Ulkusperforation

Nach medianer Oberbauchlaparotomie erfolgen die Exploration des Situs und die Bestätigung von Diagnose und Indikation (cave: Zweitperforation!). Beim Ulcus duodeni darf der Eingriff prinzipiell auch lediglich in einer Übernähung der Perforation bestehen (ein malignes Ulcus duodeni ist extrem selten). Bei Perforationen im Pylorusbereich wird die Ausschneidung des Geschwürs so durchgeführt, dass der Nahtverschluss in Form einer Pyloroplastik erfolgen kann. Perforationen des Magens werden ebenfalls nur exzidiert und in einreihiger Einzelknopfnahttechnik verschlossen (➤ Abb. 8.18). Das Ulkusexzidat dient einerseits dem Ausschluss eines Malignoms, andererseits der histologischen Bestätigung einer möglichen *Helicobacter-pylori*-Besiedlung. Unmittelbar postoperativ wird die Eradikationsbehandlung auch ohne initialen Nachweis von *Helicobacter pylori* eingeleitet. In Abhängigkeit vom eventuellen Vorliegen einer Peritonitis und je nach deren Ausmaß erfolgen am Ende der Operation eine gründliche Spülung der Abdominalhöhle und eine entsprechende Drainageneinlage vor dem Bauchverschluss.

8.7.2 Ulkusblutung

Das **blutende Ulcus ventriculi** wird exzidiert, beim blutenden **Ulcus duodeni** erfolgen die Duodenotomie, Ulkusumstechung und die extraluminale Gefäßligatur; in seltenen Fällen eine Ulkusexklusion.

Exzision eines blutenden Ulcus ventriculi

Die Ulkusexzision als lokale blutstillende Maßnahme erfordert an der Magenvorderwand die quere Schnittführung, an der kleinen und großen Kurvatur eine keilförmige Schnittführung nach vorheriger entsprechender Skelettierung. Der Verschluss geschieht durch einreihige, seromuskuläre Einzelknopfnähte (Stärke 3/0). Bei Ulkuslokalisation an der Magenhinterwand empfiehlt es sich, das Ulkus mit der linken Hand durch die Bursa entgegenzuschieben; die Exzision erfolgt mit dem elektrischen Messer. Der Exzisionsrand wird mittels Fadenstärke 3/0 über den Exzisionskrater gezogen und gedeckt. Beim breitbasigen chronifizierten, indurierten und in das Pankreas penetrierten Ulcus ventriculi ist die seltene Indikation für ein resezierendes Verfahren gegeben.

Ulkusübernähung – extraluminäre Gefäßligatur beim blutenden Ulcus duodeni

Die typische, notfallendoskopisch verifizierte Blutungsquelle an der Duodenalhinterwand erfordert zunächst die postpylorische quere Duodenotomie. Danach erfolgt das Einstellen des Ulkus mit Retraktionshaken und kreuzförmiger Umstechung der Blutungsquelle. Der unmittelbaren Blutstillung folgt die extraluminäre Ligatur der A. gastroduodenalis und ihrer Äste. Das Aufsuchen des Abgangs der A. gastroduodenalis aus der A. hepatica communis geschieht durch Darstellung der A. hepatica communis am Oberrand des Pankreas. Unterstützend werden durch die ins Foramen epiploicum (Winslowi) eingeführten Zeige- und Mittelfinger der linken Hand die Gefäßstrukturen entgegengeschoben und das Duodenum nach kaudal entfaltet. Die A. gastroduodenalis wird ligiert; anschließend werden die A. gastroepiploica dextra und A. pancreaticoduodenalis inferior am Duodenalunterrand aufgesucht und ligiert. Die Ligatur der zuführenden Arterien ist von wesentlicher Bedeutung; wird auf sie verzichtet, liegt die Rezidivblutungsrate bei ca. 10 %; diese kann bei Arterienligatur auf ≤ 2 % gesenkt werden. Abschließend wird die Duodenotomie einreihig allschichtig verschlossen. Schneidet man den Pylorus längs ein, erfolgt der Verschluss im Sinne der Pyloroplastik quer.

Billroth-I-Resektion beim blutenden Ulcus duodeni

Die Alternative zur Umstechung ist die distale Magenresektion und Rekonstruktion der Passage nach Billroth I. Vorteil dieses Verfahrens ist die „Extraterritorialisierung" des in den Pankreaskopf penetrierenden Ulkus, wodurch das Ulkus auch aus der Passage genommen wird. Bei der Naht der Anastomose ist besonders auf den Pankreas- und den Gallengang zu achten, da diese durch die dorsalen Nähte mit gefasst werden können.

Ein blindes Umstechen am Duodenaloberrand muss unter allen Umständen vermieden werden. Cave: A. hepatica communis, Ductus choledochus!

8.8 Minimalinvasives laparoskopisches Vorgehen

Prinzipiell lassen sich alle oben dargestellten und für das konventionelle offene Vorgehen beschriebenen Eingriffe auch laparoskopisch bewerkstelligen (bis hin zur Gastrektomie). Aus theoretischer Sicht sollte die Qualität des laparoskopischen Eingriffs der Qualität des offenen Vorgehens vergleichbar sein. Prospektive randomisierte Studien zum Vergleich beider Vorgehensweisen, z. B. für resezierende Verfahren (B-I, B-II), werden aufgrund der heute nur noch seltenen Indikation zur Operation zahlenmäßig kaum mehr möglich sein.

Ein gutes Betätigungsfeld für das laparoskopische Vorgehen ist die Behandlung des perforierten Ulkus. Zunehmend werden bei der Ulkusperforation laparoskopische Verfahren eingesetzt mit Nahtverschluss der Perforationsstelle und nachfolgender Spülung und/oder Drainage. Diese Art der Notfallversorgung ist auf ihre berechtigte Anwendbarkeit zwischenzeitlich auch ausreichend evaluiert worden. In einer randomisierten prospektiven Studie [21] zeigten sich für die meisten untersuchten Parameter keine Unterschiede zwischen laparoskopischer und konventionell offener Behandlungsgruppe mit Ausnahme der Mittelwerte für die Operationszeit und des postoperativen Analgetikabedarfs. Die Operationszeit war in der laparoskopischen Gruppe länger, postoperative Schmerzen und der Schmerzmittelbedarf geringer als beim offenen Vorgehen. Eine andere randomisierte Studie, die ebenfalls das laparoskopische Vorgehen mit dem offenen konventionellen Operieren beim perforierten Ulkus verglich [42], kam zu dem gleichen Schluss, dass das laparoskopische Vorgehen eine sichere und zuverlässige Operation ist. In dieser Untersuchung zeigten sich in der laparoskopischen Gruppe kürzere Operationszeiten als in der konventionellen Gruppe, weniger postoperative Schmerzen und ein geringerer postoperativer Schmerzmittelbedarf, eine kürzere Hospitalisationszeit und ein früheres Wiederaufnehmen der gewohnten sozialen Tätigkeiten. Die Konversionsrate betrug 14 % und es fanden sich keine Unterschiede hinsichtlich der Gesamtmorbidität und der Letalität zwischen beiden Gruppen.

8.9 Komplikationen

8.9.1 Intraoperativ

Bei den resezierenden Verfahren können Verletzungen des Lig. hepatoduodenale vor bzw. beim Absetzen des distalen Magens sowie eine Kapselläsion der Milz bei der Mobilisierung des Restmagens auftreten. Die Verwechslung der Leberarterie mit der A. gastroduodenalis stellt eine schwere Komplikation bei der extraluminalen Gefäßligatur beim blutenden Ulcus duodeni dar. Wird diese intraoperativ bemerkt, soll die primäre Reanastomosierung oder Veneninterposition erfolgen. Wird sie intraoperativ nicht bemerkt, so resultiert daraus eine Leberischämie (Anstieg der Transaminasen auf mehrere tausend U/l). Eine frühzeitige gezielte Diagnostik und eine operative Reintervention können dann angezeigt sein. Eine partielle Leberischämie kann postoperativ – bei entsprechend guter Kollateralisierung – auch kompensiert werden.

Ischämische Folgen (an Magen, Duodenum und Pankreas) aufgrund der Ligatur der A. gastroduodenalis sind nicht bekannt.

8.9.2 Postoperativ

Die Häufigkeit einer Anastomoseninsuffizienz nach B-I- bzw. B-II-Resektionen wird im Allgemeinen mit 2–3 % angegeben, Passagebehinderungen im Bereich der Anastomose treten in 2–5 % der Fälle auf, und Nachblutungen sind mit 2 % (bis 4 %) ebenfalls nicht häufig. Intraluminäre Nachblutungen können auch frühpostoperativ endoskopisch verifiziert und unterspritzt werden; extraluminäre Nachblutungen bedürfen nach Ausmaß ihrer Intensität der operativen Reintervention. Eine postoperative Pankreatitis ist selten (2 %). Passagestörungen sind in den allermeisten Fällen schwellungsbedingt, sodass nach Entlastung mit einer Magensonde nach wenigen Tagen ein ungestörter Abfluss eintritt.

Eine schwerwiegende Komplikation nach B-II-Rekonstruktion ist die Duodenalstumpfinsuffizienz. Sie ist jedoch selten geworden (Klammernahtgeräte). Die Frühinsuffizienz (bis ca. 5. Tag) bedarf meist der unmittelbaren Relaparotomie. Bei noch nicht sehr ausgeprägter Peritonitis und nahtfähigen Wundrändern kann ein primärer Nahtverschluss erwogen werden. Bei diffuser Peritonitis ist eine lokale kurative Maßnahme unmöglich, und der Reeingriff muss sich auf eine suffiziente (externe) Drainage des Duodenalsekrets beschränken. Die Letalität dieser Komplikation ist nicht unbeträchtlich (bis 50 %). Spätinsuffizienzen können bei guter Drainage zunächst konservativ therapiert werden (bereits ausgiebige Verklebungen der Bauchhöhle/Kompartimentierung); der spontane Verschluss einer Duodenalfistel ohne eine sekundäre operative Maßnahme ist jedoch eher die Ausnahme.

8

8.10 Krankheiten des operierten Magens

Operative abdominale Eingriffe stellen z. T. einen tiefen Einschnitt in die Integrität des Gastrointestinaltrakts dar. Bedingt durch pathologisch-anatomische oder pathophysiologische Störungen können „Syndrome des operierten Magens" auftreten.

8.10.1 Dumpingsyndrome

- Frühdumping: Kreislaufdepression durch Sturzentleerung der unverdünnten hyperosmolaren Nahrung in das Jejunum
- Spätdumping: reaktiv überschießende Insulin-Ausschüttung durch postprandiale Hyperglykämie, die zu einer hypoglykämischen Phase führt; Schocksymptomatik

Dumpingsyndrome treten überwiegend beim B-II-Magen auf. Bei beiden Dumpingsyndromen stehen diätetische Maßnahmen (Einschränkung von Süßspeisen und Milchprodukten) im Vordergrund. Bei schweren Störungen ist die Umwandlung eines B-II- in einen B-I-Magen bzw. die Jejuneminterposition nach Henley-Soupault indiziert.

8.10.2 Schlingensyndrome

Schlingensyndrome sind Folgeerkrankungen nach einer B-II-Resektion; vorwiegend bei fehlender Braun-Fußpunktanastomose. Ursache des Syndroms der zuführenden Schlinge (**Afferent-Loop-Syndrom**) ist eine zu lange/stenotische zuführende Schlinge mit Stase und möglicher Keimbesiedlung (➤ Abb. 8.19a). Der Duodenalinhalt staut sich, wodurch Inappetenz, Völlegefühl und eruptives Galleerbrechen ausgelöst werden. Die Therapie besteht in einer Umwandlungsoperation des B-II-Magens (B-I, B-II- Roux-Y, Braun-Fußpunktanastomose, Jejunuminterposition nach Henley-Soupault) (➤ Abb.8.19b und c).

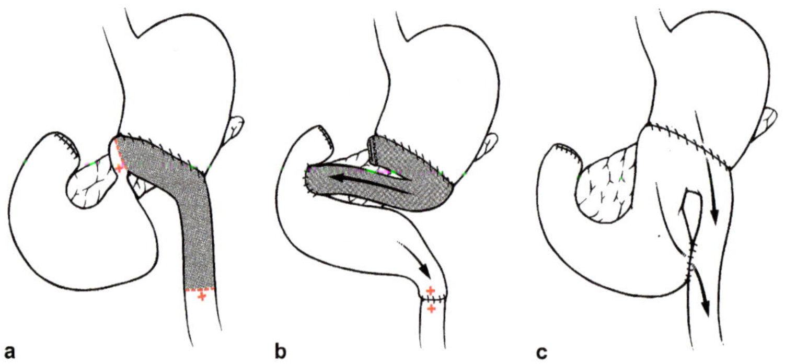

a b c

Abb. 8.19 a) Afferent-Loop-Syndrom.
b) Isoperistaltische Jejunuminterposition bei Afferent-Loop-Syndrom.
c) Afferent-Loop-Syndrom. Braun-Enteroanastomose. [L123]

Das Syndrom der abführenden Schlinge (**Efferent-Loop-Syndrom**) hat seine Ursache in einer Abknickung, Anastomosenstenose oder Invagination mit konsekutiver Magenentleerungsstörung und führt zu einer ähnlichen Symptomatik mit Inappetenz, Völlegefühl und Erbrechen. Die Therapie ist auch hier die Umwandlungsoperation in einen B-I- oder B-II-Roux-Y-Magen.

8.10.3 Gallereflux

Der Verlust des Pylorus als Refluxbarriere für das Duodenalsekret führt zu einer Überschwemmung des Restmagens mit Gallensäuren und Lysolecithin. Dieser Pathomechanismus wird als (Mit-)Ursache des Magenstumpfkarzinoms diskutiert (Reflux von Galle – C-Gastritis – Metaplasie – Dysplasie – Karzinom). Die Therapie besteht in der Ausschaltung des Duodenalsaftes aus der Magenpassage durch eine Umwandlungsoperation (Roux-Y-Gastrojejunostomie oder isoperistaltische Jejunuminterposition).

8.10.4 Rezidivulzera und Ulcus pepticum jejuni

Eine generelle Therapieempfehlung kann hier nicht gegeben werden; diese ist stets im jeweiligen Einzelfall individuell festzulegen (nach einer entsprechend aufwendigen Untersuchung in einer versierten gastroenterologischen Klinik).

8.11 Postoperative Behandlung – Nachsorge

Frühpostoperative Überwachung

Falls keine relevanten Begleit- oder Grundkrankheiten bestehen, können die Patienten nach der Aufwachphase auf einer Normalstation betreut werden, ansonsten ist eine vorübergehende Überwachung auf einer Wach- bzw. Intensivstation empfehlenswert. Unabhängig vom Fehlen oder Vorhandensein relevanter Begleiterkrankungen ist die prä- und postoperative Überwachung eines Patienten mit oberer gastrointestinaler Blutung und nach Ulkusperforation auf einer Intensiv respektive Überwachungseinheit obligat. Das Monitoring in Hinblick auf eine mögliche Rezidivblutung erfolgt neben der Kontrolle der Vitalparameter durch wiederholte Bestimmungen von Hämoglobin und Hämatokrit sowie die Kontrolle des Magensondeninhaltes, wobei nicht jede Rezidivblutung über die Magensonde offensichtlich wird und nicht jeder blutige Magensondeninhalt eine Rezidivblutung beweist (cave: Eine häufige Ursache von Blut in der Magensonde ist die Magensonde selbst!). Nach rein endoskopischer Blutstillung erfolgt die 1. Kontrollendoskopie innerhalb von 12–24 Stunden, weitere endoskopische Kontrollen entsprechend dem erhobenen Befund. Tritt die Rezidivblutung in der Intensiv- oder Überwachungseinheit ein, erfolgen bei gegebenen apparativen und organisatorischen Voraussetzungen die Notfallendoskopie und der sofortige Blutstillungsversuch.

Jede transnasal gelegte Sonde sollte aufgrund der subjektiven Beeinträchtigung, der Verlegung der Atemwege und der eingeschränkten Fähigkeit zum Abhusten zum frühestmöglichen Zeitpunkt in Abhängigkeit von der Sekretmenge gezogen werden (24–48 Stunden). Anschließend kann bereits schluckweise Tee gereicht werden. Eine routinemäßige radiologische Kontrolle auf Durchgängigkeit und Dichtigkeit der Anastomose ist nicht nötig.

B Magenkarzinom

8.12 Einleitung

Das Magenkarzinom ist eine Erkrankung des mittleren und fortgeschrittenen Lebensalters; mit zunehmendem Lebensalter steigt die Prävalenz. Im eigenen Krankengut betrug das Durchschnittsalter 64 Jahre (15–90 Jahre); 85 % aller Patienten waren älter als 50 Jahre. Männer erkrankten in einem Verhältnis von 2:1 häufiger als Frauen. Nach Angaben des Robert Koch Instituts (Jahr 2010) steht das Magenkarzinom in Deutschland sowohl bei Männern (nach Prostata-, Darm-, Lungen- und Harnblasenkarzinom) mit einer Inzidenz von ca. 15,7/100.000 Einwohner als auch bei Frauen (nach Mamma-, Darm-, Lungen- und Uteruskarzinom) mit einer Inzidenz von ca. 8,5/100.000 Einwohner jeweils an fünfter Stelle aller malignen Neuerkrankungen. Die Prognosen des RKI für 2014 lagen für Männer bei 14,3 und für Frauen bei 7,7 Erkrankungen je 100.000 Einwohner. Zugleich ist das Magenkarzinom bei Männern die vierthäufigste (Lunge, Darm, Prostata, Magen, Pankreas) und bei Frauen die fünfthäufigste (Mamma, Darm, Lunge, Pankreas, Magen) maligne Todesursache.

Obwohl die Prognose beim Magenkarzinom unbefriedigend ist (5- und 10-Jahres-Überlebensraten: 36 bzw. 26 % aller resezierten Patienten; Deutsche Magenkarzinomstudie), hat sich diese in den letzten 100 Jahren jedoch deutlich verbessert. Auf dem 31. Kongress der Deutschen Gesellschaft für Chirurgie 1902 stellte der Langenbeck-Schüler Krönlein noch die Frage, ob dieses Karzinom überhaupt mit chirurgischen Mitteln heilbar sei. Diese Frage lässt sich eindeutig mit „Ja" beantworten und es lässt sich hinzufügen: Nur die Chirurgie stellt eine Chance auf Heilung in Aussicht. Entscheidend hierfür ist jedoch vor allem der Zeitpunkt der Diagnosestellung.

8

8.13 Pathogenese

Während die formale Pathogenese beim Magenkarzinom derjenigen anderer epithelialer Tumoren ähnelt, ist die kausale Pathogenese (Ätiologie) weiterhin überwiegend unklar und spekulativ. **Kanzerogenen** der Umwelt wie Kohlenstaub, Zigarettenrauch, Nahrungsgewohnheiten, Nitrosaminen und Aflatoxinen wird ein Einfluss auf die Entstehung des Magenkarzinoms zugeschrieben. **Genetische Dispositionen** scheinen für die Erkrankungsbereitschaft ebenfalls eine Rolle zu spielen. Bei familiären Häufungen werden überwiegend diffuse Typen des Magenkarzinoms gefunden, während die Entstehung des intestinalen Typs mehr durch Umweltfaktoren konditioniert zu sein scheint (Klassifikation nach Laurén). Dafür spricht auch, dass sich der intestinale Typ häufiger im höheren Lebensalter manifestiert und sich bei jüngeren Patienten öfter nichtintestinale Typen finden. Die Klassifikation nach Laurén ist jedoch nicht nur für epidemiologische Überlegungen relevant, sondern hat auch maßgeblichen Einfluss auf die Therapie des Tumors bzw. die operative Strategie (➤ Kap. 8.19). Ob die erheblichen geografischen Unterschiede mit hohen Inzidenzraten in Ländern wie Japan, Chile und China z. B. im Vergleich zu den USA für genetische (ethnische, rassische) oder nur zufällige, geografisch bedingte kulturelle oder sozioökonomische Unterschiede sprechen, ist bislang nicht sicher entschieden. Der **Helicobacter-pylori-Infektion** wird eine mögliche Rolle (wahrscheinlich über die Entwicklung einer chronischen Gastritis mit Ausbildung einer atrophischen Gastritis, intestinaler Metaplasie und später Dysplasie) in der kausalen Pathogenese des Magenkarzinoms zugeschrieben. Möglicherweise können auch angeborene und/oder erworbene immunologische Defekte oder Immundefektsyndrome eine Rolle spielen. Ob der operierte Magen (Billroth I, Billroth II) als Präkanzerose zu werten ist, ist nicht unumstritten, gilt jedoch als wahrscheinlich. Definitionsgemäß versteht man unter einem Magenstumpfkarzinom [2a] ein Karzinom im operierten Magen frühestens 5 Jahre nach vorangegangener Resektion wegen eines Ulkusleidens. Im Vergleich zur Normalbevölkerung soll das Risiko für die Entwicklung eines Karzinoms im Magenstumpf 20 Jahre nach B-II-Resektion 8-mal und nach B-I-Resektion 4-mal höher sein [4a]. Als hierfür ursächlich wird wiederum die Entwicklung einer chronischen Gastritis mit meta- und dysplastischen Veränderungen der Schleimhaut angesehen. Als **Präkanzerosen** im engeren Sinne mit unterschiedlicher Karzinominzidenz gelten die chronisch atrophische Gastritis vom Typ A (6,5 %), die chronische Gastritis vom Typ B (10 %), der Morbus Ménétrier (8 %) und Polypen der Magenschleimhaut. Bei Magenpolypen gilt es zwischen „hyperplastischen Polypen", die exzessiven Schleimhautregeneraten nach aufgetretenen Schleimhautschädigungen entsprechen, und „echten Polypen" (= Adenome) der Magenschleimhaut zu unterscheiden. Hyperplastische (= hyperregenerative) Polypen sind weitaus häufiger anzutreffen als Adenome (ca. 8:1). Die Grenzen zwischen der normalen Magenschleimhaut und dem hyperplastischen Polyp sind unscharf und das Risiko einer malignen Transformation eher gering, während das Adenom sich deutlich von der normalen Schleimhaut abgrenzt und zumindest dann, wenn dessen Größe 2 cm im Durchmesser erreicht oder überschreitet, ein deutlich erhöhtes Risiko einer malignen Transformation in sich birgt [11a], [35b], [43].

8.14 Klassifikation und Tumor-Staging

8.14.1 Tumorklassifikationen

Klassifikationssysteme dienen der Festlegung des individuell vorliegenden Tumorstadiums und damit der Abschätzung der Prognose. Darüber hinaus sind Klassifikationssysteme die Voraussetzung für die Vergleichbarkeit von Therapien. Die **TNM-Klassifikation** der UICC ist, wie im Übrigen bei anderen Malignomen auch, das wesentliche Klassifikationssystem beim Magenkarzinom und internationaler Standard. In diesem System werden Karzinome mit zwar etwas unterschiedlichen TNM-Formeln, aber ähnlicher Prognose zu insgesamt 6 verschiedenen Tumorstadien (Ia, Ib, II, IIIa, IIIb, IV) zusammengefasst. Diese Klassifikation wird in gewissen Abständen überarbeitet. In den ➤ Tab. 8.8 und ➤ Tab. 8.9 sind die aktuell gültige TNM-Klassifikation und die **UICC-Stadieneinteilung** für das Magenkarzinom aus dem Jahr 2010 wiedergegeben.

Ergänzt wird die UICC-Klassifikation der Tumorstadien durch die **R-Klassifikation** (➤ Tab. 8.10). Diese gibt an, ob nach erfolgter Resektion alles Tumorgewebe entfernt werden konnte (R0-Resektion), ob mikroskopisch kleine Tumorreste (R1-Resektion) oder makroskopisch ein Resttumor in situ verblieben sind (R2-Resektion). R1 ist dabei eine ausschließlich pathologisch-anatomische Diagnose. R1 kann sich nur darauf beziehen, ob mikroskopisch kleine Tumorreste (Tumorzellverbände) in einem der drei Absetzungsränder (oral, aboral, Zirkumferenz) des Resektats nachzuweisen sind. Dahingegen müssen R0 und R2 sowohl pathologisch-anatomisch als auch klinisch-intraoperativ beurteilt und definiert werden. Pathologisch-anatomisch kann am Resektat eine R0-Situation vorliegen; bei gleichzeitig vorhandenen Lebermetastasen, von denen der Pathologe keine Kenntnis hat, liegt jedoch definitiv eine R2-Situation vor. Der Begriff R2-Resektion kann sich somit sowohl auf in situ verbliebene Tumorreste (z. B. Lymphknoten-/Organmetastasen oder Peritonealkarzinose) als auch auf makroskopisch erkennbare Tumorreste in einem Resektatrand beziehen.

Tab. 8.8 Aktuelle TNM-/pTNM-Klassifikation des Magenkarzinoms der UICC (= Union Internationale Contre le Cancer) von 2010.

T 0	Kein Anhalt für Primärtumor
Tis	Carcinoma in situ
T1	Infiltration von Lamina propria oder der Tela submucosa
T1a	Infiltration der Lamina propria oder der Lamina muscularis mucosae
T1b	Infiltration der Tela submucosa
T2	Infiltration der Tunica muscularis
T3	Infiltration des subserösen Bindegewebes ohne Invasion des viszeralen Peritoneums oder benachbarter Strukturen
T4	Infiltration von Nachbarorganen
T4a	Infiltration der Serosa (viszerales Peritoneum)
T4b	Infiltration von Nachbarorganen
N0	keine perigastrischen Lymphknoten befallen
N1	LK-Metastasen in 1–2 lokalen Lymphknoten
N2	LK-Metastasen in 3–6 lokalen Lymphknoten
N3	Metastasen in mehr als 7 lokalen Lymphknoten
N3a	8–16 LK
N3b	> 17 LK
M0	keine Fernmetastasen
M1	Fernmetastasen

Tab. 8.9 Stadieneinteilung des Magenkarzinoms nach UICC (2003).

Stadium 0	TIS		
Stadium Ia	T1	N0	M0
Stadium Ib	T1	N1	M0
	T2	N0	M0
Stadium IIa	T1	N2	M0
	T2	N1	M0
	T3	N0	M0
Stadium IIb	T1	N3	M0
	T2	N2	M0
	T4a	N0	M0
Stadium IIIa	T2	N3	M0
	T3	N2	M0
	T4a	N1	M0
Stadium IIIb	T3	N3	M0
	T4a	N2	M0
	T4b	N0, N1	M0
Stadium IIIc	T4a	N3	M0
	T4b	N2, N3	M0
Stadium IV	Tx	Nx	M1

Tab. 8.10 R-Klassifikation nach UICC und AJCC (American Joint Committee on Cancer).

Residualtumor		R-Klassifikation	
nein	vollständige Entfernung des Tumors = kurative Resektion	R0-Resektionen	intraoperativ-chirurgisch R0: kein Anhalt für Resttumorgewebe
			pathologisch-anatomisch R0: alle drei Resektatränder tumorfrei
ja	keine vollständige Tumorentfernung = nicht kurativ	R1-Resektionen	makroskopisch-intraoperative Einschätzung (evtl.) R0: histologisch Resttumor in mindestens einem Resektatrand nachweisbar (bei makroskopisch intraoperativer R0-Einschätzung)
		R2-Resektionen	makroskopisch-intraoperative Einschätzung: Resttumor hinterlassen (Tumor nicht vollständig resektabel, LK-Metastasen, Lebermetastasen, Peritonealkarzinose etc.) pathologisch-anatomisch: makroskopisch erkennbare Tumorreste in mindestens einem Resektatrand

Ein weiteres Klassifikationssystem, das sich auf histologische Kriterien stützt, ist die **Klassifikation des Magenkarzinoms nach Laurén** (1965), der einen intestinalen von einem diffusen Typ unterschied. Diese Klassifikation hat im klinischen Alltag eine unverändert große Bedeutung, obwohl sie in dieser Terminologie nicht ganz richtig ist und auf der Grundlage später gewonnener histogenetischer Daten auch entsprechend modifiziert wurde [43b]. Streng genommen müsste man heute eher von einer glandulären als von einer intestinalen Differenzierung sprechen, da sich die drüsig-glandulär differenzierten Adenokarzinome nicht – wie man es ursprünglich angenommen hat – ausschließlich aus einer intestinalen Metaplasie ableiten, sondern je nach ihrer Zellbiologie auch eine gastrale Differenzierung aufweisen können. Es wird mit der Laurén-Klassifikation letztlich das Wachstumsverhalten des Tumors beschrieben. Glandulär differenzierte Karzinome zeigen ein überwiegend kohärentes Wachstumsverhalten (Wachstum in zusammenhängenden Gruppen bzw. adhäsives Wachstum), während diffuse Karzinome ein nicht kohärentes Wachstumsmuster (nicht adhäsives bzw. diffuses Wachstum) aufweisen. Der Gegensatz ist daher nicht so sehr intestinal vs. diffus, sondern mehr kohärent (adhäsiv) vs. diffus. Die Laurén-Klassifikation ist wichtig, da sich aus dem unterschiedlichen Wachstumsverhalten kohärenter und nicht kohärenter (diffuser) Karzinome maßgebliche operative Konsequenzen ergeben, da insbesondere beim diffusen Typ die makroskopisch feststellbaren und mikroskopischen Tumorgrenzen weit auseinanderliegen können. Dem muss bei der Operation durch entsprechende Sicherheitsabstände Rechnung getragen werden. Während beim Karzinom mit kohärentem Wachstum („intestinaler Typ") ein Sicherheitsabstand von 4–5 cm als ausreichend angesehen wird, muss dieser beim diffusen Typ mindestens 8–10 cm betragen. Zur operativen Planung sollte also neben der gesicherten Diagnose „Karzinom" bereits präoperativ auch die histologische Subtypenklassifikation nach Laurén bekannt sein. Mindestens 10 % aller Karzinome sind jedoch nach Laurén nicht klassifizierbar, und ein nicht unerheblicher Anteil der Magenkarzinome weist sowohl „intestinale" als auch diffuse Merkmale auf („gemischte Karzinome" mit teils kohärentem, drüsig-glandulärem und teils diffusem Wachstumsmuster).

Für die Festlegung des (endo)luminalen Resektionsausmaßes ist der Wachstumstyp entsprechend der Laurén-Klassifikation von entscheidender Bedeutung.

Die Klassifikation nach Mingh (expansiver Typ, infiltrativer Typ) findet in der klinischen Praxis nur selten Verwendung und auch die nach Borrmann hat eine weniger große Bedeutung. In der Borrmann-Klassifikation werden die Typen I und II auch als lokalisierte Typen bezeichnet. Diese sind entweder polypös, scharf begrenzt ohne wesentliche Ulzeration oder exulzeriert mit wallartigen Rändern und relativ scharfer Begrenzung. Die Typen III und IV, die gegenüber ihrer Umgebung jeweils unscharf begrenzt sind, werden nach Borrmann als infiltrative Typen bezeichnet. Hier wird zwischen ulzerierend-infiltrierenden oder (submukös) diffus infiltrierenden Tumoren (Linitis Plastica) unterschieden.

Das **Magenfrühkarzinom** ist definiert als Karzinom, das nur die Mukosa (M-Typ = pT1a) bzw. die Submukosa (SM-Typ = pT1b) infiltriert, unabhängig vom Lymphknotenstatus. Alle anderen Karzinome werden, wenn diese die Submukosa überschritten und die Muscularis propria bzw. tiefere Wandschichten infiltriert haben, pathologisch-anatomisch als **fortgeschrittene Karzinome** bezeichnet.

8.14.2 Tumor-Staging

Unter Staging versteht man die Festlegung des individuell vorliegenden Stadiums der Erkrankung. Unterschieden werden muss hier zwischen dem sicheren pathologisch-anatomischen Staging (Goldstandard) nach erfolgter Operation (pT, pN, pM, Grading und R-Klassifikation) und dem erheblich unsichereren präoperativen klinischen Staging durch technische Untersuchungen und intraoperative Beurteilung des vorliegenden Befundes (cT, cN, cM).

Das möglichst exakte präoperative Staging von Magenkarzinomen ist wieder mehr in den Mittelpunkt des Interesses gerückt. Vor rund 20 Jahren noch galt die histologisch gesicherte Diagnose eines Magenkarzinoms automatisch auch als Indikation zur primären Operation. Dies hat sich zwischenzeitlich grundlegend geändert. Sowohl beim Frühkarzinom vom M-Typ als auch beim lokal fortgeschrittenen Magenkarzinom greifen seit einigen Jahren vermehrt differenziertere Behandlungsstrategien (lokale Resektionen, neoadjuvante Vorbehandlung, ➤ Kap. 8.19.2.). Wenn eine Klinik einem Patienten ein differenziertes Behandlungsregime aufzeigen will, setzt dies ein gutes und möglichst akkurates präoperatives Staging voraus. Präoperative diagnostische Maßnahmen sollten folgende technischen Untersuchungen umfassen:

- Ösophagogastroduodenoskopie (ÖGD) mit Biopsie!;
- endoluminaler Ultraschall (EUS);
- CT-Abdomen (und CT-Thorax beim Adenokarzinom des ösophagogastralen Übergangs);
- Röntgen-Thorax;
- Sonografie des Abdomens;
- diagnostische Laparoskopie (DLS) mit Biopsie und evtl. Zytolavage (CL).

Die **ÖGD** ist die grundlegende Basisdiagnostik. Sie erlaubt die Lokalisation des Tumors (Antrum, Korpus, Fundus, Kardia), die Beurteilung des Verhaltens der Magenwand bei Luftinsufflation (dehnbar, starr) und mittels gezielter Biopsien in über 95 % der Fälle die eindeutige histologische Sicherung des malignen Befunds. Diese hohe Zuverlässigkeit der Diagnose lässt sich jedoch nur dann erreichen, wenn die ÖGD richtig durchgeführt wird. Dazu sind Biopsien erforderlich sowohl in ausreichender Menge (mindestens 5–8 Biopsien pro Untersuchung) als auch in ausreichender Qualität (v. a. aus den Randbereichen des Tumors, da sich im Zentrum häufig nur nekrotisches Material findet). Ebenso wichtig ist es, dass endoskopische Untersuchungen bei persistierendem Malignitätsverdacht trotz vorheriger negativer Histologie ausreichend oft wiederholt werden. Der besondere Stellenwert des **EUS** (Endosonografie) liegt darin, dass die endoskopische Untersuchung mit aufsetzbaren intraluminalen Ultraschallgeräten kombiniert wird. Mit der Endosonografie lassen sich die einzelnen Schichten der Magenwand optisch darstellen und somit die Eindringtiefe des Primärtumors in die Magenwand (uT) beurteilen. Im Allgemeinen finden für normale Routineuntersuchungen Schallköpfe mit 7,5 bis 12 MHz Anwendung. Zwischen Eindringtiefe der Schallwellen ins Gewebe und der Auflösung besteht ein reziproker Zusammenhang. Je höher die Frequenz ist, desto geringer wird die Eindringtiefe, aber desto besser wird die lokale Auflösung. Das heißt: Je höher die Feindiskriminierung sein soll, desto höher muss die Frequenz des gewählten Schallkopfes sein. Für die Feindiskriminierung eines Frühkarzinoms (M-Typ vs. SM-Typ) werden im Allgemeinen Schallköpfe mit höheren Frequenzen (z. B. 20 MHz) benötigt. Nur sehr bedingt lässt die Endosonografie auch Rückschlüsse auf die Dignität von Lymphknoten in der näheren Umgebung des Magens zu. Weiter entfernte Lymphknoten können nicht oder kaum dargestellt werden. Für die Beurteilung eines organüberschreitenden Wachstums ist der EUS ebenfalls weniger gut und für die Beurteilung von Organ- bzw. Fernmetastasen nicht geeignet. Die Domäne der **CT** ist einerseits der Nachweis oder Ausschluss von Fernmetastasen und andererseits die Beurteilung, ob ein Karzinom noch auf die Organwand beschränkt ist oder ob bereits ein organüberschreitendes Tumorwachstum vorliegt. Eine Darstellung einzelner Wandschichten ist mit dem CT nicht möglich. Selbst in der Unterscheidung zwischen cT3- und cT4-Tumoren versagt das CT nicht selten. Häufig ist auch kaum zu unterscheiden, was Tumorgewebe und was peritumoröse Narbenprozesse sind. Auch bei der zweiten Domäne der CT stößt diese nicht selten auf systemimmanente und methodisch bedingte Grenzen. Kleine und kleinste Metastasen entgehen der CT-Diagnostik unweigerlich. Diese Lücke kann durch die **diagnostische Laparoskopie** geschlossen werden. Durch sie können auch kleine Metastasen entdeckt, biopsiert und histologisch gesichert werden. Der Nutzen der diagnostischen Laparoskopie ist kaum zu überschätzen. Dies wird besonders durch die Häufigkeit entdeckter kleinster peritonealer Metastasen unterstrichen, die zuvor mit keinem anderen diagnostischen Werkzeug erkannt worden waren [9]. Die konventionelle **Abdomensonografie** stellt eine wertvolle Ergänzung im präoperativen Staging dar, da es z. B. Lebermetastasen gibt, die sich im CT nicht oder schlecht, aber in der Sonografie gut darstellen lassen und umgekehrt. Aszites lässt sich mit der konventionellen Sonografie sicher darstellen oder ausschließen. Für die Beurteilung pathologisch vergrößerter regionärer Lymphknoten ist die Methode kaum geeignet. Abgesehen davon sagt allein die Tatsache, dass ein Lymphknoten pathologisch vergrößert ist, per se noch nicht viel über die Dignität dieses Lymphknotens aus. Dieses gilt auch für die Beurteilung von Lymphknoten in der CT-Diagnostik.

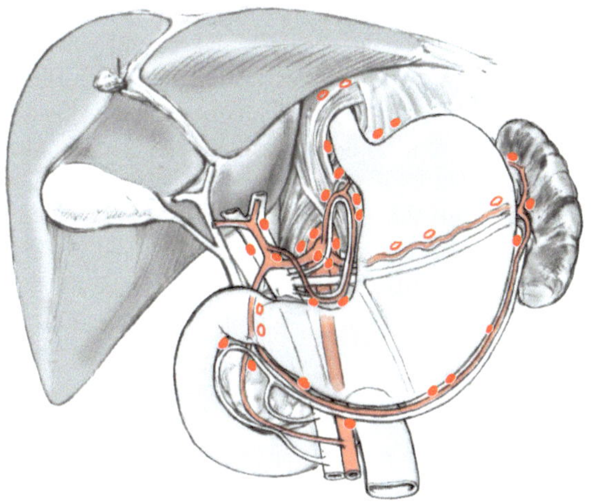

Abb. 8.20 Gefäße und Lymphknoten des Magens und Duodenums. [L108]

8.15 (Chirurgische) Anatomie des Magens

8.15.1 Topografie

Der Magen erstreckt sich von der anatomischen Kardia (dem Übergang der zweischichtigen Ösophagusmuskulatur in die dreischichtige Magenmuskulatur) bis hin zum Pylorus, der per definitionem dem Magen zugehörig ist (➤ Abb. 8.20). In den meisten Fällen (Voraussetzung: Fehlen eines Endobrachyösophagus) stimmen anatomische Kardia und Z-Linie (Grenzlinie zwischen dem Plattenepithel des Ösophagus und dem Zylinderepithel des Magens) in etwa miteinander überein, wobei zu bedenken ist, dass die Z-Linie keine starre Grenze ist, sondern zeitlebens leichten Variationen unterworfen ist. Chirurgisch-anatomisch wird der Magen in ein proximales, mittleres und distales Drittel eingeteilt, wobei die Strecken der kleinen Kurvatur und die der großen Kurvatur jeweils gedrittelt und die korrespondierenden Punkte an beiden Kurvaturen miteinander verbunden werden. Das distale Drittel entspricht dann etwa dem Antrum, das mittlere dem Korpus und das proximale Drittel umfasst den Fundus des Magens, die Kardia und den subkardialen Bereich. Tumoren bzw. Karzinome werden dem Bereich des Magens zugeordnet, in dem sie liegen, oder – wenn sie in den Übergangsbereichen zwischen zwei Dritteln liegen – dem Drittel zugeordnet, in dem sich die Haupttumormasse befindet. Der überwiegende Teil des Magens ist von einem dünnen Mesothel – der Serosa – überzogen. Eine Ausnahme hiervon bildet die kraniale Hinterwand des Magens im infrakardialen Bereich. Hier fehlt der Serosaüberzug, was in diesem Bereich des Magens Probleme in der pT-Kategorie aufwerfen kann. Pathologisch-anatomisch ist die Diagnose eines pT3-Tumors an die Serosainfiltration gebunden. Fehlt eine Serosa, kann es in diesem Bereich – je nach der Tumorausdehnung – nur pT2- oder pT4-Karzinome geben; die Diagnose pT3 ist hier somit nicht möglich, da das pathologisch-anatomische Korrelat fehlt. Verglichen mit anderen Regionen des Magens finden sich somit bei Karzinomen des ösophagogastralen Übergangs auch häufiger pT2-Tumoren. Eine schlechtere Prognose des Kardiakarzinoms kann ebenfalls teilweise darauf zurückgeführt werden. Viele Karzinome dieser Region, die an anderer Stelle lokalisiert die Serosa des Magens längst durchbrochen hätten (pT3-Tumoren), müssen im ösophagogastralen Übergang noch als pT2 Tumoren klassifiziert werden.

8.15.2 Gefäßversorgung und lymphatische Drainage

Der Magen besitzt eine arterielle Luxusperfusion und wird aus insgesamt vier Arterien versorgt, nämlich der A. gastroepiploica sinistra, der A. gastroepiploica dextra, der A. gastrica dextra und der A. gastrica sinistra (➤ Abb. 8.20). Letztere ist das arterielle Hauptgefäß des Magens und geht direkt aus dem Truncus coeliacus hervor. Eine Minderperfusion des Restmagens nach Teilresektion (proximale Resektion, Kardiamanschettenresektion, distale Resektion oder lokale Vollwandexzisionen) ist aus diesem Grunde kaum je zu erwarten. Eine Ausnahme stellt jedoch die subtotale Resektion dar (mit Ligatur der A. gastrica sinistra), wenn aufgrund einer iatrogenen Milzverletzung eine Splenektomie durchgeführt werden muss. Da dann auch die Blutversorgung vonseiten der linken gastroepiploischen Arkade entfällt, ist die Durchblutung des Magenstumpfs nicht mehr ausreichend gewährleistet.

Der Magen wird ausgiebig venös drainiert. Zahllose Kollateralsysteme sind miteinander und untereinander vernetzt, sodass ein venöser Stau oder gar hämorrhagischer Infarkt kaum je zu erwarten ist. Die ganz überwiegende Mehrzahl der venösen Gefäße drainiert letztlich in die V. portae und gibt somit alles Blut primär zur Leber ab. Nur bei portaler Hypertension bilden sich andere Kollateralkreisläufe aus und das Blut aus dem Magen kann primär – über entsprechende Umgehungskreisläufe – dem großen Kreislauf (V. cava – rechtes Herz – Lungenstrombahn) zugeführt werden.

Die Lymphe des Magens wird in ein dichtes, unmittelbar subserös verlaufendes Gefäßnetz gesammelt und zunächst den in unmittelbarer Nachbarschaft gelegenen perigastrischen Lymphknoten (primärer Filter) zugeführt, um dann in übergeordnete Lymphabflussstationen drainiert zu werden (Lymphknoten im Bereich der A. gastrica sinistra, des Truncus coeliacus, der A. lienalis und der A. hepatica).

8.15.3 Lymphknotenkompartimente

In Anlehnung an die Richtlinien der Japanese Research Society for Gastric Cancer (JRSGC) werden die Lymphknotenstationen des Magens durchnummeriert und in drei verschiedene Kompartimente eingeteilt (➤ Abb. 8.21):

- **Kompartiment I** umfasst die regionären Lymphknoten der Stationen 1–6 (= perigastrische LK):
  1. rechts parakardial,
  2. links parakardial,
  3. entlang der kleinen Kurvatur,
  4. entlang der großen Kurvatur (je nach Lokalisation: 4a, 4b),
  5. suprapylorisch,
  6. infrapylorisch;
- **Kompartiment II** umfasst die regionären Lymphknoten der Stationen 7–12:
  7. A. gastrica sinistra,
  8. A. hepatica communis,
  9. Truncus coeliacus,
  10. Milzhilus,
  11. A. lienalis,
  12. Lig. hepatoduodenale;
- **Kompartiment III** umfasst die extraregionären Lymphknoten des Magens wie z. B.:
  13. hinter dem Pankreaskopf,
  14. Mesenterialwurzel,
  15. A. colica media,
  16. paraaortal,
  17. paraösophageal,
  18. Zwerchfell.

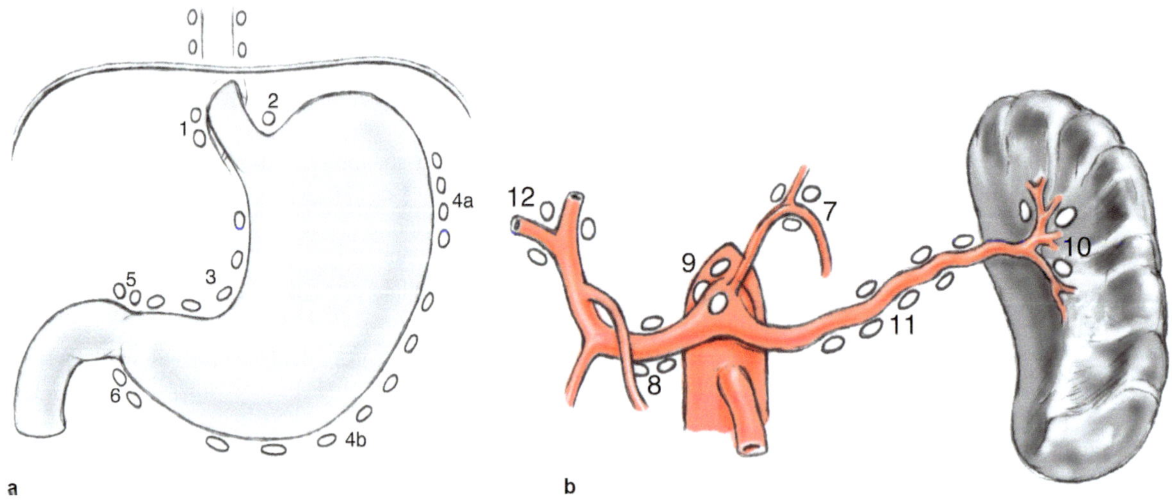

Abb. 8.21 Die regionären Lymphknotenstationen des Magens (modifiziert nach UICC-TNM-Atlas 1998).
a) Kompartiment I (Lymphknotenstation 1–6). 1-3-5 = Lymphknoten des I. Kompartiments an der kleinen Kurvatur; 2-4-6 = Lymphknoten des I. Kompartiments an der großen Kurvatur.
b) Kompartiment II (Lymphknotenstation 7–12). [L108]

8.16 Tumorlokalisation – Tumorwachstum – Metastasierung

Weltweit nimmt der relative Anteil distaler (aboraler) Magenkarzinome (Antrumkarzinome) ab und der Anteil proximaler (weiter oral gelegener) Karzinome (Kardiakarzinom, subkardiale Karzinome, Funduskarzinom) zu. In der Deutschen Magenkarzinomstudie (1986–1989) fanden sich Antrumkarzinome in 26 %, während der Anteil proximaler Karzinome 30 % betrug. Die Daten aus der eigenen Klinik (1986 bis 2000) sind denen sehr ähnlich (25 % Antrum- bzw. 34 % proximale Karzinome).

Tumorwachstum und Metastasierung hängen eng miteinander zusammen. Dies wird schon durch Begriffe wie TNM-Formel und TNM-System nahegelegt. Die häufigste Form der Metastasierung ist die lymphogene Metastasierung. Im eigenen Krankengut wiesen zum Zeitpunkt der Primäroperation bereits 339 von 475 resezierten Patienten (71 %) auch Lymphknotenmetastasen auf. Mit zunehmender Tiefeninfiltration des Karzinoms in die Magenwand bekommt dieses auch zwangsläufig engeren Kontakt zu immer mehr Lymphbahnen. Insofern ist es nicht verwunderlich, dass die Häufigkeit von LK-Metastasen mit zunehmender Tiefeninfiltration (pT) zunimmt, wie dies beispielhaft am eigenen Krankengut belegt werden kann (➤ Tab. 8.11).

Tumorzellen gelangen im Allgemeinen über eine entsprechende orthograde Strömung zunächst in die perigastrischen Lymphknoten (je nach Sitz des Primärtumors in die Stationen 1–6). Lymphknotenmetastasen treten somit im Allgemeinen zunächst im Kompartiment I auf. Nur relativ selten (< 5 %) wird die 1. Lymphknotenstation übersprungen [11], [18]. Tumorzellen im I. Kompartiment können nun ihrerseits in andere Kompartimente verschleppt werden. Nach Anschluss an den Ductus thoracicus und Befall der Lymphknoten in der supraklavikulären Grube kommt es zur Ausbildung der sog. Virchow-Drüse. Lymphknotenmetastasen können auch aus einem befallenen Lymphknoten heraus in andere umgebende Strukturen oder Organe infiltrierend einwachsen.

Von einer hämatogenen Metastasierung sind besonders die Leber und die Lunge (inkl. Pleura) betroffen. Metastasen im Skelettsystem, in den Nebennieren und den Nieren finden sich seltener.

Das Magenkarzinom kann per continuitatem auf Nachbarorgane oder Nachbarstrukturen übergreifen. Bei Serosapenetration wird der Peritonealspalt erreicht. Die intraperitoneale Tumoraussaat führt über teilungsfähige Tumorzellen zur Peritonealkarzinose (jedoch auch in Form einer hämatogenen Metastasierung möglich). Auf diese Weise metastatisch befallene Ovarien werden nach dem Erstbeschreiber Krukenberg-Tumoren genannt.

8.17 Diagnostik – klinische Symptome

Spezifische Symptome treten bei vielen Patienten mit Magenkarzinom erst spät auf. Die Symptomatologie ist mehr oder weniger unspezifisch (Druckgefühl und Schmerzen im Oberbauch, Übelkeit, Appetitlosigkeit, Abneigung gegenüber bestimmten Speisen etc.). Es sind letztlich Symptome, die sich in dieser Form auch z. B. bei Gastritiden äußern können und die fast jeder schon einmal verspürt hat.

Berühmte Persönlichkeiten der Geschichte (Theodor Storm, Napoleon Bonaparte und viele seiner Familienangehörigen) sind am Magenkarzinom verstorben. Theodor Storm beschrieb die Symptome eindrucksvoll:

„Ein Punkt nur ist es, kaum ein Schmerz.
Nur ein Gefühl empfunden eben;
Und dennoch spricht es stets darein,
Und dennoch stört es dich zu leben.“

Theodor Storm: Beginn des Endes

Inappetenz, Gewichtsverlust, Leistungsknick, Anämie, Teerstühle und rezidivierendes Erbrechen runden das klinische Bild ab und sind in der Regel schon Ausdruck eines fortgeschrittenen Tumorleidens. Die körperliche Untersuchung erlaubt die Diagnose allenfalls im fortgeschrittenen Stadium; sie ist aber dennoch nicht unwichtig (Eindruck, Kontaktherstellung etc.). Technische – insbesondere bildgebende – Untersuchungen sind für die Diagnostik jedoch letztlich ausschlaggebend.

8.17.1 Klinische Untersuchung – Laborparameter

Die klinische Untersuchung deckt meist nur unspezifische Tumorzeichen (Ernährungszustand, Anämie) auf. Supraklavikulare Lymphknotenvergrößerungen, Aszites und ein tastbarer intraabdominaler Tumor sollten beachtet werden. La-

Tab. 8.11 Häufigkeit von Lymphknotenmetastasen mit zunehmender Tiefeninfiltration (pT).

Tiefeninfiltration der Magenwand	pT1a	pT1b	pT2a	pT2b	pT3	pT4
Häufigkeit von Lymphknotenmetastasen	7 %	30 %	52 %	75 %	88 %	97 %

borchemisch sollten die Tumormarker CA 72-4, CA 19-9 und CEA bestimmt werden.

8.17.2 Invasive Diagnostik

Die wesentliche diagnostische Maßnahme ist die **Endoskopie** (ÖGD). Sie erlaubt auch kleine Läsionen zu erkennen (Treffsicherheit von 95 %), gezielt zu biopsieren und bei negativer Histologie und fortbestehendem Tumorverdacht in regelmäßigen kurzen Abständen zu kontrollieren (➤ Abb. 8.22). Die Grenzen der diagnostischen Möglichkeiten der ÖGD finden sich bei Tumoren, welche die Magenschleimhaut kaum verändern. Sie entgehen oftmals der optischen, selten auch der bioptischen Nachweismöglichkeit. Bei ausgedehntem submukösem Wachstum ohne Schleimhautdurchbruch (Linitis plastica) handelt es sich um Ausnahmefälle szirrhöser Karzinome. Grundsätzlich sollte eine Mehrfachbiopsie (≥ 5) erfolgen. Die **Biopsie** sollte bei jedem suspekten Befund erzwungen werden. Mit der endoluminalen Sonografie (**Endosonografie**) ist eine exaktere Festlegung der Infiltrationstiefe des Primärtumors möglich als mit allen anderen bislang zur Verfügung stehenden Methoden (➤ Abb. 8.23). Die Beurteilung von LK-Metastasen ist schwierig und für die Klärung der Umgebungsbeziehungen des Magenkarzinoms ist die Endosonografie von untergeordneter Rolle.

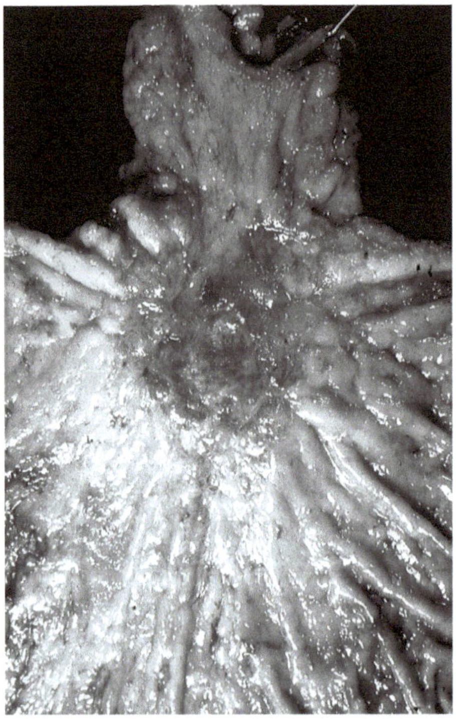

Abb. 8.22 Proximales Magenkarzinom Typ Borrmann III: ulzerierend-infiltrierende Wuchsform. [S150]

8.17.3 Röntgen-Diagnostik

Die **CT** des Abdomens ist elementarer Bestandteil jedes präoperativen Stagings beim Magenkarzinom. Die CT gibt Hinweise auf das lokoregionäre Tumorwachstum (Beziehungen des Magenkarzinoms zu seiner Umgebung z. B. vor Chemotherapie) und ist das wesentliche diagnostische Werkzeug zur Detektion von Fernmetastasen und vergrößerten Lymphknoten im Abdomen (➤ Abb. 8.24). Die **Röntgen-Aufnahme des Thorax** in 2 Ebenen ist weiterhin Bestandteil des Basisuntersuchungsprogramms zum Ausschluss von Lungenmetastasen. Die **MRT** des Abdomens hat sich in der präoperativen Diagnostik des Magenkarzinoms bislang nicht etabliert.

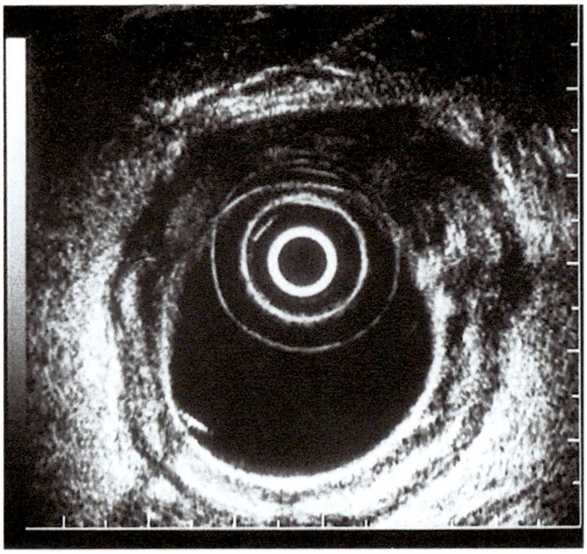

Abb. 8.23 Endosonografie: Magenkarzinom uT3N1M0. [S150]

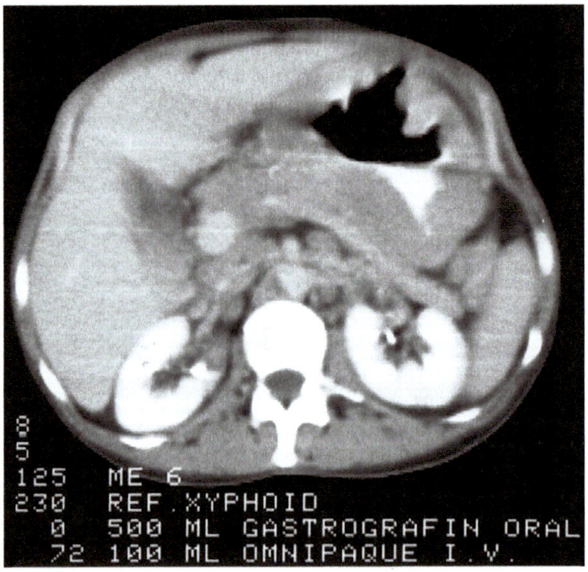

Abb. 8.24 CT: Magenkarzinom T4N2, ausgedehnte Verdickung der Magenwand. [S150]

8.17.4 Operative Diagnostik

Einen Stellenwert im Staging nimmt die diagnostische **Laparoskopie** ein. Sie dient zum Ausschluss einer Peritonealkarzinose, kleinster Lebermetastasen (eine beginnende Peritonealkarzinose und kleinste Lebermetastasen entziehen sich dem Nachweis in der CT-Diagnostik) und zur Beurteilung der Resektabilität des Magentumors. Darüber hinaus kann durch sie die Diagnostik von Lymphknoten (Biopsie) und der Leber (intraabdominaler Ultraschall) wesentlich verbessert werden.

Insgesamt kann durch Zusammenschau der Befunde aus Endosonografie, CT und Laparoskopie ein relativ verlässliches präoperatives Tumorstadium erfasst werden, das eine zunehmend differenziertere Indikationsstellung zur Therapie ermöglicht.

8.18 Operationsindikation

Die Zeiten, da die histologisch gesicherte Diagnose „Magenkarzinom" auch automatisch die Indikation zur (primären) Operation darstellt, gehören der Vergangenheit an.

Diesbezüglich hat sich in den letzten rund 20 Jahren ein deutlicher Wandel vollzogen. Indikationen zur primären Operation stellen heute im Wesentlichen nur noch die frühen und teilweise mittleren Tumorstadien dar. Die Indikation zur primären Operation besteht – soweit keine gravierenden medizinischen Kontraindikationen vorliegen (heute extrem selten) – uneingeschränkt für alle Karzinome der UICC-Stadien I und II.

Für die Mehrzahl der Patienten im Stadium IV (90 % weisen einen TXNXM1- bzw. TXN3M1-[Lym]-Befund auf) ist die Indikation zur Operation – wenn überhaupt – stets sehr individuell zu stellen. Eine Heilung – gemessen am 5-Jahres-Überleben – ist bei diesen Patienten (von wenigen Ausnahmen abgesehen) so gut wie aussichtslos (ca. 2 %), da eine R0-Resektion in diesem Stadium der Erkrankung kaum mehr möglich ist (➤ Tab. 8.12). Die Indikation zur primären Operation beruht (wenn sie gestellt wird) bei diesen Patienten somit in aller Regel auf dem Vorliegen gravierender klinischer Beschwerden mit Passagebehinderung (z. B. Dysphagie beim Kardiakarzinom, Magenausgangsstenose beim Antrumkarzinom) und Blutung und hat dann nahezu ausschließlich palliativen (Symptome lindernden oder Symptome beseitigenden) Charakter. Die Lebenserwartung wird in diesen Fällen nicht oder kaum durch die Operation beeinflusst. Die Resektion kann jedoch dazu beitragen, die Lebensqualität für die noch verbleibende Lebenszeit zu verbessern.

Eine **Kontraindikation** zur Operation besteht bei medizinischer Inoperabilität durch schwerwiegende Zusatzerkrankungen. Bei reduziertem Allgemeinzustand können gezielte präoperative Maßnahmen wie parenterale Infusionsbehandlung, hochkalorische Ernährung und Physiotherapie zur Verbesserung der Atemmechanik hilfreich sein. Im Einzelfall ist abzuwägen, ob schwere Begleiterkrankungen nicht vielleicht durch vorbereitende medikamentöse Therapien (z. B. bei Herzinsuffizienz) und ggf. auch operative Maßnahmen (z. B. bei Stenose der A. carotis interna, hypertroph-obstruktiver Kardiomyopathie, Aortenklappenstenose) zu behandeln sind, um die geplante operative Intervention mit vertretbarem Risiko durchzuführen.

Tab. 8.12 Pathologisch-anatomische Daten und 5-Jahres-Überlebensrate. Ergebnisse der Deutschen Magenkarzinomstudie (1986 bis 1989) [34b].

	alle Resektionen (n = 1654)			R0-Resektionen (n = 1182)		
	n	%	5-JÜR (%)	n	%	5-JÜR (%)
pT1	279	17	83	269	23	84
pT2	605	37	43	507	43	48
pT3	639	39	16	357	30	24
pT4	131	8	8	49	4	16
pN0	536	32	70	493	42	72
pN1	364	22	28	248	21	36
pN2	754	46	17	436	37	27
Stadium Ia	229	14	85	222	19	85
Stadium Ib	221	13	69	209	18	70
Stadium II	230	14	44	205	17	45
Stadium IIIa	262	16	29	210	18	35
Stadium IIIb	204	12	18	160	14	19
Stadium IV	508	31	9	170	14	18

8.19 Operative Therapie

8.19.1 Verfahrenswahl

Für die kurative Behandlung des Magenkarzinoms ist das adäquate onkologisch-chirurgische Vorgehen Voraussetzung. Die chirurgische Therapie des Magenkarzinoms umfasst die komplette Entfernung des Primärtumors unter Einhaltung eines adäquaten Sicherheitsabstandes. Man muss ganz generell zwischen dem (endo)luminalen und dem extraluminalen Resektionsausmaß unterscheiden. Das Erste betrifft das Organ, das Zweite bezieht sich auf die dem Organ anhängenden Strukturen. Der endoluminale Sicherheitsabstand sollte (in situ gemessen) beim intestinalen Typ 4–5 cm und beim diffusen Typ 8–10 cm betragen. Das extraluminale Resektionsausmaß beinhaltet die systematische Lymphadenektomie einschließlich der Resektion des großen und kleinen Netzes und ggf. Erweiterungen des Eingriffs über den Magen hinaus (Milz, distaler Ösophagus, Zwerchfellschenkel, Leber, Pankreas, Kolon bzw. Mesocolon transversum).

Hinsichtlich des luminalen Resektionsausmaßes stehen für das Magenkarzinom verschiedene Formen zur Verfügung. Die Verfahrenswahl richtet sich dabei vor allem nach der Lokalisation des Primärtumors und seiner histologischen Differenzierung (Laurén-Klassifikation). Die früher bis Anfang der 70er-Jahre üblichen und weniger ausgedehnten Resektionsformen wie Resektion des distalen Drittels oder Zweidrittel-Resektionen sind heute im Allgemeinen bei allen Karzinomoperationen, die in kurativer Intention durchgeführt werden, obsolet, da sie den onkologischen Anforderungen im Regelfall nicht genügen (Ausnahme: pT1a-Karzinome). Die (totale) Gastrektomie (➤ Abb. 8.25) stellt somit chirurgische Therapie des Magenkarzinoms dar.

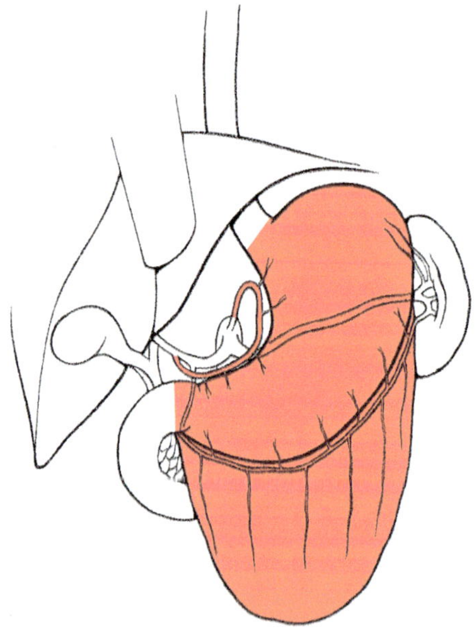

Abb. 8.25 Resektionsausmaß der Gastrektomie. [L108]

Bei Karzinomen im ösophagogastralen Übergang kann der endoluminale Sicherheitsabstand nach oral erweitert werden (Resektion des distalen Ösophagus), und zur Zirkumferenz hin kann es bei T4-Tumoren erforderlich werden, die Zwerchfellschenkel zu resezieren. Beim ausgedehnten Funduskarzinom kann die Eingriffserweiterung in der Splenektomie mit oder ohne Pankreasschwanzresektion bestehen, bei T4-Korpuskarzinomen in der Mitnahme des Colon transversum und bei T4-Tumoren des Antrums mit Infiltration des Pankreaskopfes kann die subtotale Gastrektomie mit Pankreaskopfresektion, Duodenektomie und Cholezystektomie (Kausch-Whipple) ein adäquates chirurgisch-onkologisches Vorgehen sein.

Die **Splenektomie** muss bei Durchführung einer Gastrektomie nicht angezeigt sein. Sie gilt heute nur noch als indiziert bei fortgeschrittenen Karzinomen des proximalen Magendrittels, vor allem des Fundus, und bei ausgedehnten Karzinomen des Magens, die zwei Drittel oder den ganzen Magen betreffen. Insbesondere auch bei subtotalen Resektionen ergibt sich keine onkologisch begründbare Notwendigkeit für die Splenektomie. Die zusätzliche Anzahl hierbei entfernter Lymphknoten ist ebenfalls nicht so groß und die Wahrscheinlichkeit z. B. beim Antrumkarzinom, Lymphknotenmetastasen im Milzhilus anzutreffen, zu gering, als dass dies das erhöhte perioperative Risiko rechtfertigt.

8.19.2 Multimodale Therapie

Da die Langzeitüberlebensraten bei Patienten mit fortgeschrittenen Magenkarzinomen auch nach erfolgter R0-Resektion, die mittels einer multiviszeralen Resektion (z. B. *left upper quadrant resection*) erzwungen wurde, unbefriedigend sind, wurden Überlegungen angestellt, wie sich die Prognose verbessern lässt. Unter dem Stichwort „multimodale Therapie" versteht man die Operation begleitende Zusatzbehandlungen, die aus einer Strahlentherapie, Chemotherapie, Immuntherapie, Hyperthermie oder aus der Kombination verschiedener Therapien bestehen kann. Die Zusatzbehandlungen können vor, während und/oder nach der Operation erfolgen. Multimodale Therapien und multiviszerale Resektionen sind nicht zwangsläufig Gegensätze; sie können einander auch ergänzen.

Wenn man von multimodaler Therapie spricht, ist es ganz besonders wichtig, bestimmte Begriffe zu kennen und strikt zu unterscheiden. Präoperative Zusatzbehandlungen dienen einerseits der Tumorreduktion (Down-Staging), um fortgeschrittene Tumoren besser oder überhaupt erst resektabel zu machen (v. a. um eine R0-Resektion zu ermöglichen). Zum anderen sollen präoperativ applizierte Zusatztherapien die Vitalität von Tumorzellen reduzieren, sodass diese bei intraoperativen Manipulationen am Tumor und den folgenden

Streuungen von Tumorzellen ein geringeres Nidationspotenzial besitzen und Metastasen nicht so leicht entstehen. Alle präoperativen Zusatzbehandlungen werden als **neoadjuvante** Therapien bezeichnet. Dass neoadjuvante Protokolle in der Lage sind, Tumorremissionen herbeizuführen, konnte in zahlreichen Publikationen gezeigt werden; dass diese jedoch auch in der Lage sind, das mittlere Überleben von Patienten zu verlängern, konnte bislang nicht zweifelsfrei belegt werden. Eine Zusatzbehandlung kann – und das ist das ältere Konzept – selbstverständlich auch postoperativ erfolgen. Hier gilt es zwei Begriffe sorgfältig auseinanderzuhalten. Von einer **adjuvanten** Zusatzbehandlung spricht man, wenn nach erfolgter kurativer Resektion (chirurgisch und pathologisch-anatomisch R0-Situation) eine weitere Therapie (Radiatio, Chemotherapie, Immuntherapie) angeschlossen wird. Diese verfolgt im Wesentlichen das Ziel, eventuell doch noch zurückgebliebene, unbekannte mikroskopisch kleine Tumorreste und/oder einzelne Tumorzellen in Lymphknoten und/oder Organen (Leber, Lunge, Skelett etc.) zu eliminieren. Eine postoperative Chemotherapie oder Strahlentherapie etc. gilt nach heutigem Standard auch dann noch als adjuvant, wenn isolierte Tumorzellen in Knochenmarksbiopsien oder der peritonealen Spülflüssigkeit (positive Zytolavage) immunhistologisch bzw. -zytologisch nachgewiesen werden konnten (bislang keine Relevanz im TNM-System). Die Diskussion über adjuvante Therapien ist sehr kontrovers und deren Stellenwert wird in Japan anders beurteilt als in Europa und den USA. Die in unserem Lebensraum zu diesem Problem bislang durchgeführten Studien konnten nicht eindeutig belegen, dass eine adjuvante Zusatzbehandlung die Prognose beim Magenkarzinom zu verbessern in der Lage ist. Die zweite Form der postoperativen Zusatzbehandlung ist die **additive** Therapie, die sich einer postoperativen R1- oder R2-Situation anschließt. Die Indikation zur additiven Therapie, die immer nur palliativen Charakter haben kann, da eine Heilung hierdurch sicher nicht möglich ist, ist stets sehr individuell zu stellen.

Sowohl für neoadjuvante als auch für adjuvante Therapien sollte gefordert werden, dass diese nur im Rahmen von kontrollierten und prospektiv randomisierten Studien durchgeführt werden. Nur wenn man bereit ist, sich dieser Mühe zu unterziehen, kann man erwarten, dass in absehbarer Zeit auch gut fundierte und wissenschaftlich gesicherte Erkenntnisse gewonnen werden können.

In der Praxis viel seltener durchgeführte Zusatztherapien (in der Regel auch aufwendiger) beziehen sich auf kombinierte Radio-Chemo-Therapien und **intraoperative** Maßnahmen. Letztere bestehen z. B. in einer intraoperativen Radiatio (IORT) oder einer intraoperativen intraperitonealen Chemotherapie mit z. B. Mitomycin. Die Kombination einer intraperitonealen Chemotherapie mit lokalen/systemischen Hyperthermieverfahren rundet das derzeit in Erprobung befindliche Spektrum ab.

8.19.3 Operationsvorbereitung

Voruntersuchungen

Der Eingriff wegen eines Magenkarzinoms hat zwar eine gewisse Dringlichkeit; er ist aber kein Notfalleingriff und kann deshalb als elektiver Eingriff zum bestmöglichen Zeitpunkt geplant und durchgeführt werden. Die notwendige technisch-apparative Diagnostik (ÖGD, Sonografie des Abdomens, Röntgen-Aufnahmen des Thorax in 2 Ebenen sowie Messung der Tumormarker oder ergänzende Untersuchungen wie Doppelkontrastuntersuchung, Endosonografie, CT des Abdomens und Laparoskopie, ggf. mit Zytolavage) sollte neben der selbstverständlich zu erhebenden Anamnese und der körperlichen klinischen Untersuchung vollständig abgeschlossen sein.

Das Risikoprofil des Patienten sollte bekannt bzw. abschätzbar sein und kann durch Messung der Lungenfunktion, der kardialen Belastbarkeit, der Nieren- und Leberfunktion und des Zuckerstoffwechsels festgestellt werden. Bezüglich des Ernährungszustands ist zudem die Feststellung des Gewichtverlustes und der Anamneselänge erforderlich. Dass zur postoperativen Überwachung ein Bett in einer Überwachungseinheit (Intensivstation, Intermediate Care Unit) zur Verfügung stehen sollte, ist dringende Empfehlung.

Aufklärung

Die zu einem frühen Zeitpunkt stattfindende Aufklärung erfolgt im Gespräch zwischen Arzt und Patient am besten in einem separaten Raum. Das Aufklärungsgespräch dient dazu, dem Patienten eine Entscheidungsgrundlage an die Hand zu geben. Nur er selbst kann die Entscheidung zur Operation oder zu anderen medikamentösen oder technisch-apparativen (endoskopischen) therapeutischen Maßnahmen treffen. Damit er dies jedoch kann, muss er wissen, worum es geht. Das Gespräch muss dem Patienten die Notwendigkeit der Operation klarmachen, ohne dabei die immer vorhandenen Risiken zu verschweigen. Hierzu gehört es auch zu erwähnen, dass die Operation eine eingriffsspezifische Letalität besitzt, die sich etwa im Rahmen um 5 % herum bewegt. Spezifische und eingriffstypische Komplikationen bedürfen der Erwähnung, wie z. B. die Anastomoseninsuffizienz, die Duodenalstumpfinsuffizienz, die Thromboembolie und respiratorische Dysfunktionen (Pneumonie, Pleuraerguss etc.). Der Patient ist darauf hinzuweisen, dass sich nach dem operativen Eingriff die Anatomie geändert haben wird, die Nahrungspassage eine andere sein wird als vorher und dass hieraus Folgezustände resultieren können (z. B. Malnutritionsprobleme, Dumpingsyndrom, alkalische Refluxösophagitis). Das Aufklärungsgespräch sollte nicht dazu führen, dass dem Patienten unnötig Angst gemacht wird. Deshalb sollten Häufigkeit, therapeutische Beeinflussbarkeit und Präventionsmöglichkeiten von Komplikationen und Problemen ebenfalls

Erwähnung finden. Das Aufklärungsgespräch dient der Überzeugung und nicht der Überredung des Patienten. Selbstverständlich ist es statthaft, im Gespräch auch Einfluss auf den Entscheidungsprozess zu nehmen. Genauso selbstverständlich ist jedoch auch, dass ein Arzt einem Patienten nichts vorschlägt, von dem er nicht selbst überzeugt ist. Es ist nicht statthaft, jemanden zur Zustimmung für eine Maßnahme oder Operation zu beeinflussen, die man für sich selbst in gleicher Situation nicht treffen würde. Die Aufklärung beinhaltet Hinweise auf das Eingriffsausmaß und die möglichen Folgen sowie Risiken. Der Patient sollte in Abhängigkeit vom präoperativen Staging sowohl über Perspektiven der Operation als auch über Chancen und Risiken neoadjuvanter Therapien informiert werden.

Eingriffsvorbereitung

Die Eingriffsvorbereitung dient dazu, die Operation zum optimalen Zeitpunkt und unter optimalen Bedingungen durchzuführen. Dazu gehört die Bereitstellung von Blutkonserven in genügender Anzahl; 2 Erythrozytenkonzentrate sollten nur bei präoperativ niedrigem Hämoglobingehalt bereitgestellt werden. Dieser steht in einer unmittelbaren Beziehung zum Flüssigkeitsvolumen im Gesamtkreislauf. Insbesondere ältere Menschen sind nicht selten exsikkiert und haben einen Volumenmangel, sodass der Hb-Gehalt im Blut teilweise deutlich höher erscheint, als er in Wirklichkeit nach Ausgleich des Flüssigkeitsdefizits ist. Es ist in der präoperativen Vorbereitung nicht zwangsläufig erforderlich, den Hb in den Normbereich zu bringen; der Volumenmangel jedoch muss beseitigt bzw. ausgeglichen werden. Von genauso großer Bedeutung wie ein adäquater Volumenersatz ist die präoperative Korrektur eines gestörten Säure-Basen- und Elektrolythaushalts. Insbesondere bei Patienten mit Magenausgangsstenose und rezidivierendem Erbrechen ist an diese Komplikation zu denken. Häufig demaskieren sich die Elektrolytstörung und die Störung des Säure-Basen-Haushalts erst, nachdem der Volumenausgleich erfolgt ist. Bei Dilatation des Magens infolge einer Magenausgangsstenose, z. B. beim Antrumkarzinom, ist auch eine 24- bis 48-stündige Entlastung des Magens mittels Magensonde ratsam. Eine Thromboembolieprophylaxe ist obligat und wird überwiegend mit niedermolekularen Heparinen durchgeführt. Sie beginnt am Vorabend vor der Operation. Oberbaucheingriffe sind generell mit einer häufigeren pulmonalen Komplikationsrate belastet als Eingriffe im Mittel- oder Unterbauch. Einer Pneumonieprävention kommt daher größte Bedeutung zu (Bronchosekretolyse, Atemgymnastik). Diese Prophylaxe ist umso effektiver, je früher sie vor der Operation beginnt. Da viele Patienten in der postoperativen Phase unter einer unterschiedlich ausgedehnten Magen-Darm-Atonie leiden, ist eine präoperative gründliche Darmentleerung durch Abführmaßnahmen erforderlich.

8.19.4 Spezielle Operationstechnik

Lagerung – Zugang – Exploration des Situs

Die Operation eines Magenkarzinoms erfordert übersichtliche Verhältnisse im Oberbauch. Alle Magenkarzinome einschließlich der Adenokarzinome des ösophagogastralen Übergangs (AEG Typ II und III nach Siewert) lassen sich in aller Regel durch einen entsprechenden Oberbauchzugang ausreichend explorieren und operieren. Ein zusätzlicher thorakaler Zugang ist fast nie erforderlich. Somit reicht als Lagerung die einfache Rückenlage. Nur im Ausnahmefall ist ein abdominothorakales Vorgehen notwendig, wozu dann eine schraubenförmige Lagerung sinnvoll ist. Der abdominale Zugang kann dabei in einer medianen Ober- und Mittelbauchlaparotomie mit Linksumschneidung des Nabels bestehen oder in einem nach kranial leicht konvex verlaufenden Oberbauchquerschnitt und senkrechter Verlängerung in der Medianlinie bis zur Spitze des Processus xyphoideus. Zur Exposition des Operationsgebietes ist die Verwendung von selbsthaltenden Hakensystemen (z. B. Rochard) angebracht. Mit Einleitung der Narkose erfolgt eine perioperative Antibiotikaprophylaxe (Single-Shot) mit einem Breitspektrumpenicillin (z. B. Augmentan®) oder Cephalosporin (z. B. Zinacef®). Bei protrahierter Operationszeit (> 6 Stunden) erfolgt eine zweite Applikation.

Nach Eröffnung der Abdominalhöhle erfolgt die systematische und gründliche **Exploration des Situs.** Diese betrifft in allererster Linie und zunächst die Überprüfung des gesamten Abdomens auf das Vorliegen von Aszites, einer Peritonealkarzinose, Krukenberg-Tumoren (Metastasen des Ovars) und Lebermetastasen. Verdächtige Befunde an den Ovarien, dem Peritoneum oder der Leber werden exzidiert und zur Schnellschnittuntersuchung in die Pathologie eingeschickt. Verdächtige, bei bimanueller Palpation der Leber tastbare, aber nicht sichtbare Herde werden notfalls intraoperativ sonografisch dargestellt und punktiert. Eine positive Schnellschnittdiagnostik kann das geplante Operationskonzept ändern und zum Abbruch führen. Der alleinige Nachweis von Tumorzellen in der Bauchhöhle bzw. der Spülflüssigkeit hat zurzeit noch keine Konsequenz. Lassen sich keine Metastasen in der Bauchhöhle nachweisen, beginnt die eigentliche Operation. Die Präparation am Magen wendet sich dem Primärtumor zu, um dessen lokale Resektabilität zu überprüfen. Orientierend wird die Mobilität des Magens vor dem Hintergrund möglicher Infiltrationen in Nachbarorgane (Leber, Pankreas, Kolon und Mesocolon transversum, Zwerchfellschenkel, Milzhilus etc.) überprüft. Orientierend werden anschließend die perigastrischen Lymphknoten und die Lymphknoten des II. Kompartiments inspiziert. Verdächtige juxtaregionale Lymphknoten sollten exzidiert und gesondert in die Pathologie eingeschickt werden. Ist die lokale Resektabilität des Tumors gegeben, so ist die entscheidende Voraussetzung zur Fortführung der Operation erfüllt. Hierzu werden die **Resektionsgrenzen** festgelegt. Der Hiatus oesophageus wird – zumindest bei proximaler Tumorlokalisation – nach kranial hin eröffnet und der Ösophagus mit einem Zügel angeschlungen. Die paraösophagealen Lymphknoten und Lymphknoten im unteren Mediastinum werden kritisch beurteilt und ggf. exzidiert und gesondert eingeschickt. Der Ösophagus wird auf eine mögliche Tumorinfiltration sorgfältig abgetastet. Gleiches gilt für das postpylorische Duodenum bei distaler Tumorlokalisation.

Einfache Gastrektomie/En-bloc-Gastrektomie

Unter einer Gastrektomie versteht man die vollständige Entfernung des Magens einschließlich des umgebenden Fettgewebes mit den darin enthaltenen Lymphknoten. Bei der einfachen Gastrektomie verbleiben nur die perigastrischen Lymphknoten (Lymphknotenstationen 1–6; I. Kompartiment) automatisch am Magenpräparat. Das II. Lymphknotenkompartiment muss anschließend separat präpariert und entfernt werden. Bei der En-bloc-Gastrektomie hingegen bleiben alle regionären Lymphknoten des I. und II. Kompartiments am Magenpräparat.

Als erster Schritt wird das Omentum majus vom Colon transversum abpräpariert und so die Bursa omentalis eröffnet (➤ Abb. 8.26). Die rechte Kolonflexur wird gelöst und das Duodenum mobilisiert (Kocher-Manöver). Die A. und V. gastroepiploica werden am Ursprung ligiert, sodass die infrapylorischen Lymphknoten am Magenpräparat verbleiben. Das Omentum minus wird so lebernah wie möglich durchtrennt. Die A. gastrica dextra wird aufgesucht und so zentral wie möglich ligiert und durchtrennt. Pylorus und Duodenum sind jetzt zirkulär mobilisiert. Das Duodenum wird mit einem Klammernahtgerät (z. B. GIA) ca. 2 cm postpylorisch durchtrennt. Fakultativ kann – in der eigenen Klinik üblich – die Klammernahtreihe nochmals mit einer seromuskulären Naht mit resorbierbarem Nahtmaterial (Vicryl®) gesichert werden. Anschließend wird der Magen nach linksgastral mobilisiert (Ligaturunterbrechung der Vasa gastricae breves). Diese Präparation muss vorsichtig und schonend erfolgen, um die Milz nicht zu verletzen. Liegt ein T3- und T4-Tumor des proximalen Magendrittels vor, wird die Milz von vornherein en bloc in das Resektat einbezogen.

Die Ausräumung des Lymphknotenkompartiments II sollte en bloc mit dem Magen erfolgen. Die Dissektion der Lymphknotenkette des II. Kompartiments beginnt im Lig. hepatoduodenale und setzt sich von hier aus auf die A. hepatica communis fort. Die weitere Präparation führt automatisch zum Truncus coeliacus (➤ Abb. 8.27). Hier wird zentral (magenfern) die A. gastrica sinistra abgesetzt und die V. coronaria ventriculi ligiert, sodass auch hier das lymphatische Gewebe am Magenpräparat verbleibt (➤ Abb. 8.28).

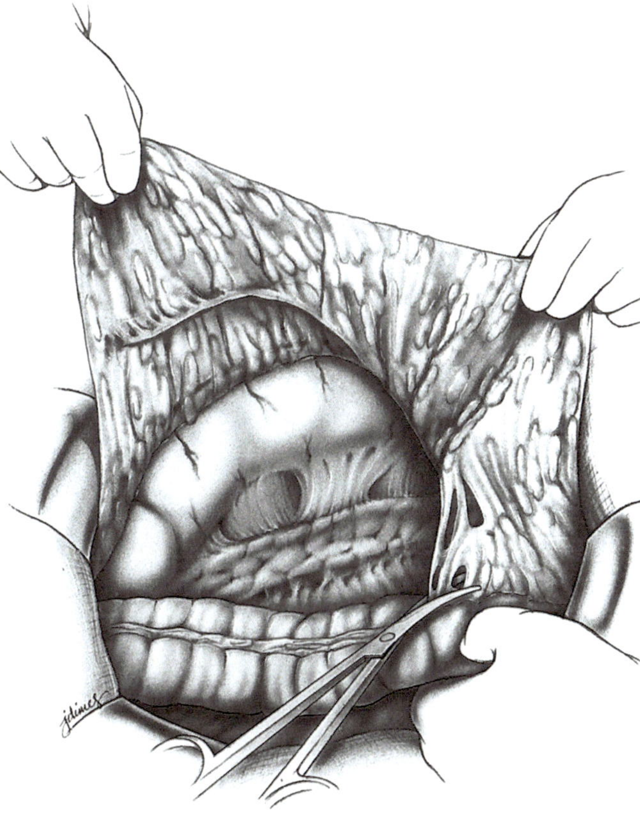

Abb. 8.26 Gastrektomie. Ablösen des großen Netzes vom Querkolon. [L123]

Die trunkusnahen Lymphknoten sollten eine gesonderte Markierung für den Pathologen erhalten. Die Präparation der Lymphknotenkette wird über die A. lienalis (Pankreasoberrand) bis zum Milzhilus fortgeführt. Die parakardialen Lymphknoten verbleiben am Magen. Für die orale Absetzung und die nachfolgende Anastomose ist es wichtig, den Ösophagus ausreichend mobil zu haben. Um ausreichend „Ösophaguslänge" zu gewinnen, empfiehlt es sich, die beiden Vagusäste so weit kranial wie möglich zu durchtrennen. Der orale Resektionsrand wird im Allgemeinen knapp oberhalb der Kardia gewählt, sodass ca. 2 cm distaler Ösophagus am Gastrektomiepräparat verbleiben. Ist eine EEA-Stapler-Anastomose (Klammernahtanastomose) geplant, so wird über eine spezielle Tabaksbeutelnahtklemme eine Naht angelegt und nachfolgend das Blockpräparat abgesetzt. Über die Tabaksbeutelnaht wird die Gegendruckplatte des EEA-Geräts (Größe je nach Lumenweite; im Allg. Größe 25) eingeknüpft. Je nach Tumortyp und Lokalisation kann es erforderlich sein, den oralen Resektionsrand auch 5–7 cm weiter kranial (oral) zu wählen.

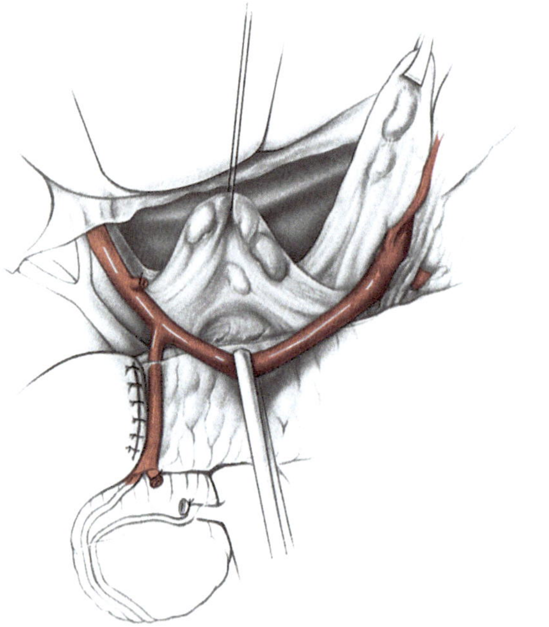

Abb. 8.27 Gastrektomie. Lymphadenektomie vom Lig. hepatoduodenale entlang der A. hepatica communis bis zum Truncus coeliacus. [L108]

Erweiterte Gastrektomie

Unter einer erweiterten Gastrektomie versteht man eine Ausweitung des operativen Eingriffs, die zu einer Mitresektion benachbarter Strukturen oder Organe führt (Splenektomie, Leberteilresektion, Pankreasschwanzresektion, Mitresektion des distalen Ösophagus [mit intrathorakaler Anastomose], Resektion des Kolons und Mesocolon transversum etc.). Die Resektion des großen und kleinen Netzes und die systematische Lymphadenektomie gelten nicht als Eingriffserweiterungen. Die Notwendigkeit zur Erweiterung des Eingriffs kann sowohl durch die Tumorlokalisation, das lokale Tumorwachstum und/oder den histologischen Tumortyp onkologisch begründet erfolgen (Eingriffserweiterung im engeren Sinn) als auch durch unbeabsichtigte intraoperative Komplikationen notwendig werden. Beispiele für letztere Gruppe sind die unbeabsichtigte – bei der linkskardialen Präparation auftretende – Milzverletzung mit Blutungen aus der Milz, die zur Splenektomie führen kann, oder eine Verletzung der A. colica media mit nachfolgender Mangeldurchblutung des Colon transversum, die zur Transversumresektion Anlass geben kann. Onkologisch begründete Indikationen

8

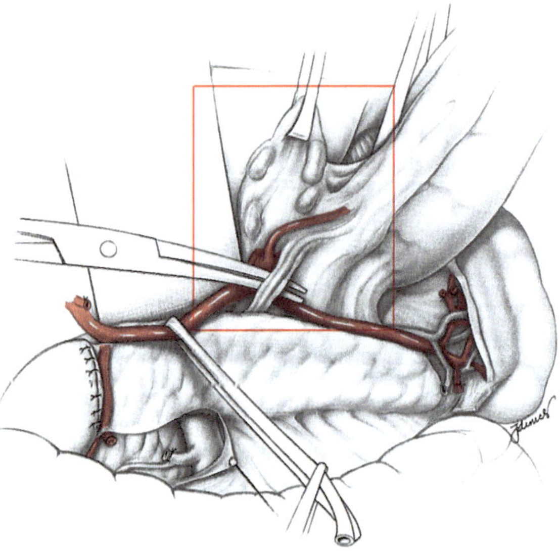

Abb. 8.28 Gastrektomie. Ligatur der V. coronaria ventriculi am Oberrand des Pankreas von der A. gastrica sinistra. [L123]

einer erweiterten Gastrektomie sind z. B. T3/4-Tumoren großkurvaturseitig im proximalen Magendrittel mit der Konsequenz einer Splenektomie und T4-Tumoren des Korpus oder Antrums des Magens mit Infiltration ins Pankreas (je nach Lokalisation als Pankreaslinksresektion oder Operation nach Kausch-Whipple), ins Mesocolon transversum (Transversumresektion) oder in die Leber (Leberteilresektion). Fast immer besteht die Indikation zur erweiterten Gastrektomie beim Adenokarzinom des ösophagogastralen Übergangs (AEG). Eine Mitresektion des distalen Ösophagus ist hier fast immer erforderlich; nicht selten besteht hier auch die Notwendigkeit einer Mitresektion von Milz und Zwerchfellschenkeln. Bezüglich der Klassifikation und Therapie des AEG sei auf ➤ Kap. 6 verwiesen.

Rekonstruktion der Passage nach Gastrektomie

- Nach einer Gastrektomie wird die Passage als eine End-zu-Seit-Ösophagojejunostomie nach Roux-Y unter Ausschluss der Duodenalpassage wiederhergestellt (➤ Abb. 8.29). Wir verzichten auf eine Reservoirbildung, da auch die Rekonstruktionen mit Einzelschlingen nach 6–12 Monaten bereits die doppelte Reservoirkapazität angenommen haben. Somit ist eine Rekonstruktion mit Reservoirbildung (Pouch) nicht angezeigt. Ein ganz wesentliches Kriterium der Rekonstruktion ist die Vermeidung von ausgeprägtem Gallereflux in den distalen Ösophagus (der untere Ösophagussphinkter existiert nicht mehr) mit den furchtbaren Konsequenzen der alkalischen Refluxösophagitis (medikamentös nicht oder kaum zu beeinflussen). Bei der Rekonstruktion der intestinalen Passage mittels der Roux-Y (Ösophagojejunostomie und Jejunojejunostomie) ist darauf zu achten, dass die distale (End-zu-Seit-)Jejunojejunostomie ausreichend weit nach aboral angelegt wird (Einleitung von Galle und Pankreassekret 40–50 cm aboral der proximalen [oralen] Anastomose).

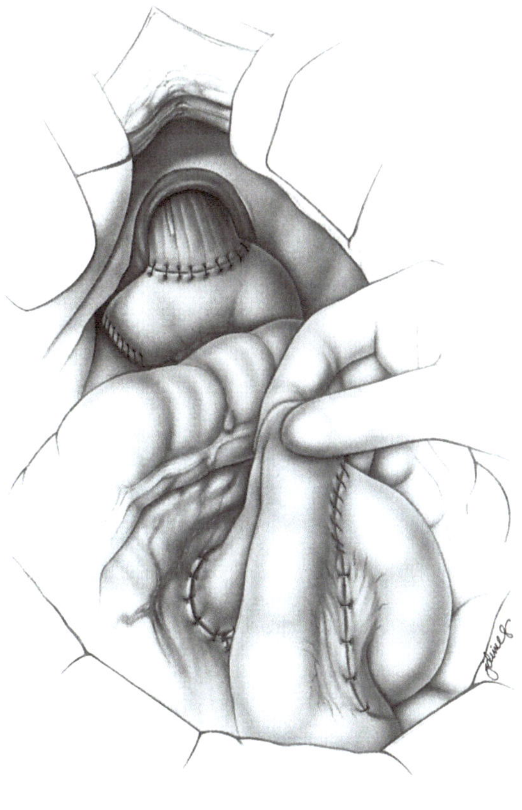

Abb. 8.29 Magenersatz durch Roux-Y-Schlinge. [L123]

Drainagen

Die Einlage von Drainagen dient dazu, Sekretionen aus der Bauchhöhle nach außen zu drainieren. Alle eingebrachten Drainagen werden separat lateral (d. h. nicht durch die Laparotomiewunde) ausgeleitet. Drainagewürdige Problemzonen im Abdomen sind immer die Stellen, wo Anastomosen erstellt wurden. Die Undichtigkeit einer Anastomose (Anastomoseninsuffizienz) stellt nicht selten eine schwerwiegende Komplikation dar. Die daraus resultierenden Probleme lassen sich durch eine suffiziente Drainage jedoch meistens in überschaubaren Grenzen halten, sodass der Organismus nur mit einer lokalen Peritonitis reagiert und eine diffuse Peritonitis vermieden werden kann. Zur Anwendung gelangen bevorzugt „Easy-flow"-Drainagen und/oder „Jackson-Pratt"-Drainagen. Als obligat erachten wir eine Drainage im Bereich der Ösophagojejunostomie. Der linkssubphrenische Raum sollte ebenfalls gesondert drainiert werden, wenn eine Splenektomie erforderlich war (Nachblutung, Pankreasfistel). Fakultativ kann der Duodenalstumpf separat drainiert werden.

Insuffizienzen des Duodenalstumpfes sind über die letzten 30 Jahre hinweg bei Magenresektionen selten geworden. Ein Wandel der Krankheitsbilder hat mit dazu beigetragen. Duodenalstumpfinsuffizienzen sind vor allem in der Ulkuschirurgie gefürchtete Komplikationen (gewesen); in der Karzinomchirurgie hingegen sind diese kaum zu befürchten, da das Duodenum auch selbst beim fortgeschrittenen Antrumkarzinom selten tumorinfiltriert ist und mit der Entwicklung der Klammernahtgeräte in aller Regel ein suffizienter Verschluss des Stumpfes gewährleistet werden kann.

Drainagen, die als Zieldrainagen z. B. an Anastomosen gelegt wurden, werden erst dann gezogen, wenn die Anastomosenheilung gesichert ist. Die innere Schienung der ösophagogastralen Anastomose mittels einer weichen, nasal ausgeleiteten „Magensonde" führen wir höchstens für 24 Stunden postoperativ durch. Schluckweises Trinken erlauben wir ab dem 3. postoperativen Tag. Ein Gastrografin®-Schluck erfolgt 5–6 Tage postoperativ zur röntgenologischen Dichtigkeitsprüfung der Anastomose. Danach erfolgt schrittweise der Kostaufbau.

Komplikationen

Chirurgisch relevante Komplikationen haben in der postoperativen Phase meist ihre typische Manifestationszeit. Mit Nachblutungen ist im Allgemeinen nach 24–48 Stunden postoperativ nicht mehr zu rechnen, mit Ausnahme der sehr seltenen Arrosionsblutungen aus einem arrodierten Gefäß (z. B. nach Anastomoseninsuffizienz). Die Insuffizienz der ösophagojejunalen Anastomose stellt eine der Hauptkomplikationen nach Gastrektomie dar. Die Anastomose ist im Oberbauch lokalisiert (bei Eingriffserweiterung nicht selten auch im unteren Mediastinum). Eine Insuffizienz führt – zumindest bei guter Drainage – zu einer lokal begrenzten Peritonitis oder Mediastinitis; bei schlechter Drainage unter Umständen auch zu einer generalisierten Peritonitis und Mediastinitis. Bakterielle Stoffwechselprodukte, Toxine und Entzündungsmediatoren können zu schweren systemischen Beeinträchtigungen des Gesamtorganismus führen. Folgeerscheinungen sind Fieber und kardiopulmonale Probleme (Tachykardien, Tachyarrhythmien, Pleuraergüsse, Pneumonie und Sepsis). Im Extremfall kann die Situation in ein Multiorganversagen eskalieren. Einige relevante Daten aus der Deutschen Magenkarzinomstudie [3a] und aus der eigenen Klinik sind in ➤ Tab. 8.13 wiedergegeben. Noch vor 30 Jahren betrug die Letalität der (totalen) Gastrektomie ca. 30 %. Diese Ergebnisse wurden seinerzeit für noch vertretbar gehalten. In nahezu der Hälfte der Fälle war die Anastomoseninsuffizienz die Ursache. Mit der Entwicklung der Klammernahtgeräte und deren breiter Anwendung konnte diese Komplikation deutlich gesenkt werden.

Als Ursachen einer Anastomoseninsuffizienz sind im Wesentlichen lokale Durchblutungsstörungen, technisches Versagen des Staplers (fehlerhafte Auslösung) und fehlerhafte Handhabung des Staplers durch den Operateur zu nennen. Immer sind nach der Erstellung einer Stapler-Anastomose auch der orale und aborale Anastomosenring auf seine jeweilige Vollständigkeit hin zu überprüfen. **Früherkennung und ggf. frühe Reinterventionen können fatale Folgen vermeiden helfen.** Alarmzeichen sind das verdächtige Drainagesekret, Oberbauchschmerzen, plötzlich neu aufgetretene Dyspnoe und die Entwicklung einer respiratorischen Insuffizienz, die unklare Sepsis, der Pleuraerguss und die Beeinträchtigung weiterer Organfunktionen. Bei Verdacht auf das Vorliegen einer Insuffizienz erfolgt deren Ausschluss oder Nachweis röntgenologisch mittels eines Gastrografin®-Schlucks (qualitative und quantitative Diagnose) oder einfacher mit der oralen Applikation von Methylenblau, das im positiven Fall im Drainagesekret erscheinen wird (nur qualitative Diagnose). Die Notwendigkeit einer operativen Reintervention orientiert sich am Allgemeinzustand des Patienten, am Ausmaß der Insuffizienz (Größe des Leckagestelle) und an der Beurteilung der Frage, ob die Drainage ausreichend ist. Der Versuch, eine Leckage sekundär zu übernähen oder abzudichten, ist – außer bei Frühereignis – selten von Erfolg gekrönt. Im ödematös-entzündlichen, teilweise zundrigen Gewebe schneiden fast alle Fäden durch oder reißen beim Knüpfen aus. Das wesentliche Ziel der operativen Reintervention besteht somit lediglich darin, für eine ausreichende Drainage nach außen zu sorgen. Große Leckagen und Frühinsuffizienzen haben eine schlechtere Prognose als kleine Leckagen und Spätinsuffizienzen. Die Duodenalstumpfinsuffizienz, die früher bei der Ulkuschirurgie des Magens noch eine gefürchtete und nicht ganz seltene Komplikation darstellte, ist heute (Klammernahtverschluss des Duodenums und Übernähung) zahlenmäßig kaum mehr von Belang.

Die operationsspezifische Letalität nach Gastrektomie wird heute in der Literatur im Allgemeinen mit 2–10 % angegeben (5 % im eigenen Krankengut). Verschiedene Faktoren nehmen Einfluss auf die perioperative Morbidität und Letalität; so z. B. das Tumorleiden selbst (Lokalisation des Tumors, Tumorstadium, Notwendigkeit multiviszeraler Resektionen) und nicht zuletzt auch der Allgemeinzustand des Patienten. Eine strenge Patientenselektion kann dazu beitragen, die perioperative Komplikations- und Letalitätsrate zu senken. (Ein kardiopulmonal gesunder Patient übersteht postoperative Komplikationen besser als ein Patient mit schwerer COPD oder KHK.). Beim Literaturvergleich perioperativer Morbiditäts- und Letalitätsraten muss dies in Überlegungen

Tab. 8.13 Perioperative Morbidität und Letalität.

	Deutsche Magenkarzinomstudie		Chirurgische Klinik Heinrich-Heine-Universität
	Standard-Lymphknotendissektion	radikale Lymphknotendissektion	gesamt
Komplikationen	n = 558	n = 1.096	n = 475
Anastomoseninsuffizienz	8 %	8 %	12 %
Blutung	2 %	2 %	2 %
Wundheilungsstörung	4 %	4 %	10 %
Abszess	3 %	5 %	5 %
kardiopulmonale Komplikationen	10 %	9 %	pulmonal: 17 %, kardial: 7 %
30-Tages-Letalität	5 %	5 %	5 %
90-Tages-Letalität	10 %	11 %	12 %

einbezogen werden. Im eigenen Krankengut (> Tab. 8.14) betrug z. B. die 30-Tages-Letalität bei jüngeren und gesünderen Patienten (≤ 65 Jahre; KI > 90 %) lediglich 2 % (4/209). Bei älteren und weniger gesunden Patienten (> 65 Jahre; KI < 90 %) hingegen war die 30-Tages-Letalität um eine Zehnerpotenz höher (16/73 = 22 %).

8.19.5 Postoperative Behandlung

Bestehen keine wesentlichen Begleiterkrankungen und keine Intubationspflichtigkeit, so ist die postoperative Überwachung auf einer Intermediate Care Unit (ICU, Wachstation) ausreichend. Beim Vorliegen gravierender Begleiterkrankungen ist die Überwachung auf einer Intensivstation vorzuziehen. Das kontinuierliche Monitoring sollte sich über 48 Stunden auf die Überwachung der Herz- und Kreislaufparameter, der Lungenfunktion (Atemfrequenz, arterielle Blutgasanalysen), des Hämoglobingehalts, des Blutzuckers sowie der Serumelektrolyte erstrecken. Eine Flüssigkeitsbilanzierung (Einfuhr, Ausfuhr) ist bis zum weitgehend erfolgten Kostaufbau selbstverständlich. Hierzu gehören auch die 2-stündliche Kontrolle der Urinausscheidung (Blasenkatheter, vorzugsweise als suprapubischer Katheter) und die regelmäßige Messung des ZVD. Bis zum Kostaufbau ist eine parenterale Flüssigkeits- und Elektrolytsubstitution erforderlich. Je nach Körpergröße, Gewicht und Umgebungstemperatur (Flüssigkeits- und Elektrolytverluste über Schweiß und Atmung) reichen im Allgemeinen eine tägliche Menge von 3.000–4.000 ml Ringer-Laktat und eine entsprechende Beigabe von Kalium (1–2 mval/kg KG) aus. Ab dem 2. postoperativen Tag sollten 100 g Glukose hinzugegeben werden. Eine vollständige parenterale Ernährung (mit Glukose, Aminosäuren, Fetten, Vitaminen und Spurenelementen) ist nur ausnahmsweise erforderlich und betrifft vornehmlich Patienten mit Komplikationen in der postoperativen Phase und einem daraus resultierenden langwierigen, protrahierten Verlauf. Die „Magensonde" wird 24 Stunden nach der Operation entfernt und der Patient darf nach weiteren 24–48 Stunden schluckweise Wasser oder Tee trinken. Wird das problemlos vertragen, kann die Trinkmenge gesteigert werden. Nach Dichtigkeitsprüfung der Anastomose mit einem wasserlöslichen Kontrastmittel (5.–6. postoperativer Tag) erfolgt bei unauffälligen Verhältnissen dann der Kostaufbau.

8.19.6 Folgekrankheiten nach Gastrektomie

Bei vielen Patienten mit Magenkarzinomen gehört u. a. auch ein Gewichtsverlust zur klinischen Symptomatik dazu. Kaum ein Gastrektomierter erreicht sein Ausgangsgewicht zurück. Bei den meisten pendelt sich das endgültige Gewicht im Bereich von 15–20 % unterhalb ihres jeweiligen Normal- bis Idealgewichts ein. Als ursächlich für die postoperative **Malnutrition** werden sowohl eine Malabsorption als auch einfach eine zu geringe Kalorienaufnahme angesehen, infolge eines fehlenden Hungergefühls nach Wegfall des Magens. Alle Gastrektomierten müssen lernen, sich zu einer ausreichenden täglichen Nahrungsaufnahme zu zwingen, die zumindest in den ersten Monaten aufgrund des nun fehlenden Reservoirs in 5–7 kleineren Mahlzeiten pro Tag bestehen sollte. Dies trägt sowohl dazu bei, dass eine bessere Aufschlüsselung der Nährstoffe stattfinden kann, als auch dazu, dass eine **Dumping-Symptomatik** – wenn sie besteht – verringert bzw. vermieden wird. Bei vielen Patienten ist es erforderlich, Pankreasenzyme zur besseren Verstoffwechslung der Nahrung zu den Mahlzeiten mit einzunehmen (z. B. Kreon®). Der Erfolg einer solchen Behandlung äußert sich einerseits in einer Gewichtszunahme und andererseits in einer Abnahme der Stuhlfrequenz und Verfestigung des Stuhls. Aufgrund einer gestörten Eisenresorption stellt sich bei nicht wenigen Patienten eine **Eisenmangelanämie** ein, die entsprechend behandelt werden sollte. Zur Prophylaxe einer perniziösen Anämie (**megaloblastäre Anämie,** Vitamin-B_{12}-Anämie) ist die lebenslange Substitution eines Vitamin-B_{12}-Präparats erforderlich. Vitamin B_{12} wird zwar im Ileum resorbiert, der dazu notwendige Intrinsic-Faktor aber aus der Magenschleimhaut freigesetzt. Der Gastrektomierte hat somit keine Möglichkeit mehr, oral aufgenommenes Vitamin B_{12} auch zu resorbieren. Es empfiehlt sich die intramuskuläre Applikation von 1.000 µg Vitamin B_{12} in ca. dreimonatigen Abständen. Eine alkalische **Refluxösophagitis** sollte sich durch eine gut geplante Operation im Allgemeinen vermeiden lassen (Antirefluxbarriere, ausreichende Länge der

Tab. 8.14 Perioperative Morbidität und Letalität in Abhängigkeit vom Allgemeinzustand (Alter und Karnofsky-Index = KI) bei 475 resezierten Magenkarzinompatienten (KI bei 452 Patienten dokumentiert).

	Alter (Jahre)			KI (in %)			Kombinationen aus KI und Alter	
	≤ 65 Jahre (n = 235)	> 65 Jahre (n = 217)	p	≥ 90 % (n = 353)	< 90 % (n = 99)	p	≤ 65 Jahre + KI > 90 % (n = 209)	> 65 Jahre + KI < 90 % (n = 73)
Komplikationen								
chirurgische	29 %	28 %	0,687	27 %	33 %	0,232	28 %	32 %
pulmonale	17 %	15 %	0,52	14 %	24 %	0,017	17 %	26 %
kardiale	2 %	13 %	0,001	4 %	18 %	0,001	2 %	25 %
30-Tages-Letalität	**3 %**	**9 %**	0,002	**3 %**	**17 %**	0,001	**2 %**	**22 %**

8

Schlingen etc.). Sollte sie aber auftreten, sind die konservativen Behandlungsmöglichkeiten begrenzt. Einfache Maßnahmen wie das Schlafen mit leicht erhöhtem Oberkörper, Reduktion oder Verzicht auf eine abendliche Nahrungsaufnahme oder eine medikamentöse Behandlung mit Prokinetika können gelegentlich bei schwächer ausgeprägter Grundsymptomatik zum Erfolg führen. Bei stärkeren oder starken Beschwerden sind diese Maßnahmen jedoch meist nicht ausreichend. Die Therapie der Wahl ist dann eine operative Korrektur.

8.19.7 Nachsorge

Ziele der Nachsorge sind die Behandlung der Folgen des partiellen und gesamten Verlustes des Magens (Palliation von operationsbedingten Beschwerden), die psychosoziale Betreuung, die Erfassung von Tumorrezidiven und die Beurteilung der Qualität des chirurgischen Eingriffs. Bei Rehabilitationsbedürftigkeit, -fähigkeit und -bereitschaft sind die Voraussetzungen für ein stationäres Anschlussheilverfahren in einer spezialisierten (wohnortnahen) Nachsorgeklinik gegeben (Ernährungsberatung, Behandlung von Postgastrektomiebeschwerden).

Von einem Karzinomrezidiv wird nur dann gesprochen, wenn es Monate oder Jahre nach einer erfolgten R0-Resektion zu einem erneuten Tumornachweis gekommen ist. Nach R1- oder R2-Resektionen spricht man bei erneut auftretenden tumorbedingten Problemen von einer Tumorprogression. Es ist wichtig zu wissen, wo beim Magenkarzinompatienten mit Tumorrezidiven zu rechnen ist. Nach adäquater onkologischer Tumorresektion mit erreichter R0-Situation ist ein isoliertes lokoregionäres Rezidiv eher selten geworden. Die häufig noch angeführte hohe Lokalrezidivrate von über 50 % bezieht sich auf eine Arbeit von Gunderson und Sosin aus dem Jahre 1982. Dabei ist jedoch zu bedenken, dass der Analyse ein Patientenkollektiv aus den Jahren von 1949 bis 1972 zugrunde liegt. Seit dieser Zeit haben sich jedoch sowohl die Prinzipien der onkologischen Chirurgie als auch die Operationstechniken so weitgehend geändert, dass diese Zahlen in keiner Weise mehr repräsentativ sind. Im Allgemeinen sollte es heute möglich sein, die Lokalrezidivrate nach erfolgter R0-Resektion deutlich niedriger zu halten. Über eine Lokalrezidivrate von ca. 5 % nach Gastrektomie mit D2-Lymphadenektomie (an 1.117 japanischen Patienten) wurde berichtet [25]. Im deutschen Sprachraum wird die Lokalrezidivrate z. B. von Siewert et al. [41a] mit ca. 8 % angegeben.

Das **lokoregionäre Rezidiv** kann prinzipiell an 3 verschiedenen Stellen auftreten:

- intraluminal im Anastomosenbereich bei nicht ausreichend weitem endoluminalem Sicherheitsabstand beim Primäreingriff;
- extraluminal im Bereich des Tumorbetts bei unzureichender Tumorfreiheit im Tumorbett beim Primäreingriff; diese ist nicht selten anatomisch bedingt (Lig. hepatoduodenale, Truncus coeliacus);
- im Bereich der Lymphabflussstationen bei nicht adäquater Lymphknotendissektion beim Primäreingriff.

Das **extraregionäre Rezidiv** im Sinne einer Fernmetastasierung ist die häufigste Art des Tumorrezidivs. Nach den Daten der Deutschen Magenkarzinomstudie sind die meisten Patienten an den Folgen einer hämatogenen und/oder lymphogenen Metastasierung verstorben. Therapeutische Optionen sind im Falle eines Tumorrezidivs gering und betreffen in den meisten Fällen die Chemotherapie und selten auch einmal die Strahlentherapie. Das intraluminale lokoregionäre Rezidiv ist im Allgemeinen die einzige Form des Rezidivs, das sich sinnvoll operativ noch angehen lässt. Die beiden anderen lokoregionären Rezidive lassen sich ebenso wie praktisch fast alle extraregionären Rezidive (Lebermetastasen, Lungenmetastasen, Knochenmetastasen, Peritonealkarzinose, Hirnmetastasen) – wenn man von individuellen Ausnahmefällen einmal absieht – mit chirurgischen Mitteln nicht mehr sinnvoll behandeln. Es sollte somit klarwerden, dass sich die Nachsorge beim Magenkarzinompatienten primär an dessen klinischem Beschwerdebild orientieren muss und dass in regelmäßigen Abständen durchgeführte aufwendige, kostenträchtige oder den Patienten belastende technische Untersuchungen meistens wenig Sinn machen, da die therapeutischen Konsequenzen/Optionen sehr eingeschränkt sind.

Eine rezidivfreie postoperative Überlebenszeit von 5 Jahren wird als Heilung angesehen. Diese Patienten bedürfen – wenn der Eingriff eine subtotale Resektion war – etwa ab dem 10. postoperativen Jahr einer jährlichen endoskopischen Kontrolluntersuchung, um dem Risiko eines Magenstumpfkarzinoms rechtzeitig entgegentreten zu können.

8.20 Prognose – Prognosefaktoren

Der Verlauf der Erkrankung ist im **Einzelfall** nicht vorhersagbar. Aufgrund von Erfahrungen, Beobachtungen und Daten, die anhand großer Kollektive gewonnen wurden, lassen sich jedoch Aussagen für **Patientengruppen** treffen. Prognostische Faktoren sind Variablen, die auf den Krankheitsverlauf wesentlichen Einfluss nehmen. Ob ein Faktor prognostische Relevanz besitzt, muss anhand uni- und/oder multivariater Analysen überprüft werden. Nicht alle Variablen, denen in univariaten Analysen eine Bedeutung zukommt, erweisen sich auch in multivariaten Analysen als unabhängige prognostische Faktoren. Die bei der Deutschen Magenkarzinomstudie ermittelten unabhängigen Prognosefaktoren sind in ➤ Tab. 8.15 wiedergegeben. Grundsätzlich lassen sich drei Gruppen von Faktoren unterscheiden, denen

Tab. 8.15 Prognostisch relevante Faktoren beim Magenkarzinom – multivariate Analyse.

alle Resektionen (n = 1.654)			UICC-R0-Resektionen (n = 1.183)		
unabhängiger Prognosefaktor	p	relatives Risiko	unabhängiger Prognosefaktor	p	relatives Risiko
LN-Ratio > 0.2	< 0,001	1,4	pN0	< 0,001	0,7
R0-Resektion	< 0,001	0,6	pT1	< 0,001	0,2
pT1	< 0,001	0,1	mehrere postoperative Komplikationen	< 0,001	2,5
pT2pN0pM0	< 0,001	0,4	pT2pN0pM0	< 0,001	0,7
mehrere postoperative Komplikationen	< 0,001	2,0	pM1(Lym)	< 0,001	1,7
pM1	< 0,001	0,4	> 3 präoperative Risikofaktoren	< 0,001	1,2
≥ 3 präoperative Risikofaktoren	< 0,001	0,2	Tumordurchmesser (> 80 mm)	< 0,001	1,4
pT2	< 0,001	0,6	kardiopulmonale Komplikationen	0,002	1,6
Anastomoseninsuffizienz	< 0,001	1,7	Anastomoseninsuffizienz	0,002	1,6
pM1(Lym)	0,004	1,3	pT3pN0pM0	0,008	0,6
pT3	0,009	0,8			

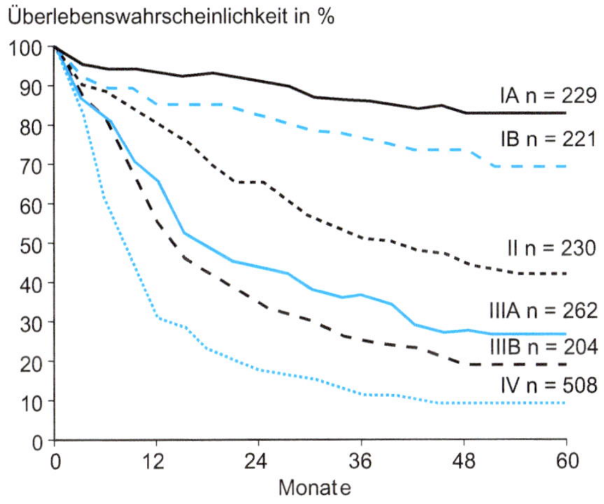

Abb. 8.30 Überlebenswahrscheinlichkeit in Abhängigkeit vom Tumorstadium beim Magenkarzinom; Daten der Deutschen Magenkarzinomstudie (1993). [F725-001]

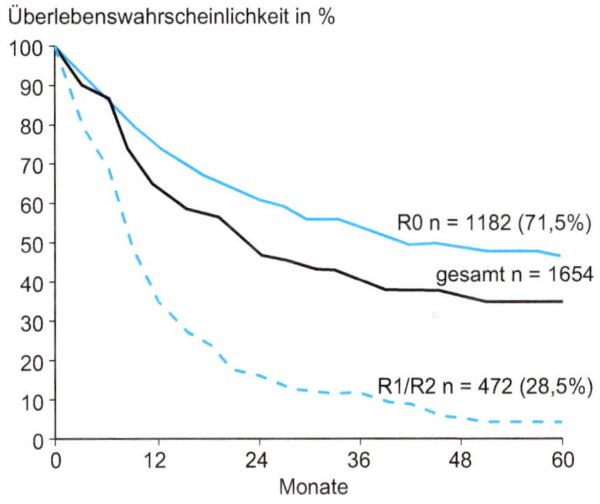

Abb. 8.31 Überlebenswahrscheinlichkeit in Abhängigkeit von der R-Klassifikation beim Magenkarzinom; Daten der Deutschen Magenkarzinomstudie (1993). [F725-001]

ggf. prognostische Relevanz zukommen kann, nämlich tumor-, patienten- und therapieimmanente Faktoren. In univariaten Analysen zeigten sowohl im eigenen Krankengut als auch in der Deutschen Magenkarzinomstudie viele untersuchte Variablen prognostische Relevanz.

Bei den **tumorimmanenten Faktoren** waren dies z. B. alle pTNM-Kategorien, das UICC-Tumorstadium, die R-Klassifikation, die LN-Ratio, die Lokalisation des Tumors und die Borrmann-Klassifikation, die Tumorgröße und Differenzierung (Grading), nicht jedoch die Laurén-Klassifikation (Resektionen an die Laurén-Klassifikation adaptiert!). In ➤ Abb. 8.30 und ➤ Abb. 8.31 sind die Überlebenskurven für die Tumorstadien und die R-Klassifikation aus der Deutschen Magenkarzinomstudie wiedergegeben. Andere univariate Analysen konnten zeigen, dass Patienten mit Tumorzellen im Aszites oder in der Peritoneallavage eine schlechtere Prognose aufwiesen als Patienten mit negativer Zytolavage. Gleiches gilt für den Nachweis oder Ausschluss Zytokeratin-(CK)-positiver Zellen (Tumorzellen) im Knochenmark.

Patientenimmanente Faktoren wie das Alter, das Vorhandensein präoperativer Risikofaktoren/Begleiterkrankungen wie auch der Karnofsky-Index waren sowohl im eigenen Krankengut als auch in der Deutschen Magenkarzinomstudie prognostisch relevante Faktoren; das Geschlecht hingegen nicht.

Auch **therapieimmanente Faktoren** können die Prognose mitbestimmen. Im Gegensatz zu den vom Patienten mitgebrachten und den vom Tumor vorgegebenen Faktoren, die zum Zeitpunkt des Behandlungsbeginns festgelegt sind, sind gerade die therapieimmanenten Variablen die für den Chirurgen entscheidenden, da er auf diese (teilweise) Einfluss nehmen kann. Eine R0-Resektion kann einerseits aufgrund eines weit fortgeschrittenen Tumorstadiums (Lebermetastasen, Peritonealkarzinose) nicht mehr erreichbar sein; andererseits kann sie jedoch auch durch eine falsche Operation bzw. ein falsches Resektionsausmaß leichtfertig verspielt werden (R1-Resektion im oralen oder aboralen Resektatrand bei versäumter Schnellschnittuntersuchung oder falscher präoperativer Planung; übersehenes simultanes Zweitkarzinom im Magenstumpf bei Magenteilresektion etc.). Eine subtotale Magenresektion kann einer Gastrektomie dann ebenbürtig sein, wenn bestimmte Tumorkriterien berücksichtigt und elementare chirurgische Standards eingehalten werden (distale Lokalisation, intestinaler Typ, niedriges Tumorstadium, Ausschluss eines simultanen Zweitkarzinoms etc.).

Beim lokal fortgeschrittenen Karzinom (pT3/4 NXM0) stehen R0-Resektion, multiviszerale Resektion und **multimodale Therapie** in enger wechselseitiger Beziehung. Bei diesen Tumoren ist häufig eine Eingriffserweiterung (multiviszerale Resektion) erforderlich, um eine R0-Situation zu erreichen. Aber selbst nach (eben) erreichter R0-Resektion ist die Prognose dieser Patienten ungünstig. In der Deutschen Magenkarzinomstudie betrug das 5-Jahres-Überleben von Patienten mit pT3- und pT4-Tumoren 16 bzw. 8 %. Viele Hoffnungen konzentrieren sich momentan auf neoadjuvante Therapien (Prognoseverbesserung durch gesteigerte R0-Resektionsraten und Devitalisierung von Tumorzellen). Patienten mit lokal fortgeschrittenen Tumoren können durch ein gutes Staging frühzeitig erkannt und einer neoadjuvanten Therapie mit sekundärer Operation zugeführt werden (Tumorreduktionen = „major response" mit deutlich gesteigerten R0-Resektionsraten können in bis zu 50 % der Fälle erwartet werden), obgleich der Beweis, dass dies auch zur Verlängerung des Gesamtüberlebens führt, bislang noch aussteht [4]. Anlass zu Hoffnung jedoch besteht allemal. Ob adjuvante Therapien die Prognose verbessern helfen, ist bislang noch weniger geklärt als bei den neoadjuvanten Therapieansätzen. Adjuvante Therapien haben zurzeit in Deutschland – anders als in Japan (routinemäßige adjuvante Therapie in den Stadien II und III) – in der Behandlung des Magenkarzinoms keinen relevanten Stellenwert. Aus theoretischer Sicht sollte auch von ihnen ein prognostischer Nutzen erwartet werden dürfen (Elimination singulärer Tumorzellen oder Mikrometastasen in Bauchhöhle, Leber, Knochenmark etc.). Die meisten in der westlichen Hemisphäre durchgeführten Untersuchungen konnten bislang keinen eindeutigen Nutzen für adjuvant therapierte Patienten, verglichen mit den jeweiligen Kontrollgruppen, aufzeigen. In einer prospektiv randomisierten Studie [24] zeigten Patienten der Therapiegruppe (kombinierte Chemotherapie/Radiatio) ein signifikant besseres Überleben (42 vs. 28 %) als Patienten der Kontrollgruppe (Chirurgie allein); jedoch wiesen > 70 % der Patienten mit postoperativer Chemotherapie/Radiatio schwere Nebenwirkungen (Grad III/IV) auf und 3 Patienten (1 %) starben an der Toxizität des Therapieregimes. Problematisch an der Studie ist v. a. das chirurgische Management, da die vereinbarten chirurgischen Standards (D2-Dissektion) nur selten (10 %) eingehalten wurden; bei 36 % der Patienten erfolgte nur eine D1-Dissektion, und bei > 50 % der Patienten wurde nicht einmal diese vollständig durchgeführt (D0-Dissektion).

Die **systematische Lymphadenektomie** (D2-Dissektion) ist unverändert ein „Zankapfel" in der Diskussion um Standard und Radikalität beim Magenkarzinom und bewegt sich in einem weiten Spannungsfeld von prognostischem Nutzen einerseits bis zu einer erhöhten perioperativen Morbidität und Letalität andererseits. Während die systematische Lymphadenektomie in Japan ein integraler Bestandteil der Operation zumindest bei pT1b- bis pT4-Tumoren ist, wird sie in Europa und den USA kontrovers diskutiert. In Japan ließ sich in den letzten Jahrzehnten das 5-Jahres-Überleben beim Magenkarzinom sukzessive steigern. Dafür kann nicht nur der Anteil an Frühkarzinomen, die heute in Japan > 50 % der operierten Magenkarzinome ausmachen, verantwortlich sein, da sich auch für höhere Tumorstadien eine deutliche Prognoseverbesserung erzielen ließ. Für die Prognoseverbesserung wird von japanischen Autoren v. a. eine seit Anfang der 1960er-Jahre betriebene extensivere Chirurgie verantwortlich gemacht mit Einführung multiviszeraler Resektionen und der systematischen Lymphadenektomie [28]. Die aus Japan vorliegenden Daten demonstrieren darüber hinaus sehr eindrücklich, dass trotz ausgedehnter operativer Eingriffe (multiviszerale Resektionen und systematische Lymphadenektomie) die perioperative Letalität niedrig gehalten werden kann, wenn derartige Eingriffe auf spezialisierte Zentren beschränkt werden. So zeigen die Daten aus dem National Cancer Center Hospital in Tokio an 6.432 behandelten Patienten in einem 25-Jahres-Zeitraum (1962–1986) sowohl eine deutliche Verbesserung des 5-Jahres-Überlebens als auch eine gleichzeitige Reduktion der perioperativen Letalität von 3 auf 0,6 % [29] (➤ Tab. 8.16).

In Europa werden v. a. zwei prospektive, randomisierte Studien [3]. [6] als Argument gegen die D2-Dissektion angeführt, da in beiden Studien das 5-Jahres-Überleben D1- und D2-dissezierter Patienten etwa gleich war, aber in der D2-Gruppe jeweils signifikant höhere perioperative Komplikations- und Letalitätsraten beobachtet wurden als in der D1-Gruppe. Sowohl in der niederländischen als auch in der britischen Studie waren jedoch in der D2-Gruppe die Splenektomie und die Pankreaslinksresektion routinemäßiger Bestandteil der Re-

Tab. 8.16 Verbesserung der 5-Jahres-Überlebensrate (5-JÜR) beim Magenkarzinom in einem 25-Jahres-Zeitraum in Japan [29].

	Stadium I	Stadium II	Stadium III	Stadium IV	gesamt
5-JÜR 1962	85 %	57 %	33 %	1 %	41 %
5-JÜR 1986	93 %	83 %	50 %	4 %	69 %

8

sektion bei Karzinomen des proximalen Magendrittels, sodass zwei grundsätzlich unterschiedliche Entitäten – nämlich Eingriffserweiterung und D2-Dissektion – von vornherein nicht sauber voneinander getrennt wurden. Die höhere perioperative Morbidität und Letalität in der D2-Gruppe ist u. E. das Ergebnis der Eingriffserweiterung und nicht das der D2-Dissektion. Eine Kombination beider Entitäten ist aber nur dann zulässig, wenn sichergestellt werden kann, dass eine Eingriffserweiterung nicht auch von vornherein zu einer erhöhten perioperativen Morbidität und vor allem Letalität führt. Dies kann, wenn überhaupt, nur in wenigen spezialisierten Zentren gewährleistet werden und keineswegs im Rahmen einer flächendeckenden Multicenterstudie [22].

In der Untersuchung von Kasakura et al. [17] profitierten Patienten im Stadium II von einer D2-Dissektion.

In der Deutschen Magenkarzinomstudie stellte die systematische Lymphadenektomie für Patienten im Stadium II (pT2N1, pT3N0) einen unabhängigen prognostischen Faktor dar. Das 10-Jahres-Überleben von Patienten dieses Stadiums betrug in der D2-Gruppe 49 % im Vergleich zu 20 % in der D1-Gruppe. Da der Anteil an Stadium-II-Patienten in der westlichen Hemisphäre jedoch nur 15–20 % aller R0-Resezierten ausmacht, kann sich der Prognosevorteil am Gesamtkollektiv kaum bemerkbar machen [37]. Die LN-Ratio ist ein wesentlicher unabhängiger prognostischer Parameter (LN-Ratio ≤ 0,2 = signifikant bessere Prognose) und mit der D2-Dissektion eng korreliert, da eine D2-Dissektion mit der höheren Anzahl präparierter Lymphknoten und einer dadurch bedingten Senkung der LN-Ratio in der Lage sein sollte, zu einer Prognoseverbesserung beizutragen.

Ein weiteres interessantes Ergebnis der Deutschen Magenkarzinomstudie war, dass **postoperative Komplikationen** ebenfalls als ein unabhängiger prognostischer Faktor – auch nach Ausschluss letaler Komplikationen – zu werten sind. Darüber hinaus konnte in der Studie gezeigt werden, dass die Häufigkeit des Auftretens perioperativer Komplikationen eng mit der Erfahrung eines Zentrums („Trainingszustand", Häufigkeit durchgeführter Eingriffe pro Jahr in einer Klinik) korreliert ist. Wenn diese Ergebnisse richtig sind, dann ist die Prognose eines Magenkarzinompatienten mit davon abhängig, in welcher Klinik er operiert wird. Hier spielt die individuelle Erfahrung des Chirurgen sicher eine wesentliche Rolle; genauso entscheidend aber dürfte das gesamte Umfeld, insbesondere das perioperative Management und die Infrastruktur einer Klinik, sein.

8.21 Schlussbetrachtungen und Ausblick

Der Schlüssel zum Verständnis einer sinnvollen Therapie beim Magenkarzinom resultiert heute aus einem möglichst akkuraten prä- und intraoperativen Staging, um unter Ausschöpfung der zur Verfügung stehenden diagnostischen Möglichkeiten jedem Patienten „seine passende" Therapie anbieten zu können. Die postoperativen 5-Jahres-Überlebensraten zeigen – sowohl insgesamt als auch nach Stadien getrennt – deutliche Unterschiede in verschiedenen Ländern. Sie sind in Deutschland zwar deutlich besser als in den USA, aber immer noch erheblich schlechter als in Japan (➤ Tab. 8.17). Die Gründe für die Unterschiede in der Prognose sind vielfältig; eine monokausale Ursache ist weitgehend auszuschließen. Beim Vergleich von Überlebenskurven ist zu bedenken, dass bei uns im Regelfall alle Todesfälle in die Analyse einfließen, während es in Japan häufig nur die tumorbedingten Todesfälle betrifft. Auch kann sich das durchschnittliche Erkrankungsalter (in Japan 7–8 Jahre früher als in Deutschland) auf die Prognose auswirken, und eine etwas andere Verteilung in der Tumorlokalisation (relativ mehr proximale Tumorformen in Europa als in Japan) mag ebenfalls eine Teilursache für prognostische Unterschiede sein. Diese Faktoren mögen zusammen einen Teil der Unterschiede in der Prognose erklären. Insbesondere beim Vergleich von R0-Resektions- und 5-Jahres-Überlebensraten am Gesamtkollektiv ist immer mit zu berücksichtigen, dass in Japan inzwischen > 50 % aller Magenkarzinome im Stadium des Frühkarzinoms operiert werden (Screening-Programme). Aber das Ausmaß der Unterschiede beim direkten Vergleich USA vs. Japan lässt sich – v. a. auch beim nach Stadien getrennten Vergleich – hiermit alleine nicht erklären. Therapieimmanente Faktoren (Radikalität des Eingriffs, perioperatives Management, adjuvante Zusatztherapie?) dürften ebenfalls am Zustandekommen dieser Unterschiede beteiligt sein [26]. Die effektivste Steigerung des Gesamtüberlebens dürfte jedoch wohl dadurch zu erzielen sein, wenn mehr Patienten zu einem früheren Zeitpunkt diagnostiziert würden. Leider wird die Diagnose bei uns meist erst in einem späten Stadium der Erkrankung gestellt. Im eigenen Krankengut befanden sich – in Analogie zur Deutschen Magenkarzinomstudie – 25 % der Patienten im Stadium IIIa/IIIb und 33 % im Stadium IV.

Tab. 8.17 Überleben nach Gastrektomie in verschiedenen Tumorstadien (modifiziert nach Siewert et al. 2001 [39]).

	UICC-Tumorstadien					
Staat/Institution	Ia	Ib	II	IIIa	IIIb	IV
Vereinigte Staaten (n = 6.525)/Patient Care Report American Surgical Society	60 %	45 %	28 %	15 %	10 %	58 %
Japan (n = 1.678)/ National Cancer Center Hospital Tokyo	**96 %**	**94 %**	**87 %**	**60 %**	**40 %**	**10 %**
Bundesrepublik Deutschland (n = 1.654)/Deutsche Magenkarzinomstudie	85 %	70 %	45 %	30 %	18 %	10 %

Bei Patienten im Stadium IV mit Tumorgeneralisation (M1) ist die Therapie stets individuell festzulegen, da diese in diesem Stadium nur palliativen Charakter hat; eine Heilung ist, wenn man von wenigen Ausnahmen einmal absieht, nicht mehr möglich.

Ein vermeintlich niedriges Tumorstadium (Ausnahme: pT1a-Tumor beim älteren Menschen) sollte nicht dazu verleiten, eine nichtadäquate Operation durchzuführen, indem die als wesentlich erkannten onkologischen Grundprinzipien (ausreichende luminale **und** extraluminale Sicherheitsabstände) nicht beachtet werden. Zum extraluminalen Sicherheitsabstand gehört u. E. auch die systematische Lymphadenektomie (➤ Tab. 8.18). Der häufige Nachweis von Mikrometastasen in Lymphknoten, die den Routineschnitten des Pathologen entgehen, kann hierfür als rationale Grundlage gelten. In zahlreichen Untersuchungen konnte gezeigt werden, dass durch eine gründlichere Aufarbeitung des vorhandenen Materials (z. B. durch immunhistochemische Methoden oder auch herkömmliche lichtmikroskopische Untersuchung von drei Schnitten oder gar Serienschnitten eines Lymphknotens statt des üblichen einen Routineschnitts) Metastasen in Lymphknoten gefunden wurden, die zuvor als pN0 befundet wurden [16], [13], [29a] [46a]. Beim Frühkarzinom vom M-Typ (pT1a) können beim älteren Menschen auch einmal limitiertere Verfahren zur Anwendung kommen. Die übrigen Stadien bleiben einer ausgedehnten Chirurgie vorbehalten.

Die UICC-Stadien I und II sind und bleiben eine Domäne der primären Chirurgie.

Lokal fortgeschrittene Karzinome (Patienten der Stadien IIIa, IIIb sowie Stadium-IV-Patienten ohne Organmetastasen = pT4N1, pT4N2) sind häufig nicht oder nur eben R0-resekta-

Tab. 8.18 Studien zum Stellenwert der systematischen Lymphadenektomie beim Magenkarzinom.

Publikation signifikante		Studientyp		eingebrachte		perioperative		perioperative
			Patienten	Morbidität (%)		Letalität (%)		Unterschiede im 5-Jahres-Überleben
		D1-Dissektion	D2-Dissektion	D1-Dissektion	D2-Dissektion	D1-Dissektion	D2-Dissektion	
Bonenkamp et al. 1999 [3]	prospektiv-randomisiert	n = 380	n = 331	25	43	4	10	keine[a]
Cushieri et al. 1999 [6]	prospektiv-randomisiert	n = 200	n = 200	28	46	7	13	keine[b]
Gall und Hermanek 1993 [11]	prospektive Analyse, nicht randomisiert	n = 162	n = 383	32	32	9	7	Stadium II[c]
Siewert et al. 1993 [41b]	prospektive Analyse, nicht randomisiert	n = 558	n = 1.096	29	31	5	5	Stadium II und IIIa
Pacelli et al. 1993 [31]	retrospektive Analyse	n = 163	n = 157	28	22	7	4	Stadium III
Baba et al. 1994 [2]	retrospektive Analyse	n = 52	n = 321	kein signifikanter Unterschied		2	0	pT1pN0pM0[d]
Viste et al. 1994	retrospektive Analyse	n = 78	n = 105	37	30	13	4	Gesamtkollektiv[e]
Heinrich Heine-Universität Düsseldorf 2000	retrospektive Analyse prospektiv erfasster Daten	n = 104	n = 81	39	38	6	6	pTXpN0/1pM0[f]

[a] keine Unterschiede in den 5-JÜR beim Gesamtkollektiv (D1: 45 %/D2: 47 %), nach Ausschluss proximaler Karzinome signifikant besseres Überleben für Stadium-II- und -IIIa-Patienten (Siewert et al. 2001);
[b] keine Unterschiede in den 5-JÜR beim Gesamtkollektiv (D1: 35 %/D2: 33 %), bei Subgruppenanalyse jedoch bestes Überleben für Patienten mit SLA und ohne Eingriffserweiterung (48 %);
[c] signifikant besseres Langzeitüberleben für Patienten im Stadium II; positive Tendenzen für Patienten der Stadien Ia, Ib und IIIa;
[d] signifikant besseres 5- und 10-JÜR von Patienten mit D2/3-Dissektion mit 97 bzw. 95 % vs. 90 bzw. 81 % bei D1-Dissektion bei 373 Lymphknoten-negativen Frühkarzinomen;
[e] signifikant besseres Langzeitüberleben für das Gesamtkollektiv mit 47 % für die D2-Gruppe vs. 30 % für die D1-Gruppe (Problem: deutlich höhere Letalität in der D1-Gruppe);
[f] signifikant besseres Langzeitüberleben für Patienten mit pN0- und/oder pN1-Karzinomen (p = 0,001), kein Unterschied im Überleben beim Gesamtkollektiv (p = 0,344).

8

bel. In jedem Fall weisen sie beim primär chirurgischen Ansatz eine schlechte Prognose auf (➤ Tab. 8.17). Zurzeit wird der Stellenwert neoadjuvanter Therapieansätze evaluiert. Bislang scheint sich abzuzeichnen, dass nur jene neoadjuvant behandelten Patienten von einer anschließenden R0-Resektion profitieren, die auf die neoadjuvante Therapie auch angesprochen haben (Responder), während die Non-Responder dies nicht zu tun scheinen [23]. Das bedeutet jedoch, dass mindestens 50 % der Patienten umsonst vorbehandelt werden und damit die gleichen Nebenwirkungen der präoperativen Chemo- und/oder Strahlentherapie erfahren, ohne letztlich davon zu profitieren.

Ein wichtiger Schritt für die Zukunft würde darin bestehen, Marker zu finden, die vorhersagen helfen, ob ein Patient zu den Respondern oder Non-Respondern gehören wird.

Adjuvante Therapien haben – trotz eines zumindest theoretisch möglichen Nutzens – in Deutschland bislang keinen wirklichen Stellenwert in der Behandlung des Magenkarzinoms. Die Erfahrungen aus Japan und die Ergebnisse der Studie von MacDonald [24] sollten – trotz der ihr innewohnenden methodischen Probleme – Anlass sein, den Stellenwert adjuvanter Therapieregime auch in Deutschland zu evaluieren.

Wenn die Ergebnisse der Deutschen Magenkarzinomstudie richtig sind, dass sowohl präoperative Risikofaktoren als auch postoperative Komplikationen unabhängige, die Prognose negativ beeinflussende Faktoren sind, dann kommt sowohl der konsequenten Behandlung relevanter Begleiterkrankungen als auch der Vermeidung perioperativer Komplikationen in Zukunft ein noch größerer Stellenwert zu. Die individuelle Erfahrung und die Operationsfrequenz („Trainingszustand") scheinen wesentliche Kriterien darzustellen, die das postoperative Ergebnis unmittelbar und mittelbar beeinflussen. Somit wird nicht nur der Chirurg, sondern auch sein ganzes Umfeld einschließlich der Infrastruktur seiner Klinik zu einem prognostisch relevanten Faktor.

Es könnte sich somit als sinnvoll erweisen, bestimmte operative Eingriffe auf spezialisierte Zentren zu konzentrieren.

LITERATUR

[1] Alexander-Williams J. A requiem for vagotomy. BMJ 1991; 302: 547.

[2] Baba H et al. Effect of lymph node dissection on the prognosis in patients with node-negative early gastric cancer. Surgery 1994; 117: 165–169.

[2a] Balfour DC. Factors influencing the life expectancy of patients operated on for gastric ulcer. Ann Surg. 1922; 76(3): 405–408.

[3] Bonenkamp JJ et al. for the Dutch Gastric Cancer Group: Extended lymph node dissection for gastric cancer. N Engl J Med 1999; 340: 908–914.

[3a] Böttcher K, Roder JD, Siewert JR. Value of radical lymph node dissection (compartment I and II) in stomach carcinoma. Zentralbl Chir 1996; 121(2):131–138.

[4] Burak WE: Is neoadjuvant therapy the answer to adenocarcinoma of the esophagus? Am J Surg 2003: 186: 296–300.

[4a] Caygill CP, Hill MJ, Kirkham JS, Northfield TC. Mortality from gastric cancer following gastric surgery for peptic ulcer. Lancet 1986; 1(8487): 929–931.

[5] Crofts TJ et al. A randomized trial of nonoperative treatment for perforated peptic ulcer. N Eng J Med 1989; 320: 970.

[6] Cushieri A et al. for the Surgical Cooperative Group. Patient survival after D1 and D2 resections for gastric cancer: long-term results of the MRC randomized surgical trial. Br J Cancer 1999; 79: 1.522–1.530.

[6a] Devesa, SS, Blot WJ, Fraumeni JF Jr. Changing patterns in the incidence of esophageal and gastric carcinoma in the United States. Cancer. 1998; 83(10): 2.049–2.053.

[7] Donovan AJ, Berne TV, Donovan JA: Perforated duodenal ulcer: an alternative therapeutic plan. Arch Surg 1998; 133: 1,166.

[8] Ell C et al. Multicenter prospective study of the current status of treatment for bleeding ulcer in Germany. Dtsch Med Wochenschr 1995; 120: 3–9.

[9] Feussner H et al. Pretherapeutic laparoscopic staging in advanced gastric carcinoma. Endoscopy 1999; 31: 432–347.

[10] Fuchs CS, Mayer RJ. Gastric carcinoma. New Engl J Med 1995; 333: 32–41.

[10a] Forrest JA, Finlayson ND, Shearman DJ: Endoscopy in gastrointestinal bleeding. Lancet 1974; 2: 394–397.

[11] Gall FP, Hermanek P. Die systematische erweiterte Lymphknoten-Dissektion in der kurativen Therapie des Magenkarzinoms. Chirurg 1993; 64: 1.024–1.031.

[11a] Goldstein NS, Lewin KJ. Gastric epithelial dysplasia and adenoma: historical review and histological criteria for grading. Hum Pathol 1997; 28(2): 127–33.

[11b] Hellers G, Ihre T. Impact of change to early diagnosis and surgery in major upper gastrointestinal bleeding. Lancet 1975 Dec 20; 2(7947):1.250–1.251.

[12] Hermanek P et al. TNM-Atlas: Illustrierter Leitfaden zur TNM/pTNM-Klassifikation maligner Tumoren. International Union Against Cancer (UICC), 4. A. Springer Verlag, Berlin, Heidelberg, New York 1998.

[12a] Hölscher AH, Bumm R, Siewert JR. Chirurgische Therapieprinzipien bei der Rezidivprophylaxe. In: Bauernfeind P, Blum (Hrsg.) Ulcusalmanach 1 + 2. Springer Verlag, Berlin, Heidelberg, New York, Tokyo 1990: 87–113.

[13] Horstmann O et al. Significance of isolated tumor cells in lymph nodes among gastric cancer patients. J Cancer Res Clin Oncol 2004; 130: 733–740.

[14] Imhof M, Ohmann C, Röher HD, Glutig H. Endoscopic versus operative treatment in high-risk ulcer bleeding patients – results of a randomized study. Langenb Arch Surg 2003; 387: 327–336.

[15] Ishikawa M, Kikutsuji T, Miyauchi T, Sakakihara Y. Limitations of endoscopic haemostasis by ethanol injection and surgical management for bleeding peptic ulcer. J Gastroenterol Hepatol 1994; 9: 64–68.

[16] Isozaki H, Okajima K, Fujii K. Histological evaluation of lymph node metastasis on serial sectioning in gastric cancer with radical lymphadenectomy. Hepatogastroenterology 1997; 44: 1.133–1.136.
[17] Kasakura Y et al. An evaluation of the effectiveness of extended lymph node dissection in patients with gastric cancer: a retrospective study of 1,403 cases at a single institution. J Surg Res 2002 103: 252–259.
[18] Kikuchi S et al. First drainage lymph node(s) in gastric cancer: Analysis of the topographical pattern of lymph node metastasis in patients with pN-1 stage tumors. Anticancer Res 2003; 23: 601–604.
[19] Kujath P, Schwandner O, Bruch HP. Morbidity and mortality of perforated peptic gastroduodenal ulcer following emergency surgery. Langenb Arch Surg 2002; 387: 298–302.
[20] Lau JYW, et al. Endoscopic retreatment compared with surgery in patients with recurrent bleeding after initial endoscopic control of bleeding ulcers. N Engl J Med 1999; 340: 751–756.
[21] Lau WY, Leung KL, Kwong KH et al. A randomized study comparing laparoscopic versus open repair of perforated peptic ulcer using suture or sutureless technique. Ann Surg 1996; 224: 131–138.
[22] Lo SS, et al. Higher morbidity and mortality after combined total gastrectomy and pancreatosplenectomy for gastric cancer. World J Surg 2002; 26: 678–682.
[23] Lowy AM et al. Response to neoadjuvant chemotherapy best predicts survival after curative resection of gastric cancer. Ann Surg 1999; 229: 303–308.
[24] Macdonald JS et al. Chemoradiotherapy after surgery compared with surgery alone for adenocarcinoma of the stomach or gastroesophageal junction. N Engl J Med 2001; 345: 725–730.
[25] Maehara Y et al. Recurrences and related characteristics of gastric cancer. Br J Cancer 1996; 74: 975–979.
[26] Maehara Y. Therapeutic value of lymph node dissection and the clinical outcome for patients with gastric cancer. Surgery 2002; 131 (Suppl.): 85–91.
[27] Marshall C. Evaluation of a protocol for the non-operative management of perforated peptic ulcer. Br J Surg 1999; 86: 131–134.
[27a] Marshall BJ, Warren JR. Unidentified curved bacilli in the stomach of patients with gastritis and peptic ulceration. Lancet 1984; 1(8390): 1,311–1,315.
[28] Maruyama K, Okabayashi K, Kinoshita T. Progress in gastric cancer surgery in japan and its limits of radicality. World J Surg 1987; 11: 418–425.
[29] Maruyama K, Sasako M, Kinoshita T. Role of systematic extended lymph node dissection: Japanese experience. Langenbeck's Arch Surg 1992; (Suppl.): 130–135.
[29a] Morgagni P et al. Lymph node micrometastases in early gastric cancer and their impact on prognosis. World J Surg 2003; 27(5): 558–561. Epub 2003 Apr 28.
[30] Müller X, Rothenbuehler JM, Amery A, Harder F. Factors predisposing to further hemorrhage and mortality after peptic ulcer bleeding. J Am Coll Surg 1994; 179: 457–461.
[31] Pacelli F, Doglietto GB, Bellantone R et al. Extensive versus limited lymph node dissection for gastric cancer: a comparative study of 320 patients. Br J Surg 1993; 80: 1.153–1.156.
[32] Park KG, Steele RJ, Mollison J, Crofts TJ. Prediction of recurrent bleeding after endoscopic haemostasis in non-variceal upper gastrointestinal haemorrhage. Br J Surg 1994; 81: 1.465–1.468.
[33] Pimpl W, Boeckl O, Heinerman M, Dapunt O. Emergency endoscopy: a basis for therapeutic decisions in the treatment of severe gastroduodenal bleeding. World J Surg 1989; 13: 592–597.
[34] Qvist P, Arnesen KE, Jacobsen CD, Rosseland AR. Endoscopic treatment and restrictive surgical policy in the management of peptic ulcer bleeding. Five years experience in a central hospital. Scand J Gastroenterol 1994; 29: 569–576.
[34a] Read RC, Huebl HC, Thal AP. Randomized study of massive bleeding from peptic ulceration. Ann Surg 1965; 162(4): 561–570.
[34b] Roder JD et al. Prognostic factors in gastric carcinoma. Results of the German Gastric Carcinoma Study 1992. Cancer 1993; 72(7): 2.089–2.097.
[35] Röher HD, Thon K. Impact of early operation on the mortality from bleeding peptic ulcer. Dig Surg 1984; 1: 32.
[35a] Rösch W. Physiologic and pathologic age-related changes in the stomach. Fortschr Med 1990; 108(34): 643–646.
[35b] Schmitz JM, Stolte M. Gastric polyps as precancerous lesions. Gastrointest Endosc Clin N Am 1997; 7(1): 29–46.
[36] Schönberg MH et al. Endoskopische und chirurgische Therapie blutender Ulcera duodeni et ventriculi. Chirurg 1995; 66: 326–333.
[37] Siewert JR, Böttcher K, Stein HJ, Roder JD and the German Gastric Carcinoma Study Group. Relevant prognostic factors in gastric cancer: ten year results of the German Gastric Cancer Study. Ann Surg 1998; 228: 449–461.
[38] Siewert JR, Bumm R, Hölscher AH, Dittler HJ. Obere gastrointestinale Ulkusblutung – Letalitätssenkung durch frühelektive chirurgische Therapie von Risikopatienten. Dtsch Med Wochenschr 1989; 114: 447–452.
[39] Siewert JR, Harder F, Rothmund M (Hrsg.). Praxis der Viszeralchirurgie: Onkologische Chirurgie. Springer Verlag, Berlin, Heidelberg 2001.
[40] Siewert JR, Harder F, Allgöwer M et al. (Hrsg.) Chirurgische Gastroenterologie, Bd. 2. Springer Verlag, Berlin, Heidelberg 1990.
[41] Siewert JR, Harder F, Rothmund M (Hrsg.) Praxis der Viszeralchirurgie: Gastroenterologische Chirurgie. Springer Verlag, Berlin, Heidelberg 2002.
[41a] Siewert JR, Huber FT, Sendler A, Fink U. Abdominal recurrence after interventions on the intestines. Chirurg. 1995; 66(10): 941–948.
[41b] Siewert JR et al. Prognostic relevance of systematic lymph node dissection in gastric carcinoma. German Gastric Carcinoma Study Group. Br J Surg 1993; 80(8): 1.015–1.018.
[42] Siu WT, Leong HAT, Law BKB, et al. Laparoscopic repair for perforated peptic ulcer – a randomized controlled trial. Ann Surg 2002; 235: 313–319.
[43] Stolte M, Deitter V, Muller H. Improvement in the quality of the endoscopic/bioptic diagnosis of gastric ulcers between 1990 and 1997, an analysis of 1,658 patients. Z Gastroenterol 2001; 39: 349.
[43b] Stolte M, Malfertheiner P, Borchard F. Order in the chaos of classifications of erosions of the gastric mucosa. Leber Magen Darm 1993; 23(2): 59–62, 65–66.
[44] Swanes C. Trends in perforated peptic ulcer: incidence. Etiology, treatment, and prognosis. World J Surg 2000; 24: 277.
[45] Viste A et al. Prognostic importance of radical lymphadenectomy in curative resections for gastric cancer. Eur J Surg 1994; 160: 497–502.
[46] Winkeltau GJ, Arlt G, Truong SN, Schumpelick V. Endoskopische Notfalltherapie und frühelektive Operation risikogefährdeter Blutungstypen bei der gastroduodenalen Ulkusblutung – eine prospektive Studie. Zentralbl Chir 1995; 120: 110–115.
[46a] Yasuda K. Prognostic effect of lymph node micrometastasis in patients with histologically node-negative gastric cancer. Ann Surg Oncol 2002; 9(8): 771–774.
[47] Zittel TT, Jehle EC, Becker HD. Surgical management of peptic ulcer disease today – indication, technique and outcome. Langenbeck's Arch Surg 2000; 385: 84–96.

8

KAPITEL

9

Rudolf A. Weiner

Chirurgie bei morbider Adipositas und metabolischen Störungen (Metabolische Chirurgie)

9.1 Einleitung

Die operative Behandlung der Adipositas ist eine Hochrisikochirurgie, unabhängig von der Verfahrenstechnik. Adipöse haben eine hohe Morbidität, die multifaktoriell ist. Die präoperative Abschätzung der Risikolage ist eine zwingende Maßnahme. Postoperative Komplikationen, v. a. pulmonale, können durch eine präoperative Konditionierung und die optimierte laparoskopische Ausführung gesenkt werden. Kurze Operationszeiten und eine rasche Mobilisierung der Patienten sind entscheidend, um das hohe Risiko für eine Lungenembolie zu minimieren. Nicht nur unter dem Aspekt der Risikolage ist eine strenge Indikation zur chirurgischen Intervention zu stellen. Die vorhandene Methodenvielfalt zeigt, dass es die ideale Technik nicht gibt. Insgesamt trug die Einführung der minimalinvasiven Chirurgie (MIC) zu einer weiteren Verbreitung der Adipositaschirurgie bei, die eine größere Akzeptanz bei den betroffenen Patienten findet. Mit der Chirurgie wird das Symptom Übergewicht behandelt, jedoch nicht die Krankheit Adipositas.

9.2 Krankheitsbild Adipositas

9.2.1 Definition

Bei der Adipositas handelt es sich um eine übermäßige Bildung von Fettgewebe mit generalisierter Speicherung (Vermehrung des Körperfetts auf über das Doppelte der Norm). Es ändert sich die Körperzusammensetzung.

9.2.2 Einteilung und Schweregrade

Der Körpermassenindex (BMI, Body Mass Index) klassifiziert **Normalgewicht, Übergewicht** und die **Adipositas** in 3 Graden (➤ Tab. 9.1).

Tab. 9.1 Gewichtsklassifikation bei Erwachsenen anhand des BMI [45].

Kategorie	BMI	Risiko für Begleiterkrankungen
Untergewicht	< 18,5	niedrig
Normalgewicht	18,5–24,9	durchschnittlich
Übergewicht	≥ 25,0	
Präadipositas	25–29,9	gering erhöht
Adipositas Grad I	30–34,5	erhöht
Adipositas Grad II	35–39,9	hoch
Adipositas Grad III	≥ 40	sehr hoch

Der BMI ist jedoch nicht als einziges und dominierendes Indikationsmerkmal für eine Entscheidung zur Operation zu sehen. Die Begleit- und Folgeerkrankungen der Adipositas, die durch eine massive Gewichtsreduktion gebessert oder beseitigt werden können, spielen eine größere Rolle in der Indikationsstellung. Die EASO/IFSO-Konsensus-Konferenz 2013 hat hierauf explizit hingewiesen:

a. Nicht nur der aktuelle BMI, sondern das Maximum an Körpergewicht in der Krankengeschichte muss berücksichtigt werden.
b. Intensive Vorbereitung auf eine Operation mit erfolgreichen Gewichtsverlust ist keine Gegenanzeige für eine Operation.
c. Auch nach erfolgreichen konservativen Programmen kann der erneute Gewichtsanstieg als Indikationskriterium gewertet werden.
d. Patienten, die unfähig sind, konservativ Gewicht abzunehmen, oder die nicht in der Lage sind, nach konservativen, aber auch chirurgischen Behandlungen ihr Gewicht zu halten, sind Kandidaten für eine Operation (EN B, D) [28][1]

Für Asiaten mit genetischer Diabetes-Belastung kommen 2,5 BMI-Punkte zur Anwendung [9].

9.2.3 Definition der Fettverteilung

Nach Erscheinungstyp können eine **androide** und eine **gynoide** Form unterschieden werden. Neben dem Ausmaß des Übergewichts, das über den BMI erfasst wird, bestimmt das Fettverteilungsmuster das metabolische und kardiovaskuläre Gesundheitsrisiko. Ein einfaches Maß zur Beurteilung der Fettverteilung ist die Schätzung der intraabdominalen/viszeralen Fettmasse durch Messung des Taillenumfangs (➤ Tab. 9.2). Bei einem Taillenumfang > 88 cm bei Frauen bzw. > 102 cm bei Männern liegt eine abdominale Adipositas vor.

Tab. 9.2 Taillenumfang und Risiko für adipositasassoziierte metabolische Komplikationen [19].

Risiko für metabolische Komplikationen	Taillenumfang (cm)	
	Männer	Frauen
erhöht	≥ 94	≥ 80
deutlich erhöht	≥ 102	≥ 88

[1] Die Angaben zu Evidenzniveaus (EN 1–5) und Empfehlungsgraden (EG A–D) der in diesem Kapitel zitierten Studien basieren i. d. R. auf der Klassifikation des Centre for Evidence-based Medicine der Universität Oxford [48].

9.2.4 Häufigkeit der Adipositas

Der Begriff „Globesity" beschreibt die weltweite Epidemie, die sowohl entwickelte Länder als auch Schwellenländer betrifft. Im Jahre 2008 waren nach WHO-Angaben etwa 1,5 Milliarden Erwachsene übergewichtig und 500 Millionen adipös, davon 200 Millionen Männer und 300 Millionen Frauen [48]. In den Jahren 2009–2010 betrug die altersrelativierte Prävalenz der Adipositas 35,5 % unter den erwachsenen Männern und 35,8 % unter den erwachsenen Frauen [10] mit einer Prävalenz im Kindes-und Jugendalter von 16,9 % [27]. In Europa hat sich die Häufigkeit gegenüber den 1980er-Jahren verdreifacht, sodass in den meisten Ländern mehr als 50 % der Bevölkerung mit Übergewicht und Adipositas konfrontiert sind. Wenn der gegenwärtige Trend anhält, dann werden im Jahre 2030 60 % der Bevölkerung, d. h. 3,3 Milliarden, mit dem Problem konfrontiert sein, davon 2,2 Milliarden als Übergewichtige und 1,1 Milliarden als Adipöse [17].

Die Zunahme der Adipositas im Kindes- und Jugendalter macht deutlich, dass die Volkskrankheit eine gesamtgesellschaftliche Intervention notwendig macht und die Chirurgie keine Lösung des Problems darstellt. Für krankhaft Adipöse bietet sie jedoch derzeit die einzige Chance, wieder ein lebenswertes Dasein zu erreichen.

9.2.5 Ursachen der Adipositas

Die Adipositas wird als heterogenes, multifaktoriell bedingtes Krankheitsbild betrachtet. Falsches Essverhalten, z. B. durch fettreiche Ernährung, Wegfall regelmäßiger Mahlzeiten und zusätzlicher Bewegungsmangel, geringer werdende berufliche Muskelarbeit und abnehmende körperliche Fitness führen zur weiteren Verstärkung der positiven Energiebilanz.

Häufig ist eine genetische Prädisposition mit einer Assoziation von 20–40 Genen vorhanden, die sich in einem eher niedrigen Ruheenergieumsatz vor dem Auftreten der Adipositas äußert. Als psychologische Faktoren können ein gestörtes Essverhalten, Schamgefühle, emotionale Probleme, Depression, übermäßige Beschäftigung mit dem Essen, (meist) leichte Körperschemastörung, die allgemein als Essstörungen bezeichneten Anfälle von Essen (Binge Eating, Food Craving, Night Eating, Problem Eating), Suchtelemente in der Persönlichkeit oder dissoziative Zustände beim Essen an der Entstehung einer Adipositas beteiligt sein. Adipositas ist das Ergebnis einer positiven Energiebilanz.

9.2.6 Folgeerkrankungen

Die Sterberate steigt bei morbider Adipositas statistisch auf das 6- bis 12-fache an (> Abb. 9.1). Es treten verschiedenste Sekundärerkrankungen auf, die häufig die Lebensqualität, aber auch die Lebenserwartung der Patienten stark vermindern. Zu den häufigsten mit Übergewicht assoziierten Risikofaktoren und Krankheiten zählen Hypertonie, Hyperlipidämie, Hypercholesterinämie, Diabetes mellitus Typ 2, Gelenkbeschwerden, Schlafapnoe, metabolisches Syndrom, Hyperurikämie, Venenleiden und bestimmte Karzinome. Epidemiologische Studien zeigen, dass nicht die Adipositas selbst, sondern ihre Begleiterkrankungen zu einer erhöhten Letalität und Morbidität führen.

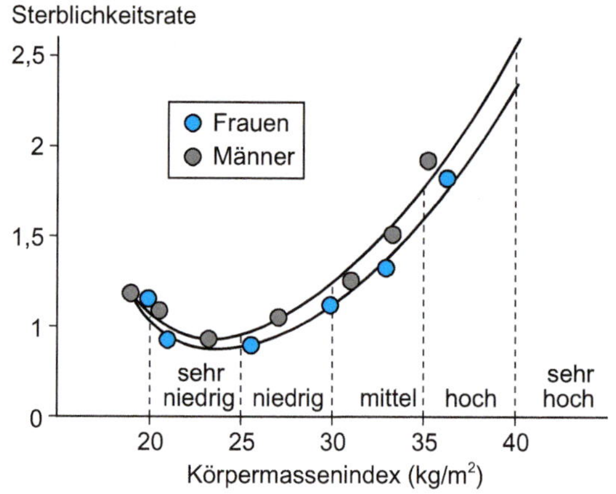

Abb. 9.1 Sterblichkeitsrate in Abhängigkeit vom Körpermassenindex (kg/m^2). [G271]

Das Körpergewicht allein erlaubt keine Einschätzung der Adipositas als Risikofaktor für andere Erkrankungen. Dieses Risiko ist vom Fettverteilungstyp abhängig, wobei die androide (bauchbetonte) Adipositas häufiger mit metabolischen und kardiovaskulären Erkrankungen assoziiert ist als die mehr bei Frauen anzutreffende gynoide (gluteale bzw. oberschenkelbetonte) Form der Fettsucht.

9.3 Prinzipien der chirurgischen Therapie

9.3.1 Multidisziplinäre Patientenauswahl

Die Patientenauswahl sollte nach strengen Kriterien multidisziplinär erfolgen (EN 4, EG C [12], [25a], [34]). Die Patienten müssen ausreichend motiviert und vollständig über die Risiken und Konsequenzen dieses Eingriffs aufgeklärt sein. Die S3-Leitlinie für die Adipositaschirurgie gibt dazu konkrete Empfehlungen [46].

Das multidisziplinäre Team setzt sich aus Chirurgen, Ärzten, Anästhesisten, Psychologen und/oder Psychiatern, Ökotrophologen, Bariatric Nurses oder auch Sozialarbeitern zusammen, die allesamt mit dem Gebiet der interventionellen Adipositasbehandlung vertraut sind (EG B, C, D [3], [31]). Die Patienten sollten sich einer Routineuntersuchung mit al-

len relevanten Aspekten wie vor einer großen viszeralchirurgischen Operation unterziehen. Hier stehen der allgemeine Gesundheitszustand und der Ernährungsstatus im Vordergrund. Die Patienten sollten inbesondere in folgenden Punkten unterwiesen werden und diese verstehen können:
- Die Ernährungsumstellung nach der Operation
- Die präoperative Einstellung von Begleiterkrankungen, um das OP-Risiko zu senken
- Die Notwendigkeit eines lebenslangen Follow-up-Programms und die Bereitschaft dazu
- Die Auswirkungen der Operation und auch limitierte Möglichkeiten des Eingriffs
- Der Patienten muss fähig sein, seine volle Einwilligung in den Eingriff zu geben, und dessen Risiken und Chancen verstehen.
- Der Patient muss bereit sein, sich bei Bedarf einer psychologischen Evaluierung zu unterziehen.

(EG A, B, C, D [3], [12]).

Die Motivation der Patienten ist besonders bei restriktiven Verfahren eine Voraussetzung für den erfolgreichen postoperativen Gewichtsverlust. Nur wenige Zentren verlangen die psychiatrische Evaluation aller Patienten.

9.3.2 Indikation zur operativen Behandlung

Eine Operationsindikation besteht bei erwachsenen Patienten (18 bis 60 Jahre) mit
1. Adipositas Grad III (BMI ≥ 40) ohne begleitende Erkrankungen und einem vertretbaren Risiko,
2. Adipositas Grad II (BMI ≥ 35) mit einer oder mehreren schweren adipositasassoziierten Komorbiditäten, einschließlich Diabetes mellitus Typ 2, Bluthochdruck, Hyperlipidämie, obstruktiver Schlafapnoe (OSA), Adipositas-Hypoventilationssyndrom (OHS), Pickwickier-Syndrom (einer Kombination von OSA und OHS), nichtalkoholbedingter Steatosis hepatis (NAFLD) oder nichtalkoholbedingter Seatohepatitis (NASH), Pseudotumor cerebri, gastroösophagealer Refluxerkrankung (GERD), Asthma, Venen-Stase-Erkrankung, schwerer Urininkontinenz, einschränkender Arthritis und erheblicher Einschränkung der Lebensqualität [24].
3. Bei Diabetikern vom Typ 2 mit Adipositas kann auch bereits im BMI-Bereich 30–35 auf individueller Basis eine Entscheidung zur metabolischen Chirurgie gestellt wer den (EN 5 [12]).
4. Kinder und Jugendliche sollten grundsätzlich nur in Zentren mit ausgewiesener Expertise und erfahrenen Pädiatern operiert werden, die Erfahrung mit Adipositaschirurgie haben und eine ökotrophologische und psychologische Betreuung gewährleisten können. Der BMI sollte 40 kg/m² oder 99,5 % Perzentile, bezogen auf das entsprechende Lebensalter, überschreiten, eine wenigstens sechsmonatige Therapie in spezialisierten Einrichtungen sollte absolviert sein und das Skelettsystem eine Maturation zeigen. Kinder und Jugendliche mit monogenetischen Erkrankungen können auch ohne vorherige konservative Maßnahmen eine Operation unter den oben ausfgeführten Bedingungen erhalten (EG C, D [12]).
5. Adipositaschirurgie bei Älteren (über 60 Jahre): Das Risiko-Nutzen-Verhältnis muss exakt überprüft werden. Die Indikation ist eher durch eine Verbesserung der Lebensqualität als durch eine potenzielle Verlängerung der Lebenserwartung gegeben [12].

9.3.3 Voraussetzungen der Klinik

Prinzipiell muss eine Intensivtherapieeinheit vorhanden sein. Die technischen Geräte in der Abteilung (OP-Tisch, Schleuseneinrichtung, Stühle, Betten u. a.) müssen für das aktuelle Gewicht der Patienten zugelassen sein. Die technischen Voraussetzungen gelten auch für die Röntgen-Durchleuchtung, die für die Anastomosenkontrolle oder für die Bandfüllung vorhanden sein muss. Organisatorisch muss auch eine ambulante Betreuung der Patienten vor und nach dem Eingriff an einem solchen Krankenhaus möglich sein. Die Voraussetzungen in der Struktur- und Prozessqualität sind in der Zertifizierungsordnung der DGAV niedergelegt [49]. Kliniken mit den Voraussetzungen für die Adipositaschirurgie werden in Kompetenz-, Referenz- und Exzellenzzentren flächendeckend in Deutschland zertifiziert.

9.3.4 Voraussetzung seitens des Chirurgen

Wer Adipositaschirurgie betreibt, darf sich nicht nur mit der operativen Seite beschäftigen, sondern muss über ein fundiertes Wissen über die Krankheit und die Folgeerscheinungen der Operation verfügen. Ein ausreichendes Training in Zentren muss den ersten Operationen vorausgehen, die wiederum durch einen erfahrenen Adipositaschirurgen begleitet sein sollten. Ein kooperierendes Netzwerk von Psychologen, Diätassistenten und Internisten ist notwendig [49].

9.4 Verfahrensauswahl

Steuerbares Magenband (AGB, Adjustable Gastric Banding), Gastroplastik (VBG, Vertical Banded Gastroplasty), Magenbypass (RNYGB, Roux-en-Y-Gastric Bypass) und biliopankreatische Diversion (BPD, Biliopancreatic Diversion) ohne oder mit Duodenalswitch (BPD-DS) sind effektive und etablierte Verfahren, bei denen ausreichend Langzeiterfahrungen vorliegen. Weltweit und auch in Deutschland zählen Magenbypass und Schlauchmagen zu den am häufigsten eingesetzten Verfahren. Malabsorptive Verfahren haben langfristige Risiken einer Mangelernährung und bedürfen einer besonders intensiven Aufklärung. Darüber hinaus gibt es weitere Verfahren, die als Expertenoption oder im Rahmen von Studien eingesetzt werden können. Dazu zählen der Omega-Loop-Magenbypass und die Gastroplikation.

Bei der Verfahrenswahl sind das Ausgangsgewicht des Patienten (BMI), sein erwarteter Gewichtsverlust (Expected Wait-Loss, EWL), seine Compliance, das Alter, Kinderwunsch bei Frauen, Begleiterkrankungen (v. a. Diabetes mellitus) und das Operationsrisiko zu berücksichtigen, als weitere Faktoren Geschlecht, Rasse und Ernährungsgewohnheiten. Algorithmen sind für die Orientierung hilfreich, im Einzelfall jedoch nicht zielführend. Das operative Spektrum des Operateurs schränkt die Verfahrenswahl ebenfalls ein.

Der Gewichtsverlust ist bei BPD und BPD-DS > Omega-Loop-Magenbypass > RNYGB > Schlauchmagen > VBG > AGB. Die operationstechnische Schwierigkeit verhält sich umgekehrt. Schwerwiegende Komplikationen sind bei resezierenden Verfahren häufiger als bei Operationen ohne Stapler-Verwendung. Verfahren ohne klinische Langzeitprüfung sind für klinische Anwendungen außerhalb klinischer Studien obsolet.

Die Verfahrenswahl ist somit individuell auf der Basis des Wissens um möglichen Gewichtsverlust, Risiken, Lebensqualität und Langzeitwirkungen mit dem Patienten zu treffen. Einige Auswahlkriterien nach Ko-Morbitäten und Risikolagen sind in ➤ Tab. 9.3 zusammengefasst.

Die Indikationshilfen sind Orientierungen. Bei gastroösophagealer Refluxkrankheit ist der proximale Roux-Y-Magenbypass eine optimale Therapieoption, da er mit einer hohen Treffsicherheit jede Form von Reflux beseitigt. Andererseits wäre bei einer Marcumartherapie eine Blutung aus einem Duodenalulkus nach einem Magenbypass nicht mehr endoskopisch therapierbar, weshalb bei diesen Patienten Band oder Schlauchmagen erwogen werden können. Analog dazu verhält sich die Einnahme von ASS. Bei koronarer Herzkrankheit, insbesondere nach Stentimplantation oder koronarer Bypasschirurgie, sind die Leitlinien der Kardiologen zu berücksichtigen. Keinesfalls sind Medikationen bei diesen Patienten ohne Rücksprache mit dem Kardiologen zu verändern oder zu beenden.

Leider ist in Deutschland im Jahre 2012 der BMI zum Zeitpunkt der Operation weiter angestiegen (2005: 48,7; 2012: 49,9) und ist damit international führend. Das mittlere Alter stieg von 40,3 Jahren in 2005 auf 43,2 Jahre in 2012 weiter an. Damit wird die negative Tendenz, dass in Deutschland zu spät operiert wird, fortgesetzt.

Der Chirurg trifft die Entscheidung im Konsens mit dem Patienten und nicht umgekehrt.

9.5 Pathophysiologische Mechanismen

9.5.1 Nahrungsrestriktion

Sie basiert auf dem Grundprinzip, die Nahrungszufuhr durch eine Verkleinerung des Magenreservoirs einzuschränken. Das anpassbare Magenband ist ein pur restriktives Verfahren ohne gravierende hormonale Effekte. Wird der Magen-Pouch (Vormagen) mit wenig Nahrung gefüllt, so sollte ein Sättigungsgefühl auftreten. Bei manchen Patienten lassen sich auf der Grundlage von Gen- und Rezeptordefekten keine Sättigungszeichen erreichen. Die Schlauchmagenbildung und die Gastroplikation sind ebenso wie der proximale Magenbypass in erster Linie restriktive Verfahren. Hier spielen jedoch die Ausschaltung von hormonalen Rezeptoren und weitere enterohormonale Effekte eine Rolle.

9.5.2 Malabsorption und Maldigestion

Eine alleinige Einschränkung der Nahrungszufuhr verlangt eine Compliance des Patienten, um ausschließlich durch einen „Hungerzustand" sein Gewicht zu reduzieren. Viele Patienten sind dazu nicht in der Lage, sodass sie unzureichend abnehmen. Durch die Kombination von Nahrungseinschränkung und Fettmangelverdauung wird der Patient durch den eigenen Körper unterstützt. Die Einschränkung in der Fettverdauung geschieht unabhängig vom eigenen Willen und lässt weitaus deutlichere Gewichtsreduktionen erzielen als eine bloße Verkleinerung der Aufnahmekapazität. Die allei-

Tab. 9.3 Häufigkeiten von Operationsverfahren im Jahre 2012 in Deutschland (Qualitätssicherung der CAADIP) und Indikationshilfen.

OP	%	BMI	Reflux	DMT2	Alter	Marcumar	ASS
Band	4,5	< 40	–	+	jung	+++	+++
Bypass	48,0	35–55	+++	+++	alle	–	–
Schlauch	44,8	> 55	–	+	alle	+++	+++
BPD/DS	2,7	> 55	–	+++	älter	–	–

nige Restriktion lässt es immer noch zu, dass die Patienten hochkalorische Flüssigkeiten zu sich nehmen. Patienten, die zwanghaft süße Flüssigkeiten zu sich nehmen, werden als „Sweet-Eater“ („Sweeter“) bezeichnet. Diese Gruppe ist relativ klein. Viel häufiger stellen Patienten ihre Ernährungsgewohnheiten nach einer restriktiven Magenoperation um und weichen auf breiige oder flüssige Kostformen aus. Sie meiden feste Nahrung und werden unbemerkt zum Sweet-Eater. So kann es durch Veränderung in der Ernährungsweise zu einem erneuten Gewichtsanstieg kommen.

Für extrem übergewichtige Patienten (Körpergewicht 225 % über Idealgewicht) und Patienten mit eingeschränkter Compliance sollte die Malabsorption durch biliopankreatische Diversion (BPD) zur Anwendung kommen. Aus Sicherheitsgründen wird bei Extremformen mit einem BMI > 60 die Mehrschrittherapie eingesetzt. Die Schlauchmagenoperation kann hier den ersten Schritt oder, nach einem konservativen Programm oder einem Magenballon zur Vorbereitung, einen zweiten Schritt darstellen, der nach erfolgreicher Gewichtsreduktion durch eine Malabsorption (dritter Schritt) ergänzt werden kann.

9.6 Laparoskopie vs. Laparotomie

Die Entwicklung der minimalinvasiven Chirurgie (MIC) hat ebenso wie die Zunahme der Adipositas zur Verbreitung der operativen Techniken zur Gewichtsreduktion beigetragen. Besonders profitieren adipöse Patienten von laparoskopischen Operationstechniken, weil aufgrund der Bauchdeckenstärke bei herkömmlichen Operationen unvergleichlich größere Schnitte angelegt werden müssen als bei normalgewichtigen Personen. Außerdem neigen fettreiche Bauchdecken zu Komplikationen wie Blutergüssen, Infektionen und letztendlich auch zu späteren Narbenbrüchen. Bei der MIC werden unabhängig vom Körpergewicht die gleichen kleinen Hautinzisionen notwendig. Die Vorteile sind geringere Schmerzen und damit frühere Mobilisation, Entlassung und Aufnahme der gewohnten Tätigkeit. Beim Magenband (Adjustable Gastric Banding, AGB), Schlauchmagen und Roux-en-Y-Magenbypass (RNYGB) ist die laparoskopische Technik das Verfahren der Wahl (EN 1b [31]). Während es keine Unterschiede im EWL gibt, sind die Komplikationsrate und die Verweildauer signifikant niedriger.

Die SILS-Technik (Single Incision Laparoscopy) hat sich als Variante nur bei der Schlauchmagenbildung etablieren können. Der SILS-Trokar kann hier zur Entfernung des Resektats genutzt werden.

NOTES ist die Abkürzung für „Natural Orifice Translumenal Endoscopic Surgery“, ein neues minimalinvasives Operationsverfahren. Bei der NOTES-Chirurgie erfolgt der Zugang zu abdominalen Organen über natürliche Körperöffnungen (per os/transgastral, transrektal, transvaginal). NOTES ermöglicht bislang nur die transvaginale Schlauchmagenoperation, die meist als assistierte Operation durchgeführt wird.

Adipositaschirurgie ist heute bei Ersteingriffen immer eine laparoskopische Chirurgie. In den USA stieg ihr Anteil von 10 % im Jahre 1999 auf 90 % im Jahre 2004 [1] und beträgt nunmehr fast 100 %. Umwandlungsoperationen können ebenso laparoskopisch, aber auch konventionell per Laparotomie durchgeführt werden.

9.7 Präoperative Diagnostik

Die Risikoevaluierung hat in der Chirurgie der Adipositas einen hohen Stellenwert. Der Obesity Surgery Mortality Risk Score (OS-MRS) von De Maria et al. [8] hat 5 präoperative Risikofaktoren für einen Anstieg der 30-Tage-Mortalität nach Magenbypass identifiziert:

- Fortgeschrittenes Alter (> 45 Jahre)
- „Super-Adipositas“ mit BMI > 50 kg/m^2
- Bluthochdruck
- Männliches Geschlecht
- Lungenembolien oder tiefe Venenthrombosen in der Anamnese

Aus diesem Grunde müssen neben der Standarddiagnostik (EKG, Röntgen-Thorax, Labor), einer Lungenfunktionsprüfung und der Erhebung des Ernährungsstatus dem Thrombose- und Lungenembolierisiko besondere Aufmerksamkeit gewidmet werden. Die endoskopische Abklärung des Magens hat bei resezierenden Verfahren einen hohen Stellenwert. Die radiologische Untersuchung bringt dagegen nur in etwa 5 % der Patienten zusätzliche Informationen. Die Routinepolysomnografie gehört in US-Kliniken zum Standard, da dort zwischen 77 und 88 % der Patienten eine Schlafapnoe aufweisen (EN 4 [31]).

9.8 Patientenvorbereitung

Die Vorbereitung des Patienten beginnt bereits vor stationärer Aufnahme mit physischer Konditionierung, Rauchverbot mindestens 6 Wochen vor Operation, flüssiger Proteindiät mindestens 7–10 Tage vor Aufnahme und Einstellung von Medikationen, die das Risiko erhöhen können (Metformin, ASS, Antikoagulanzien u. a.).

Die präoperative Gewichtsreduktion verkleinert das Lebervolumen, wodurch die Operation technisch einfacher werden kann, die Lungenfunktion und metabolische Parameter bessern sich (EG B [24]).

Allgemeine hygienische Anforderungen in der Vorbereitung unterscheiden sich nicht wesentlich von anderen Eingriffen. Auf intertriginöse Hautaffektionen ist besonders zu achten. Die medikamentöse Thromboseprophylaxe setzt am Operationstag ein, wird nach Körpergewicht dosiert und postoperativ fortgesetzt.

Schwangerschaften vor Operationen und 12 bis 18 Monate nach Eingriffen sind zu vermeiden. Dazu sind nicht-orale Antikonzeptionsverfahren einzusetzen. Eine Östrogentherapie ist einen Zyklus vor der OP bei prämenopausalen Frauen und 3 Wochen vor der OP bei postmenopausalen Frauen abzusetzen, um das Risiko für postoperative thrombembolische Ereignisse zu reduzieren.

9.9 Patientenlagerung

Der Patient wird in Steinschnittlagerung auf dem für das Gewicht zugelassenen Operationstisch gelagert. Polsterungen verhindern Lagerungsschäden. Spezielle Vorkehrungen sind zu treffen, um ein späteres Verrutschen des schweren Körpers auf dem OP-Tisch während der Extremlagerungen zu verhindern. Die Videomonitore werden über den Schultern des Patienten links und rechts aufgestellt. Mit Ausnahme von BPD- und BPD-DS-Eingriffen, bei denen zeitweise zwei Chirurgen auf der linken Seite des Patienten stehen, können beide Arme ausgelagert werden. Das Operationsfeld wird mehrmals desinfiziert und steril abgedeckt. Ein Blasenkatheter wird gelegt, dabei ist die spätere Kippung des Tisches zu berücksichtigen. Eine Antibiotikaprophylaxe erfolgt bei Einleitung der Narkose.

9.10 Anlage des Pneumoperitoneums

Die Position des Kameratrokars ist bei allen Eingriffen im linken Oberbauch. Die Entfernung zum Xyphoid beträgt mindestens 15 cm. Der Nabel bietet bei Adipositas keine sichere Orientierung, da er v. a. bei Männern sehr weit nach kaudal verschoben ist. An gleicher Lokalisation wird überwiegend auch die Anlage des Pneumoperitoneums durchgeführt. Bei extrem dicken Bauchdecken stehen folgende Techniken zur Verfügung:

- Doppelklickpunktion mit der Veress-Nadel (extra lang)
- Verwendung von Schraub- oder Sichttrokaren unter Kamerasicht

Nach Erreichen eines intraabdominalen Drucks von 14 mmHg werden entweder Dilatationstrokare oder Einmaltrokare eingebracht. Einen intraabdominalen Druck von 20 mmHg setzen einige US-Zentren bei extremer Adipositas (BMI > 50) ein. Die Verwendung eines High-Flow-Insufflators mit einem Volumen von 40 l/min zählt inzwischen zum Standard. Die AirSeal-Technologie ist für die Adipositaschirurgie ein besonderer Fortschritt. Es handelt sich um ein völlig ventil- und membranfreies Trokar- und Insufflationssystem, das geringste oder massive intraabdominale Druckänderungen unmittelbar ausgleicht und damit die Aufrechterhaltung eines stabilen Pneumoperitoneums auch unter schwierigen chirurgischen Bedingungen (z. B. akutes Pressen des Patienten, Blutungen mit forciertem Absaugen, Airleak während der Präparatbergung) ermöglicht. Durch eine kontinuierliche Rauchabsaugung sind auch konstante optimale Sichtverhältnisse gewährleistet.

Die Platzierung von weiteren Arbeitstrokaren erfolgt unter Kamerasicht und ist in der Anzahl und Lokalisation je nach Verfahren verschieden.

9.11 Restriktive Verfahren

9.11.1 Magenballon (endoskopisch)

Prinzip

Entweder wird unter endoskopischer Kontrolle der Ballon im Magen mit 400–700 ml einer Methylenblaulösung gefüllt oder es werden schluckbare Ballons mit 250 ml Fassungsvermögen eingesetzt. Alle Ballons sollen ein Sättigungsgefühl erzeugen. Spätestens nach 6 Monaten müssen die Ballons wieder entfernt werden. Für die Chirurgie hat das Verfahren eine Bedeutung als Alternative bei Patienten mit einem zu hohen Operationsrisiko, als Test für die Compliance bei restriktiven Verfahren und als Verfahren, um bei Patienten mit einem Gewicht von mehr als 200 kg die Bedingungen für einen operativen Eingriff zu verbessern [40].

Technik

Das Ballonsystem besteht aus einem weichen, dehnbaren Silikonelastomer. Der Magenballon wird unter gastroskopischer Sicht in den Magen eingeführt, wenn zuvor eine Erkrankung (Ulkus, Gastritis) ausgeschlossen wurde. Er wird dann mit einer sterilen Kochsalzlösung gefüllt, die mit Methylenblau gefärbt wird. Der Schluckprozess wird durch Oberflächenanästhesie zur Betäubung des Kehlbereichs erleichtert. Auch Narkosemittel werden verwendet. Die Dauer der Implantation beträgt 10–30 Minuten. Die Patienten werden für 1–2 Stunden beobachtet und prophylaktisch infundiert. Nach 6 Monaten muss der Ballon wieder entfernt werden. Er wird vor Entfernung punktiert und der Inhalt abgesaugt. Mit einer zweiarmigen Spezialfasszange wird der Ballon gefasst und unter Sicht extrahiert. Bei einem Transportverlust in der Speiseröhre darf er nicht ein zweites Mal gefasst werden (Gefahr der Ösophagusperforation), sondern muss wieder in den Magen vorgeschoben und dort erneut gefasst werden.

Letalität und Morbidität

Die Letalität durch Magenrupturen nach Voroperationen und Dünndarmileus beträgt 0,02 %. Eine Morbidität von bis zu 8 % beinhaltet Intoleranz, unstillbares Erbrechen, Ulzera, bakterielle Besiedlung des Magens und Reflux. Komplikationen bei der Implantation sind eine Rarität, wogegen die Entfernung ein höheres Komplikationspotenzial besitzt. Nach Implantation sind mögliche Komplikationen Geschwürbildung, Schmerzen, Blutung und Perforation. Kontaminierte Flüssigkeit im Ballon kann Infektionen, Fieber, Krämpfe und Durchfall verursachen, wenn sie nach Punktion des Ballons zur Entfernung aus dem Magen in den Darm gelangt. Spontanentleerungen des Ballons bergen die Gefahr des Darmverschlusses in sich. Weiterhin kann sich eine Staseösophagitis entwickeln. Hier können säurehemmende Medikamente helfen.

Effektivität der Gewichtsreduktion

Bis zu 30 % EWL sind in 6 Monaten möglich. Der Mittelwert liegt zwischen 14 und 21 kg. Der Ballon ist ein Hilfsmittel zur Gewichtsreduktion und muss in Verbindung mit einer vorgeschriebenen Diät und einem Verhaltensmodifikationsprogramm verwendet werden. Als eine Möglichkeit eines ausbleibenden Erfolges muss die Fähigkeit der Patienten genannt werden, den Ballon auszutricksen.

9.11.2 Magenband (Gastric Banding)

Prinzip

Das Prinzip des steuerbaren Magenbandes besteht in der alleinigen Restriktion. Durch das Band wird ein kleiner Pouch gebildet, der durch das einengende Stoma mit dem Hauptmagen verbunden ist. Die innere Oberfläche des Bandes ist aufblasbar. Je nach Füllungszustand ändert sich der innere Durchmesser des Bandes. Diese Veränderbarkeit des inneren Durchmessers bedingt auch die Steuerbarkeit des Durchlasses (Stoma). Das Band wird mit der Steuerkammer (Port) durch ein langes Silikonband verbunden. Die alleinige Restriktion verlangt eine hohe Compliance des Patienten. Der EWL beträgt 45–55 % (EN 4 [12]).

Technik

Trokarpositionen Die Positionierung der Trokare entspricht der der Fundoplikation. Der Optiktrokar wird zuerst im linken Oberbauch platziert und bildet mit den später eingebrachten zwei Arbeitstrokaren ein gleichschenkeliges Dreieck (➤ Abb. 9.2). Alle Trokare zielen auf die hiatale Region. Die schrittweise Trokarplatzierung ist bei fettreichen Bauchdecken die Voraussetzung für eine erfolgreiche Operation. Unter dem rechten Rippenbogen wird ein Trokar für den Leberretraktor und unter dem linken Rippenbogen ein weiterer Trokar für eine Fasszange unter Kamerasicht platziert.

Implantationstechniken Zu unterscheiden sind zwei prinzipielle Implantationstechniken für das Band. Die retrogastrische Platzierung nach Ausbildung eines Tunnels hinter dem Magen ist durch die Pars-flaccida-Technik (➤ Abb. 9.3) weitgehend abgelöst worden. Die retrogastrische Platzierung des Magenbandes, wie sie in den ersten Jahren üblich war, hatte eine höhere Rate intraoperativer Komplikationen (Magenperforation) und Spätkomplikationen (Slippage). Die Pars-flaccida-Technik hat weiterhin den Vorteil einer technisch einfachen Durchführbarkeit bei klaren anatomischen Eckpunkten und gilt heute als internationaler Standard. Entscheidend ist, dass bei der Dissektion kein Weg durch die Bursa omentalis gewählt wird, sondern das Band oberhalb der Bursa platziert wird (➤ Abb. 9.4). Das Band wird nach präparatorischer Darstellung beider Zwerchfellschenkel und einer retroösophagealen „Umfahrung" hinter die Kardia platziert. Unter Bildung eines anterioren gastralen Pouches

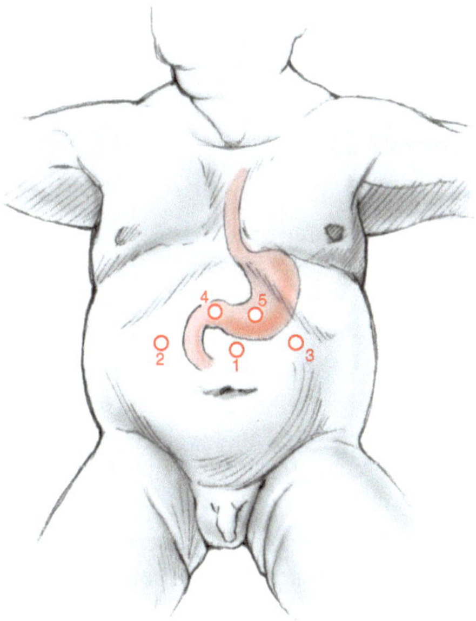

Abb. 9.2 Trokarpositionen beim laparoskopischen Magen-Bypass und bei Magenbandimplantation. [L108]

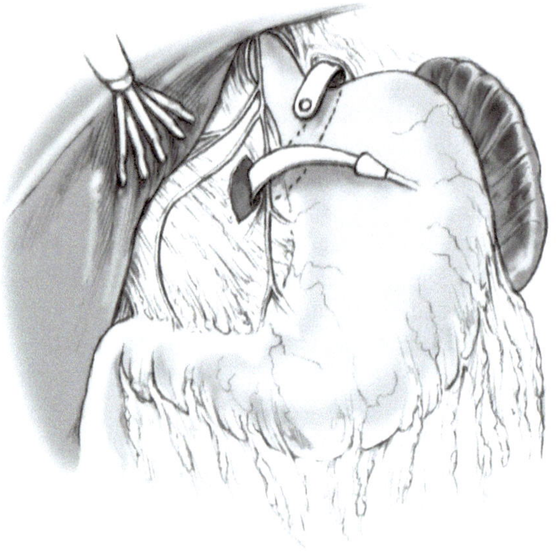

Abb. 9.3 Pars-flaccida-Technik bei der Platzierung des steuerbaren Magenbandes (gastric banding). [L108]

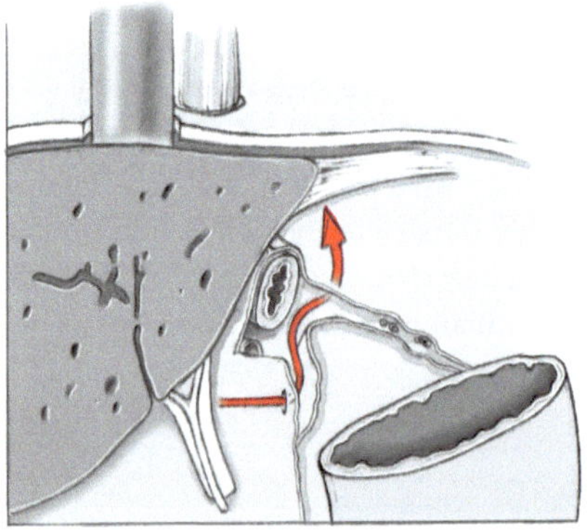

Abb. 9.4 Dissektion oberhalb der Bursa omentalis (dorsale Aufhängung des Magens dargestellt). [L108]

von 15 ml Füllungsvolumen wird das Band unter Einschluss des kleinen Ligaments geschlossen.

Bandplatzierung Vor oder während der Präparation wird das Band über das Schlauchsystem und die Portkammer mit steriler Kochsalzlösung gefüllt und luftleer gemacht und ohne Beschädigung in die Bauchhöhle eingebracht.

Danach wird das Band, beginnend mit dem Schlauchsystem, hinter der Kardia hindurchgezogen und sofort verschlossen. Es sollte nicht um die Speiseröhre gelegt werden, da sich sonst kein Vormagen ausbilden kann. Anschließend werden Teile des Magens über dem Band mit nichtresorbierbarem Nahtmaterial vernäht, um ein Durchrutschen von unteren Magenanteilen durch das Band nach kranial zu verhindern. Bei Verwendung von Kalibrationssonden sollten diese vor Nahtbeginn entfernt werden, um eine Fixation zu vermeiden. Nachdem das Schlauchende an der späteren Position des Portkammersystems über die Trokarstelle herausgezogen wurde, wird der Verbindungsschlauch auf eine optimale Länge gekürzt. Es soll eine lockere Beweglichkeit auch bei sportlicher Tätigkeit problemlos möglich sein. Die Portkammer wird danach auf dem vorderen oder hinteren Blatt der Rektusaponeurose mit nichtresobierbarem Nahtmaterial befestigt. Das Portlager sollte prinzipiell für 24 Stunden drainiert (Redon-Drainage) werden. Mit dem Wundverschluss ist der Eingriff beendet.

Bandfüllung Die erste Füllung des Systems erfolgt frühestens 4 Wochen nach der Operation durch eine Punktion des Ports mittels einer sehr dünnen Spezialnadel unter Röntgen-Durchleuchtung. Durch Einfüllen von Flüssigkeit in die Portkammer wird nach dem Prinzip eines geschlossenen hydraulischen Systems über den Verbindungsschlauch auch das Band gefüllt. Der komplette Verschluss des Stomas mit anschließender schrittweiser Öffnung bis zu einem Kontrastmitteldurchtritt hat sich bewährt.

Letalität und Morbidität

Die operationsbedingte Letalität beträgt weniger als 0,1 %. Meist handelte es sich kausal um nicht rechtzeitig entdeckte Magenperforationen, um Pouch-Nekrosen und verfahrensunabhängig um Lungenembolien. Mit 5 % Klinikmorbidität ist das Verfahren resezierenden Techniken weit überlegen, zumal es sich meist nur um Minor-Komplikationen handelt. Die Spätmorbidität schwankt zwischen 3,5 und 37,5 %, wenn Folgeerscheinungen mit eingerechnet werden, die sich auf die Lebensqualität der Patienten auswirken [39]. Es sind daher nur Komplikationen durch das Band, das Schlauch- und Portsystem sowie Wundheilungsstörungen und allgemeine Komplikationen zu berücksichtigen. Die Zahlenangaben schwanken sehr (3,5–37,5 %) und sind nicht nur vom Patientengut, sondern auch von der Technik und der Erfahrung des Operateurs abhängig. In der Ära der offenen VBG und AGB wurden Anastomosenleckagen mit Peritonitis (1,6–2,3 %), tiefe Venenthrombose (0,35 %), Lungenembolie (0,03 %), subphrenische Abszesse (0,09 %) und Wundinfektionen (5 %) gesehen [43].

Intraoperative Komplikationen

Die Magenperforation ist bei der retrogastrischen Technik mit etwa 1 % die häufigste Komplikation. Ösophagusperforation, Milzverletzung und Verletzungen weiterer Organe sind selten (< 0,1 %). Durch intraoperative Diagnostik (Gastroskopie, Methylenblauprüfung) sollte ein Verdacht auf eine posteriore Perforation des Magens ausgeschlossen werden. Der sichere Nahtverschluss des Magens ist unabdingbar. Die anschließende Bandeinlage geht mit einer potenziellen Infektion des Materials und dem Risiko einer Migration einher und sollte daher sorgfältig abgewogen werden. Berichte über eine postoperative Sepsis legen den Verzicht auf eine simultane Bandimplantation nahe.

Besteht der Verdacht, dass die Nadelspitze den aufblasbaren Teil des Bandes berührt hat, oder war das Einbringen des Magenbandes durch einen Trokar mit Problemen behaftet, so sollte noch intraoperativ das Bandsystem mit Blaulösung gefüllt werden (➤ Abb. 9.5). Ein defektes Band ist auszuwechseln, da es funktionslos ist.

Das Auffüllen einer Kalibrationssonde im Ösophagus kann zu einem Einriss des Organs führen. Deshalb ist die Lage im Magen eindeutig zu identifizieren. Auch eine Nahtfixation der Sonde kann schwere Komplikationen nach sich ziehen, weshalb es sich empfiehlt, die Sonde vor Nahtbeginn zu entfernen.

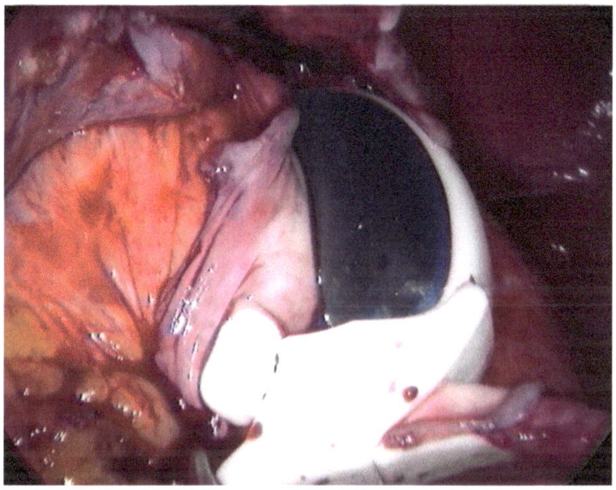

Abb. 9.5 Intraoperative Prüfung des Magenbandes zum Ausschluss von Leckagen durch Füllung mit Methylenblau über das Schlauchsystem. [M894]

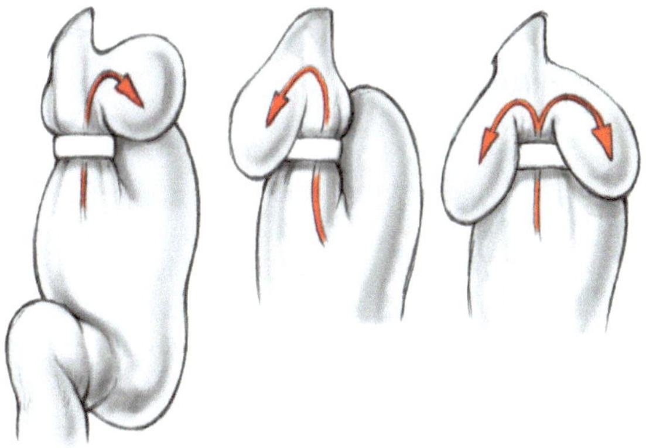

Abb. 9.6 Slippage: Hindurchgleiten des Magens durch das Magenband nach oral. Typ I: anterior, Typ II: posterior, Typ III: komplettes Slippage. [L108]

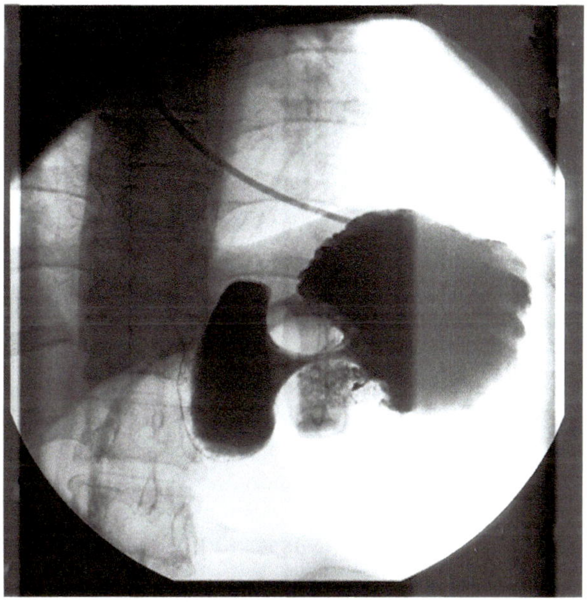

Abb. 9.7 Röntgen-Bild mit Darstellung eines Slippage. Magenanteile befinden sich oberhalb des Magenbandes. Es besteht eine Abflussstörung. [M894]

Postoperative Komplikationen

Slippage ist das Gleiten von distalen Magenanteilen durch das Band nach oral. Es ist eine typische Komplikation, die einer sofortigen notfallmäßigen Intervention bedarf. Es können grundsätzlich drei Typen eines Slippage unterschieden werden [41] (➤ Abb. 9.6):

- Typ I (anteriores Slippage): Anteile des Fundus und/oder der Magenvorderwand gleiten durch das Band oralwärts;
- Typ II (posteriores Slippage): in der Bursa omentalis gleiten Teile der Magenhinterwand oralwärts;
- Typ III (komplettes Slippage): der gesamte orale Anteil des Korpus und Fundus des Magens gleitet durch das Band oralwärts.

Ursächlich kommt in erster Linie heftiges Erbrechen mit Ausreißen der Fixationsnähte in Betracht. Vielfach kündigt sich ein Slippage durch eine frühe Pouch-Dilatation an. Diese ist operationstechnisch bedingt. Neben einem primär zu groß gewählten Pouch-Volumen (Bandfehllage) kann auch eine fehlende oder unzureichende Fixation als Ursache angenommen werden. Es entwickelt sich eine Passagestörung oder eine komplette Stomaokklusion durch Magenwandanteile. Dieser Prozess besitzt lokal eine inflammatorische Komponente. Die Lage des Bandes im Röntgenbild gibt wichtige Hinweise auf die Entwicklung und Manifestation eines Slippage (➤ Abb. 9.7). Durch eine rasche konservative Behandlung (Bandöffnung, Platzierung einer Magensonde in den Pouch) kann sich das Slippage zunächst zurückbilden. Diese Situation bleibt jedoch nur so lange stabil, wie das Band geöffnet ist. Nach jeder Bandfüllung wiederholt sich die drohende oder manifeste Slippage-Situation. Besteht die Unfähigkeit zu trinken fort, so muss operativ interveniert werden, da es zu einer Pouch-Nekrose kommen kann.

Eine **Stomaokklusion** (Verschluss des Stomas) kann durch nicht ausreichend gekaute Nahrungsbestandteile auftreten. Die Therapie besteht in der Öffnung des Bandes durch Entfernen der Füllflüssigkeit über die Portkammer und ein anschließendes Trinken unter Röntgenkontrolle. In der Regel lässt sich damit die Okklusion beseitigen. Andernfalls muss gastroskopiert werden. Die erneute Bandfüllung erfolgt im Intervall nach Tagen. Die Pouch-Dilatation ist eine Frühform des Slippage.

Bandarrosion und -migrationen sind gefürchtete Komplikationen. Sie können erst Monate oder Jahre nach der Implantation auftreten. Die Sicherung der Diagnose erfolgt durch Gastroskopie. Primäre Magenwandverletzung und Drucknekrose infolge starker Bandfüllung können ätiologisch verantwortlich gemacht werden. Bei einem Auftreten nach nur wenigen Wochen oder Monaten nach dem Primäreingriff handelt es sich meist um eine nicht intraoperativ erkannte Magenwandverletzung. Symptome sind Portinfektion, Gewichtsanstieg und gelegentlich Blutungen. Schmerzen sind selten.

Die Therapie besteht in der elektiven Bandentfernung. Bei vollständigen Migrationen in den Magen kann auch eine endoskopische Entfernung durch Gastroskopie oder Gastrotomie erfolgen. Schwieriger ist die Entfernung, wenn das Band den Magen bereits verlassen hat. Ein Abgang via naturalis ist nicht möglich, solange das Band mit der Portkammer verbunden ist.

Zur Sicherung des Gewichtsverlustes kann eine Umwandlung in einen Magenbypass oder sicherer ohne eine Tangierung der Arosionsnarbe analog zur VBG in eine BPD erfolgen [6].

Portkammerinfektionen sind entweder primäre Infektionen, die während der Implantation entstanden sind, oder – weitaus häufiger – ein Symptom der Bandarrosion oder -migration. Deshalb sollte eine Migration durch Gastroskopie stets ausgeschlossen werden. Die Portinfektion ist oftmals das Erstsymptom der Bandmigration. Infektionen durch die Portkammerpunktion zu späteren Zeitpunkten sind extrem selten. Postoperative Wundhämatome und -serome sind weitere Risikofaktoren, v. a. dann, wenn sie punktiert werden. Eine gründliche Vorbereitung der Haut hat bei Adipösen eine besondere Bedeutung, da häufig Intertrigo und Pilzbesiedlungen anzutreffen sind. Die Behandlung hat bereits im ambulanten Vorfeld zu beginnen. Die ausgiebige Desinfektion der großen Hautflächen muss subtil erfolgen. Eine perioperative Antibiotikaprophylaxe hat sich bei diesen Eingriffen in der entsprechenden höheren Dosierung als sinnvoll und effektiv erwiesen. Der infizierte Port muss explantiert werden.

Portkammerrotationen können auch nach korrekter Nahtfixation auftreten. Da sie eine Portpunktion verhindern, bedürfen sie einer chirurgischen Korrektur. Diese kann in Lokalanästhesie durchgeführt werden.

Zu **Portkammerpenetrationen** durch die Haut kann es nach einer starken Einschmelzung des umgebenden Fettgewebes oder an Stellen erhöhter mechanischer Beanspruchung (Hosenbund, BH u. a.) kommen. Besonders häufig finden sich Penetrationen bei einer Lage der Portkammer auf dem Sternum oder dem Rippenbogen. Die Platzierung der Portkammer in der Rektusscheide mit Fixation auf ihrem hinteren Blatt sollte erfolgen, bevor es zu einer Perforation gekommen ist.

Portschlauchdefekte sind mit < 0,1 % selten. Der Funktionsverlust des Bandes bei regelrechter Lage zwingt stets zur Röntgenkontrolle des Schlauch- und Portsystems. Die atraumatische Behandlung des Schlauchsystems während der Operation ist notwendig. Die Neuverbindung des Schlauchsystems entweder an der herkömmlichen Konnektionsstelle oder mithilfe einer Verbindungskanüle an anderer Stelle ist die notwendige Maßnahme. Eine Laparoskopiebereitschaft ist notwendig.

Diskonnektionen zwischen Band – Port – Kammer können durch dauerhaften Druck im System des Bandes und extremen Zug bei stark gekürzten Schlauchsystemen bei körperlicher Bewegung entstehen. Nach radiologischem Nachweis erfolgt die erneute Verbindung.

Wundheilungsstörungen nach laparoskopischer Implantation sind mit < 0,01 % im Bereich der Trokarinsertionsstellen vergleichbar mit allen anderen elektiven aseptischen Eingriffen. Damit sind die laparoskopischen Techniken den offenen bariatrischen Verfahren mit einer Wundinfektionsrate bis zu 15 % eindeutig überlegen.

Schmerzen im Portbereich werden oftmals durch Verwachsungen mit der Umgebung und großflächige Vernarbungen erzeugt, die neben einer „Wetterfühligkeit" auch als chronischer Reizzustand zu Schmerzen Anlass geben. Die Häufigkeitsangaben reichen von 0 bis zu 10 %. Die Platzierung des Ports auf der vorderen Bauchdecke ist für den Patienten weniger mit Schmerzen verbunden als die thorakale Platzierung.

Effektivität der Gewichtsreduktion

Der EWL beträgt 40–60 %. Das Verfahren weist eine Rate von Therapieversagern (etwa ein Drittel) auf. Ein erneuter Gewichtsanstieg nach bereits erfolgter Gewichtsabnahme kann ein Hinweis auf eine Bandmigration, Flüssigkeitsverlust aus dem System oder ein verändertes Essverhalten sein.

9.11.3 Schlauchmagenbildung (Sleeve Gastrectomy)

Prinzip

Der Schlauchmagen wurde lange Zeit als restriktiver Bestandteil der BPD-DS-Operation eingesetzt, bis 1999 M. Gagner auf die Idee kam, diese Operation bei Patienten mit einem BMI > 60 in zwei Schritten durchzuführen. Nach Skelettieren der großen Kurvatur wird der Magen entlang einer im Bereich der Magenstraße liegenden Kalibrationssonde reseziert. Der Magenschlauch stellt in Einheit mit dem Pylorus eine restriktive Barriere dar. Hormonaktives Magengewebe wird drastisch reduziert, das Aufnahmevolumen des Magens wird stark verringert und die Magenentleerung beschleunigt, wodurch auch enterohumorale Effekte erzeugt werden. Das Resektat wird entfernt. Damit ist das Verfahren irreversibel.

Technik

Die Skelettierung der großen Kurvatur beginnt im Bereich des Antrums mit Eingang in die Bursa omentalis. Die A. gastroepiploica wird am Lig. gastrocolicum belassen. Nach vollständiger Mobilisation von Korpus und Fundus wird die Dissektion bis zum linken Zwerchfellschenkel fortgesetzt. Posteriore Adhäsionen in der Bursa werden gelöst. Die Vasa brevia werden auch in der zweiten Schicht kranial durchtrennt. Eine bestehende axiale Hiatushernie wird reponiert und bei einer Größe von mehr als 2 cm mit einer posterioren Hiatoplastik verschlossen.

Nach vollständiger Skelettierung und Mobilisation wird unter Sicht eine Kalibrationssonde in den Magen geschoben, die bis zum Pylorus geführt wird (➤ Abb. 9.8). Hier muss die Sonde festgehalten werden, während die Resektion entlang der Sonde beginnt. Alternativ kann auch ein Gastroskop genutzt werden.

Der Durchmesser der Sonde variiert zwischen 32 und 44 French beim singulären Schlauchmagen. Bei der BPD-DS-Operation bewegt sich der Durchmesser zwischen 44 und 54 French. Das Verfahren mit malabsorptiver Komponente benötigt eine geringere Restriktion als der singuläre Schlauchmagen ohne Malabsorption.

Der erste Schnitt wird 4–6 cm vom Pylorus entfernt begonnen. Dazu wird ein Klammernahtmagazin mit einer Klammerhöhe von 4–5 mm Höhe (grüne, schwarze Magazine) verwendet. Die erste Applikation erfolgt im Antrumbereich ohne Klammernahtverstärkungen; diese wird durch eine Übernaht gesichert.

Die weiteren Klammernahtapplikationen erfolgen entlang der Kalibrationssonde. Der Risikobereich für eine Stenosierung ist stets der Angulus.

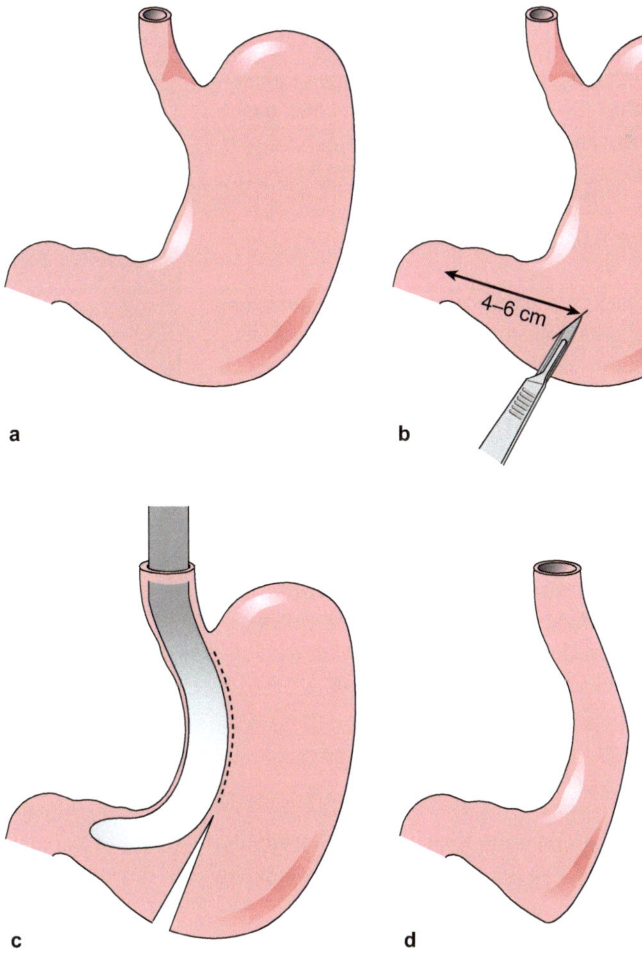

Abb. 9.8 Schlauchmagenbildung.
a) Normaler Magen.
b) Messung Abstand 4–6 cm vom Pylorus.
c) Resektion entlang Kalibrationstube.
d) Schlauchmagen. [L106]

Klammernahtverstärkungen für grüne oder blaue Magazine können die Blutungsfrequenz senken, haben aber keinen Einfluss auf die Leckagerate [7].

Cave: Patienten nach Magenballon-Therapie haben noch Wochen nach der Explantation des Ballons eine nachweisbare Muskelhypertrophie, sodass bei diesen Patienten die höchsten Klammernahthöhen verwandt werden sollten.

Die Achillesferse des Verfahrens sind die Klammernahtleckagen im Bereich des His-Winkels. Durchblutungsprobleme, die unvollständige Klammerverformung aufgrund des dünnen Magengewebes und viele weitere Faktoren werden ursächlich diskutiert. Zweifelsfrei begünstigt eine Hochdruckzone im Schlauch das Auftreten von Leckagen und verhindert deren Heilung, im Gegensatz zum Niedrigdrucksystem Magenbypass. Die Pylorusfunktion ist ein entscheidender Faktor, der über das Risiko einer Leckage entscheidet. Im eigenen Krankengut konnte durch invertierende Naht der apikalen Klammernahtreihe die Leckagerate deutlich reduziert werden.

Letalität und Morbidität

Die Sammelstatistiken der American Society of Metabolic and Bariatric Surgery (ASMBS, www.asmbs.org) geben eine mittlere Letalität von 0,3 % an. Dabei ist jedoch eine große Spannbreite zu beobachten. Während aus Chile bei Serien von mehr als 1.000 Patienten kein Todesfall gesehen wurde, zeigten Sammelstatistiken aus Indien für 18.992 Schlauchmagen-Operationen eine Insuffizienzrate von 2,2 % und eine Letalität von 2,3 % [44].

Intraoperative Komplikationen

Die vollständige Skelettierung des Fundus milznah impliziert potenzielle Blutungskomplikationen aus Milz und Vasa brevia, die jedoch meist ohne Konversion beherrscht werden können.

Sondenkomplikationen sind gefürchtet und resultieren aus einer unzureichenden Kommunikation zwischen Chirurgen und Anästhesisten. Wird während der Resektion die Sonde nicht festgehalten und gleitet zurück, so kann sie bei erneutem Vorschieben in den zu resezierenden Magenanteil gelangen und damit durch eine Klammernaht gefasst werden.

Das Risiko einer Durchtrennung oder extremen Einengung des Magenschlauchs besteht nur dann, wenn die Kalibrationssonde nicht sachgerecht eingesetzt wurde.

Postoperative Komplikationen

Die **Leckage** ist die gefürchtetste Komplikation des Verfahrens und betrifft zu 90 % den His-Winkel und nur zu 10 % das Antrum. Die Häufigkeit variiert in großen Statstiken zwischen 2 und 4 %.

Fisteln und Abszesse sind Spätfolgen der Leckagen. Sie sind hartnäckig und betreffen Verbindungen zwischen Magen und Pleura, Perikard, Lunge, Kolon und die kutane Fistel. Eine dauerfafte Ausheilung ist nur dann möglich, wenn das Hochdrucksystem beseitigt wird.

Stenosen sind operationstechnisch bedingt und betreffen meist den Angulusbereich. Im Gegensatz zu Anastomosenstenosen sind diese nicht erfolgreich endoskopisch dilatierbar. Die Seromyotomie weist Risiken auf, sodass wie auch bei der Fistel die Umwandlung in einen RNYGB das Verfahren der Wahl darstellt. Diese Umwandlung kann mit oder ohne Transsektion des Magenschlauches durchgeführt werden.

Effektivität der Gewichtsreduktion

Der EWL ist mit 70 % in der BMI-Klasse von 40 etwas geringer als beim RNYGB. Allerdings bietet das Verfahren die verschiedensten Folgeoperationen, wie Hinzufügung von Malabsorption (DS, Omega-Loop-Magenbypass) oder Verstärkung der Restriktion an. Eine fehlende Pylorusverschlussfunktion kann jedoch dazu führen, dass sich die Restriktion nicht voll ausbildet, das Duodenum zum neunen Reservoir verkommt und die Gewichtsreduktion unzureichend bleibt (➤ Abb. 9.9)

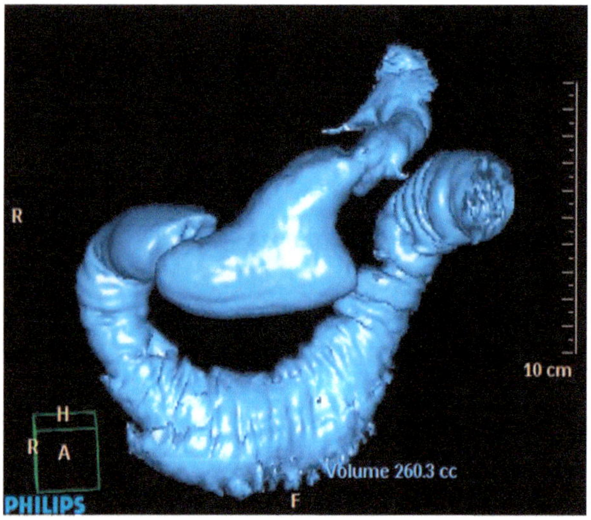

Abb. 9.9 Dilatation des Duodenums nach Schlauchmagenbildung. [T736]

9.11.4 Gastroplikation

Prinzip

Die longitudinale Einstülpung des Magens zur Verminderung der Aufnahmekapazität soll die gleichen Effekte erzielen wie eine Schlauchmagenbildung. Dazu wird der Magen unter Zuhilfenahme einer Kalibrationssonde oder eines Gastroskops zweireihig eingestülpt (➤ Abb. 9.10).

Technik

Grundsätzlich lassen sich zwei Grundarten unterscheiden, ein Verfahren mit und eines ohne Skelettierung der großen Kurvatur. Die alleinige ventrale Plikation ohne Skelettierung ist weitgehend verlasssen worden, weil die Restriktion zu gering ist.

Bei der gegenwärtig international verbreiteten Technik wird die Skelettierung auf der gesamten Wegstrecke wie beim Schlauchmagen durchgeführt. Allerdings besteht ein gravierender Unterschied darin, dass die Vasa epiploica am Magen verbleiben, um die Blutversorgung zu sichern. Sie dienen auch als Leitschiene der Plikation, indem die Gefäßstraße entlang der großen Kurvatur eingestülpt wird (nichtresorbierbares monofiles Nahtmaterial). Danach folgt die zweite Reihe, die dann für die erforderliche Restriktion sorgt.

Eine Drainage ist nicht notwendig, wenngleich auch schon spätere Perforationen durch Ausreißen der Nähte beobachtet wurden.

Letalität und Morbidität

Der Mangel an großen Untersuchungsserien lässt keine endgültigen Angaben zur Letalität und Morbidität zu. Die postoperativen Komplikationen und Syndrome sind vielfältig, sodass die Gastroplikation keineswegs eine gefahrenarme Operation darstellt.

Intraoperative Komplikationen

Einblutungen der Magenwand mit Herausbildung großer intramuraler Hämatome zählen zu den häufigsten Komplikationen; sie werden durch die Verletzung von Magenwandgefäßen hervorgerufen.

Postoperative Komplikationen

Die intermittierende Okklusion oder Herniation des implikierten Magens in die Speiseröhre stellt ein bislang ungeklärtes Phänomen dar, welches die Lebensqualität der Patienten sehr beeinträchtigen kann.

Starke Übelkeit und Erbrechen sind häufiger zu beobachten als nach allen anderen operativen Verfahren in der Adipositaschirurgie.

Effektivität der Gewichtsreduktion

Die Gewichtsreduktion liegt näher dem AGB (40–60 %) als der Schlauchmagenbildung (70 %). Langzeitergebnisse liegen nur von einem Chirurgen aus dem Iran vor [36], weshalb das Verfahren nur in Studien angewendet werden sollte (EG B [13]). Eine multizentrische Studie wurde von der Arbeitsgemeinschaft Adipositastherapie und metabolische Chirurgie (CAADIP) auch in Deutschland aufgelegt.

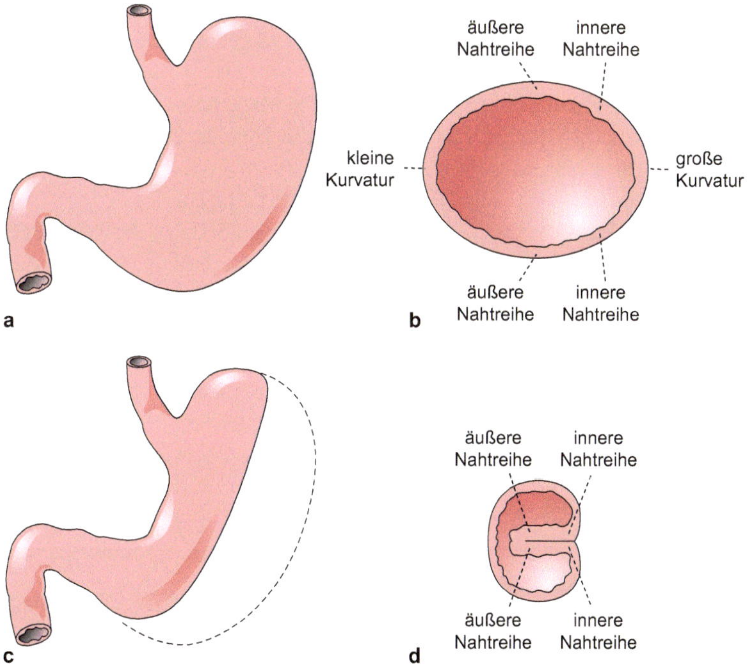

Abb. 9.10 Schema zur Gastroplikation.
a) Normaler Magen,
b) Nahtreihen im Querschnitt vor Naht.
c) Gastroplikation (Reduktion Magenvolumen)
d) Gastroplikatur im Querschnitt [L106]

9.11.5 Gastroplastik nach Mason und MacLean

Prinzip

Die vertikale Gastroplastik (VBG) wurde 1967 von Mason entwickelt [22]. Sie ist ein restriktives Verfahren, das aus einem longitudinalen (vertikalen) Pouch und einer Band- oder Ringverstärkung besteht. In der Modifikation nach MacLean [21] wird die Separation des Magens vorgenommen. Eine Bougie kalibriert die Pouch-Größe.

Technik

Die Dissektion für die spätere Einlage eines Netzes (Mesh) oder Bandes wird im Bereich der kleinen Kurvatur oberhalb des Krähenfußes begonnen. Für die Herstellung eines transgastrischen Fensters wird allgemein ein Zirkulärstapler (am häufigsten 21 mm Durchmesser) verwendet. Dazu wird zur besseren Handhabung eine Skelettierung auch im Bereich der großen Kurvatur vorgenommen, um die Hinterwand des Magens einsehen zu können. Nach Platzierung einer Kalibrationssonde von 34 French wird mit dem Zirkulärstapler lateral der Kalibrationssonde ein Fenster geschaffen. Diese Maßnahme kann durch eine spezielle Fasszange zur Fixation des Dorns erleichtert werden. Nachdem der Dorn des Zirkulärstaplers die Vorder- und Hinterwand des Magens durchdrungen hat, erfolgt das Anschließen der Andruckplatte. Nach Bildung des Magenfensters wird dann mithilfe von linearen Klammernahtgeräten entlang der Kalibrationssonde die Durchtrennung oder Separation des Magens vorgenommen. In der Technik nach Mason (➤ Abb. 9.11) wird lediglich die Abklammerung ohne Durchtrennung des Magens, in der Technik nach MacLean (➤ Abb. 9.12) die komplette Separierung des Magens vorgenommen. Das Pouch-Volumen im Magenschlauch sollte weniger als 30 ml betragen. Dies wird durch die Verwendung einer schmaleren Kalibrationstube von 34 French Außendurchmesser erreicht. Der Ausgang des Magen-Pouchs wird mit einem Polypropylen- oder Polytetrafluoroäthylennetz zirkulär stabilisiert. Dieses Band hat eine Länge von mindestens 5 cm und erzeugt einen inneren Durchmesser von 1 cm. Bei einer Durchtrennung in der Technik nach MacLean sollten die Klammernahtreihen durch fortlaufende Nähte gegen spätere Rupturen gesichert werden.

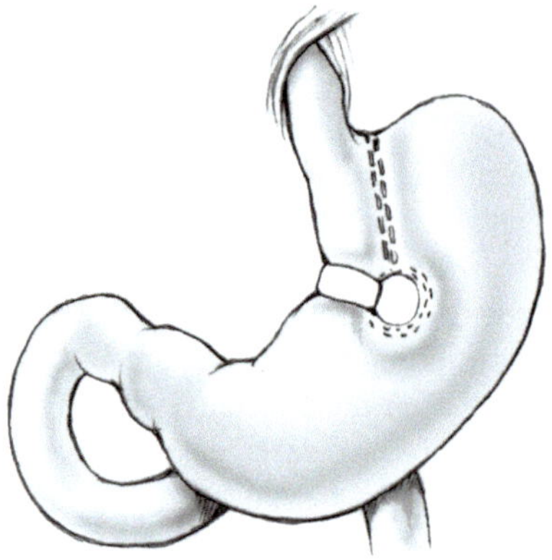

Abb. 9.11 Vertikale Gastroplastik nach Mason. [L108]

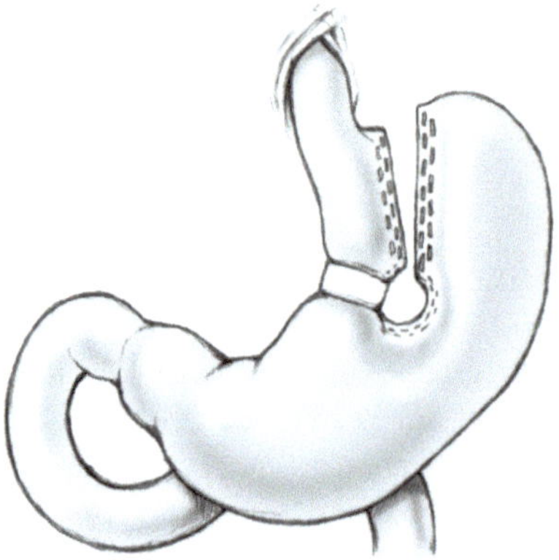

Abb. 9.12 Vertikale Gastroplastik nach MacLean. [L108]

Letalität und Morbidität

Es gibt nur wenige Berichte über letale Verläufe. Es handelt sich in allen Fällen um fulminante Lungenembolien. Die operationstechnischen Folgen zwischen konventioneller und laparoskopischer vertikaler Gastroplastik sind grundsätzlich nicht unterschiedlich. Schnellere Mobilisation, geringere Schmerzen und das Ausbleiben von Wundheilungsstörungen sind entscheidende Vorteile der laparoskopischen Technik.

Intraoperative Komplikationen

Blutungen mit der Notwendigkeit zur Konversion oder Reoperation werden mit einer Häufigkeit von 2 % angegeben. Ursachen sind Blutungen aus dem Lig. gastrocolicum und den Vasa gastroepiploica, die transgastrische Stapler-Applikation inkl. Blutungen aus der Nahtreihe.

Magenperforationen in einer Häufigkeit bis zu 2,6 % nach laparoskopischen VBG wurden beschrieben. Alle Verletzungen sollten intraoperativ entdeckt und durch Naht sicher verschlossen werden.

Postoperative Komplikationen

Klammernahtrupturen sind die häufigsten Ursachen für ein Therapieversagen. Aufgrund der vielfach vorhandenen Essverhaltensstörung können erhebliche Drücke im Pouch entstehen, wenn die Patienten trotz oder auch ohne Sättigungsgefühl große Mengen weiteressen.

Es wird über 1,5–48 % Klammernahtrupturen berichtet, sie sind mit einem Therapieversagen gleichzusetzen. Auch in der MacLean-Technik ist die Klammernahtruptur möglich. Hier wird die Klammernahtreihe oftmals primär übernäht. Bei einer Ruptur kommt es zur lokalen Peritonitis mit allen möglichen Früh- und Spätkomplikationen (Abszess, Fistel).

Pouch-Divertikel und -Dilatationen können auftreten, wenn es zu asymmetrischen Pouch-Bildungen gekommen ist. Es können die gleichen zusätzlichen Faktoren wie bei der Pouch-Dilatation verstärkend einwirken (fehlende Compliance des Patienten, Anastomosenstenose). Die nichtlineare Stapler-Resektion entlang dem Kalibrationstubus führt zu Kaskadenbildungen, die sich unter der Nahrungszufuhr weiter ausbilden. Die streng lineare Resektion oder Klammerung des Magens entlang der Kalibrationssonde ist der entscheidende Punkt, um die Entwicklung eines Kaskaden-Pouchs zu verhindern. Asymptomatische (d. h. nur radiologisch sichtbare) Divertikel bedürfen keiner Therapie. Extreme Ausstülpungen müssen jedoch „nachreseziert" werden, da sie sich entzünden oder perforieren können.

Outlet-Stenosen sind meist Langzeitkomplikationen. Die Materialien, die im Rahmen der Implantation nichtsteuerbarer Magenbänder eingesetzt werden, ziehen unterschiedliche Reaktionen der Magenwand nach sich und können zu Stomastenosen führen. Eine primär zu enge Anlage des Stomas, Ischämien und Infekte im Bereich der Stapler-Anastomose sind weitere Ursachen. 1–20 % Outlet-Stenosen nach laparoskopischen VBG werden registriert, wenn Netze zur Stomasicherung eingesetzt werden. Die konsequente Kalibration des Stomas ist eine wichtige Maßnahme, um nicht bereits intraoperativ Stenosen zu erzeugen. Stenosen können nur gelegentlich endoskopisch dilatiert werden und erfordern meist eine Reoperation.

Bezoare treten faktisch nur im Zusammenhang mit Outlet-Stenosen auf und können gastroskopisch entfernt werden. Die Stenosen erfordern eine operative Intervention (z. B. Umwandlung in einen Magenbypass).

Bandarrosionen des Magens können erst Monate oder Jahre nach der Implantation in bis zu 1,5 % auftreten. Ein Therapieversagen ist die Folge. Die Sicherung der Diagnose erfolgt durch Gastroskopie.

Magenfisteln sind Folgen von Insuffizienzen im Klammernahtbereich. Die Häufigkeit liegt bei bis zu 3 %. Die Fisteln sind oftmals nur endoskopisch nachweisbar.

Abszesse im linken Subphrenium sind meist Ausdruck einer Insuffizienz im Nahtbereich. Bei einer Abszessdrainage muss gesichert werden, dass keine Verbindung zum Magenlumen besteht. Zwischen 1 und 25 % postoperative Abszesse wurden beschrieben. Eine perkutane Abszessdrainage ist unter sonografischer Kontrolle, je nach Abszesslokalisation und -größe, eine Option. Nur wenn diese Option nicht greift, ist an eine operative Revision zu denken.

Effektivität der Gewichtsreduktion

Der EWL beträgt 50 %. Ein erneuter Gewichtsanstieg ist nach Klammernahtrupturen zu beobachten.

9.12 Malabsorptive Verfahren

9.12.1 Biliopankreatische Diversion nach Scopinaro

Prinzip

Die biliopankreatische Diversion (BPD) mit Ausschaltung des Dünndarms von einer gemeinsamen Passage von Nahrung und Verdauungssäften mit einer gleichzeitigen Magenverkleinerung wurde von Scopinaro entwickelt (En 4 [33]). Ein verbleibender gemeinsamer Verdauungskanal, in dem sich Verdauungssäfte (Gallen- und Pankreassaft) mit der Nahrung mischen, auch als Common Channel (CC) bezeichnet, von nur 50 cm (bis maximal 100 cm in Variationen) führt zu einer Malassimilation von Fett. In der Originaltechnik wird der Restmagen entfernt. In der Ära der MIC wird in einigen Zentren auf die Restgastrektomie verzichtet. In diesen Fällen sollte eine medikamentöse Magensäurehemmung durchgeführt werden, um die Bildung von Ulzera im Restmagen und im Duodenum zu verhindern.

Technik

Die offene Operation erfolgt über einen Medianschnitt und der laparoskopische Eingriff über 5–6 Trokare, die allesamt im Ober- und Mittelbauch platziert werden. Die Trokarpositionen unterschieden sich prinzipiell nicht von denen bei RNYGB und laparoskopischer AGB. Sie werden jedoch etwas weiter kaudal platziert, um die weiter distal liegende Gastroileostomie und das terminale Ileum zu erreichen. Bei der BPD wird das Fassungsvermögen des Magens ebenfalls mithilfe einer Klammernaht reduziert. Nach Skelettieren der großen Kurvatur wird ein Fenster im Bereich des Omentum majus geschaffen, das eine treppenförmige Resektion des Magens erlaubt. Das Fassungsvermögen des Magens für die Nahrung beträgt dann maximal 200–300 ml. Bei dieser Operation wird eine funktionelle Verkürzung des Dünndarms vorgenommen. Das Jejunum wird etwa 250 cm von seiner Einmündung in den Dickdarm abgetrennt und mit dem Magen-Pouch anastomosiert. Die Anastomose wird am besten mit fortlaufender Handnaht ausgeführt. Die Verwendung von linearen Klammernahtgeräten ist ebenfalls möglich. Von der Verwendung von Zirkulär-Staplern ist abzuraten, da das Ileum nur sehr schwer oder gar nicht für das Instrument aufdehnbar ist. Eine Magensonde wird über die Neuverbindung von Magen und Darm gelegt.

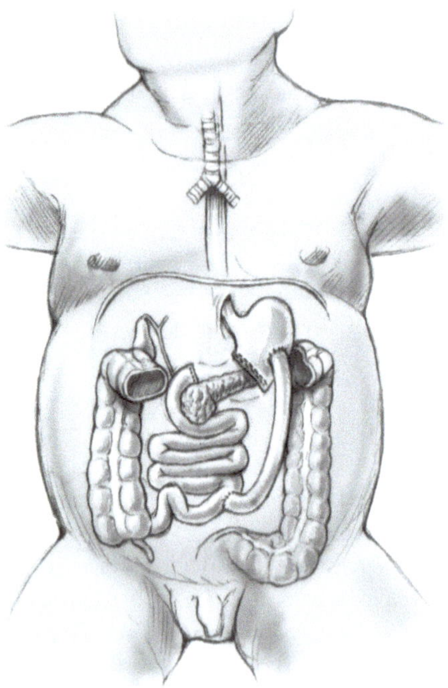

Abb. 9.13 Biliopankreatische Diversion (BPD) nach Scopinaro. [L108]

Eine „Blauprüfung“ zeigt die Dichtigkeit aller vorgenommenen Veränderungen. Die Entero-Entero-Anastomose erfolgt 50–75 cm von der Bauhin-Klappe entfernt als funktionelle Seit-zu-Seit-Anastomose mithilfe eines linearen Klammernahtgeräts oder als komplette Handnahtanastomose (➤ Abb. 9.13). Die Verwendung von Zirkulär-Staplern ist problematisch, da das Ileum einen sehr dünnen Durchmesser aufweist und damit ein Einführen des Instruments erschwert.

Letalität und Morbidität

Sie sind vom Magenbypass prinzipiell nicht verschieden.

Intraoperative Komplikationen

Die Letalität für die offene BPD betrug weniger als 0,5 %. Die Metaanalyse von Buchwald und Kollegen [2] gibt eine Letalität von 1,1 % an, wobei hier laparoskopische und offene Operationen berücksichtigt wurden.

Postoperative Komplikationen

Operationstechnische Komplikationen werden zumeist durch Klammernahtblutungen und -insuffizienzen hervorgerufen. Die Häufigkeit septischer Komplikationen (Abszesse) ist vergleichbar mit der beim RNYGB.

Späte Komplikationen sind meist Mangelzustände. Am häufigsten sind Eisenmangelanämien, die besonders bei menstruierenden Frauen auftreten. Anastomosenulzera treten häufiger bei Männern auf und werden durch Alkohol- und Zigarettenkonsum begünstigt. Mehr als zwei Drittel entstehen im ersten Jahr nach der Operation. Sie sind durch Medikamente in 94 % zum Abheilen zu bringen, wenn das Rauchen aufgegeben wird. Entstehen Stenosen, so sind Dehnungen notwendig. In seltenen Fällen muss eine operative Revision erfolgen. Eine medikamentöse Prophylaxe kann die Häufigkeit auf 3,2 % senken. Die Osteoporose ist oftmals Folge eines sekundären Hyperparathyreoidismus. Langfristig kann ein Kalziummangel entstehen.

Anämien sind mit einer Häufigkeit von bis zu 40 % in erster Linie auf einen Eisenmangel durch eingeschränkte Resorption und einen Vitamin-B_{12}-Mangel zurückzuführen.

Anastomosenulzera nach der BPD kommen bei Männern häufiger vor und stehen im Zusammenhang mit dem Alkohol- und Nikotinkonsum. Die meisten Ulzera treten im ersten Jahr nach der Operation auf, weshalb Protonenpumpeninhibitoren für mindestens 18 Monate verabreicht werden sollten.

Neurologische Komplikationen wie die periphere Neuropathie und die Wernicke-Enzephalopathie treten auf, wenn eine länger andauernde erhebliche Nahrungseinschränkung zu beobachten war. Patienten, die ausreichend essen und B-Vitamine erhalten, weisen diese Auswirkungen nicht auf. Nachuntersuchungen von Scopinaro an 1.450 Patienten zeigten keinerlei neurologische Komplikationen. Risikopatienten können mit Thiamin behandelt werden.

Eiweißmangel macht sich durch Anämie, Kachexie, Ödeme und Haarverlust bemerkbar. Die Restmagengröße hat dabei einen entscheidenden Einfluss auf die Entwicklung eines Eiweißmangels. Der „Schlauchmagen“ (größeres Restvolumen) zeigt weitaus seltener einen Eiweißmangel als die quere subtotale Magenentfernung. Eine Eiweißsubstitution sollte prophylaktisch erfolgen. Es kann eine kurzzeitige parenterale Substitution notwendig werden.

Nierensteine können durch eine verstärkte Oxalatresorption entstehen.

Analerkrankungen werden durch vermehrt breiige Fettstühle hervorgerufen [33a], [33b], dazu zählen:

- Hämorrhoiden (4,3 %),
- Analrhagaden (1,9 %),
- Perianalabszesse (0,4 %),
- Akne (3,5 %),
- Furunkel (0,5 %).

Nachtblindheit kann sich in 3 % durch eine mangelhafte Vitamin-A-Resorption entwickeln.

Dumping nach Konsum von Süßigkeiten ist möglich. Die typischen vasomotorischen Phänomene fehlen, was auf das Fehlen spezifischer Rezeptoren im Ileum zurückzuführen ist.

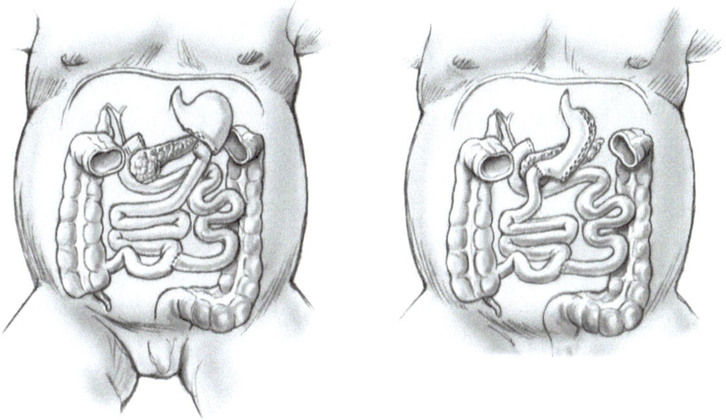

Abb. 9.14 Biliopankreatische Diversion mit Duodenalswitch (BPD-DS). [L108]

Effektivität der Gewichtsreduktion

Sie beträgt zwischen 65 und 75 % (EN 4 [31]) und ist gegenüber restriktiven Verfahren langzeitstabil (Langzeituntersuchungen über 14 Jahre).

9.12.2 Biliopankreatische Diversion mit Duodenalswitch (BPD-DS)

Prinzip

Diese Technik ist in ihrer Gewichtsreduktion der BPD gleichwertig, allerdings mit dem Vorteil des Erhalts des Pylorus. Sie wurde von DeMeester zur Behandlung des Gallerefluxes entwickelt. In Jahre 1988 hat Hess erstmals die Kombination mit dem BPD zur Gewichtsreduktion in „offener Technik" vorgenommen. Die Ergebnisse im Gewichtsverlust und in der Lebensqualität (Essverhalten) waren überzeugend. Gagner hat diese Technik 1999 zum ersten Mal laparoskopisch ausgeführt. Das Verfahren erfreut sich zunehmender Beliebtheit, da es eine exzellente Gewichtsreduktion, verbunden mit einer sehr guten Lebensqualität, nach einem Jahr bietet. Ein Dumpingsyndrom tritt durch Erhalt des Pylorus nicht auf.

Technik

Die BPD-DS mit Schlauchmagenbildung (Sleeve-Gastrektomie) ist ein sehr komplexer Eingriff (➤ Abb. 9.14). Die Schlauchmagenbildung wird in ➤ Kap. 9.11.3 beschrieben. Bei der primären BPD-DS sollte sie jedoch entlang einer 44- bis 54-French-Bougie erfolgen. Nach Dissektion des distalen Magens und Präparation im Bereich der großen Kurvatur muss entschieden werden, ob die Operation in einem Schritt oder in zwei Etappen erfolgen soll. Zur Komplettierung der Operation ist dann die Darstellung des Duodenums notwendig, das auf einer Länge von mindestens 1,5 cm vollständig isoliert wird. Die Strukturen im Bereich des Lig. hepatoduodenale sind eindeutig zu identifizieren, bevor mit einem linearen Klammernahtgerät (blaues Magazin, 60 mm) der Duodenalstumpf horizontal verschlossen wird. Die A. gastroduodenalis wird erhalten. Die Präparation im Bereich des Duodenalstumpfes wird zur Vermeidung von Pankreasverletzungen und Gefäßblutungen sehr subtil mit dem Ultraschalldissektor durchgeführt. Nach Durchtrennung des Duodenums erfolgt die Umlagerung des Patienten von einer Anti-Trendelenburg-Position in eine Trendelenburg-Position.

Das Operationsteam wechselt nunmehr auf die linke Seite des Patienten. Zunächst wird das Zökum aufgesucht. Vielfach wird die zusätzliche Appendektomie durchgeführt, da spätere Schmerzsymptome im rechten Unterbauch im Bereich der Anastomose fehlgedeutet werden können. Von der Bauhin-Klappe wird dann die Länge des Darms für den gemeinsamen Transport von Nahrung und Verdauungssäften (Common Channel = CC) gemessen, die zwischen 75 und 100 cm betragen sollte. Es erfolgt an dieser Stelle der späteren Entero-Anastomose entweder eine Clip- oder Fadenmarkierung (Naht). Anschließend wird die gesamte Darmlänge weiter ausgemessen, um einen alimentären Kanal von 200 bis 300 cm Länge zu erreichen. Dementsprechend wird nach Ausbildung eines Mesenteriumfensters die Darmkontinuität mit einem Klammernahtgerät durchtrennt, der biliodigestive Schenkel wird mit der Markierung im Bereich des Ileums fixiert und dort eine Entero-Entero-Anastomose ausgeführt (analog zum Magenbypass). Die Ausführung der Duodenoileostomie erfolgt am sichersten in der End-zu-Seit-Anastomose durch Handnaht. Dazu wird nach Legen von Ecknähten zunächst nach Eröffnung des Duodenums und des Ileums die Hinterwandanastomose durch eine fortlaufende Naht hergestellt. Nach Platzierung einer Kalibrationssonde von mindestens 8 mm Außendurchmesser über der Anastomose wird dann die Vorderwand ebenfalls mit fortlaufender Nahttechnik verschlossen. Diese Anastomose kann durch Methylenblau auf ihre Dichtigkeit hin überprüft werden. Alle

Mesenterialdefekte werden durch nichtresorbierbare Naht verschlossen. Beide Anastomosen werden durch weiche Drainagen gesichert. Die zusätzliche Cholezystektomie erfolgt im Rahmen der biliopankreatischen Diversion möglichst in allen Fällen, da eine spätere endoskopische retrograde Cholangiopankreatikografie (ERCP) nicht mehr möglich und die Häufigkeit von Gallensteinbildungen sehr hoch ist. Am Ende der Operation werden die Resektate in einem Beutelsystem über eine Miniinzision entfernt. Bei massiven Bauchdecken hat die Entfernung über einen suprasymphysären Zugang Vorteile.

Letalität und Morbidität

Die Letalität und Morbidität sind höher als bei allen anderen Verfahren. Die Letalität beträgt in der Metaanalyse von Buchwald und Kollegen [2] 1,1 %. Bei einem BMI von über 60 kg/m² steigt sie auf 6 % an [14]. Mit dem Erhalt des Pylorus werden die Gefahren eines späteren Dumpingsyndroms umgangen. Allerdings beinhaltet die Durchtrennung des Zwölffingerdarmes die gefürchtete Komplikation der Duodenalstumpfinsuffizienz. Die Letalität infolge dieser Komplikation ist bei extrem Adipösen sehr hoch. Die Langzeitwirkungen sind mit der BPD identisch.

Intraoperative Komplikationen

Das Komplikationspotenzial ist eindeutig größer als bei der BPD und RNYGB. Allein die verlängerte Operationszeit gegenüber den anderen Verfahren erhöht das allgemeine Risikopotenzial. Verletzungen im Bereich des Duodenums einschließlich des Lig. hepatoduodenale sind berichtet worden. Ein fettreiches Mesenterium kann eine spannungsfreie Anastomose zum Schlauchmagen verhindern und einen retrokolischen Zugang notwendig machen. Blutungen aus den Klammernahtreihen sind häufiger, da der gesamte Magen in Längsrichtung schlauchförmig reseziert wird. Die Verwendung von Klammernahtverstärkungen kann die Häufigkeit dieser Komplikation minimieren.

Postoperative Komplikationen

Das Spektrum der Komplikationen ist vergleichbar mit dem des RNYGB. Die schwere Hypalbuminämie und Mangelernährung können eine Verlängerung des CC notwendig machen. Die schwerste Komplikation ist die Duodenalstumpfinsuffizienz, die eine hohe Letalität besitzt. Septische Spätkomplikationen in Form von Abszessen sind signifikant häufiger als nach RNYGB. Die Stase des Magenschlauchs kann vorübergehend zu einer Staseösophagitis führen.

Die Mangelerscheinungen sind prinzipiell von der BPD nicht verschieden, allerdings sind sie bei einem CC von 100 cm graduell geringer als bei einem CC von 50 cm bei der BPD. Das trifft insbesondere auf den sekundären Hyperparathyreoidismus zu.

Effektivität der Gewichtsreduktion

Mit einem EWL bis zu 85 % ist die BPD-DS wegen der stärkeren restriktiven Komponente der BPD ohne Duodenalswitch überlegen. Inwieweit in Langzeitbeobachtungen diese stärkere Gewichtsreduktion fortbesteht, bleibt nach potenzieller langsamer Ausdehnung des Restmagens offen. Die restriktive Komponente ist im ersten Jahr nach der Operation besonders ausgeprägt.

9.12.3 Distaler Magenbypass

Prinzip

Die Kombination von kleinem Magen-Pouch und einem kurzen Darmschenkel für die Verdauung (CC) initiiert eine überwiegend malabsorptive Komponente. Die verbleibende Darmlänge wird von der Bauhin-Klappe auf 100–150 cm gemessen. Langfristig können sich neben den bekannten Mangelerscheinungen des proximalen Magenbypasses v. a. Proteinmangelzustände entwickeln, da aufgrund der unzureichenden Verdauung von Proteinfasern die Absorption von Eiweißbausteinen im kurzen Restdarm eingeschränkt wird. Dieses Verfahren zählt in Europa nicht zu den Standardverfahren, die allgemein empfohlen und eingesetzt werden.

Technik

Der distale Magenbypass ist ein malabsorptives Verfahren, weshalb die Pouch-Größe nicht drastisch auf eine Größe von 15–20 ml reduziert werden kann, da sich sonst ein Eiweißmangelsyndrom und weitere schwere Mangelzustände entwickeln. Die Durchtrennung des Magens und die Pouch-Bildung werden analog zum proximalen Bypass durch eine Dissektion entlang der kleinen Kurvatur begonnen (➤ Abb. 9.15). Die Bursa omentalis wird 2 cm unterhalb des ösophagokardialen Übergangs eröffnet und der Magen wird mit einem Klammernahtgerät zunächst quer durchtrennt. Entlang eines Kalibrationsschlauchs erfolgt dann die Resektion in Richtung auf den linken Zwerchfellschenkel. Die Pouch-Größe kann hier 20–30 ml erreichen. Nach Überprüfung der Klammernahtreihen auf bestehende Blutungen und Leckagen werden anschließend das Zökum und die Bauhin-Klappe aufgesucht. Im Gegensatz zum proximalen Bypass beginnt das Abmessen des Dünndarms von distal. Mithilfe von zwei atraumatischen Fasszangen mit Längenmarkierung wird ein Darmabschnitt von 150 cm von der Bauhin-Klappe gemessen. Dieser Darmabschnitt wird mit einem Haltefaden markiert und durch Ultraschalldissektion wird ein Mesenterialfenster eröffnet. Nach Durchtrennung der Darmkontinuität mit einem Klammernahtgerät (weißes Magazin) und Fixation der distalen Schlinge an den Magen-Pouch folgt die Ausführung der Gastrojejunostomie in der in ➤ Kap. 9.13 beschriebenen Anastomosentechnik. Anschließend wird die Entero-Entero-Anastomose mit einer langen biliodigestiven Schlinge und einer 150 cm langen alimentären Schlinge mithilfe eines Klammernahtgeräts ausgeführt. Dazu werden die beiden Darmschlingen parallel aneinandergelegt und antimesenterial eröffnet. Nach Auslösen der Klammernahtanastomose werden die Öffnungen mit einer fortlaufenden Naht mit resorbierbarem Nahtmaterial verschlossen. Die Gastrojejunostomie und die Jejunojejunostomie werden separat drainiert.

Letalität und Morbidität

Die Operationsletalität ist vom proximalen Magenbypass nicht verschieden. Die Langzeitmorbidität ist allerdings durch metabolische Folgen, v. a. Eiweißmangel, höher. Der sekundäre Hyperparathyreoidismus ist häufig. Die Gewichtsabnahme ist ausgeprägter als beim proximalen Magenbypass, weshalb das Verfahren bei extremen Formen des Adipositas (BMI > 60) gelegentlich eingesetzt wird.

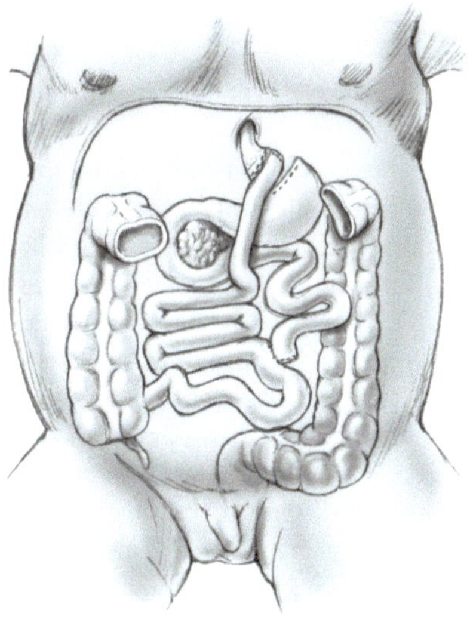

Abb. 9.15 Distaler Magenbypass mit einem Common Channel von 150 cm. [L108]

9.13 Restriktiv-malabsorptiv gemischtes Verfahren: Proximaler Magenbypass

Prinzip

Der Roux-en-Y-Magenbypass (RNYGB) wurde erstmals von Mason und Ito angewandt. Es existieren zahlreiche Modifikationen hinsichtlich der Magen-Pouch-Konstruktion, der gastrojejunalen Anastomose und der Länge der alimentären und biliodigestiven Schlingen. Der Einanastomosen-Magenbypass stellt eine Form des proximalen Magenbypasses dar, die in einigen Zentren seit dem Jahr 2000 eingesetzt wird. Dementsprechend fehlen Langzeitergebnisse. Eine prospektiv-randomisierte Studie von Lee et al. hat jedoch die gleiche Effizienz in der Gewichtsreduktion wie beim RNYGB bei geringerer Morbidität nachweisen können (EN 1b [20]). Der Magenbypass erzeugt im BMI-Bereich um 40 kg/m^2 einen Gewichtsverlust von 60–70 % des Übergewichts. Hauptmechanismus für den Gewichtsverlust ist Nahrungsrestriktion. Hormonale Veränderungen in der Regulation (GLP-1-Hormon, Ghrelin) durch Ausschaltung duodenaler Rezeptoren, des Fundus (Ghrelin) und weitere Prozesse unterstützen nicht nur die Gewichtsreduktion, sondern beeinflussen auch die Insulinregulation. Damit wird der Diabetes mellitus Typ 2 therapeutisch beeinflusst und innerhalb von 3 Monaten können 82 % der Patienten ihre Medikation (Insulin u. a.) einstellen [2]. Die Effekte sind in niedrigeren BMI-Klassen noch deutlicher als bei morbid Adipösen [32]. Der proximale Magenbypass ist daher das Verfahren der Wahl in der metabolischen Chirurgie. Die malabsorptive Komponente ist für die Entwicklung von Mangelzuständen verantwortlich. Für die Energieaufnahme aus der Nahrung spielt sie eine untergeordnete Rolle. Im Folgenden wird ausschließlich die Standardform des RNYGB dargestellt.

Technik

Magen-Pouch-Bildung Die Dissektion beginnt im Bereich der kleinen Kurvatur oberhalb des Krähenfußes mit Eröffnung des vorderen Blattes des Omentum minor (Ultraschalldissektion) und Eindringen in die Bursa omentalis. Die A. gastrica sinistra versorgt den Magen-Pouch und wird beachtet, um Blutungskomplikationen zu vermeiden. Der schlauchförmige Magenpouch erzielt eine länger andauernde Restriktion als der „Mikropouch" und mindert die Spannung auf die Gastroenetrostomie (➤ Abb. 9.16).

Magendurchtrennung Die Durchtrennung des Magens erfolgt in horizontaler Richtung mit einem maximal 45 mm langen geraden Klammernahtinstrument. In dieser Region sind kleine Klammergrößen (3,5 mm) zu verwenden, um

9

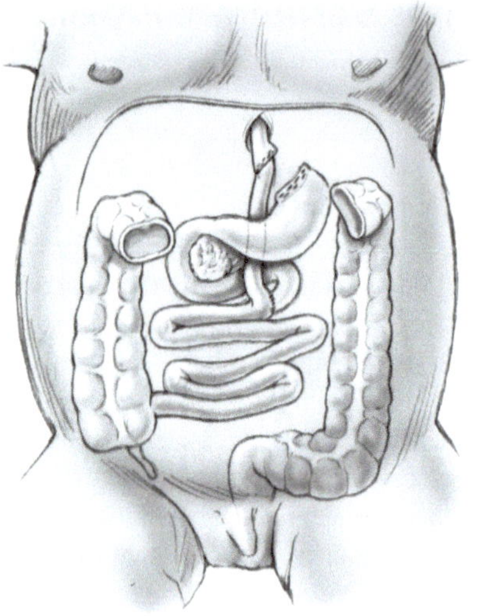

Abb. 9.16 Proximaler Magenbypass. [L108]

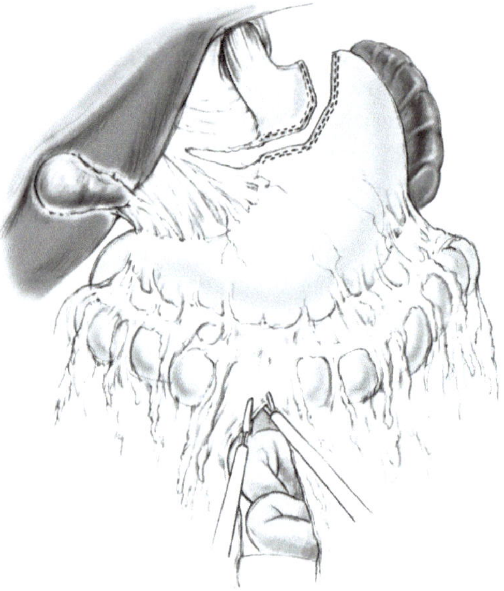

Abb. 9.17 Durchtrennung des Omentum majus mit der Ultraschallschere. [L108]

Blutungen zu vermeiden. Nach Inzision des His-Winkels, Darstellung des linken Zwerchfellschenkels und möglicherweise einer Reposition einer bestehenden Zwerchfellherniation ist die Dissektion dann in Richtung auf den linken Zwerchfellschenkel vorzunehmen. Auf die vollständige Durchtrennung des Magens ist streng zu achten, um sog. spätere gastrische Fisteln zu vermeiden. Bei fehlender Übersichtlichkeit kann mithilfe eines biegbaren Instruments die Magenverbindung vom linken Crus abgehoben und mit einem Klammernahtgerät durchtrennt werden. Die Verwendung von Klammernahtverstärkungen (nichtresorbierbares Material) oder eine Übernähung der Klammernahtreihen senkt das Blutungsrisiko.

Trennung von alimentärer und biliodigestiver Schlinge Nach vollständiger Durchtrennung des Magens wird das Treitz-Band aufgesucht. Nach Abmessen von 50 cm vom Treitz-Band wird die abführende Schlinge in den Oberbauch gebracht. Bereits zu diesem Zeitpunkt kann die Darmkontinuität nach Eröffnung eines Mesenteriumfensters mit dem Klammernahtgerät durchtrennt werden (weißes Magazin). Alternativ kann die Dünndarmschlinge auch am Pouch bereits befestigt und nach Ausbildung der Anastomose abschließend durchtrennt werden. Es ist unbedingt darauf zu achten, dass die Schlingen nicht verwechselt werden. Eine langstreckige Skelettierung des Mesenteriums ist nicht notwendig. Die Durchtrennung der Pars libera des Omentum majus empfiehlt sich bei der antekolischen Schlingenführung und bei einem sehr fettreichen Omentum, um die Spannung von der Anastomose zu nehmen (➤ Abb. 9.17).

Schlingenführung Grundsätzlich werden folgende Wege für die alimentäre Schlinge zum Magen-Pouch verwendet:

- antekolisch-antegastrisch,
- retrokolisch-retrogastrisch.

Gastrojejunostomie Die Anastomose sollte nicht im Bereich der kleinen Kurvatur („Magenstraße"), sondern lateral in Richtung der Milz lokalisiert sein, um ein späteres Dumpingsyndrom zu verhindern. Nach Fertigstellung der Anastomose wird durch Methylenblau oder durch Gasinsufflation ihre Dichtigkeit überprüft. Dazu wird die abführende Schlinge mit einem atraumatischen Instrument kurzzeitig abgeklemmt.

Die Gastrojejunostomie kann in drei verschiedenen Techniken hergestellt werden:

- **Zirkuläre Klammernahtanastomose:** Die Spitze der mit der Andruckplatte bestückten Magensonde wird transoral in die kleine proximale Magentasche vorgeschoben. Nach Setzen einer kleinen Inzision mittels Ultraschallschere an der kleinen Magentasche kann die Magensonde in die Abdominalhöhle gezogen werden. Anschließend wird die Sonde durch den Trokar nach außen befördert, bis die Spitze der Andruckplatte laparoskopisch sichtbar wird. Die Magensonde wird anschließend von der Andruckplatte befreit. Durch Wegschneiden der Klammernahtreihe mittels Ultraschallschere wird der distale Jejunumschenkel eröffnet. Das zirkuläre Klammernahtinstrument wird nach Dilatation der Trokarinsertionsstelle Nr. 5 (➤ Abb. 9.2) direkt durch die Bauchdecke ins Abdomen gebracht (➤ Abb. 9.18). Der Kopf des Staplers wird in den offenen distalen Jejunumschenkel eingeführt und mitsamt dem Darm in den Oberbauch verlagert. Dabei ist darauf zu achten, dass der abführende Jejunumschenkel

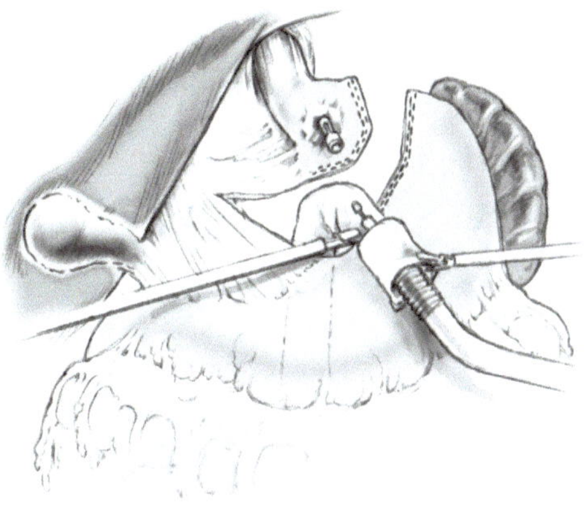

Abb. 9.18 Zirkuläre Klammernahtanastomose zwischen Magen-Pouch und alimentärer Jejunumschlinge. [L108]

und dessen Mesenterium in der Kerbe des vorher durchtrennten Omentum majus zu liegen kommt (➤ Abb. 9.17). Damit kann eine zu große Spannung in den meisten Fällen vermieden werden. Die Spitze des Klammernahtinstruments wird ausgefahren und der Dünndarm seitlich perforiert. Der Perforationsdorn wird am vorgängig montierten Faden durch einen der Trokare aus dem Abdomen entfernt, das Klammernahtinstrument mit der Andruckplatte vereinigt, die mit ihrer Spitze aus der proximalen Magentasche ragt. Der zirkuläre Stapler wird anschließend durch die dilatierte Trokarinsertionsstelle zurückgezogen. Dabei dient die durchsichtige Kamerahülle als Wundprotektion. Der ursprüngliche 12-mm-Trokar wird durch einen 20-mm-Trokar ersetzt, um einer unkontrollierten Gasentweichung vorzubeugen. Bei Bedarf kann noch eine Hautnaht zur besseren Abdichtung gesetzt werden.

- **Kombinierte Anastomose mit linearer Anastomose der Hinterwand und Nahtverschluss der Vorderwand:** Diese Technik ist einfach, schnell und sicher. Nach Nahtfixation der abführenden Dünndarmschlinge am kranialen Pol des Pouches wird diese mit der Ultraschallschere eröffnet und parallel verlaufend das Klammernahtinstrument (blaues Magazin) eingebracht. Nach Auslösen der Hinterwandnaht wird eine Kalibrationssonde (8 mm Durchmesser) über die Anastomose geschoben. Die Öffnung im Bereich der Vorderwand wird mit einer fortlaufenden Naht verschlossen. Nach Abklemmen der abführenden Schlinge wird eine Dichtigkeitsprüfung mit Methylenblau vorgenommen. Abschließend wird die mediale Seite der Anastomose mit einer Entlastungsnaht gesichert. Die Sonde wird unter Sicht vorsichtig entfernt.
- **Komplette Handnahtanastomose:** Die vollständige Handnaht der Anastomose kann durch fortlaufende Nahtreihen hergestellt werden. Der Dünndarm wird zunächst mit zwei Ecknähten am Magen-Pouch lateral befestigt. Auf einer Strecke von 1,5 cm werden Pouch und Dünndarm antimesenterial mit der Ultraschallschere eröffnet. Nach fortlaufender Naht der Hinterwand wird eine Kalibrationssonde von mindestens 8 mm Außendurchmesser über die Anastomose in den abführenden Darmschenkel geschoben, um eine zu enge Anastomose zu verhindern. Anschließend wird durch eine fortlaufende Naht die Vorderwand der Anastomose erstellt. Nach Abklemmen des Dünndarms unterhalb der Sonde wird Methylenblaulösung instilliert und die Anastomose auf Dichtigkeit geprüft. Die Ausführung einer zweiten Nahtreihe mithilfe von Einzelknopfnähten ist optional.

Abmessen der alimentären Schlinge Nach Beendigung der Anastomose wird die abführende Schlinge mithilfe von markierten Instrumenten oder Messhilfen (eingebrachte Bänder mit Abstandsmarkierung) ausgemessen. Die Abmessung von 150 cm erfolgt in ungestrecktem Zustand mesenterial.

Entero-Entero-Anastomose Die Entero-Entero-Anastomose wird in Form einer Seit-zu-Seit-Anastomose mithilfe von Linearklammernahtgeräten ausgeführt. Dazu werden die aneinander parallel verlaufenden Darmschlingen antimesenterial mit dem Ultraschalldissektor eröffnet und ein lineares Klammernahtgerät von mindestens 45 cm Länge eingeführt (➤ Abb. 9.19). Zur Vermeidung von Blutungen hat sich als nützlich erwiesen, dass kleine Klammernahtgrößen (weiße Magazine) verwendet werden. Die Öffnungen der Klammernaht werden durch fortlaufende Naht mit resorbierbarem Nahtmaterial verschlossen. Bei einem Verschluss der Öffnungen mit einem linearen Klammernahtgerät empfiehlt sich, vorher die Anastomose durch zwei Klammernahtgeräte in oraler und aboraler Richtung auszuführen, um Stenosen zu vermeiden.

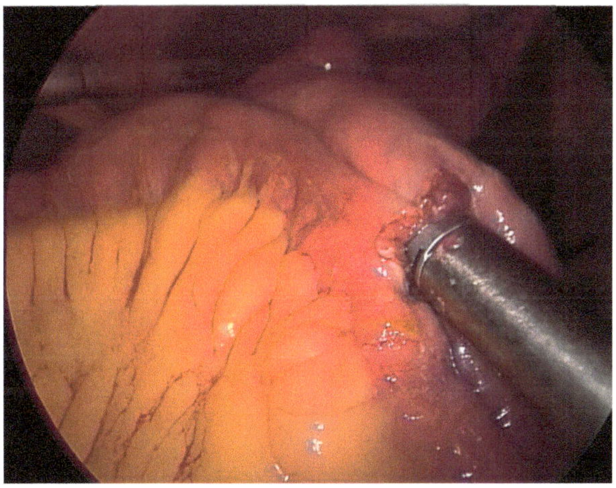

Abb. 9.19 Ausführung einer entero-enteralen Anastomose mithilfe eines linearen Klammernahtgeräts (eingeführt in die beiden parallel aneinandergelegten Dünndarmschlingen). [M894]

Mesenterialverschluss Zur Vermeidung von späteren inneren Herniationen nach Gewichtsreduktion ist es erforderlich, alle Mesenteriallücken inkl. des Peterson-Raums durch Einzelknopfnähte mit nicht resorbierbarem Nahtmaterial zu verschließen.

Drainagen Am Ende der Operation kann eine Drainage im Bereich der Gastrojejunostomie und auch im Bereich der Entero-Entero-Anastomose platziert werden. Die nasogastrische Sonde kann am Ende der Operation entfernt werden.

Variation: Bypass mit Bandverstärkung (Capella-Fobi-Technik)

Zum Vermeiden einer späteren Pouch- und Stomadilatation und damit eines erneuten Gewichtsanstiegs kann der schlauchförmige Pouch nach Capella und Capella [4] mit einem Netz, Band oder Ring verstärkt werden. Das Material migriert allerdings in 1–4 % und muss später entfernt werden (➤ Abb. 9.20).

Variation: Bypass mit Gastrostomie (Fobi-Technik)

Zur Durchführung einer späteren Gastroskopie- und ERCP-Möglichkeit fixiert Fobi den Magen durch eine Gastrostomie, die mit einer kontrastgebenden Zielscheibe einen späteren Zugang zum Restmagen ermöglicht (➤ Abb. 9.20).

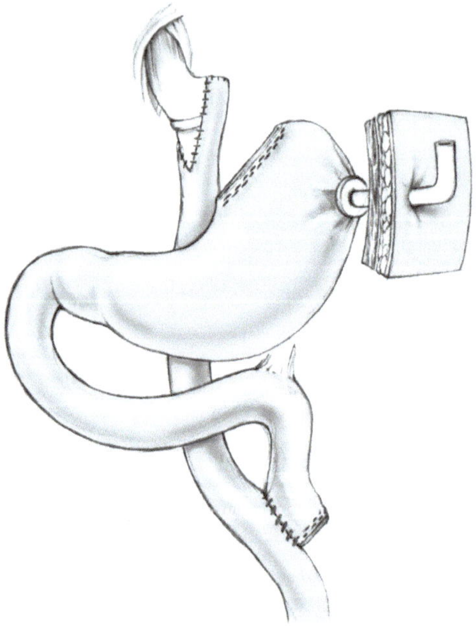

Abb. 9.20 Bypass mit Gastrostomie (Fobi-Technik). [L108]

Zusätzliche Cholezystektomie

Die Durchführung einer simultanen Cholezystektomie ist bei Patienten mit Gallensteinleiden zu erwägen, die sich einem Eingriff mit Durchtrennung oder Ausschluss des Duodenums unterziehen, da ein späterer Zugang zu den extrahepatischen Gallenwegen mithilfe der ERCP nicht mehr möglich ist. Der Eingriff erfolgt von den bereits vorhandenen Trokarzugängen. Gelegentlich sind zusätzliche Trokare notwendig. Bei fehlendem Nachweis von symptomatischen Gallensteinen ist die Indikation zur simultanen Cholezystektomie selektiv zu stellen. Die Bildung von Gallensteinen im Rahmen der Gewichtsreduktion kann durch die Gabe von Ursodeoxycholsäure (Ursofalk®) reduziert werden.

Letalität und Morbidität

Die 30-Tage-Letaliät liegt deutlich unter 0,5 % und kann in High-Volume-Zentren auf unter 0,02 % gesenkt werden. Bei laparoskopischen Operationen sind die allgemeinen Komplikationen deutlich niedriger als bei offenen Operationen. Extrem lange Operationszeiten in Anti-Trendelenburg-Position lassen unabhängig vom anspruchsvollen Verfahren eine relativ hohe Komplikationsdichte und damit Letalität erwarten. Aus diesem Grund sollen nur laparoskopisch versierte und trainierte Chirurgen diese Art von Operationen durchführen. Außerdem werden die Operationszeiten auf Zeiteinheiten von weniger als 4 Stunden bei den ersten Operationen limitiert. Die Morbidität beträgt bis zu 15 % nach laparoskopischen Operationen und bis zu 25 % nach offenen Eingriffen.

Intraoperative Komplikationen

Blutungen aus Klammernähten lassen sich durch Clips oder Nähte stillen. Milzverletzungen sind selten (< 0,01 %). Klammernahtrupturen und Sondenkomplikationen sind dagegen häufiger und verlangen ein Management. Die Verwechslung der alimentären und biliodigestiven Schlinge kann letale Folgen haben (Herzversagen durch Magendistension).

Postoperative Komplikationen

Blutungen mit Transfusionspflicht treten bis zu 8 % auf. Revisionen sind mit < 2 % seltener. Die Blutverluste können in den Bauchraum und/oder das Lumen des Darmes erfolgen. Die fehlende Sekretion aus den Drainagen kann eine Notfallgastroskopie notwendig machen, um Blutungen aus der Gastroenterostomie zu stillen oder auszuschließen. Blutungen aus der Darmanastomose können eine operative Revision notwendig machen.

Anastomoseninsuffizienzen treten beim primären Bypass heute (keine Voroperation am Magen) in weniger als 1 % auf und können letal enden, wenn zu spät reagiert wird. Bei Patienten mit morbider Adipositas stellt diese Komplikation eine besondere Gefährdung dar, die mit einer hohen Letalität verbunden ist. Tachykardie ist oftmals das einzige Symptom. Eine sofortige Relaparoskopie nach laparoskopischen Erstoperationen hat eine gute Erfolgsaussicht. Sie liefert die sichere Diagnostik und die Therapie zugleich. Eine Röntgendiagnostik ist daher meist nicht notwendig (➤ Abb. 9.21), zumal austretendes Kontrastmittel eine lokale „chemische" Peritonitis erzeugen kann. Die konservative Behandlung mit Drainage der Insuffizienz birgt Risiken einer Fistelbildung und Spätstenose.

Wundinfektionen waren bei offenen Operationen mit bis zu 25 % häufig. Nach laparoskopischen Operationen treten Trokarinfektionen in weniger als 1 % auf. Letztere sind fast ausschließlich bei Zirkulär-Stapler-Anastomosen zu beobachten. Die Vermeidung einer jeden Trokarkanalinfektion durch Schutzhüllen für den Stapler ist bei allen Eingriffen mit Eröffnung von Hohlorganen oberstes Prinzip. Eine perioperative Antibiotikaprophylaxe ist bei diesen Eingriffen obligat.

Anastomosenstenosen unmittelbar postoperativ sind operationstechnische Fehler. Spätstenosen (1–38 %) sind meist durch lokale Infektionen im Bereich der zirkulären Klammernahtreihe, vorrangig bei 21-mm-Zirkularstaplern, verursacht. Nach Handanastomosen und kombinierten Anastomosen ist eine Stenose beim primären Bypass sehr selten. Nach Umwandlungsoperationen (z. B. VBG in RNYGB) sind sie eindeutig häufiger zu finden (15 %). Die endoskopische Ballondilatation in ein oder zwei Sitzungen ist sehr effektiv. Die Notwendigkeit von Reoperationen ist selten zu treffen.

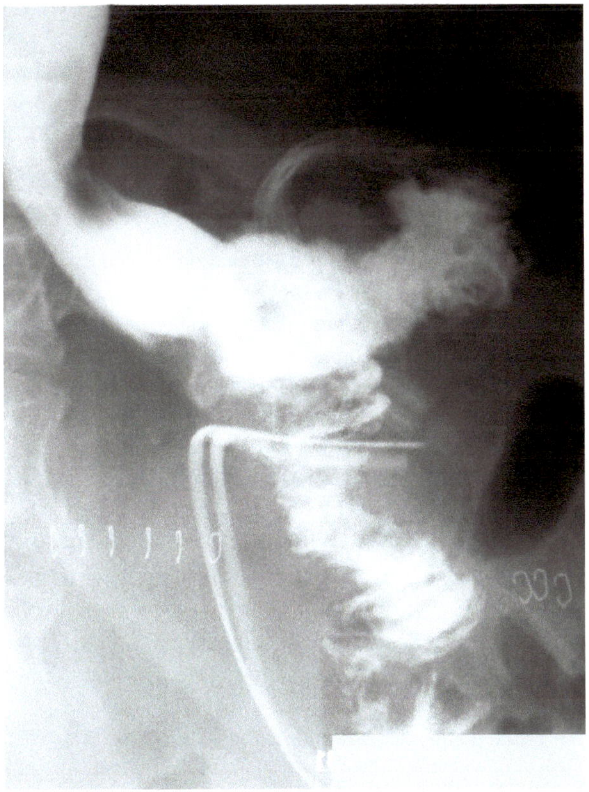

Abb. 9.21 Röntgen-Darstellung einer Insuffizienz einer Gastrojejunostomie (hier Insuffizienz der proximalen Klammernahtreihe des Jejunums). [M894]

Anastomosenulzera sind in der Ära der laparoskopischen Bypass-Operationen mit kleinen Magenpouch-Volumina seltener geworden. Die präoperativ bekannte Ulkusanamnese verlangt eine subtile Abklärung (*Helicobacter pylori*, Gastrin), um postoperative Anastomosenulzera zu verhindern. Rauchen ist der wichtigste Risikofaktor und sollte präoperativ eingestellt werden. Eine Eradikation erfolgt im Falle einer nachgewiesenen Helicobacter-pylori-Infektion. Bei einem Restulkus ist nach konservativen Therapieversuchen eine Nachresektion notwendig.

Innere Herniationen sind potenzielle Langzeitkomplikationen. Am häufigsten kommt es im Mesokolonschlitz zu Abknickungen, Stenosierungen und Herniationen, die postoperativ zum Ileus führen. Eine weitere Ursache ist die sog. Petersen-Hernie zwischen dem Jejunalmesenterium und dem Mesokolon (➤ Abb. 9.22). Sie tritt beim retrokolischen Bypass wesentlich häufiger auf (bis 38 %) als bei der antekolischen Route (< 1 %). Die exakte Fixation der Dünndarmschlinge in einem anatomisch optimal gewählten Mesokolonschlitz ist die beste Prophylaxe gegen das Auftreten dieser schwerwiegenden Komplikation. Das CT kann nur im Ileus eine sichere Information liefern. Im Intervall kann nur die Relaparoskopie die Diagnose einer inneren Hernie sichern. Ein klinisch manifester mechanischer Ileus nach Magenbypass-Operation erfordert eine offene Reoperation. Achtung: Nur die Verfolgung der Darmabschnitte von der Bauhin-Klappe liefert eindeutige anatomische Zuordnungen. Klinisch kann die Komplikation uncharakteristisch durch abdo-

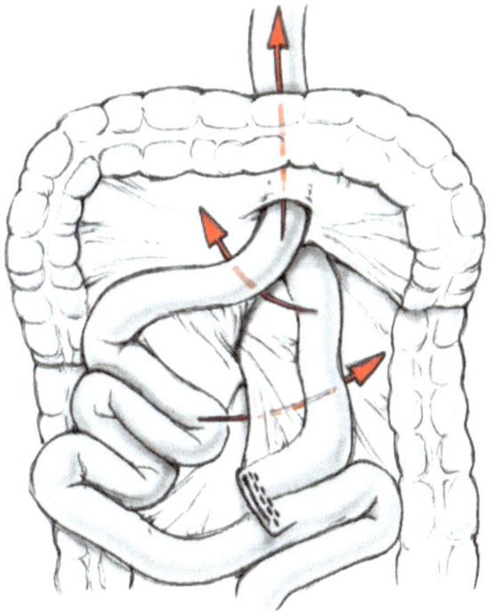

Abb. 9.22 Petersen-Hernie nach retrokolischem Magen-Bypass. [L108]

minale Krämpfe und Erbrechen auffallen, wobei bei Adipösen fälschlicherweise an ein „Überessen" gedacht wird. Konservative Behandlungsversuche haben wenig Aussicht auf Erfolg. Durch eine rasche Entscheidung kann der Darminfarkt verhindert werden.

Fisteln und Abszesse treten nach Insuffizienzen, v. a. nach Verwendung von Klammernahtgeräten, auf. Abszesse mit einer Häufigkeit < 1 % sind oftmals mit Anastomoseninsuffizienzen kombiniert und sind eine Spätfolge. Die Entscheidung zwischen konservativer und operativer Behandlung hängt von der klinischen Symptomatik ab. Fisteln ohne septische Komplikationen lassen sich endoskopisch durch Fibrinklebung behandeln.

Narbenhernien treten nach offenen Operationen häufig (bis 25 %), nach „handassistierten" Operationen bis zu 13 % und nach MIC sehr selten als Trokarhernien auf.

Wernicke-Syndrom: Chronisches Erbrechen und die Ausschaltung des Magens führen zu einem Mangel an B-Vitaminen, woraus neurologische Erkrankungen resultieren können. Die Patienten müssen ausführlich darüber aufgeklärt werden, dass ein rezidivierendes Erbrechen Anlass für eine sofortige Vorstellung der Klinik ist. Die Beseitigung der Ursache für das rezidivierende Erbrechen und die Substitution von Wasser, Elektrolyten, Vitaminen und Spurenelementen muss sofort erfolgen. Bei einer neurologischen Symptomatik nach bariatrischen Eingriffen, die mit rezidivierendem Erbrechen einhergehen, muss an einen Mangel an B-Vitaminen (B_1 und B_6) gedacht werden. Die Diagnose kann durch parenterale Thiamingabe ex juvantibus oder durch Vitaminbestimmung gestellt werden.

Effektivität der Gewichtsreduktion

Die EWL beträgt in den ersten 12 Monaten 70 %. Ein erneuter Gewichtsanstieg nach 7–10 Jahren auf 50 % EWL ist möglich, wenn die Nahrungszufuhr gesteigert wird.

9.14 Weitere Verfahren

9.14.1 Dünndarmbypass

Bei diesem Verfahren werden ca. 90 % der gesamten Länge des Dünndarms ausgeschaltet. Die Folgen waren vielfältige Auswirkungen wie Osteoporose, Leberfunktionsstörungen bis hin zum letalen Leberversagen, Nierensteinbildung und vieles andere mehr. Diese Komplikationen treten auch noch 10 oder 25 Jahre nach der Operation auf. Allerdings gibt es zahlreiche Patienten, die sehr erfolgreich mit diesem Verfahren behandelt wurden und deren Nebenwirkungen in Grenzen blieben.

Generell werden Dünndarmbypass-Operationen heute als obsolet abgelehnt.

9.14.2 Fettabsaugung (Liposuktion)

Die Fettabsaugung ist ein Verfahren der plastischen Chirurgie, das zur lokalen Entfernung überschüssiger Fettdepots eingesetzt werden kann, aber zur Behandlung der Adipositas nicht geeignet ist. Ein Nutzen dieser Technik für die langfristige Gewichtssenkung ist nicht belegt, die Risiken dieses Eingriffs sind schlecht dokumentiert, aber nicht unerheblich [47].

9.14.3 „Banded" Magenbypass

Er ist eine Sonderform des RNYGB. Die Kontinuitätsdurchtrennung des Magens wird durch die Implantation eines steuerbaren Magenbands ersetzt. Der Vorteil besteht in der Möglichkeit von Gastroskopie und ERCP nach Bandentblockung. Die Nachteile liegen in der Summation von Risiken und Komplikationen beider Verfahren, Bypass und Magenband. Es sind vermehrt Bandmigrationen aufgetreten, weshalb das Verfahren nicht als Standardeingriff empfohlen werden kann [16].

9.14.4 Magenschrittmacher

Die Gastrostimulation (Magenstimulation) in verschiedenen Variationen hat sich ebenso wie die elektrische Vagusblockage nicht als effektive Therapiemaßnahme zur Gewichtsreduktion durchsetzen können. Es existieren derzeit mehrere Systeme, die allesamt nur im Rahmen von klinischen Studien zum Einsatz kommen sollten. Die Implantation der Elektroden erfolgt laparoskopisch.

9.14.5 Single-Anastomosis-Duodeno-Ileal Bypass (SADI) mit Schlauchmagenbildung

Der SADI mit Schlauchmagenbildung ist eine Modifizierung der BPD-DS. Das Verfahren wurde bisher nur im Rahmen klinischer Studien erprobt. Bis zum Vorliegen evidenzbasierter Daten kann die Anwendung nicht empfohlen werden [30].

9.15 Nachsorge

9.15.1 Prinzip

Die Adipositaschirurgie unterscheidet sich grundlegend von anderen elektiven Operationsverfahren der Viszeralchirurgie. Der Chirurg geht mit der Operation eine lebenslange Ehe ein, denn der Patient muss für immer nachbetreut werden. Adipositas ist eine chronische Erkrankung, die mit der Operation nicht beseitigt wird.

9.15.2 Nothilfepass (Implantatpass)

Bei der Entlassung aus dem Krankenhaus sollten alle Patienten nach adipositaschirurgischen Eingriffen einen Nothilfepass erhalten, der über das Verfahren informiert. Bei Implantaten wird über das Produkt informiert. Vor jeder Magenspiegelung muss der untersuchende Arzt über das Vorhandensein eines Magenbands unterrichtet werden. Vor der Untersuchung muss das Band unbedingt geöffnet werden.

9.15.3 Supplementation

In den Folgejahren nach operativer Behandlung einer Adipositas müssen die Patienten auf spezielle Risiken hin untersucht werden. Ein Patient nach erfolgreicher operativer Gewichtsreduktion mit Normalgewicht, der sich einer Operation unterziehen muss, bedarf einer intensiven präoperativen Abklärung, die sich von der eines Adipösen nicht unterscheidet.

Anämien sind häufig. Es handelt sich meist um mikrozytäre Anämien, die ohne Vitamin-B_{12}-Substitution immerhin in 40 % der Fälle auftreten. Halten sich die Patienten an die Supplementierung, beträgt die Häufigkeit weniger als 5 %. Die Richtwerte für die Supplementation von Vitamin B_{12} und Folsäure wurden in ➤ Tab. 9.4 zusammengefasst. Nach Magenbypass sollten zusätzlich 400 µg Folsäure pro Tag gegeben werden. Diese Dosis kann nach BPD-DS verdoppelt werden. Mit fortschreitender Zeit wird das Ausmaß der notwendigen Supplementation geringer. Eisenmangel ist bei Ausschaltung des Duodenums (Magen-Bypass und BPD) sehr häufig. Das Duodenum ist der Hauptresorptionsort für Eisen. Deshalb ist bei schweren Mangelzuständen, v. a. bei menstruierenden Frauen, die parenterale Zufuhr am effektivsten.

Mineralstoffwechselstörungen, v. a. Knochendemineralisationen (Osteoporose), können langfristig aus einem Kalziummangel entstehen. Eine Aufnahme von 2 g/d sollte gewährleistet sein und verlangt neben kalziumreicher Kost (Milchprodukte) eine Tablettensubstitution. Andernfalls kann ein Mangel durch Supplementierung und monatliche intramuskuläre Gabe von 400.000 IU Vitamin D behoben werden.

Tab. 9.4 Vitamin-B_{12}-Supplementation nach Magenbypass und biliopankreatischer Diversion.

	Magen-Bypass	BPD-DS
Oral	100–300 µg/d	1.000 µg/d
Sublingual	1.000 µg/d	1.000 µg/d
Intramuskulär	1.000 µg/Monat	1.000 µg/Monat

Nach biliopankreatischer Diversion tritt ein sekundärer Hyperparathyreoidismus besonders häufig auf. Bei einem Common Channel von 50 cm liegt die Häufigkeit bei bis zu 70 %, bei 100 cm jedoch nur bei 17 %.

Vitamindefizite sind langfristig zu erwarten, wenn keine Supplementation erfolgt. Periphere Neuropathie und die Wernicke-Enzephalopathie wurden früher als Komplikationen angesehen, wenn eine länger andauernde erhebliche Nahrungseinschränkung zu beobachten war. Patienten, die ausreichend essen und B-Vitamine erhalten, zeigen diese Auswirkungen nicht mehr. Risikopatienten können mit Thiamin behandelt werden. Einseitige Ernährung kann auch beim Magenband zu den gleichen neurologischen Störungen führen. Die Empfehlungen für eine Vitamin-B_{12}-Supplementation sind in ➤ Tab. 9.4 zusammengefasst.

Eiweißmangel mit den klinischen Zeichen Anämie, Kachexie, Ödeme und Haarverlust kann langfristig auftreten. Die Restmagengröße und die Länge der alimentären Schlinge haben einen entscheidenden Einfluss auf die Entwicklung eines Eiweißmangels. Der „Schlauchmagen" (größeres Restvolumen) zeigt weitaus seltener einen Eiweißmangel als die quere subtotale Magenentfernung (Original-BPD nach Scopinaro). Eine Eiweißsubstitution (Proteinkonzentrate) erscheint bei Mangelerscheinungen notwendig. In Extremfällen kann eine kurzzeitige parenterale Substitution notwendig werden. Vor elektiven Eingriffen sollte ein ernährungstherapeutischer Ausgleich erreicht werden.

Leberfunktionsstörungen nach Bypass-Operationen werden nur gelegentlich beobachtet. Alkoholkonsum kann jedoch rascher zu einer Leberzirrhose führen, da der Alkohol sehr rasch im Dünndarm aufgenommen wird und die Blutspiegel schneller ansteigen. Bei vielen Patienten verbessert sich eine präoperativ gestörte Leberfunktion nach Gewichtsreduktion.

9.15.4 Sonderfall: Schwangerschaft

Gravidität in der Phase der Körpermassenreduktion verlangt eine engmaschige Überwachung der Patientinnen. Bei Magenbandträgerinnen sollte das Band entblockt werden, um eine weitgehend normale Ernährung zu ermöglichen. Die erhöhte Fertilität der Frauen nach Gewichtsreduktion und der Verzicht auf eine Schwangerschaft während der Gewichtsreduktion sind wichtige Bestandteile der Aufklärung. Die Entfernung des Bands ist nicht notwendig. Nach Austragen des Kindes kann die erneute Bandblockung erfolgen.

9.15.5 Gallensteinbildung

Jede rapide Reduktion der Fettdepots geht mit einem vermehrten Anfall von Abbauprodukten einher. Die Gallensteinbildung ist keine Komplikation des Operationsverfahrens per se, sondern eine physiologische Folge der Gewichtsreduktion. Bei allen Verfahren, die keine spätere ERCP möglich machen (RNYGB, BPD, BPD-DS), sollte bei einem Nachweis von Gallensteinen die simultane Cholezystektomie erfolgen. Bei allen anderen Verfahren kann durch die Gabe von Urodeoxycholsäure (Ursofalk®) die Häufigkeit von Gallensteinbildungen von 28 auf 3 % Gallensteinbildungen reduziert werden.

9.16 Erfolgskriterien der metabolischen Chirurgie

Die Effekte der metabolischen Chirurgie auf den Glukosestoffwechsel treten rasch ein, sodass die antidiabetische Therapie kurzfristig angepasst werden muss, um das Risiko von Hypoglykämien zu senken.

Folgende Effekte werden als Remission und damit als Therapieerfolg gewertet [12]:

- Partielle Remission: Hyperglykämie-Kontrolle mit Hb_{A1c} > 6 %, aber < 6.5 %, Nüchternblutzucker 100–125 mg/dl, mindestens 1 Jahr, keine pharmakologische Therapie und anderweitige Verfahren
- Komplette Remission: normale Glykämie-Parameter: Hb_{A1c}-Normalwert < 6 %, NBZ < 100 mg/dl, mindestens 1 Jahr, keine pharmakologische Therapie und anderweitigen Verfahren
- Verlängerte Remission: mindestens 5 Jahre, keine pharmakologische Therapie und anderweitigen Verfahren

Therapeutische Ziele for Komorbiditäten:

Kriterien für optimierten metabolischen Status: Hb_{A1c} ≤ 6 %, keine Hypoglykämien, Gesamtcholesterol < 4 mmol/l, LDL-Cholesterol < 2 mmol/l, Triglyzeride < 2,2 mmol/l, Blutdruck < 135/85 mmHg, > 15 % Gewichtsverlust oder Verringerung des Hb_{A1c} um > 20 %, LDL < 2.3 mmol/l, Blutdruck < 135/85 mmHg mit reduzierter Medikation gegenüber dem präoperativen Status.

In Fällen von postprandialen Hypoglykämie-Symptomen und Nachweis von erniedrigten Blutzuckerwerten mit klinischen Symptomen sollten zunächst diätetische Veränderungen (niedriger Kohlenhydratanteil, regelmäßige Nahrungsaufnahme) einsetzen. In zweiter Therapielinie können dann auch pharmakologische Therapien wie Acarbose, Kalzium-Kanal-Antagonisten, Diazoxide, Octreotide und andere eingesetzt werden. (EG C) [12].

9.17 Training und Qualifikation des Chirurgen

Vor Beginn einer Adipositaschirurgie ist ein ausreichendes Training in einem Zentrum zu fordern. Der Chirurg sollte die Zusatzbezeichnung „Viszeralchirurgie" führen und zusätzliche Erfahrungen auf dem Gebiet gesammelt haben. Die alleinige Erfahrung in laparoskopischer Chirurgie ist dabei nicht ausreichend. Entsprechend den Empfehlungen der IFSO sollten zusätzliche Kenntnisse auf dem Gebiet der Adipositas, der Patientenunterrichtung, der Arbeit mit Support-Gruppen, operativer Technik und Nachuntersuchung vorhanden sein. Expertisen über die operative Erfahrung, Kursteilnahmen und Mitgliedschaft in einer wissenschaftlichen Gesellschaft für Adipositaschirurgie sollten vorliegen. Richtlinien für die Krankenhausinfrastruktur, wie sie in den USA existieren (EN 5 [35]), sind richtungsweisend und sind zu berücksichtigen. In Anlehnung an die IFSO sollte das Training bei einem Chirurgen erfolgen, der über Erfahrung aus mindestens 200 Eingriffen in mehr als 5 Jahren verfügt.

Courcoulas et al. konnten zeigen, dass Chirurgen mit weniger als 10 Eingriffen pro Jahr eine signifikant höhere Mortalität (5 % vs. 0,3 %) und Morbidität (28 % vs. 14 %) als „High-Volume"-Chirurgen erreichten (EN 2b [5]), aber auch die Gruppe mit 10–50 Fällen hatte schlechtere Ergebnisse als die Chirurgen mit hohen Zahlen. Analoge Daten liegen für die Kliniken und deren Fallzahlen vor.

9.18 Komplikationsmanagement

Das Vermeiden und das frühzeitige Erkennen von postoperativen Komplikationen haben oberste Priorität. Tachykardie, Fieber und Atemnot sind oftmals die ersten und einzigen Hinweiszeichen auf Leckagen nach Bypassoperationen (EN 4 [18]), weshalb die umgehende Relaparoskopie bei allen Auffälligkeiten die Entwicklung von lebensbedrohlichen Zuständen verhindern kann. Röntgen-Kontrastuntersuchungen und CT sind bei extremer Adipositas oftmals nicht möglich oder in ihrer Aussagekraft eingeschränkt. Revisionseingriffe wegen Anastomoseninsuffizienz können offen oder laparoskopisch durchgeführt werden (EN 5 [42]). Klammernahtblutungen können oftmals konservativ behandelt werden (EN 4 [31]). Splenektomien sind selten notwendig. Die 24-Stunden-Bereitschaft eines erfahrenen Adipositaschirurgen ist notwendig

LITERATUR

[1] Benotti PN, Burchard KW, Kelly JJ, Thayer BA: Obesity. Arch Surg 2004; 139: 406–414.

[2] Buchwald H, Avidor Y, Braunwald E et al.: Bariatric surgery: a systematic review and meta-analysis. JAMA 2004; 292: 1.724–1.737.

[3] Buchwald H, Rudser KD, Williams SE, et al. Overall mortality, incremental life expectancy, and cause of death at 25 years in the program on the surgical control of the hyperlipidemias. Ann Surg 2010; 251: 1.034–1.040.

[4] Capella JF, Capella RF: Bariatric surgery in adolescence. Is this the best age to operate? Obes Surg 2003; 13: 826–832.

[5] Courcoulas A, Schuchert M, Gatti G, Luketich J: The relationship of surgeon and hospital volume to outcome after gastric bypass surgery in Pennsylvania: a 3-year summary. Surgery 2003; 134: 613–623.

[6] Daskalakis M, Scheffel O, Theodoridou S, Weiner RA. Conversion of failed vertical banded gastroplasty to biliopancreatic diversion, a wise option. Obes Surg. 2009; 19: 1.617–1.623.

[7] Daskalakis M, Berdan Y, Theodoridou S, Weigand G, Weiner RA. Impact of surgeon experience and buttress material on postoperative complications after laparoscopic sleeve gastrectomy. Surg Endosc. 2011; 25(1):88–97.

[8] DeMaria EJ, Murr M, Byrne TK. Validation of the obesity surgery mortality risk score in a multicenter study proves it stratifies mortality risk in patients undergoing gastric bypass for morbid obesity. Ann Surg 2007; 246: 578–582.

[9] Dixon JB, Zimmet P, Alberti KG, Rubino F, on behalf oft he International Diabetes Federation Task Force on Epidemiology and Prevention. IDF Position Statement on Bariatric Surgery. IDF 2011: 5.

[10] Flegal KM, Carroll MD, Kit BK, Ogden CL. Prevalence of obesity and trends in the distribution of body mass index among US adults, 1999–2010. JAMA 2012; 307:491–497.

[11] Fobi M. Why the operation I prefer is silastic ring vertical gastric bypass. Obes Surg 1991; 1: 423–426.

[12] Fried M et al., On behalf of International Federation for the Surgery of Obesity and Metabolic Disorders – European Chapter (IFSO-EC) and European Association for Study of Obesity (EASO). Interdisciplinary European guidelines on metabolic and bariatric surgery. Obes Facts 2013; 6(5): 449–468.

[13] Fried M, Dolezalova K, Buchwald JN et al. Laparoscopic greater curvature plications (LGCP) for the treatment of morbid obesity in a series of 244 patients. Obes Surg 2012; 22(8): 1.298–1.307

[14] Gentileschi P, Kini S, Catarci M, Gagner M: Evidence-based medicine: open and laparoscopic bariatric surgery. Surg Endosc 2002; 16: 736–744.

[15] Goodrick GK, Poston WS, 2nd, Foreyt JP: Methods for voluntary weight loss and control: update 1996. Nutrition 1996; 12: 672–676.

[16] Greve JW, Furbetta F, Lesti G, Weiner RA et al.: Combination of laparoscopic adjustable gastric banding and gastric bypass: current situation and future prospects – routine use not advised. Obes Surg 2004; 14: 683–689.

[17] Kelly T et al. Global burden of obesity in 2005 and projections to 2030. Int J Obes (London) 2008; 32:1.431–1.437.

[18] Kolakowski S Jr, Kirkland ML, Schuricht AL (2004) Routine postoperative barium swallow evaluation after Roux-en-Y gastric bypass: is it necessary? Surg Endosc 2004; 18(Suppl.): S185.

[19] Lean ME, Han TS, Morrison CE. Waist circumference as a measure for indicating need for weight management. BMJ 1995; 311(6998):158–161.

[20] Lee W-J et al.Laparoscopic Roux-en-Y- versus mini-gastric bypass for the treatment of morbid obesity. Ann Surg 2005; 242: 20–28.

[21] MacLean LD, Rhode BM, Sampalis J, Forse RA: Results of the surgical treatment of obesity. Am J Surg 1993; 165: 155–160.

[22] Mason EE, Ito C: Gastric bypass in obesity. Surg Clin North Am 1967; 47: 1.345–1.351.

[23] Mason EE: Vertical banded gastroplasty for obesity. Arch Surg 1982; 117: 701–706.

[24] Mechanick JI, Youdim A, Jones BD, Garvey WT et al. Clinical practice guidelines for the perioperative nutritional, metabolic, and nonsurgical support of the bariatric surgery patient-2013 update: cosponsered by the American Association of Clinical Endocrinologists (AACE), The Obesity Society (TOS), and American Society for Metabolic & Bariatric Surgery (ASMBS). Endocr Pract 2013; 19(2):337–372.

[25] National Institutes of Health Consensus Development Panel. Gastrointestinal surgery for severe obesity. Am J Clin Nutr 1992; 55 (Suppl. 2): 615–619.

[26] National Institute for Clinical Excellence: Guidance on the use of surgery to aid weight reduction for people with morbid obesity (Technology Appraisal No 46). National Institute for Clinical Excellence, London, 2002.

[27] Ogden CL, Carroll MD, Kit BK, Flegal KM. Prevalence of obesity and trends in body mass index among US children and adolescents, 1999–2010. JAMA 2012; 307: 483–490.

[28] Ridley N: Expert panel on weight loss surgery – executive report. Obes Res 2005; 13: 206–226.

[29] Rutledge R: The mini-gastric bypass: experience with the first 1.274 cases. Obes Surg 2001; 11: 276–280.

[30] Sánchez-Pernaute A, Rubio MA, Pérez-Aguirre ME et al. Single-anastomosis duodenoileal bypass with sleeve gastrectomy: metabolic improvement and weight loss in first 100 patients. Surg Obes Relat Dis. 2012 Aug 7. (Epub ahead of print).

[31] Sauerland S, Angrisani L, Belachew M et al., European Association for Endoscopic Surgery (EAES): Obesity surgery: evidence-based guidelines of the European Association for Endoscopic Surgery (EAES). Surg Endosc 2005; 19: 200–221.

[32] Schauer PR, Kashyap SR, Wolski K. et al. Bariatric surgery versus intensive medical therapy in obese patients with diabetes. N Engl J Med 2012; 26: 366(17): 1.567–1.576.

[33] Scopinaro N et al. Bilio-pancreatic bypass for obesity: II. Initial experience in man. Br J Surg 1979; 66: 618–620.

[33a] Scopinaro N, Gianetta E, Adami GF, et al. Biliopancreatic diversion for obesity at eighteen years. Surgery 1996;119:261–268.

[33b] Scopinaro N, Marinari GM, Camerini G. Laparoscopic standard biliopancreatic diversion: technique and preliminary results. Obes Surg 2002;12: 362–365.

[34] Scottish Intercollegiate Guidance Network (SIGN): Obesity in Scotland. Integrating prevention with weight management. SIGN 1996.

[35] Society of American Gastrointestinal Endoscopic Surgeons (SAGES). Guidelines for institutions granting bariatric privileges utilizing laparoscopic techniques. Surg Endosc 2003; 17: 2.037–2.040.

[36] Talebpour M, Amoli BS. Laparoscopic total gastric vertical plication in morbid obesity. J Laparoendosc Adv Surg Tech A. 2007; 17: 793–798.

[37] Weiner R et al. Outcome after laparoscopic adjustable gastric banding – 8 years experience. Obes Surg 2003; 13: 427–434.

[38] Weiner R, Bockhorn H, Rosenthal R, Wagner D: A prospective randomized trial of different laparoscopic banding techniques for morbid obesity. Surg Endosc 2001; 15: 63–68.
[39] Weiner R, Datz M, Wagner D, Bockhorn H: Quality of life outcome after laparoscopic adjustable gastric banding for morbid obesity. Obes Surg 1999; 9: 539–545.
[40] Weiner R, Gutberlet H, Bockhorn H: Preparation of extremely obese patients for laparoscopic gastric banding by gastric-balloon therapy. Obes Surg 1999; 9: 261–264.
[41] Weiner R, Wagner D, Blanco-Engert R, Bockhorn H: Eine neue Technik zur laparoskopischen Platzierung des steuerbaren Magenbandes (LAP-Band) zur Vermeidung eines Slippage. Chirurg 2000; 71: 1.243–1.250.
[42] Weiner RA, Blanco-Engert R, Weiner S, Pomhoff I, Schramm M: Laparoscopic biliopancreatic diversion with duodenal switch: Three different duodeno-ileal anastomotic techniques and initial experience. Obes Surg 2004; 14: 334–340.
[43] Weiner, R., Emmerlich V, Bockhorn H, Wagner D: Management und Therapie von Komplikationen nach „gastric-banding" wegen morbider Adipositas. Chirurg 1998; 69: 1.082–1.088.
[44] Weiner, R.: 4. Consensus Conference Summit for Sleeve Gastrectomy. Chirurgische Allgemeine 14 (2013), 167–172.
[45] WHO: Obesity: preventing and managing the global epidemic. Report of a WHO consultation. World Health Organ Tech Rep Ser 2000; 894(i-xii): 1–253.

INTERNET-ADRESSEN

[46] AWMF S3-Leitlinie für Adipositaschirurgie der Deutschen Gesellschaft für Allgemein- und Viszeralchirurgie: www.dgav.de (letzter Zugriff: 1.3.2014).
[47] OCEBM Levels of Evidence Working Group. The Oxford 2011 Levels of Evidence. Centre for Evidence-Based Medicine 2011. www.cebm.net/mod_product/design/files/CEBM-Levels-of-Evidence-2.1.pdf (letzter Zugriff: 1.3.2014).
[48] World Health Organization (WHO). Obesity and overweight. Fact Sheet No. 311 (May 2012): www.who.int/mediacentre/factsheets/fs311/en/ (letzter Zugriff: 1.3.2014).
[49] Zertifizierungsordnung der DGAV: http://www.dgav.de/savc/zertifizierungen.html (letzter Zugriff: 1.3.2014).

KAPITEL

10

Alexander Beham und B. Michael Ghadimi

Gastrointestinale Stromatumoren

10.1 Einleitung

Gastrointestinale Stromatumoren (GIST) repräsentieren ein weites Spektrum an Tumoren unterschiedlicher Dignität, die im gesamten Gastrointestinaltrakt auftreten können. Typischerweise sind die Tumoren in der Submukosa von Magen, Dünn- oder Dickdarm lokalisiert und wurden weiterhin im Ösophagus, am großen Netz und an den Appendices epiploicae beschrieben. In der Literatur vor 1983 wurden diese Tumoren als Leiomyome, zelluläre Leiomyome, Leiomyoblastome und Leiomyosarkome [4] bezeichnet, wenngleich Anfang der 1960er-Jahre elektronenmikroskopische Untersuchungen das Fehlen einer glatten Muskelzelldifferenzierung in diesen Tumoren aufzeigten [102]. Als Folge wurden 1983 Leiomyome, die ultrastukturell keine Zeichen von glatten Muskelzellen und darüber hinaus die immunhistochemischen Kennzeichen von Schwann-Zellen, also das Fehlen von S-100-Protein, aufwiesen, als *gastric stromal tumors* durch Mazur und Clark [59] klassifiziert. Der Herkunftsnachweis dieser Tumoren aus intestinalen Cajal-Zellen [40], die im submukosalen und myenterischen Plexus lokalisiert sind, führte dann zur schlussendlichen Nomenklatur der GIST, welche auf alle mesenchymalen Tumoren angewandt wird, die aus der Submukosa des Gastrointestinaltrakts entstehen. Folglich ist davon auszugehen, dass in Publikationen, die vor 1993 glatte Muskelzelltumoren aus Magen und Dünndarm beschreiben, oftmals von GIST die Rede ist [3], [29], [88]. Die genetische Basis des Wachstums von GIST bilden Mutationen des *KIT*- oder *PDGFRA*-Gens, die zu einer konstitutiven Aktvierung von Rezeptor-Tyrosinkinasen führen. Dies wird als Determinante des Tumorwachstums vermutet und besitzt somit sowohl diagnostische als auch therapeutische Relevanz.

Eine wesentlich Säule der Therapie bildet neben der chirurgischen Entfernung die Therapie mit KIT-Kinase-Hemmern. Gegen Bestrahlung und Chemotherapie sind GIST dagegen in der Regel refraktär. Ein kurativer Therapieansatz ist nur bei kompletter Tumorexzision gewährleistet, wobei das Rezidivrisiko sowohl von operativen Faktoren wie inkompletter Entfernung, Blutung und Tumorruptur als auch von tumorbiologischen Faktoren wie Größe, Lokalisation und Mitoserate abhängt. Dies ermöglicht eine Risikoeinschätzung und definiert die Notwendigkeit einer adjuvanten Therapie. Für nicht resektable GIST kann durch Imatinib Mesylat oder andere Tyrosinkinase-Inhibitoren in bis zu 80 % ein Ansprechen erreicht bzw. ein weiteres Tumorwachstum verhindert werden.

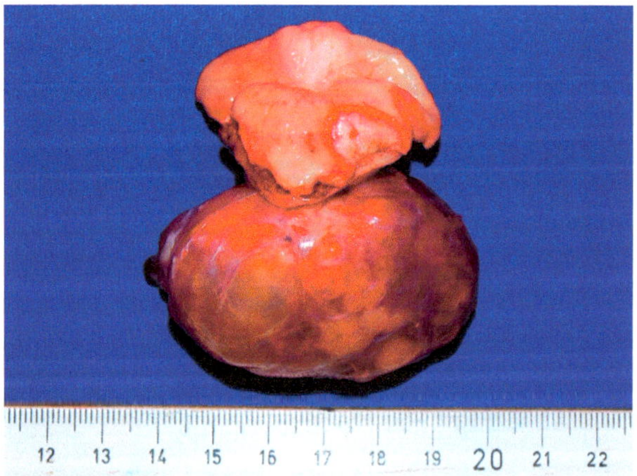

Abb. 10.1 GIST treten in der Regel als gut begrenzte runde Strukturen auf. Der abgebildete Tumor befindet sich in der Magenwand (A). Makroskopisch sind GIST solide, manchmal zystisch, teilweise mit Einblutungen und Ulzerationen der bedeckenden Mukosa. [T730]

10.2 Definition

Gastrointestinale Stromatumoren (GIST) präsentieren sich in der Regel als runde, scharf begrenzte Tumoren, die von der Submukosa des Gastrointestinaltrakts ausgehen (➤ Abb. 10.1). Sie bestehen aus spindelförmigen, epithelioiden, manchmal pleomorphen mesenchymalen Zellen, die in der Regel KIT-Protein (CD117, Stammzellfaktor-Rezeptor) exprimieren (➤ Abb. 10.2). Der Ursprung dieser Tumoren sind Cajal-Zellen [40] oder stammzellartige KIT-positive Zellen, die um den myenterischen Plexus lokalisiert sind [40], [49], [65]. Etwa 70 % der GIST sind KIT-positiv und können histologisch in acht Untertypen, bezogen auf die spindelzellförmige, epithelioidförmige oder gemischtzellige Differenzierung [64], unterteilt werden. Auch andere Tumorentitäten wie Melanommetastasen, kleinzellige Lungenkarzinome, Angiosarkome, Ewing-Sarkome, Mastozytome und Seminome weisen unter Umständen eine positive Expression von KIT auf. Diese werden jedoch nicht als GIST klassifiziert [5], [70], [74], [75]. Des Weiteren werden Muskelzelltumoren wie Leiomyome und Leiomyosarkome, Schwannome sowie Neurofibromatosen von dieser Definition ausgeschlossen. Nicht alle Tumoren, die morphologisch den GIST entsprechen, exprimieren KIT. In diesen Fällen können PKC theta [76], PDGFRA [94] oder DOG-1 [104] zur Diagnosestellung herangezogen werden. Einige Tumoren sind auch für andere Marker negativ, die zur Diagnosestellung von GIST herangezogen werden, wie CD34, PDGFRA, Smooth Muscle Actin (SMA), Desmin und S-100-Protein. Diese Tumoren werden „Null-Phänotype“ genannt, wobei derzeit die Klassifikation noch diskutiert wird.

10.3 Epidemiologie

Das jährliche Auftreten von GIST wird auf 10–20:1 Mio. Einwohner geschätzt, wobei etwa 20–30 % der Patienten mit Erstdiagnose GIST schon Metastasen aufweisen. GIST treten typischerweise jenseits des 50. Lebensjahrs auf [33], [48],

[69], [98], mit einem medianen Alter von 55 bis 65 Jahren. GIST können sporadisch bei Kindern auftreten und sind unter 40 Jahren extrem selten. Die Geschlechtsverteilung ist in einigen Studien gleich, in anderen überwiegt das männliche Geschlecht [53], [69], [74], [101].

Etwa 60–70 % der Fälle treten im Magen auf, gefolgt vom Dünndarm (20–30 %), Kolon und Rektum (5 %) und Ösophagus (< 5 %). Des Weiteren sind selten Fälle von primären GIST im Omentum majus und im Mesenterium beschrieben [68], wobei unter Umständen die primäre Lokalisation nicht genau definiert werden konnte.

In der Regel treten GIST sporadisch auf; genaue epidemiologische Daten sind jedoch nicht verfügbar [19], [67], [73]. Nur wenige Fälle von Familien mit GIST wurden seit 1998 mit einem autosomal-dominanten Erbgang dokumentiert [15], [50], [81], [97], [106], wobei kürzlich Keimbahnmutationen in den Succinat-Dehydrogenase-Untereinheiten B, C und D (*SDHB, SDHC, SDHD*) als Ursache der familiären Häufung identifiziert wurden [57]. Zusätzlich treten GIST in Assozisation mit anderen Tumorsyndromen wie der Neurofibromatose Typ 1 [47], [61], [96] auf. Die Neurofibromatose-assoziierten GIST sind in der Regel im Dünndarm anzutreffen [47], [61], [96]. Aidan Carney berichtete als Erster von der Vergesellschaftung von Leiomyosarkomen des Magens, extraadrenalen Paragangliomen und Chondromen der Lungen, was unter dem Begriff Carney-Triade [10] zusammengefasst wird. In jüngster Zeit gibt es Überlegungen, ob adrenokortikale Tumoren und ösophageale Leiomyome zur Carney-Triade gezählt werden können [12], [25], 51] und ob ein vererbbares Tumorsyndrom aus GIST und Paragangliomen (Carney-Stratakis-Syndrom) von der Carney-Triade zu unterscheiden sei [11].

10.4 Pathogenese und Genetik

Das zentrale Ereignis in der Pathogenese von GIST sind die exklusiven Mutationen im *KIT*-oder *PDGFRA*-Gen. Das *KIT*-Gen codiert ein Protein, das als Rezeptor für den Wachstumsfaktor Stammzellfaktor (SCF) dient, wobei die intrazelluläre Domäne eine Tyrosinkinase beinhaltet. Mutationen im

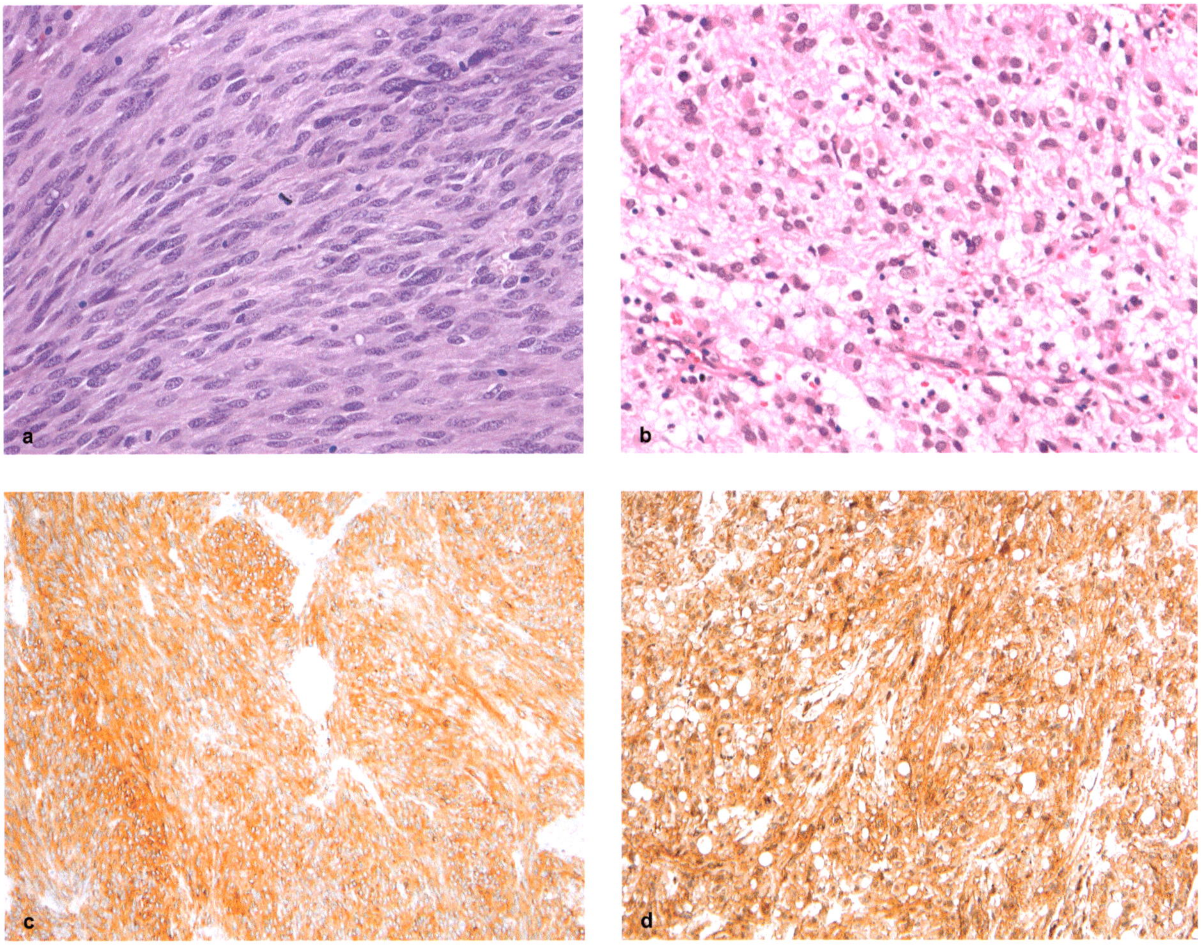

Abb. 10.2 Mikroskopisch zeigen GIST entweder eine spindelförmige (a, Hämatoxylinfärbung [HE]) oder epithelioide Morphologie (b, HE). Eine positive immunhistochemische Färbung auf CD117 (KIT) ist charakteristisch. Die Färbung auf PDGFRA ist in der Regel bei spindelförmiger Differenzierung (c) schwächer als bei epithelioiden GIST (d). [T730]

Gen resultieren in der Regel in der konstitutiven Aktivierung dieser Kinase, was wiederum zur mitotischen Teilung der Zelle und somit zur erhöhten Zellproliferation führt [40]. Die Mutationen können prinzipiell in primäre und sekundäre Mutationen eingeteilt werden, wobei Letztere während der Behandlung mit Tyrosinkinase-Hemmern auftreten und in der Folge zur Resistenz führen. Die häufigsten Mutationen treten im Exon 11 (juxtamembranäre Domäne) des *KIT*-Gens auf. Bei GIST des Magens sind Duplikaturen in der 3. Region des *KIT*-Exon 11 am häufigsten, wobei Tumoren mit Deletionen agressiver wachsen als solche mit Punktmutationen [55]. Patienten mit *KIT*-Mutationen in den Codons 557–558 haben ebenfalls eine schlechtere Prognose [41]. In GIST des Magens kommen PDGFR-Mutationen in bis zu 20 % vor [73], während Mutationen der *KIT*-Kinase-Domäne (Exon 13, 14, 17) eher selten sind und unterschiedliche Sensitivität für Kinase-Inhibitor-Therapien aufweisen. Das ist insofern interessant, weil sekundäre Mutationen in der Regel in diesen Domänen auftreten und oftmals mit einer Resistenz gegen Kinase-Inhibitoren einhergehen. In GIST ohne *KIT*-Mutationen treten *PDGFRA*-Mutationen in etwa 30–40 % auf, was vor allem bei den GIST des Magens zur primären Kinase-Inhibitor-Resistenz führt [17].

Zusammengefasst lässt sich sagen, dass die Mutationsanalyse in GIST nicht nur der diagnostischen Sicherung dient, sondern auch Bedeutung bezüglich Prognose und eventueller Therapieresistenz hat [38], [39], [55].

10.5 Biologisches Verhalten und Prognoseabschätzung

Das Rezidivrisiko eines komplett resezierten primären GIST kann durch die Evaluation von Mitoserate, Tumorgröße und Lokalisation definiert werden (➤ Tab. 10.1) [31], [66]. Fletcher et al. veröffentlichten im Jahr 2002 eine Klassifikation zur Risikoeinschätzung [31], die lediglich auf Mitoserate und Tumorgröße basierte. Diese wurde dann 2006 von Miettinen et al. modifiziert, welche die Bedeutung der Tumorlokalisation für die Risikostratifizierung erkannten. Dies führte letztlich zur derzeit gebräuchlichen UICC-Klassification (➤ Tab. 10.2) [66].

Bezüglich der ösophagealen GIST ist anzumerken, dass aufgrund des extrem seltenen Auftretens eine definitive Risikostratifizierung derzeit noch nicht vorliegt. Die Tumoren treten typischerweise im unteren Drittel auf, sind in der Mehrheit größer als 5 cm und haben > 5 Mitosen pro 50 High-Power-Fields (HPF) [48], [71].

Am häufigsten treten GIST im Magen auf [80], [98]. Die Größe der Tumoren variiert zwischen wenigen Millimetern und mehr als 40 cm bei einer durchschnittlichen Größe von etwa 6 cm [73]. Im Magen sind die GIST häufiger epithelioid aufgebaut und PDGFRA-positiv als an anderen Lokalisationen [64] und haben eine bessere Prognose als im Dünndarm bei vergleichbarer Größe und Mitoserate. So haben GIST mit ≤5 Mitosen pro 50 HPF und einer Größe ≤ 10 cm weniger als 5 % Risiko für Fernmetastasen verglichen mit Dünndarmtumoren, bei denen bereits bei gleicher Größe und Mitoserate ein hohes Risiko besteht [73]. GIST des Magens mit einer Größe von 2 bis ≤ 5 cm und > 5 Mitosen pro 50 HPF sind durch ein langsames Wachstum gekennzeichnet, ähnlich wie Tumoren > 10 cm und ≤ 5 Mitosen pro 50 HPF.

Nur etwa 4–5 % der GIST sind im Duodenum lokalisiert [36], [63]. Die meisten dieser Tumoren sind spindelzellförmig differenziert und die Prognose der Tumoren von ≤ 2 cm mit ≤ 5 Mitosen pro 50 HPF ist exzellent. Tumoren mit einer Größe von > 2 bis ≤ 5 cm haben ein hohes Risiko der klinischen Progression auch mit ≤5 Mitosen pro 50 HPF und Tumoren > 5 cm oder > 5 Mitosen pro 50 HPF sind durch eine hohe tumorassoziiere Mortalität gekennzeichnet.

Der weitere Dünndarm stellt die zweithäufigste Lokalisation von GIST dar, wobei die GIST des Dünndarms im biologischen Verhalten deutlich maligner sind [67]. Dort treten die Tumoren, die meist spindezellförmig differenziert sind (95 %), im mittleren Alter von 59 Jahren auf mit einer leichten Bevorzugung des männlichen Geschlechts. Bemerkenswert ist die schlechte Prognose der epithelioiden Differenzierung, was diese GIST von denen des Magens unterscheidet [67].

Nur etwa 1–2 % der GIST sind im Kolon lokalisiert. Abhängig von der Mitoserate sind diese Tumoren mit einer guten oder schlechten Prognose vergesellschaftet [72], [99], [100]. GIST des Rektums treten in 4 % der Fälle auf und variieren von kleinen Befunden bis zu Tumoren, die fast das gesamte Becken ausfüllen. Kleine Tumoren (< 2 cm) mit niedriger Mitoserate (< 5 pro 50 HPF) zeigen in der Regel keine Hinweise für eine klinische Progression, während Tumoren mit einer Mitoserate von > 5 pro 50 HPF in 50 % der Fälle bereits metastasiert sind [62].

Außerhalb des Gastrointestinaltrakts sind GIST selten und stellen unter Umständen Metastasen von GIST aus dem Gastrointestinaltrakt dar [1]. Diese Tumoren werden in der Regel als extragastrointestinale GIST (EGIST) bezeichnet [68], [87], [107] und zeichnen sich durch eine gute Prognose aus [87], [107]. Dies spricht eigentlich gegen die Ansicht, dass es sich hierbei um Metastasen eines primären GIST handle. Aufgrund der geringen Fallzahlen ist eine endgültige Risikoabschätzung nicht möglich. Neben EGIST im großen Netz, im Mesenterium und im Retroperitoneum sind einige Fälle von EGIST im rektovaginalen Raum, der Blase, des Pharynx und der Gallenblase beschrieben [60], [78], [82], [108].

Zusammengefasst kann das Risiko einer klinischen Progression (z. B. das Risiko von Metastasen), eines Tumorrezidivs und der tumorabhängigen Mortalität anhand von der Größe, Mitoserate und Lokalisation bestimmt werden (➤ Tab. 10.1) [60], [62], [63], [67], [73].

Tab. 10.1 Risikobeurteilung von GIST nach Miettinen at al. 2006.

		Risiko der Progression‡			
Mitoserate	Tumorgröße (cm)	Magen	Jejunum oder Ileum	Duodenum	Rektum
≤ 5/50 HPF	≤ 2	kein Risiko	kein Risiko	kein Risiko	kein Risiko
	> 2 ≤ 5	sehr niedrig	niedrig	niedrig	niedrig
	> 5 ≤ 10	niedrig	moderat	hoch †	hoch *†
	> 10	moderat	hoch		
> 5/50 HPF	≤ 2	kein Risiko*	hoch*	n. a.	hoch
	> 2 ≤ 5	moderat	hoch	hoch	hoch
	> 5 ≤ 10	hoch	hoch	hoch †	hoch †
	> 10	hoch	hoch		

HPF: high power fields
n. a.: aufgrund der wenigen Patienten nicht definiert
‡ Definiert durch Metastasierung oder tumorbedingten Tod
* Niedrige Fallzahlen
† Kombinierte Studien mit niedrigen Fallzahlen

Tab. 10.2 UICC-Klassifikation, 7 Auflage 2010.

					UICC Stadium	
Mitoserate	Tumorgröße (cm)	T	N	M	GIST des Magens	Intestinale GIST
niedrig*	≤ 2	1	0	0	IA	I
	> 2 ≤ 5	2	0	0	IA	I
	> 5 ≤ 10	3	0	0	IB	II
	> 10	4	0	0	II	IIIA
hoch**	≤ 2	1	0	0	II	IIIA
	> 2 ≤ 5	2	0	0	II	IIIB
	> 5 ≤ 10	3	0	0	IIIA	IIIB
	> 10	4	0	0	IIIB	IIIB
jede		jedes	1	0	IV	IV
		jedes	jedes	1	IV	IV

* ≤ 5/50 HPF
** > 5/50 HPF

10.6 Diagnostik

Die primäre Diagnostik sollte ein CT des Abdomens und des Beckens darstellen [92]. Da Lungenmetastasen extrem selten auftreten, ist ein Thorax-CT nicht angezeigt. Endoskopischer Ultraschall kann ebenfalls zur Diagnosesicherung beitragen [9], vor allem bei GIST des Magens. Eine Biopsie ist nur dann notwendig, wenn andere Tumoren wie z. B. Lymphome auszuschließen sind oder eine neoadjuvante Therapie angedacht ist. Die Biopsien können endoskopisch oder als Nadelbiopsie (ultraschall- oder CT-gesteuert) erfolgen.

10.7 Therapieprinzipien

10.7.1 Chirurgie

Die chirurgische Entfernung des GIST ist nach wie vor die einzige kurative Option. GIST metastasieren extrem selten lymphogen [6], [34], [35], [84], sodass eine Lymphadenektomie nicht notwendig ist. Zudem ist ein organerhaltendes Vorgehen onkologisch ausreichend und sollte angestrebt werden. Primäres Ziel einer operativen Entfernung ist die Resektion im Gesunden; hierfür sprechen 5-Jahres-Überlebensraten von 42 % bei tumorfreien Resektionsrändern versus 9 % bei inkompletter Entfernung [84]. In der Regel können GIST vom umgebenden Gewebe abgehoben werden. Daher ist oftmals eine laparoskopische Resektion möglich, die in der Literatur dem offenen Vorgehen vergleichbare Ergebnisse zeigt [7], [56], [79], [82]. Sollte der Tumor andere Organe infiltriert haben, ist die En-bloc-Resektion angezeigt, wobei eine Ruptur oder Blutungen aus dem Tumor, die mit einem Rezidivrisiko von fast 100 % einhergehen, unbedingt zu vermeiden sind [21], [41], [91]. Für das chirurgische Vorgehen ist dies umso mehr von Bedeutung, da die GIST oftmals weich und fragil sind und somit einer sehr umsichtigen intraoperativen Behandlung bedürfen.

10.7.2 Tyrosinkinase-Hemmer

Im *KIT*- und *PDGFRA*-Gen betreffen die Mutationen in der Regel vier (Exon 9, 11, 13, 17) oder drei Exons (Exon 12, 14, 18) [52], was zur konstitutiven Aktivität der Tyrosinkinase führt. Tyrosinkinase-Hemmer sind in der Lage, die aktive Stelle des Enzyms zu besetzen und somit die Aktivität und damit die Zellteilung zu unterbinden [89]. Dadurch ist eine spezifische Therapie von GIST mit Tyrosinkinase-Hemmern wie z. B. Imatinib Mesylat (IM, Gleevec®, Novartis) möglich. Neben Imatinib Mesylat stehen weitere Tyrosinkinase-Hemmer wie Sunitinib, Nilotinib, Masatinib, Mosetanib, Sorafenib, Regorafinib und Dasatinib [2] zur Verfügung, wobei sich die einzelnen Substanzen in ihrer Fähigkeit, eine oder mehrere Tyrosinkinasen zu hemmen, unterscheiden.

Nebenwirkungen

Generell ist die Therapie mit Tyrosinkinase-Hemmern sicher und wird vom Patienten gut toleriert. Dennoch kann es zu Wechselwirkungen mit anderen Medikamenten kommen, vor allem mit Wirkstoffen, die durch Zytochrom P-450 Isoform 3A4 verstoffwechselt werden. Nebenwirkungen stellen Ödeme (hauptsächlich periorbital), Muskelkrämpfe und gastrointestinale Beschwerden dar sowie erniedrigte Hb- und Leukozytenwerte. Im Allgemeinen können die Nebenwirkungen symptomatisch behandelt werden, ohne dass die Therapie abgesetzt werden muss [9].

10.7.3 Neoadjuvante Therapie

Eine neoadjuvante Therapie mit Tyrosinkinase-Hemmern sollte in Erwägung gezogen werden, um eventuell eine R0-Resektion zu erleichtern, z. B. bei duodenalen GIST [54]. Durch die Reduzierung der Tumorgröße und der Vaskularisation lässt sich unter Umständen das Risiko der intraoperativen Tumorruptur und der peritonealen Aussaat minimieren [14], [27], [28].

Mehrere Studien mit präoperativer Gabe von Imatinib zur Therapie von GIST sind veröffentlicht. Dabei werden Tumorreduktionen von etwa 34 % berichtet, was eine folgende Resektion offenbar erleichtert [30]. Andere Studien klassifizieren neoadjuvant vorbehandelte GIST in „Responder" (ca. 79 %), Patienten mit *stable disease* und Patienten mit progressivem Tumorleiden [26], wobei der Erfolg vom primären *KIT*- und *PDGFRA*-Mutationsstatus abhängt. Eine frühe und regelmäßige bildgebende Befundkontrolle ist bei der Durchführung einer neoadjuvanten Therapie wichtig, um Patienten, die nicht primär ansprechen, frühzeitig zu identifizieren. Umgekehrt haben Patienten, die ansprechen, eine höhere Wahrscheinlichkeit für eine R0-Resektion und ein längeres krankheitsfreies Überleben [26]. Letzteres liegt in den durchgeführten Studien zwischen 83 und 77 % [27]. Dennoch ist festzustellen, dass die Dauer der neoadjuvanten Therapie nicht eindeutig festgelegt ist. So wird von einigen Autoren vorgeschlagen, eine neoadjuvante Therapie im Falle eines Ansprechens für 3 bis 6 Monate durchzuführen [28], da unter Therapie naturgemäß sekundäre Mutationen auftreten können, die dann eine sekundäre Therapieresistenz zur Folge hätten [26], [54]. In den 2011 veröffentlichten NCCN-Leitlinien wird eine 3- bis 6-monatige neoadjuvante Therapie für GIST empfohlen, die grenzwertig resektabel sind oder mit einer hohen Morbidität einhergehen [42]. Die Tumoren, die nicht ansprechen, sollten entsprechend den Leitlinien für fortgeschrittene Tumoren behandelt werden (➤ Kap. 10.7.5).

10.7.4 Adjuvante Therapie

Das Risiko eines postoperativen Rezidivs ist, wie in ➤ Tab. 10.1 dargestellt, bei entsprechender Mitoserate, Größe und Lokalisation des Tumors hoch [66]. So lagen in einer Studie das krankheitsfreie 5-Jahres-Überleben ohne adjuvante Therapie mit Kinase-Inhibitoren bei 35 % und die 5-Jahres-Überlebensrate in metastasierten Patienten bei 54 % [19]. Die Hochrisikopatienten [66] haben eine Rate von bis zu 66 % für das Wiederauftreten des GIST [80], was die Notwendigkeit der adjuvanten Therapie aufzeigt und deutlich macht, dass die chirurgische Sanierung keine ausreichende Therapie in diesem Kollektiv darstellt. Eine lebensverlängernde Auswirkung der Imatinib-Therapie wurde erstmals in der einarmigen Phase-II-Open-Label-Studie Z9000 der American College of Surgeons Oncology Group (ACOSOG) im Vergleich mit historischen Daten gezeigt [20]. In der Placebo-kontrollierten Doppelblindstudie ACOSOG Z9001 [16] wurde gezeigt, dass mit Imatinib nach einem Jahr das rezidivfreie Überleben 98 % betrug, verglichen mit 83 % in der Placebo-Gruppe. Im Gesamtüberleben zeigten sich allerdings keine signifikanten Unterschiede [18]. Die SSG-XVIII/AIO-Studie zeigte für die adjuvante Therapie bei einer Therapiedauer von drei Jahren eine rezidivfreie Überlebensrate von 65,6 % gegenüber 47,9 % bei Therapiedauer von zwölf Monaten. Daher muss eine Dauer von drei Jahren bei der Durchführung der adjuvanten Therapie empfohlen werden [45]. Ob Patienten von einer lebenslangen adjuvanten Therapie mit Kinase-Hemmern profitieren, wird diskutiert, ist aber derzeit nicht mit Studien belegt.

Zusammenfassend wird für einen limitierten GIST im Falle eines wahrscheinlichen Rezidivs eine adjuvante Therapie empfohlen. Das Rezidivrisiko wird bewertet anhand Mitoserate, Tumorgröße und Lokalisation (> Tab. 10.1), wobei eine intraoperative Ruptur oder Blutung als metastasierter GIST eingeschätzt werden muss. Die Dosierung und Art des Kinase-Hemmers ist von der Art der Mutation abhängig zu machen.

10.7.5 Palliative Therapie

Die klinischen Leitlinien (NCCN, ESMO) empfehlen die Gabe von Imatinib bei Patienten mit peritoneal oder in die Leber metastasiertem GIST [46]. Patienten, die unter Imatinib eine Tumorprogression zeigen, sollten erneut chirurgisch beurteilt werden. Falls eine Resektion nicht möglich erscheint, kann entweder die Dosis von Imatinib erhöht werden oder es können andere Kinase-Inhibitoren (z. B. Sunitinib) gegeben werden [23], [32], [105]. Sollte die Therapie nicht ansprechen, können Substanzen wie Nilotinib [22], orale Multikinasehemmer wie Sorafenib [37], [43], Masatinib, Dasatinib [95], der oral aktive Angiogenese-Inhibitor Vatalanib [44], mTOR-Inhibitoren wie RAD 001 und Rapamycin [93] oder der Proteinkinase-C-Inhibitor PKC 412 [103] diskutiert werden. Unter Umständen können Kombinationen von Chemotherapeutika wie Doxorubicin in Kombination mit Imatinib einegesetzt werden [58]. Die Rolle der Chirurgie in einer metastasierten Situation ist derzeit noch Gegenstand der Diskussion, wobei die Studienlage limitiert ist [8], [24], [77], [85], [90]. So treten einige Autoren für eine chirurgische Tumorreduktion in selektierten Patienten ein [24], [77], [85]. Dennoch scheint die chirurgische Intervention beim metastasierten GIST begrenzt sinnvoll und in der Regel nicht indiziert [24], [85].

10.8 Nachsorge

Derzeit existieren keine ausreichenden Studien, um die optimale Zeitdauer für ein Nachbehandlungsschema zu definieren (ESMO-Guidelines, 2010) [13]. GIST metastasieren in der Regel in die Leber oder peritoneal [13], wobei das Intervall bis zum Auftreten des Rezidivs unter Umständen von der Mitoserate abhängt. Die Risikoabschätzung anhand der oben aufgeführten Kriterien kann daher bei der Festlegung eines individuellen Nachsorgeplans nützlich sein. Da GIST in der Regel innerhalb von zwei bis drei Jahren rezidivieren, sollten laut NCCN-Empfehlungen in diesem Zeitraum entsprechende CT- oder MRT-Untersuchungen erfolgen [86]. Die ESMO-Empfehlungen sehen für Patienten mit intermediärem Risiko ein Routine-CT alle drei bis vier Monate für drei Jahre und dann alle sechs Monate bis zum fünften Jahr und für Patienten mit niedrigem Risiko CT-Untersuchungen alle sechs Monate für fünf Jahre vor [13]. Nach fünf Jahren sollte eine jährliche Untersuchung erfolgen.

Lebermetastasen können in der Regel gut durch Ultraschalluntersuchungen dargestellt werden und das Auftreten von peritonealen Metastasen manifestiert sich oftmals durch Symptome eines Ileus oder Subileus. Eine PET-CT-Untersuchung kann diskutiert werden, falls die Beurteilbarkeit peritonealer Metastasen durch CT- oder MRT-Untersuchungen limitiert ist. Die PET-CT kann zur Identifikation früher Metastasen sowie zur besseren Unterscheidung zwischen aktiven Tumoren und hyalinen Tumorresten beitragen.

LITERATUR

[1] Agaimy A, Wunsch PH. Gastrointestinal stromal tumours: a regular origin in the muscularis propria, but an extremely diverse gross presentation. A review of 200 cases to critically re-evaluate the concept of so-called extra-gastrointestinal stromal tumours. Langenbecks Arch Surg 2006; 391(4):322–329.

[2] Agaram NP, Laquaglia MP, Ustun B, et al. Molecular characterization of pediatric gastrointestinal stromal tumors. Clin Cancer Res 2008; 14(10): 3.204–3.215.

[3] Akwari OE, Dozois RR, Weiland LH, Beahrs OH. Leiomyosarcoma of the small and large bowel. Cancer 1978; 42(3):1.375–1.384.

[4] Appelman HD. Mesenchymal tumors of the gut: historical perspectives, new approaches, new results, and does it make any difference? Monogr Pathol 1990 (31):220–246.

[5] Arber DA, Tamayo R, Weiss LM. Paraffin section detection of the c-kit gene product (CD117) in human tissues: value in the diagnosis of mast cell disorders. Hum Pathol 1998; 29(5): 498–504.

[6] Autelitano F, Santeusanio G, Mauriello A, et al. [Latent pathology of the thyroid: an epidemiological and statistical study of thyroids sampled during 507 consecutive autopsies]. Ann Ital Chir 1992; 63(6):761–781.

[7] Bedard EL, Mamazza J, Schlachta CM, Poulin EC. Laparoscopic resection of gastrointestinal stromal tumors: not all tumors are created equal. Surg Endosc 2006; 20(3):500–503.

[8] Bonvalot S, Eldweny H, Pechoux CL, et al. Impact of surgery on advanced gastrointestinal stromal tumors (GIST) in the imatinib era. Ann Surg Oncol 2006; 13(12):1.596–1.603.

[9] Cameron S, Ramadori G. Gastrointestinal stromal tumors: diagnostics, therapy and beyond? Minerva Gastroenterol Dietol 2009; 55(4):409–423.

[10] Carney JA, Sheps SG, Go VL, Gordon H. The triad of gastric leiomyosarcoma, functioning extra-adrenal paraganglioma and pulmonary chondroma. N Engl J Med 1977; 296(26):1.517–1.518.

[11] Carney JA, Stratakis CA. Familial paraganglioma and gastric stromal sarcoma: a new syndrome distinct from the Carney triad. Am J Med Genet 2002; 108(2):132–139.

[12] Carney JA. Gastric stromal sarcoma, pulmonary chondroma, and extra-adrenal paraganglioma (Carney Triad): natural his-

tory, adrenocortical component, and possible familial occurrence. Mayo Clin Proc 1999; 74(6):543–552.

[13] Casali PG, Blay JY. Gastrointestinal stromal tumours: ESMO Clinical Practice Guidelines for diagnosis, treatment and follow-up. Ann Oncol 2010; 21 Suppl 5:v98–102.

[14] Catania V, Consoli A, Cavallaro A, et al. The neo-adjuvant treatment in gastrointestinal stromal tumor. Eur Rev Med Pharmacol Sci 2010; 14(8):727–730.

[15] Chompret A, Kannengiesser C, Barrois M, et al. PDGFRA germline mutation in a family with multiple cases of gastrointestinal stromal tumor. Gastroenterology 2004; 126(1):318–321.

[16] Corless CL, Ballman KV, Antonescu C, et al. Relation of tumor pathologic and molecular features to outcome after surgical resection of localized primary gastrointestinal stromal tumor (GIST): Results of the intergroup phase III trial ACOSOG Z9001. J Clin Oncol 2010; 28(15):10006.

[17] Corless CL, Schroeder A, Griffith D, et al. PDGFRA mutations in gastrointestinal stromal tumors: frequency, spectrum and in vitro sensitivity to imatinib. J Clin Oncol 2005; 23(23):5.357–5.364.

[18] Dematteo RP, Ballman KV, Antonescu CR, et al. Adjuvant imatinib mesylate after resection of localised, primary gastrointestinal stromal tumour: a randomised, double-blind, placebo-controlled trial. Lancet 2009; 373(9669):1.097–1.104.

[19] DeMatteo RP, Lewis JJ, Leung D, et al. Two hundred gastrointestinal stromal tumors: recurrence patterns and prognostic factors for survival. Ann Surg 2000; 231(1):51–58.

[20] DeMatteo RP, Owzar K, Antonescu CR, et al. Efficacy of adjuvant imatinib mesylate following complete resection of localized, primary gastrointestinal stromal tumor (GIST) at high risk of recurrence: The U. S. Intergroup phase II trial ACOSOG Z9000. 2008 Gastrointestinal Cancers Symposium 2008.

[21] Demetri GD, Antonia S, Benjamin RS, et al. Soft tissue sarcoma. J Natl Compr Canc Netw 2010; 8(6):630–674.

[22] Demetri GD, Casali PG, Blay JY, et al. A phase I study of single-agent nilotinib or in combination with imatinib in patients with imatinib-resistant gastrointestinal stromal tumors. Clin Cancer Res 2009; 15(18):5.910–5.916.

[23] Demetri GD, van Oosterom AT, Garrett CR, et al. Efficacy and safety of sunitinib in patients with advanced gastrointestinal stromal tumour after failure of imatinib: a randomised controlled trial. Lancet 2006; 368(9544):1.329–1.338.

[24] Deshaies I, Cherenfant J, Gusani NJ, et al. Gastrointestinal stromal tumor (GIST) recurrence following surgery: review of the clinical utility of imatinib treatment. Ther Clin Risk Manag 2010; 6:453–458.

[25] Diment J, Tamborini E, Casali P, et al. Carney triad: case report and molecular analysis of gastric tumor. Hum Pathol 2005; 36(1):112–116.

[26] Dudeja V, Armstrong LH, Gupta P, et al. Emergence of imatinib resistance associated with downregulation of c-kit expression in recurrent gastrointestinal stromal tumor (GIST): optimal timing of resection. J Gastrointest Surg 2010; 14(3):557–561.

[27] Eisenberg BL, Harris J, Blanke CD, et al. Phase II trial of neoadjuvant/adjuvant imatinib mesylate (IM) for advanced primary and metastatic/recurrent operable gastrointestinal stromal tumor (GIST): early results of RTOG 0132/ACRIN 6665. J Surg Oncol 2009; 99(1):42–47.

[28] Eisenberg BL, Smith KD. Adjuvant and neoadjuvant therapy for primary GIST. Cancer Chemother Pharmacol 2011; 67 Suppl 1:S3–8.

[29] Evans HL. Smooth muscle tumors of the gastrointestinal tract. A study of 56 cases followed for a minimum of 10 years. Cancer 1985; 56(9):2.242–2.250.

[30] Fiore M, Palassini E, Fumagalli E, et al. Preoperative imatinib mesylate for unresectable or locally advanced primary gastrointestinal stromal tumors (GIST). Eur J Surg Oncol 2009; 35(7):739–745.

[31] Fletcher CD, Berman JJ, Corless C, et al. Diagnosis of gastrointestinal stromal tumors: a consensus approach. Int J Surg Pathol 2002; 10(2):81–89.

[32] George S, Blay JY, Casali PG, et al. Clinical evaluation of continuous daily dosing of sunitinib malate in patients with advanced gastrointestinal stromal tumour after imatinib failure. Eur J Cancer 2009; 45(11):1.959–1.968.

[33] Goettsch WG, Bos SD, Breekveldt-Postma N, et al. Incidence of gastrointestinal stromal tumours is underestimated: results of a nation-wide study. Eur J Cancer 2005; 41(18):2.868–2.872.

[34] Gold JS, Dematteo RP. Combined surgical and molecular therapy: the gastrointestinal stromal tumor model. Ann Surg 2006; 244(2):176–184.

[35] Gold JS, Gonen M, Gutierrez A, et al. Development and validation of a prognostic nomogram for recurrence-free survival after complete surgical resection of localised primary gastrointestinal stromal tumour: a retrospective analysis. Lancet Oncol 2009; 10(11):1.045–1.052.

[36] Goldblum JR, Appelman HD. Stromal tumors of the duodenum. A histologic and immunohistochemical study of 20 cases. Am J Surg Pathol 1995; 19(1):71–80.

[37] Guo T, Agaram NP, Wong GC, et al. Sorafenib inhibits the imatinib-resistant KITT670I gatekeeper mutation in gastrointestinal stromal tumor. Clin Cancer Res 2007; 13(16):4.874–4.881.

[38] Heinrich MC, Corless CL, Demetri GD, et al. Kinase mutations and imatinib response in patients with metastatic gastrointestinal stromal tumor. J Clin Oncol 2003; 21(23):4.342–4.349.

[39] Heinrich MC, Owzar K, Corless CL, et al. Correlation of kinase genotype and clinical outcome in the North American Intergroup phase III trial of imatinib mesylate for treatment of advanced gastrointestinal stromal tumor: CALGB 150105 Study by Cancer and Leukemia Group B and Southwest Oncology Group. J Clin Oncol 2008; 26(33):5.360–5.367.

[40] Hirota S, Isozaki K, Moriyama Y, et al. Gain-of-function mutations of c-kit in human gastrointestinal stromal tumors. Science 1998; 279(5350):577–580.

[41] Hohenberger P, Ronellenfitsch U, Oladeji O, et al. Pattern of recurrence in patients with ruptured primary gastrointestinal stromal tumour. Br J Surg 2010; 97(12):1.854–1.859.

[42] Hohenberger P, Wardelmann E. [Surgical considerations for gastrointestinal stroma tumor]. Chirurg 2006; 77(1):33–40.

[43] Huynh H, Lee JW, Chow PK, et al. Sorafenib induces growth suppression in mouse models of gastrointestinal stromal tumor. Mol Cancer Ther 2009; 8(1):152–159.

[44] Joensuu H, De Braud F, Coco P, et al. Phase II, open-label study of PTK787/ZK222584 for the treatment of metastatic gastrointestinal stromal tumors resistant to imatinib mesylate. Ann Oncol 2008; 19(1):173–177.

[45] Joensuu H, Eriksson M, Sundby Hall K, et al. One vs three years of adjuvant imatinib for operable gastrointestinal stromal tumor: a randomized trial. Jama 2012; 307(12):1.265–1.272.

[46] Joensuu H, Roberts PJ, Sarlomo-Rikala M, et al. Effect of the tyrosine kinase inhibitor STI571 in a patient with a metastatic gastrointestinal stromal tumor. N Engl J Med 2001; 344(14):1.052–1.056.

[47] Kang DY, Park CK, Choi JS, et al. Multiple gastrointestinal stromal tumors: Clinicopathologic and genetic analysis of 12 patients. Am J Surg Pathol 2007; 31(2):224–232.

[48] Kim KM, Kang DW, Moon WS, et al. Gastrointestinal stromal tumors in Koreans: it's incidence and the clinical, pathologic and immunohistochemical findings. J Korean Med Sci 2005; 20(6):977–984.
[49] Kindblom LG, Remotti HE, Aldenborg F, Meis-Kindblom JM. Gastrointestinal pacemaker cell tumor (GIPACT): gastrointestinal stromal tumors show phenotypic characteristics of the interstitial cells of Cajal. Am J Pathol 1998; 152(5):1.259–1.269.
[50] Kleinbaum EP, Lazar AJ, Tamborini E, et al. Clinical, histopathologic, molecular and therapeutic findings in a large kindred with gastrointestinal stromal tumor. Int J Cancer 2008; 122(3):711–718.
[51] Knop S, Schupp M, Wardelmann E, et al. A new case of Carney triad: gastrointestinal stromal tumours and leiomyoma of the oesophagus do not show activating mutations of KIT and platelet-derived growth factor receptor alpha. J Clin Pathol 2006; 59(10):1.097–1.099.
[52] Lasota J, Miettinen M. KIT and PDGFRA mutations in gastrointestinal stromal tumors (GISTs). Semin Diagn Pathol 2006; 23(2):91–102.
[53] Lerma E, Oliva E, Tugues D, Prat J. Stromal tumours of the gastrointestinal tract: a clinicopathological and ploidy analysis of 33 cases. Virchows Arch 1994; 424(1):19–24.
[54] Lopes LF, Bacchi CE. Imatinib treatment for gastrointestinal stromal tumour (GIST). J Cell Mol Med 2010; 14(1–2): 42–50.
[55] Martin J, Poveda A, Llombart-Bosch A, et al. Deletions affecting codons 557–558 of the c-KIT gene indicate a poor prognosis in patients with completely resected gastrointestinal stromal tumors: a study by the Spanish Group for Sarcoma Research (GEIS). J Clin Oncol 2005; 23(25):6.190–6.198.
[56] Matthews BD, Walsh RM, Kercher KW, et al. Laparoscopic vs open resection of gastric stromal tumors. Surg Endosc 2002; 16(5):803–807.
[57] Matyakhina L, Bei TA, McWhinney SR, et al. Genetics of Carney triad: recurrent losses at chromosome 1 but lack of germline mutations in genes associated with paragangliomas and gastrointestinal stromal tumors. J Clin Endocrinol Metab 2007; 92(8):2.938–2.943.
[58] Maurel J, Martins AS, Poveda A, et al. Imatinib plus low-dose doxorubicin in patients with advanced gastrointestinal stromal tumors refractory to high-dose imatinib: a phase I-II study by the Spanish Group for Research on Sarcomas. Cancer 2010; 116(15):3.692–3.701.
[59] Mazur MT, Clark HB. Gastric stromal tumors. Reappraisal of histogenesis. Am J Surg Pathol 1983; 7(6):507–519.
[60] Mekni A, Chelly I, Azzouz H, et al. Extragastrointestinal stromal tumor of the urinary wall bladder: case report and review of the literature. Pathologica 2008; 100(3):173–175.
[61] Miettinen M, Fetsch JF, Sobin LH, Lasota J. Gastrointestinal stromal tumors in patients with neurofibromatosis 1: a clinicopathologic and molecular genetic study of 45 cases. Am J Surg Pathol 2006; 30(1):90–96.
[62] Miettinen M, Furlong M, Sarlomo-Rikala M, et al. Gastrointestinal stromal tumors, intramural leiomyomas, and leiomyosarcomas in the rectum and anus: a clinicopathologic, immunohistochemical, and molecular genetic study of 144 cases. Am J Surg Pathol 2001; 25(9):1.121–1.133.
[63] Miettinen M, Kopczynski J, Makhlouf HR, et al. Gastrointestinal stromal tumors, intramural leiomyomas, and leiomyosarcomas in the duodenum: a clinicopathologic, immunohistochemical, and molecular genetic study of 167 cases. Am J Surg Pathol 2003; 27(5):625–641.
[64] Miettinen M, Lasota J, Sobin LH. Gastrointestinal stromal tumors of the stomach in children and young adults: a clinicopathologic, immunohistochemical, and molecular genetic study of 44 cases with long-term follow-up and review of the literature. Am J Surg Pathol 2005; 29(10):1.373–1.381.
[65] Miettinen M, Lasota J. Gastrointestinal stromal tumors (GISTs): definition, occurrence, pathology, differential diagnosis and molecular genetics. Pol J Pathol 2003; 54(1):3–24.
[66] Miettinen M, Lasota J. Gastrointestinal stromal tumors: pathology and prognosis at different sites. Semin Diagn Pathol 2006; 23(2):70–83.
[67] Miettinen M, Makhlouf H, Sobin LH, Lasota J. Gastrointestinal stromal tumors of the jejunum and ileum: a clinicopathologic, immunohistochemical, and molecular genetic study of 906 cases before imatinib with long-term follow-up. Am J Surg Pathol 2006; 30(4):477–489.
[68] Miettinen M, Monihan JM, Sarlomo-Rikala M, et al. Gastrointestinal stromal tumors/smooth muscle tumors (GISTs) primary in the omentum and mesentery: clinicopathologic and immunohistochemical study of 26 cases. Am J Surg Pathol 1999; 23(9):1.109–1.118.
[69] Miettinen M, Sarlomo-Rikala M, Lasota J. Gastrointestinal stromal tumors: recent advances in understanding of their biology. Hum Pathol 1999; 30(10):1.213–1.220.
[70] Miettinen M, Sarlomo-Rikala M, Lasota J. KIT expression in angiosarcomas and fetal endothelial cells: lack of mutations of exon 11 and exon 17 of C-kit. Mod Pathol 2000; 13(5):536–541.
[71] Miettinen M, Sarlomo-Rikala M, Sobin LH, Lasota J. Esophageal stromal tumors: a clinicopathologic, immunohistochemical, and molecular genetic study of 17 cases and comparison with esophageal leiomyomas and leiomyosarcomas. Am J Surg Pathol 2000; 24(2):211–222.
[72] Miettinen M, Sarlomo-Rikala M, Sobin LH, Lasota J. Gastrointestinal stromal tumors and leiomyosarcomas in the colon: a clinicopathologic, immunohistochemical, and molecular genetic study of 44 cases. Am J Surg Pathol 2000; 24(10):1.339–1.152.
[73] Miettinen M, Sobin LH, Lasota J. Gastrointestinal stromal tumors of the stomach: a clinicopathologic, immunohistochemical, and molecular genetic study of 1,765 cases with long-term follow-up. Am J Surg Pathol 2005; 29(1):52–68.
[74] Miettinen M, Sobin LH, Sarlomo-Rikala M. Immunohistochemical spectrum of GISTs at different sites and their differential diagnosis with a reference to CD117 (KIT). Mod Pathol 2000; 13(10):1.134–1.142.
[75] Montone KT, van Belle P, Elenitsas R, Elder DE. Proto-oncogene c-kit expression in malignant melanoma: protein loss with tumor progression. Mod Pathol 1997; 10(9):939–944.
[76] Motegi A, Sakurai S, Nakayama H, et al. PKC theta, a novel immunohistochemical marker for gastrointestinal stromal tumors (GIST), especially useful for identifying KIT-negative tumors. Pathol Int 2005; 55(3):106–112.
[77] Mussi C, Ronellenfitsch U, Jakob J, et al. Post-imatinib surgery in advanced/metastatic GIST: is it worthwhile in all patients? Ann Oncol 2010; 21(2):403–408.
[78] Nasu K, Ueda T, Kai S, et al. Gastrointestinal stromal tumor arising in the rectovaginal septum. Int J Gynecol Cancer 2004; 14(2):373–377.
[79] Nguyen SQ, Divino CM, Wang JL, Dikman SH. Laparoscopic management of gastrointestinal stromal tumors. Surg Endosc 2006; 20(5):713–716.
[80] Nilsson B, Bumming P, Meis-Kindblom JM, et al. Gastrointestinal stromal tumors: the incidence, prevalence, clinical course, and prognostication in the preimatinib mesylate era-a popula-

tion-based study in western Sweden. Cancer 2005; 103(4):821–829.
[81] Nishida T, Hirota S, Taniguchi M, et al. Familial gastrointestinal stromal tumours with germline mutation of the KIT gene. Nat Genet 1998; 19(4):323–324.
[82] Novitsky YW, Kercher KW, Sing RF, Heniford BT. Long-term outcomes of laparoscopic resection of gastric gastrointestinal stromal tumors. Ann Surg 2006; 243(6):738–45; discussion 745–747.
[83] Peerlinck ID, Irvin TT, Sarsfield PT, Harington JM. GIST (gastrointestinal stromal tumour) of the gallbladder: a case report. Acta Chir Belg 2004; 104(1):107–109.
[84] Pierie JP, Choudry U, Muzikansky A, et al. The effect of surgery and grade on outcome of gastrointestinal stromal tumors. Arch Surg 2001; 136(4):383–389.
[85] Raut CP, Posner M, Desai J, et al. Surgical management of advanced gastrointestinal stromal tumors after treatment with targeted systemic therapy using kinase inhibitors. J Clin Oncol 2006; 24(15):2.325–2.331.
[86] Reichardt P, Blay JY, Mehren M. Towards global consensus in the treatment of gastrointestinal stromal tumor. Expert Rev Anticancer Ther 2010; 10(2):221–232.
[87] Reith JD, Goldblum JR, Lyles RH, Weiss SW. Extragastrointestinal (soft tissue) stromal tumors: an analysis of 48 cases with emphasis on histologic predictors of outcome. Mod Pathol 2000; 13(5):577–585.
[88] Robinson TL, Sircar K, Hewlett BR, et al. Gastrointestinal stromal tumors may originate from a subset of CD34-positive interstitial cells of Cajal. Am J Pathol 2000; 156(4):1.157–1.163.
[89] Rubin BP, Fletcher JA, Fletcher CD. Molecular insights into the histogenesis and pathogenesis of gastrointestinal stromal tumors. Int J Surg Pathol 2000; 8(1):5–10.
[90] Rutkowski P, Nowecki Z, Nyckowski P, et al. Surgical treatment of patients with initially inoperable and/or metastatic gastrointestinal stromal tumors (GIST) during therapy with imatinib mesylate. J Surg Oncol 2006; 93(4):304–311.
[91] Rutkowski P, Nowecki ZI, Michej W, et al. Risk criteria and prognostic factors for predicting recurrences after resection of primary gastrointestinal stromal tumor. Ann Surg Oncol 2007; 14(7):2.018–2.027.
[92] Sandrasegaran K, Rajesh A, Rushing DA, et al. Gastrointestinal stromal tumors: CT and MRI findings. Eur Radiol 2005; 15(7):1.407–1.414.
[93] Schöffski P, Reichardt P, Blay JY, et al. A phase I-II study of everolimus (RAD001) in combination with imatinib in patients with imatinib-resistant gastrointestinal stromal tumors. Ann Oncol; 2010; 21(10):1.990–1.998.
[94] Sevinc A, Camci C, Yilmaz M, Buyukhatipoglu H. The diagnosis of C-kit negative GIST by PDGFRA staining: clinical, pathological, and nuclear medicine perspective. Onkologie 2007; 30(12):645–648.
[95] Shah NP, Lee FY, Luo R, et al. Dasatinib (BMS-354825) inhibits KITD816V, an imatinib-resistant activating mutation that triggers neoplastic growth in most patients with systemic mastocytosis. Blood 2006; 108(1):286–291.
[96] Takazawa Y, Sakurai S, Sakuma Y, et al. Gastrointestinal stromal tumors of neurofibromatosis type I (von Recklinghausen's disease). Am J Surg Pathol 2005; 29(6):755–763.
[97] Thalheimer A, Schlemmer M, Bueter M, et al. Familial gastrointestinal stromal tumors caused by the novel KIT exon 17 germline mutation N822Y. Am J Surg Pathol 2008; 32(10):1.560–1.565.
[98] Tryggvason G, Gislason HG, Magnusson MK, Jonasson JG. Gastrointestinal stromal tumors in Iceland, 1990–2003: the icelandic GIST study, a population-based incidence and pathologic risk stratification study. Int J Cancer 2005; 117(2): 289–293.
[99] Tworek JA, Goldblum JR, Weiss SW, et al. Stromal tumors of the abdominal colon: a clinicopathologic study of 20 cases. Am J Surg Pathol 1999; 23(8):937–945.
[100] Tworek JA, Goldblum JR, Weiss SW, et al. Stromal tumors of the anorectum: a clinicopathologic study of 22 cases. Am J Surg Pathol 1999; 23(8):946–954.
[101] Ueyama T, Guo KJ, Hashimoto H, et al. A clinicopathologic and immunohistochemical study of gastrointestinal stromal tumors. Cancer 1992; 69(4):947–955.
[102] Walker P, Dvorak AM. Gastrointestinal autonomic nerve (GAN) tumor. Ultrastructural evidence for a newly recognized entity. Arch Pathol Lab Med 1986; 110(4):309–316.
[103] Weisberg E, Wright RD, Jiang J, et al. Effects of PKC412, nilotinib, and imatinib against GIST-associated PDGFRA mutants with differential imatinib sensitivity. Gastroenterology 2006; 131(6):1.734–1.742.
[104] West RB, Corless CL, Chen X, et al. The novel marker, DOG1, is expressed ubiquitously in gastrointestinal stromal tumors irrespective of KIT or PDGFRA mutation status. Am J Pathol 2004; 165(1):107–113.
[105] Winer JH, Raut CP. Management of recurrent gastrointestinal stromal tumors. J Surg Oncol 2011; 104(8):915–920.
[106] Wozniak A, Rutkowski P, Sciot R, et al. Rectal gastrointestinal stromal tumors associated with a novel germline KIT mutation. Int J Cancer 2008; 122(9):2.160–2.164.
[107] Yamamoto H, Oda Y, Kawaguchi K, et al. c-kit and PDGFRA mutations in extragastrointestinal stromal tumor (gastrointestinal stromal tumor of the soft tissue). Am J Surg Pathol 2004; 28(4):479–488.
[108] Zhang W, Peng Z, Xu L. Extragastrointestinal stromal tumor arising in the rectovaginal septum: report of an unusual case with literature review. Gynecol Oncol 2009; 113(3):399–401.

KAPITEL

11 Divertikulose und Divertikulitis

Christoph T. Germer und Christian Jurowich
unter ehemaliger Mitarbeit von Annegret Müller-Dornieden

11.1 Definition

Als Divertikel bezeichnet man Ausstülpungen der Wand von Hohlorganen des Gastrointestinaltrakts. Dabei unterscheidet man sog. echte Divertikel, bei den alle Wandschichten betroffen sind, von sog. unechten oder Pseudodivertikeln, bei denen sich die Mukosa durch Lücken der übrigen Wandschichten (Muskulatur/Bindegewebe) des Gastrointestianltrakts hervorstülpt. In der Regel entsprechen diese Lücken den Gefäßdurchtrittsstellen durch die äußeren Wandschichten, was auch erklärt, warum Kolondivertikel häufiger mesenterial entwickelt sind. Bei den **Kolondivertikeln** handelt es sich um Pseudodivertikel, pathogenetisch sind dies Pulsionsdivertikel. Man nimmt an, dass durch intraluminäre Drucksteigerung bei verminderter Stuhlmenge Darmwandanteile durch Schwachstellen nach extramural hervortreten können. Dieser Pathomechanismus würde auch die bevorzugte Lokalisation der Divertikel im Bereich des Colon sigmoideum erklären, da dort bei langsamer Stuhlpassage ein maximaler Druck aufgebaut wird. Letztlich handelt es sich jedoch um ein Erklärungsmodell, der exakte Pathomechanismus ist bislang nicht vollständig geklärt.

Die Divertikulose des Kolons ist eine der häufigsten gutartigen Veränderungen des Gastrointestinaltrakts in der westlichen Welt. Die Prävalenz von Kolondivertikeln nimmt mit ansteigendem Lebensalter zu. Während die Divertikulose bei unter 40-Jährigen selten ist, tritt sie bei ca. 30 % der 60-Jährigen und ca. 65 % der 85-Jährigen auf. Bei Menschen kaukasischer Herkunft findet man Divertikel mehrheitlich im linken Hemikolon und hier insbesondere im Colon sigmoideum, welches zu 90 % mit betroffen ist. Männer und Frauen sind etwa gleich häufig von der Divertikulose betroffen.

Definitionen

- Divertikel: Wandausstülpung eines Hohlorgans (lat.: diverticulum = Abweg)
- Divertikulose des Dickdarms: Vorhandensein von Divertikeln im Bereich des Kolons
- Divertikelkrankheit: alle klinischen Krankheitsbilder, die von Dickdarmdivertikeln ausgehen können
- akute Divertikulitis: symptomatische Entzündung von Divertikeln
- komplizierte Divertikulitis: Komplikationen bei Entzündung von Divertikeln (Abszess- und Fistelbildungen, Obstruktionen des Dünn- und Dickdarms, gedeckte oder freie Perforationen, Leberabszesse)
- Divertikelblutung: weitere Manifestationsform der Divertikelkrankheit, die in aller Regel unabhängig von einer Entzündung im Darm auftritt

11.2 Diagnostik

11.2.1 Anamnese

Die Erhebung der Anamnese ergibt in der Regel keinen Hinweis auf Vorliegen einer Divertikulitis. Lediglich bei Personen, bei denen eine Divertikulose bekannt ist, kann dies wegweisend sein. Ansonsten berichten Patienten über akut aufgetretene krampfartige Beschwerden, ein unregelmäßiges Stuhlverhalten mit Wechsel von Obstipation und Diarrhö sowie die generelle Neigung zur Obstipation. Gerade bei den chronisch rezidivierenden Verlaufsformen ist eine exakte Krankheitsanamnese mit Dokumentation der Erkrankungsfrequenz und -schwere notwendig, um auch den Leidensdruck der Betroffenen richtig einschätzen zu können.

11.2.2 Klinische Untersuchung

Das klinische Erscheinungsbild der Divertikelkrankheit des Kolons ist sehr variabel und nicht in allen Fällen primär wegweisend. Das klinische Spektrum kann dabei von der nahezu unauffälligen Verlaufsform mit milder Motilitätsstörung, Obstipation und rezidivierenden Schmerzen bis hin zu lebensbedrohlichen Zuständen mit septischem Krankheitsbild und akutem Abdomen reichen. Trotzdem liefert die klinische Untersuchung häufig die Diagnose. Im akuten Stadium findet sich eine lokale Abwehrspannung im linken Unterbauch, oft ist eine walzenartige Resistenz zu palpieren. Die Schmerzen können in die Leiste sowie in den Mittelbauch ausstrahlen und sind von Übelkeit bis hin zum Erbrechen begleitet. Bei Vorliegen einer freien Perforation zeigt sich das Bild einer akuten, diffusen Peritonitis. In den sehr seltenen Fällen einer Divertikulitis des Colon ascendens oder des Zökums weist die klinische Untersuchung ähnliche Symptome wie eine Appendizitis auf. Dies kann auch für Sigmadivertikulitiden bei Sigma elongatum gelten.

11.2.3 Apparative Diagnostik

Eine Übersicht über die erforderliche Diagnostik bei Divertikulitis zeigt ➤ Abb. 11.1.

Im Labor sind die Entzündungsparameter entsprechend dem Schweregrad erhöht, häufig auch begleitet von erhöhten Temperaturen. Nicht selten findet sich ein pathologischer Urinbefund durch entzündliche Affektion der Harnblase.

Bei Vorliegen eines akuten Abdomens sind eine Thorax- sowie eine Abdomenübersichtaufnahme zum Ausschluss freier Luft sofort indiziert.

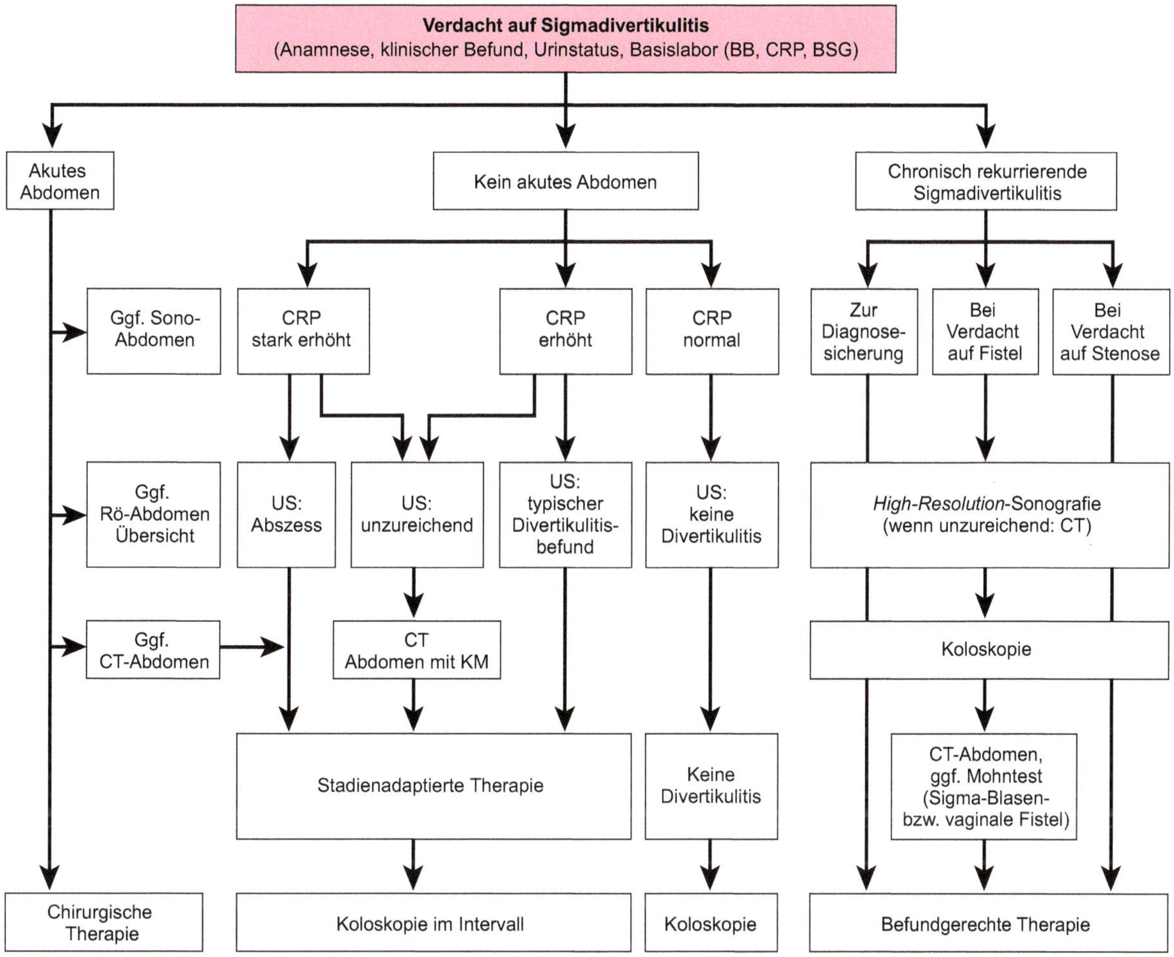

Abb. 11.1 Diagnostischer Algorithmus bei Divertikulitis. [M897]

Eine praktikable und wertvolle Untersuchung bei der Divertikulitis-Diagnostik ist auch die Ultraschalluntersuchung. In den Händen erfahrener Untersucher ist sie geeignet, die Diagnose und den Schweregrad einer Divertikulitis zu diagnostizieren, wichtige Differenzialdiagnosen zu erkennen und das therapeutische Vorgehen zu determinieren.

Die Computertomografie (CT) mit oraler und rektaler Kontrastmittelgabe ist bei Verdacht auf das Vorliegen einer komplizierten Divertikulitis das bildgebende Verfahren der Wahl, da sie das extraluminäre Entzündungsausmaß am besten quantifiziert.

Die CT stellt heute die Grundlage einer sinnvollen, prätherapeutisch angewandten Stadieneinteilung der Divertikulitis dar.

Zeichen der Divertikulitis im CT sind:

- Darmwandverdickung,
- Dichteanhebung im perikolischen Fettgewebe,
- Nachweis pathologischer extraluminärer Flüssigkeits- oder Luftansammlungen als Zeichen einer Perforation.

Für die Initialdiagnostik und Stadieneinteilung der akuten Divertikulitis spielt die Endoskopie keine Rolle, da sich die Entzündung vorwiegend extraluminal manifestiert. Die Koloskopie sollte jedoch im Verlauf bei rückläufiger entzündlicher Aktivität bzw. vor geplanter Operation zum Ausschluss eines Malignoms durchgeführt werden.

Bei der chronisch-rezidivierenden Divertikulitis erlaubt die Koloskopie endoluminale Veränderungen, z. B. Stenosen, nachzuweisen und andere Erkrankungen, z. B. Tumor oder Morbus Crohn, auszuschließen.

Besteht der Verdacht auf das Vorliegen einer Sigma-Blasenfistel und ist diese durch Ultraschall, CT oder Koloskopie noch nicht diagnostiziert, sollte ein Mohnsamentest durchgeführt werden.

11.3 Klassifikation und Spontanverlauf

11.3.1 Klassifikation der Divertikulitis

Eine exakte Klassifikation der Erkrankung ist Voraussetzung für eine stadiengerechte Therapie der Divertikulitis. Eine solche Stadieneinteilung sollte möglichst das gesamte Spektrum der Erkrankung umfassen und vor allem prätherapeutisch anwendbar sein, um eine stadienadaptierte, differenzierte Therapie zu erlauben. Obwohl eine Vielzahl von Klassifikationssystemen publiziert ist, existiert keine allgemein verbindliche Stadieneinteilung. Im deutschsprachigen Raum weitverbreitet ist die Stadieneinteilung nach Hansen und Stock von 1999 (> Tab. 11.1). Diese ist bislang die einzige validierte Klassifikation, die die gewünschten Kriterien erfüllt.

Aus heutiger, klinisch-therapeutischer Sicht sollte jedoch die unkomplizierte Divertikulitis alle nichtperforierten Verläufe beinhalten, d. h. auch die phlegmonöse Divertikulitis, da die therapeutische Konsequenz aktuell gleich ist.

Die Grenze zwischen Stadium I und Stadium IIa nach Hansen und Stock ist sowohl im CT als auch in der Sonografie schwer darstellbar und eine wünschenswerte Differenzierung von Mikroperforation/Makroperforation fehlt. Eine neue, bislang nicht validierte Stadieneinteilung, die in der deutschen Leitlinie vorgeschlagen wird und die alle diese Aspekte berücksichtigen würde, ist > Tab. 11.2 zu entnehmen.

11.3.2 Spontanverlauf von Divertikulose und Divertikulitis

Die überwiegende Mehrzahl von Patienten mit Kolondivertikulose bleibt asymptomatisch und bedarf keiner Therapie. Langzeitbeobachtungen zeigen, dass ca. 10–25 % aller Divertikelträger eine Divertikelkrankheit entwickeln. Das jährliche Risiko eines Divertikelträgers, eine Divertikulitis zu entwickeln, wird mit ca. 2 % angegeben. Um eine stadiengerechte und adaptierte Operationsindikation stellen zu können, ist die Kenntnis des Spontanverlaufs der Erkrankung wichtig. Die Rezidivrate nach akuter Divertikulitis liegt zwischen 2 % für die unkomplizierte Divertikulitis und 35–46 % für Patienten mit schweren Verläufen. Die Letalität der stationär therapierten akuten Divertikulitis liegt zwischen 0 und 13 %, sie ist bei komplizierter Divertikulitis oder bei Patienten unter immunsuppressiver Therapie deutlich höher (8–24,3 %). Eine notfallmäßige operative Intervention wird bei bis zu 62 % der Patienten erforderlich. Die Letalität der Divertikelblutung ist mit ca. 2 % deutlich niedriger.

Tab. 11.1 Einteilung des Schweregrades der Divertikulitis nach Hansen und Stock 1999.

Stadium	Beschreibung
0	Divertikulose; Divertikelnachweis
I	Akute unkomplizierte Divertikulitis, entzündliche Darmwandverdickung
II	Akute komplizierte Divertikulitis
IIa	Peridivertikulitis, phlegmonöse Divertikulitis, Dichteanhebung des perikolischen Fettgewebes
IIb	Abszedierende Divertikulitis, gedeckte Perforation, mesokolischer/retroperitonealer Fistelabszess
IIc	Freie Perforation, freie Luft, freie Flüssigkeit
III	Chronisch rezidivierende Divertikulitis, fibröse Darmwandverdickung, Stenose, Fistel

Tab. 11.2 Einteilung des Schweregrades der Divertikulitis nach German Guideline for Diverticular Disease Classification (GGDDC).

Stadium	Beschreibung
0	**Asymptomatische Divertikulose:** Zufallsbefund; asymptomatisch
1	**Symptomatische Divertikulose:** symptomatisch, DD Reizdarm, fehlende Entzündungszeichen (Labor, Klinik, Bildgebung)
2	**Akut entzündliche Divertikulitis:** Entzündungszeichen obligat, Bildgebung mit spezifischem Befund
2a	Milde Divertikulitis, Entzündungszeichen (Labor, Klinik), Wandverdickung, entzündetes Divertikel
2b	Phlegmonöse Divertikulitis, phlegmonöse Divertikulitis mit Wandverdickung, Peridivertikulitis
3	**Perforierte Divertikulitis**
3a	Mikroperforation, gedeckte Perforation, kleiner Abszess (bis ≈ 1 cm); minimale parakolische Luft
3b	Makroperforation, Abszess, parakolischer oder mesokolischer Abszess
3c	Freie Perforation freie Luft/Flüssigkeit, generalisierte Peritonitis (eitrig, fäkal)
4	**Chronische Divertikulitis:** Rekurrierende oder anhaltend symptomatische Divertikulitis
4a	Rekurrierende Divertikulitis ohne Komplikationen
4b	Chronische Divertikulitis mit Komplikationen (Fistel, Stenose, Konglomerat)
X	**Komplikationen der Divertikulose** (Divertikelblutung, Fremdkörper)

11.4 Therapeutische Strategien

11.4.1 Konservative Therapie

Asymptomatische Patienten, bei denen eine Divertikulose im Rahmen einer Kolondiagnostik entdeckt wurde, bedürfen keinerlei operativer oder konservativer Therapie.

Patienten mit akuter unkomplizierter linksseitiger Divertikulitis (Stadium I nach Hansen und Stock) können mit Antibiotika behandelt werden. Bei Risikogruppen (z.B. immunsupprimierte Patienten, Patienten mit schweren körperlichen Begleiterkrankungen wie Leberzirrhose Child B und C, Herzinsuffizienz NYHA III/IV) ist eine antibiotische Behandlung der akuten unkomplizierten Divertikulitis notwendig. Während milde Formen der Erkrankung durchaus ambulant durchgeführt werden können, sollte die Behandlung der komplizierten Formen (IIa–IIc nach Hansen und und Stock) stationär durchgeführt werden. In diesen Fällen werden eine parenterale Flüssigkeitsgabe und eine Nahrungskarenz für feste Speisen neben einer adäquaten Antibiotikatherapie angeraten. Ist die akute Divertikulitis erfolgreich therapiert, gibt es bislang keine gesicherten Empfehlungen zur Sekundärprophylaxe.

11.4.2 Operationsindikation

Patienten mit akutem Abdomen, progredientem Abdominalbefund und Zeichen der Sepsis sprechen für einen konservativ nicht beherrschbaren septischen Fokus und erfordern eine umgehende chirurgische Intervention. Dies bedeutet für Patienten mit freier Perforation (➤ Abb. 11.2) und Peritonitis bei akut komplizierter Divertikulitis, dass sie notfallmäßig operiert werden sollten.

Patienten mit akuter komplizierter Divertikulitis und fehlenden Hinweisen für ein akutes Abdomen sollten zunächst unter stationären Bedingungen konservativ behandelt werden. Liegen retroperitoneale oder parakolische Abszesse vor (➤ Abb. 11.3), kann zusätzlich der Versuch einer interventionellen (Sonografie, CT) Drainage unternommen werden.

Zeigen die Betroffenen innerhalb der ersten 72 Stunden nach Beginn der konservativen Therapie keine adäquate Befundbesserung, sollte eine Operation mit aufgeschobener Dringlichkeit durchgeführt werden. Ist die konservative Therapie erfolgreich (bei Vorliegen einer komplizierten Divertikulitis), sollte die Operation im entzündungsfreien Intervall – nach Koloskopie und Ausschluss von Begleiterkrankungen – durchgeführt werden.

Die chronisch-rezidivierende, unkomplizierte Divertikulitis (Typ III nach Hansen und Stock) sollte nur nach sorgfältiger Nutzen-Risiko-Abwägung in Abhängigkeit vom individuellen Beschwerdebild nach Möglichkeit im entzündungsfreien Intervall operiert werden (individualmedizinische Entscheidung). Eine generelle elektive Intervalloperation in Abhängigkeit von der Anzahl der vorausgegangenen entzündlichen Schübe ist nicht gerechtfertigt.

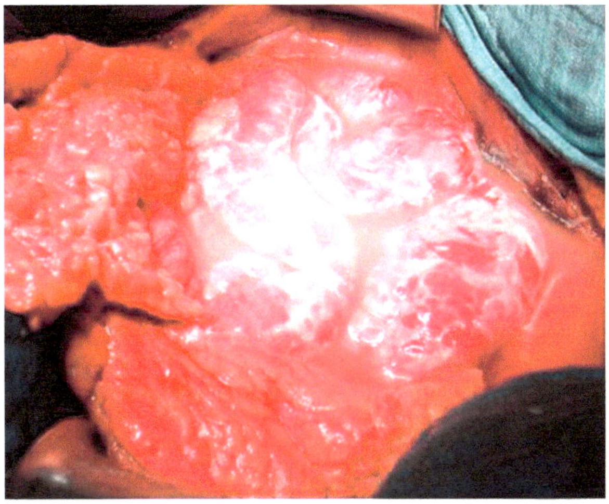

Abb. 11.2 Intraoperativer Situs bei frei perforierter Sigmadivertikulitis und diffus eitriger Peritonitis (Stadium IIc nach Hansen und Stock; 3b nach GGDDC). [M897]

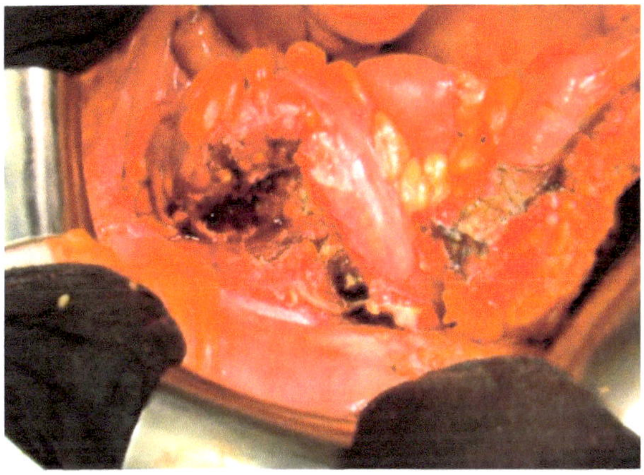

Abb. 11.3 Intraoperativer Situs bei gedeckt perforierter Sigmadivertikulitis und lokalem, retroperitonealem Abszess (Stadium IIb nach Hansen und Stock; 3c nach GGDDC). [M897]

11.4.3 Operationsverfahren

Bei Vorliegen einer Sigmadivertikulitis ist die tubuläre, vollständige Entfernung des Colon sigmoideum erforderlich. Dabei sollte der aborale Resektatrand im oberen Rektum liegen. Der orale Resektatrand sollte proximal chronisch oder akut entzündlich veränderter Darmwandabschnitte liegen. Eine darüber hinausgehende Resektion aller divertikeltragenden Darmabschnitte ist nicht erforderlich. Die Wiederherstellung der enteralen Kontinuität sollte spannungsfrei und gut durchblutet erfolgen, hierzu kann eine Mobilisation der linken Kolonflexur erforderlich sein. Auch für Notfall-

11

operationen bei perforierter Divertikulitis gelten diese Prinzipien, d. h., eine primäre Anastomosierung ist gegenüber einer Diskontinuitätsresektion zu bevorzugen. Allerdings ist dann eine Protektion mittels Ileostoma anzuraten. Dies gilt auch für Sigmaresektionen bei Hochrisikopatienten.

Für elektive Operationen stellt die laparoskopisch assistierte Sigmaresektion heute das Standardverfahren bei der chirurgischen Therapie dar. Sie zeigt gegenüber dem offenen Vorgehen Vorteile in der frühpostoperativen Rekonvaleszenz bei gleichen Langzeitergebnissen. Auch bei Vorliegen einer perforierten Divertikulitis kann ein minimalinvasives Verfahren durch entsprechend erfahrene Operateure angewandt werden.

Sigmadivertikulitis mit Fistelbildung

Enterovesikale sowie enterovaginale Fisteln sind Komplikationen einer gedeckt perforierten Divertikulitis. Seltener treten enteroenterale oder enterokutane Fisteln auf. Diese Fisteln heilen in der Regel nicht spontan ab, sodass eine Operation indiziert ist.

Hinweise für eine Fistel sind ein Luftabgang über die Blase sowie rezidivierende Entzündungen, sodass die Indikation zur Operation häufig durch den Urologen erfolgt. Bei klinisch eindeutiger Fistelung kann auf einen Mohntest verzichtet werden.

Wie bei der elektiven Operation wird der divertikeltragende Darmabschnitt entfernt. Zusätzlich wird der Fistelgang zum Hohlorgan dargestellt und entfernt. Die Fistelöffnung in ein anderes Organ (z. B. Blase, ➤ Abb. 11.4) wird ohne größere chirurgische Maßnahmen durch Naht verschlossen.

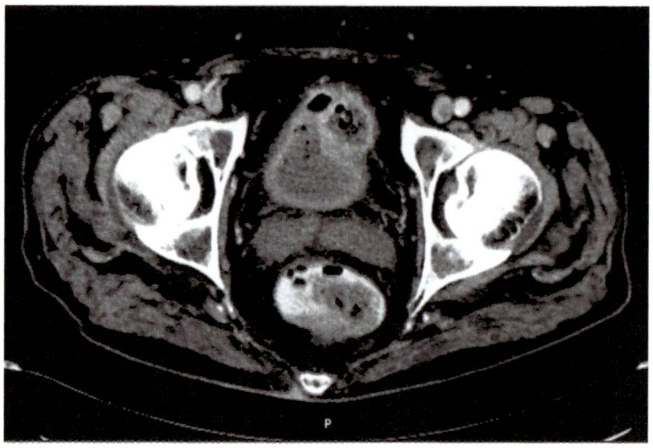

Abb. 11.4 CT-Abdomen mit rektaler Kontrastmittel-Applikation: Divertikulitis-bedingte Sigma-Blasen-Fistel. [M897]

Divertikelblutung

Nur 5–10 % der akuten gastrointestinalen Blutungen haben ihre Quelle im Dickdarm und stellen eine schwierige klinische Situation dar. Neben der Divertikelblutung sind dies Blutungen aus Karzinomen und Blutungen aufgrund von Angiodysplasien.

Handelt es sich um eine akut einsetzende Blutung mit massivem Blutverlust und ist eine obere gastrointestinale Blutung ausgeschlossen, ist präoperativ eine Lokalisationsdiagnostik der Blutung im Kolon erforderlich. Je nach Situation und Verfügbarkeit kann dies eine Koloskopie, eine Angiografie oder eine Erythrozytenszintigrafie sein.

Stellt sich eine Blutungsquelle dar, ist eine gezielte Resektion möglich. Ohne Nachweis der Blutungsquelle und bei sicherem Ausschluss einer Blutungsquelle im Dünndarm ist eine subtotale Kolektomie mit Wiederherstellung der enteralen Kontinuität mittels Ileorektostomie erforderlich.

LITERATUR

[1] Ambrosetti P, Becker C, Terrier F. Colonic diverticulitis: impact of imaging on surgical management – a prospective study of 542 patients. Eur Radiol. 2002; 12(5): 1.145–1.149.

[2] Ambrosetti P, Grossholz M, Becker C, Terrier F, Morel P. Computed tomography in acute left colonic diverticulitis. Br J Surg. 1997; 84: 532–534.

[3] Ambrosetti P. Acute diverticulitis of the left colon: value of the initial CT and timing of elective colectomy. J Gastrointest Surg. 2008; 12: 1.318–1.320.

[4] Ambrosetti P. Value of CT for acute left-colonic diverticulitis: the surgeon's view. Dig Dis. 2012; 30(1):51–55.

[5] Andersen JC et al.Bundgaard L, Elbrønd H, Laurberg S, Walker LR, Støvring J; Danish Surgical Society. Danish national guidelines for treatment of diverticular disease. Dan Med J. 2012; 59: C4453.

[6] Bahadursingh AM, Virgo KS, Kaminski DL, Longo WE. Spectrum of disease and outcome of complicated diverticular disease. Am J Surg. 2003; 186: 696–701.

[7] Becker V. Divertikulose – Anatomische Aspekte. Radiologe. 1983; 23(12): 533–539.

[8] Becker V. Pathologisch-anatomische Aspekte zur Entstehung von Divertikeln und ihren Komplikationen. Langenbecks Arch Chir. 1976 Nov 15; 342:401–409.

[9] Bergamaschi R, Arnaud JP. Anastomosis level and specimen length in surgery for uncomplicated diverticulitis of the sigmoid. Surg Endosc. 1998; 12: 1.149–1.151.

[10] Berman LG, Burdick D, Heitzman ER, Prior JT. A critical reappraisal of sigmoid peridiverticulitis. Surg Gynecol Obstet. 1968 Sep; 127(3): 481–491.

[11] Broderick-Villa G et al. Hospitalization for acute diverticulitis does not mandate routine elective colectomy. Arch Surg 2005; 140: 576–581.

[12] Chabok A et al. Randomized clinical trial of antibiotics in acute uncomplicated diverticulitis. Br J Surg. 2012; 99: 532–539.

[13] Chapman J et al. Complicated diverticulitis: is it time to rethink the rules? Ann Surg. 2005 Oct; 242(4): 576–578.

[14] Chapman JR et al. Diverticulitis: a progressive disease? Do multiple recurrences predict less favorable outcomes? Ann Surg. 2006; 243: 876–830.

[15] Chautems RC, Ambrosetti P, Ludvig A et al. Long-term follow-up after first acute episode of sigmoid diverticulitis: Is surgery mandatory? A prospective study of 118 patients. Dis Colon Rectum. 2002; 45: 962–966.
[16] Collins D, Winter DC. Elective resection for diverticular disease: an evidence-based review. World J Surg. 2008; 32: 2.429–2.433.
[17] Drummond H. Sacculi of the large intestine, with special reference to their relations to the blood-vessels of the bowel wall. Br J Surg. 1916; 3: 407–413.
[18] Etzioni DA, Mack TM, Beart RW, Jr., Kaiser AM. Diverticulitis in the United States: 1998–2005: changing patterns of disease and treatment. Ann Surg. 2009; 249: 210–217.
[19] Farag Soliman M et al. Primärdiagnostik der akuten Sigmadivertikulitis. Sonographie versus Computertomographie, eine prospektive Studie. Ultraschall in Med. 2004; 25: 342–347.
[20] Farmakis N, Tudor RG, Keighley MR. The 5-year natural history of complicated diverticular disease Br J Surg. 1994; 81: 733–735.
[21] Ferzoco LB, Raptopoulos V, Silen W. Acute diverticulitis. N Engl J Med. 1998; 338: 1.521–1.526.
[22] Floch CL. Emergent and elective surgery for diverticulitis. J Clin Gastroenterol. 2008; 42: 1.152–1.153.
[23] Haboubi NY, Alqudah M. Pathology and pathogenesis of diverticular disease and patterns of colonic mucosal changes overlying the diverticula. Dig Dis. 2012; 30(1): 29–34.
[24] Hall JF et al. Long-term follow-up after an initial episode of diverticulitis: What are the predictors of recurrence? Dis Colon Rectum 2011; 54: 283–288.
[25] Hart AR, Kennedy HJ, Stebbings WS, Day NE. How frequently do large bowel diverticula perforate? An incidence and cross-sectional study. Eur J Gastroenterol Hepatol. 2000; 12: 661–665.
[26] Holmer C et al. Microscopic findings in sigmoid diverticulitis – changes after conservative therapy. J Gastrointest Surg. 2010; 14: 812–817.
[27] Humes DJ, West J. Role of acute diverticulitis in the development of complicated colonic diverticular disease and 1-year mortality after diagnosis in the UK: population-based cohort study. Gut 2011; 61: 95–100.
[28] Humes DJ, West J. Role of acute diverticulitis in the development of complicated colonic diverticular disease and 1-year mortality after diagnosis in the UK: population-based cohort study. Gut. 2012; 61: 95–100.
[29] Hwang SS, Cannom RR, Abbas MA, Etzioni D. Diverticulitis in transplant patients and patients on chronic corticosteroid therapy: a systematic review. Dis Colon Rectum. 2010; 53: 1.699–1.707.
[30] Janes S, Meagher A, Frizelle FA. Elective surgery after acute diverticulitis. Br J Surg. 2005; 92: 133–142.
[31] Jurowich CF et al. How complicated is complicated diverticulitis? – phlegmonous diverticulitis revisited. Int J Colorectal Dis. 2011; 26: 1.609–1.617.
[32] Kaiser AM et al. The management of complicated diverticulitis and the role of computed tomography. Am J Gastroenterol. 2005; 100: 910–917.
[33] Käser SA et al. Diagnostic value of inflammation markers in predicting perforation in acute sigmoid diverticulitis. World J Surg. 2010; 34: 2.717–2.722.
[34] Laurell A, Hansson L-E, Gunnarsson U. Acute diverticulitis – clinical presentation and differential diagnostics. Colorectal Dis. 2007; 9: 496–502.
[35] Liljegren G et al. Acute colonic diverticulitis: a systematic review of diagnostic accuracy. Colorectal Dis. 2007; 9: 480–488.
[36] Moreno AM, Wille-Jorgensen P. Long-term outcome in 445 patients after diagnosis of diverticular disease. Colorectal Dis. 2007; 9: 464–468.
[37] Morris CR, Harvey IM, Stebbings WS, Hart AR. Incidence of perforated diverticulitis and risk factors for death in a UK population. Br J Surg. 2008; 95: 876–881.
[38] Mueller MH et al. Long-term outcome of conservative treatment in patients with diverticulitis of the sigmoid colon. Eur J Gastroenterol Hepatol. 2005; 17: 649–654.
[39] Niikura R, Nagata N, Yamada A, et al. Recurrence of colonic diverticular bleeding and associated risk factors. Colorectal Dis. 2011;14: 302–305.
[40] Parks TG. Natural history of diverticular disease of the colon. Clin Gastroenterol. 1975 Jan; 4(1): 53–69.
[41] Rafferty J, Shellito P, Hyman N H, Buie W D. Practice parameters for sigmoid diverticulitis. Dis Colon Rectum. 2006; 49: 939–944.
[42] Reissfelder C, Buhr HJ, Ritz JP. What is the optimal time of surgical intervention after an acute attack of sigmoid diverticulitis: early or late elective laparoscopic resection? Dis Colon Rectum. 2006; 49: 1.842–1.848.
[43] Ricciardi R, Baxter NN, Read TE, et al. Is the decline in the surgical treatment for diverticulitis associated with an increase in complicated diverticulitis? Dis Colon Rectum 2009; 52: 1.558–1.563.
[44] Ritz JP et al. Outcome of patients with acute sigmoid diverticulitis: multivariate analysis of risk factors for free perforation. Surgery 2011; 149: 606–613.
[45] Salem L, Veenstra DL, Sullivan SD et al. The timing of elective colectomy in diverticulitis: a decision analysis. J Am Coll Surg. 2004; 199: 904–912.
[46] Salem TA, Molloy RG, O'Dwyer PJ. Prospective, five-year follow-up study of patients with symptomatic uncomplicated diverticular disease. Dis Colon Rectum 2007; 50: 1.460–1.464.
[47] Shaikh S, Krukowski ZH. Outcome of a conservative policy for managing acute sigmoid diverticulitis. Br J Surg. 2007 Jul; 94: 876–879.
[48] Sheth AA, Longo W, Floch MH. Diverticular disease and diverticulitis. Am J Gastroenterol 2008; 103: 1.550–1.556.
[49] Siewert B et al. Impact of CT-guided drainage in the treatment of diverticular abscesses: size matters. AJR 2006; 186: 680–686.
[50] Simpson J, Scholefield JH, Spiller RC. Pathogenesis of colonic diverticula. Br J Surg. 2002 May; 89(5): 546–554.
[51] Stollman N, Raskin JB. Diverticular disease of the colon. Lancet 2004 Feb 21; 363(9409): 631–639.
[52] Strate LL, Modi R, Cohen E, Spiegel BM. Diverticular disease as a chronic illness: evolving epidemiologic and clinical insights. Am J Gastroenterol. 2012; 107: 1.486–1.493.
[53] Tanaka Y, Motomura Y, Akahoshi K, et al. Predictive factors for colonic diverticular rebleeding: a retrospective analysis of the clinical and colonoscopic features of 111 patients. Gut Liver 2012; 6: 334–338.
[54] Toorenvliet BR et al. Colonic diverticulitis: a prospective analysis of diagnostic accuracy and clinical decision-making. Colorectal Diseases 2010; 12: 179–187.
[55] von Rahden BH, Germer CT. Pathogenesis of colonic diverticular disease. Langenbecks Arch Surg. 2012; 397: 1.025–1.033.
[56] West AB, Losada M. The pathology of diverticulosis coli. J Clin Gastroenterol. 2004 May-Jun; 38(5 Suppl 1): S11–16.

KAPITEL

12

Peter Kienle und Stefan Post

Chronisch-entzündliche Darmerkrankungen: Morbus Crohn und Colitis ulcerosa

12.1 Einleitung

Nicht nur operationstechnisch stellen Morbus Crohn (MC) und Colitis ulcerosa (CU) eine Herausforderung für den Viszeralchirurgen dar. Auch in der Indikationsstellung zur chirurgischen Therapie sind besondere Expertise und Erfahrung gefragt. Eine enge Kooperation mit dem behandelnden Gastroenterologen ist ebenso essenziell wie die Einbeziehung der meist gut informierten Patienten in die Therapieentscheidung.

Der Verlauf und die Ausdehnung der Erkrankungen sind sehr variabel. Daraus ergeben sich eine komplexe Diagnostik und Therapie mit entsprechender Varianz in der klinischen Praxis und der Notwendigkeit zur Individualisierung.

Tab. 12.1 Mutmaßliche Risikofaktoren für chronisch-entzündliche Darmerkrankungen (modifiziert nach Loftus 2004 [7]).

• familiäre Belastung
• Rauchen (fördert Crohn, schützt vor Colitis ulcerosa)
• Appendektomie (schützt vor Colitis ulcerosa, fragl. Risikofaktor für Crohn)
• orale Kontrazeptiva (?)
• zuckerreiche Ernährung (?)
• fettreiche Ernährung (?)
• gestillter Säugling (protektiv?)
• Infektionen perinatal und als Kleinkind (?)
• Wildtyp-Masern-Infektion (?)
• *Helicobacter pylori* (protektiv?)
• *Mycobacterium-paratuberculosis*-Infektion (?)
• zu große Hygiene im Kleinkindalter (?)

12.2 Epidemiologie und Ätiologie

Beide Erkrankungen sind eher selten. Die Neuerkrankungsrate liegt in Deutschland jeweils bei etwa 3–6 pro 100.000, die Prävalenz jeweils zwischen 1/450 und 1/800. Da sie sich aber früh im Leben manifestieren (höchste altersspezifische Inzidenz zwischen der 2. und 4. Lebensdekade) und chronisch-rezidivierende Verläufe mit der Notwendigkeit zu wiederholten medizinischen und chirurgischen Interventionen nehmen, leiden die Betroffenen oft während ihrer gesamten beruflichen Laufbahn an ihrer Erkrankung. Die entsprechenden direkten und indirekten Kosten für das Sozialwesen summieren sich in Deutschland auf mehrere Milliarden Euro.

Epidemiologische Daten geben auch interessante Einblicke in die Pathogenese der Erkrankungen. So wird innerhalb Europas und Nordamerikas ein Nord-Süd-Gefälle mit der höchsten Inzidenz im Norden beobachtet. Die global niedrigste Inzidenz findet sich in Entwicklungsländern; dort, wo der Lebensstil sich dem reicher Industrienationen annähert, steigt zunächst die Inzidenz der CU, im Laufe der Zeit holt die Crohn-Inzidenz auf und nähert sich derjenigen der CU. Interessanterweise steigt auch die Inzidenz der Erkrankungen bei Migranten, die in ein Gebiet mit höherer Prävalenz auswandern. Insgesamt nimmt die Inzidenz von Morbus Crohn und Colitis ulcerosa weltweit zu und neuere Daten stellen mittlerweile das bisher angenommene Nord-Süd-Gefälle infrage.

Als unzweifelhaft kann inzwischen die Assoziation mit dem Zigarettenrauchen angesehen werden; sie ist gegenläufig für die beiden Erkrankungen: Ausbruch und Rezidive eines MC werden durch Rauchen begünstigt, während die CU als eine der ganz wenigen Erkrankungen angesehen werden kann, bei denen Zigarettenrauchen günstig wirkt. Auch die Chirurgen tragen indirekt zur Manifestation dieser Erkrankungen bei: Eine frühere Appendektomie ist ein protektiver Faktor gegen Ausbruch und häufige Rezidive einer CU und fördert eher den MC. Für die anderen in ➤ Tab. 12.1 genannten Risikofaktoren (mit Ausnahme der genetischen Belastung) fehlen bisher schlüssige Beweise. Insbesondere gibt es derzeit keinerlei überzeugende Hinweise, dass Ernährungsgewohnheiten und/oder bestimmte Nahrungsbestandteile ursächlich an der Entstehung beteiligt sind.

Pathogenetisch geht man nicht mehr wie bisher vordringlich von einer primär inadäquaten Antwort des enterischen Immunsystems gegen bakterielle Antigene aus, sondern vielmehr von einem intestinalen Barrieredefekt, welcher es Bakterien ermöglicht, in die Darmwand einzudringen und eine entsprechende Inflammation auszulösen.

Vielfach diskutiert – auch von den Betroffenen selbst – ist der Einfluss psychosozialer Faktoren auf die Entstehung des MC. Alle Studien weisen aber darauf hin, dass psychosoziale Faktoren ätiologisch nicht relevant sind, wohl aber die Symptommanifestation und den Verlauf beeinflussen. Auch wenn die chirurgische Erfahrung dem zu widersprechen scheint: Es gibt keine spezifischen Persönlichkeitsmerkmale bei Patienten mit MC, die „typische" auffällige Crohn-Persönlichkeit muss im Sinne sekundärer, krankheitsbedingter Veränderungen oder komorbider psychischer Störungen interpretiert werden. Persönlichkeitsstörungen bei der CU sind seltener als beim MC. Eine frühe Erstmanifestation in der Kindheit ist ein Risikofaktor für die Entwicklung einer späteren psychischen Störung.

12.3 Genetik

Die viel zitierte Beobachtung einer 50- bis 60-prozentigen Konkordanz des MC bei eineiigen Zwillingen, die nach neueren Daten möglicherweise doch nur bei knapp 30 % liegt, belegt die Bedeutung einer genetischen Prädisposition. Andererseits sprechen die anderen 40–70 % für erhebliche Einflüsse der Umwelt.

2001 wurde von drei unabhängigen Gruppen das erste Suszeptibilitätsgen für den MC beschrieben: NOD2 (später neu benannt als CARD15) auf Chromosom 16q12 (IBD1); Mutationen dieses Gens können das Risiko für einen MC auf das 40-Fache steigern. In den folgenden Jahren konnten über 160 Suszeptibilitätsgene identifiziert werden. Jüngere Studien haben eine Reihe von Genotyp-Phänotyp-Assoziationen herausstellen können. Diese legen nahe, dass das individuelle genetische Profil nicht nur den Ausbruch, sondern auch die klinischen Manifestationen der Erkrankung beeinflusst inkl. Befallsmuster, Verlaufstyp, Ansprechen und Nebenwirkungsprofil von Medikamenten. Einige der Loci sind nur für MC oder CU, andere für beide Krankheiten relevant. Insgesamt unterstützen diese Ergebnisse das Konzept komplexer genetischer Erkrankungen mit mehreren prädisponierenden Genen.

Bis jetzt sind diese Ergebnisse noch nicht für die klinische Praxis relevant. In den kommenden Jahren ist aber zu erwarten, dass das individuelle genetische Profil zusammen mit individuellen exogenen Faktoren die Prognose, Wahl der Medikamente und vielleicht sogar die OP-Indikation beeinflussen werden.

12.4 Klinische Symptome, Manifestationen, Verlauf

Auch wenn es vor allem beim reinen Kolonbefall fließende Übergänge gibt (selbst histologisch im Sinne einer Colitis indeterminata), so unterscheiden sich in der Regel die dominanten Manifestationen deutlich: Beim MC überwiegen Stenose- und Fistelsymptome, bei der CU Durchfall und Blutungen.

12.4.1 Morbus Crohn

Der MC kann den gesamten Gastrointestinaltrakt befallen. Die bevorzugten Manifestationsorte sind das terminale Ileum (Ileitis terminalis) und das Kolon. Manifestationen des Jejunums sind deutlich seltener, die des oberen Gastrointestinaltrakts sehr selten (aphthöse Stomatitis, Dysphagie, Duodenalstenose mit Erbrechen). Fast immer ist das terminale Ileum involviert, in 15–30 % als einziger Manifestationsort.

Stenose

Bei oft diskontinuierlichem Befallsmuster, das im Prinzip den gesamten Gastrointestinaltrakt einbeziehen kann, werden die Symptome in hohem Maße durch die Lokalisation der Erkrankung bestimmt. Stenosen können als akut-entzündliche, potenziell nach Abklingen eines Schubs reversible oder chronisch-narbig als fixierte Stenosen auftreten. Sie manifestieren sich in beiden Fällen mit Bauchkrämpfen, Schmerzen, abdominaler Distension bis hin zum (Sub-)Ileus.

Fistel

Greift die transmurale intestinale Entzündung auf die Nachbarschaft über, so können sich bei bis zu 40 % der MC-Patienten im Verlauf Fisteln ausbilden. Umstritten ist, ob es sich bei dem fistulierenden Befallsmuster (im englischen Schrifttum eher irreführend als *perforating Crohn's disease* bezeichnet) um einen speziellen Subtyp der Erkrankung handelt, der im Verlauf und in künftigen Krankheitsmanifestationen von einem stenosierenden Subtyp abzugrenzen ist. Die Überlappungen und Übergänge sind fließend, gerade in einem entzündlichen „Konglomerattumor" aus teils primär entzündeten und sekundär einbezogenen Darmschlingen verbergen sich vielfach luminale Stenosen ebenso wie interenterische Fisteln. ➤ Tab. 12.2 gibt einen Überblick über die einzelnen Fisteltypen.

Notfall

Die relevante gastrointestinale Blutung ist beim MC ebenso selten wie der komplette mechanische Ileus oder das auch

Tab. 12.2 Übersicht der Fisteltypen beim Morbus Crohn.

Typ	mögliche klinische Symptome	OP-Indikation
interenterisch	• oft asymptomatisch • Kurzdarm (z. B. jejunokolische Fistel) • Teil eines „Konglomerattumors"	relativ bzw. keine Indikation (Ausnahme: hohe Fisteln mit funktionellem Kurzdarm)
enterokutan	• oligosymptomatisch • extrem störend und schmerzhaft	symptomabhängig
retroperitoneal („blinde")	• asymptomatisch • Ureterstenose • Sepsis • Skelettbeteiligung (septische Spondylitis oder Arthritis)	absolut
enterovesikal	• Harnwegsinfekte • Pneumaturie	absolut
enterovaginal	• Ausfluss • Stuhl und Luftabgang • gelegentlich oligosymptomatisch	symptomabhängig, relativ
perianal	• Schmerzen • Sekretion • oligosymptomatisch	symptomabhängig, relativ

gelegentlich bei Colitis Crohn beobachtete toxische (Mega-) Kolon. Zusammen mit der noch selteneren freien Perforation machen sie nur 1 %, in Zentren bis zu 4 % der viszeralchirurgisch relevanten klinischen Manifestationen aus.

Chronisch-aktiver Morbus Crohn

Das Ansprechen auf konservative Therapie definiert weitere Subtypen. So spricht man von einem chronisch-aktiven Verlauf bei Persistenz oder symptomatischem Rezidiv unter adäquater Therapie über 6 Monate. Steroidabhängig ist ein MC, wenn zur Aufrechterhaltung einer stabilen Remission Steroide gegeben werden müssen und zwei Reduktionsversuche innerhalb von 6 Monaten gescheitert sind. Steroidrefraktär ist der Verlauf, wenn nach Akutphase-Therapie und fortgesetzter Steroidgabe die klinische Aktivität durch eine kontinuierlich hohe Steroidgabe über 6 Wochen nicht zu durchbrechen ist (➤ Kap. 12.7).

Extraintestinale Manifestationen

Unter extraintestinalen Manifestationen der Erkrankungen versteht man solche, bei denen aufgrund der klinischen Assoziation oder pathogenetischer Mechanismen ein Zusammenhang mit der entzündlichen Darmerkrankung besteht oder vermutet werden muss. Dazu gehören die bei beiden Erkrankungen gehäuft auftretenden Arthritiden, die primär sklerosierende Cholangitis (beim MC nur bei Dickdarmbefall, vgl. CU), Augenmanifestationen wie die anteriore Uveitis (Iritis/Iridozyklitis) und die Episkleritis (1,5–13 %) sowie Hautmanifestationen wie Erythema nodosum (2–15 % der Patienten) und Pyoderma gangraenosum (1–2 % der Patienten). Die Diagnose der Hautmanifestationen erfolgt klinisch. Serologische Marker existieren nicht. Die Biopsie oder gar chirurgische Exzision des Pyoderma gangraenosum kann zu einer Exazerbation der Läsion führen und ist daher in der Regel nicht indiziert.

Eine Pankreatitis entwickeln im Verlauf bis zu 4 % der Patienten mit MC. Sie ist als extraintestinale Manifestation durch Papillen-/Duodenalbefall oder gar Pankreasparenchymbefall des MC sehr selten. Viel häufiger sind Pankreatitiden durch Medikamentennebenwirkungen (bei Azathioprin in 3–5 %) oder als biliäre Pankreatitis bei Cholelithiasis.

Begleiterkrankungen

Ohne vermutete direkte pathogenetische Zusammenhänge treten bei MC gehäuft auf:

- thromboembolische Komplikationen (relatives Risiko der tiefen Beinvenenthrombose 4,7 gegenüber der Allgemeinbevölkerung),
- Gallensteine (relatives Risiko 3,6),
- Nierensteine (8–19 % der Patienten speziell nach Dünndarmresektion oder Ileostoma).

Sowohl bei MC als auch bei CU findet sich gehäuft eine Osteoporose oder Osteopenie. Die Substitution von Kalzium und Vitamin D reduziert das Risiko der Osteoporoseentwicklung im Rahmen einer längerfristigen systemischen Steroidmedikation (Empfehlungsgrad A).

12.4.2 Colitis ulcerosa

Charakteristisch ist der kontinuierliche Befall des Dickdarms vom Rektum (in > 95 % der Fälle befallen) nach proximal, variabel weit reichend. So kann eine isolierte Proctitis ulcerosa über Jahrzehnte gut beherrschbar sein und nie einer stationären Behandlung bedürfen. Viszeralchirurgisch relevant sind ausgedehntere Befallsmuster. Begleitende perianale Fistel- oder Abszessbildungen sind zwar deutlich seltener als beim MC (< 5 % der CU-Patienten), schließen die Diagnose CU aber keineswegs aus.

Akuter Schub

Leitsymptom ist der blutige (gelegentlich auch eitrige) Durchfall. Daneben finden sich erhöhte Stuhlfrequenz, vermehrter Stuhldrang, nächtliche Defäkation, Tenesmen, Gefühl der inkompletten Stuhlentleerung und Fieber. Untypisch sind abdominale Schmerzen, Erbrechen oder Völlegefühl. Das Krankheitsbild kann abrupt einsetzen und ist klinisch gerade von infektiösen Kolitiden kaum zu differenzieren. Die hämorrhagische Komponente kann so im Vordergrund stehen, dass rasch Transfusionspflichtigkeit erreicht wird und akuter Interventionsbedarf besteht.

Chronisch-aktiver Verlauf

Ein chronisch-aktiver Verlauf ist gekennzeichnet durch eine Persistenz der klinischen Symptome trotz einer adäquaten medikamentösen Therapie, die zwar eine Besserung, jedoch keine vollständige und dauerhafte (< 2 Rezidive/Jahr) Remission bewirkt. Der Begriff der chronischen Aktivität kann entsprechend einer medikamentösen Stufentherapie auf verschiedene Therapieprinzipien bezogen werden (s. u.). In der Regel wird eine erfolglose Therapie mit Glukokortikoiden (Steroidrefraktärität) oder die Notwendigkeit einer dauerhaften Glukokortikosteroidgabe (Steroidabhängigkeit) gefordert.

Fulminanter Schub/toxisches Megakolon

Der fulminante Schub wird vor allem über die klinische Symptomatik definiert: häufige blutige Diarrhöen, Fieber

> 38,5 °C, Tachykardie, reduzierter Allgemeinzustand und Gewichtsabnahme. Hinzu kommt neben Laborveränderungen (➤ Kap. 12.5.6) der bildgebende Nachweis einer Kolondilatation (> 5,5 cm im Colon transversum). Das Fehlen eines oder mehrerer dieser Parameter schließt einen fulminanten Schub nicht aus. Die Perforation ist die schwerste Komplikation der toxischen CU. Die klinische Symptomatik wird durch die bestehende Immunsuppression und/oder Kortikoidmedikation häufig larviert. Trotz Operation beträgt die Mortalität der Perforation bis zu 20 %, im Gegensatz zu 4 % beim toxischen Megakolon ohne Perforation. In der Hälfte der Fälle geht aber der Perforation kein Megakolon voraus.

Extraintestinale Manifestationen

Arthritiden/Arthralgien sowohl des Achsenskeletts als auch peripherer Gelenke sind häufig: ankylosierende Spondylitis in 1–26 %, Sakroileitis bei bis zu 24 %, Beteiligung peripherer Gelenke bei bis zu 11 % der Patienten. Es gibt schubassoziierte und nichtschubassoziierte Verläufe. Gelenkbeschwerden treten auch nach Kolektomie auf und gehen mit einem erhöhten Risiko einer Pouchitis einher (➤ Kap. 12.11).

Einige extraintestinale Manifestationen sind auch für den Viszeralchirurgen relevant und bedürfen spezieller Therapien. Inwiefern eine primär sklerosierende Cholangitis (2 bis 10 % der Patienten) generell wie früher empfohlen mit Ursodeoxycholsäure therapiert werden sollte, ist mittlerweile umstritten, da dies zwar die Enzymerhöhung verbessert, aber wahrscheinlich keinen Einfluss auf die Prognose hat (Empfehlungsgrad B). Das Risiko der Entwicklung eines cholangiozellulären Karzinoms ist nach langjährigem Verlauf erhöht (8–15 %). Die primär sklerosierende Cholangitis stellt in fortgeschrittenem Stadium eine Indikation zur Lebertransplantation dar (➤ Kap. 24).

Hinsichtlich möglicher Manifestationen an Haut und Auge und begleitender Knochendichteveränderungen gleicht die CU dem MC (➤ Kap. 12.4.1).

Karzinomrisiko

Das kolorektale Karzinomrisiko ist bei der CU signifikant erhöht. Es steigt mit zunehmender Krankheitsdauer und Ausdehnung im Kolorektum an und wird durch das Vorhandensein einer primär sklerosierenden Cholangitis zusätzlich erhöht. Während frühere Studien die Krebsrate auf 18 % nach 30 Jahren Erkrankungsdauer beziffert hatten, konnten neuere populationsbasierte Studien nur ein leicht erhöhtes Risiko nachweisen. Das relative Risiko bei alleiniger Proktitis ist nicht eindeutig erhöht, bei einer ausgedehnten Colitis ulcerosa besteht allerdings ein deutlich erhöhtes Karzinomrisiko.

Kolektomien und Langzeittherapie mit 5-ASA-haltigen Präparate reduzieren das kolorektale Karzinomrisiko. Bei gleichzeitigem Bestehen von CU und primär sklerosierender Cholangitis ist auch eine Therapie mit Ursodeoxycholsäure karzinomprotektiv (Empfehlungsgrad A). Mit Ausnahme des Cholangiokarzinoms im Rahmen der primär sklerosierenden Cholangitis treten extraintestinale Karzinome nicht gehäuft auf.

12.5 Diagnostik

12.5.1 Anamnese und klinische Untersuchung

Ist die Diagnose einer chronisch-entzündlichen Darmerkrankung etabliert und sind dem Patienten die Symptome bekannt, so kann ein erneuter Schub eine sehr einfache und rasche klinische Diagnose sein. Aber auch in diesen Fällen sollte – ebenso wie natürlich bei unbekannter Diagnose – immer die Möglichkeit einer infektiösen Ursache der Beschwerden bedacht werden. Da mit der bisher etablierten medikamentösen Therapie nur symptomatisch behandelt wird und das endoskopische bzw. radiologische Bild nicht oder nur begrenzt mit der Klinik korreliert, genügt die klinische Symptomatik zur Definition des Schubes. Weil die Beschwerden aber auch durch Komplikationen (Abszess, Fistel, Gallen- und Nierensteine, Adhäsionen, Medikamente) bedingt sein können, ist eventuell eine breite Palette weiterer diagnostischer Verfahren je nach klinischer Situation erforderlich.

Bei der Erstmanifestation der Erkrankung ist eine umfangreiche Diagnostik zur Bestimmung von Art und Ausdehnung der Erkrankung notwendig, um eine Therapie festzulegen. Insbesondere bei MC ist auf klinische und anamnestische Zeichen einer Malnutrition ebenso zu achten wie auf Hinweise von Nahrungsmittelunverträglichkeiten. Oft unterschätzt wird eine durch Diarrhö, Schmerzen und Übelkeit bedingte eingeschränkte Nahrungsaufnahme.

Die klinische Untersuchung beinhaltet selbstverständlich die gezielte Suche nach extraintestinalen Manifestationen und v. a. bei MC nach Fisteln bzw. entzündlichen Konglomerattumoren.

12.5.2 Endoskopie

Für beide Krankheiten ist die Ileokoloskopie mit Segmentbiopsien (➤ Kap. 12.5.3) unbedingter Bestandteil der Initialdiagnostik und der Vorbereitung elektiver Darmoperationen. Diese endoskopische Untersuchung ist erforderlich zur makro- und mikroskopischen Diagnosestellung.

Bei CU finden sich koloskopisch: verquollene Schleimhaut mit aufgehobener oder verwaschener Gefäßzeichnung, Mukosaerythem, erhöhte Vulnerabilität und Kontaktblutungen, unterschiedlich konfigurierte singuläre oder multiple Ulzera variabler Größe, Pseudopolypen, Verstreichung von Querfalten, ggf. im terminalen Ileum diffus gerötete und verletzliche Schleimhaut ohne Ulzerationen („Back-Wash“-Ileitis). Bei der akuten schweren initialen Erkrankung kann eine Sigmoidoskopie zunächst ausreichend sein. Nach der initialen Manifestation ist zur Diagnosebestätigung im Intervall auch ohne weitere Beschwerden eine erneute Endoskopie zu fordern. Eine in 5–20 % der Fälle initial beschriebene Colitis indeterminata kann einer erneuten Ileokoloskopie mit Stufenbiopsien zugeführt werden. Im Verlauf ist in bis zu 10 % der Fälle auch eine Änderung der Erstdiagnose Colitis ulcerosa erforderlich ist. Jede Stenose bei CU ist prinzipiell malignitätsverdächtig und weiter abzuklären (Biopsie, CT/MRT, Operation).

Die Colitis Crohn zeigt typischerweise aphthöse, < 5 mm große, flache Erosionen, die von Arealen normaler Mukosa umgeben sind. Unauffällige Areale wechseln mit pathologisch veränderten Darmabschnitten. Die Ulzera können konfluieren und längliche, streifenartige Formationen bilden. Sie sind dann unregelmäßig konfiguriert, tief und scharf abgegrenzt. Typisch, nicht jedoch pathognomonisch ist das Pflastersteinphänomen. Zur Ausbildung entzündlicher Pseudopolypen kommt es im Vergleich zur CU seltener. Der Befall der Ileozökalklappe führt zu einer Stenose, sodass die Inspektion des terminalen Ileums erschwert oder unmöglich sein kann. Bei Befall der Bauhin-Klappe ist regelhaft auch das terminale Ileum erkrankt, das die gleichen Veränderungen zeigt wie das Kolon. Bei anorektalem Befall ist zusätzlich sinnvoll: Ano-/Proktoskopie (ggf. in Narkose), Endosonografie, fakultativ in seltenen Fällen die anorektale Manometrie.

Eine Ösophagogastroduodenoskopie ist fester Bestandteil der Initialdiagnostik, bei MC zur Klärung eines Befalls im oberen Gastrointestinaltrakt, bei CU zur differenzialdiagnostischen Abgrenzung.

Bei gesicherter Diagnose ist in der weiteren Verlaufsdiagnostik bis zum Beginn der Karzinomüberwachung eine Endoskopie in der Regel nicht erforderlich (Empfehlungsgrad A). Allerdings sind Koloskopien bei therapierefraktären Situationen oder auch vor der Indikationsstellung zur Kolektomie vertretbar (Empfehlungsgrad B). Ein koloskopisches Überwachungsprogramm zur Karzinomfrüherkennung ist für die CU, nicht aber die Colitis Crohn etabliert, obwohl Metaanalysen ein mindestens 4-fach erhöhtes Risiko bei MC nahelegen. Daher sollte auch bei Patienten mit einer langjährigen Colitis Crohn ein derartiges Überwachungsprogramm analog der Colitis ulcerosa erfolgen.

Die kolorektale Karzinommortalität kann durch ein Überwachungsprogramm gesenkt werden (Empfehlungsgrad B). Bei Patienten mit (sub)totaler CU (Pankolitis), die mehr als 8 Jahre besteht, oder linksseitiger Kolitis, die mehr als 15 Jahre besteht, soll eine komplette Koloskopie mit Stufenbiopsien im einjährigen Abstand erfolgen (Empfehlungsgrad A). Nach subtotaler Kolektomie mit verbliebenem Rektumstumpf sollte analog eine jährliche Rektoskopie erfolgen (Empfehlungsgrad B). In der endoskopisch-bioptischen Überwachungsstrategie gilt die intraepitheliale Neoplasie als Goldstandard, um Risikopatienten zu identifizieren (> Kap. 12.5.3). Als Alternative zur endoskopischen Überwachung ist die prophylaktische Proktokolektomie zu erwägen. Stufenbiopsien sollen in der Remission gewonnen werden, da die histomorphologische Abgrenzung von entzündlichen gegenüber neoplastischen Veränderungen schwierig sein kann (Empfehlungsgrad B). Bei einer Überwachungskoloskopie bei CU sollen sowohl ungezielte Biopsien (mindestens 4 alle 10 cm) als auch gezielte Biopsien aus allen auffälligen Arealen entnommen werden (Empfehlungsgrad A). Alternativ kann eine Chromoendoskopie mit gezielten Biopsien aus allen auffälligen Arealen erfolgen (Empfehlungsgrad A). Bei Vorliegen von fraglichen intraepithelialen Neoplasien ist eine endoskopische Kontrolle nach Intensivierung der antiinflammatorischen Therapie innerhalb von 3–6 Monaten durchzuführen (Empfehlungsgrad A).

12.5.3 Histopathologie

Beiden Erkrankungen gemeinsam ist, dass es auch pathohistologisch keinen Goldstandard für die Diagnose gibt, dass aber die systematische Aufarbeitung aus endoskopischen Stufenbiopsien entzündeter und nichtentzündeter Areale in Zusammenschau mit Anamnese, Makroskopie und Befallsmuster ein Maximum an Sicherheit gibt.

Morbus Crohn

Manche der charakteristischen Veränderungen des MC liegen tiefer in der Darmwand, als durch Mukosabiopsien erfassbar ist, können also erst am OP-Resektat gefunden werden. Wenn aber stufenweise entnommene Biopsien aus allen anatomischen Segmenten des Dickdarms untersucht werden, ist die histopathologische Diagnosestellung eines MC mit einer Sensitivität und Spezifität bis zu 86 % möglich. Leitbefund ist dabei die diskontinuierliche Störung der Kryptenarchitektur in Kombination mit diskontinuierlicher Infiltration der Mukosa durch Lymphozyten und Plasmazellen. Auch in makroskopisch-endoskopisch unauffälliger Mukosa finden sich histologisch Entzündungszeichen, so z. B. in bis zu 70 % der gezielt untersuchten MC-Patienten auch im Magen oder Duodenum. Der histologische Nachweis von epitheloidzelligen Granulomen in Mukosabiopsien ist für die Diagnosestellung MC nicht notwendig; selbst in Operationspräparaten zeigen mindestens ein Drittel aller MC-Patienten keine Granulome.

Colitis ulcerosa

Bei Untersuchung nur von Einzelbiopsien (aus dem Rektum) kann die Diagnose mit einer Treffsicherheit von etwa 70 % gestellt werden. Eine deutlich höhere Aussagekraft (Spezifität und Sensitivität 80 %) wird erreicht, wenn Stufenbiopsien untersucht werden. Histopathologische Charakteristika sind eine kontinuierliche Verteilung von: Störung der Kryptenarchitektur, Kryptenatrophie, Plasmozytose im basalen Schleimhautstroma, Paneth-Zell-Metaplasie jenseits der rechten Flexur, Muzinverlust im Randbereich von Ulzerationen und Schleimreduktion (bei aktiver Kolitis).

Die histopathologische Diagnostik schließt Untersuchungen zum Nachweis bzw. Ausschluss von intraepithelialen Neoplasien (IEN, Syn. Dysplasien) mit ein, die gemäß den Kriterien der WHO von 2010 klassifiziert und in niedrig- oder hochgradig graduiert werden sollen (Empfehlungsgrad A). Die Diagnose einer intraepithelialen Neoplasie ist durch eine externe Referenzbegutachtung zu bestätigen (Empfehlungsgrad A). IEN entsprechen Vorläuferläsionen von Karzinomen. In der Praxis werden sie häufig als Mitläufer oder Ausläufer eines bereits manifesten Karzinoms diagnostiziert. Für eine Ausschlussdiagnostik von intraepithelialen Neoplasien sind Stufenbiopsien aus allen Abschnitten des Kolons erforderlich (s. o.). Die (Stufen-)Biopsien sollen möglichst in der Remissionsphase entnommen werden, da es sonst zur Überdiagnose von regeneratorischen Hyperplasien kommen kann. Unter DALM *(dysplasia-associated lesion or mass)* versteht man eine hochgradige Läsion, die in 40 % der Fälle mit einem bereits invasiven Karzinom einhergeht. Die CU-assoziierte intraepitheliale Neoplasie (v. a. die DALM) sollte anhand makro- und mikroskopischer Kriterien von sporadischen Adenomen mit intraepithelialen Neoplasien (ALM: *adenoma-like mass*) abgegrenzt werden, da dies therapeutische Konsequenzen hat.

12.5.4 Sonografie

Der hochauflösende transabdominale Ultraschall hat einen hohen Stellenwert in der Akutdiagnostik des MC, speziell zum Nachweis von Fisteln, Stenosen oder Abszessen (mit der Option der sofortigen interventionellen Drainage). Die dopplersonografische Bestimmung des Blutflusses in den Mesenterialarterien ist zwar möglich, in ihrer Bedeutung aber bislang nicht validiert. Endorektaler Ultraschall und die MRT des kleinen Beckens sind gleichwertig sensitive Verfahren zur Diagnostik und Klassifikation anorektaler Fisteln und Abszesse.

Auch für die CU sollte die abdominale Sonografie Bestandteil der Initial- und Verlaufsdiagnostik sein. Sie erlaubt die Beurteilung der Längenausdehnung einer Wandinfiltration und möglicher Komplikationen. Die Kontrastmittelsonografie kann in speziellen Situationen von Bedeutung sein. Die endorektale Sonografie hat nur in Ausnahmefällen einen Stellenwert in der Diagnostik der CU, z. B. bei den gelegentlich auftretenden perianalen Fisteln (bis zu 6 % bei CU) und zum Staging bei Vorliegen eines assoziierten Rektumkarzinoms.

12.5.5 Radiologie

Eine einfache Abdomenübersichts-Röntgen-Aufnahme hat nur noch bei fulminanter CU ihren Stellenwert: Wesentlich ist die Messung des Durchmessers im Colon transversum zur rechtzeitigen Erfassung des (drohenden) toxischen Megakolons (obere Normgrenze 5,5 cm im Colon transversum).

In der Dünndarmdiagnostik des MC löst das MR-Enteroklysma zunehmend die konventionelle Dünndarmdoppelkontrastuntersuchung („Sellink") ab; es ist hinsichtlich der Charakterisierung des Befallsmusters bei entsprechender Expertise gleichwertig, kann darüber hinaus auch ohne Strahlenbelastung Abszesse und Fisteln darstellen. In der Diagnostik und Überwachung anorektaler Fisteln und Abszesse ist die MRT als Alternative zum endorektalen Ultraschall anzusehen.

Bei der Kolitisdiagnostik ist die klassische Kolondoppelkontrastuntersuchung als Alternative zur Endoskopie obsolet. Bei endoskopisch nichtpassierbarer Stenose kommen heute Schnittbildverfahren (virtuelle Koloskopie mit CT oder MRT) infrage.

12.5.6 Labor

In der Akutdiagnostik des MC ist die Bestimmung von CRP, Thrombozyten, Hb, Hämatokrit sowie Leukozyten sinnvoll. Weitere Parameter wie das Differenzialblutbild und das Albumin bedeuten eine sinnvolle Ergänzung. Calprotectin, als fäkaler Inflammationsmarker, ist hilfreich sowohl bei der Stellung der Primärdiagnose als auch vor allem für die Überwachung der Krankheitsaktivität unter medikamentöser Therapie (Empfehlungsgrad A). Die Korrelation der Laborparameter mit der klinischen Aktivität ist ansonsten aber eher gering. Laborwerte, die das Vorhandensein einer Entzündung anzeigen, sind aber hilfreich, um Beschwerden aufgrund narbiger Stenosen abzugrenzen. Stuhlkulturen sollten in der Primärdiagnostik eines Patienten mit einem vermuteten MC und bei einem auftretenden Rezidiv mit Verdacht auf Infektion immer durchgeführt werden. Infektiöse Enteritiden können das klinische Bild des MC-Schubes imitieren. Eine Labordiagnostik bezüglich Vitaminen und Spurenelementen sollte nur bei klinischem Verdacht auf Mangelzustände erfolgen. Bisher sind molekulare und serologische Marker der Erkrankung (z. B. NOD2/CARD15, HLA, TNF-Polymorphismen oder ASCA/ANCA) nur von wissenschaftlichem Interesse und haben in der klinischen Routine keine Bedeutung.

Auch für die CU steht die Bestimmung der Entzündungsaktivität im Vordergrund, repräsentiert durch CRP, Blutsenkung, Blutbild (Anämie, Leukozytose). Die Bestimmung der γ-GT und der alkalischen Phosphatase dient der Erkennung einer primär sklerosierenden Cholangitis. Gerade in der initialen Diagnosestellung, aber auch bei Verschlechterung sind mikrobiologische Untersuchungen einschließlich Stuhlkultur und Stuhluntersuchungen auf *Clostridium-difficile*-Toxin-A unverzichtbar. Dies betrifft in besonderem Maße den fulminanten Schub, bei dem zum frühestmöglichen Zeitpunkt eine begleitende oder zugrunde liegende intestinale Infektion mit pathogenen Keimen, *Clostridium difficile* und Zytomegalieviren (CMV) ausgeschlossen werden muss (Empfehlungsgrad A). Eine CMV-Infektion kann durch eine Immunhistologie an einer Biopsie, durch Antigennachweis im Blut (pp65) oder eine PCR-Untersuchung (Blut, Stuhl oder Biopsie) erfolgen.

12.5.7 Aktivitätsindizes

Für die Einschätzung sowohl der klinischen Aktivität als auch des endoskopischen Befundes ist eine Reihe von mehr oder weniger komplexen Indizes beschrieben worden. Sie haben ihren Stellenwert im Rahmen klinischer Studien zur Charakterisierung von Patientenkollektiven. Aus ihnen konnten bisher aber keine validierten Therapie- oder Diagnostikalgorithmen abgeleitet werden; v. a. sind sie nicht hilfreich zur Stellung einer Operationsindikation. Deshalb macht der Einsatz von Aktivitätsindizes in der klinischen Routine keinen Sinn.

12.5.8 Differenzialdiagnosen

Bei akuten Beschwerden im rechten Unterbauch im Sinne einer typischen Ileitis terminalis sind die akute Appendizitis und die Yersiniose die wichtigsten Differenzialdiagnosen. Die Yersiniose kann, wie der Morbus Crohn, zu Arthritiden führen, was die Differenzialdiagnose erschwert. Granulomatöse chronische intestinale Entzündungen können auch durch Sarkoidose oder Tuberkulose hervorgerufen werden. Dünndarmstenosen und „Konglomerattumoren" werden selten durch intestinale maligne Lymphome und – auch und gerade bei bekanntem MC – durch ein Dünndarmkarzinom ausgelöst. Nach Operationen eines gesicherten MC können neue Passageprobleme selbstverständlich auch Folge von Verwachsungen sein.

Komplizierter und länger ist noch die Liste der Kolitiden, die von der Colitis ulcerosa, der Colitis Crohn und der Colitis indeterminata abgegrenzt werden müssen: Am häufigsten ist an eine infektiöse Kolitis zu denken, die auch angesichts der diametral entgegengesetzten Therapie und der Gefahren einer falschen immunsuppressiven Therapie vor Therapiebeginn auszuschließen ist – auch dann, wenn anamnestisch eine chronisch-entzündliche Darmerkrankung bekannt ist. Morphologisch der CU gleichen können die Diversionskolitis oder eine medikamentös induzierte Kolitis. Meist unproblematisch ist wegen anderer Anamnese und anderen Erkrankungsalters die Abgrenzung zur ischämischen Kolitis. Einen fulminanten Verlauf ähnlich dem schweren Schub einer CU gibt es bei Salmonellenkolitis, pseudomembranöser Kolitis, CMV-Kolitis und (in Europa sehr selten) im Rahmen einer Amöbeninfektion.

12.6 Präoperative Diagnostik

Sollte die Diagnose noch nicht komplett gesichert sein, so muss präoperativ ein komplettes Staging erfolgt sein, einschließlich Ausschluss der o. g. Differenzialdiagnosen.

Meist ist im Falle elektiver Laparotomien die Diagnose seit Jahren bekannt und gesichert. In diesen Fällen sollten präoperativ eine aktuelle Sonografie und Koloskopie vorliegen. Die Koloskopie (inkl. Stufenbiopsien bei Vorliegen von entsprechenden Risikofaktoren für eine maligne Entartung), sollte nicht älter als ein halbes Jahr alt sein, da sich das Kolon (v. a. Rektum und Sigma) intraoperativ von außen nur eingeschränkt beurteilen lässt. Ein hier ggf. zusätzlich vorhandener Befund (Stenose, Malignitätsverdacht) würde unter Umständen das Resektionsausmaß (dann prinzipiell onkologische Resektion) erweitern. Bei Abszessverdacht und unsicherem Ultraschallbefund sind CT bzw. MRT (möglichst in Interventionsbereitschaft) vorzuschalten. Bei MC und geplantem laparoskopischem Vorgehen ist ein Sellink oder ein MR-Sellink obligat (max. ein halbes Jahr alt), da die notwendige intraoperative komplette Dünndarmexploration laparoskopisch nur eingeschränkt möglich ist.

12.7 Konservative Therapie

Die Therapie der chronisch-entzündlichen Darmerkrankungen ist nach Diagnosestellung primär eine konservative. Chirurgische Maßnahmen kommen – mit Ausnahme der sehr seltenen echten Notfallindikationen – nur nach adäquater konservativer Therapie infrage.

Auch wenn der Viszeralchirurg nicht der konservative Primärtherapeut ist, muss von ihm zur sicheren Indikationsstellung eine Kenntnis der Grundlagen der Pharmakotherapie von MC und CU erwartet werden – v. a. zur Beurteilung, ob die vorangegangene medikamentöse Therapie tatsächlich adäquat war. Empfehlungen zur medikamentösen Therapie können sich inzwischen (viel mehr als in der operativen Therapie) auf zahlreiche prospektive Studien stützen, deren Ergebnisse in evidenzbasierten Leitlinien zusammengefasst werden. Im Folgenden sind die aktuellen Empfehlungen der Deutschen Gesellschaft für Verdauungs- und Stoffwechselkrankheiten [1], [8] und der ECCO [2] mit Benennung der Empfehlungsgrade zusammengefasst. Vor dem Hintergrund, eine sogenannte frühe mukosale Heilung zu erreichen, wird mittlerweile das früher propagierte Vorgehen eines „Step-up"-Vorgehens zugunsten eines „Top-down"-Vorgehens zunehmend verlassen. Das bedeutet, dass immer mehr Patienten schon frühzeitig mit immunsuppressiven Medikamenten (v. a. Anti-TNF-alpha-Antagonisten) behandelt und dadurch Operationen möglicherweise unter einem höheren Risiko für perioperative Komplikationen durchgeführt werden.

12.7.1 Morbus Crohn

Akuter Schub

Der Beginn der antientzündlichen Therapie sollte nicht verzögert werden. Der Schweregrad des Schubes sowie die Lokalisation der Erkrankung sind bei der Wahl der initialen Therapie zu berücksichtigen.

5-Aminosalicylsäure (5-ASA) wird aufgrund der geringen Wirksamkeit im Dünndarm und bei ileozökalem Befall nicht mehr generell empfohlen (Empfehlungsgrad A). Dagegen können Sulfasalazin oder lokal wirksame 5-ASA-Präparate bei leichtem Verlauf mit linksseitigem Kolonbefall erwogen werden (Empfehlungsgrad A). Bei vorwiegend ileozökalem Befall kann Budesonid (9 mg/d) eingesetzt werden (Empfehlungsgrad A). Alternativ oder bei Therapieversagen, proximalem Befall bzw. primär bei schwerem Schub ist die Gabe von Glukokortikoiden (30–60 mg/d Prednisolonäquivalent) indiziert (Empfehlungsgrad A). Die Steroidgabe ist primär bei bis zu 80 % der Patienten erfolgreich. Bei septischen Konstellationen können Antibiotika dazugegeben werden (Empfehlungsgrad B).

Bei steroidrefraktärer Situation kann zusätzlich Azathioprin (2–2,5 mg/kg KG/d), 6-Mercaptopurin (1–1,5 mg/kg KG/d) oder primär auch ein Anti-TNF-alpha-Präparat, ggf. beide Substanzgruppen auch in Kombination, gegeben werden (Empfehlungsgrad A). Vorteil der Anti-TNF-alpha-Antagonisten gegenüber Azathioprin ist der raschere Wirkungseintritt in der akuten Situation. Methotrexat kann in bestimmten Situationen (z. B. Nebenwirkungen anderer Therapien) auch eine Option darstellen (Empfehlungsgrad B).

Ein Ansprechen auf die initiale Therapie soll nach 1–2 Wochen erkennbar sein, andernfalls sollte die Therapie überprüft werden (Empfehlungsgrad C). Grundsätzlich ist die Therapie zu individualisieren, insbesondere bei Patienten mit längerer Krankheitsgeschichte, die selbst oft sehr gut wissen, welche Therapie in welcher Dosis ihre Beschwerden effektiv lindert.

Chronisch-aktiver Morbus Crohn

Der chronisch-aktive MC sollte in erster Linie mit Immunmodulatoren (Azathioprin oder 6-Mercaptopurin, als 2. Wahl Methotrexat) behandelt werden, (Empfehlungsgrad A). In der Regel sollte die Therapie mindestens 3 Monate lang erfolgen, bevor das Ansprechen sicher beurteilt werden kann. Die Therapie sollte langfristig (mindestens 4 Jahre) erfolgen (Empfehlungsgrad B). Anti-TNF-alpha-Antikörper sind bei persistierend hoher Krankheitsaktivität, ggf. auch in Kombination mit Immunmodulatoren, indiziert (Empfehlungsgrad A). Vor Eskalation der Therapie sollte grundsätzlich als Alternative ein chirurgisches Vorgehen geprüft werden. Eine aktive oder latente Tuberkulose und schwere Infektionen inkl. nicht drainierter Abszesse sind absolute Kontraindikationen für eine Therapie mit Anti-TNF-alpha-Antikörpern (Empfehlungsgrad B).

Perianaler Crohn

Initial kann ein Antibiotikum (Metronidazol, Ciprofloxacin) zum Einsatz kommen. Eine Dauerbehandlung ist aufgrund des Nebenwirkungsprofils von Metronidazol problematisch (Parästhesien durch periphere Neuropathie, metallischer Geschmack und Antabuseffekte). Bei chronischem Verlauf sind bei mäßiger Studienlage sowohl Immunmodulatoren als auch Anti-TNF-alpha-Antagonisten, ggf. in schweren Fällen auch in Kombination, Mittel der Wahl (Empfehlungsgrad A). Bei hoher Krankheitsaktivität sollten schon primär Anti-TNF-alpha-Antagonisten eingesetzt werden (Empfehlungsgrad A). Es gibt keinen Beleg dafür, dass die Standardtherapeutika für die Akutphase des MC (Aminosalicylate oder Kortikosteroide) auch das Fistelleiden günstig beeinflussen.

Es spricht vieles dafür, dass kaum eine Fistel allein durch Immunmodulatoren oder Anti-TNF-alpha-Antagonisten tatsächlich abheilt und auf Dauer verschwindet. Dennoch wird häufig die Lebensqualität der Patienten deutlich gebessert, sodass sowohl das relevante Nebenwirkungsprofil als auch die hohen Kosten einer derartigen Therapie zu vertreten sind.

Remissionserhaltung

Die Remission des MC wird klinisch definiert.

Kriterien für diese Definition sind fehlende klinische Zeichen und Symptome eines MC (Bauchschmerzen, Diarrhö, Fistelsekretion, andere intestinale und extraintestinale Symptome). Angesichts des Verhältnisses von Nutzen, Risiken und Kosten gibt es derzeit keine ausreichende Basis, eine remissionserhaltende Therapie generell bei allen Patienten durchzuführen (Empfehlungsgrad B). Die Indikation zur remissionserhaltenden Therapie und die Wahl des anzuwendenden Medikaments wird unter Berücksichtigung des individuellen Krankheitsverlaufs und des spezifischen Risikoprofils getroffen. Eine remissionserhaltende Therapie ist besonders indiziert bei Patienten mit steroidabhängigem oder chronisch-aktivem Verlauf (Empfehlungsgrad A). Infrage kommen Azathioprin/6-Mercaptopurin und Anti-TNF-alpha-Antagonisten, vorwiegend bei Patienten, die erst durch die Anwendung dieser Medikamente in Remission kamen bzw. die einen steroidabhängigen Verlauf hatten. Nicht mehr aufrechterhalten werden kann eine Therapieempfehlung für 5-ASA zur Erhaltung einer medikamentös eingeleiteten Remission (Empfehlungsgrad A); der tatsächliche therapeutische Gewinn entspricht nur einer *number needed to treat* (NNT) von 21 (es müssten also 21 Patienten für 1–2 Jahre behandelt werden, um ein Rezidiv zu verhindern). Eine dauerhafte Gabe von Erhaltungsdosen systemischer Kortikosteroide auch unterhalb der Cushing-Schwelle zur Unterdrückung der Symptome bei steroidabhängigen Patienten ist nicht gerechtfertigt.

12.7.2 Colitis ulcerosa

Distale Kolitis

Der leichte bis mittelschwere Schub soll bevorzugt topisch mit Aminosalicylaten (vorzugsweise Mesalazin) therapiert werden: bei Proktitis mit Zäpfchen, bei Proktosigmoiditis mit Klysmen oder mit Schäumen (Empfehlungsgrad A). Bei Ausdehnung bis zur linken Flexur erscheint eine Kombination mit einem oralen Aminosalicylat sinnvoll (Empfehlungsgrad A). Bei topischer Anwendung sind Aminosalicylate den Steroiden überlegen (Empfehlungsgrad A). Die minimale, aber auch ausreichende lokale Dosis transrektal zur Erzielung einer Remission beträgt für 5-ASA 1 g/d, höhere Dosen bis 4 g/d sind nicht wirksamer (Empfehlungsgrad A).

Bei Nichtansprechen auf kombinierte (oral und rektal) Aminosalicylate können zusätzlich Steroide als Klysma oder Schaum verabreicht werden (Empfehlungsgrad A). Bei Versagen der topischen Therapie sollten systemisch wirksame Steroide oral verabreicht werden (Empfehlungsgrad A).

Ausgedehnte Kolitis

Zur Primärbehandlung des leichten bis mittelschweren Schubs werden orale Aminosalicylate (≥ = 3 g/d) eingesetzt (Empfehlungsgrad A). Sollte die Therapie nicht innerhalb von 2 Wochen anschlagen oder besteht primär ein schwerer Schub, sollte mit systemischen Steroiden behandelt werden (Empfehlungsgrad A). Ist innerhalb eines Zeitraums von 10 Tagen dann wieder keine Besserung zu beobachten, muss auf Alternativen für die Therapie der steroidresistenten bzw. fulminanten CU gewechselt werden (siehe unten).

Chronisch-aktive Kolitis

Orale systemische Steroide sind zur Dauertherapie aufgrund ihrer Nebenwirkungen in der Regel nicht indiziert (Empfehlungsgrad A). Bei distaler Kolitis ist die längerfristige rektale Gabe von Steroiden mit geringer systemischer Bioverfügbarkeit möglich (Empfehlungsgrad B). Bei chronisch-aktivem Verlauf ist die Gabe von Azathioprin/6-Mercaptopurin als Therapie etabliert (Empfehlungsgrad A). Ein Therapieversagen kann frühestens nach 3 Monaten bewertet werden (Empfehlungsgrad A). Die (restaurative) Proktokolektomie (➤ Kap. 12.8.2) muss sehr sorgfältig gegen die medikamentösen Optionen abgewogen werden.

Fulminanter Schub

Eine konservative Schubtherapie wird nur dann eingeleitet, wenn initial keine Indikation zu einer Operation besteht (z. B. akutes Abdomen bei Perforation). Der fulminante Schub wird primär stationär und mit systemischen Steroiden (1–1,5 mg Prednisolonäquivalent/kg KG/d) i. v. behandelt (Empfehlungsgrad A). Hierbei ist eine Ansprechrate von etwa 60 % zu erwarten. Die Prognose lässt sich nach drei Tagen anhand der Stuhlfrequenz, des CRP und der Temperatur weitgehend abschätzen (Empfehlungsgrad B). Nach Versagen der Primärtherapie kann – nach erneutem Abwägen der Operationsindikation – eine additive immunsuppressive Therapie mit Ciclosporin A oder Anti-TNF-alpha-Antagonisten (Evidenzempfehlung A), alternativ Tacrolimus (Evidenzempfehlung B), eingeleitet werden. In der eigenen Erfahrung wird Ciclosporin in dieser Konstellation bevorzugt, weil der Wirkstoff aufgrund der kurzen Halbwertszeit (6–12 Stunden) schnell wieder aus dem Körper verschwindet, während die Anti-TNF-alpha-Antagonisten lange in situ verbleiben. Sollten die Patienten nicht ansprechen und müssen dann doch operiert werden, erscheint dadurch das perioperative Risiko durch den Einfluss dieser potenten immunsuppressiven Medikamente weniger relevant.

Zusätzlich sollte zur Flüssigkeits- und Elektrolytsubstitution eine parenterale Ernährung erfolgen (Empfehlungsgrad B). Die Infusionstherapie erfolgt unter dem Gesichtspunkt der Kompensation enteraler Verluste, nicht aber mit dem Ziel der Ruhigstellung des Darms, die sich in Studien nicht bewährt hat. Kontrollierte Studien zeigen keinen Vorteil einer zusätzlichen Antibiotikagabe, daher ist diese nur bei Anhalt für eine Infektion gesichert indiziert (Empfehlungsgrad A).

Die Behandlung erfolgt stationär und in enger interdisziplinärer Abstimmung zwischen Internisten und Chirurgen. Bei Therapieversagen (fehlende Besserung innerhalb von 4–7 Tagen) besteht eine absolute OP-Indikation (Empfehlungsgrad A).

Remissionserhaltung

Die Remission der CU wird klinisch und endoskopisch definiert (Empfehlungsgrad B).

Kriterien der Remission sind Abwesenheit von Diarrhö (nicht > 3 Stühle/d), kein sichtbares Blut im Stuhl sowie keine durch die CU bedingten intestinalen oder extraintestinalen Beschwerden und der endoskopische Befund (Empfehlungsgrad A). Bei gesicherter Diagnose der CU sollte eine remissionserhaltende Therapie erfolgen. Mittel der ersten Wahl sind Aminosalicylate oral/rektal (Empfehlungsgrad A). Eine Langzeittherapie mit Aminosalicylaten ist auch mit einer geringeren Inzidenz des kolitisassoziierten kolorektalen Karzinoms assoziiert (Empfehlungsgrad A). Bei häufigen oder schweren Schüben sollte die remissionserhaltende Therapie eskaliert werden (Empfehlungsgrad B). Hier kommen zunächst eine Erhöhung der 5-ASA-Dosierung, dann Azathioprin/Mercaptopurin und schließlich Anti-TNF-alpha-Antagonisten als therapeutischer Ansatz in Betracht (Empfehlungsgrad A).

12.8 Operative Therapie

Morbus Crohn und Colitis ulcerosa unterscheiden sich radikal in der chirurgischen Taktik: Für den MC gilt das Prinzip der „minimalen Chirurgie“ (im Sinne eines maximalen Organerhalts, v. a. des Dünndarms, Ausnahme Malignitätsverdacht- oder -nachweis), für die CU „alles oder nichts“, d. h., wenn operiert wird, dann in der Regel auch radikal als Proktokolektomie. Deshalb ist – mehr noch als bei konservativen Therapieentscheidungen – für die operative Behandlung die definitive Zuordnung der Erkrankung zu einer der beiden Entitäten essenziell. Große Erfahrung und Expertise erfordert bei beiden Krankheiten die Differenzialindikationsstellung zwischen operativer oder fortgesetzter konservativer Therapie. Die meisten OP-Indikationen sind nicht absolut, sondern relativ.

12.8.1 Morbus Crohn

Operationsindikation

Die Mehrzahl der Betroffenen benötigt im Laufe der Erkrankung eine oder wiederholte operative Interventionen. Da die Erkrankung chirurgisch in der Regel nicht heilbar ist, muss sich die Chirurgie auf Lebensqualitätsverbesserung, Komplikationstherapie und Vermeidung postoperativer Folgezustände (v. a. Kurzdarmsyndrom und Inkontinenz) beschränken. Die individuelle Therapieentscheidung bedarf einer gründlichen Abwägung im Dialog zwischen Patient, Gastroenterologen und Chirurgen. Häufigster Anlass zur Operation ist das Versagen der konservativen Therapie bzw. die Therapierefraktärität, gelegentlich auch die subjektiv oder objektiv nicht akzeptablen Nebenwirkungen der konservativen Therapie. Die Zahl vorangegangener Eingriffe sollte die Indikation zu einem erneuten Eingriff nicht beeinflussen.

Eine gewisse Ausnahme stellt der nur auf den ileozökalen Übergang begrenzte Crohn-Befall dar. In dieser Konstellation werden nach Datenlage 50–70 % der Patienten nach Ileozökalresektion mehr oder weniger beschwerdefrei bleiben und keiner weiteren chirurgischen Therapie bedürfen. Zudem muss die Mehrheit der Patienten mit einem derartigen Befall ohnehin aufgrund zunehmender Beschwerden trotz adäquater medikamentöser Therapie im weiteren Verlauf operiert werden, sodass eine frühzeitige Operation vor Eskalation der Therapie auf Immunsuppressiva mit dem Patienten besprochen werden muss (Empfehlungsgrad A).

Zufallsbefund

Da ein akuter Schub eines zuvor nicht bekannten MC durchaus klinisch mit einer akuten Appendizitis verwechselt werden kann, stellt sich Frage weiterer chirurgischer Konsequenz, wenn der intraoperative Befund überraschend einen MC nahelegt. Da in solchen Fällen nie von einer adäquaten konservativen Therapie ausgegangen werden kann, sollte von weiteren chirurgischen Akutmaßnahmen abgesehen werden – auch von der Gelegenheitsappendektomie (Empfehlungsgrad B).

Abszesse

Intraabdominale Abszesse sind meist Folge von Sekretverhalten im Verlauf von Fisteln. Sie sollten interventionell (per Sonografie, CT oder MRT) drainiert werden (Empfehlungsgrad A). Eine primär operative Drainage kommt nur bei interventionell nicht zugänglichen oder ganz oberflächlichen Abszessen infrage (Empfehlungsgrad A). Primäres Ziel der Drainage ist es, Zeit zur weiteren Diagnostik und antibiotischen Behandlung (inkl. resistenzgerechte Antibiotikabehandlung nach Keimgewinnung) zu gewinnen. In der Regel wird es aber im weiteren Verlauf notwendig werden, das entzündlich befallene Darmsegment zu resezieren, das die Fistel bzw. den Abszess speist (Empfehlungsgrad B).

Stenosen

Nicht der Nachweis von Dünndarmstenosen per se, sondern nur eine entsprechende Klinik sollte Anlass dafür sein, eine operative Therapie zu erwägen.

Legen Klinik und Labor eine floride Entzündung nahe, so ist in jedem Fall eine effektive medikamentöse Therapie vorzuschalten. Da bei Steroidrefraktärität heutzutage eine immunsuppressive Therapie als Standard einzusetzen ist, wird in der Regel die OP-Indikation erst bei Refraktärität oder Unverträglichkeit gegenüber einer immunsuppressiven Therapie gestellt (Empfehlungsgrad B). Eine Ausnahme stellt hier der isolierte Ileozökalbefall mit höherer Krankheitsaktivität dar (siehe oben unter OP-Indikation), hier sollte der Patient über die primäre Operation als Alternative zur konservativen Therapie aufgeklärt werden (Empfehlungsgrad A). Bei kurzstreckigen Stenosen (≤ 5 cm), v. a. Rezidivstenosen nach operativer Therapie (Anastomosenstenosen) an endoskopisch erreichbaren Stellen, ist primär ein endokopischer Dilatationsversuch gerechtfertigt (Empfehlungsgrad B). Falls die Dignität von Kolonstenosen endoskopisch zweifelhaft ist, so sind sie auch in asymptomatischem Zustand operativ abzuklären (Empfehlungsgrad B). Eine absolute OP-Indikation besteht nach bestätigter Dysplasie- oder Malignomdiagnose, wobei das Ausmaß der Resektion generellen onkologischen Vorgaben entsprechen muss (Empfehlungsgrad B). Besteht eine ausgedehnte Colitis Crohn, ist entsprechend dem Vorgehen bei der CU eine Proktokolektomie, ggf. mit ileoanaler Pouchanlage, zu erwägen, sofern keine Kontraindikationen hierzu (Dünndarmbefall, perianales Fistelleiden) vorliegen (Empfehlungsgrad B).

Fisteln

(➤ Tab. 12.2)

Asymptomatische interenterische Fisteln stellen per se keine Operationsindikation dar.

Ein Ausnahme hiervon besteht bei quantitativ relevanten Kurzschlussverbindungen zwischen proximalem (Magen, Duodenum, Jejunum) und distalem Intestinaltrakt (Ileum, Kolon), die ein funktionelles Kurzdarmsyndrom bewirken; hier ist die Operationsindikation eine absolute (Empfehlungsgrad B).

Enterokutane Fisteln stellen nur dann eine absolute OP-Indikation dar, wenn eine hohe enterokutane Fistel mit erheblichen Dünndarmsekretverlusten vorliegt oder wenn starke Hautirritationen eine adäquate Stomaversorgung verhindern; im Übrigen besteht eine relative und individuelle OP-Indikation (Empfehlungsgrad B).

Blind endende Fisteln ins Retroperitoneum müssen grundsätzlich operiert werden, da sie schwer beherrschbare schleichende Sepsisverläufe auslösen und unterhalten können (Empfehlungsgrad B). Analog besteht bei enterovesikalen Fisteln wegen drohender Urosepsis eine absolute OP-Indikation; dies gilt auch dann schon, wenn klinisch ein dringender Verdacht besteht (Empfehlungsgrad B).

Die Operationsnotwendigkeit enterovaginaler Fisteln ist weitgehend vom subjektiven Leidensdruck determiniert. Angesichts der unsicheren Erfolgsaussichten rekonstruktiver Eingriffe (bis zu 50 % Wiederauftreten der Fistel innerhalb von 5 Jahren) sollten Patientinnen mit geringer Fistelsekretion nicht zur Operation gedrängt werden. Stärkere Symptome (Fördermenge, rezidivierende Infektionen) stellen eine eindeutige OP-Indikation dar (Empfehlungsgrad B).

Perianale Abszesse und Fistelverhalte müssen immer drainiert werden, alle anderen perianalen Fisteln bedürfen hinsichtlich Indikation zum konservativen, semikonservativen (Fadendrainage) oder operativ-rekonstruktiven Management einer sorgfältigen Abwägung (Empfehlungsgrad B).

Operationstaktik

Bei jedem abdominalen Eingriff sollten der gesamte Dünndarm sorgfältig inspiziert und palpiert sowie die bestehende und nach Resektionen verbleibende Dünndarmlänge abgeschätzt und dokumentiert werden.

Die Taktik zielt auf maximalen (Dünndarm-)Organerhalt; nicht sinnvoll sind darmwandferne Mesenterialpräparation, Lymphadenektomien oder intraoperative Schnellschnittuntersuchung zur Erzielung entzündungsfreier Resektionsränder (Empfehlungsgrad A). Das Omentum majus sollte, wenn eben möglich, erhalten werden; es kann bei Fisteloperationen gute Dienste leisten (Empfehlungsgrad B). Bei Beachtung dieser Regeln sollten Fälle von Kurzdarmsyndrom Raritäten sein. In den seltenen Fällen, wo dies nicht zu vermeiden ist, kommt eine dauerhafte spezielle enterale, ggf. auch parenterale Ernährung infrage, in Einzelfällen auch die Dünndarmtransplantation.

Laparoskopisch assistierte Operationen haben den offensichtlichen Vorteil der besseren Kosmetik, außerdem liegt nahe, dass die gleichen Vorteile im frühen postoperativen Verlauf bestehen, wie sie für andere kolorektale Eingriffe schon dargestellt wurden. Für die Ileozökalresektion ist ein eindeutiger Vorteil für das minimalinvasive Vorgehen in adäquaten randomisiert kontrollierten Studien belegt (Empfehlungsgrad A). Letztendlich sind bei entsprechender Expertise nahezu alle Eingriffe laparoskopisch oder laparoskopisch assistiert durchführbar. Besonders geeignet sind Stomaanlagen, Dünndarmsegmentresektionen, Ileozökalresektionen, Kolonsegmentresektionen, Kolektomien und Proktokolektomien (Empfehlungsgrad A). Nicht zu empfehlen ist ein laparoskopisches Vorgehen bei ausgedehnten Konglomerattumoren und extrem verdicktem Mesenterium (Empfehlungsgrad B). Bei ausgedehnten Voroperationen scheint das minimalinvasive Vorgehen technisch auch bei adäquater Expertise ohne erhöhte Komplikationsrate möglich, allerdings sind die Vorteile wahrscheinlich nur noch marginal.

Nach Laparotomien verbliebenen Drainagen wird nachgesagt, spätere Fisteln zu provozieren; hierzu liegen jedoch keine adäquaten Studien vor. Unter Übertragung der Daten aus Studien an Nicht-MC-Patienten erscheint es aber pragmatisch, auf den Einsatz prophylaktischer perioperativer Drainagen in der Regel zu verzichten (Empfehlungsgrad A).

Strikturoplastik

Unter dem Primat des maximalen Organerhalts für den Dünndarm ist eine ganze Reihe von Operationsverfahren entwickelt worden, die letztlich dasselbe Prinzip verfolgen: plastische Erweiterung des stenosierten Segments unter Verzicht auf Darmwandresektion. Mit ihren technischen Modifikationen (➤ Abb. 12.1) können diese Strikturoplastiken selbst für längerstreckige Stenosen eingesetzt werden. Langzeitverläufe und Beobachtungen anlässlich von Rezidivoperationen belegen, dass es vielfach am Ort der Strikturoplastik zu einer erstaunlichen Rückbildung der entzündlichen Darmwandverdickung kommt und dass lokale Rezidive am Ort der Strikturoplastik nicht häufiger als an einer Anastomose nach Resektion auftreten.

Strikturoplastiken kommen vor allem infrage bei multifokalem oder ausgedehntem rezidiviertem Dünndarmbefall, besonders dann, wenn schon früher oder parallel an anderen Lokalisationen Dünndarmlänge geopfert werden musste. Sie sind nicht sinnvoll bei Kolonstenosen oder isoliertem Befall des terminalen Ileums. Kontraindiziert sind sie bei akutem floridem MC-Befall bzw. bei Fisteln, die von der Striktur ausgehen, und bei Malignitätsverdacht.

Darmresektion

Unter Beachtung der weiter oben genannten taktischen Regeln sollte die Resektion von Stenosen in der Regel nur knapp in den makroskopisch gesunden Darm ausgedehnt werden (Empfehlungsgrad A). Bei Konglomerattumoren sollte vor Festlegung der Resektionsgrenzen der gesamte Darm adhäsiolysiert werden. Bei enteralen Fisteln wird nur das den Fistelursprung tragende entzündete Segment reseziert. Die sog. Einschussfistel (Mündung der Fistel in nicht MC-befallene Darmsegmente oder Nachbarorgane) wird lediglich exzidiert und übernäht.

Die Anastomosierung kann durch Handnaht oder Klammernaht, als Seit-zu-Seit-, End-zu-Seit- oder auch End-zu-End-Naht erfolgen, da die dazu vorliegenden wenigen höherwertigen Studien bisher keinen eindeutigen Vorteil für das eine oder andere Vorgehen gezeigt haben (Empfehlungsgrad A).

Am Kolon gelten bei umschriebenem segmentalem Befall dieselben Regeln wie am Dünndarm (Empfehlungsgrad A) mit Ausnahme des präoperativen Nachweises von intraepithelialen Neoplasien: In diesem Fall ist eine onkologische Kolonresektion mit radikulärer Gefäßligatur und Lymphadenektomie zu empfehlen (Empfehlungsgrad B). Bei einer ausgedehnteren Colitis Crohn ohne relevanten Rektumbefall erfolgt eine Kolektomie mit Ileorektostomie (Empfehlungsgrad B). Bei relevantem Rektumbefall muss individuell entschieden werden zwischen Kontinuitätserhalt und späterer topischer Therapie des Rektums oder definitivem Ileostoma; die Entscheidung zum Versuch des Kontinenzerhalts wird beeinflusst vom Vorhandensein aktiver perianaler Fisteln, vom Zustand des Schließmuskels, von der Rektumcompliance und dem Ausmaß des Rektumschleimhautbefalls (Empfehlungsgrad B). Alternativ kann auch eine Ileorektostomie unter Ileostomaschutz vorgenommen werden, gefolgt von einer intensivierten topischen Therapie des Rektums. Langfristig ist die Lebensqualität mit Stoma nicht schlechter als bei MC-Patienten ohne Deviation (Empfehlungsgrad B). Die Anlage eines ileoanalen Pouches ist in selektionierten Patienten ohne Dünndarmbefall und ohne Fisteln vertretbar, allerdings muss der Patient über das erhöhte Risiko eines Pouch-Versagens aufgeklärt werden (Empfehlungsgrad B).

Vorgehen bei perianalem Befall

Fissuren stellen keine OP-Indikation dar.

Abszesse und Verhalt werden wie bei Nicht-MC-Patienten drainiert und aufgedeckelt (Empfehlungsgrad B). Fistelspaltungen kommen nur bei subkutanen und sehr tiefen intersphinktären Fisteln infrage (Empfehlungsgrad B). Transsphinktäre Fisteln werden in der Regel zunächst – gelegentlich auch dauerhaft – fadendrainiert, wobei der Faden (besser: Silikonzügel) als Verhinderung von Sekretverhalten wirkt (Empfehlungsgrad B). Die Imprägnierung des Fadens mit Ayurveda-Medikamenten (in Deutschland nicht auf dem Markt); hat sich bisher ebenso wenig durchgesetzt wie die Anwendung des „schneidenden“ Fadens (Empfehlungsgrad B). In selektierten Fällen transsphinktärer Fisteln ist eine Fistulektomie mit endoluminaler plastischer Deckung der inneren Fistelöffnung möglich, vor allem dann, wenn kein schwerer Crohn-Befall der distalen Rektumschleimhaut vorliegt

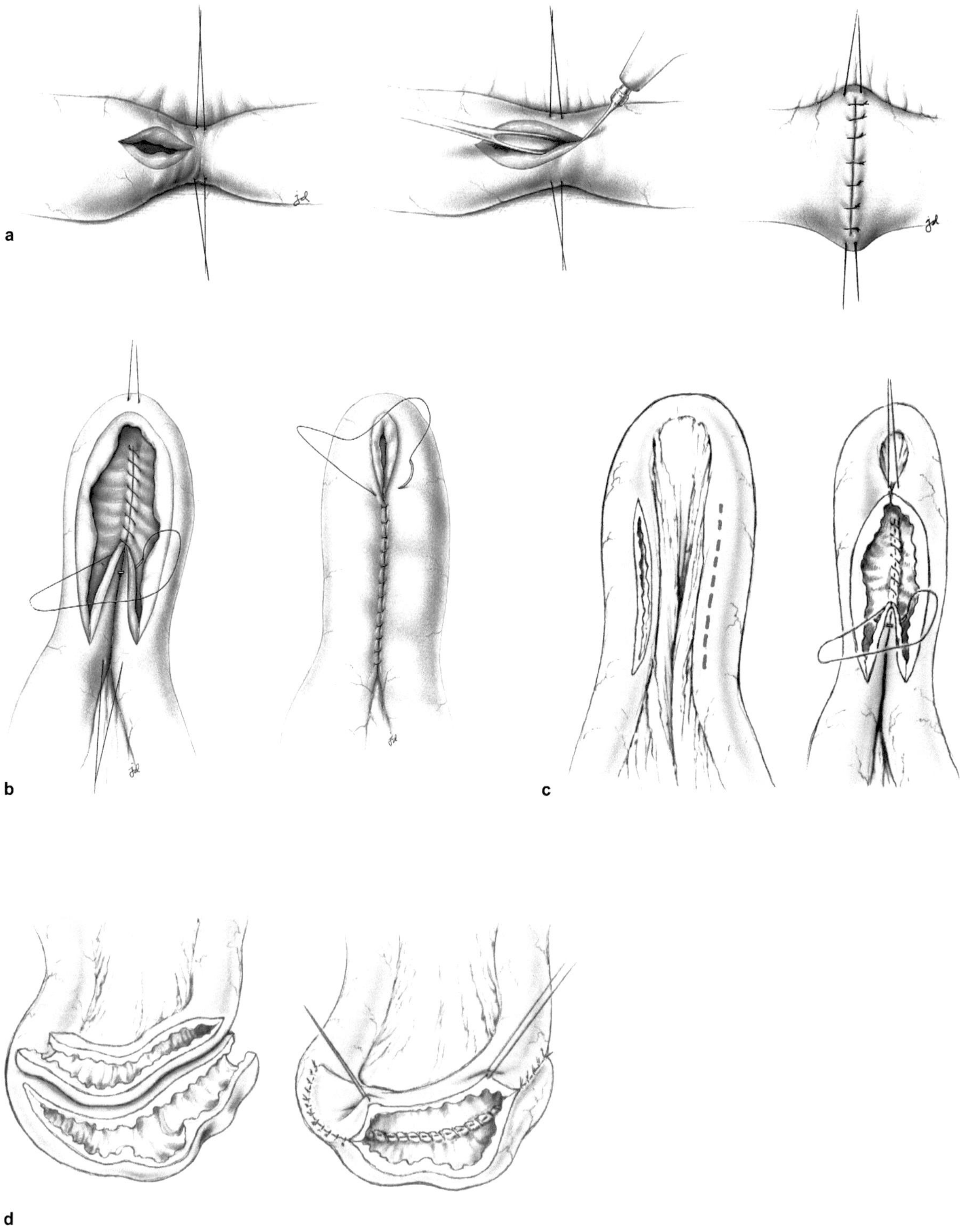

Abb. 12.1 Strikturoplastiken.
a) Strikturoplastik nach Heineke-Mikulicz.
b) Strikturoplastik nach Finney.
c) Strikturoplastik nach Jaboulay.
d) Strikturoplastik durch isoperistaltische Seit-zu-Seit-Anastomose nach querer Durchtrennung in Stenosemitte (die blinden Enden werden in der Regel durch Staplernaht verschlossen).
[L123]/[L108]

(Empfehlungsgrad B). Ausgedehnte Fistelsysteme und hochgradige fistelassoziierte Rektumstenosen bedürfen der Stomaanlage, in der Regel als Ileostomaanlage, wobei in einem Teil der Patienten eine relevante Beruhigung – aber kaum je allein hierdurch die dauerhafte Heilung – der perianalen Inflammation eintritt (Empfehlungsgrad B). Ist ein chronisches perianales Fistelleiden mit Sphinkterdestruktion und/oder distaler Rektumstenosierung ganz zur Ruhe gekommen, sind auch aufwendigere Rekonstruktionen denkbar, bis hin zur Sphinkteraugmentation mit einer Grazilisplastik oder zur supraanalen Manschettenresektion (Empfehlungsgrad B). Als Ultima Ratio bleibt die Proktektomie (Empfehlungsgrad B), besonders in Fällen persistierend hoher entzündlicher Aktivität und Inkontinenz nach rezidivierenden Fisteln (oder zu radikaler Chirurgie).

Ähnlich ist das Vorgehen bei rekto-/anovaginalen Fisteln: Der Versuch des plastischen Fistelverschlusses mit Mukosa-/Muskularis-Verschiebelappen von rektal kommt nur bei entzündungsfreiem Rektum infrage, hat aber auch in Expertenhänden eine langfristige Erfolgsrate von lediglich etwa 50 % (Empfehlungsgrad B).

12.8.2 Colitis ulcerosa

Operationsindikationen

Elektive absolute Indikation

Ein kolorektales Karzinom und/oder der durch einen externen Pathologen bestätigte Nachweis einer hochgradigen IEN stellen eine absolute Operationsindikation dar (Empfehlungsgrad A). Der Nachweis einer nicht adenomartigen erhabenen Läsion stellt ebenfalls, selbst bei niedriggradiger IEN, eine Indikation zur Proktokolektomie dar, da sie häufig mit einem synchronen und metachronen Karzinom assoziiert ist (Empfehlungsgrad A). Entscheidend und problematisch zugleich sind die sichere Diagnose der IEN, ihre Differenzierung in „hochgradig" und „niedriggradig" durch den Pathologen und die Qualität der Koloskopie und Lokalisation der Biopsieentnahme (> Kap. 12.5.3). Auch eine in ihrer Dignität nicht klärbare suspekte Stenose muss grundsätzlich einer elektiven Operation zugeführt werden (Empfehlungsgrad B).

Der trotz Einsatz von Immunsuppressiva schwere, therapierefraktäre Krankheitsverlauf stellt eine Indikation zur chirurgischen Therapie dar (Empfehlungsgrad B). Die Refraktärität kann sich in Durchfallhäufigkeit, Beschwerden oder Transfusionspflichtigkeit äußern.

Elektive relative Indikation

Beim Nachweis einer niedriggradigen IEN und deren Bestätigung durch einen externen Referenzpathologen scheint eine Proktokolektomie nicht zwingend erforderlich zu sein (relative Operationsindikation, Empfehlungsgrad B). Allerdings muss der Patient in dieser Situation dann alle 3 Monate koloskopisch mit Entnahme von Stufenbiopsien kontrolliert werden. In jedem Fall muss das Risiko eines Karzinoms oder hochgradiger IEN bzw. deren Entwicklung innerhalb der nächsten Jahre mit dem Patienten besprochen werden (Empfehlungsgrad B). Dabei sollte gerade auch die zu erwartende postoperative Lebensqualität gegenüber der Lebensqualität unter Fortsetzung der medikamentösen Therapie inkl. eventueller Nebenwirkungen abgewogen werden; in mehreren Fallserien wurde gezeigt, dass die Lebensqualität nach Operation deutlich besser wird und derjenigen gesunder Kontrollgruppen entspricht, sogar bei Vorliegen eines permanenten Ileostomas. Von besonderer Bedeutung in diesem Zusammenhang ist der Patientenwunsch.

Ein spezielles Problem bei Kindern und Jugendlichen stellen Wachstumsstörungen trotz adäquater konservativer Therapie dar; sie können durch Proktokolektomie günstig im Sinne eines „Catch-up"-Phänomens beeinflusst werden (Empfehlungsgrad B).

Dringliche und Notfallindikation

Der medikamentös therapierefraktäre fulminante Schub stellt eine Indikation zur dringlichen chirurgischen Intervention dar (Empfehlungsgrad B). Gleiches gilt für das therapierefraktäre toxische Megakolon (Empfehlungsgrad B). Als „dringlich" wird eine Zeitspanne von maximal 72 Stunden definiert; bis dahin sollte in enger interdisziplinärer Abstimmung mit maximalen medikamentösen und intensivmedizinischen Mitteln versucht werden, den Patienten von der drohenden Notfall- in eine möglichst elektive Situation zu bringen. Bei toxischem Megakolon kann eine Dekompression durch endoskopische Einlage einer Dekompressionssonde versucht werden, falls die Koloskopie durch einen erfahrenen Endoskopiker durchgeführt wird.

Die freie oder gedeckte Perforation stellt eine Notfalloperationsindikation dar, sobald der Patient, ggf. durch intensivmedizinische Maßnahmen, in narkosefähigem Zustand ist (Empfehlungsgrad A).

Die vital bedrohliche massive Blutung mit Kreislaufinstabilität und Katecholaminpflichtigkeit ist als Notfall (Empfehlungsgrad A), die refraktäre schwere Blutung (Transfusionsbedarf > 4 Erythrozytenkonzentrate pro 24 Stunden trotz optimaler konservativer Therapie) dringlich zu operieren (Empfehlungsgrad B).

Pouch-Operation

Seit inzwischen über 30 Jahren kann die komplette operative Entfernung des Zielorgans der CU unter Kontinenzerhalt im Sinne einer restaurativen Proktokolektomie als chirurgische Standardtherapie angesehen werden (Empfehlungsgrad B).

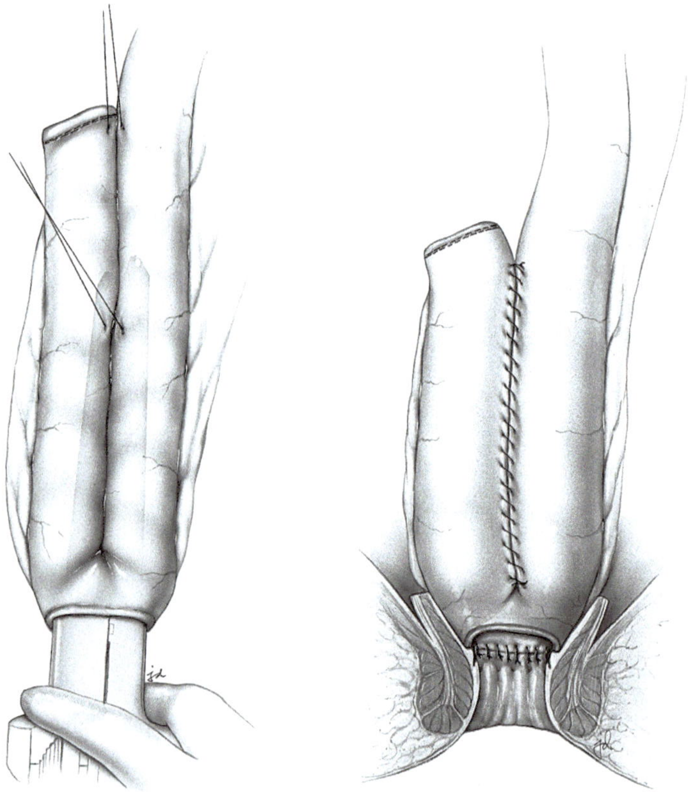

a b

Abb. 12.2 J-Pouch-Anlage.
J-Pouch-Anlage mit pouchanaler Handnaht nach Mukosektomie.
a) Linearstaplerapplikation vom Apex. In der Regel werden 2 Staplermagazine verwendet, um eine Pouchlänge von 12–15 cm zu erreichen, das blinde Ende sollte einstülpend übernäht und an den zuführenden Schenkel pexiert werden.
b) Pouchanale Seit-zu-End-Anastomose als Handnaht nach Mukosektomie. [L123]

Um akzeptable Stuhlfrequenzen und Kontinenzleistung postoperativ zu gewährleisten, ist die Anlage eines supraanalen Reservoirs im Sinne einer „Pouch"-Bildung aus dem terminalen Ileum essenziell. Der Pouch dient darüber hinaus als Motilitätsbremse.

Von den verschiedenen Pouch-Designs hat sich der J-Pouch allgemein durchgesetzt; er ist nicht nur technisch einfach anzulegen, sondern vermeidet auch die bei anderen Designs (v. a. dem S-Pouch) häufiger auftretenden Probleme der inkompletten Entleerung. Bewährt hat sich ein J-Pouch mit einer Länge von 15 cm, durch zweifache Applikation eines Linearstaplers angelegt (➤ Abb. 12.2). Intraoperativ ist zumeist das spannungsfreie Erreichen des Analkanals unter Erhalt einer guten Durchblutung die größte Herausforderung. Zur Mesenterialverlängerung sind die zur Pouch-Spitze führenden Gefäßarkaden partiell zu durchtrennen. Hierzu sollte die A. ileocolica bei der Kolektomie zunächst grundsätzlich erhalten werden (Ausnahme Karzinom im Colon ascendens mit notwendig radikulärem Absetzen der A. ileocolica).

Für die Pouch-anale Anastomose bestehen grundsätzlich zwei Möglichkeiten (➤ Abb. 12.3a und b):

- Komplette Mukosektomie im Analkanal kranial der Linea dentata mit transanal handgenähter Pouch-analer Anastomose (Vorteil: kein Rest an entzündungs-und dysplasiebereiter Rektumschleimhaut und geringere Materialkosten).
- Quere Absetzung des Rektums mit dem Linearstapler am Oberrand des Analkanals und transanal mit Zirkularstapler ausgeführte Pouch-anale Anastomose (Vorteil: schnellere Ausführung und tendenziell etwas bessere postoperative Kontinenzleistung).

Hinsichtlich des zeitlichen Ablaufs der Pouch-Operation bestehen folgende Alternativen (Empfehlungsgrad B):

- Notfalleingriffe bei fulminanter CU: Hier hat sich ein dreizeitiges Vorgehen bewährt. Initial wird nur die Kolektomie mit Rektumblindverschluss (auf Höhe des Promontoriums) oder die Bildung eines distalen Sigmoidostomas als Schleimfistel durchgeführt; in einem zweiten Schritt erfolgt nach Verbesserung des Allgemeinzustands und Absetzen immunsuppressiver Medikamente die Proktektomie, Pouch-Bildung unter Anlage eines protektiven doppelläufigen Ileostomas; im dritten Schritt erfolgt die Stomarückverlagerung. Bei idealen Voraussetzungen (s. u.) kann alternativ hierbei auch im zweiten Schritt die Pouch-Anlage ohne Ileostoma erfolgen. Mittlerweile kommen die Patienten allerdings häufig erst nach Ausschöpfung aller medikamentösen Möglichkeiten zur Operation und sind dann oft in einem schlechten Allgemein- und Ernährungszustand und zudem noch weiter unter immunsuppressiver Therapie, sodass mittlerweile das 3-zeitige Vorgehen auch in diesen Fällen mit therapiere-

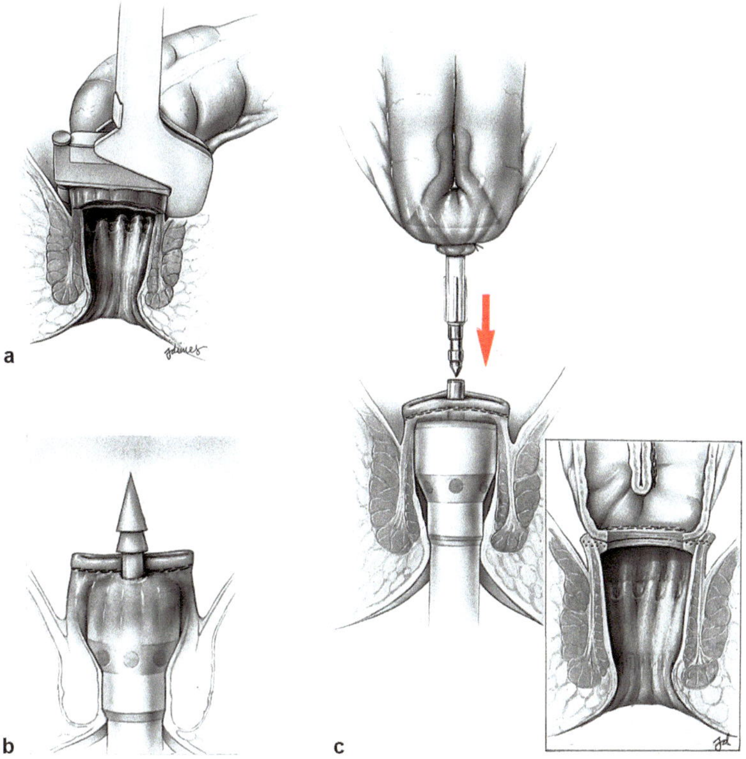

Abb. 12.3 Pouchrektale Seit-zu-End-Anastomose in Double-Stapling-Technik.
a) Blindverschluss des Rektums mit einem linearen Staplergerät in Höhe des Beckenbodens unter Erhaltung von ca. 1 cm Rektummukosa oberhalb der Linea dentata.
b) Perforation der Darmwand unmittelbar neben der Klammernahtreihe (oder durch dieselbige, siehe c)
c) Anlage einer Tabaksbeutelnaht im Bereich des J-Pouch-Apex und Verknoten über dem Staplerkopf. Anastomosierung durch Schließen und Auslösen des Klammernahtgeräts. Inset: Pouchanale Anastomose ca. 1 cm oberhalb der Linea dentata. [L123]

fraktärer Situation ohne fulminante Kolitis das häufigste Vorgehen geworden ist.

- Zweizeitiges Standardvorgehen: primäre Proktokolektomie mit Pouch-Anlage und protektiver Ileostomie; nach 6–12 Wochen Rückverlegung des Stomas. Das Deviationsstoma minimiert die Folgen von Heilungsstörungen der Pouch-analen Anastomose.
- Einzeitiges Vorgehen: Die restaurative Proktokolektomie ohne temporäre Stuhldeviation kommt nur unter folgenden Voraussetzungen infrage: elektive Operation, keine größere Komorbidität, problemloser intraoperativer Verlauf, allenfalls geringe Kortikosteroiddosis (< 10 mg Prednisolon). Die Gesamtkomplikationsrate ist beim einzeitigen Vorgehen erhöht, außerdem zeigen einige der verfügbaren Studien eine schlechtere Pouchfunktion im Langzeitverlauf nach lokalseptischen Komplikationen bei Weglassen eines protektiven Stomas, sodass in den meisten Zentren nur noch in Ausnahmefällen auf ein derartiges Stoma verzichtet wird (Empfehlungsgrad B).

Kontraindikationen für eine Pouch-Operation sind eine vorbestehende Inkontinenz oder ein sphinkternahes fortgeschrittenes Rektumkarzinom (Empfehlungsgrad A). Bei sonstigen Rektumkarzinomen ist die Pouch-Operation mit totaler Mesorektumexzision (TME) möglich, ggf. nach neoadjuvanter Radiochemotherapie (Empfehlungsgrad B).

Die restaurative Proktokolektomie lässt sich auch laparoskopisch assistiert ausführen; Vorteile sind bisher aber nur hinsichtlich der Kosmetik belegt; möglicherweise besteht auch eine geringere Inzidenz von Adhäsionen.

Die Ergebnisse der Pouch-Operation sind in Zentren mit genügender Erfahrung sehr gut, bei einer Frequenz von 10 Pouches pro Jahr sinken die Komplikationsrate und die Pouchdysfunktionsrate signifikant. Kurzfristig ist bei etwa 5 %, langfristig bei bis zu 12 % der Patienten mit einem Pouch-Versagen zu rechnen. Dies liegt an pelvinen septischen Komplikationen, unbefriedigender Funktion oder an der Pouchitis (> Kap. 12.11). Auch wenn die Mehrzahl der Patienten das postoperative funktionelle Ergebnis nach Pouch-Operation als gut empfinden, ist die Kontinenz in den wenigsten Fällen normal. Zu rechnen ist mit Stuhlfrequenzen von 4–7 pro Tag, gelegentlichem (nachts häufigerem) Stuhlschmieren und verminderter Diskrimination.

Sonstige resezierende Operationen

Die Proktokolektomie mit Anlage eines definitiven terminalen Ileostomas weist vergleichbare Ergebnisse in Bezug auf die Heilung und Lebensqualität auf, stellt aber für die Patienten eine deutlich größere psychologische Hürde dar.

In selektierten Fällen (weniger als 10 % der Patienten) kommt eine Kolektomie mit Ileorektostomie infrage, vor allem dann, wenn präoperativ die Proktitis gut auf Lokaltherapie angesprochen hatte. Sie ist auch zu erwägen bei schwierigen intraoperativen anatomischen Verhältnissen (Adipositas, kurzes Mesenterium) und beim jungen Patienten mit Kinderwunsch (bei jungen Frauen reduziert die Pouch-Operation die Fertilität auf ⅔ bis die Hälfte, bei Männern sind Potenzstörungen mit bis zu 10 % nicht selten). Nach Kolektomie mit Ileorektostomie besteht die Möglichkeit, sekundär eine Pouch-Anlage durchzuführen.

Kolonteilresektionen bei der CU sind obsolet, vor allem dann, wenn Therapierefraktärität die Indikation zum Eingriff darstellt (Empfehlungsgrad B). Auch bei jahrelang auf das linke Hemikolon beschränkter Kolitis kommt der Erhalt des rechten Hemikolons nicht infrage. Die einzigen Ausnahmen vom Verbot von Segment- oder Teilresektion sind möglich bei einem endoskopisch nicht abtragbaren, in seiner Dignität suspekten Adenom, falls das übrige Kolorektum frei von IEN oder höhergradiger Entzündung ist, und beim sporadischen kolorektalen Karzinom bei gleichzeitig bestehender, medikamentös gut eingestellter CU.

12.9 Peri- und postoperative Therapie

Mangelernährung ist bei MC deutlich häufiger zu beobachten als bei CU. Präoperativ besteht eine Indikation zur Ernährungstherapie bei Gewichtsverlust von mehr als 10 % in den letzten 6 Monaten und einem Serumalbumin unter 30 g/l (Empfehlungsgrad A). Postoperativ scheint eine parenterale oder/und enterale Ernährung bei Vorliegen einer Mangelernährung nach ausgedehnten Darmresektionen (Kurzdarmsyndrom) oder schweren metabolischen Entgleisungen sinnvoll (Empfehlungsgrad A).

Sowohl bei der CU als auch beim MC sind Patienten besonders zu beachten, die präoperativ über längere Zeit mit Kortikosteroiden therapiert wurden. Bei diesen ist die Rate perioperativer septischer Komplikationen erhöht. Daher sollte angestrebt werden, diese präoperativ unter 20 mg% Prednisolon oder Äquivalent zu reduzieren (Empfehlungsgrad B). Andererseits dürfen die Kortikoide nicht zu rasch abgesetzt werden, es besteht das Risiko einer Addison-Krise. Bei Patienten in schlechtem Allgemein- und Ernährungszustand unter immunsuppressiver Therapie inkl. Steroide sollte bei Indikation zur Resektion im Zweifelsfall ein protektives Stoma angelegt oder eine Diskontinuitätsresektion ohne primäre Anastomose durchgeführt werden. Eine immunsuppressive Therapie (klassische Immunsuppressiva, Anti-TNF-alpha-Antikörper-Therapie) kann perioperativ mit einer erhöhten Rate an Komplikationen einhergehen (kontroverse Datenlage), vor diesem Hintergrund ist präoperativ sorgfältig die Fortführung bzw. Unterbrechung der Therapie zu prüfen (Empfehlungsgrad B). In der eigenen Praxis werden elektive Patienten unter Anti-TNF-alpha-Antagonisten-Therapie in der Regel erst frühestens 4 Wochen nach der letzten Gabe des Medikaments operiert.

Nach Anlage eines Ileostomas gibt es keine vorzuschreibende Einheitsdiät (Empfehlungsgrad B). Ziel der Ernährungstherapie ist es, in Abhängigkeit vom Restdarm den Wasser- und Elektrolytverlust, aber auch eine Reizung des Stomas durch aggressive Nahrungsbestandteile zu minimieren. Hilfreich hier ist die Gabe von Quellmitteln (Flohsamen, Apfelpulver) und/oder Antidiarrhoika (Loperamid, Tinctura opii). Erst nach 2–3 Monaten stabilisiert sich die Stuhlbeschaffenheit. Der Flüssigkeitsbedarf liegt bei ca. 3 l/d. Als Richtwert für eine ausreichende Flüssigkeitsaufnahme gilt eine Urinmenge von mindestens 1 l/d (regelmäßige Kontrollen des Urinvolumens!). Empfohlen werden eine Kochsalzaufnahme von 6–9 g/d und ein Ballaststoffanteil von 25 bis 30 g/d.

12.10 Rezidivprophylaxe des Morbus Crohn

Grundsätzlich gilt, dass eine postoperative Remission stabiler ist als eine medikamentös induzierte Remission. Allerdings ist ein endoskopisches Rezidiv regelhaft 1–3 Jahre nach Resektion zu beobachten, aber nur in einem Teil der Fälle im Sinne eines behandlungsbedürftigen klinischen Rezidivs. Reoperationspflichtige Crohn-Rezidive entstehen linear mit der Zeit mit einer Häufigkeit von etwa 4 % pro Jahr, wobei nur die Hälfte dieser Rezidive an der zuvor angelegten Anastomose bzw. Strikturoplastik auftritt.

Die generelle Durchführung einer remissionserhaltenden Therapie bei allen operierten Patienten ist derzeit nicht indiziert (Empfehlungsgrad A). Die Indikation zur remissionserhaltenden Therapie und die Wahl des anzuwendenden Medikaments sollten den individuellen Krankheitsverlauf und das spezifische Risikoprofil berücksichtigen. Eine remissionserhaltende Therapie ist besonders indiziert bei Patienten mit steroidabhängigem oder chronisch-aktivem präoperativem Verlauf und bei Patienten mit mehrfachen Crohn-Operationen in der Vorgeschichte. Außerdem besteht eine Indikation bei Rauchern, bei fistulierendem Phänotyp, nach ausgedehnten Dünndarmresektionen und bei perianalem Befall (Empfehlungsgrad A). Azathioprin oder 6-Mercaptopurin sind in der postoperativen Remissionserhaltung am besten wirksam (Empfehlungsgrad A). Die Therapie muss vermutlich über viele, mindestens 2 Jahre fortgeführt werden (Empfehlungsgrad A). Aminosalicylate sind in der postoperativen Situation mit einer Dosis von 3–4 g/d über einen Zeitraum von bis zu drei Jahren signifikant besser wirksam als Placebo, aber nach einer aktuellen Metaanalyse mit einer ungünstigen NNT von 10. Eine dreimonatige postoperative Therapie mit Metronidazol weist einen remissionserhaltenden Effekt über einen Zeitraum von einem Jahr auf. Anti-TNF-alpha-Antagonisten können bei Hochrisikopatienten im Einzelfall erwogen werden (Empfehlungsgrad B). Systemische Steroide (Empfehlungsgrad A), Budesonid (Empfehlungsgrad A) und Interleukin-10 (Empfehlungsgrad A) sind nicht remissionserhaltend wirksam. Die Gabe von Ciclosporin A, Methotrexat, Probiotika, Omega-3-Fettsäuren und Weihrauch ist derzeit mangels aussagekräftiger Studien nicht angezeigt.

12.11 Postoperative Nachsorge bei Colitis ulcerosa/Pouchitis

Die Nachsorge nach Pouch-Anlage ist vor allem mit Blick auf funktionelle Folgezustände sinnvoll (Empfehlungsgrad B). Die persistierende perianale Hautreizung wird mit zinkhaltigen Salben, Chironsalbe und/oder Colestyraminsalbe behandelt (Empfehlungsgrad B). Bei persistierend hoher Stuhlfrequenz ohne Nachweis einer Pouchitis oder einer chirurgischen Komplikation empfiehlt sich die symptomatische Gabe von Loperamid oder Tinctura opii, alternativ Quellsubstanzen (Pektine, Flohsamen) (Empfehlungsgrad B). Budenosid kann die Stuhlfrequenz durch Sekretionshemmung senken (Empfehlungsgrad B). Eine Malabsorption durch die Pouch-Anlage ist nicht zu erwarten.

Das Malignomrisiko ist nach Proktokolektomie drastisch verringert, sodass ein systematisches Nachsorgeprogramm unter diesem Blickwinkel nicht nötig ist. Pouch-Karzinome wurden nur kasuistisch berichtet, etwas häufiger sind Karzinome in der noch verbliebenen Rektumschleimhaut.

Mit der Entfernung des Zielorgans sollte eigentlich die CU chirurgisch geheilt sein. Dass dies nicht so ist – und tatsächlich ein erheblicher Teil der Patienten im weiteren Verlauf einer antientzündlichen Therapie bedarf –, liegt neben fortbestehenden oder neuen extraintestinalen Manifestationen vor allem an entzündlichen Veränderungen des zum Neorektum umgeformten terminalen Ileums, der sog. Pouchitis.

Da der Begriff „Pouchitis" jedwede Form einer Entzündung umschreibt, unabhängig von der Ursache, muss sauber unterschieden werden zwischen einer sekundären Pouchitis als Begleitreaktion auf entzündliche Komplikationen im kleinen Becken und der Pouchitis im engeren Sinne, auch als idiopathische oder primäre Pouchitis bezeichnet. Bei Stellung der Diagnose „Pouchitis" müssen deshalb zunächst chirurgische Komplikationen (Insuffizienz, Fistel, Abszesse im kleinen Becken) bildgebend ausgeschlossen werden.

Klinische und experimentelle Untersuchungen sprechen dafür, dass die primäre Pouchitis eine Remanifestation der CU unter neuen Bedingungen darstellt. Hierfür spricht auch, dass die Pouchitis nach Pouch-Anlage wegen familiärer Polyposis sehr selten ist. Klinisch lassen sich die akute, akut-rezidivierende und die chronisch-atrophische Pouchitis unterscheiden (Empfehlungsgrad B). Die Diagnose wird auf der Basis der klinischen Symptomatik (Stuhlfrequenz, Blutung, Fieber) gestellt, ergänzt durch Endoskopie (Ödem, Rötung, Erosionen, Ulzerationen, Fibrinbeläge), Histologie (granulozytäre Infiltration, Ulzera, Kryptenabszesse) und klinische, v. a. rektal-digitale Untersuchung (Empfehlungsgrad B). Verwirrend ist aber, dass es einerseits chronische endoskopische/histologische Entzündungen des Pouches ohne klinische Symptome, andererseits auch die typische Klinik ohne endoskopische/histologische Kriterien der Pouchitis gibt.

Innerhalb der ersten zwei postoperativen Jahre erleben etwa 30 % der Patienten eine akute Pouchitis, längerfristig 50 %. Bei ca. 5–10 % der Patienten geht die akute Pouchitis in eine chronische Form über, d. h., Klinik und endoskopischer/histologischer Befund persistieren über mehr als 3 Monate. Aufmerksamkeit sollte der Entwicklung von Dysplasien im Pouch bei chronisch atrophischer Pouchitis gewidmet werden, auch wenn eine Dysplasie-Karzinom-Sequenz im Pouch bisher nicht belegt ist. Bekannte Risikofaktoren der Pouchitis sind extraintestinale Manifestationen, v. a. die primär sklerosierende Cholangitis.

Die Therapie der akuten Pouchitis bzw. eines akuten Schubes einer rezidivierenden Pouchitis ist primär die Gabe von Antibiotika (in erster Linie Metronidazol oder Ciprofloxacin) (Empfehlungsgrad A). Wirksam sind auch Budesonid- (Empfehlungsgrad A) und 5-ASA-Klysmen bzw. -Suppositorien (Evidenzempfehlung B). Zur Therapie der chronisch-rezidivierenden oder refraktären Pouchitis kann das Probiotikagemisch VSL#3® ausprobiert werden (Empfehlungsgrad A), alternativ eine immunsuppressive Behandlung mit Azathioprin oder Anti-TNF-alpha-Antagonisten (Empfehlungsgrad B). Nichtbeherrschbare Entzündungen können schließlich zum Deviationsstoma bzw. zur Pouch-Exstirpation zwingen.

LITERATUR

[1] Dignass A et al. Aktualisierte Leitlinie zur Diagnostik und Therapie der Colitis ulcerosa 2011 – Ergebnisse einer evidenzbasierten Konsensuskonferenz. Z Gastroenterol 2011; 49: 1.276–1.341.

[2] Dignass A, et al., European Crohn's and Colitis Organisation: Second European evidence-based consensus on the diagnosis and management of ulcerative colitis, Part II: Current Management. J Crohn's Colitis 2012; 6(10): 991–1.030.

[3] Eaden JA, Abrams KR, Mayberry JF: The risk of colorectal cancer in ulcerative colitis: a meta-analysis. Gut 2001; 48: 526–535.

[4] Ekbom A, Helmick C, Zack M et al.: Ulcerative colitis and colorectal cancer. A population-based study. N Engl J Med 1990; 323: 1.228–1.233.

[5] Heuschen UA et al.: One- or Two-stage procedure for restorative proctocolectomy. Rationale for a surgical strategy in ulcerative colitis. Ann Surg 2001; 234: 788–794.

[6] Heuschen UA et al.: Der ileoanale Pouch – Komplikationen, Lebensqualität und Spätergebnisse. Zentralbl Chir 2001; 126: 36–42.
[7] Hoffmann JC et al.: Diagnostik und Therapie der Colitis ulcerosa: Ergebnisse einer evidenzbasierten Konsensuskonferenz der Deutschen Gesellschaft für Verdauungs- und Stoffwechselerkrankungen zusammen mit dem Kompetenznetz chronisch entzündliche Darmerkrankungen. Z Gastroenterol 2004; 42: 979–983.
[8] Hoffmann JC et al., Deutsche Gesellschaft für Verdauungs- und Stoffwechselkrankheiten, Kompetenznetz Chronisch entzündliche Darmerkrankungen: S3-Leitlinie Diagnostik und Therapie des Morbus Crohn. Z Gastroenterol 2008; 46: 1.094–1.146.
[9] Larson DW, Pemberton JH: Current concepts and controversies in surgery for IBD. Gastroenterology 2004; 126: 1.611–1.619.
[10] Loftus EV: Clinical epidemiology of inflammatory bowel disease: incidence, prevalence, and environmental influences. Gastroenterology 2004; 126: 1.504–1.517.
[11] Kienle P et al. Laparoscopic restorative proctocolectomy. Br J Surg. 2005 Jan; 92(1): 88–93.
[12] Maartense S et al.: Hand-assisted laparoscopic versus open restorative proctocolectomy with ileal pouch anal anastomosis. A randomized trial. Ann Surg 2004; 240: 984–992.
[13] Mahadevan U, Sandborn WJ: Diagnosis and Management of Pouchitis. Gastroenterology 2003; 124: 1.636–1.650.
[14] Milsom JW et al.: Prospective, Randomized Trial Comparing Laparoscopic vs. Conventional Surgery for Refractory Ileocolic Crohn's Disease. Dis Colon Rectum 2001; 44: 1–9.
[15] Ponder A, Long MD: A clinical review of recent findings in the epidemiology of inflammatory bowel disease. Clin Epidemiol. 2013; 5: 237–247.
[16] Post S et al.: Risks of intestinal anastomoses in Crohn's disease. Ann Surgery 1991; 213: 37–42.
[17] Post S et al.: The impact of disease pattern, surgical management, and individual surgeons on the risk for relaparotomy for recurrent Crohn's disease. Ann Surg 1996; 223: 253–260.
[18] Singh B, Mortensen NJ, Jewell DP, George B: Perianal Crohn's disease. Br J Surg 2004; 91: 801–814.
[19] Tariverdian M et al. Quality of life after restorative proctocolectomy for ulcerative colitis: preoperative status and long-term results. Inflamm Bowel Dis. 2007 Oct; 13(10): 1.228–1.235.
[20] Tulchinsky H, Hawley PR, Nicholls J: Long-term failure after restorative proctocolectomy for ulcerative colitis. Ann Surg 2003; 238: 229–234.
[20] Yamamoto T, Allan RN, Keighley MRB: Strategy for surgical management of ileocolonic anastomotic recurrence in Crohn's disease. World J Surg 1999; 23: 1.055–1.061.

KAPITEL

13

Bernd L. P. Luther

Intestinale Ischämie

13.1 Vorbemerkung

Die intestinale Ischämie ist selten, aber sehr gefährlich, denn ihre Mortalität beträgt vielerorts mehr als 90 %. Sie verursacht nur etwa 1 % aller akuten und chronischen Bauchschmerzen und überrascht fast immer Hausärzte und Kliniker. Seit einigen Jahren hat dieses Krankheitsbild eine progrediente Inzidenz. Eine Ursache ist die steigende Population älterer und alter Menschen mit hoher kardiovaskulärer Morbidität. Auch die moderne bildgebende Diagnostik und die invasive Therapie kardiologischer und nephrologischer Krankheitsbilder, z. B. Koronarbypass, Dialysebehandlung, erzeugen vermehrten Handlungsbedarf.

Die intestinale Ischämie bildet häufig eine Notfallindikation für Gefäßmediziner aller Coleur; dementsprechend vielgestaltig sind die Therapiekonzepte. Bestimmend für die Prognose der Patienten sind aber die Einbeziehung der Erkrankung in differenzialdiagnostische Überlegungen und die ärztliche Behandlungskonsequenz. Erst danach entscheiden therapeutische Algorithmen und gefäßchirurgische Standards über den Erfolg und damit das Überleben der Patienten mit durchblutungsgestörten Viszeralorganen.

13.2 Normale Anatomie und Hämodynamik intestinaler Arterien

13.2.1 Viszerale Angiogenese

Am Beginn der Entwicklung von Blutgefäßen steht die Bildung von Zellanhäufungen, auch Blutinseln genannt, die ein vielverzweigtes Kapillarnetz erzeugen und per Diffusion das embryonale Gewebe ernähren. In der 3. Gestationswoche ist diese Ernährungsform nicht mehr ausreichend, sodass noch im Präsomiten die vaskuläre Differenzierung aus mesodermalem Gewebe beginnt. In der 4. Keimlingswoche (Beginn des Herzschlags) fördern hämodynamische Faktoren die organspezifische Ausprägung der Blutstrombahnen. Unterhalb der 6. Kiemenbogenarterie (Ductus arteriosus Botalli) kommt es zur Verschmelzung der beiden dorsalen Aorten, in deren unterem Abschnitt die Aa. omphaloentericae entspringen. Die ventralen, zunächst paarig angelegten Äste dieses Gefäßsystems versorgen das Verdauungsrohr und die mit ihm in Verbindung stehenden Viszeralorgane. In der 6. Gestationswoche hat sich ein etagenförmiger Versorgungsmodus entwickelt. Im 7. Zervikalsegment entsteht die Anlage des Truncus coeliacus, im 3. Thorakalsegment die mehrwurzelige A. omphalomesenterica und spätere A. mesenterica superior und im 5. Thorakalsegment die spätere A. mesenterica inferior.

Die ontogenetische Organentwicklung bedingt einen Deszensus der Viszeralarterien, in dessen Verlauf aortale Ursprungsgebiete obliterieren und neue gebildet werden. Dieser Vorgang, der durch temporäre Längsanastomosen begleitet wird, endet mit der definitiven Anatomie der Viszeralarterien im 12. Thorakalsegment sowie im 1. und 3. Lumbalsegment. Er erklärt die Variantenvielfalt der viszeralen Blutversorgung. Weitere Besonderheiten entstehen v. a. für das Stromgebiet der A. mesenterica superior aus der physiologischen embryonalen Darmrotation. Im Gegensatz zu den Arterien verläuft die Differenzierung der intestinalen Venen nicht so ausgeprägt, sodass ein plexusartiger Aufbau bestehen bleibt (Splanchnikussystem). Dies bedingt eine hohe Kompensationsfähigkeit bei akuten und chronischen Verschlussprozessen.

13.2.2 Vaskuläre Anatomie

Die arterielle Versorgung der viszeralen Organe wird durch folgende drei Hauptgefäße sichergestellt:
- Truncus coeliacus für Magen, Leber und Pankreas;
- A. mesenterica superior für das Dünn- und Dickdarmkonvolut bis zur linken Kolonflexur;
- A. mesenterica inferior für Colon descendens bis zum Rektum.

Daneben gibt es thorakale und pelvine Anschlussstrombahnen, die bei Bedarf zusätzlich der Blutversorgung der Viszeralorgane dienen. Durch langstreckige Anastomosenketten stehen alle drei Hauptarterien miteinander in Verbindung. Darüber hinaus gibt es aufgrund der embryonalen Entwicklung zahlreiche Varianten, sodass jedes Individuum seine vaskuläre Spezifität der Viszeraldurchblutung aufweist.

Während der Truncus coeliacus eine relativ stabile anatomische Position einnimmt, ist die A. mesenterica superior so gelagert, dass sie den ständigen Darmbewegungen ohne Abknickung oder Torsion folgen kann. Voraussetzung dafür ist die zentrale Einspeisung der Kollateralbahnen, sodass die weitere Strecke dieser Arterie als funktionelle Endstrombahn gewertet werden kann.

Eine symptomatische intestinale Ischämie ist praktisch immer mit einer Durchblutungsstörung der A. mesenterica superior verbunden.

Die A. mesenterica inferior ist das kleinste intestinale Hauptgefäß. Dennoch hat es eine große kollaterale Potenz, die in der klinischen Praxis beachtet werden muss.

Die Mikrozirkulation in den viszeralen Organen ist bis auf den Darm sinusartig und mehrfach angelegt. Dadurch sind Leber, Milz und Pankreas relativ ischämietolerant. Das Darmkonvolut wird durch sog. **Arkaden** gespeist, wobei zahlreiche Blutstromrichtungen möglich sind. Lediglich die Darmwandzotten haben nur ein zentrales Endstromgefäß – das Vas recta.

Die Tunica mucosa ist das ischämiesensibelste Gebiet des gesamten Intestinums.

Bisher weniger bekannt ist, dass auch das autonome Nervensystem der Viszeralorgane über eine eigene Blutversorgung verfügt.

Die intestinalen Venen folgen den gleichen Einteilungsprinzipien wie die Arterien. Die hauptsächliche Drainage des Intestinums erfolgt über das Pfortadersystem in den Leberkreislauf. Hier wird auch nährstoffreiches Blut verstoffwechselt, bevor über die Vv. hepatici via V. cava inferior eine Drainage zum Herzen erfolgt. Aufgrund der großen Variabilität der Intestinalvenen und des Anastomosenreichtums kann fast jedes Hindernis umgangen werden. Die typischen Ersatzabflussgebiete sind die Vv. gastricae/oesophageae (Ösophagusvarizen), die Vv. paraumbilicales (Caput medusae) und der Plexus rectalis (Hämorrhoiden).

13.2.3 Physiologische Hämodynamik

Der intestinale Blutpool wird hämodynamisch als Splanchnikussystem zusammengefasst.

Die Hauptaufgaben liegen in der Aufrechterhaltung der Verdauungsfunktionen sowie der Vermittlerrolle bei körpereigenen Abwehrvorgängen. Darüber hinaus dient die intestinale Blutansammlung von etwa einem Viertel des zirkulierenden Körperblutvolumens (ca. 1,5 l) der Kompensation von relevanten Blutverlusten (Lending-Borrowing-System).

Folglich ist die Durchblutung der viszeralen Organe schon in Ruhe hoch (1,7 l/min). Bei Alimentation wird schnell das Doppelte des Normwertes erreicht, wobei jetzt allein in die Leber 1,4 l Blut pro Minute fließen können. Die an sich niedrige Sauerstoffdifferenz zwischen arteriellem und venösem Blut von nur 3–4 Vol.-% kann bei mukosaler Höchstleistung auf 15 Vol.-% gesteigert werden. Je nach Verdauungsaktivität verschiebt sich durch Veränderung der peripheren Widerstände das Durchblutungsmaximum von Organ zu Organ und von Darmabschnitt zu Darmabschnitt. Dies bedingt zu Anfang der Verdauungsarbeit einen hohen Blutbedarf für die Magen-, Gallen- und Pankreasfunktion über den Truncus coeliacus; später erfordert die jejunale und ileale Verdauungsleistung vor allem die mesenteriale Blutbereitstellung durch die A. mesenterica superior. Im Alter sinkt diese Funktionalität, sodass gastrointestinale Beschwerden auftreten können.

Durch die viszerale Autoregulation in den präkapillären Arteriolen werden tonische, hydraulische und visköse Parameter gesteuert. Entdeckt wurden bisher zahlreiche myogene, neurogene und humorale Faktoren, deren Zusammenspiel teilweise noch unverstanden ist. Auch lokal metabolische und mechanische Regulationsmechanismen sind bekannt.

13.3 Pathophysiologie und Pathomorphologie

13.3.1 Ischämie- und Reperfusionsveränderungen

Ischämieprozesse müssen nach ihrer Akuität bewertet werden. Die akute mesenteriale Ischämie, der klassische sog. **Mesenterialinfarkt,** beruht auf einem plötzlichen Durchblutungsstopp, vornehmlich in der A. mesenterica superior, ohne dass Kompensationsmechanismen wirken können. Der Verschlusskörper (z. B. Embolus) führt neben der abrupten Unterbrechung des Blutflusses zu einer reflektorischen Vasokonstriktion der umgebenden Gefäßabschnitte. Auch hypoxische Darmabschnitte reagieren mit einer kurzfristigen krampfartigen Tonussteigerung der Muskulatur. Dabei wird ein **viszerales Schmerzsyndrom** ausgelöst. Weitere konstriktorische Effekte werden durch das Renin-Angiotensin-System, die Vasopressinausschüttung und eine sympathikomimetische Reaktion vermittelt. Durch diese Mechanismen entsteht aus der lokalen Ischämie rasch eine größere Hypoxiezone (Penumbra), in der sich der typische Mesenterialinfarkt generiert. Es kommt zum zellulären Energieverlust durch Abbau von ATP zu Hypoxanthin. In den noch sauerstoffhaltigen Randzonen bilden sich verstärkt Radikale, die von körpereigenen Enzymen nicht mehr neutralisiert werden können und eine die Zellmembran zerstörende **Lipidperoxidation** verursachen. **Zellolyse** und **Permeabilitätssteigerung** führen zur Transsudation von Plasma und Blutbestandteilen in die Darmwand und schließlich in das Darmlumen. Diese Flüssigkeitssequestration führt zum Zusammenbruch aller intestinalen Regelkreise (atonische Lähmungsphase) und ist mit Hämatokrit- und Viskositätsanstieg sowie mit Hypovolämie und Abfall des Herzminutenvolumens verbunden. Die weitere intestinale Perfusionsminderung und die venöse Stagnationsthrombose leiten einen Circulus vitiosus ein, der über eine massive metabolische Azidose und bakterielle Translokation zur Schädigung der zentralen Kreislauforgane und zum Multiorganversagen (MOV) führt.

Nach Reperfusion ischämischer intestinaler Organe verstärkt sich dieser Pathomechanismus durch das Wiederangebot von Sauerstoff. Besonders in den Penumbragebieten kann jetzt ein massiver Gewebsuntergang einsetzen. Es kommt zur Einwanderung von Neutrophilen, die wiederum proteolytische Enzyme und Sauerstoffradikale bilden, womit sich die zelluläre Destruktion fortsetzt, bis die starken Regenerationskräfte der Viszeralorgane wieder überwiegen [4].

13

13.3.2 Viszerale Kollateraldurchblutung

Bei chronischer Minderdurchblutung der intestinalen Organe durch Stenosierung der Hauptarterien über 70 % oder erhöhtem Blutbedarf (arteriovenöse Fisteln, Steal-Syndrome) führt der resultierende Druckgradient zur Eröffnung der embryonal angelegten Kollateralbahnen. Dabei handelt es sich um kleinere regionale und größere überregionale Umgehungsgefäße.

Die bekanntesten intestinalen Kollateralbahnen sind die pankreatikoduodenalen Arkaden zwischen Truncus coeliacus und A. mesenterica superior und der Arcus Riolani zwischen A. mesenterica superior und inferior.

Über diese Systeme, die durch zahlreiche kleinere Kollateralen vervollständigt werden, ist im Extremfall eine ösophagopelvine Umgehungszirkulation mit kompensierter Blutversorgung aller Viszeralorgane möglich (➤ Abb. 13.1). Auch ein aortoiliakaler Verschlussprozess kann so überbrückt werden.

Hämodynamisch kommt es durch Kalibervergrößerung der Kollateralen und der gesunden intestinalen Hauptarterien zu einer erheblichen Blutflusserhöhung. Eine besondere Rolle spielt hierbei die A. mesenterica inferior als Spenderarterie der Riolan-Kollateralbahn. Dennoch wird die optimale Blutversorgung der Erfolgsorgane nicht erreicht, sodass funktionelle Dysregulationen und degenerative Gewebsveränderungen (Hepatitiden, Pankreatitiden, Magenulzera etc.) folgen können. Ähnliche Vorgänge laufen auch bei portalen Verschlussprozessen ab.

13.3.3 Strukturelle Organschäden

Der ischämische Gewebeschaden hängt von der Dauer, dem Grad und dem Ausmaß der Durchblutungsstörung ab. Zusätzlich spielen vorgebildete Umgehungsbahnen und die aktuelle Stoffwechselaktivität eine wesentliche Rolle. Dies bedingt eine enorme individuelle Schwankungsbreite sowie ein vielgestaltiges Bild von wechselnden blau-lividen bis rötlich braunen Farben im Darmkonvolut, das als ischämiesensibelstes viszerales Organ gilt.

Bei kompletter Ischämie (Mesenterialinfarkt) sind die in ➤ Tab. 13.1 dargestellten Zeitabfolgen bekannt. Während in den ersten 60 Minuten eine Restitution (hohe Regenerationskraft aller Viszeralorgane) erreicht werden kann, entwickelt sich in der nächsten Stunde der bekannte transmurale Infarkt mit Ausbildung einer ischämischen Gangrän und kotigen Peritonitis. Die hepatische Ischämie führt zu gelblich hellbraunen Nekrosezonen. Am gefährdetsten sind die Gallengänge und die Gallenblase (ischämische Cholangitis/Cholezystitis). In Pankreas und Milz kommt es zur ödematösen Durchtränkung mit Pulpaauflockerung und Enzymaustritt.

Tab. 13.1 Zeitablauf ischämischer Schäden am Intestinum.

Pathologie	Zeitintervall (Minuten)	Prognose
Zellschaden	5–10	Restitution
Zottenläsion	10–20	Restitution
Kryptenläsion	20–60	Restitution/Defektheilung
Darmwandläsion	60–120	Defektheilung/Nekrose
transmuraler Infarkt	> 120	Nekrose

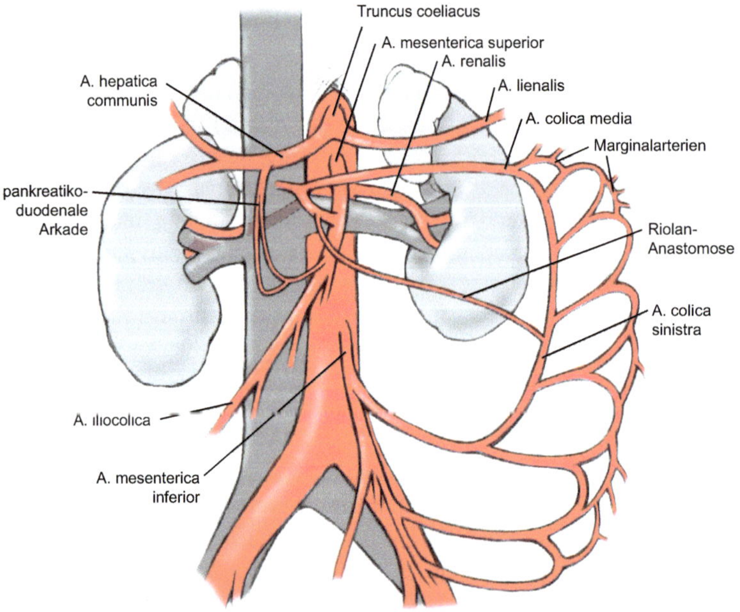

Abb. 13.1 Arterielle Versorgung des Magen-Darm-Trakts. Kollaterales Versorgungsnetz: Riolan-Anastomose, Marginalarterien, pankreatikoduodenale Arkaden. [L108]

13.4 Akute intestinale Ischämie

13.4.1 Ursachen

Die arterielle Thrombose in vorgeschädigtem Gefäßgebiet gilt als Hauptursache für einen Mesenterialinfarkt (36 %).

Indizien sind höheres Lebensalter, starker Nikotinabusus, kardiale oder renale Insuffizienz und diabetische Stoffwechselerkrankungen. 20–50 % aller Patienten leiden an einer Angina abdominalis.

Die klassische **arterielle Embolie** als Folge degenerativer oder rheumatischer Herzerkrankungen ist aufgrund der modernen Medizin regredient (jetzt 32 %). Da das mesenteriale Gefäßsystem unvorbereitet betroffen wird, ist der Krankheitsverlauf in der Regel foudroyant. Indizien sind kardiale Arrhythmien und Valvulopathien sowie stattgehabte oder simultane periphere Embolien.

Zunehmend sind **nichtokklusive Ischämieformen** auf der Grundlage angiospastischer Fehlfunktionen (jetzt 18 %). Hauptursache ist ein *low cardiac output* mit systemischer Hypotension und reaktiver mesenterialer Vasokonstriktion. Indizien sind kardiale und renale Funktionseinbrüche (kardiogener Schock, Dialysetherapie mit Hypovolämie), katecholaminpflichtiges Kreislaufversagen, Sepsis jeder Genese und relevante Stealsyndrome bei Leistungssportlern oder ausgeprägter systemischer Arteriosklerose *(mesenteric steal)*.

Die **Mesenterialvenenthrombose** hat eine Inzidenz von etwa 10 % und wird hauptsächlich durch Entzündungen der Viszeralorgane oder durch Koagulopathien hervorgerufen.

Andere seltene Ursachen der akuten mesenterialen Ischämie sind arterielle und aortale Dissektionen, mesenteriale Strangulationen, Ileuszustände und externe Gefäßkompressionen.

13.4.2 Bewertungsmaßstäbe

Das Endresultat der akuten mesenterialen Ischämie ist morphologisch stets gleich.

Es entsteht immer eine Organgangrän, die zum Multiorganversagen führt. Zum Verstandnis des Krankheitsverlaufs und der verschiedenen Therapiekonzepte ist dennoch eine Differenzierung erforderlich [6]:

- Typ und Anzahl der okkludierten Mesenterialgefäße;
- Genese und Ausmaß des Verschlussprozesses;
- Ischämiedauer.

In 85 % der Fälle ist die A. mesenterica superior betroffen, woraus die Bedeutung dieses Gefäßes klarwird. Okklusionen des Truncus coeliacus und der A. mesenterica inferior führen kaum zu einem ausgedehnten Mesenterialinfarkt. Auch Mehrgefäßverschlüsse sind selten. Im Stromgebiet der A. mesenterica superior muss zwischen zentralen Hauptstammverschlüssen und peripheren Okklusionen unterschieden werden.

Je peripherer sich der viszerale Verschlussprozess befindet, umso blander und begrenzter ist der ischämische Defekt.

Auf die Genese der akuten mesenterialen Ischämie wurde schon hingewiesen. Am gefährlichsten sind die arterielle Embolie und die nichtokklusive Ischämie, da ein nahezu normales Gefäßstromgebiet abrupt verschlossen wird. Die arterielle Thrombose bedeutet das Endergebnis eines chronischen mesenterialen Gefäßleidens, das regelhaft ein stark ausgebildetes Kollateralsystem induziert hat. Hier kann eine Symptomatik moderat ausgeprägt sein. Die venöse Thrombose führt nur selten zu einer relevanten Darmischämie, da multiple, sofort nutzbare Umgehungswege angelegt sind.

Letztlich wird der Ischämiegrad von der Dauer der Durchblutungsstörung geprägt.

In vivo beträgt die Ischämietoleranz der Viszeralorgane maximal 2 Stunden.

Dennoch bedingen individuelle Unterschiede auch noch nach 20 Stunden eine mögliche Erholbarkeit der Erfolgsorgane. So kann der Funktionsstoffwechsel eines viszeralen Organs schon erliegen, während der Strukturstoffwechsel im Sinne einer Vita minima noch erhalten ist. Diese Ungewissheit bedingt einen akuten Handlungsbedarf.

13.4.3 Klinik

Der typische Mesenterialinfarkt beginnt im **Initialstadium** mit akuten krampfartigen Bauchschmerzen mit schockähnlichem viszeralem Schmerzsyndrom (➤ Abb. 13.2). Es kann zum Erbrechen und zur Diarrhö kommen, die später auch blutig sein kann. Nach wenigen Stunden bessern sich die Beschwerden. Es verbleibt ein dumpfer Bauchschmerz. Diese Erschöpfungsphase wird auch **stilles oder trügerisches Intervall** genannt, denn durch den fortschreitenden Untergang von Darmanteilen wird das **septische Finalstadium** eingeleitet. Nach ca. 12 Stunden setzt der körperliche Verfall ein. Die Flüssigkeitssequestration in das Darmlumen führt äußerlich zu aschfahlem Gesichtsdreieck, Hohlwangigkeit und trockener Zunge. Weitere Zeichen sind Blutdruckabfall, Tachykardie und erhöhte Körpertemperatur. Der Leibesumfang nimmt zu. Das Abdomen ist gespannt und peritonitisch. Jetzt noch abgehende Fäzes sind übel riechend und blutig-schleimig (ischämischer Stuhl). Nach etwa 1–2 Tagen führen Sepsis und Multiorganversagen zum Tod des Patienten.

Verschlussprozesse des Truncus coeliacus und der mesenterialen Venen hinterlassen eine ähnliche, aber deutlich mindergradige Symptomatik, die in der Regel regredient ist und erfolgreich konservativ behandelt werden kann. Eine Ausnahme bildet die kolorektale Ischämie bei akutem Verschluss der A. mesenterica inferior. Innerhalb weniger Stunden entwickelt sich eine Gangrän des Colon sigmoideus, die unbehandelt ebenfalls schnell zur septisch-toxischen Krise führt.

13.4.4 Diagnostik

Die entscheidende Bedeutung für die Prognose der akuten mesenterialen Ischämie haben **Anamneseerhebung** und **klinische Erstuntersuchung** des Patienten. Beides obliegt dem Hausarzt, der initial gerufen wird. Die ärztlich erhobene Verdachtsdiagnose ist die entscheidende Weichenstellung zwischen Überleben und Tod der Betroffenen.

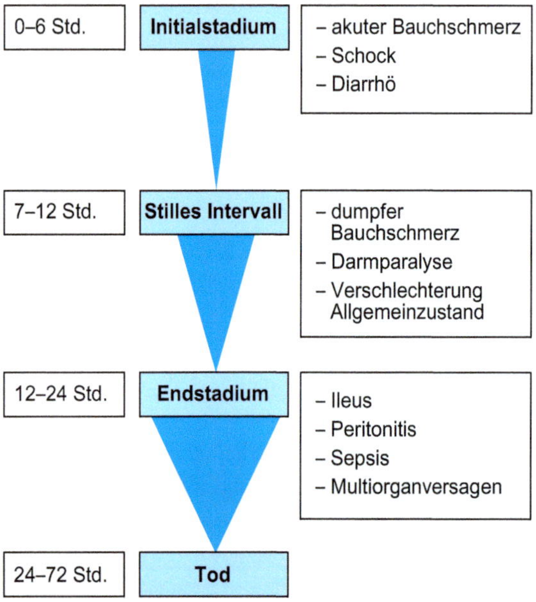

Abb. 13.2 Stadien des Mesenterialinfarkts. [L127]

Auch in der Klinik führt nur die Zusammenschau der Befunde zur richtigen Diagnose. So sind die initiale **Laborchemie** (Leukozytose, erhöhtes CRP, Laktatanstieg und Azidose) ebenso unspezifisch wie die Röntgen-Übersicht oder die einfache Sonografie des Abdomens. Es gibt zahlreiche Differenzialdiagnosen, die von der Cholezystitis über die Organperforation bis zur Divertikulitis, Appendizitis und Nephritis sowie bis zum Ileus und Herzinfarkt reichen.

Erst der Verdacht auf eine akute mesenteriale Ischämie, also das Darandenken, führt zur Wahl der entscheidenden Bildgebung. Infrage kommen Duplexsonografie, Computertomografie und Angiografie.

Mit der **Duplexsonografie** sind relevante Hauptstammverschlüsse der intestinalen Arterien und Venen detektierbar. Akute Verschlüsse peripherer Gefäße oder randständige Thromben sind weniger günstig darstellbar, ebenso wie die Situation der intestinalen Kollateralblutversorgung. Auch das meist meteoristische Abdomen gibt zu Fehlbefunden Anlass. Das **Angio-CT** hat sich zum gängigsten Verfahren entwickelt, da zum einen alle Pathologika des Abdomens darstellbar sind und andererseits eine flächendeckende Verfügbarkeit in den medizinischen Einrichtungen der Europäischen Union besteht. Bei peripheren Okklusionen sinkt die Sensitivität allerdings auf 40 %.

Die Methode der Wahl ist heute wieder die intraarterielle digitale Subtraktionsangiografie (DSA) der Aorta und der Mesenterialgefäße (➤ Abb. 13.3), da sie endovaskuläre Therapieoptionen eröffnet.

Die DSA gibt Antwort auf folgende Fragen und macht damit ein Therapiekonzept möglich:

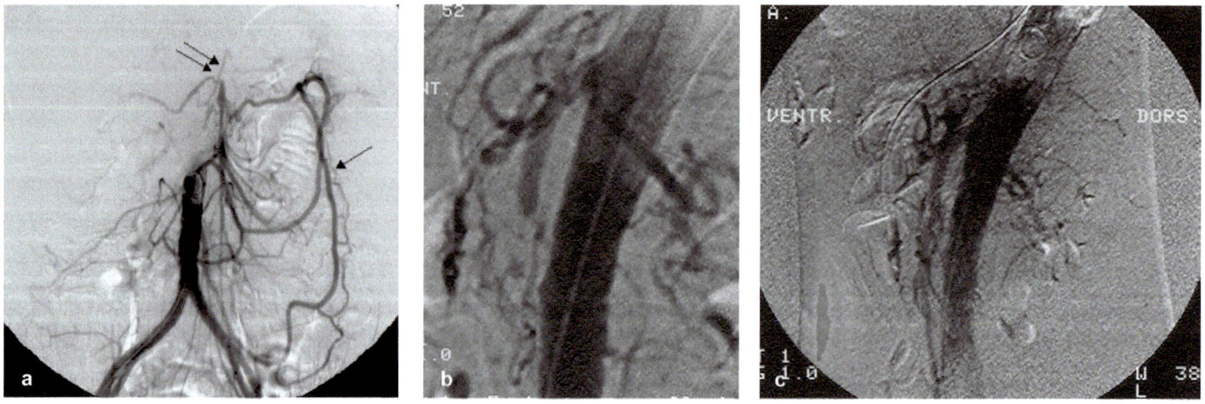

Abb. 13.3 Arteriografie bei akuter mesenterialer Ischämie.
a) Zentraler Verschluss der A. mesenterica superior (↑↑). Die abgebildete Riolan-Kollateralbahn (↑) weist auf eine arterielle Thrombose hin.
b) Typischer embolischer Verschluss der A. mesenterica superior am Übergang zur A. ileocolica.
c) Zustand nach erfolgreicher chirurgischer Embolektomie. [M895]

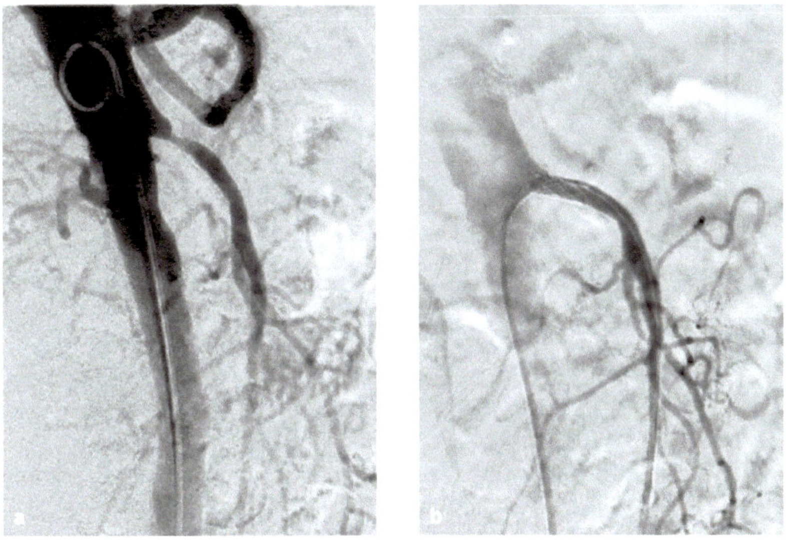

Abb. 13.4 Akute Stenose der A. mesenterica superior, Beseitigung durch orthograde Stent-PTA. [M895]

- Welche intestinalen Hauptgefäße (Arterien, Venen) sind betroffen?
- Welche Verschlussgenese liegt vor?
- Ist der Verschlussprozess zentral oder peripher lokalisiert?
- Welche intestinale Kollateralzirkulation ist erkennbar?
- Gibt es vaskuläre Anomalien/Varianten?

Die Angiografie hat auch einen therapeutischen Vorteil, weil lytische, pharmakologische oder interventionelle angioplastische Behandlungsformen sofort eingeleitet werden können (➤ Abb. 13.4).

Leider ist diese Untersuchungsmethode noch nicht ubiquitär und rund um die Uhr verfügbar. Gelegentlich fehlt auch die nötige Kompetenz für die Gefäßdarstellung im Bauchraum.

Jede Diagnostik im Stadium der akuten mesenterialen Ischämie muss rasch, ohne Verzögerungen durchgeführt werden, da das Zeitfenster für eine erfolgreiche Therapie sehr klein und unbestimmbar ist. Es kommt darauf an, das reversible Initialstadium des mesenterialen Infarkts zu entdecken.

Alle Spätbefunde, wie Darmwandverdickungen, portale Gasansammlungen, paralytischer Ileus etc., sind für die Prognose des Patienten nahezu wertlos. Deshalb kann bei verdächtigen symptomatischen Patienten auch die diagnostische Laparoskopie oder Laparotomie als Operationseinleitung hilfreich sein.

13.4.5 Therapie

Die Indikation zur Behandlung der akuten mesenterialen Ischämie wird vom Allgemeinzustand und dem Alter des Patienten beeinflusst, d.h., moribunde Patienten sollten nur noch symptomatisch behandelt werden.

Die Art der Therapie eines akuten mesenterialen Ischämiesyndroms hängt von der Klinik, dem Gefäßstatus und der Darmvitalität ab.

Bestehen bereits peritonitische Symptome, so sollte unverzüglich nach einer Notfalldiagnostik laparotomiert werden (➤ Abb. 13.5). Akute Verschlüsse der zentralen Abschnitte der mesenterialen Hauptgefäße sollten offen chirurgisch oder endovaskulär beseitigt werden, bei peripheren Verschlussprozessen können eine Fibrinolyse/Pharmakotherapie bzw. eine isolierte Darmresektion ausreichend sein (➤ Abb. 13.6). Bei einer Totalgangrän des Dünn- und/oder Dickdarms ist eine Panenterektomie sorgfältig zu erwägen, da zwangsläufig eine sehr belastende total parenterale Ernährungsform folgen muss, die im Alter mit einer guten Lebensqualität nicht vereinbar ist (➤ Abb. 13.7). Jüngere Patienten können bei Überleben erfolgreich dünndarmtransplantiert werden. Isolierte Darmwandnekrosen müssen entfernt werden.

Besteht eine fragliche Darmvitalität, so bleibt abzuwarten und nach 8–12 Stunden eine Second-Look-Operation anzuschließen.

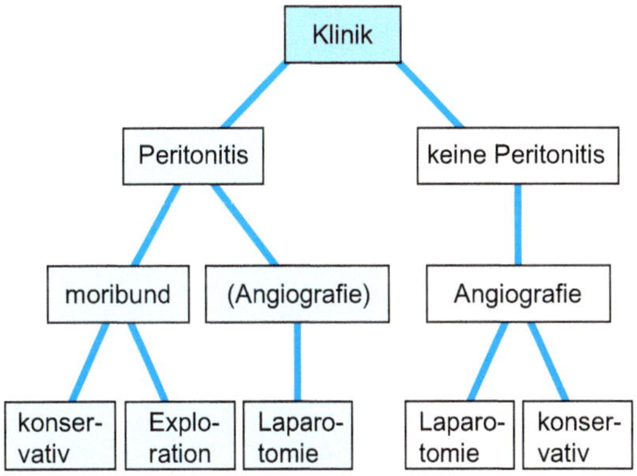

Abb. 13.5 Klinische Indikationsstellung. [L127]

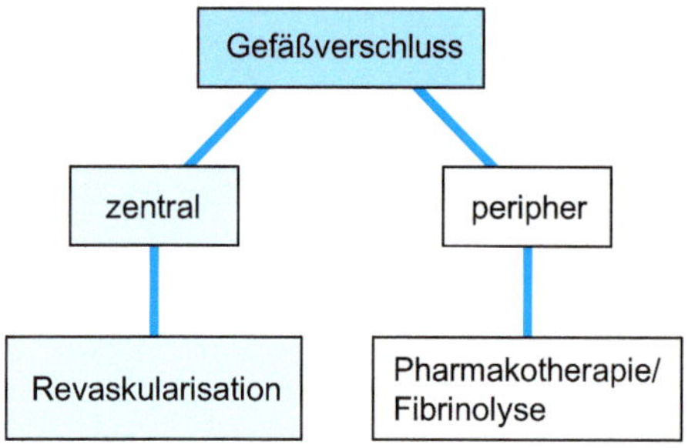

Abb. 13.6 Vaskuläre Indikationsstellung. [L127]

Die Grundform der modernen Therapie des akuten mesenterialen Ischämiesyndroms ist die Kombination intensivmedizinischer, angiologischer und operativer Maßnahmen.

Die notwendige **Basistherapie** besteht in der Stabilisierung der vitalen Körperfunktionen, v. a. der kardialen, pulmonalen und renalen Leistungen. Neben der enteralen Dekompression ist für eine ausreichende Flüssigkeitsbilanz zu sorgen, um die hypovolämische Schocksituation zu verhindern bzw. zu beseitigen. Die metabolische Azidose ist auszugleichen. Antikoagulation und Analgesie begleiten diese konservative Therapie.

Die **intraarterielle, intramesenteriale Pharmakospülperfusion** dient der Wiederherstellung bzw. Aufrechterhaltung des intraluminalen Flusses in der A. mesenterica superior und beschleunigt eine Spontanlyse des thrombotischen Materials. Damit wird die Progredienz der Organischämie gestoppt. Zur Durchführung dieser Maßnahme eignet sich das Belassen eines transfemoralen Infusionskatheters, der im Anfangsabschnitt der A. mesenterica superior platziert wird [1]. Als Spülmedium dient eine heparinisierte Ringer-Lösung, der Vasodilatanzien und Antioxidanzien beigegeben werden sollten. Die wesentlichen Präparate sind Papaverin, Tolazolin und Alprostadil (PGE_1). Wirksame Antioxidanzien sind Oxipurinol, Superoxiddismutase und geeignete Vitamine.

Ebenfalls erfolgreich, aber wegen der Blutungsgefahr nur selten indiziert ist die **lokale arterielle Thrombolyse** mit

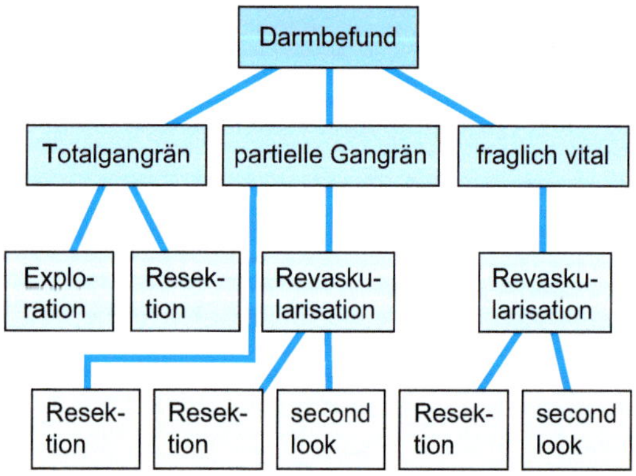

Abb. 13.7 Enterale Indikationsstellung. [L127]

r-TPA. Bei mesenterialen Venenthrombosen ist dieses Verfahren die Methode der Wahl.

Endovaskuläre Methoden kommen bei akuter mesenterialer Ischämie bisher nur seltenst zum Einsatz, da die Gefahr einer Thrombusverschleppung besteht.

Bei Peritonismus oder akutem zentralem Arterienverschluss ist parallel zu adjuvanten Maßnahmen sofort eine chirurgische Therapie einzuleiten. Hierbei ist eine Kooperation von Viszeral- und Gefäßchirurgen zwingend notwendig.

Dabei werden zuerst die vaskulären Probleme beseitigt. Die Freilegung des Truncus coeliacus erfolgt suprakolisch durch das Omentum minus (➤ Abb. 13.8). Für das Embolektomiemanöver günstig ist die Exploration der abgangsnahen kaliberstarken A. hepatica communis. Die Präparation der A. mesenterica superior kann vorteilig transmesenterial oder direkt im viszeralen Aortensegment vorgenommen werden (➤ Abb. 13.9). In der Regel genügt nach Querinzision der Arterie eine Thrombembolektomie zur Strombahnwiederherstellung, wobei sich auch hierbei eine Spülperfusion des

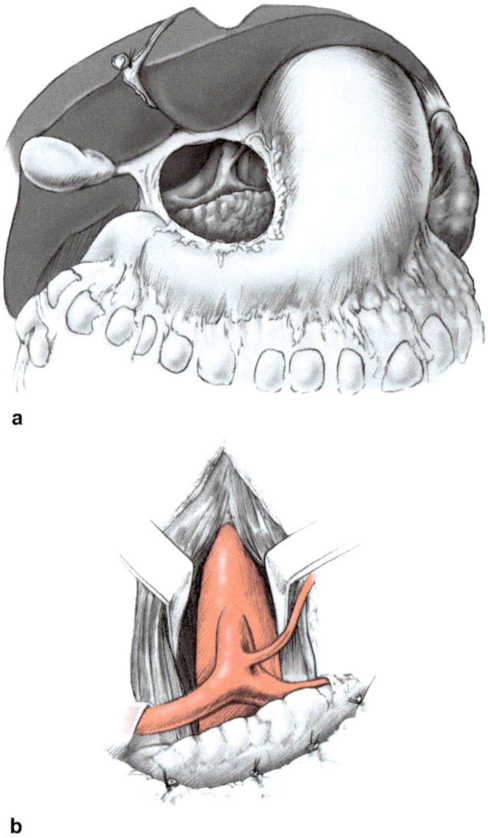

Abb. 13.8 Exploration des Truncus coeliacus.
a) Eröffnung des Omentum minus, Durchtrennung des Lig. arcuatum medianum und der Crura diaphragmaticae.
b) Truncus coeliacus mit seinen Aufzweigungen. Insbesondere die A. hepatica communis eignet sich zur Embolektomie. [L108]

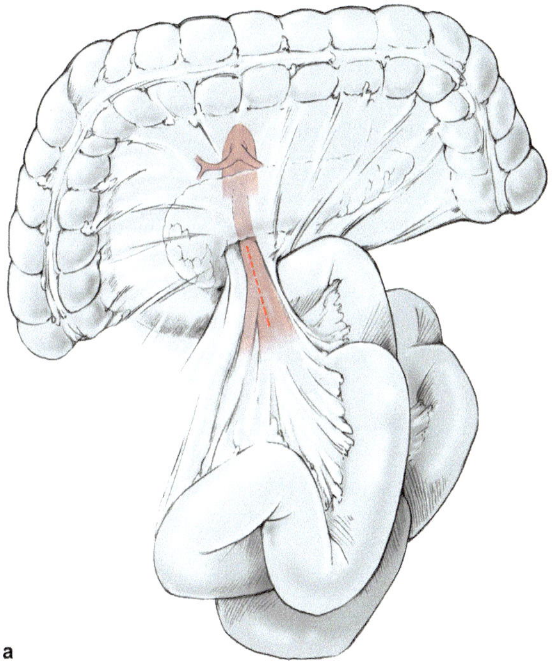
a

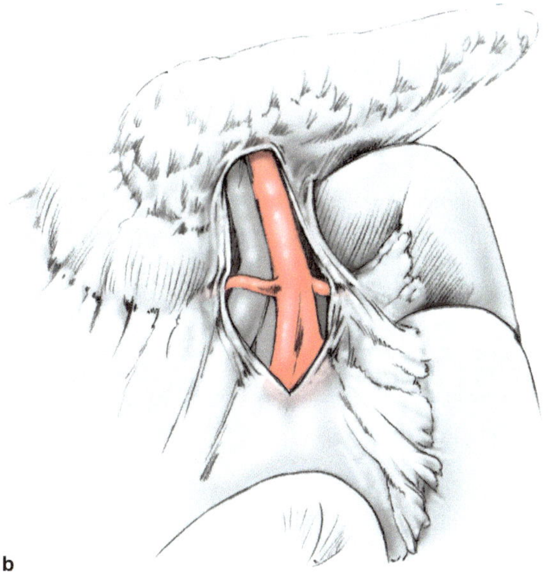
b

Abb. 13.9 Transmesenteriale Freilegung der A. mesenterica superior.
a) Geplante Inzision des Mesenteriums (gestrichelt).
b) Die Freilegung der Arterie ist langstreckig möglich. [L108]

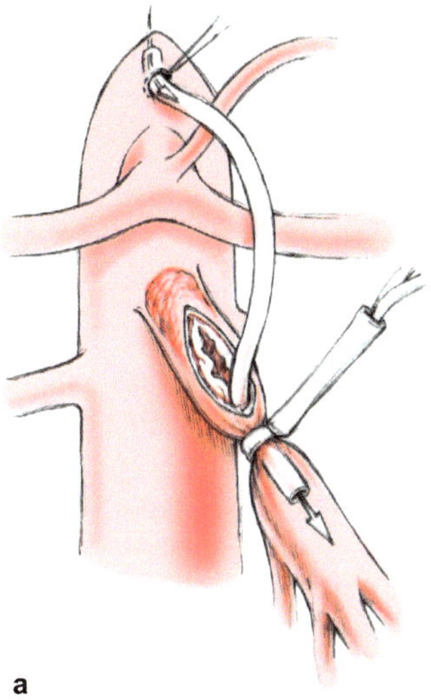

a

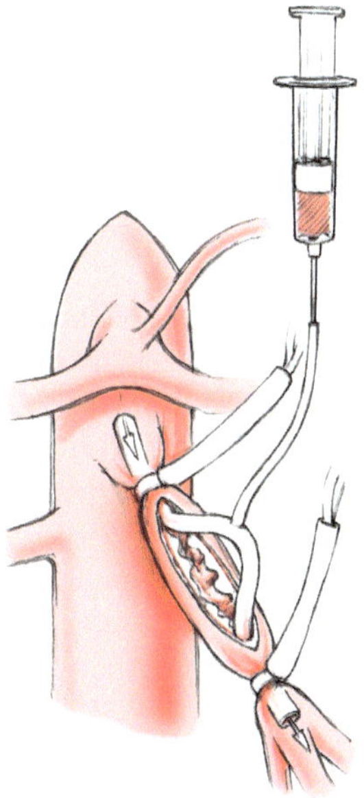
b

Abb. 13.10 Initiale Wiederdurchblutung durch temporären Shunt.
a) Extraluminal.
b) Intraluminal. [L108]

Nach jeder intestinalen Revaskularisation muss die Vitalität der ehemals ischämischen Darmabschnitte beurteilt werden.

peripheren Strombetts mit gekühlter Ringer-Lösung bewährt hat. Bei relevanter Arteriosklerose sollte eine Längsarteriotomie mit nachfolgendem Patch-Erweiterungsverschluss gewählt werden. Liegt ein ausgeprägter degenerativer Verschlussprozess vor, so sind rekonstruktive offene oder endovaskuläre Verfahren (➤ Kap. 13.5) angezeigt. Beim akuten Ischämiesyndrom ist eine temporäre Shunt-Revaskularisation zur Verkürzung der Ischämiezeit ähnlich wie in der Karotischirurgie sinnvoll (➤ Abb. 13.10).

Hierbei ist zu beachten, dass die initialen Reperfusionsvorgänge etwa 15–20 Minuten in Anspruch nehmen. In dieser Wartezeit kann das Darmkonvolut mit feuchtwarmen Tüchern bedeckt werden. Bei Erfolg der Rekonstruktion sind die peripheren Pulsationen im glänzenden Mesenterium gut sichtbar. Wieder rosig gefärbte peristaltische Darmschlingen gelten als regenerationsfähig, während permanent dunkellivide Abschnitte reseziert werden müssen.

Wegen der häufigen Folgekomplikationen (Anastomoseninsuffizienz) ist die Indikation zur enteralen Kontinuitätsresektion streng zu stellen.

Bei der Infektsanierung des Abdomens stehen die Erkennung und Resektion irreversibel ischämischer Darmanteile im Vordergrund. Da der mukosale Innenschichtschaden wesentlich ausgedehnter ist als äußerlich erkennbar, sind Kontinuitätsresektionen des Darms sehr sorgfältig abzuwägen und betreffen meist isolierte enterale Segmente. Wird eine relative Ischämie belassener Darmanschnitte unterschätzt und eine Anastomose angelegt, resultiert eine Anastomoseninsuffizienz mit drastischer Steigerung der Letalität. In Zweifelsfällen sollte die prognostisch günstigere Exteriorisierung der als erhaltungswürdig eingestuften Darmenden vor die Bauchwand erfolgen. Dies ermöglicht zugleich endoskopische Verlaufskontrollen.

Bei notwendiger Resektion größerer Darmabschnitte sind folgende kritische Restdarmlängen zu beachten [3]:

- 100 cm bei endständiger Jejunostomie (Verlust des Kolons),
- 65 cm bei jejunokolischer Anastomose (Erhalt des Kolons) und
- 35 cm bei jejunoilealer Anastomose mit Erhalt der Ileozökalregion.

Unterhalb dieser Grenzen kommt es zum Kurzdarmsyndrom mit Notwendigkeit der dauerhaften parenteralen Ernährung und ggf. Dünndarmtransplantation. Abhängig von Komorbidität und Alter muss dann eine Änderung des Therapieziels (palliative Behandlung) indiziert werden.

Postoperativ müssen die intensivmedizinischen Basistherapien zur Stabilisierung der Vitalparameter und zur Prävention von Sekundärkomplikationen fortgesetzt werden!

13.4.6 Komplikationen

Im Gefolge einer akuten mesenterialen Ischämie entfalten sich Reperfusionsprozesse, die in Gebieten mit mangelhafter Regenerationsfähigkeit zu Strukturverlusten führen. Es kommt zum permanenten Ausstrom von toxischen Zellprodukten sowie zur bakteriellen Translokation. Deshalb sind die häufigsten und wegen der hohen Mortalität gefürchteten Komplikationen die enterale Sepsis und das Multiorganversagen, v. a. von Lunge, Nieren und Leber. Im Rahmen dieses strukturellen Überlebenskampfes der intestinalen Gewebe kann es zu Insuffizienzen von Darmanastomosen und zu putriden Abszessen kommen. Nicht selten entwickelt sich eine postischämische Cholezystitis. Besonders infektionsgefährdet sind auch prothetische Gefäßrekonstruktionen, weshalb autologes Venenersatzmaterial bevorzugt werden sollte. In etwa 2–5 % sind erneute Verschlüsse der Mesenterialarterien der Grund für ein anhaltendes intestinales Ischämiesyndrom.

Second-Look-Eingriffe zur Inspektion der Bauchhöhle sind großzügig zu indizieren.

Dies sollte erfolgen insbesondere bei:

- belassenen Darmabschnitten mit fraglicher Erholungsfähigkeit;
- ausbleibender Rekonvaleszenz und anhaltendem Peritonismus;
- anhaltend hohem oder wieder ansteigendem Laktatspiegel im Blutserum;
- erneutem Gefäßverschlussprozess mit drohender mesenterialer Ischämie.

Sekundäreingriffe müssen ebenso konsequent wie die Primäroperation durchgeführt werden. Das Zeitintervall sollte 8–12 Stunden nicht überschreiten.

Bei wiederholten Darmresektionen ist eine Vermessung des vitalen Darmanteils in vivo zur Prognoseabschätzung zu empfehlen.

13.4.7 Prognose

Aufgrund der verbesserten medizinischen Diagnostik und operativen Therapie ist die Letalität der akuten mesenterialen Ischämie in spezialisierten Zentren auf ca. 50 % gesunken. Dennoch führen Unklarheiten und verschleppte Prozessabläufe vielerorts noch zu einer Sterblichkeit von fast 100 %.

Studienergebnisse konnten nachweisen, dass eine Ischämiezeit unter 12 Stunden mit einer Letalität von nur 33 % verbunden ist.

Bezogen auf den Gefäßprozess sind zentrale arterielle Embolien und nichtokklusive Ischämien am gefährlichsten (Letalität 92 %), während venöse Thrombosen häufiger überstanden werden (Letalität 33 %). Die Sterblichkeit nach arterieller Thrombose hängt vom Ausmaß und der kollateralen Durchblutungssituation ab. Periphere embolische Verschlüsse werden ebenfalls oft gut kollateralisiert und schnell rekanalisiert (Spontanlyse). Hinsichtlich der Organischämie steigt die Letalität mit dem Ausmaß des avitalen Gewebes und der Schwere der Ischämie. Insbesondere bei mehrfachen Darmanastomosen und Beteiligung des Dickdarms verschlechtert sich die Prognose.

Eine resektionsbedürftige Dünn- und Dickdarmischämie reduziert die Prognose quoad vitam.

Spätere Komplikationen sind selten. Meist handelt es sich um postischämische Strikturen und enterale Stenosen. In seltenen Fällen kann sich ein Kurzdarmsyndrom entwickeln. In ca. 10 % der Fälle kommt es durch Reembolie oder arteriosklerotische Progredienz zur erneuten Ischämiesymptomatik.

13.5 Chronisch viszerale Ischämie

13.5.1 Ursachen

Degenerative arterielle Verschlussprozesse bilden mit 98 % den Hauptteil aller Ursachen für ein chronisch-progedientes viszerales Ischämiesyndrom. Diese Genese erklärt, dass meist Patienten im höheren Lebensalter (über 60 Jahre) betroffen sind. Neben den häufigsten Plaqueformationen an den aortalen Ursprungsgebieten der Intestinalarterien können auch aortoarterielle Wanddissektionen und teilrekanalisierte Embolien eine Mangeldurchblutung auslösen. Weitere z. T. ausgedehnte Verschlussprozesse können durch intestinale Stoffwechselerkrankungen (diabetische Vasopathie), entzündliche Gefäßveränderungen, vaskuläre Dysfunktionen, Aneurysmen oder Anomalien (Aortenkoarktation) hervorgerufen werden.

13.5.2 Angina abdominalis

Die klassische Symptomatik wird als Angina abdominalis zusammengefasst (➤ Tab. 13.2). Dieser Begriff bedeutet eine Verdauungsinsuffizienz, die sich 15–20 Minuten nach Nahrungsaufnahme als kolikartige Klinik manifestiert und je nach Alimentation 3–4 Stunden anhält. Weitere Begleitsymptome sind Obstipation oder Diarrhö sowie anhaltende dumpfe Leibschmerzen. Nicht selten entwickeln sich gastroduodenale Ulzera und chronische Organentzündungen (Hepatitis, Pankreatitis).

Als Reaktion auf den postprandialen Schmerz kommt es zur progredienten Nahrungsabstinenz, wobei letztlich nur noch Flüssigkost toleriert wird, und schließlich zur Toxikomanie (Nikotin, Kaffee, Alkohol, Tabletten). Die Folgen sind extremer Gewichtsverlust, somatische Schwäche, Lebensunlust und Dissozialität. Das körperliche Siechtum mit abdominalem Dauerschmerz kann schließlich nur noch durch parenterale Ernährung aufgehalten werden.

Tab. 13.2 Intestinale Ischämiestadien nach Fontaine.

Stadium I	• asymptomatischer Verschlussprozess
Stadium II	• Angina abdominalis
Stadium III	• Schmerzen bei Verdauungsruhe
Stadium IV	• Gewebsnekrosen (Mesenterialinfarkt, gastroduodenale Ulzera, Cholezystitis, Pankreatitis, Leberfunktionsstörungen etc.)

Bei chronisch progredienter mesenterialer Ischämie droht unbehandelt ein Mesenterialinfarkt.

13.5.3 Diagnostik

Die wesentlichen Verfahren sind neben der Klinik das abdominale Angio-CT zur Umfelddiagnostik und zum Tumorausschluss (➤ Abb. 13.11), die Duplexsonografie der Mesenterialarterien bei den häufig schlanken Patienten und die Aortoarteriografie mit spezieller Darstellung der Intestinalarterien (➤ Abb. 13.3a). Insbesondere letztere Untersuchung gewährleistet eine sichere Diagnostik der chronischen mesenterialen Ischämie und eröffnet endovaskuläre Therapieoptionen.

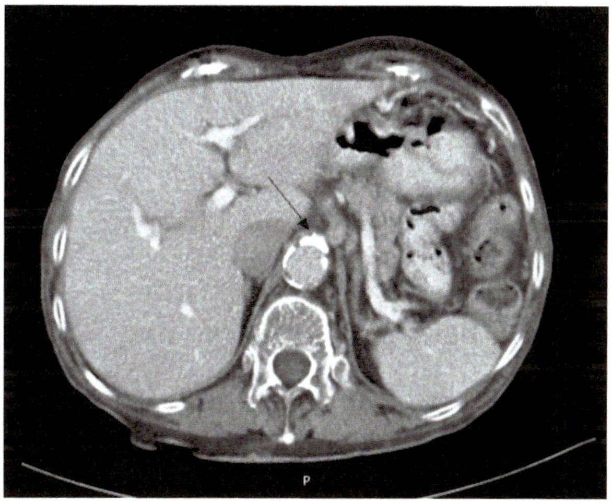

Abb. 13.11 Abdomen-CT mit Nachweis eines relevanten Verschlussprozesses am Abgang der Viszeralarterien (↑). [M895]

13.5.4 Gefäßrekonstruktionen

Im **Stadium der Asymptomatik** besteht kein Grund für eine invasive Gefäßtherapie. Zwar lassen sich in über 50 % bei verstorbenen und obduzierten Patienten über 60 Jahre relevante Verschlussprozesse der Intestinalarterien nachweisen, eine Klinik ist jedoch relativ selten eruierbar. Wenn man bedenkt, dass erst bei einer Stenose über 70 % eine Durchblutungsstörung induziert wird und nun die kompensierende Kollateralzirkulation entwickelt ist, bleibt diese Tatsache gut verständlich. Eine Operationsindikation ergibt sich in diesem Stadium nur bei simultanen abdominalen Eingriffen an der Aorta, den Nierenarterien oder den enteralen Organen, bei denen die intestinale Durchblutungssituation in Mitleidenschaft gezogen werden könnte (Abb. 13.12).

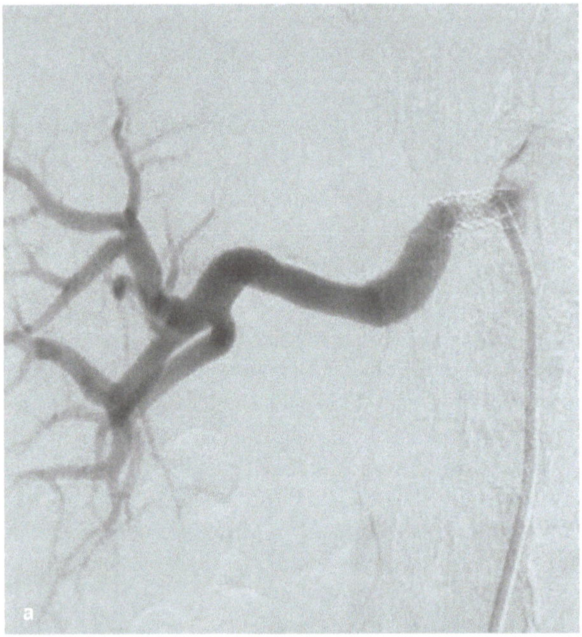

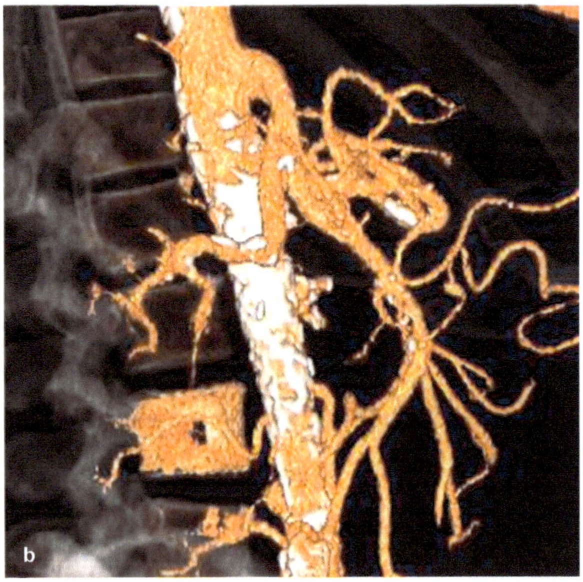

Abb. 13.12 Z.n. 4-facher misslungener NA-Stentkorrektur bei Einzelniere, Revaskularisation durch aorto-mesenterico-renalen Pantalon-Prothesenbypass bei asymptomatischer Stenose der A. mesenterica superior. [M895]

Bestehen Angina abdominalis oder gar Schmerzen in Verdauungsruhe, so ist eine arterielle Rekonstruktion der Mesenterialgefäße angezeigt. Um eine maximale Sicherheit für die intestinale Zirkulation zu erreichen, sollten simultan sowohl der Truncus coeliacus als auch die A. mesenterica superior wiederhergestellt werden.

Der Wertigkeit nach eignen sich folgende Verfahren:

- aortozöliakales Interponat und aortale Reinsertion der A. mesenterica superior;

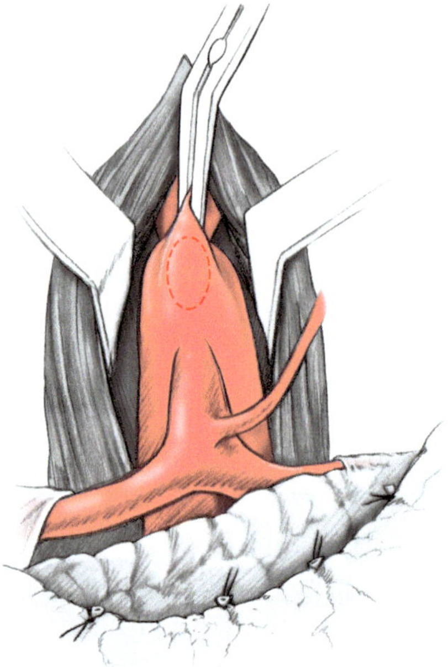

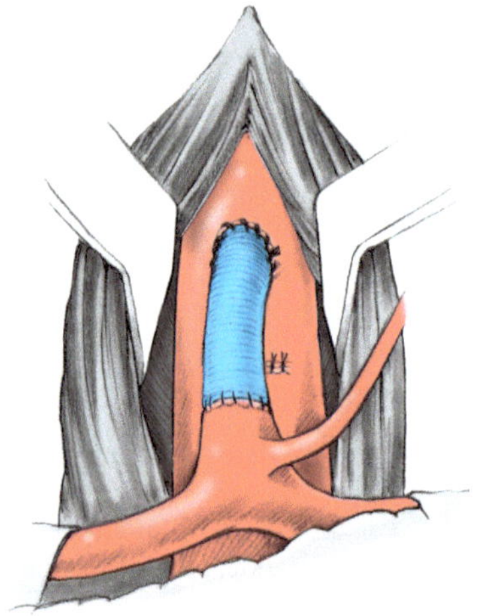

Abb. 13.13 Suprazöliakaler Venen-Bypass zum Truncus coeliacus. a) Herstellen der aortalen Einstromsituation (gestrichelt). b) Veneninterponat mit distaler End-zu-End-Anastomose. [L108]

- aortale Bypassführungen zu Truncus coeliacus und A. mesenterica superior;
- transaortale Desobliteration mit Ostiumplastik aller Viszeralarterien.

Ausnahmesituationen bestehen beim Truncus-coeliacus-Kompressionssyndrom oder bei viszeralen Aneurysmen. Die Wahl des Verfahrens hängt von der speziellen Verschlusslokalisation und der individuellen körperlichen Konstitution ab. In der Regel wird ein transabdominaler Zugang gewählt, von dem aus suprakolisch der Truncus coeliacus sowie die diaphragmanahe Aorta und infrakolisch die A. mesenterica superior, die Nierenarterien sowie die infrarenale Aorta dargestellt werden können. Die Rekonstruktion beginnt mit dem Truncus coeliacus. Nach Ausklemmung der suprazölia-

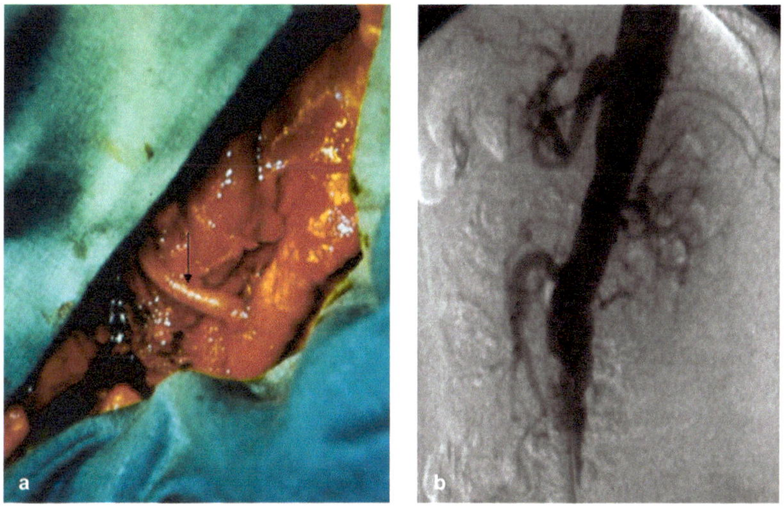

Abb. 13.14 Rekonstruktion der A. mesenterica superior.
a) Intraoperativer Situs nach Diszision der A. mesenterica superior und Reinsertion in die infrarenale Aorta (↓).
b) Postoperative Angiografie mit guter Wiederauffüllung der Mesenterialarterie. [M895]

kalen Aorta erfolgt die Einpflanzung eines Veneninterponats, das End-zu-End mit dem gesunden zöliakalen Gefäßstamm anastomosiert wird (➤ Abb. 13.13). Anschließend wird die A. mesenterica superior aortennah ligiert, abgesetzt, desobliteriert und in die ausgeklemmte infrarenale Aorta reinseriert (➤ Abb. 13.14).

Bei anatomischen Unzugänglichkeiten oder starker Wandverkalkung der Aorta eignen sich Bypass-Verfahren mit autologem oder auch alloplastischem Material, wobei sowohl die suprazöliakale Aorta als auch die Beckenarterien als Spenderstrombahnen dienen können. Dabei sind ante- und retropankreatische Bypass-Führungen möglich.

Günstig ist eine getrennte Rekonstruktion von Truncus coeliacus und A. mesenterica superior, da verbindende Transplantate, z. B. Y-Prothesen, Brückenplastiken u. a., bei Okklusion unweigerlich einen Mesenterialinfarkt nach sich ziehen.

Wegen der günstigen Einstrombahn wird in letzter Zeit auch ein aortomesenterialer Bypass empfohlen (➤ Abb. 13.15), der von der infrarenalen Aorta hinter den linken Nierengefäßen bogenförmig den Stamm der A. mesenterica superior erreicht [5].

Für die transaortale Desobliteration sind spezielle Expositionen erforderlich. Während bei sehr schlanken Patienten eine viszerale Rotation der Eingeweide nach rechts möglich ist, erfordern andere einen thorakoabdominalen Zugang mit extraperitonealer Gefäßpräparation. Da längerstreckige Verschlussprozesse, v. a. der A. mesenterica superior und der rechten Nierenarterie, nur ungenügend erreicht werden können, eignet sich dieses Verfahren nur für ostiale Degenerate. Das Prinzip besteht in der linksseitigen bogenförmigen Aorteninzision und der lokalen Thrombendarteriektomie unter Mitnahme aller ostialen Sklerosen (cave: distale Stufe!).

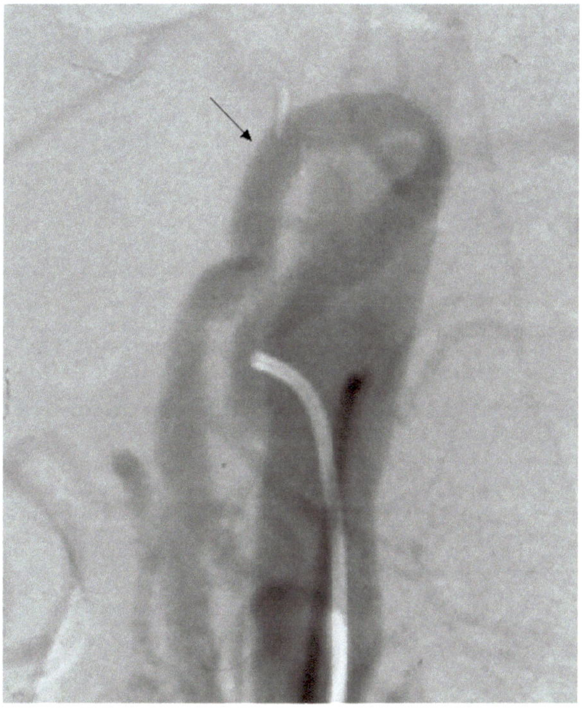

Abb. 13.15 Gutes postoperatives Ergebnis nach aortomesenterialem Venen-Bypass (↑), der bogenförmig hinter den linken Nierengefäßen entlanggeführt wurde. Dadurch entsteht ein optimaler Einstrom in die A. mesenterica superior. [M895]

Zur Verlängerung der Ischämietoleranzzeit der intestinalen Organe und der Nieren eignet sich eine temporäre Spülperfusion mit gekühlter, heparinisierter Ringer-Lösung, der Alprostadil zugesetzt ist.

Abschließend wird die Aorta durch direkte Naht wieder verschlossen. Durch einen Peritonealschlitz wird die Durchblutung der Intestina geprüft.

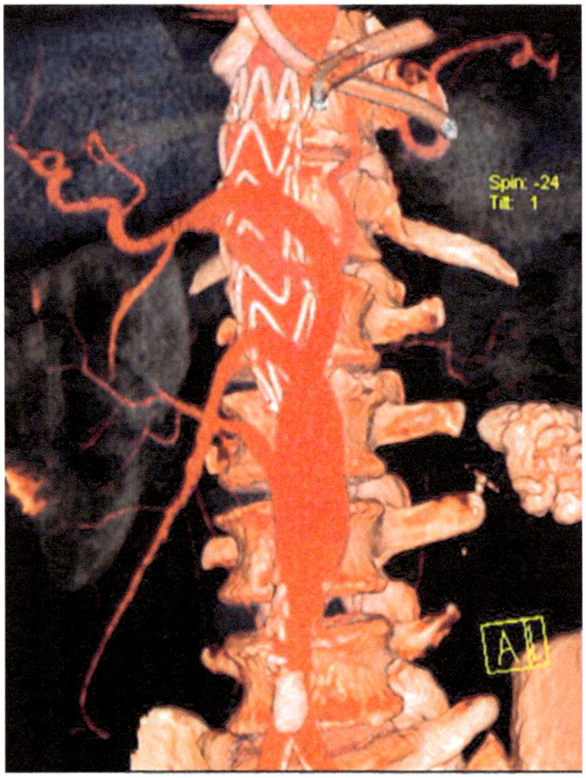

Abb. 13.16 Debranching der Viszeral- und Nierenarterien, Bypass zur linken Nierenarterie wegen funktionsloser Niere nicht angelegt. [M895]

Hinzuweisen bleibt auf die Problematik der Hybridoperationen, bei denen alle Viszeralarterien prothetisch von der aneurysmatischen Aorta isoliert werden, um Letztere durch einen Stentgraft zu versorgen (Abb. 13.16).

Postrekonstruktiv ist eine dopplersonografische Kontrolle der Strömungsverhältnisse sinnvoll, ebenso wie die postoperative Angiografie zum Standard der Qualitätskontrolle gehört.

Endovaskuläre Kathetertechniken mit und ohne Stent-Applikation stellen wegen der ungewissen Langzeitprognose mit der Gefahr einer akuten mesenterialen Ischämie noch eine sekundäre Behandlungsmethode dar [2]. Während orthograde Verfahren durch transfemorale oder transsubklaviale Katheterführungen realisiert werden können, eignet sich die retrograde transmesenteriale Stentimplantation im offenen Situs zur Überbrückung einer Notsituation (> Abb. 13.17).

Bei Misslingen einer endovaskulären Rekonstruktion sollte frühzeitig zu einem offenen Verfahren gewechselt werden. Umgekehrt können auch Therapieversager der offenen Rekonstruktion endovaskulär behandelt werden (> Abb. 13.18).

13.5.5 Postoperative Überwachung und Komplikationen

Nach einem rekonstruktiven Eingriff an den Viszeralarterien ist eine 24-stündige intensivmedizinische Überwachung erforderlich, weil die parenchymale Reperfusion ein metabolisches Syndrom auslösen kann, dessen Schwere von der prä- und intraoperativen Ischämiebelastung abhängig ist. So kommt es vorübergehend zur extrazellulären Volumenverschiebung mit Darmwandödem und Flüssigkeitssequestration ins Darmlumen. Die bakterielle Translokation führt zur gleichzeitigen toxischen Beeinträchtigung mehrerer Organsysteme, vor allem der Lunge, der Leber und der Nieren, sowie der Blutgerinnung. So entwickeln die Patienten rasch Atemnot mit zerebraler Hypoxie und eine Oligurie, die in ein septisches Multiorganversagen einmünden kann. Zur Einschätzung des intraabdominalen Befundes eignen sich lediglich der klinische Status und der Verlauf des Serumlaktatspiegels. Bei Verdacht auf eine anhaltende oder erneute intestinale Minderdurchblutung ist eine Second-Look-Operation zu empfehlen.

Die wesentlichen Frühkomplikationen nach mesenterialer Gefäßrekonstruktion sind ein thrombotischer Verschluss mit irreversibler Darmwandischämie, Nachblutungen, die sich v. a. im Bereich der stark durchbluteten Pankreas- und Zwerchfellregion ereignen, und Infektionen, wobei Prothesenmaterialien erhöht gefährdet sind. Spätere Komplikationen hängen von der Progredienz der systemischen Arteriosklerose ab. In ca. 10 % entwickelt sich wieder eine Angina abdominalis. Auch postischämische Narbenstenosen des Dünn- und Dickdarms gehören zu den Spätfolgen intestinaler Durchblutungsstörungen.

Nach viszeraler Arterienrekonstruktion sind regelmäßige duplexsonografische Kontrollen zu empfehlen. Bei vaskulären Verdachtsmomenten ist eine erneute Angiografie der Mesenterialgefäße sinnvoll.

13.5.6 Prognose

Der Spontanverlauf der chronisch progredienten mesenterialen Ischämie mündet im körperlichen Verfall und im Mesenterialinfarkt. Bei Rekonstruktion der Intestinalarterien beträgt die Überlebenswahrscheinlichkeit 92 %. Nach einem Jahr beträgt die Offenheit der rekonstruierten Gefäße noch über 80 %, wobei immer noch über 90 % der Patienten aufgrund der speziellen Kollateralzirkulation beschwerdefrei sind. Es kommt zur raschen Rekonvaleszenz mit starkem Gewichtsaufbau und Wiedergewinnung der körperlichen Leistungsfähigkeit, sodass die Patienten ihr früheres normales Leben wiederaufnehmen können. Restbeschwerden sind auf funktionelle und organische Ischämiefolgen zurückzuführen.

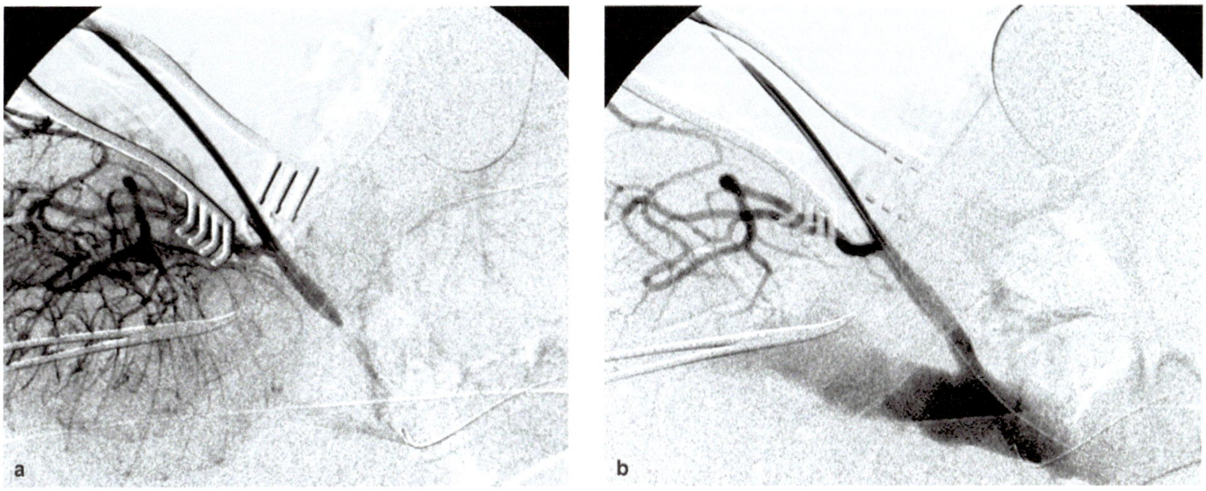

Abb. 13.17 Intraoperative Sondierung der A. mesenterica superior von retrograd und Stent-PTA 6 mm. [M895]

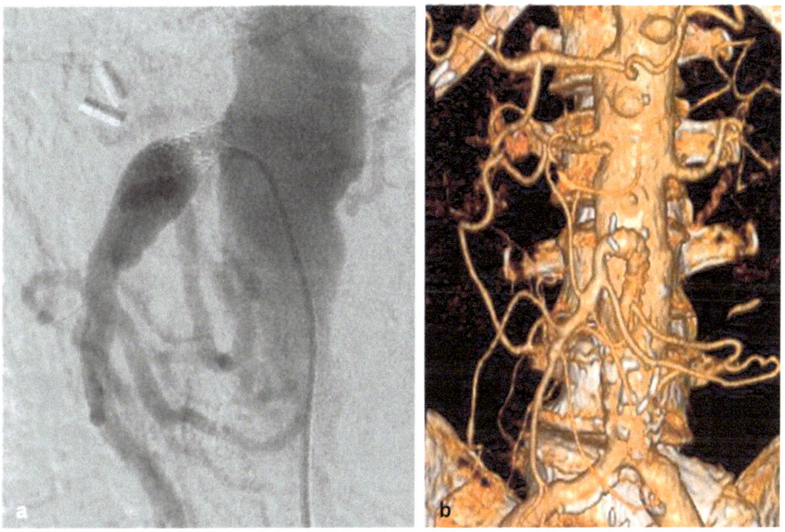

Abb. 13.18 Z. n. Stent-PTA einer Rezidivstenose der A. mesenterica superior nach aortaler Reinsertion. Bei Stentdislokation erfolgreiche Rekonstruktion durch aorto-mesenterialen Prothesenbypass. [M895]

LITERATUR

[1] Boley SJ, Brandt LJ: Intestinal ischemia. Surg Clin North Am 1992; 72: 1–283.

[2] Deutsche Gesellschaft für Chirurgie (Hrsg.): Leitlinien zu Diagnostik und Therapie in der Gefäßchirurgie. Heidelberg: Springer Medizin; 2010 S. 41–62.

[3] Klar E, Rahmanian PB, Bücker A et al. Akute mesenteriale Ischämie – ein vaskulärer Notfall. Dtsch Ärztebl Int 2012; 109: 249–56.

[4] Lembcke B: Pathophysiologie der gastrointestinalen Ischämie und deren klinische Problematik. Chir Gastroenterol 1990; 6: 529–539.

[5] Leschi JP, Coggia M, Goeau-Brissonniere O: Retrograde aorto-mesenteric bypass with tunneling behind the left renal pedicle. Ann Vasc Surg 2001; 15: 503–506.

[6] Luther BLP: Intestinale Durchblutungsstörungen. Darmstadt: Steinkopff Verlag; 2001.

Weiterführende Literatur zu Detailfragen beim Autor

III Kolorektale Chirurgie

KAPITEL

14

Ralph Schneider, Claudia Schneider und Gabriela Möslein

Lynch-Syndrom, HNPCC und hereditäre Polyposis-Syndrome

14.1 Einleitung

Die Pathogenese des kolorektalen Karzinoms (KRK) kann in drei Kategorien eingeteilt werden: „sporadisch", „familiär" und „hereditär" [1]. Das „sporadische" KRK, dem ca. 70 % aller KRK zugeordnet werden können, entsteht als Folge von im Laufe der Zeit erworbenen somatischen Mutationen und ist daher meist auch mit einem höheren Lebensalter assoziiert. Im Gegensatz dazu führen Polymorphismen und Gen-Loci mit einer niedrigen Penetranz in Kombination mit verschiedenen Umweltfaktoren zur Entstehung der „familiären" (polygenen) KRK, die ca. 20–30 % aller KRK ausmachen [2]; [3]; [4]. Insgesamt etwa 5 % aller KRK sind „hereditären" Ursprungs [3].

Die Identifizierung von Genen, deren Mutationen für die verschiedenen Formen des „hereditären" Darmkrebses kausal sind, eröffnete eine neue Dimension in der Prädiktion und Prävention der Erkrankung. Die Berücksichtigung molekulargenetischer Daten (Genotyp) bei erforderlichen prophylaktisch-chirurgischen Maßnahmen stellt die konsequente Weiterentwicklung der rein klinisch (Phänotyp-)basierten Indikationsstellung dar. Paradigmatisch für eine Indikationsstellung zu einer rein präventiven Operation ist die prophylaktische Thyreoidektomie im Kindesalter bei Nachweis des Vorliegens einer entsprechenden Mutation im RET-Protoonkogen (MEN-2-Syndrom). Für jedes hereditäre Prädispositionssyndrom ergibt sich eine individuell differenzierte Indikationsstellung bzgl. des Zeitpunktes und der Indikation zu einer prophylaktischen Organentfernung, die abhängig von der Penetranz und der Heterogenität des jeweiligen Syndroms ist.

Zu den „hereditären" KRK zählen das Lynch-Syndrom, das hereditäre nicht-polypöse kolorektale Karzinom (HNPCC), die klassische und attenuierte familiäre adenomatöse Polyposis (FAP), die MUTYH-assoziierte Polyposis, das Peutz-Jeghers-Syndrom, die juvenile Polyposis, das PTEN-hamartöse Tumor-Syndrom und das hyperplastische Polyposis-Syndrom. Im Folgenden werden epidemiologische Daten, die klinischen Erscheinungsbilder, die Möglichkeiten und Grenzen der molekulargenetischen Diagnostik, die empfohlenen Vor- und Nachsorgeempfehlungen ebenso wie die Indikationen der präventiven Chirurgie syndrombezogen dargestellt.

14.2 Lynch-Syndrom und hereditäres nicht-polypöses kolorektales Karzinom (HNPCC)

14.2.1 Geschichte

Die Erstbeschreibung des Lynch-Syndroms erfolgte 1913 durch Aldred S. Warthin, der den Stammbaum seiner in jungen Jahren an einem Endometriumkarzinom verstorbenen Schneiderin analysierte und herausfand, dass viele Familienmitglieder an Darm- und Unterleibskrebs verstorben waren [5]. Im Jahre 1966 wurden von Henry T. Lynch zwei weitere Familien mit gehäuft auftretenden KRK, Magen- und Endometriumkarzinomen beschrieben [6]. Diese Krebshäufungen wurden später als das sogenannte „Warthin-Lynch-Syndrom" beschrieben.

In den folgenden Jahren erfolgte eine Unterscheidung in das Lynch-I-Syndrom, welches nur Familien mit KRK einschloss, und das Lynch-II-Syndrom, bei dem auch Familien mit zusätzlichen extrakolonischen Tumoren berücksichtigt wurden [7]. Neuere Studien konnten diese Differenzierung allerdings – vor allem unter Berücksichtigung der molekulargenetischen Daten – nicht bestätigen [8].

14.2.2 Terminologie

Infolge des familiär gehäuften Auftretens und des fehlenden einheitlichen Phänotyps wurde in den 1980er Jahren das Syndrom als „hereditäres nicht-polypöses kolorektales Karzinom (HNPCC)" bezeichnet, wobei „HNPCC" und „Lynch-Syndrom" oft synonym verwendet wurden. Da „HNPCC" allerdings der Häufung extrakolonischer Tumoren nicht gerecht wird, wurde im Jahre 2004 der Terminus „Lynch-Syndrom" als offizielle Bezeichnung für alle Familien mit nachgewiesener Mutation in einem der Mismatch-Reparatur-Gene (MMR) festgelegt [9]. Familien, die die Amsterdam- oder Bethesda-Kriterien erfüllen, bei denen aber keine Mutation nachgewiesen werden kann, werden weiter als „HNPCC"-Familien bezeichnet [10].

14.2.3 Epidemiologie

Das Lynch-Syndrom, welches für ca. 1–3 % aller KRK und für 2 % aller Endometriumkarzinome verantwortlich ist, ist die häufigste Form der hereditären KRK [11], [12], [13]. Es ist die bislang häufigste bekannte monogenetische Erkrankung (1:350–500) und es wird davon ausgegangen, dass in Deutschland 160.000 Mutationsträger leben. Hiervon sind bislang im Rahmen des „Verbundprojekts Familiärer Darmkrebs" der Deutschen Krebshilfe in den vergangenen 15 Jahren knapp 2.000 Mutationsträger mit pathogener Mutation identifiziert worden. Das Lebenszeitrisiko für die Entwicklung von Lynch-Syndrom-assoziierten Karzinomen ist in ➤ Tab. 14.1 dargestellt [14]–[25].

14.2.4 Klinisches Erscheinungsbild

Das durchschnittliche Erkrankungsalter für hereditäre KRK ist mit 45 Jahren deutlich früher als das sporadischer KRK,

14

Tab. 14.1 Lebenszeitrisiken für Lynch-Syndrom-assoziierte Karzinome.

	Lebenszeitrisiko
KRK – Männer	54–74 %
KRK – Frauen	30–52 %
Endometriumkarzinom	28–60 %
Ovarialkarzinom	6–7 %
Magenkarzinom	6–9 %
Dünndarmkarzinom	3–4 %
Pankreaskarzinom	< 1–4 %
Hepatobiliäres Karzinom	1 %
Urothelkarzinom	3–8 %
Gehirntumor	2–3 %
Blasenkarzinom	1–7,5 %
Seborrhoischer Hauttumor/Keratoakanthom	1–9 %

welches bei 60–66 Jahren liegt [26], [27]. Es ist allerdings zu berücksichtigen, dass die Erstdiagnose eines Lynch-Syndroms auch bei älteren Patienten erfolgen kann und auch diese auf das Vorliegen eines Lynch-Syndroms gescreent werden sollten. Dies zeigte eine Studie mit 373 Patienten mit nachgewiesener MMR-Mutation, bei der das mittlere Alter einer KRK-Diagnose bei 61,2 Jahren lag [28].

Weitere Charakteristika sind ein mit 56–62 % gehäuftes Auftreten der Karzinome proximal der linken Flexur, wobei allerdings auch in bis zu 21 % Rektumkarzinome zum Tumorspektrum zählen [29], [30], [31].

14.2.5 Histologische Merkmale

Die KRK bei Lynch-Syndrom-Patienten entstehen zumindest zu einem Anteil ebenso wie die sporadischen KRK über die 1990 von Fearon und Vogelstein beschriebene „Adenom-Karzinom-Sequenz" [32]. Allerdings wird diese beim Lynch-Syndrom nicht wie beim sporadischen KRK in 8–10 Jahren, sondern in 1–2 Jahren durchlaufen [30], [33]. Verantwortlich für diese erheblich beschleunigte Karzinogenese ist der inzwischen gut charakterisierte MSI-Pathway, auf den an dieser Stelle nicht detaillierter eingegangen wird. [34].

Die beim Lynch-Syndrom auftretenden Adenome sind oft villöser, weisen höhergradige Dysplasien, eine geringe Proliferationsrate und eine erniedrigte p53-Expression auf [30], [35]. Die Karzinome haben oft eine geringe Differenzierung mit soliden Zellarealen ohne tubuläre Anordnung und enthalten muzinöse Strukturen oder sind Siegelringzellkarzinome [36], [37], [38]. Weiterhin wird oft eine dem Morbus Crohn ähnliche Reaktion mit peritumorösen und tumorinfiltrierenden Lymphozyten in der Peripherie der Lynch-Syndrom-KRK beschrieben [39], [40].

14.2.6 Identifikation von Lynch-Syndrom-Patienten

Für die klinische Identifikation von Patienten mit Lynch-Syndrom ist die Erhebung einer detaillierten Familienanamnese essenziell.

Ursprünglich wurden die Amsterdam-Kriterien erstellt, um eine Studienkohorte zu definieren, in der nach einer zugrunde liegenden genetischen Alteration gefahndet werden sollte. Zunächst wurden die Amsterdam I-Kriterien definiert, die ausschließlich KRK berücksichtigten. Dieses Kollektiv führte kurz darauf zur Identifikation der Mutationen im Mismatch-Reparatursystem (MMR) als Grundlage für die Häufung der KRK. Im weiteren Verlauf wurden weltweit Familien detektiert, die diese Mutationen aufwiesen. Weitere Analysen belegten die hochsignifikant erhöhte Karzinomrate auch in anderen Organen, nämlich im Endometrium, in den ableitenden Harnwege und im Dünndarm. Auf dieser Basis wurden die Amsterdam-II-Kriterien definiert, die auch diese extrakolonischen Karzinome berücksichtigen und die für die klinische Identifikation von Mutationsträgern besser geeignet waren [41], [42].

Amsterdam-II-Kriterien

- Mindestens drei Familienmitglieder mit Lynch-Syndrom-assoziierten Karzinomen (Kolon/Rektum, Endometrium, Dünndarm, Urothel [Ureter/Nierenbecken])
- Mindestens zwei aufeinanderfolgende Generationen betroffen
- Ein Familienmitglied erstgradig verwandt mit den beiden anderen
- Ein Erkrankter zum Zeitpunkt der Diagnose jünger als 50 Jahre
- Ausschluss einer familiären adenomatösen Polypose (FAP)

Da die Rate an Neumutationen, d. h. Patienten mit einem Lynch-Syndrom, die die ersten in der Familie mit dieser genetischen Alteration darstellen, ungewiss ist und diese Patienten nicht über die Erhebung einer Familienanamnese identifiziert werden können, wurden die Bethesda-Kriterien erstellt, welche im Verlauf überarbeitet wurden und die nun auch pathologische und morphologische Merkmale berücksichtigen [9].

Überarbeitete Bethesda-Kriterien

- Diagnose eines kolorektalen Karzinoms vor dem 50. Lebensjahr.
- Diagnose von syn- oder metachronen kolorektalen oder anderen Lynch-Syndrom-assoziierten Tumoren (Kolon, Rektum, Endometrium, Magen, Ovar, Pankreas, Ureter, Nierenbecken, biliäres System, Gehirn, Haut [Talgdrüsenadenome und -karzinome, Keratoakanthome], Dünndarm) unabhängig vom Alter.
- Diagnose eines kolorektalen Karzinoms vor dem 60. Lebensjahr mit typischer Histologie eines MSI-H-Tumors (tumorinfiltrierende Lymphozyten, *Crohn's like lesions*, muzinöse oder siegelringzellige Differenzierung, medulläres Karzinom).

- Diagnose eines kolorektalen Karzinoms bei mindestens einem erstgradigen Verwandten mit einem Lynch-Syndrom-assoziierten Tumor, davon Diagnose mindestens eines Tumors vor dem 50. Lebensjahr.
- Diagnose eines kolorektalen Karzinoms bei zwei oder mehr erstgradigen Verwandten mit einem Lynch-Syndrom-assoziierten Tumor unabhängig vom Alter.

Bei Patienten, die die überarbeiteten Bethesda-Kriterien oder die Amsterdam-Kriterien erfüllen, sollte eine weiterführende Diagnostik eingeleitet werden [9]. Studien konnten jedoch zeigen, dass z. B. nur 44 % der Mutationsträger bei Diagnosestellung eines KRK jünger als 50 Jahre waren. Bei ausschließlicher Anwendung der revidierten Bethesda-Kriterien werden 10–37 % der Patienten mit Lynch-Syndrom übersehen [12], [19], [43], [44], [45].

14.2.7 Molekulargenetik

Dem Lynch-Syndrom liegt ein autosomal-dominanter Erbgang mit einer Penetranz von 85–90 % zugrunde [23], [26], [46]. Es wird durch eine Mutation in einem der sogenannten DNA-Reparaturgene (mismatch-repair-Gene; MMR) verursacht. Diese MMR-Gene erkennen und reparieren die im Rahmen der Zellteilung entstehenden Basenfehlpaarungen der Nukleotide (Mismatches). Bislang konnten krankheitsverursachende genetische Alterationen in sechs MMR-Genen (hMSH2, hMLH1, hMLH3, hMSH6, hPMS2 und hPMS6) identifiziert werden [47], wobei die Mutation in über 90 % in den hMLH1- und hMSH2-Genen nachzuweisen ist [48]. Dabei ist anzumerken, dass insofern ein Selektionsbias besteht, als dass klinisch bislang vor allem nach diesem Phänotyp gefahndet wurde. Eine Keimbahnmutation betrifft dabei immer nur ein Allel. Das zweite intakte Allel synthetisiert MMR-Proteine und erst durch eine im Laufe des Lebens entstehende somatische Mutation in dem korrespondierenden Allel kommt es zu einer Karzinomentstehung [49].

Eine Mutation in der EPCAM-Region, welche unmittelbar vor dem hMSH2-Gen gelegen ist, kann ebenfalls zu einer Inaktivierung von hMSH2 führen [50]. Ein Assoziation mit dem Lynch-Syndrom ist zwischenzeitlich gesichert [51], [52], [53], [53].

14.2.8 Immunohistochemie

Mittels Immunohistochemie kann durch ein standardisiertes Verfahren der Expressionsverlust der MMR-Gene auch in formalinfixierten Präparaten untersucht werden. Wenn ein Verlust eines der MMR-Gene nachgewiesen werden kann, sollte nach einer humangenetischen Beratung eine weiterführende molekulargenetische Diagnostik durchgeführt werden [54].

Eine besondere Situation liegt bei einem Nachweis eines Expressionsverlustes von hMLH1 vor, da in diesen Fällen als nächster Schritt zunächst eine BRAF-Mutation ausgeschlossen werden muss. Hierdurch können die sporadischen von den hereditären (Lynch-Syndrom-assoziierten) Karzinomen unterschieden werden. Die Mutation des BRAF-Gens führt über eine erworbene Promotor-Hypermethylierung zu einer Inaktivierung des hMLH1-Gens [55]. Diese Mutation konnte in Studien in bis zu 45 % der sporadischen MSI-H-Tumoren, aber nur extrem selten bei Lynch-Syndrom-assoziierten KRK nachgewiesen werden [56]. Daher wird bei einem immunohistochemischen Expressionsverlust von hMLH1 eine Mutationsanalyse des BRAF-Gens vor einer hMLH1-Mutationsanalyse grundsätzlich empfohlen [57], die seit Neuestem auch deutlich kostengünstiger und einfacher immunhistochemisch durchgeführt werden kann.

Da die Diagnose „Lynch-Syndrom" auch entscheidenden Einfluss auf die chirurgische Strategie hat (➤ Kap. 14.2.11), sollte mit der Diagnostik möglichst früh begonnen werden, am besten schon an dem Biopsiematerial, das im Rahmen der Koloskopie gewonnen wird. In verschiedenen Studien konnte gezeigt werden, dass die immunohistochemischen Ergebnisse an präoperativ gewonnenen Biopsien zu 100 % mit den postoperativen immunohistochemischen Ergebnissen der chirurgischen Präparate übereinstimmten. Die Sensitivität der endoskopisch gewonnenen Biopsie in der Vorhersage einer MMR-Mutation betrug dabei 94,9 % [58], [59], [60]. Wichtig ist, dass genügend Biopsiematerial zur Verfügung steht und beim Rektumkarzinom die Biopsien vor Einleitung der neoadjuvanten Radiochemotherapie asserviert und untersucht werden.

14.2.9 Mikrosatelliteninstabilität

Repetitive DNA-Sequenzen, welche besonders in nichtcodierender DNA vorkommen und für Fehler bei der DNA-Replikation prädisponieren, werden als Mikrosatelliten bezeichnet [61], [62], [63]. Kommt es im Tumorgewebe im Vergleich zum Normalgewebe zu einer Verlängerung oder Verkürzung dieser Sequenzen, spricht man von einer Mikrosatelliteninstabilität (MSI) [62].

Die MSI-Diagnostik erfolgt mittels PCR an frischem oder formalinfixiertem Gewebe, wobei ein standardisiertes Referenzpanel von 5 Markern (BAT25, BAT26, DSS346, D2S123, D17S250) untersucht wird [9], [64]. Bei einer Instabilität von 2 oder mehr Markern bezeichnet man das Gewebe als MSI-H (high), bei einer Instabilität von einem Marker als MSI-L (low) und bei fehlender Instabilität als MSS (mikrosatellitenstabil) [9], [64].

Aufgrund des höheren Aufwands einer MSI-Diagnostik im Vergleich zu einer immunohistochemischen Untersuchung wird die MSI-Diagnostik bei Patienten empfohlen, die die Bethesda- oder Amsterdam-Kriterien erfüllen, aber keinen immunohistochemischen Expressionsverlust in einem MMR-Gen aufweisen.

14.2.10 Früherkennungsempfehlungen

Bei Lynch-Syndrom-Patienten und ihren nicht getesteten erstgradigen Verwandten sowie bei Patienten mit HNPCC und ihren erstgradigen Verwandten sollten spezielle und intensivierte Früherkennungsuntersuchungen mit Nachdruck empfohlen werden. Sobald bei einer Risikoperson einer Lynch-Syndrom-Familie die Mutation in zwei getrennten Blutproben ausgeschlossen werden konnte, kann diese aus dem intensivierten Früherkennungsprogramm entlassen werden, da von einem bevölkerungsüblichen Krebserkrankungsrisiko ausgegangen werden kann.

Bei einem Drei-Jahres-Untersuchungsintervall konnten mit einer Koloskopie das KRK-Risiko mehr als halbiert und die Mortalität um 65 % reduziert werden [65]. Da allerdings auch bei einem Intervall von 2 Jahren weiterhin eine hohe Rate an metachronen KRK auftritt, werden Koloskopien in ein- bis zweijährigen Intervallen empfohlen [66].

Verschiedene internationale Leitlinien und Gesellschaften empfehlen unterschiedliche Früherkennungsuntersuchungen und -intervalle. In > Tab. 14.2 sind die Empfehlungen der deutschen S3-Leitlinie und die 2013 veröffentlichten Empfehlungen der Mallorca-Gruppe dargestellt [67], [68].

14.2.11 Operatives Management

Bislang galt die Empfehlung der alten S3-Leitlinie „Kolorektales Karzinom“ bei einem Patienten mit Lynch-Syndrom und einem KRK zu einer onkologischen Resektion des betroffenen Darmabschnitts mit einer lebenslangen endoskopischen Nachsorge des verbleibenden Kolorektums [67]. In der aktuellen S3-Leitlinie wird festgelegt, dass die Option einer prophylaktisch-erweiterten Resektion zum Zeitpunkt der Diagnose eines KRK mit dem Patienten präoperativ besprochen werden **sollte.** Bei Fehlen von Studien mit einem hohen Evidenzgrad, die Vorteile oder Nachteile des einen oder des anderen operativen Vorgehens belegen, ist auf jeden Fall jetzt vorgesehen, dass Patienten präoperativ in diese wichtige Entscheidung eingebunden werden.

Patientenaufklärung

Da das relative Risiko für die Entwicklung eines KRK bzw. eines Endometrium- oder Ovarialkarzinoms trotz Koloskopie, transvaginalen Ultraschalls und Endometriumbiopsie im Vergleich zu einer mutationsnegativen Kohorte 5,8-fach erhöht ist [69], muss die Option einer erweiterten Resektion, wie z. B. eine subtotale Kolektomie bei einem Kolonkarzinom, bzw. auch die Option einer prophylaktischen Hysterektomie oder/und Adnektomie zwingend mit jedem Lynch-Syndrom-Patienten bereits bei der Erstdiagnose eines Karzinoms diskutiert werden. Dabei ist jeder Betroffene ebenfalls darüber aufzuklären, dass in einer Studie bis zu 44 % der metachronen KRK auch bei einer unauffälligen Koloskopie innerhalb von 12 Monaten auftraten [70]. Im Falle eines Rektumkarzinoms und in Kenntnis der hohen Rate von metachronen Kolonkarzinomen trotz Früherkennungsuntersuchungen in einem recht kurzen Intervall sollte vorsichtig und mit Augenmaß über die Vor- und Nachteile einer restaurativen Proktokolektomie mit ileoanaler Pouch-Anlage gegenüber einer onkologischen Resektion aufgeklärt werden. Kommuniziert werden muss, dass nach Auftreten eines Rektumkarzinoms das Risiko für ein metachrones Kolonkarzinom trotz jährlicher Endoskopie des Kolons 19 % nach 10 Jahren, 47 % nach 20 Jahren und 69 % nach 30 Jahren beträgt [71]. Unbedingt betont werden muss, dass jede prophylaktische Chirurgie, erst recht die ausgedehntere Maßnahme einer Proktokolektomie mit ileoanaler Pouch-Anlage in die Hand des wirklich erfahrenen Chirurgen gehört, da eine hohe Morbidität bei dieser Indikationsstellung inakzeptabel ist.

Beim Kolonkarzinom müssen mit den Patienten das höhere Risiko metachroner KRK nach einer segmental-onkologi-

Tab. 14.2 Früherkennungsuntersuchungen für Patienten mit Lynch-Syndrom, HNPCC sowie deren Hochrisikopersonen.

		S3-Leitlinie		Mallorca-Gruppe	
		Intervall (Jahre)	Untere Altersgrenze	Intervall (Jahre)	Untere Altersgrenze
Koloskopie		1	25	1–2	20–25
Gastroskopie		1	35	1–2[a]	30–35
Abdominaler Ultraschall				1	30–35
Gynäkologie	TVU	1	25	1–2	35–40
	EP	1	35	1–2	35–40
		Genetische Beratung im Alter von 18 Jahren		Urinzytologie und Ultraschall bei MSH2-Mutation (in Studien)	

TVU = transvaginaler Ultraschall
EP = Pipelle-Endometriumbiopsie
[a] wenn Magenkarzinome in der Familie aufgetreten sind, ab dem 25. Lebensjahr, Screening aller Mutationsträger auf eine *Helicobacter-pylori*-Infektion

schen Resektion und die erleichterte Nachsorge nach erweiterter Resektion (Sigmoidoskopie vs. Koloskopie) diskutiert werden. Es sollten aber auch Daten zur Lebensqualität (QOL) dargelegt werden, die nach neueren Studien im Vergleich der subtotalen Kolektomie mit ileorektaler Anastomose und einer onkologischen Resektion identisch sind. Nicht verschwiegen werden darf, dass dennoch mit einem schlechteren funktionellen Ergebnis nach erweiterter Kolektomie zu rechnen ist (ca. 3 Stuhlgänge/Tag), auch wenn diese Einschränkung in großen Studien nicht zu einer verschlechterten QOL führt.

Prophylaktische Chirurgie

Die Durchführung einer rein prophylaktischen Chirurgie ohne Nachweis von neoplastischen Veränderungen wird beim Lynch-Syndrom generell nicht empfohlen. Argumentationsgrundlage ist die beim Lynch-Syndrom deutlich verminderte Penetranz der genetischen Veranlagung, infolge deren ca. 20 % aller Lynch-Syndrom-Patienten in ihrem Leben nie ein KRK entwickeln werden. Lynch schlägt dennoch die prophylaktische Kolektomie bei Patienten mit schlechter Compliance vor. Weitere Gründe für die Individualentscheidung einer prophylaktischen Kolektomie (Resektion ohne Vorliegen eines manifesten Karzinoms) wären rezidivierende Adenome im Kolon bei Colon elongatum, schlechte Abführverhältnisse trotz intensivierter Abführmaßnahmen oder Z. n. Voroperationen, welche die Koloskopie erschweren und die Perforationsgefahr erhöhen. Diese Individualentscheidung ist in der neuen S3-Leitlinie nicht verankert, findet sich aber in internationalen Empfehlungen wieder.

Entsprechend den neuen S3-Leitlinie ist im Einklang mit den Leitlinien der Mallorca-Gruppe ebenfalls eine prophylaktische Hysterektomie und Adnektomie bei geplanten kolorektalen Operationen mit den Patientinnen zu diskutieren, wenn die Familienplanung abgeschlossen ist oder die Patientinnen 40 Jahre oder älter sind. Zu empfehlen sind die Hysterektomie und Adnektomie in der Menopause auch unabhängig vom Vorliegen eines KRK. Konkret sind diese Maßnahmen auch isoliert aufgrund fehlender Effektivität der Früherkennung empfohlen – umso mehr sollte das Thema zu dem Zeitpunkt eines KRK immer diskutiert werden [44].

14.2.12 Adjuvante Therapie

In Studien konnte ein signifikanter Einfluss des MSI-Status auf das Überleben nachgewiesen werden. Dies gilt vor allem für Patienten im Stadium II [72]. Eine Studie, die eine 5-Fluorouracil-Monotherapie (5-FU) im Stadium II ohne Risikofaktoren testete, fand eine signifikant günstigere Prognose bei Patienten mit einem Kolonkarzinom und einer hochgradigen MSI [73]. Ältere Untersuchungen zeigen, dass Patienten mit MSI-Tumoren unter 5-FU ein schlechteres Überleben hatten [74]. Patienten mit Lynch-Syndrom-Karzinomen im Stadium II profitieren nicht von einer adjuvanten Therapie mit 5-FU [75]. Infolgedessen sollte bei Patienten mit einem Kolonkarzinom im UICC-Stadium II ohne klinische Risikofaktoren und mit einer nachgewiesenen MSI die Notwendigkeit einer adjuvanten Chemotherapie kritisch überdacht werden.

Im UICC-Stadium III konnten diese Unterschiede dagegen nicht nachgewiesen werden, sodass hier eine Chemotherapie empfohlen wird. Diese sollte besser mit Oxaliplatin/Fluoropyrimidin als mit 5-FU allein durchgeführt werden [76].

14.2.13 Chemoprävention

In einer großen Metaanalyse [77] von Studien, in denen ASS primär zur Prävention kardiovaskulärer Ereignisse verabreicht wurde, konnte gezeigt werden, dass die regelmäßige Einnahme von ASS über eine Dauer von mindestens 2 Jahren sowohl die Inzidenz als auch die KRK-Mortalität des sporadischen KRK hochsignifikant senkt. Dieses Phänomen betraf allerdings nur Karzinome des rechten Kolons – hier konnte nach einer Einnahmedauer von mindestens 5 Jahren eine relative Risikoreduktion der Inzidenz von etwa 65 % erreicht werden. Diese Tatsache scheint darauf zu beruhen, dass rechtsseitige Karzinome häufig dem „serratierten Pathway" folgen, der anscheinend durch ASS beeinflusst wird.

In einer weiteren Metaanalyse [78] zeigte sich, dass Aspirin das Rezidivrisiko von Patienten mit Adenom oder KRK in der Anamnese statistisch signifikant senken kann, mit einer relativen Risikoreduktion bezüglich Adenomrezidiven von 21 % bei einer Einnahmedauer zwischen 1 und 3 Jahren und einer Nachbeobachtungszeit von bis zu 4 Jahren.

Unklar war auch lange Zeit die Frage der Dosierung. Während in früheren Arbeiten eine Dosis von etwa 500 mg/Tag propagiert wurde, konnte von Rothwell ein Nutzen auch bei einer Dosis von 75 mg ASS/Tag nachgewiesen werden, allerdings nicht in einer Dosierung von 30 mg/Tag [77].

Die CAPP2-Studie testete schließlich eine Dosis von 600 mg/Tag Aspirin und/oder 30 g/Tag resistenter Stärke bei 937 Patienten mit Lynch-Syndrom über einen Zeitraum von 4 Jahren. Dabei reduzierte Aspirin in einem mittleren Behandlungszeitraum von 29 Monaten zwar nicht das KRK-Risiko, jedoch zeigte die Protokollanalyse nach 4 Jahren mit Aspirin insgesamt eine Bilanz von 60 % weniger Krebserkrankungen ($p = 0,02$) [79].

Mit der CAPP3-Studie wird eine doppelblinde Studie zur Dosisinferiorität durchgeführt, die tägliche Dosierungen von 100, 300 oder 600 mg bei Lynch-Syndrom-Patienten vergleicht.

Aufgrund dieser Studien sollte man eine Empfehlung für Aspirin bei Patienten mit Lynch-Syndrom diskutieren und Patienten in die Entscheidung einbeziehen. Der karzinompräventive Effekt darf als gesichert angesehen werden, wobei nach Expertenmeinung davon ausgegangen wird, dass eine Dosis von 100 mg ASS täglich wahrscheinlich den gleichen Effekt, möglicherweise mit weniger Nebenwirkungen, herbeiführen wird. Auch wird zur Reduktion potenzieller Nebenwirkungen empfohlen, dass eine *Helicobacter-pylori*-Besiedlung des Magens vorher ausgeschlossen oder behandelt werden sollte, ebenso wie ein manifester Hypertonus.

14.2.14 Nachsorge

Bei an einem Karzinom erkrankten Mitgliedern einer Lynch-Syndrom-Familie sollten die oben aufgeführten Früherkennungsuntersuchungen (➤ Kap. 14.2.10) neben den Nachsorgeempfehlungen der S3-Leitlinie auch als Nachsorgeuntersuchungen durchgeführt werden. Hierbei ist zu berücksichtigen, dass diese Nachsorgeuntersuchungen – anders als beim sporadischen KRK – **lebenslang** durchgeführt werden müssen. Dies betrifft neben den Lynch-Syndrom-Patienten auch alle HNPCC-Patienten und alle Risikopersonen.

14.2.15 Das Muir-Torre-Syndrom

Das Muir-Torre-Syndrom wurde 1967 erstmal von Muir und 1968 von Torre beschrieben [80], [81]. Zur klinischen Diagnosestellung wird das Vorhandensein von mindestens einer kutanen Neoplasie mit Talgdrüsenmerkmalen und einem viszeralen malignen Tumor gefordert [82]. Zu den charakteristischen Talgdrüsenläsionen, die als Markerläsion gelten und bevorzugt im Gesicht, an den Extremitäten und am Rumpf auftreten [83], zählen das Talgdrüsenadenom, das Talgdrüsenepitheliom, das Basaliom mit Talgdrüsendifferenzierung, das Talgdrüsenkarzinom und das Keratoakanthom [84–89].

Als initiales Neoplasma wurden am häufigsten KRK (47 %), Karzinome des Urogenitaltrakts (21 %) und der Mamma (12 %) beschrieben [82]. Die viszeralen Tumoren manifestierten sich in der Regel 4 Jahre vor der kutanen Läsion, die durchschnittlich im 53. Lebensjahr auftritt und somit nur in lediglich 28–41 % vor oder gleichzeitig mit dem viszeralen Tumor [82], [90], [91]. Männer sind doppelt so häufig betroffen wie Frauen [90]. Bei Patienten mit einem Muir-Torre-Syndrom treten die Mutationen gehäuft im MSH2-Gen und nur selten im MLH1-Gen auf [91]; [92].

14.2.16 Familial Colorectal Cancer Type X

Der Begriff „Familial Colorectal Cancer Type X" wurde 2005 von Lindor erstmals für Familien verwendet, die die Amsterdam-Kriterien erfüllen, aber MSS-Tumoren haben [93]. Diese Patienten haben ein im Verhältnis zur Allgemeinbevölkerung erhöhtes KRK-Risiko, welches jedoch im Vergleich zu Familien mit MSI-H-KRK niedriger ist [94]. Außerdem besteht kein erhöhtes Risiko für extrakolonische Karzinome. Dem Familial Colorectal Cancer Type X scheint ein autosomal-dominanter Erbgang zugrunde zu liegen, pathogene Mutationen konnten jedoch bisher nicht identifiziert werden.

14.3 Klassische familiäre adenomatöse Polyposis (FAP)

14.3.1 Definition

Die Diagnose einer klassischen FAP wird – unabhängig von der Familienanamnese – durch das Vorhandensein von mehr als 100 kolorektalen Adenomen gestellt (➤ Abb. 14.1). Ohne Intervention haben diese Adenome eine Entartungstendenz von 100 %, sodass es sich bei der FAP um eine obligate Präkanzerose handelt.

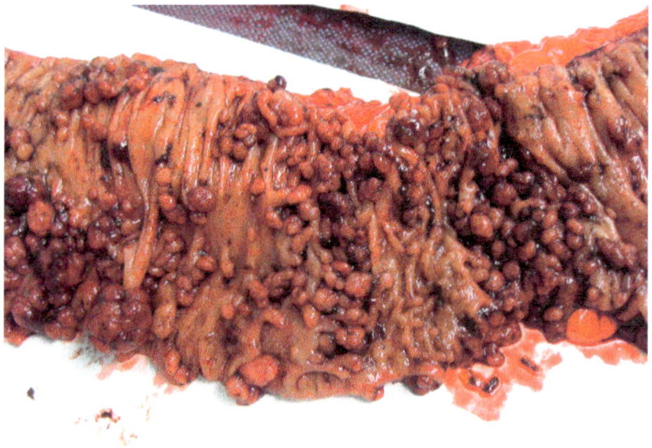

Abb. 14.1 Typisches Erscheinungsbild der klassischen FAP mit mehreren 100 Adenomen. [M896]

14.3.2 Geschichte

Bereits im Jahre 1721 wurden von Menzel bei einem 15-jährigen Jungen, der an Diarrhö verstorben war, multiple Erhabenheiten im Dickdarm beschrieben [95]. Nachdem in den Folgejahren weitere Berichte folgten, wurde 1881 der erste histologisch bestätigte Fall einer adenomatösen Polyposis beschrieben [96]. 1925 wurde das erste Polyposis-Register etabliert [97]. Die Verbindung einer FAP mit Desmoiden, Osteomen und Epidermoidzysten, welche als Gardner-Syndrom bezeichnet wird, wurde 1951 erstmalig beschrieben [98]. Der Nachweis des genetischen Defektes im APC-Gen gelang 1987 [99], [100].

14.3.3 Epidemiologie

Die FAP wird autosomal-dominant vererbt und ist für etwa 0,5–1 % aller KRK verantwortlich, wobei in westlichen Industrieländern eine Häufigkeit von 1:10.000–13.000 angenommen wird [101], [102]. Da ca. 22–30 % aller FAP-Patienten Träger einer Neumutation sind [102], [103], [104], bleibt die Inzidenz der FAP trotz des Selektionsnachteils gleich.

14.3.4 Klinisches Erscheinungsbild

Kolorektum

Die kolorektale Manifestation und das drohende KRK stehen klinisch bei der FAP im Vordergrund. Kolorektale Adenome können im Alter von 15 Jahren bei ca. 50 % und im Alter von 35 Jahren bei ca. 95 % der Patienten nachgewiesen werden. Unbehandelt entstehen KRK im Mittel zwischen dem 35. und dem 43. Lebensjahr, sodass das Lebenszeitrisiko für KRK bei diesen Patienten bei 100 % liegt [101].

Duodenum

Duodenale Adenome treten bei ca. 30–70 % aller FAP-Patienten auf, wobei vor allem die Pars descendens, die Pars horizontalis sowie die periampulläre Region betroffen sind [105, 106]. Der Schweregrad der duodenalen Polyposis wird nach der Spigelman-Klassifikation eingeteilt (➤ Tab. 14.3) [105]. Stadium I entspricht dabei einer milden und Stadien III–IV entsprechen einer schweren Polyposis mit zunehmend hoher Entartungstendenz [105]. Die Stadien II und III liegen in ca. 70–80 % aller FAP-Patienten vor, ein Stadium I oder IV in jeweils 10–20 %. Bis zum 70. Lebensjahr haben 52 % aller FAP-Patienten eine duodenale Polyposis Stadium IV [105], [106], [107]. Duodenal- bzw. periampuläre Karzinome sind die zweithäufigste Todesursache bei FAP-Patienten nach den KRK, wobei das Risiko für Duodenalkarzinome im Vergleich zur Normalbevölkerung 100–330-fach erhöht ist und das kumulative Risiko bis zum 70. Lebensjahr bei 4–10 % liegt [106], [108], [109]. Das Risiko für die Entwicklung eines Duodenalkarzinoms ist bei Polypen in den Stadien II und III bei 2,3 % bzw. 2,4 %, im Stadium IV allerdings schon bei 36 % [107].

Tab. 14.3 Spigelman-Klassifikation zur Bestimmung des Schweregrades der duodenalen Polyposis.
Stadium 0: 0 Punkte; Stadium I: 1–4 Punkte; Stadium II: 5–6 Punkte; Stadium III: 7–8 Punkte; Stadium IV: 9–12 Punkte.

	1 Punkt	2 Punkte	3 Punkte
Histologie	Tubulär	Tubulovillös	Villös
Dysplasiegrad	Gering	Mäßig	Schwer
Polypenzahl	1–4	5–20	>20
Polypengröße (mm)	1–4	5–10	>10

Magen

Im Gegensatz zu den Duodenalpolypen sind die Magenpolypen, die bei etwa 50 % der FAP-Patienten auftreten, in aller Regel gutartig und am häufigsten im Fundus und Korpus lokalisiert [110]. Histologisch entsprechen diese meist zystisch dilatierten Zysten (Drüsenkörperzysten). Weitaus seltener treten in etwa 10 % der Fälle Magenadenome auf, die im gesamten Magen lokalisiert sein können [105], [106]. FAP-Patienten haben jedoch kein erhöhtes Risiko für Magenkarzinome [109].

Extrakolische Manifestationen

Die von Gardner beschriebene Assoziation der kolorektalen Manifestation mit Desmoiden, Epidermoidzysten und Osteomen stellt nur eine der möglichen Kombinationsvarianten einer kolorektalen Polyposis mit extrakolischen Manifestationen dar. Heute weiß man, dass die Mehrzahl der FAP-Patienten extrakolische Manifestationen ausbildet, sodass eine Differenzierung im Sinne des Gardner-Syndroms zugunsten der allgemeinen Bezeichnung FAP verlassen wurde und der Ausdruck der Trias eines Gardner-Syndroms keine Anwendung mehr findet.

Desmoide treten bei ca. 20–30 % der FAP-Patienten vor allem intraabdominal im Dünndarmmesenterium (➤ Abb. 14.2), aber auch in der Bauchwand oder in den Extremitäten auf. Die klinische Symptomatik richtet sich nach der Lokalisation und kann von einer schmerzlosen Raumforderung bis hin zum Ileus, zur Harnstauung infolge einer Ureterkompression und zur Darmperforation reichen. Das Risi-

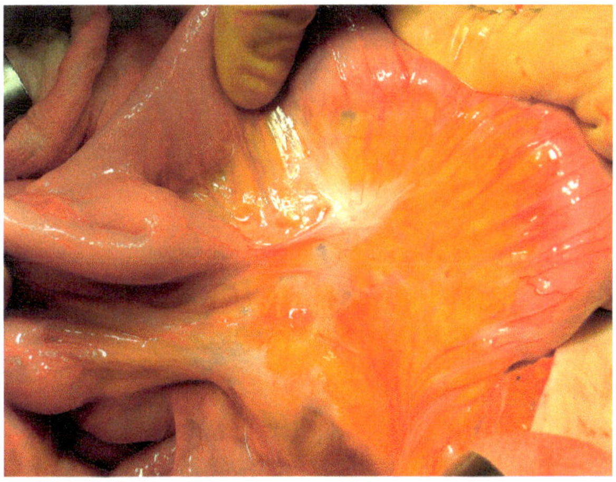

Abb. 14.2 Ein flächiges, mesenteriales Desmoid bei einem Patienten mit einer FAP führt durch Zug zur Abknickung des Darms. [M896]

ko für die Entwicklung von Desmoiden ist bei FAP-Patienten im Vergleich zur Normalbevölkerung um den Faktor 852 erhöht [111], [112]. Auch wenn die Desmoide selbst kein malignes Potenzial besitzen, so sind sie doch oft durch ein lokal destruierendes und infiltrierendes Wachstum in Verbindung mit den perioperativen Komplikationen lebensbedrohlich [112]. Die chirurgisch therapierten Desmoide scheinen mit Rezidivraten von über 80 % dabei durch das operative Trauma noch weitaus mehr zu aggressivem Wachstum angeregt zu werden [113], [114].

Schilddrüsenkarzinome, vor allem papilläre Schilddrüsenkarzinome, treten gehäuft im 3. Lebensjahrzehnt und bevorzugt bei Frauen auf. Das Lebenszeitrisiko liegt bei 2,1 % [115–118].

Das Lebenszeitrisiko für die Entstehung von Pankreaskarzinomen ist mit 1,7 % gering [116]. Hepatoblastome entstehen in 0,3 % aller FAP-Patienten in den ersten 7 Lebensjahren, wobei das Risiko dabei 800-fach im Vergleich zur Normalbevölkerung erhöht ist [119].

Weiterhin sind Gallengangskarzinome mit der FAP assoziiert [120], [121]. Die Verbindung von Glioblastomen oder Medulloblastomen mit einer FAP wird als **Turcot-Syndrom** bezeichnet [122], [123].

Häufige gutartige extraintestinale Manifestationen der FAP sind die kongenitale Hyperplasie des retinalen Pigmentepithels (CHRPE), welche bei mehr als 90 % der FAP-Patienten auftritt [124], [125], und Osteome der Maxilla und Mandibula, die bei ca. 80 % der Betroffenen vorkommen [126].

14.3.5 Molekulargenetik

Das prädisponierende APC-Gen ist auf Chromosom 5q21 lokalisiert, ist ein Tumorsuppressorgen und codiert ein Protein aus 2.843 Aminosäuren [99]. Insgesamt sind bisher über 300 verschiedene Mutationen des APC-Gens – überwiegend Nonsense- oder Frameshiftmutationen – beschrieben, wobei Mutationen der klassischen FAP zwischen Codon 169 und 1.464 beschrieben sind. Mutationen zwischen Codon 1.250 und 1.464 sind mit einer besonders schweren Form mit > 1.000 kolorektalen Polypen vergesellschaftet [101], [127]. In 80–90 % aller FAP-Patienten kann eine Keimbahnmutation nachgewiesen werden [128], [129].

Während die molekulargenetische Diagnostik dem erkrankten FAP-Patienten keine für das klinische Management umsetzbaren Informationen bietet, eröffnet die Identifikation der eigentlichen Mutation allerdings die Möglichkeit der prädiktiven Diagnostik für die Verwandten.

Als weitere Methode zur Identifizierung von Mutationsträgern kann eine Augenhintergrundspiegelung aufgeführt werden. Diese hat zur Identifizierung einer kongenitalen Hypertrophie des retinalen Pigmentepithels (CHRPE) durch die prädiktive DNA-Testung zwar an Bedeutung verloren, allerdings ist der umgekehrte Diagnoseweg, nämlich die Identifikation der entsprechenden Augenhintergrundbefundes als Zufallsbefund und die Abklärung einer zugrundeliegenden FAP, zu fordern. Das Gleiche gilt für Osteome und Epidermoidzysten im Kindesalter, ebenso wie die Diagnose von Hepatoblastomen im frühen Kindesalter.

Bei Verwandten eines FAP-Patienten, die aufgrund des Stammbaums (autosomal-dominanter Erbgang) als Mutationsträger in Betracht kommen, sollte nach Identifikation der familieneigenen Mutation ab dem 10. Lebensjahr im Anschluss an eine humangenetische Beratung der Familie eine prädiktive molekulargenetische Diagnostik empfohlen werden.

14.3.6 Früherkennungsempfehlungen

Diese Früherkennungsempfehlungen gelten für alle Personen mit einer nachgewiesenen Mutation im APC-Gen sowie für Risikopersonen aus Familien, in denen es nicht gelungen ist, die Mutation zu identifizieren. Wenn die familieneigene Mutation bei einer Risikoperson ausgeschlossen wird, liegt bei ihr das bevölkerungsübliche Risiko für KRK vor, sodass auf die spezifischen jährlichen FAP-Früherkennungsuntersuchungen gänzlich verzichtet werden kann.

In der überwiegenden Mehrzahl der FAP-Patienten treten erste Polypensprossen im rektosigmoidalen Übergang im späten Kindesalter auf. Da KRK bei FAP-Anlageträgern vor dem 15. Lebensjahr außerordentlich selten sind [130], beginnt die Früherkennung im Alter von 10 Jahren, wobei zunächst ein informatives Gespräch gemeinsam mit Kind und Eltern stattfinden sollte [131], [132]. Hierbei werden die klinischen Erscheinungen der FAP, deren Bedeutung sowie die Früherkennungs- und Behandlungsstrategien erläutert. Im Einzelfall ist bei bestimmten Mutationen oder bei früher Manifestation in der Familie oder assoziierten Symptomen der Beginn der Früherkennung bereits zu einem früheren Zeitpunkt in Erwägung zu ziehen. In seltenen Fällen ist eine prophylaktische Proktokolektomie mit einer ileoanalen Pouch-Anlage aufgrund der stark ausgeprägten kolorektalen Manifestation mit häufigen Durchfällen, einer Enteropathie, Anämie und/oder einem nicht einschätzbaren Karzinomrisiko bereits vor dem Alter von 10 Jahren als individuelle Indikationsstellung notwendig.

Bei der klassischen Ausprägung einer FAP liegt eine sogenannte linksseitige Prädominanz der Polypen an Zahl und Größe vor. Für die ersten Früherkennungsuntersuchungen reicht daher die Durchführung der flexiblen Rektosigmoidoskopie zunächst aus [133]. Diese Untersuchung sollte ab dem 10. Lebensjahr in Jahresabständen wiederholt werden, bis erste Polypen beobachtet werden. Zu diesem Zeitpunkt erfolgt die klinische Sicherung der Diagnose durch Entnahme von Biopsien, um die adenomatöse Dignität zu verifizieren. In der Folge sind komplette Koloskopien bis zum Zeitpunkt der prophylaktischen Operation anzuraten.

Für Risikopersonen mit unbekanntem Mutationsstatus sinkt die Wahrscheinlichkeit, eine FAP geerbt zu haben, bei unauffälligen Rektosigmoidoskopien mit zunehmendem Alter. Allerdings sollten die jährlichen Rektosigmoidoskopien bis zum Alter von 35 Jahren beibehalten werden, um erst dann die Untersuchungsintervalle ggf. zu verlängern [134].

Eine ÖGD mit besonderer Inspektion der Papillenregion sollte spätestens ab dem 30. Lebensjahr alle 3–5 Jahre durchgeführt werden. Das Intervall sollte in Abhängigkeit vom Schweregrad vorhandener Adenome auf bis zu 1 Jahr verkürzt werden. Bewährt hat sich dabei die Klassifikation des Polypenbefalls des oberen Gastrointestinaltrakts nach Spigelman (➤ Tab. 14.3). Bei den häufig zu beobachtenden Polypen des Magens handelt es sich fast ausschließlich um Drüsenkörperzysten, die weder pathognomonisch für eine FAP sind noch eine Krankheitsrelevanz besitzen.

Zusammenfassend erscheint hinsichtlich der Polypen des oberen Gastrointestinaltrakts das folgende Überwachungsprogramm sinnvoll, wobei es sicherlich jeweils der individuellen Situation angepasst werden sollte:

- Spigelman I: Kontrolle alle 3 Jahre, ggf. Polypektomie
- Spigelman II, ≤ 40 Jahre: Kontrolle alle 3 Jahre, ggf. Polypektomie
- Spigelman II, > 40 Jahre: Kontrolle jährlich, ggf. Polypektomie
- Spigelman III: Kontrolle jährlich, ggf. Polypektomie
- Spigelman IV: Operation

Weitere extrakolische Manifestationen müssen ebenfalls bei der Früherkennung beachtet werden. Es sollte daher eine jährliche Sonografie des Abdomens und der Schilddrüse ab dem 10. Lebensjahr erfolgen.

14.3.7 Operatives Management

Der molekulargenetische Nachweis einer APC-Mutation hat keinen Einfluss auf die Empfehlung zu der Art oder dem Zeitpunkt einer erforderlichen prophylaktischen Kolektomie. Die Indikation zur prophylaktischen Kolektomie wird nicht hiervon abhängig gemacht und bei noch nicht erfolgtem Mutationsnachweis nicht aufgeschoben, um dieses Ergebnis abzuwarten. Der OP-Zeitpunkt muss individuell nach Alter und Anamnese sowie endoskopischem und histologischem Befund (Zahl der Polypen und Dysplasiegrad) geplant werden [135], [136], [137].

Vor einigen Dekaden war der Standard der Prophylaxe eine Proktokolektomie mit endständigem Ileostoma. Mitte der 1980er-Jahre wechselte dieser Standard hin zur Kolektomie mit ileorektaler Anastomose. Zu diesem Zeitpunkt folgten erste Beschreibungen einer sphinktererhaltenden totalen Proktokolektomie mit einem Neoreservoir. Richtlinien zur Behandlung der klassischen FAP sehen heute wegen des inzwischen bekannten erheblichen Rektumkarzinomrisikos nach einer Kolektomie die Durchführung einer prophylaktischen restaurativen Proktokolektomie vor [138]. In der Folge wurde dieses Verfahren durch Standardisierung und technischen Fortschritt mit immer besseren funktionellen Ergebnissen weiter perfektioniert. Heute ist die totale Proktokolektomie mit ileoanalem J-Pouch das Verfahren der Wahl für FAP-Patienten mit der klassischen Krankheitsausprägung [139], [140]. Allerdings erfordert die Operationstechnik spezielle Erfahrungen und Kenntnisse – zumal die Ergebnisse der Lebensqualität der noch jungen Patientenklientel bei prophylaktischen Eingriffen in den Vordergrund rücken – und sollte aus diesem Grund spezialisierten Zentren vorbehalten bleiben, die sich gleichzeitig mit dem Management von intraabdominalen Desmoiden (aggressive Fibromatose) gut auskennen.

Patienten mit klassischer FAP sollten prophylaktisch – wann immer möglich, kontinenzerhaltend und, falls möglich laparoskopisch – proktokolektomiert werden, wenn vertretbar, erst nach Abschluss der Pubertät.

Wegen der besseren funktionellen Ergebnisse und der geringeren Komplikationsrate hat sich die Durchführung der Double-Staple-Technik bei der Ileopouch-analen Anastomose als vorteilhaft erwiesen. Hierbei soll die Anastomosenanlage so nah wie möglich an der Linea dentata erfolgen, um die Menge an verbleibender Rektummukosa so gering wie möglich zu halten. Choi et al. konnten zeigen, dass die funktionellen Ergebnisse durch die tiefe Naht nicht beeinträchtigt werden [141]. Sowohl bei der Mukosektomie und handgenähten Anastomose als auch bei der Double-Staple-Technik verbleiben Mukosareste des distalen Rektums, die potenziell zu einem Karzinom im Analkanal führen können. Auch aus diesem Grund (ergänzend zur Beobachtung von Neoplasien im Ileumpouch) sind jährliche Kontrolluntersuchungen lebenslang indiziert.

Bei einer duodenalen Polyposis im Stadium IV nach Spigelman wird heute die prophylaktische pankreaserhaltende Duodenektomie empfohlen [110]. Dabei müssen natürlich Morbidität und Mortalität des chirurgischen Eingriffs gegen das Risiko der Entwicklung eines Duodenalkarzinoms gut abgewogen werden [106].

Desmoide weisen eine hohe Rate an Rezidiven nach chirurgischer Exstirpation auf, wobei der unausweichliche prophylaktische kolorektale Eingriff bei diesen Patienten in aller Regel den Trigger für ein Desmoidwachstum darstellt. Dies hat zu der Empfehlung einer primär konservativen Vorgehensweise bei diesem Tumor veranlasst [142]. Sowohl Radiatio als auch Chemotherapie werden als Ultima Ratio bei inoperablen Desmoiden in Erwägung gezogen. Von Tyrosinkinaseinhibitoren wurden in Einzelfällen gute Erfolge berichtet. Aufgrund der geringeren Toxizität kann ein Therapieversuch mit Imatinib vor einer Chemotherapie angeraten sein. Als Folge des Nachweises von Östrogenrezeptoren wurden seit den 1980er-Jahren Desmoide mit hochdosierten Antiöstrogenen therapiert. In der Therapie mit nichtsteroidalen Entzündungshemmern (NSAIDs) sind für Sulindac die meisten Daten publiziert. In vielen Kliniken wird eine Kombination aus einem hochdosiertem Antiöstrogen und Sulindac angewandt, eine Empfehlung, die jetzt auch in der neuen S3-Leitlinie „Kolorektales Karzinom" als Therapie der ersten Wahl niedergeschrieben ist.

14.3.8 Chemoprävention

In Kurzzeitstudien für NSAIDs (COX-2-Inhibitoren) und in Langzeitstudien für Sulindac konnte eine Reduktion der Anzahl und Größe von kolorektalen Adenomen nachgewiesen werden [143], [144]. Auch wenn durch eine solche Chemoprävention die Entwicklung von Polypen und teilweise auch Karzinomen nicht dauerhaft verhindert werden konnte, so stellt der Ansatz einer medikamentösen Prävention (Chemoprävention) ein interessantes Forschungsfeld dar, das perspektivisch den Betroffenen zumindest einen Aufschub der prophylaktischen Operation des Kolorektums und evtl. eine Vermeidung der prophylaktischen Operationen des oberen Gastrointestinaltrakts ermöglichen könnte. Im Gegensatz zur der medikamentösen Chemoprävention bei Lynch-Syndrom-Patienten mit Aspirin konnte ein wesentlicher Einfluss auf eine Polypenentstehung im Kolorektum bei FAP durch ASS nicht nachgewiesen werden [145], [146], [147].

14.3.9 Nachsorgeuntersuchungen

Patienten, bei denen eine Kolektomie mit ileorektaler Anastomose durchgeführt wurde, müssen sich einer **regelmäßigen** und **engmaschigen endoskopischen Kontrolle** des Rektums unterziehen (Untersuchungsintervall 4–6 Monate). Das Rektumkarzinomrisiko ist auch bei regelmäßigen endoskopischen Kontrollen nicht zu unterschätzen und steigt im Alter > 50 Jahre deutlich an.

Theoretisch sollte nach einer restaurativen Proktokolektomie das kolorektale Karzinomrisiko beseitigt sein. Die Beobachtungen von Adenomen und sogar Adenokarzinomen im ileoanalen Pouch mehrere Jahre nach der Operation nehmen allerdings zu und verdienen Beachtung. In den meisten Fällen scheint es sich um ein neu erworbenes neoplastisches Potenzial der Ileummukosa zu handeln. In anderen Fällen kann die nicht vollständige Entfernung von Rektummukosa bei der Durchführung der restaurativen Proktokolektomie ursächlich für Adenokarzinome im Bereich der ileoanalen Anastomose verantwortlich gemacht werden. Aus den genannten Gründen muss die **jährliche Nachsorge** im Sinne einer Früherkennung nach dem operativen Eingriff weiter empfohlen werden. Diese beinhaltet neben der rektal-digitalen Austastung die endoskopische Untersuchung des Pouches, ggf. mit entsprechenden Polypabtragungen. Darüber hinaus sind die Empfehlungen, die in ➤ Kap. 14.3.6 als Früherkennungsempfehlungen erläutert werden, lebenslang anzuraten.

Als Folge der Vor- und Nachsorgeempfehlungen sowie der prophylaktischen Chirurgie hat sich die Lebenserwartung der FAP-Patienten signifikant verbessert. Die Haupttodesursachen dieser Patienten sind Karzinome der oberen Gastrointestinaltrakts, perioperative Komplikationen und Desmoide [148], [149].

14.4 Attenuierte FAP

14.4.1 Definition

Die attenuierte FAP (aFAP) ist klinisch durch das Vorhandensein von weniger als 100 adenomatösen Polypen im Kolorektum charakterisiert. Die Differenzialdiagnosen sind eine MUTYH-assoziierte Polyposis und auch das Lynch-Syndrom. Heute kann die genaue Diagnose oft molekulargenetisch differenziert und somit eindeutig geklärt werden.

14.4.2 Geschichte

Muto prägte 1985 erstmals den Begriff des flachen Adenoms (flat adenoma), um adenomatöse Veränderungen zu beschreiben, die eine rötliche Oberfläche, eine zentrale Einziehung, eine nur leichte Prominenz über die Mukosa und einen überraschend hohen Dysplasiegrad haben [150]. Eine große Familie, bei der betroffene Personen diese flachen Läsionen mit einer rechtsseitigen Verteilung und insgesamt zwischen 2 und 70 Polypen aufwiesen, wurde 1988 von Lynch beschrieben [38]. In weiteren Untersuchungen konnte schließlich nachgewiesen werden, dass in diesen Familien Mutationen des APC-Gens vorliegen, wodurch der Nachweis erbracht wurde, dass es sich bei diesem Krankheitsbild um eine phänotypische Variante einer FAP handelt.

14.4.3 Klinische Erscheinungsbild

Diese Subgruppe der FAP-Patienten erkrankt in einem späteren Lebensalter und weist weniger Adenome auf [151]. In aller Regel befinden sich die Adenome rechtsseitig, proximal der Flexura lienalis. Die Diagnosestellung der kolorektalen Adenome erfolgt im Gegensatz zu einer klassischen FAP durchschnittlich erst im Alter von 44 Jahren. Unbehandelt wird eine Karzinomdiagnose durchschnittlich erst im Alter von 56 Jahren gestellt. Somit verläuft die Krankheit im Vergleich zur klassischen FAP etwa 15 Jahre später und ist insgesamt weniger aggressiv.

Typischerweise wird man auch hier einen Familienstammbaum mit einer Häufung von KRK und extrakolonischen Karzinomen vorfinden, sofern es sich nicht um eine Neumutation handelt. Alternativ können diese Patienten die Amsterdam-Kriterien erfüllen, obwohl sie eine aFAP haben. In diesen Familien gelingt die Differenzierung nur durch den molekulargenetischen Nachweis der zugrunde liegenden Mutation.

Bei der aFAP besteht eine beeindruckende Variabilität der klinischen Ausprägung auch innerhalb einer Familie, weshalb das Syndrom unterdiagnostiziert wird. Obere gastrointestinale Polypen stellen auch bei der aFAP die häufigste extrakolonische Manifestation dar, Drüsenkörperzysten liegen zu fast 100 % vor und werden oft schon vor den kolorektalen Adenomen beobachtet. Hingegen werden Osteome, CHRPE und Desmoidtumoren nur selten bei einer aFAP beschrieben.

14.4.4 Molekulargenetik

Heute kann die attenuierte Variante einer FAP in aller Regel mit Mutationen am 5'-Ende des APC-Gens zwischen Codon 77 und 157 [152] und am 3'-Ende des APC-Gens [153] in Verbindung gebracht werden.

Bei Nachweis der pathogenen genetischen Alteration der Indexperson im APC-Gen sollte den Familienangehörigen – ebenso wie bei der klassischen Erkrankungsform – eine prädiktive Diagnostik angeboten werden.

Die molekulargenetische Diagnostik ist bei der klinischen Differenzialdiagnose einer aFAP gerade auch in der Abgrenzung zum Lynch-Syndrom und der MUTYH-assoziierten Polyposis beweisend. Bei einem Großteil der Patienten mit der klinischen Diagnose einer aFAP gelingt derzeit dennoch kein Mutationsnachweis, sodass von Mutationen in weiteren, bisher nicht identifizierten Genen ausgegangen werden muss.

14.4.5 Früherkennungsempfehlungen

Eine erste Koloskopie und Ösophagogastroduodenoskopie wird im Alter von 15 Jahren empfohlen [154]. Da hier die Läsionen im Darm meist rechtsseitig lokalisiert sind, muss die Durchführung einer totalen Koloskopie als Screeninguntersuchung (im Gegensatz zur klassischen FAP) bereits initial erfolgen. Falls sich der kolorektale Phänotyp zu diesem Zeitpunkt bereits ausgebildet hat, sollten die weiteren Früherkennungsuntersuchungen, entsprechend den Empfehlungen bei klassischer FAP, fortgeführt werden. Falls zu diesem Zeitpunkt noch keine kolorektalen Adenome vorliegen, sollte die nächste endoskopische Untersuchung im Sinne einer totalen Koloskopie im Alter von 20 Jahren erfolgen und danach jährlich wiederholt werden. Diese Vorgehensweise ist ab dem 20. Lebensjahr unabhängig davon zu empfehlen, ob Polypen festgestellt werden oder nicht. Falls die Polypen zu zahlreich sind, ist auch das operative Vorgehen im Sinne einer prophylaktischen Kolektomie wegen des deutlich erhöhten kolorektalen Karzinomrisikos zu empfehlen.

Die Empfehlungen für den oberen Gastrointestinaltrakt und andere extrakolonische Manifestationen sind mit denen der klassischen FAP identisch (> Kap. 14.3.6).

Klinisch ist eine aFAP bei geringer Polypenausprägung nicht vom Lynch-Syndrom zu unterscheiden. Letzteres Syndrom kann diagnostisch durch die Untersuchung der Mikrosatelliteninstabilität (MSI) in den Adenomen weiter abgeklärt werden, denn bei Vorliegen einer MSI kann eine aFAP ausgeschlossen werden. Die hohe Inzidenz von Intervallkarzinomen bei Untersuchungsintervallen von weniger als zwei Jahren rechtfertigt bei beiden Syndromen die altersabhängige Empfehlung zu einer jährlichen Koloskopie bei allen Patienten, die den Phänotyp aufweisen, auch wenn die molekulargenetische Untersuchung nicht zielführend ist.

14.4.6 Operatives Management

Das KRK-Risiko bei Vorliegen einer aFAP liegt ebenfalls unbehandelt praktisch bei 100 %. Gesichert ist, dass bei aFAP-Familien anders als bei der klassischen Form die KRK in einem höheren Lebensalter auftreten und im Gegensatz zur klassischen Ausprägung oft rechtsseitig lokalisiert sind. Bei der klassischen und auch der attenuierten Variante besteht eine hohe intrafamiliäre Heterogenität, sodass immer abhängig von Lebensalter, Verteilung, Größe und Histologie der Polypen eine Individualentscheidung in Bezug auf eine prophylaktische Chirurgie erfolgen sollte. Im Gegensatz zum Lynch-Syndrom ist die Adenom-Karzinom-Sequenz nicht beschleunigt, sondern entspricht dem Zehn-Jahres-Intervall der klassischen FAP.

Bei Patienten mit einer aFAP wird ebenfalls eine prophylaktische Kolektomie, allerdings mit einer ileorektalen bzw. ileosigmoidalen Anastomose empfohlen. Das Rektum ist praktisch immer vom Polypenwachstum ausgespart. Manche Patienten weisen eine segmentale Polypenverteilung auf, sodass in Ausnahmefällen auch eine segmentale Kolektomie unter Beibehaltung der engmaschigen Koloskopieintervalle empfohlen werden kann.

14.4.7 Nachsorgeuntersuchungen

Ebenso wie bei der klassischen Variante sind jährliche körperliche Untersuchungen einschließlich Ultraschalluntersuchungen des Abdomens sowie endoskopische Kontrollen des verbleibenden Kolorektums (auch nach prophylaktischer Kolektomie) empfehlenswert.

14.5 MUTYH-assoziierte Polyposis

14.5.1 Epidemiologie

Die Häufigkeit der MUTYH-assoziierten Polyposis ist < 1:10.000 [155], wobei sie die wichtigste Differenzialdiagnose zur klassischen FAP und der aFAP darstellt [156]. Ca. 5 % aller Fälle mit < 100 Polypen könnten durch die MUTYH-assoziierte Polyposis erklärt werden und die Wahrscheinlichkeit einer Mutation in diesem Gen liegt bei Patienten mit 15–100 Adenomen bei etwa 30 % [157].

14.5.2 Klinisches Erscheinungsbild

Die MUTYH-assoziierte Polyposis ist charakterisiert durch das Auftreten von 5–750 Polypen, wobei im Schnitt 50 Polypen nachweisbar sind [158], [159]. Das mittlere Alter der Patienten bei Diagnosestellung liegt bei 45–48 Jahren [160], [161] und das Lebenszeitrisiko für KRK bei bis zu 70–80 % [162].

In einer großen Multicenterstudie konnte auch gezeigt werden, dass 17 % der Patienten Duodenalpolypen und 11 % Magenpolypen entwickeln, woraus sich ein Lebenszeitrisiko für Duodenalkarzinome von 5 % ergab [163]. Weiterhin ist eine gegenüber der Allgemeinbevölkerung erhöhte Inzidenz von Talgdrüsentumoren beschrieben.

Die entsprechenden Karzinomrisiken von heterozygoten Anlageträgern werden derzeit noch kontrovers diskutiert, am ehesten liegt aber ein moderat erhöhtes Risiko vor [164], [165].

14.5.3 Molekulargenetik

Die MUTYH-assoziierte Polyposis wird anders als die anderen Polyposis-Syndrome autosomal-rezessiv durch eine biallelische Mutation im MUTYH-Gen, welches auf Chromosom 1p35 lokalisiert ist, vererbt [155]. Bei einem Ausfall des MUTYH-Proteins, welches Bestandteil des Basen-Exzisions-Reparatursystems ist, kommt es durch die fehlende Korrektur der infolge von oxidativem Stress entstandenen Punktmutationen zu einer Anhäufung von somatischen Mutationen in anderen Genen, wie auch dem APC-Gen [155].

14.5.4 Früherkennungsempfehlungen

Patienten mit einer biallelischen Mutation sollten hinsichtlich der Früherkennungsempfehlungen klinisch in gleicher Weise wie bei Vorliegen einer aFAP (➤ Kap. 14.4.5) beraten werden [162], [166].

Da bei Patienten mit einer MUTYH-assoziierten Polyposis oft ein späterer Beginn der Polyposis zu beobachten ist, wird von einigen Autoren ein Beginn der koloskopischen Überwachung ab einem Alter von 25 Jahren alle 1–2 Jahre und eine Gastroskopie ab einem Alter von 30 Jahren alle 1–3 Jahre empfohlen [167].

Heterozygote Anlageträger sollten sich im Alter von 25 Jahren koloskopieren lassen und im Falle des Nachweises von Polypen intensiv überwacht werden. Falls keine Polypen nachgewiesen werden können, sollte die Koloskopie alle 3–5 Jahre wiederholt werden [167].

14.5.5 Operatives Management

Bei einer endoskopisch nicht mehr zu kontrollierenden Anzahl an Polypen sollte eine prophylaktische Kolektomie bzw. Proktokolektomie erwogen werden [168]. Dabei spielt auch hier der individuelle Polypenbefall in den verschiebenden Dickdarmabschnitten die entscheidende Rolle für das empfohlene Operationsverfahren.

14.6 Peutz-Jeghers-Syndrom

14.6.1 Geschichte

Die Erstbeschreibung der Peutz-Jeghers-Syndroms erfolgte 1895 durch J. R. T. Connor, der zwei 12-jährige Schwestern mit einer tintenschwarzen Pigmentierung der Lippen und des Mundes beschrieb [169]. Anhand von späteren Berichten lässt sich nachvollziehen, dass eine der Schwestern mit 20 Jahren an einem Ileus und die zweite mit 52 Jahren an Brustkrebs verstarb. Die Verbindung von mukokutaner Pigmentierung und intestinalen Polypen wurde 1921 von Peutz anhand einer Familie mit gehäuftem Auftreten von intestinalen und nasalen Polypen sowie Blasenpolypen aufgezeigt [170]. Eine erste detaillierte Beschreibung des Syndroms erfolgte schließlich 1949 durch Jeghers [171]. Im Jahre 1954 wurde schließlich das Eponym „Peutz-Jeghers-Syndrom“ eingeführt [172].

14.6.2 Epidemiologie

Die Häufigkeit des autosomal-dominant vererbten Peutz-Jeghers-Syndroms liegt bei etwa 1:120.000–150.000 [173]. Die Lebenszeitrisiken für die verschiedenen mit dem Peutz-Jeghers-Syndrom assoziierten Karzinome sind in ➤ Tab. 14.4 dargestellt.

Tab. 14.4 Lebenszeitrisiken für Peutz-Jeghers-Syndrom-assoziierte Karzinome [174].

	Lebenszeitrisiko	Durchschnittliches Erkrankungsalter
Ösophaguskarzinom	0,5 %	67
Magenkarzinom	29 %	30,1
Dünndarmkarzinom	13 %	41,7
Kolonkarzinom	39 %	45,8
Pankreaskarzinom	36 %	40,8
Bronchialkarzinom	15 %	–
Hodenkarzinom	9 %	8,6
Mammakarzinom	54 %	37
Endometriumkarzinom	9 %	–
Ovarialkarzinom	21 %	28
Zervixkarzinom	10 %	34,4

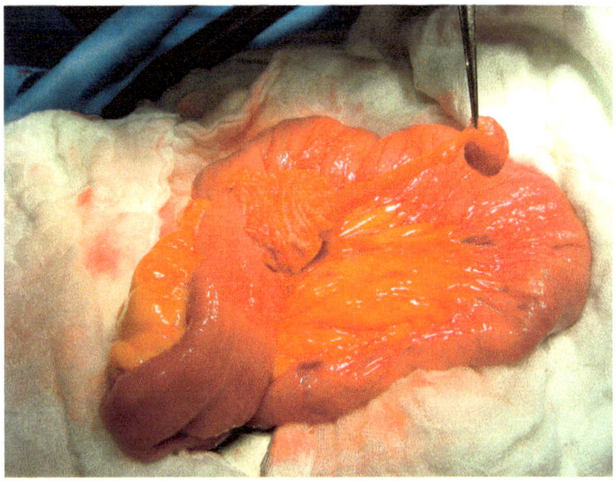

Abb. 14.3 Typischer hamartomatöser Polyp bei einem Patienten mit einem Peutz-Jeghers-Syndrom. [M896]

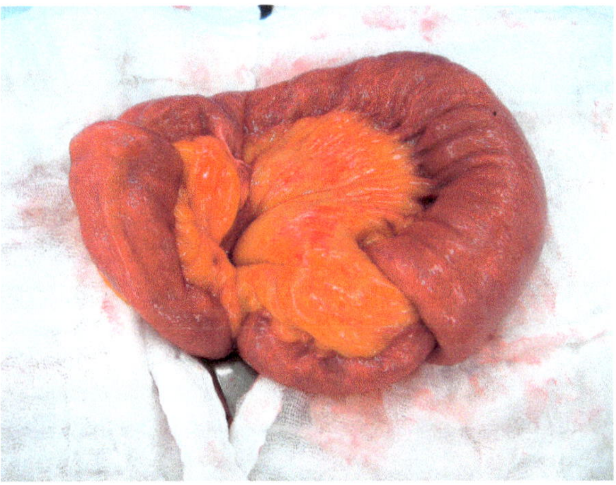

Abb. 14.4 Intraoperativer Befund einer Intussuszeption bei einem Patienten mit einem Peutz-Jeghers-Syndrom. [M896]

14.6.3 Klinisches Erscheinungsbild

Die Diagnose Peutz-Jeghers-Syndrom kann gestellt werden, wenn eines der folgenden Kriterien erfüllt ist [175]:

1. ≥ 2 histologisch bestätigte Peutz-Jeghers-Polypen (Hamartome)
2. Jede Anzahl von Peutz-Jeghers-Polypen (Hamartome), die bei einer Person diagnostiziert wurden, mit einer Familienanamnese des Peutz-Jeghers-Syndroms bei einem nahen Verwandten
3. Charakteristische mukokutane Pigmentierung bei einer Person mit einer Familiengeschichte des Peutz-Jeghers-Syndroms bei einem nahen Verwandten
4. Jede Anzahl an Peutz-Jeghers-Polypen (Hamartome) bei einer Person, die auch eine mukokutane Pigmentierung aufweist

Gastrointestinale Polypen

Das klinische führende Merkmal des Peutz-Jeghers-Syndroms ist die gastrointestinale Polyposis (➤ Abb. 14.3), welche bei einem Drittel der Patienten im ersten Lebensjahrzehnt und bei 50–60 % der Patienten bis zum 20. Lebensjahr klinisch manifest wird [171], [176]. Die klinischen Beschwerden dabei sind meist durch eine Obstruktion des Darmlumens, gastrointestinale Blutungen oder (kolikartige) Abdominalschmerzen als Folge eines Volvulus oder einer Intussuszeption (➤ Abb. 14.4) geprägt. Die Polypen sind dabei in 64–96 % im Dünndarm (Jejunum > Ileum > Duodenum), in 27–53 % im Kolon, in 24–49 % im Magen und in 24–32 % im Rektum lokalisiert [177], [178], [179].

Hautpigmentierung

Bei 95 % der Patienten treten 1–5 mm große Pigmentflecken der Haut und Schleimhaut auf, welche meist schon in den ersten Lebensjahren manifest werden und im Verlauf bis zur Pubertät an Größe und Zahl zu- und danach wieder abnehmen [177]. Charakteristische Lokalisationen sind an den Lippen und um den Mund herum (➤ Abb. 14.5), an den Händen, der Mundschleimhaut und den Füßen [180].

Karzinomrisiko

Das Karzinomrisiko beim Peutz-Jeghers-Syndrom ist nicht nur auf den Gastrointestinaltrakt beschränkt und im Vergleich zur Normalbevölkerung 15-fach erhöht, sodass das kumulative Lebenszeitrisiko für Krebserkrankungen bis zum 65. Lebensjahr bei 93 % liegt [174] (➤ Tab. 14.4).

14.6.4 Molekulargenetik

Die für das Peutz-Jeghers-Syndrom verantwortliche Mutation ist im Bereich der Seronin-Threonin-Kinase LKB/STK11

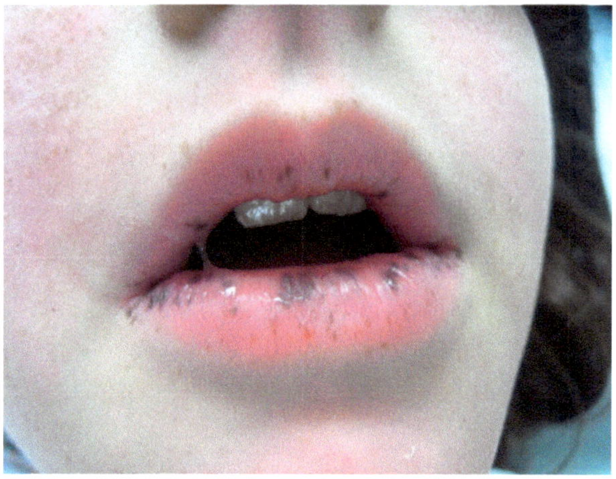

Abb. 14.5 Typische Pigmentation der Lippen bei einer jungen Patientin mit einem Peutz-Jeghers-Syndrom. [M896]

auf Chromosom 19p13.3 lokalisiert [181]. Eine Mutation dieser STK11-Kinase kann bei etwa 70–80 % aller Patienten nachgewiesen werden [182]. Es handelt sich dabei um ein Tumorsuppressorgen mit 10 Exons, wovon 9 ein Protein aus 433 Aminosäuren codieren [182].

14.6.5 Früherkennungsempfehlungen

Die Früherkennungsempfehlungen für Patienten mit dem Peutz-Jeghers-Syndrom sind keine international validierten Empfehlungen, sondern basieren auf Expertenkonsens [175], [183]. Im Jahre 2006 wurden von Giardiello Früherkennungsempfehlungen zusammengefasst und im Jahr 2010 wurden die Empfehlungen der europäischen Expertengruppe publiziert, die zusammenfassend im Folgenden dargestellt werden [183], [184].

- Von der Geburt bis zum 12. Lebensjahr sollte jährlich eine ausführliche Anamnese erhoben, eine Blutentnahme und eine körperliche Untersuchung mit besonderer Beachtung der Hoden durchgeführt werden. Eine Ultraschalluntersuchung der Hoden sollte alle 2 Jahre angeboten werden.
- Im Alter von 8 Jahren sollten eine Ösophagogastroduodenoskopie sowie eine Kapselendoskopie des Dünndarms oder eine MR-Sellink-Untersuchung durchgeführt werden. Falls dabei Polypen festgestellt werden, sollte diese alle 2–3 Jahre wiederholt werden, bei unauffälligen Befund sollte die nächste Untersuchung mit 18 Jahren und dann regelmäßig alle 2–3 Jahre erfolgen.
- Einige Autoren empfehlen, bereits im Alter von 8 Jahren eine komplette Koloskopie durchzuführen [175]. Giardiello empfiehlt die Koloskopie dagegen erst ab einem Alter von 18 Jahren im Abstand von 2–3 Jahren.
- Frauen sollten ab einem Alter von 18 Jahren einmal monatlich ihre Brust selbst untersuchen und ab einem Alter von 21 Jahren einmal jährlich gynäkologisch untersucht werden, wobei auch ein PAP-Abstrich gemacht werden sollte.
- Zur Brustkrebsfrüherkennung wird Frauen ab einem Alter von 25 Jahren eine halbjährliche ärztliche Brustuntersuchung und eine jährliche Mammografie empfohlen, wobei alternativ ein MRT durchgeführt werden kann. Ebenso sollten jährlich ein transvaginaler Ultraschall und eine Bestimmung des Tumormarkers CA125 erfolgen.
- Ab einem Alter von 25 Jahren sollte alle 1–2 Jahre eine Endosonografie des Pankreas durchgeführt werden, wobei ergänzend eine Bestimmung des Tumormarkers CA19–9 und/oder eine Computertomografie optional angeboten werden sollte.

Anzumerken ist, dass gerade als chirurgisches Thema die Dünndarmintussuszeptionen bei Kindern unterschätzt werden. Dabei sind auch relativ häufig Kinder unter dem Alter von 8 Jahren betroffen, also jünger als das Alter, zu dem Früherkennungsuntersuchungen initiiert werden sollen. Grundsätzlich muss gelten, dass bei Kindern aus einer Familie mit Peutz-Jeghers-Syndrom, die über „Bauchschmerzen" klagen oder die einen erniedrigten Hb-Wert haben, eine gezielte Suche nach Polypen im Dünndarm erfolgen muss, und zwar entweder als Kapselendoskopie oder als MR-Sellink-Untersuchung. Bei jeder Notfalloperation wegen einer Dünndarmintussuszeption muss an das Vorliegen eines Peutz-Jeghers-Syndroms gedacht und der Gastrointestinaltrakt entsprechend intraoperativ exploriert werden.

14.6.6 Operatives Management

Ab einer Größe von 1,0–1,5 cm sollten Polypen prophylaktisch entfernt werden [175], [185]. Wenn möglich, sollte eine Abtragung im Rahmen einer Doppelballon-Enteroskopie erfolgen [175]. Wenn dies nicht möglich ist, ist ein kombiniert chirurgisch-endoskopisches Vorgehen empfehlenswert, bei dem eine Dünndarmschlinge laparoskopisch vor die Bauchwand luxiert und über diese nach proximal und distal endoskopiert wird, wobei alle Polypen abgetragen werden [175].

Prinzipiell sollte das Ziel eine konsequente Frühdiagnose der Polypen und die prophylaktische Entfernung derselben sein, um Operationen in Notfallsituationen mit konsekutivem Dünndarmresektionen zu vermeiden [175].

14.6.7 Chemoprävention

Infolge der in mehreren Studien nachgewiesenen Überexpression von COX-2 in mit dem Peutz-Jeghers-Syndrom assoziierten Hamartomen und Karzinomen ist möglicherweise der Einsatz von COX-2-Inhibitoren im Sinne einer Chemoprävention Erfolg versprechend [186]. Ein solches Vorgehen sollte derzeit allerdings aktuell nur im Rahmen von Studien erfolgen.

Ein weiterer Ansatz könnte der Einsatz von mTOR-Inhibitoren wie Rapamycin (Sirolimus) sein, die durch Komplexbildung mit dem Protein mTOR (mechanistic target of Rapamycin) eine Reihe von Zytokin-vermittelten Signaltransduktionswegen inhibieren [187].

14.7 Juvenile Polyposis

14.7.1 Epidemiologie

Die juvenile Polyposis, die zu den hamartomatösen Polyposis-Syndromen zählt, tritt mit einer Häufigkeit von etwa 1:100.000–160.000 auf [188], [189], [190]. Bei etwa 2 % aller Kinder unter 10 Jahren treten juvenile Polypen auf, wobei dies nicht mit einer juvenilen Polyposis zu verwechseln ist, bei der multiple Polypen auftreten [151], [191]. In 25–50 % aller Patienten mit einer juvenilen Poyposis handelt es sich um De-novo-Mutationen [151], [191].

14.7.2 Klinisches Erscheinungsbild

Patienten mit einer juvenilen Polyposis entwickeln multiple gastrointestinale Polypen, die vorwiegend im Kolon lokalisiert sind [192], [193]. Das mittlere Alter bei Diagnosestellung liegt bei 18,5 Jahren [193]. Zu den typischen Symptomen gehören peranale Blutungen, Anämie, Abdominalschmerzen, Diarrhö, Intussuszeption und Prolaps von Polypen [194], [195]. Kolorektale Karzinome sind das am häufigsten mit der juvenilen Polyposis assoziierte Karzinom, wobei das Lebenszeitrisiko bei 40–50 % liegt [196]. Das Risiko für ein Magenkarzinom bei Vorliegen von multiplen Polypen liegt bei 21 % [197].

Die Diagnose einer juvenilen Polyposis kann gestellt werden, wenn eines der folgenden Kriterien erfüllt ist [198], [199]:

1. Nachweis von mindestens 3–5 juvenilen Polypen im Kolon
2. Nachweis von multiplen juvenilen Polypen im gesamten Gastrointestinaltrakt
3. Nachweis von juvenilen Polypen, unabhängig von der Anzahl, bei einer Person mit einer Familiengeschichte einer juvenilen Polyposis

14.7.3 Molekulargenetik

Der juvenilen Polyposis liegt eine Mutation im SMAD4-, BMPR1A- oder ENG1-Gen zugrunde [188], [191]. Mutationen im SMAD4- und BMPR1A-Gen können dabei jeweils bei etwa 20 % der Patienten mit einer juvenilen Polyposis nachgewiesen werden [200]. Die Häufigkeit von ENG-Mutationen ist bisher unklar, jedoch scheinen diese für ein früheres Manifestationsalter zu prädisponieren [188]. In Genotyp-Phänotyp-Korrelationen konnte auch nachgewiesen werden, dass Patienten mit einer SMAD4-Mutation häufiger eine Polyposis des oberen Gastrointestinaltrakts haben als Patienten mit einer BMPR1A-Mutation [201], [202].

14.7.4 Früherkennungsempfehlungen

Falls keine früheren Symptome auftreten, sollten eine Koloskopie und eine Gastroskopie im Alter von 15 Jahren durchgeführt werden, welche im Falle des Nachweises von Polypen jährlich wiederholt werden sollte. Wenn keine Polypen nachgewiesen werden können, sollte eine endoskopische Kontrolle alle 2–3 Jahre erfolgen [189], [191].

14.7.5 Operatives Management

Wenn die Polypen endoskopisch nicht entfernt werden können, ist eine chirurgische Resektion indiziert [191]. Um im Falle von Dünndarmpolypen wiederholte Dünndarmresektion zu vermeiden, werden multiple Enterotomien mit Polypektomie und intraoperativer Endoskopie empfohlen [197].

14.8 PTEN-hamartomatöses Tumorsyndrom

14.8.1 Molekulargenetik

Der Begriff „PTEN-hamartomatöses Tumorsyndrom“ umfasst eine heterogene Gruppe von Erkrankungen, die alle durch Mutationen im Tumorsuppressorgen PTEN verursacht werden [203]. Dazu zählen neben dem Cowden-Syndrom auch das Bannayan-Riley-Ruvalcaba-Syndrom und das Proteus-Syndrom.

14.8.2 Cowden-Syndrom

Das Cowden-Syndrom, ist eine seltene, aber auch unterdiagnostizierte Erkrankung mit einer Häufigkeit von 1:200.000 [204].

Beim Cowden-Syndrom entwickeln 99 % aller betroffenen Patienten mukokutane Manifestationen, oft verruköse Papeln im Gesicht (Trichilemmome), Papillome mit kopfsteinpflasterartigen Erscheinungen an Lippenrot, Zahnfleisch und Mundschleimhaut und keratotische Papeln an Händen und Füßen.

Weiterhin treten bei 76 % der Frauen Läsionen der Brust auf. Diese sind am häufigsten eine fibrozystische Mastopathie, 30–50 % der Frauen entwickeln allerdings auch Mammakarzinome. In 3–10 % entstehen (follikuläre) Schilddrüsenkarzinome, wobei Schilddrüsenveränderungen im Sinne einer multinodalen Struma bei 50–67 % aller Patienten beschrieben werden. Außerdem sind Makrozephalien (30 bis 40 %), urogenitale Veränderungen (44 %) wie Leiomyome des Uterus oder ein Uterus bicornis beschrieben [205].

Hamartomatöse Polypen, die bei 30 % aller Betroffenen beobachtet werden, entstehen erst im Laufe der 2.–3. Lebensdekade und sind in aller Regel klein, weshalb sie nur wenige Beschwerden verursachen.

14.8.3 Bannayan-Riley-Ruvalcaba-Syndrom

Es gibt keine klaren Kriterien für die Diagnosestellung eines Bannayan-Riley-Ruvalcaba-Syndroms. Es wird postuliert, dass Patienten mit einer Kombination von Makrozephalie, Lipomatosis, multiplen Hämangiomen, gastrointestinalen Polypen und pigmentierten Hautflecken an der Glans penis als Betroffene zu betrachten sind [197]. Im Gegensatz zum Cowden-Syndrom ist die gastrointestinale Polyposis oft symptomatisch [206]. Brust-, Schilddrüsen- und Endometriumkarzinome werden auch als Teil des Bannayan-Riley-Ruvalcaba-Syndroms betrachtet [206], [207].

14.8.4 Proteus-Syndrom

Das Proteus-Syndrom ist charakterisiert durch kongenitale Malformationen, eine Hemihypertrophie, hamartomatöse Wucherungen verschiedener Gewebe, Nävi und Hyperostosen. Die klinischen Manifestationen sind in der Regel schon bei Geburt vorhanden. Ein erhöhtes Karzinomrisiko wird nicht beobachtet [208].

14.8.5 Früherkennungsempfehlungen

Infolge des variablen Phänotyps gibt es keine generellen Früherkennungsempfehlungen hinsichtlich einer endoskopischen Überwachung. Es wird jedoch ab dem 35. Lebensjahr eine Koloskopie im Abstand von 3–5 Jahren in Abhängigkeit der Anzahl der Polypen empfohlen. Frauen wird ab einem Alter von 30–35 Jahren ein MRT-basiertes Screening der Brust angeraten. Außerdem sollte ab einem Alter von 35 Jahren einmal jährlich ein transvaginaler Ultraschall mit Endometriumbiopsie durchgeführt werden. Hinsichtlich der Schilddrüsenpathologika sollte ab dem Erwachsenenalter ein Ultraschall durchgeführt werden, der in Abhängigkeit des Befundes jährlich wiederholt werden sollte.

14.9 Hyperplastisches Polyposis-Syndrom

14.9.1 Epidemiologie

Das hyperplastische Polyposis-Syndrom ist ein seltenes, meist sporadisch auftretendes Krankheitsbild, über welches nur wenige epidemiologische Daten vorliegen [155].

14.9.2 Klinisches Erscheinungsbild

Hyperplastische Polypen (HP) werden oft im Rahmen von Koloskopien gefunden und wurden bisher als harmlos betrachtet [209]. In einigen kürzlich veröffentlichten Studien konnte jedoch nachgewiesen werden, dass auch diese Polypen über eine sogenannte „HP-serratierte Adenom-KRK-Sequenz" maligne entarten können [210–212]. Dabei sind es vor allem die rechtsseitig lokalisierten Polypen, die ein rasches Wachstum und über den „serratierten Pathway" eine rasche maligne Progression aufweisen. Die Diagnose eines hyperplastischen Polyposis-Syndroms wird anhand der von Burt und Jass im Jahre 2000 definierten klinischen Kriterien gestellt [213]. Die Daten hinsichtlich des KRK-Risikos schwanken zwischen 0 und 84 %, was Folge der wenigen und klinisch inhomogenen Patientengruppen ist [155].

Die Diagnose einer hyperplastischen Polyposis-Syndroms kann gestellt werden, wenn eines der folgenden Kriterien erfüllt ist [213]:

1. Nachweis von mindestens 5 hyperplastischen Polypen proximal des Sigmas, wobei mindesten 2 Polypen größer als 1 cm sind.
2. Nachweis von mindestens 30 hyperplastischen Polypen im Kolon unabhängig von der Größe oder Lokalisation.
3. Nachweis von hyperplastischen Polypen proximal des Sigmas bei einem erstgradigen Verwandten eines Patienten mit einem hyperplastischen Polyposis-Syndroms.

14.9.3 Molekulargenetik

Auch wenn ein genetischer Defekt vermutet wird, so konnte doch bisher noch keine pathogene Mutation identifiziert werden [209].

14.9.4 Früherkennungsempfehlungen

Patienten mit einem hyperplastischen Polyposis-Syndrom wird ab dem 20. Lebensjahr eine Koloskopie empfohlen, welche in Abhängigkeit vom Befund alle 1–3 Jahre wiederholt werden sollte.

LITERATUR

[1] Boyle P, Ferlay J: Cancer incidence and mortality in Europe, 2004. Ann Oncol 2005; 16(3):481–488.
[2] Lichtenstein P et al.: Environmental and heritable factors in the causation of cancer-analyses of cohorts of twins from Sweden, Denmark, and Finland. N Engl J Med 2000; 343(2):78–85.
[3] Jasperson KW, Tuohy TM, Neklason DW, Burt RW: Hereditary and familial colon cancer. Gastroenterology 2010; 138(6):2.044–2.058.
[4] Johns LE, Houlston RS: A systematic review and meta-analysis of familial colorectal cancer risk. Am J Gastroenterol 2001; 96(10):2.992–3.003.
[5] Warthin AS. Hereditary with reference to carcinoma as shown by the study of the cases examined in the pathological laboratory of the University of Michigan, 1.895–1.913. Arch Intern Med 117, 206–212. 19,13. Ref Type: Journal (Full)
[6] Lynch HT et al.: Hereditary factors in cancer. Study of two large midwestern kindreds. Arch Intern Med 1966; 117(2):206–212.
[7] Lynch HT et al.: Natural history of colorectal cancer in hereditary nonpolyposis colorectal cancer (Lynch syndromes I and II). Dis Colon Rectum 1988; 31(6):439–444.
[8] Mecklin JP, Jarvinen HJ: Tumor spectrum in cancer family syndrome (hereditary nonpolyposis colorectal cancer). Cancer 1991; 68(5):1,109–1,112.
[9] Umar A et al.: Revised Bethesda Guidelines for hereditary nonpolyposis colorectal cancer (Lynch syndrome) and microsatellite instability. J Natl Cancer Inst 2004; 96(4):261–268.
[10] Lynch HT et al.: Review of the Lynch syndrome: history, molecular genetics, screening, differential diagnosis, and medicolegal ramifications. Clin Genet 2009; 76(1):1–18.
[11] Aaltonen LA et al.: Incidence of hereditary nonpolyposis colorectal cancer and the feasibility of molecular screening for the disease. N Engl J Med 1998; 338(21):1.481–1.487.
[12] Hampel H et al.: Feasibility of screening for Lynch syndrome among patients with colorectal cancer. J Clin Oncol 2008; 26(35):5.783–5.788.
[13] Cunningham JM et al.: The frequency of hereditary defective mismatch repair in a prospective series of unselected colorectal carcinomas. Am J Hum Genet 2001; 69(4):780–790.
[14] Aarnio M et al.: Cancer risk in mutation carriers of DNA-mismatch-repair genes. Int J Cancer 1999; 81(2):214–218.
[15] Barrow E et al.: Colorectal cancer in HNPCC: cumulative lifetime incidence, survival and tumour distribution. A report of 121 families with proven mutations. Clin Genet 2008; 74(3):233–242.
[16] Barrow E et al.: Cumulative lifetime incidence of extracolonic cancers in Lynch syndrome: a report of 121 families with proven mutations. Clin Genet 2009; 75(2):141–149.
[17] Dunlop MG et al.: Cancer risk associated with germline DNA mismatch repair gene mutations. Hum Mol Genet 1997; 6(1):105–110.
[18] Hampel H et al.: Cancer risk in hereditary nonpolyposis colorectal cancer syndrome: later age of onset. Gastroenterology 2005; 129(2):415–421.
[19] Hampel H et al.: Screening for the Lynch syndrome (hereditary nonpolyposis colorectal cancer). N Engl J Med 2005; 352(18):1.851–1.860.
[20] Kastrinos F et al.: Risk of pancreatic cancer in families with Lynch syndrome. JAMA 2009; 302(16):1.790–1.795.
[21] Ponti G et al.: Value of MLH1 and MSH2 mutations in the appearance of Muir-Torre syndrome phenotype in HNPCC patients presenting sebaceous gland tumors or keratoacanthomas. J Invest Dermatol 2006; 126(10):2.302–2.307.
[22] South CD et al.: The frequency of Muir-Torre syndrome among Lynch syndrome families. J Natl Cancer Inst 2008; 100(4): 277–281.
[23] Vasen HF et al.: The epidemiology of endometrial cancer in hereditary nonpolyposis colorectal cancer. Anticancer Res 1994; 14(4B):1.675–1.678.
[24] Watson P et al.: The risk of extra-colonic, extra-endometrial cancer in the Lynch syndrome. Int J Cancer 2008; 123(2): 444–449.
[25] Weissman SM et al.: Genetic counseling considerations in the evaluation of families for Lynch syndrome – a review. J Genet Couns 2011; 20(1):5–19.
[26] Lynch HT, de la CA: Genetic susceptibility to non-polyposis colorectal cancer. J Med Genet 1999; 36(11):801–818.
[27] Kim H, Jen J, Vogelstein B, Hamilton SR: Clinical and pathological characteristics of sporadic colorectal carcinomas with DNA replication errors in microsatellite sequences. Am J Pathol 1994; 145(1):148–156.
[28] Hampel H et al.: Cancer risk in hereditary nonpolyposis colorectal cancer syndrome: later age of onset. Gastroenterology 2005; 129(2):415–421.
[29] Goecke T et al.: Genotype-phenotype comparison of German MLH1 and MSH2 mutation carriers clinically affected with Lynch syndrome: a report by the German HNPCC Consortium. J Clin Oncol 2006; 24(26):4.285–4.292.
[30] Jass JR et al.: Pathology of hereditary non-polyposis colorectal cancer. Anticancer Res 1994; 14(4B):1.631–1.634.
[31] Vasen HF et al.: Surveillance in hereditary nonpolyposis colorectal cancer: an international cooperative study of 165 families. The International Collaborative Group on HNPCC. Dis Colon Rectum 1993; 36(1):1–4.
[32] Fearon ER, Vogelstein B: A genetic model for colorectal tumorigenesis. Cell 1990; 61(5):759–767.
[33] Winawer SJ et al.: Colorectal cancer screening: clinical guidelines and rationale. Gastroenterology 1997; 112(2):594–642.
[34] Al-Sohaily S et al.: Molecular pathways in colorectal cancer. J Gastroenterol Hepatol 2012; 27(9):1.423–1.431.
[35] Ruschoff J et al.: Poorly differentiated colonic adenocarcinoma, medullary type: clinical, phenotypic, and molecular characteristics. Am J Pathol 1997; 150(5):1.815–1.825.
[36] Albano WA et al.: Natural history of hereditary cancer of the breast and colon. Cancer 1982; 50(2):360–363.
[37] Mecklin JP, Jarvinen HJ: Clinical features of colorectal carcinoma in cancer family syndrome. Dis Colon Rectum 1986; 29(3):160–164.
[38] Lynch HT et al.: Flat adenomas in a colon cancer-prone kindred. J Natl Cancer Inst 1988; 80(4):278–282.
[39] Alexander J et al.: Histopathological identification of colon cancer with microsatellite instability. Am J Pathol 2001; 158(2):527–535.
[40] Smyrk TC, Watson P, Kaul K, Lynch HT: Tumor-infiltrating lymphocytes are a marker for microsatellite instability in colorectal carcinoma. Cancer 2001; 91(12):2.417–2.422.
[41] Vasen HF, Mecklin JP, Khan PM, Lynch HT: The International Collaborative Group on Hereditary Non-Polyposis Colorectal Cancer (ICG-HNPCC). Dis Colon Rectum 1991; 34(5):424–425.
[42] Vasen HF, Watson P, Mecklin JP, Lynch HT: New clinical criteria for hereditary nonpolyposis colorectal cancer (HNPCC, Lynch syndrome) proposed by the International Collaborative group on HNPCC. Gastroenterology 1999; 116(6):1.453–1.456.
[43] Canard G et al.: Screening for Lynch syndrome in colorectal cancer: are we doing enough? Ann Surg Oncol 2012; 19(3):809–816.

[44] Vasen HF et al.: Guidelines for the clinical management of Lynch syndrome (hereditary non-polyposis cancer). J Med Genet 2007; 44(6):353–362.

[45] Julie C et al. Identification in daily practice of patients with Lynch syndrome (hereditary nonpolyposis colorectal cancer): revised Bethesda guidelines-based approach versus molecular screening. Am J Gastroenterol 2008; 103(11):2.825–2.835.

[46] Bailey-Wilson JE et al.: Segregation analysis of hereditary non-polyposis colorectal cancer. Genet Epidemiol 1986; 3(1): 27–38.

[47] Wildenberg J, Meselson M: Mismatch repair in heteroduplex DNA. Proc Natl Acad Sci U S A 1975; 72(6):2.202–2.206.

[48] de la Chapelle A: Microsatellite instability phenotype of tumors: genotyping or immunohistochemistry? The jury is still out. J Clin Oncol 2002; 20(4):897–899.

[49] Lazar V et al.: Accumulation of multiple mutations in tumour suppressor genes during colorectal tumorigenesis in HNPCC patients. Hum Mol Genet 1994; 3(12):2.257–2.260.

[50] Ligtenberg MJ et al.: Heritable somatic methylation and inactivation of MSH2 in families with Lynch syndrome due to deletion of the 3' exons of TACSTD1. Nat Genet 2009; 41(1):112–117.

[51] Guarinos C et al.: EPCAM germ line deletions as causes of Lynch syndrome in Spanish patients. J Mol Diagn 2010; 12(6):765–770.

[52] Spaepen M et al.: EPCAM germline and somatic rearrangements in lynch syndrome: identification of a novel 3'EPCAM deletion. Genes Chromosomes Cancer 2013; 52(9):845–854.

[53] Mur P et al.: Identification of a founder EPCAM deletion in Spanish Lynch syndrome families. Clin Genet 2013.

[54] Ruschoff J et al.: (Molecular pathology in hereditary colorectal cancer. Recommendations of the Collaborative German Study Group on hereditary colorectal cancer funded by the German Cancer Aid [Deutsche Krebshilfe]). Pathologe 2004; 25(3):178–192.

[55] Ahuja N et al.: Association between CpG island methylation and microsatellite instability in colorectal cancer. Cancer Res 1997; 57(16):3.370–3.374.

[56] Rajagopalan H et al.: Tumorigenesis: RAF/RAS oncogenes and mismatch-repair status. Nature 2002; 418(6901):934.

[57] Domingo E et al.: BRAF screening as a low-cost effective strategy for simplifying HNPCC genetic testing. J Med Genet 2004; 41(9):664–668.

[58] Warrier SK et al.: Preoperative diagnosis of Lynch syndrome with DNA mismatch repair immunohistochemistry on a diagnostic biopsy. Dis Colon Rectum 2011; 54(12):1.480–1.487.

[59] Kumarasinghe AP et al.: DNA mismatch repair enzyme immunohistochemistry in colorectal cancer: a comparison of biopsy and resection material. Pathology 2010; 42(5):414–420.

[60] Shia J et al.: Immunohistochemical staining for DNA mismatch repair proteins in intestinal tract carcinoma: how reliable are biopsy samples? Am J Surg Pathol 2011; 35(3):447–454.

[61] Aaltonen LA et al.: Clues to the pathogenesis of familial colorectal cancer. Science 1993; 260(5109):812–816.

[62] Thibodeau SN, Bren G, Schaid D: Microsatellite instability in cancer of the proximal colon. Science 1993; 260(5109):816–819.

[63] Ionov Y, Peinado MA, Malkhosyan S, Shibata D, Perucho M: Ubiquitous somatic mutations in simple repeated sequences reveal a new mechanism for colonic carcinogenesis. Nature 1993; 363(6429):558–561.

[64] Boland CR et al.: A National Cancer Institute Workshop on Microsatellite instability for cancer detection and familial predisposition: development of international criteria for the determination of microsatellite instability in colorectal cancer. Cancer Res 1998; 58(22):5.248–5.257.

[65] Jarvinen HJ et al.: Controlled 15-year trial on screening for colorectal cancer in families with hereditary nonpolyposis colorectal cancer. Gastroenterology 2000; 118(5):829–834.

[66] Vasen HF, Nagengast FM, Khan PM: Interval cancers in hereditary non-polyposis colorectal cancer (Lynch syndrome). Lancet 1995; 345(8958):1.183–1.184.

[67] Schmiegel W et al. S3 guidelines for colorectal carcinoma: results of an evidence-based consensus conference on February 6/7, 2004 and June 8/9, 2007 (for the topics IV, VI and VII). Z Gastroenterol 2010; 48(1):65–136.

[68] Vasen HF et al.: Revised guidelines for the clinical management of Lynch syndrome (HNPCC): recommendations by a group of European experts. Gut 2013.

[69] Jarvinen HJ et al.: Ten years after mutation testing for Lynch syndrome: cancer incidence and outcome in mutation-positive and mutation-negative family members. J Clin Oncol 2009; 27(28):4.793–4.797.

[70] Engel C et al.: Efficacy of annual colonoscopic surveillance in individuals with hereditary nonpolyposis colorectal cancer. Clin Gastroenterol Hepatol 2010; 8(2):174–182.

[71] Win AK et al.: Risk of Metachronous Colon Cancer Following Surgery for Rectal Cancer in Mismatch Repair Gene Mutation Carriers. Ann Surg Oncol 2013.

[72] Roth AD et al.: Integrated analysis of molecular and clinical prognostic factors in stage II/III colon cancer. J Natl Cancer Inst 2012; 104(21):1.635–1.646.

[73] Hutchins G et al.: Value of mismatch repair, KRAS, and BRAF mutations in predicting recurrence and benefits from chemotherapy in colorectal cancer. J Clin Oncol 2011; 29(10): 1.261–1.270.

[74] Sargent DJ et al.: Defective mismatch repair as a predictive marker for lack of efficacy of fluorouracil-based adjuvant therapy in colon cancer. J Clin Oncol 2010; 28(20):3.219–3.226.

[75] Schulmann K et al.: Adjuvant chemotherapy (ACT) in stage II colon cancer (CC) in patients with Lynch syndrome. J Clin Oncol 2012; 30:suppl; abstr 3,550.

[76] Merok MA et al.: Microsatellite instability has a positive prognostic impact on stage II colorectal cancer after complete resection: results from a large, consecutive Norwegian series. Ann Oncol 2012.

[77] Rothwell PM et al.: Long-term effect of aspirin on colorectal cancer incidence and mortality: 20-year follow-up of five randomised trials. Lancet 2010; 376(9754):1.741–1.750.

[78] Cooper K et al.: Chemoprevention of colorectal cancer: systematic review and economic evaluation. Health Technol Assess 2010; 14(32):1–206.

[79] Burn J et al.: Long-term effect of aspirin on cancer risk in carriers of hereditary colorectal cancer: an analysis from the CAPP2 randomised controlled trial. Lancet 2011; 378(9809): 2,081–2,087.

[80] Muir EG, Bell AJ, Barlow KA: Multiple primary carcinomata of the colon, duodenum, and larynx associated with kerato-acanthomata of the face. Br J Surg 1967; 54(3):191–195.

[81] Torre D: Multiple sebaceous tumors. Arch Dermatol 1968; 98(5):549–551.

[82] Cohen PR, Kohn SR, Kurzrock R: Association of sebaceous gland tumors and internal malignancy: the Muir-Torre syndrome. Am J Med 1991; 90(5):606–613.

[83] Tsao H: Update on familial cancer syndromes and the skin. J Am Acad Dermatol 2000; 42(6):939–969.

[84] Entius MM et al.: Microsatellite instability and expression of hMLH-1 and hMSH-2 in sebaceous gland carcinomas as markers for Muir-Torre syndrome. Clin Cancer Res 2000; 6(5):1.784–1.789.

[85] Korber J, Djawari D: Muir-Torre syndrome. Hautarzt 2001; 52(12):1.107–1.110.
[86] Kanitakis J et al.: Sebaceous adenomas with atypical immunohistochemical features in the Muir-Torre syndrome [leter]. Br J Dermatol 1999; 140(4):749–750.
[87] Kiehl P et al.: DNA image cytometry in sebaceous tumours of the Muir-Torre syndrome. Br J Dermatol 1998; 138(4):706–708.
[88] Schwartz RA et al.: The Muir-Torre syndrome: a disease of sebaceous and colonic neoplasms. Dermatologica 1989; 178(1):23–28.
[89] Schwartz RA, Torre DP: The Muir-Torre syndrome: a 25-year retrospect. J Am Acad Dermatol 1995; 33(1):90–104.
[90] Akhtar S, Oza KK, Khan SA, Wright J: Muir-Torre syndrome: case report of a patient with concurrent jejunal and ureteral cancer and a review of the literature. J Am Acad Dermatol 1999; 41(5 Pt 1):681–686.
[91] Kruse R et al.: Muir-Torre phenotype has a frequency of DNA mismatch-repair-gene mutations similar to that in hereditary nonpolyposis colorectal cancer families defined by the Amsterdam criteria. Am J Hum Genet 1998; 63(1):63–70.
[92] Kruse R, Propping P: (Skin diseases and genetic instability. II. Genetic dermatoses with genetic instability). Hautarzt 1998; 49(2):W153–W163.
[93] Lindor NM et al.: Lower cancer incidence in Amsterdam-I criteria families without mismatch repair deficiency: familial colorectal cancer type X. JAMA 2005; 293(16):1.979–1.985.
[94] Lindor NM: Familial colorectal cancer type X: the other half of hereditary nonpolyposis colon cancer syndrome. Surg Oncol Clin N Am 2009; 18(4):637–645.
[95] Menzel D: De excrenscentiis verrucoso cristosis copiose in intestinis crassis dysenteriam passi observatis. Acta Med Berol 1721;68–71.
[96] Sklifasowski NW: Polyadenoma tractus intestinalis. Vrac 1881; 4:55–57.
[97] Lockhart-Mummery JP: Cancer and Hereditary. Lancet 1925; 1:427–429.
[98] Gardner EJ: A genetic and clinical study of intestinal polyposis, a predisposing factor for carcinoma of the colon and rectum. Am J Hum Genet 1951; 3(2):167–176.
[99] Bodmer WF et al.: Localization of the gene for familial adenomatous polyposis on chromosome 5. Nature 1987; 328(6131):614–616.
[100] Leppert M et al.: The gene for familial polyposis coli maps to the long arm of chromosome 5. Science 1987; 238(4832):1.411–1.413.
[101] Giardiello FM, Brensinger JD, Petersen GM: AGA technical review on hereditary colorectal cancer and genetic testing. Gastroenterology 2001; 121(1):198–213.
[102] Bisgaard ML, Fenger K, Bulow S, Niebuhr E, Mohr J: Familial adenomatous polyposis (FAP): frequency, penetrance, and mutation rate. Hum Mutat 1994; 3(2):121–125.
[103] Burt R, Neklason DW: Genetic testing for inherited colon cancer. Gastroenterology 2005; 128(6):1.696–1.716.
[104] Vasen HF et al.: Familial colorectal cancer risk: ESMO clinical recommendations. Ann Oncol 2009; 20 Suppl 4:51–53.
[105] Spigelman AD et al.: Upper gastrointestinal cancer in patients with familial adenomatous polyposis. Lancet 1989; 2(8666):783–785.
[106] Brosens LA et al.: Prevention and management of duodenal polyps in familial adenomatous polyposis. Gut 2005; 54(7):1.034–1.043.
[107] Groves CJ, Saunders BP, Spigelman AD, Phillips RK: Duodenal cancer in patients with familial adenomatous polyposis (FAP): results of a 10 year prospective study. Gut 2002; 50(5):636–641.
[108] Pauli RM, Pauli ME, Hall JG: Gardner syndrome and periampullary malignancy. Am J Med Genet 1980; 6(3):205–219.
[109] Offerhaus GJ et al.: The risk of upper gastrointestinal cancer in familial adenomatous polyposis. Gastroenterology 1992; 102(6):1.980–1.982.
[110] Brosens LA et al.: Gastrointestinal polyposis syndromes. Curr Mol Med 2007; 7(1):29–46.
[111] Gurbuz AK et al.: Desmoid tumours in familial adenomatous polyposis. Gut 1994; 35(3):377–381.
[112] Knudsen AL, Bulow S: Desmoid tumour in familial adenomatous polyposis. A review of literature. Fam Cancer 2001; 1(2):111–119.
[113] Kadmon M, Moslein G, Buhr HJ, Herfarth C: (Desmoid tumors in patients with familial adenomatous polyposis [FAP]. Clinical and therapeutic observations from the Heidelberg polyposis register). Chirurg 1995; 66(10):997–1.005.
[114] Soravia C, Berk T, McLeod RS, Cohen Z: Desmoid disease in patients with familial adenomatous polyposis. Dis Colon Rectum 2000; 43(3):363–369.
[115] Iwama T, Mishima Y, Utsunomiya J: The impact of familial adenomatous polyposis on the tumorigenesis and mortality at the several organs. Its rational treatment. Ann Surg 1993; 217(2):101–108.
[116] Giardiello FM et al.: Increased risk of thyroid and pancreatic carcinoma in familial adenomatous polyposis. Gut 1993; 34(10):1.394–1.396.
[117] Truta B et al.: Genotype and phenotype of patients with both familial adenomatous polyposis and thyroid carcinoma. Fam Cancer 2003; 2(2):95–99.
[118] Cetta F et al.: Germline mutations of the APC gene in patients with familial adenomatous polyposis-associated thyroid carcinoma: results from a European cooperative study. J Clin Endocrinol Metab 2000; 85(1):286–292.
[119] Giardiello FM, Offerhaus GJ, Krush AJ, Booker SV, Tersmette AC, Mulder JW, Kelley CN, Hamilton SR: Risk of hepatoblastoma in familial adenomatous polyposis. J Pediatr 1991; 119(5):766–768.
[120] Nugent KP, Spigelman AD, Talbot IC, Phillips RK: Gallbladder dysplasia in patients with familial adenomatous polyposis. Br J Surg 1994; 81(2):291–292.
[121] Spigelman AD, Farmer KC, James M, Richman PI, Phillips RK: Tumours of the liver, bile ducts, pancreas and duodenum in a single patient with familial adenomatous polyposis. Br J Surg 1991; 78(8):979–980.
[122] Hamilton SR et al.: The molecular basis of Turcot's syndrome. N Engl J Med 1995; 332(13):839–847.
[123] Paraf F, Jothy S, Van Meir EG: Brain tumor-polyposis syndrome: two genetic diseases? J Clin Oncol 1997; 15(7):2.744–2.758.
[124] Giardiello FM et al.: Value of combined phenotypic markers in identifying inheritance of familial adenomatous polyposis. Gut 1991; 32(10):1.170–1.174.
[125] Traboulsi EI et al.: Prevalence and importance of pigmented ocular fundus lesions in Gardner's syndrome. N Engl J Med 1987; 316(11):661–667.
[126] Carl W, Sullivan MA: Dental abnormalities and bone lesions associated with familial adenomatous polyposis: report of cases. J Am Dent Assoc 1989; 119(1):137–139.
[127] Nagase H et al.: Correlation between the location of germ-line mutations in the APC gene and the number of colorectal polyps in familial adenomatous polyposis patients. Cancer Res 1992; 52(14):4.055–4.057.
[128] Lamlum H et al.: Germline APC variants in patients with multiple colorectal adenomas, with evidence for the particular importance of E1317Q. Hum Mol Genet 2000; 9(15):2.215–2.221.

[129] Friedl W et al.: Can APC mutation analysis contribute to therapeutic decisions in familial adenomatous polyposis? Experience from 680 FAP families. Gut 2001; 48(4):515–521.
[130] Church JM, McGannon E, Burke C, Clark B: Teenagers with familial adenomatous polyposis: what is their risk for colorectal cancer? Dis Colon Rectum 2002; 45(7):887–889.
[131] King JE, Dozois RR, Lindor NM, Ahlquist DA: Care of patients and their families with familial adenomatous polyposis. Mayo Clin Proc 2000; 75(1):57–67.
[132] Winawer S et al.: Colorectal cancer screening and surveillance: clinical guidelines and rationale-Update based on new evidence. Gastroenterology 2003; 124(2):544–560.
[133] Nyam DC et al.: Ileal pouch-anal canal anastomosis for familial adenomatous polyposis: early and late results. Ann Surg 1997; 226(4):514–519.
[134] Parc YR et al.: Familial adenomatous polyposis: prevalence of adenomas in the ileal pouch after restorative proctocolectomy. Ann Surg 2001; 233(3):360–364.
[135] Bulow S: Results of national registration of familial adenomatous polyposis. Gut 2003; 52(5):742–746.
[136] Ficari F et al.: APC gene mutations and colorectal adenomatosis in familial adenomatous polyposis. Br J Cancer 2000; 82(2):348–353.
[137] Vasen HF et al.: Decision analysis in the surgical treatment of patients with familial adenomatous polyposis: a Dutch-Scandinavian collaborative study including 659 patients. Gut 2001; 49(2):231–235.
[138] Parc YR et al.: Familial adenomatous polyposis: results after ileal pouch-anal anastomosis in teenagers. Dis Colon Rectum 2000; 43(7):893–898.
[139] Matsumoto T et al.: In vivo observation of the ileal microadenoma in familial adenomatous polyposis. Am J Gastroenterol 1999; 94(11):3.354–3.358.
[140] Thompson-Fawcett MW et al.: Adenomatous polyps develop commonly in the ileal pouch of patients with familial adenomatous polyposis. Dis Colon Rectum 2001; 44(3):347–353.
[141] Choi HJ et al.: How consistent is the anal transitional zone in the double-stapled ileoanal reservoir? Int J Colorectal Dis 2003; 18(2):116–120.
[142] Hansmann A et al.: High-dose tamoxifen and sulindac as first-line treatment for desmoid tumors. Cancer 2004; 100(3): 612–620.
[143] Giardiello FM et al.: Treatment of colonic and rectal adenomas with sulindac in familial adenomatous polyposis. N Engl J Med 1993; 328(18):1.313–1.316.
[144] Steinbach G et al.: The effect of celecoxib, a cyclooxygenase-2 inhibitor, in familial adenomatous polyposis. N Engl J Med 2000; 342(26):1,946–1,952.
[145] Giardiello FM et al.: Primary chemoprevention of familial adenomatous polyposis with sulindac. N Engl J Med 2002; 346(14):1.054–1.059.
[146] Cruz-Correa M et al.: Long-term treatment with sulindac in familial adenomatous polyposis: a prospective cohort study. Gastroenterology 2002; 122(3):641–645.
[147] Burn J et al.: A randomized placebo-controlled prevention trial of aspirin and/or resistant starch in young people with familial adenomatous polyposis. Cancer Prev Res (Phila) 2011; 4(5):655–665.
[148] Nugent KP, Spigelman AD, Phillips RK: Life expectancy after colectomy and ileorectal anastomosis for familial adenomatous polyposis. Dis Colon Rectum 1993; 36(11):1.059–1.062.
[149] Galle TS, Juel K, Bulow S: Causes of death in familial adenomatous polyposis. Scand J Gastroenterol 1999; 34(8):808–812.
[150] Muto T et al.: Small „flat adenoma" of the large bowel with special reference to its clinicopathologic features. Dis Colon Rectum 1985; 28(11):847–851.
[151] Burt RW et al.: Genetic testing and phenotype in a large kindred with attenuated familial adenomatous polyposis. Gastroenterology 2004; 127(2):444–451.
[152] Spirio L et al.: Alleles of the APC gene: an attenuated form of familial polyposis. Cell 1993; 75(5):951–957.
[153] Friedl W et al.: Attenuated familial adenomatous polyposis due to a mutation in the 3' part of the APC gene. A clue for understanding the function of the APC protein. Hum Genet 1996; 97(5):579–584.
[154] Vasen HF et al.: Guidelines for the clinical management of familial adenomatous polyposis (FAP). Gut 2008; 57(5): 704–713.
[155] Aretz S: The differential diagnosis and surveillance of hereditary gastrointestinal polyposis syndromes. Dtsch Arztebl Int 2010; 107(10):163–173.
[156] Spier I, Aretz S: (Gastrointestinal polyposis syndromes). Internist (Berl) 2012; 53(4):6.371–6.378.
[157] Ruschoff J et al.: (Differential diagnostics of hereditary colorectal cancer syndromes. The role of pathology). Pathologe 2010; 31(6):412–422.
[158] Sampson JR et al.: Autosomal recessive colorectal adenomatous polyposis due to inherited mutations of MYH. Lancet 2003; 362(9377):39–41.
[159] Lipton L, Tomlinson I: The multiple colorectal adenoma phenotype and MYH, a base excision repair gene. Clin Gastroenterol Hepatol 2004; 2(8):633–638.
[160] Ellis CN: Colonic adenomatous polyposis syndromes: clinical management. Clin Colon Rectal Surg 2008; 21(4):256–262.
[161] Aretz S et al.: MUTYH-associated polyposis: 70 of 71 patients with biallelic mutations present with an attenuated or atypical phenotype. Int J Cancer 2006; 119(4):807–814.
[162] Lubbe SJ, Di Bernardo MC, Chandler IP, Houlston RS: Clinical implications of the colorectal cancer risk associated with MUTYH mutation. J Clin Oncol 2009; 27(24):3.975–3.980.
[163] Vogt S et al.: Expanded extracolonic tumor spectrum in MUTYH-associated polyposis. Gastroenterology 2009; 137(6):1.976–1.985.
[164] Jones N et al.: Increased colorectal cancer incidence in obligate carriers of heterozygous mutations in MUTYH. Gastroenterology 2009; 137(2):489–94, 494.
[165] Cleary SP et al.: Germline MutY human homologue mutations and colorectal cancer: a multisite case-control study. Gastroenterology 2009; 136(4):1.251–1.260.
[166] Sieber OM et al.: Multiple colorectal adenomas, classic adenomatous polyposis, and germ-line mutations in MYH. N Engl J Med 2003; 348(9):791–799.
[167] Wagner A et al.: Atypical HNPCC owing to MSH6 germline mutations: analysis of a large Dutch pedigree. J Med Genet 2001; 38(5):318–322.
[168] Kastrinos F, Syngal S: Inherited colorectal cancer syndromes. Cancer J 2011; 17(6):405–415.
[169] Connor JT: Aesculapian Society of London. Lancet 1895; 2:1.169.
[170] Peutz JLA: Very remarkable case of familial polyposis of mucous membrane of intestinal tract and nasopharynx accompanied by peculiar pigmentations of skin and mucous membrane. Nederl Monatschr Geneesk 1921; 10:134–146.
[171] Jeghers H, McKusick VA, Katz KH: Generalized intestinal polyposis and melanin spots of the oral mucosa, lips and digits; a syndrome of diagnostic significance. N Engl J Med 1949; 241(26):1.031–1.036.

[172] Bruwer A, Bargen JA, Kierland RR: Surface pigmentation and generalized intestinal polyposis; (Peutz-Jeghers syndrome). Proc Staff Meet Mayo Clin 1954; 29(6):168–171.
[173] Kutscher AH, Zegarelli EV, Ranko RM, Slaughter TW: Incidence of Peutz-Jeghers syndrome. Am J Dig Dis 1960; 5:576–577.
[174] Giardiello FM et al.: Very high risk of cancer in familial Peutz-Jeghers syndrome. Gastroenterology 2000; 119(6): 1.447–1.453.
[175] Schneider C, Möslein G: Polypen, Polyposis und Lynch-Syndrom (HNPCC). Allgemein und Viszeralchirurgie Up 2 Date 2010; 5:277–295.
[176] Tovar JA, Eizaguirre I, Albert A, Jimenez J: Peutz-Jeghers syndrome in children: report of two cases and review of the literature. J Pediatr Surg 1983; 18(1):1–6.
[177] Utsunomiya J et al.: Peutz-Jeghers syndrome: its natural course and management. Johns Hopkins Med J 1975; 136(2):71–82.
[178] Bartholomew LG, Dahlin DC, Waugh JM: Intestinal polyposis associated with mucocutaneous melanin pigmentation Peutz-Jeghers syndrome; review of literature and report of six cases with special reference to pathologic findings. Gastroenterology 1957; 32(3):434–451.
[179] Bartholomew LG, Moore CE, Dahlin DC, Waugh JM: Intestinal polyposis associated with mucocutaneous pigmentation. Surg Gynecol Obstet 1962; 115:1–11.
[180] Touraine A, Couder F: (Not available). Presse Med 1946; 54(29):405.
[181] Amos CI et al.: Fine mapping of a genetic locus for Peutz-Jeghers syndrome on chromosome 19p. Cancer Res 1997; 57(17):3.653–3.656.
[182] Hemminki A et al.: A serine/threonine kinase gene defective in Peutz-Jeghers syndrome. Duodecim 1998; 114(7):667–668.
[183] Beggs AD et al.: Peutz-Jeghers syndrome: a systematic review and recommendations for management. Gut 2010; 59(7): 975–986.
[184] Giardiello FM, Trimbath JD: Peutz-Jeghers syndrome and management recommendations. Clin Gastroenterol Hepatol 2006; 4(4):408–415.
[185] Tomlinson IP, Houlston RS: Peutz-Jeghers syndrome. J Med Genet 1997; 34(12):1.007–1.011.
[186] de Leng WW et al.: Cyclooxygenase 2 expression and molecular alterations in Peutz-Jeghers hamartomas and carcinomas. Clin Cancer Res 2003; 9(8):3.065–3.072.
[187] Kuwada SK, Burt R: A rationale for mTOR inhibitors as chemoprevention agents in Peutz-Jeghers syndrome. Fam Cancer 2011; 10(3):469–472.
[188] Sweet K et al.: Molecular classification of patients with unexplained hamartomatous and hyperplastic polyposis. JAMA 2005; 294(19):2,465–2,473.
[189] Schreibman IR, Baker M, Amos C, McGarrity TJ: The hamartomatous polyposis syndromes: a clinical and molecular review. Am J Gastroenterol 2005; 100(2):476–490.
[190] Burt RW et al.: Risk and surveillance of individuals with heritable factors for colorectal cancer. WHO Collaborating Centre for the Prevention of Colorectal Cancer. Bull World Health Organ 1990; 68(5):655–665.
[191] Zbuk KM, Eng C: Hamartomatous polyposis syndromes. Nat Clin Pract Gastroenterol Hepatol 2007; 4(9):492–502.
[192] Sachatello CR, Pickren JW, Grace JT, Jr.: Generalized juvenile gastrointestinal polyposis. A hereditary syndrome. Gastroenterology 1970; 58(5):699–708.
[193] Coffin CM, Dehner LP: What is a juvenile polyp? An analysis based on 21 patients with solitary and multiple polyps. Arch Pathol Lab Med 1996; 120(11):1.032–1.038.
[194] Desai DC et al.: Juvenile polyposis. Br J Surg 1995; 82(1): 14–17.
[195] Coburn MC, Pricolo VE, DeLuca FG, Bland KI: Malignant potential in intestinal juvenile polyposis syndromes. Ann Surg Oncol 1995; 2(5):386–391.
[196] Howe JR, Mitros FA, Summers RW: The risk of gastrointestinal carcinoma in familial juvenile polyposis. Ann Surg Oncol 1998; 5(8):751–756.
[197] Gammon A, Jasperson K, Kohlmann W, Burt RW: Hamartomatous polyposis syndromes. Best Pract Res Clin Gastroenterol 2009; 23(2):219–231.
[198] Jass JR, Williams CB, Bussey HJ, Morson BC: Juvenile polyposis – a precancerous condition. Histopathology 1988; 13(6):619–630.
[199] Giardiello FM et al.: Colorectal neoplasia in juvenile polyposis or juvenile polyps. Arch Dis Child 1991; 66(8):971–975.
[200] Howe JR et al.: The prevalence of MADH4 and BMPR1A mutations in juvenile polyposis and absence of BMPR2, BMPR1B, and ACVR1 mutations. J Med Genet 2004; 41(7):484–491.
[201] Sayed MG et al.: Germline SMAD4 or BMPR1A mutations and phenotype of juvenile polyposis. Ann Surg Oncol 2002; 9(9):901–906.
[202] Friedl W et al.: Juvenile polyposis: massive gastric polyposis is more common in MADH4 mutation carriers than in BMPR1A mutation carriers. Hum Genet 2002; 111(1):108–111.
[203] Zbuk KM, Eng C: Cancer phenomics: RET and PTEN as illustrative models. Nat Rev Cancer 2007; 7(1):35–45.
[204] Nelen MR et al.: Germline mutations in the PTEN/MMAC1 gene in patients with Cowden disease. Hum Mol Genet 1997; 6(8):1.383–1.387.
[205] Eng C: Will the real Cowden syndrome please stand up: revised diagnostic criteria. J Med Genet 2000; 37(11):828–830.
[206] Eng C: Constipation, polyps, or cancer? Let PTEN predict your future. Am J Med Genet A 2003; 122A(4):315–322.
[207] Marsh DJ et al.: PTEN mutation spectrum and genotype-phenotype correlations in Bannayan-Riley-Ruvalcaba syndrome suggest a single entity with Cowden syndrome. Hum Mol Genet 1999; 8(8):1.461–1.472.
[208] Wiedemann HR et al.: The proteus syndrome. Partial gigantism of the hands and/or feet, nevi, hemihypertrophy, subcutaneous tumors, macrocephaly or other skull anomalies and possible accelerated growth and visceral affections. Eur J Pediatr 1983; 140(1):5–12.
[209] Kalady MF et al.: Defining phenotypes and cancer risk in hyperplastic polyposis syndrome. Dis Colon Rectum 2011; 54(2):164–170.
[210] Chan TL, Zhao W, Leung SY, Yuen ST: BRAF and KRAS mutations in colorectal hyperplastic polyps and serrated adenomas. Cancer Res 2003; 63(16):4.878–4.881.
[211] East JE, Saunders BP, Jass JR: Sporadic and syndromic hyperplastic polyps and serrated adenomas of the colon: classification, molecular genetics, natural history, and clinical management. Gastroenterol Clin North Am 2008; 37(1):25–46, v.
[212] Jass JR: Serrated route to colorectal cancer: back street or super highway? J Pathol 2001; 193(3):283–285.
[213] Burt R, Jass JR: Hyperplastic polyposis; in: Hamilton SR, Aaltonen LA, (eds): Pathology and Genetics of Tumor of the Digestive System. Lyon, IARC, 2000, pp 135–136.

KAPITEL

15 Kolonkarzinom

Heinz Becker † und Thilo Sprenger
unter ehemaliger Mitarbeit von Torsten Liersch

In Mitteleuropa und den USA stellen kolorektale Karzinome (KRK) ein bedeutendes gesundheitspolitisches und sozioökonomisches Problem dar [32]. Mittlerweile zählen die KRK auch in der Bundesrepublik Deutschland bei 60.000 Neuerkrankungen pro Jahr und allein 30.000 Patienten, die jährlich an den Folgen dieser Tumorerkrankung versterben, zur zweithäufigsten Malignomerkrankung [28]. Dabei treten Kolonkarzinome mit einer Inzidenz von 36/100.000 bei Frauen und 58/100.000 bei Männern im mittleren Lebensalter von 70 Jahren (Männer 67 Jahre, Frauen 72 Jahre; Stand 2011) auf. Innerhalb der letzten Jahre wurden in Deutschland zahlreiche Anstrengungen zur Sekundärprävention mittels Koloskopie-Screening und Frühtestung auf okkultes Blut im Stuhl unternommen. Bei konsequenter Durchführung dieser Maßnahmen wurde gehofft, durch frühzeitige Entfernung von Vorläuferläsionen die Malignominzidenz sowie durch eine Frühdiagnose von Karzinomen auch die Mortalität innerhalb der nächsten Jahre um 60–80 % zu senken [7], [8], [88]. Nach wie vor liegt allerdings der Anteil frühzeitig diagnostizierter limitierter Kolonkarzinome nicht über 20 % und die Mehrzahl der Patienten wird aufgrund von Symptomen bei fortgeschrittenen Tumorstadien der chirurgischen Resektion zugewiesen.

In der Therapie des primären Kolonkarzinoms stellt die Qualität der durchgeführten onkologischen Resektion in den Tumorstadien ohne bereits manifeste Fernmetastasierung (UICC-I, -II und -III, ➤ Tab. 15.1) einen wesentlichen Prognosefaktor dar. Die intraoperativ und histopathologisch qualitätsüberprüfte Primäroperation entscheidet über das weitere Schicksal des Patienten hinsichtlich des Auftretens von Lokalrezidiven und hämatogenen Fernmetastasen sowie des Langzeitüberlebens (➤ Tab. 15.2): Sind z. B. in erfahrenen Zentren beim prognostisch günstigen UICC-I-Stadium (pT1–2 pN0 M0 R0) bei alleiniger operativer Therapie 5-Jahres-Überlebensraten von > 80 % zu erwarten, so liegt die Überlebensrate beim nodalpositiven Kolonkarzinom (UICC-III) bei lediglich 50 %.

Tab. 15.1 TNM- und UICC-Klassifikationen des Kolon- und Rektumkarzinoms.

TNM-Klassifikation	
T	**Primärtumor**
Tx	Primärtumor kann nicht beurteilt werden
T0	kein Anhalt für einen Primärtumor
Tis	Carcinoma in situ: intraepithelial oder Infiltration der Lamina propria
T1	Tumor infiltriert die Submukosa
T2	Tumor infiltriert die Muscularis propria
T3	Tumor infiltriert die Subserosa bzw. das nichtperitonealisierte parakolische bzw. pararektale Gewebe
T4a	Tumor perforiert das viszerale Peritoneum
T4b	Tumor infiltriert direkt andere Organe oder Strukturen

Tab. 15.1 TNM- und UICC-Klassifikationen des Kolon- und Rektumkarzinoms. (Forts.)

TNM-Klassifikation	
N	**regionale Lymphknoten**
Nx	regionale Lymphknoten können nicht beurteilt werden
N0	keine regionalen Lymphknotenmetastasen
N1	Metastasen in 1–3 regionären Lymphknoten
N1a	Metastase in 1 parakolischen bzw. pararektalen Lymphknoten
N1b	Metastasen in 2 bis 3 parakolischen bzw. pararektalen Lymphknoten
N1c	Tumor-Satelliten in der Subserosa oder im nicht peritonealisierten perikolischen bzw. perirektalen Fettgewebe ohne regionäre Lymphknotenmetastasen
N2	Metastasen in 4 oder mehr regionären Lymphknoten
N2a	Metastasen in 4 bis 6 parakolischen bzw. pararektalen Lymphknoten
N2b	Metastasen in 7 oder mehr parakolischen bzw. pararektalen Lymphknoten
M	**Fernmetastasen**
Mx	Vorliegen von Fernmetastasen kann nicht beurteilt werden
M0	keine Fernmetastasen
M1	Fernmetastasen
M1a	Metastase(n) auf ein Organ beschränkt (Leber, Lunge, Ovar, nichtregionäre Lymphknoten)
M1b	Metastasen in mehr als einem Organ oder im Peritoneum
UICC-Klassifikation Stadium	
0	Tis N0 M0
I	T1 N0 M0 T2 N0 M0
IIA	T3 N0 M0
IIB	T4a N0 M0
IIC	T4b N0 M0
IIIA	T1/T2 N1a M0
	T1 N2a M0
IIIB	T3/T4a N1 M0
	T2/T3 N2a M0
	T1/T2 N2b M0
IIIC	T4a N2a M0
	T3/T4b N2b M0
	T4b N1/2 M0
IVA	jedes T jedes N M1a
IVB	jedes T jedes N M1b

Seit den prospektiv angelegten Untersuchungen der „Studiengruppe Kolorektales Karzinom (SGKRK) und des „Erlanger Registers für kolorektale Karzinome" (ERCRC) ist bekannt, dass neben der persönlichen Erfahrung bzw. Ausbildung des Operateurs (➤ Tab. 15.3, [91]), einer ergebnisorientierten, engen interdisziplinären Kooperation (zwischen Chirurgen und Pathologen) und der Entwicklung und Umsetzung aktuellster Therapieleitlinien auch die jeweils klinikspezifischen Fallzahlen [6], [57] einen wesentlichen Einfluss auf die Mortalitäts-, Lokalrezidiv- und Gesamtüberlebensrate in der Kolonchirurgie haben (➤ Tab. 15.4).

Weitere prognostische Limitationen einer nach standardisierten onkologischen Kriterien durchgeführten Primäroperation beruhen auf der individuellen Tumorbiologie, dem initialen Krankheitsstadium und der Malignomlokalisation. Trotz einer potenziell kurativen Resektion entwickeln bis zu 50 % der Patienten im weiteren Lebensverlauf Lokalrezidive, lokoregionale oder fernmetastatische Rezidive – zumeist als Folge einer progredienten Mikrometastasierung, die vermutlich bereits zum Zeitpunkt der Primäroperation okkult vorlag. Diese **Mikrometastasierung** scheint im Fall lokal fortgeschrittener Kolonkarzinome (pT3–4 oder pN+) beim Ausbleiben einer adjuvanten Therapiemaßnahme der Grund für die hohe Inzidenz metastatischer Rezidive und für den Progress der Tumorerkrankung zu sein.

Tab. 15.2 Beobachtete 5-Jahres-Überlebensraten bei R0-resezierten Kolonkarzinomen ohne adjuvante Therapie.

Studie	Therapie	UICC-I	UICC-II	UICC-III
(SGKRK) Hermanek et al. 1994 [36]	alleinige Operation	81 %	70 %	49 %
(monozentrisch) Staib et al. 2002 [83]	alleinige Operation	82 %	74 %	47 %
(SEER) Schrag et al. 2000 und 2003 [78], [79]	alleinige Operation	68 %	58 %	41 %

Grundsätzlich werden Kolonkarzinome als vergleichsweise langsam proliferierende Malignome angesehen und ihre lymphogene sowie hämatogene Metastasierung erfolgt spät. Die kalkulierte Verdopplungszeit für das Primärkarzinom liegt bei etwa 636 Tagen, für Lebermetastasen – als Zeichen einer weit fortgeschrittenen, häufig inkurablen Malignomsituation – bereits bei 5–90 Tagen.

Innerhalb der ersten 5 Jahre nach R0-Resektion korreliert die Fernmetastasierungsrate mit dem initialen Tumorstadium und liegt im UICC-Stadium I bei 5 %, im UICC-Stadium II bei 13 % und im UICC-Stadium III bei 37 %. Dabei tritt eine Fernmetastasierung im pN2-Status, d. h., wenn > 3 lokoregionäre Lymphknoten karzinomatös infiltriert sind, bei über 58 % der Patienten gegenüber 26 % im pN1-Status auf.

15.1 Präoperatives Management

15.1.1 Diagnose und Staging

Nach einer ausführlichen **Anamneseerhebung** (mit Familienanamnese) und **körperlichen Untersuchung** werden gegenwärtig folgende Untersuchungen als *obligat* angesehen:

Die Diagnose „Kolonkarzinom" wird durch die histologische Sicherung endoskopisch entnommener Proben gestellt. Dabei geht die **starre Rektoskopie** der Sigmoidoskopie oder Koloskopie voraus. Die Rektoskopie ermöglicht durch eine genaue Höhenlokalisation den sicheren Ausschluss eines evtl. vorliegenden Rektumkarzinoms durch die Abstandsbestimmung zwi-

Tab. 15.3 Tumorstadien- und operateurbezogene 5-Jahres-Lokalrezidiv- und -Überlebensraten nach R0-Resektion von Kolonkarzinomen (1990–1999, n = 423) (keine adjuvante Therapie, postoperative Mortalität ausgeschlossen).

Stadium	5-Jahres-Lokalrezidivrate (alle Operateure) (%)	5-Jahres-Lokalrezidivrate (bester Operateur) (%)	5-Jahres-Überlebensrate (alle Operateure) (%)	Klinikvariation (alterskorrigiert) (%)
UICC-I	1,0	0	95,5	100
UICC-II	2,2	0	90,4	96,7
UICC-III	10,7	5,9	72,2	80,4
R0-Resektion aller Stadien	4,1	1,3	86,6	93,6

Tab. 15.4 Tumorstadien- und klinikbezogene 5-Jahres-Lokalrezidiv- und -Überlebensrate nach R0-Resektion von Kolonkarzinomen (1990–1999; n = 947) (keine adjuvante Therapie, postoperative Mortalität ausgeschlossen).

Stadium(n = 947)	Lokalrezidivrate (%)	Klinikvariation (%)	5-Jahres-Überlebensrate (alterskorrigiert) (%)	Klinikvariation (alterskorrigiert) (%)
UICC-I	3,1	0–9	81,2 (100)	76–89 (100)
UICC-II	6,2	1–18	70,1 (88,3)	36–89 (51–100)
UICC-III	18,9	9–38	46,5 (56,6)	27–54 (34–71)
R0-Resektion aller Stadien	10,5	4–24	62,8 (80,9)	35–71 (46–88)

15

schen distalem Tumorrand und der Anokutanlinie. Nach den aktuellen **UICC-/TNM-Kriterien** [101] gelten Tumoren als Rektumkarzinome, sobald deren aboraler Rand ≤ 16 cm von der Anokutanlinie entfernt liegt. Folglich werden alle Tumoren, die > 16 cm ab anokutan lokalisiert sind, als Kolonkarzinome definiert und therapiert. Trotz dieser eindeutigen Vorgabe der UICC-Klassifikation wird im klinischen Alltag die Grenze zwischen Kolon und Rektum verwischt mit der Folge einer völlig differenten Tumortherapie: Im angloamerikanischen Raum werden häufig z. B. auch Tumoren, die ≥ 12 cm von der Linea anocutanea entfernt sind, als Kolonkarzinome angesehen [51] und als solche behandelt (➤ Kap. 16).

Neben der bioptischen Diagnosesicherung erfolgt die komplette **Koloskopie** zum Ausschluss synchroner Tumoren, die in bis zu 5 % aller Fälle vorliegen können [14]. Bei nichtpassierbarer, tumorbedingter Stenose kann die Restkolonabklärung intraoperativ oder per **Koloskopie 3–6 Monate postoperativ** erfolgen.

Ist aus technischen Gründen, z. B. bei Vorliegen von Adhäsionen, eine komplette Koloskopie nicht möglich, so kann alternativ ein radiologisches Verfahren, wie die virtuelle CT/MR-Kolonografie, eingesetzt werden. Ältere bildgebende Verfahren, z. B. der konventionelle Kolon-**Kontrasteinlauf,** haben heute keinen wesentlichen Stellenwert mehr in der Diagnostik und im Staging des KRK.

Eine typische **Kolonstenose ohne Malignitätsnachweis** rechtfertigt die Indikationsstellung zur Operation. Eine komplette Koloskopie sollte in diesem Fall 3–6 Monate nach dem Eingriff erfolgen.

Ein weiterer fester Bestandteil der prätherapeutischen Diagnostik ist die perkutane **Abdomensonografie** mit einem 3,5-MHz-Schallkopf. Neben der orientierenden Untersuchung des Abdomens (Gallensteine, Aszites, tumorbedingter Harnstau durch Ureterummauerung) dient sie hauptsächlich zum Ausschluss einer intrahepatischen Metastasierung. Werden sonografisch malignomverdächtige intrahepatische Läsionen detektiert, so erfolgt üblicherweise zur Verifizierung ein kontrastmittelgestütztes CT des Abdomens. Die kontrastmittelverstärkte Lebersonografie ist dem CT hinsichtlich der Detektion von Lebermetastasen zwar annähernd gleichwertig, setzt aber eine entsprechende Expertise voraus, die flächendeckend nicht vorhanden ist. In der Notfallsituation (Ileus durch Tumorstenose) wird in Abhängigkeit vom klinischen Verlauf über das Ausmaß der Staging-Diagnostik entschieden.

Die **Röntgen-Thoraxaufnahme** in 2 Ebenen dient zum Nachweis bzw. Ausschluss von Lungenmetastasen. Verdächtige Befunde sind durch weitere bildgebende Verfahren, wie **Spiral-CT des Thorax,** abzuklären.

Bei etwa 30 % der Patienten mit einem KRK ist der CEA-Wert präoperativ erhöht und stellt ein zuverlässiges Diagnostikum für das Auftreten eines Tumorrezidivs in der Nachsorge dar. Deshalb sollte der **CEA-Tumormarker-Wert** unbedingt vor Operationsbeginn bestimmt werden.

Jede zusätzliche Ausweitung der Diagnostik bedarf beim Kolonkarzinom einer speziellen Begründung: Beispielsweise ist eine abdominale CT mit Kontrastmittel nur bei sonografischem Verdacht auf Lebermetastasen oder bei Verdacht auf ein T4-Malignom mit Organüberschreitung (z. B. Nierenstau, Verschlussikterus etc.) indiziert. Aufgrund der in derartigen Fällen per CT zusätzlich gewonnenen Befunde kann sich die OP-Strategie ändern und das Resektionsausmaß erweitert werden (Multiviszeralresektion, mehrzeitige Operation etc.).

15.1.2 Individuelles Risikoprofil des Patienten

Neben den Staging-Ergebnissen wird die Indikation zur primären chirurgischen Resektion auch durch das individuelle Risikoprofil des Patienten beeinflusst. Dies gilt besonders für die chirurgische Verfahrenswahl im Spannungsfeld zwischen lokal begrenzter (Segmentresektion) und radikaler Resektion. Insbesondere ältere Patienten (> 75 Jahre) müssen individuell einer bestmöglichen Therapie unter Berücksichtigung des klinischen Allgemeinzustands, des intra- und postoperativen Risikos und der tumorbedingten Langzeitprognose zugeführt werden.

Eine deutsche Multicenterstudie [53] zeigt bei 3.700 Patienten mit kolorektalem Karzinom, dass die vermeintlichen Risikofaktoren wie Adipositas, Diabetes mellitus und Nikotinabusus nicht mit einer erhöhten OP-Letalität verbunden sind. Dagegen korrelierte ein signifikant erhöhtes OP-Risiko mit zunehmendem Lebensalter und dem ASA-Score. Dabei scheint das biologische (gegenüber dem numerischen) Alter der gewichtigere Parameter zu sein.

Prinzipiell besteht beim alten Menschen genau der gleiche Anspruch auf **onkologische Radikalität** wie bei jungen Patienten, dennoch sollte die individuelle chirurgische Verfahrenswahl unter Berücksichtigung der Komorbidität des Patienten, der verbleibenden Lebensqualität, der körperlichen Integrität und der jeweiligen Klinikerfahrung im peri- und postoperativen Management getroffen werden.

In Deutschland werden für die Kolonkarzinomchirurgie flächendeckende Letalitätsraten zwischen 1 und 5 % angegeben [54], [73], [83]. Dabei wird das Sterblichkeitsrisiko zum einen von der Komorbidität des Patienten bestimmt; zum anderen hängt es wesentlich vom septischen Komplikationsspektrum als Folge einer Anastomoseninsuffizienz (3,1–3,7 %) ab. Auch für ältere Patienten (über 80 Jahre) werden Morbiditätsraten von 30 % nach größeren Koloneingriffen und 30-Tage-Letalitätsraten unter 2 % beschrieben [86].

15.1.3 Darmvorbereitung

Das Prinzip der **mechanischen Darmreinigung** war ein Meilenstein der modernen kolorektalen Chirurgie. Eingesetzt werden:

- Laxanzien und Einläufe,
- orale Lavage, Polyglykol (GoLYTELY®) [23],
- orale Phospho-Soda-Präparation.

Diese traditionelle Darmvorbereitung hat ihre Risiken und Nebenwirkungen in einer erheblichen **Volumenverschiebung** und **Elektrolytentgleisung** mit konsekutiver Narkosebeeinträchtigung sowie ein weiteres Komplikationenspektrum während des postoperativen Heilungsprozesses. Der Verzicht auf jegliche Darmvorbereitung im Rahmen des „Fast-Track"-Konzepts scheint im Hinblick auf infektiöse Komplikationen (Wundheilungsstörung, Anastomoseninsuffizienz) nicht unterlegen zu sein. Aufgrund der vorliegenden evidenzbasierten Daten aus kontrollierten Studien gestaltet sich der postoperative Verlauf im „Fast-Track"-Design mit Verzicht der Darmspülung gegenüber der traditionellen Darmvorbereitung deutlich günstiger (➤ Tab. 15.5).

Tab. 15.5 EBM-Ergebnisse zur mechanischen Darmvorbereitung (präoperative Darmspülung) in der elektiven Kolonchirurgie.

Autor	Ergebnis	Evidenzniveau
Bucher et al. 2004a [10]	• Rate der Anastomoseninsuffizienzen nach mechanischer Darmvorbereitung statistisch signifikant höher	1a
Bucher et al. 2004b [11]	• Anastomoseninsuffizienzen nach mechanischer Darmvorbereitung signifikant häufiger • Wundinfekte, Reoperationen oder intraabdominale Abszesse ohne Darmvorbereitung seltener	1a
Guenaga et al. 2005 [31]	• mechanische Darmvorbereitung bewirkt keine geringere Rate an Anastomoseninsuffizienzen	1a
Slim et al. 2004 [81]	• Anastomoseninsuffizienz nach mechanischer Darmvorbereitung statistisch signifikant häufiger • Wundinfektionen, septische und nichtseptische Komplikationen ohne Darmvorbereitung seltener	1a
Zmora et al. 2003 [106]	• kein Unterschied bezüglich der Rate an Komplikationen bei Patienten mit oder ohne Darmvorbereitung	1b

15.1.4 Perioperative Antibiose

Seit einer Metaanalyse von 28 Studien ist bekannt, dass eine präoperative Antibiotikagabe den Verlauf sowohl der elektiven als auch der notfallmäßigen Operation beim Kolonkarzinom günstig beeinflusst (Evidenzniveau 1a; [4]). Bisher stehen jedoch sowohl die optimale orale oder intravenöse Applikationsart als auch die jeweilige Antibiotikakombination unter Diskussion. Weitgehender Konsens besteht in der präoperativen Antibiotikaprophylaxe am Tag der Operation mit einer Medikamentenkombination, die sowohl grampositive und gramnegative wie auch aerobe und anaerobe Bakterien erfasst. Unabhängig vom oralen oder intravenösen Applikationsmodus ist die Gabe *vor* der Hautinzision essenziell. Über möglicherweise weitere günstige Effekte einer über den 1. postoperativen Tag hinausgehenden Antibiotikagabe gibt es derzeit weder Konsens, noch liegen prospektiv randomisierte Studien über die Sinnhaftigkeit dieser Maßnahmen mit ausreichender Evidenz vor.

15.2 Operationsprinzipien

Jede Resektion beim Kolonkarzinom mit kurativer Intention folgt den gleichen Prinzipien unabhängig von der Lokalisation und dem Ausmaß der Erkrankung (➤ Kap. 5). Das Operationsausmaß hängt von der Lagebeziehung der Malignome zur individuellen Gefäßversorgung und von der Größe des Tumors ab. Die lymphogene Metastasierung des Kolonkarzinoms erfolgt primär in die **perikolischen Lymphknoten** in einer Distanz bis zu 10 cm vom Rand des Primarius [30]. Im Weiteren folgt die lymphogene Metastasierung dem Verlauf der Arterien, die das jeweilige Darmsegment versorgen. Folglich wird eine radikale Resektion mit En-bloc-Lymphknotendissektion angestrebt (➤ Tab. 15.6). Unter Berücksichtigung des geringen intramuralen mikroskopischen Tumorwachstums sollte der longitudinale Sicherheitsabstand nach aboral > 2 cm vom Tumorrand betragen. Letztlich orientiert sich das Resektionsausmaß (> 10 cm beidseits des

Tab. 15.6 Schematische Darstellung des Resektionsausmaßes bei standardisierter, qualitätsgesicherter Chirurgie.

Tumorlokalisation	Gefäßversorgung	Resektionsausmaß
Zökum, Colon ascendens	• A. ileocolica • A. colica dextra (nur in 13 % angelegt) • A. colica media (rechter Ast)	Hemikolektomie rechts
rechte Kolonflexur, rechtes Colon transversum	• A. ileocolica • A. colica dextra (nur in 13 % angelegt) • A. colica media • A. gastroepiploica dextra	erweiterte Hemikolektomie rechts
linkes Colon transversum, linke Kolonflexur	• A. colica media • A. colica sinistra	nach rechts erweiterte Hemikolektomie links (Aszendosigmoidostomie oder Ileosigmoidostomie)
Colon descendens	• A. mesenterica inferior • (A. colica media)	Hemikolektomie links
Colon sigmoideum	• A. mesenterica inferior	Sigmaresektion

makroskopisch detektierbaren Tumorrandes) am Versorgungsgebiet der radikulär durchtrennten Gefäße.

Die Kenntnisse onkologischer Grundprinzipien und der jeweiligen Tumorbiologie, ihre konsequente Umsetzung in die eigene Resektionstechnik und die Einhaltung interdisziplinärer Therapiestrategien (intraoperative Dokumentation und Qualitätskontrolle, optimierte Präparateasservation) sind Voraussetzungen für eine onkologische Operation. Neben der präoperativen Festlegung des Resektionsausmaßes anhand der Staging-Ergebnisse wird die tumorspezifische Prognose von der Einhaltung der sog. „No-Touch-Isolation"-Technik unter Vermeidung einer intraoperativen Tumorzelldissemination bestimmt. Eine lokoregionäre Tumorzelldissemination, sei es durch spontane oder iatrogene Tumorperforation, ist nachweislich mit einem reduzierten Gesamtüberleben verbunden [105].

Die Chance auf eine kurative R0-Resektion wird durch folgende Operationsschritte gewährleistet:

- No-Touch-Isolation-Technik,
- luminale Darmligatur distal und proximal,
- zentrale Gefäßdissektion,
- systematische lokoregionale Lymphadenektomie,
- Resektion des tumortragenden Darmanteils,
- Sicherheitsabstand (dreidimensional),
- En-bloc-Resektion.

15.2.1 Karzinom – Zökum, Colon ascendens, rechte Flexur, Colon transversum

Die Indikation zur rechtsseitigen Kolonresektion ist bei Tumoren der Ileozökalregion, des Colon ascendens und des Colon transversum (rechte Flexur) gegeben. Die Risiken und möglichen Komplikationen liegen intraoperativ in der Verletzung von Ästen der A. mesenterica superior, Verletzung des Duodenums und des rechten Ureters sowie Einreißen von Venen am Pankreaskopf zwischen V. colica media und V. pancreaticoduodenalis.

Resektionsausmaß

Das Ausmaß der Kolonresektion wird in der Regel präoperativ festgelegt und hängt von der Tumorlokalisation ab: Für Tumoren im Bereich des Zökums wird der Hauptast der A. colica media erhalten (> Abb. 15.1) [87]. Eine Lymphknotenbeteiligung in diesem Bereich ist unwahrscheinlich. Sind die Kolonkarzinome jedoch im Colon ascendens oder gar im Bereich der rechten Flexur lokalisiert, so ist mit einer lymphogenen Metastasierung im Versorgungsgebiet der A. colica media zu rechnen [87]. Somit erfordert die Tumorlokalisation im Bereich des Colon ascendens, der rechten Flexur und des rechten Transversumanteils die zentrale Gefäßdissektion mit radikulärer Absetzung. Diese onkologisch begründete Vorgehensweise hat zumeist die erweiterte Hemikolektomie bis zum linken Drittel des Colon transversum zur Folge (> Abb. 15.2).

Unter Berücksichtigung der Lymphabflusswege, einhergehend mit der arteriellen Versorgung über 3 Gefäßsysteme, besitzt unserem Verständnis nach die isolierte Resektion des Colon transversum keinerlei onkologischen Stellenwert (extrem schlechte Prognose, Lymphknotenbeteiligung aller drei Gefäßsysteme – A. colica dextra, A. colica media, A. colica

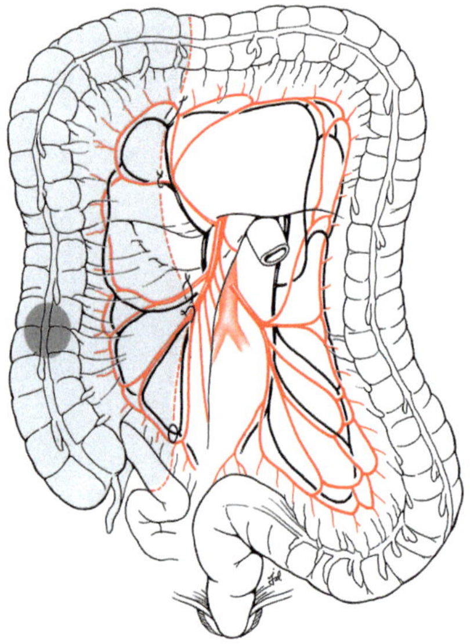

Abb. 15.1 Hemikolektomie rechts. Gefäßligatur im Bereich der A. ileocolica unter Erhaltung des Stammes der A. colica media. Der orale Ast der A. colica media wurde durchtrennt. [L123]

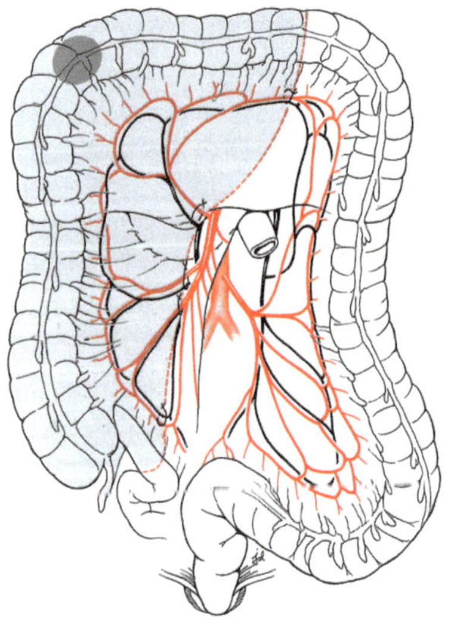

Abb. 15.2 Erweiterte Hemikolektomie rechts. Die A. colica media wird im Stamm unterbunden. Die Durchtrennungsebene des Darms liegt in der linken Hälfte des Colon transversum. [L123]

sinistra – möglich). Folglich werden bei einer Tumorlokalisation in der Mitte des Colon transversum bis zur linken Flexur grundsätzlich die drei o.g. Gefäßsysteme zentral disseziert und eine rechtsseitig erweiterte Resektion unter Mitnahme der A. und V. colica sinistra bis zum Descendens-Sigma-Übergang durchgeführt.

Linksseitige Kolonresektionen haben ein erhöhtes Risiko sowohl technisch-intraoperativ als auch für die Anastomosenheilung, sodass möglichst der rechtsseitig erweiterte Weg gewählt wird (➤ Abb. 15.3). Die grundsätzliche Anwendung der bereits erwähnten onkologischen Resektionsprinzipien hat mehrere anatomische und technische Vorteile: Zum einen führt die zentrale Gefäßdissektion (Ileozökalgefäße, V. und A. colica media) zu einer kompletten Lymphknotendissektion in dieser anatomisch schwierigen Lokalisation. Zum anderen erlaubt die frühzeitige Gefäßdissektion die Darstellung von Gefäßvarianten und ermöglicht letztendlich eine Fortsetzung der Operation unter sicherem Schutz der A. mesenterica superior.

Operationsablauf

Nach Ausschluss einer **Peritonealkarzinose** und **Lebermetastasierung** (bimanuelle Palpation der Leber bzw. intraoperative Sonografie) erfolgen die einzelnen Operationsschritte regelhaft und systematisch: Eine onkologisch adäquate Kolonkarzinomresektion lässt dem Operateur keinen Freiraum für ein individualisiertes Vorgehen, da allein der Chirurg die Basis für eine erfolgreiche Therapie der Malignomerkrankung schafft.

Luminale Darmligatur (Turnbull)

Der erste Schritt ist die Darmligatur mit einem Nabelschnurbändchen etwa 5 cm im Bereich des Ileums vor der Ileozökalklappe, da in der Regel ein Resektionsausmaß des terminalen Ileums von 10 cm ausreicht. Der zweite Schritt führt, je nach Lokalisation, zur Ligatur im Bereich des rechten Transversums (ohne Mobilisation leicht zugänglich) (➤ Abb. 15.4). Beide Ligaturen werden lang gelassen und gehalten; die spätere Manipulation des tumortragenden Darmabschnitts ist somit leicht möglich, ohne den Tumor selbst zu tangieren. Diese von Turnbull et al. [89] 1967 aufgrund einer retrospektiven Vergleichsstudie vorhergesagte Überlegenheit der No-Touch-Isolation-Technik hat sich zwar in den spezialisierten Zentren durchgesetzt, allerdings konnte ihr tatsächlicher prognostischer Wert in einer prospektiv kontrollierten Phase-III-Studie nicht gesichert werden [88].

15

Zentrale Gefäßdissektion

Die Operation beginnt mit der Festlegung der Dissektionsebene des großen Netzes am Querkolon (➤ Abb. 15.5). Es erfolgen die Durchtrennung des Omentums und die Eröffnung der Bursa omentalis unter Mitresektion des kleinen Netzes bis zum Verlauf der A. und V. gastroepiploica dextra. Diese Vorgehensweise erlaubt einen optimalen Zugang zur A. und V. colica media. Die zentrale Gefäßdissektion erfolgt jetzt bei Indikation zur erweiterten Rechtshemikolektomie durch Unterfahren mit dem linken Zeigefinger und vorsichtiger Gefäßdissektion unter Vermeidung von Blutungen der Venen des Pankreaskopfs (➤ Abb. 15.6).

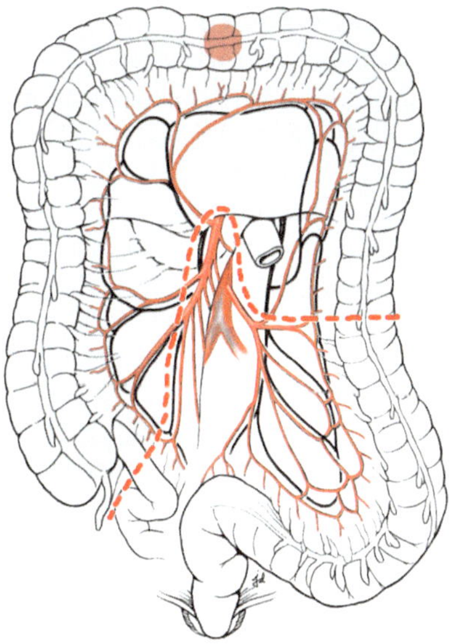

Abb. 15.3 Resektion des Colon transversum. [L123]

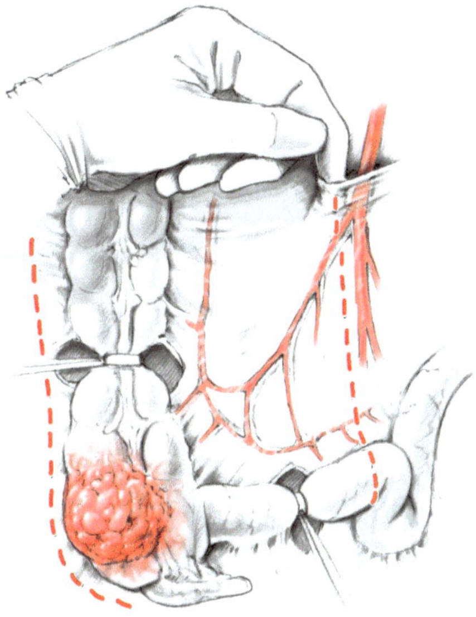

Abb. 15.4 Luminale Darmligatur nach Turnbull. [L108]

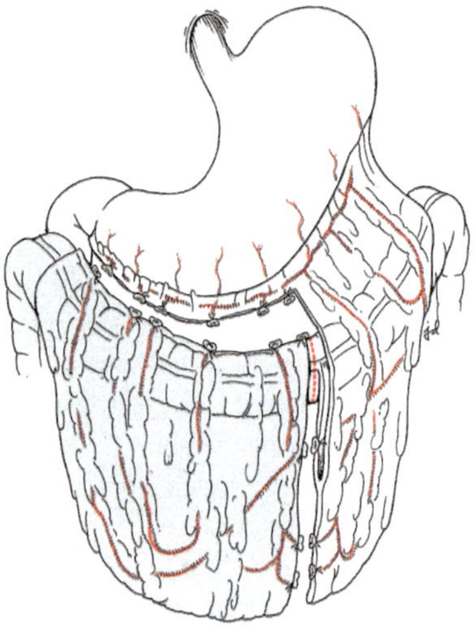

Abb. 15.5 Das dem rechten Querdarm anhängende große Netz wird in Richtung auf die Resektionsebene zwischen Ligaturen durchtrennt und mit dem Präparat entfernt. [L123]

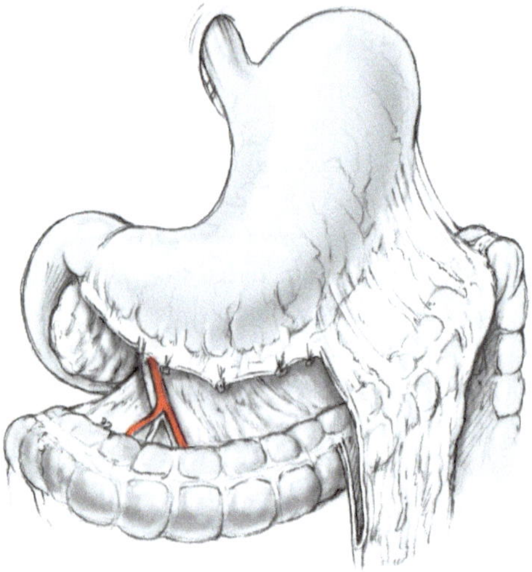

Abb. 15.6 Zentrale Gefäßdissketion bei erweiterter Rechtshemikolektomie. [L108]

Bei kranial gehaltenem Colon transversum erfolgt die Eröffnung des Retroperitoneums über dem Stamm der V. und A. ileocolica durch Inzision der beiden avaskulären Gefäßfenster. Mit dem Finger kann der Stamm der A. mesenterica superior gut getastet und sicher geschont werden (➤ Abb. 15.4). Das restliche Mesokolon wird zwischen Overholt-Klemmen durchtrennt. Erst zu diesem Zeitpunkt erfolgt die Mobilisation des rechten Kolons vom Zökalpol beginnend bis über die rechte Flexur hinaus. Anatomisch sollten der Ureter und das Duodenum dargestellt sein. Grobes und stumpfes Mobilisieren führt leicht zu Verletzungen und unnötigen Blutungen. Das Herauslösen des rechten Hemikolons geschieht scharf unter Schonung der Fascia Gerota.

Anastomosentechnik

Nach Festlegung der Resektionsgrenzen wird der Darm über eine Strecke von 1 cm freipräpariert. Es beginnt nun die sog. Schmutzphase. Vor der Darmeröffnung erfolgen das Abdecken mit Bauchtüchern, Setzen von weichen Darmklemmen sowie die Annahme eines eigenen Instrumentariums für die Anastomosenpräparation und -naht. Nach elektrischer Durchtrennung des Darms folgt die Säuberung der Darmlumina. Die Anastomosentechnik wird – wenn möglich – als End-zu-End-Anastomose (immer möglich in fortlaufender allschichtiger zirkulärer Nahttechnik, ➤ Abb. 15.7a–d) durchgeführt. Anschließend wird der Mesenterialschlitz verschlossen. Eine Netzaugmentationsplastik zur Anastomose hin hat keinen gesicherten Stellenwert [55]. Eine Drainage ist nicht erforderlich (Evidenzniveau 1a; [22]). Bei starker Lumeninkongruenz kann unter Umständen eine Seit-zu-Seit- und damit funktionelle End-zu-End-Anastomose sinnvoll sein. Für die elektive Operation ist keinerlei Vorteil für die maschinelle Stapler-Anastomose erkennbar [52] und deshalb ist diese Methode aus Kostengründen abzulehnen (➤ Abb. 15.8a–c). In der Notfallsituation (Ileus, Adhäsiolyse, Peritonitis) kann sie jedoch eine sinnvolle Alternative sein und Vorteile für den direkten postoperativen Verlauf bieten. Deshalb sollte diese Anastomosentechnik beherrscht werden.

15.2.2 Karzinom – linke Flexur, Colon sigmoideum

Resektionen des linken Kolons werden bei Karzinomen der linken Flexur, des Colon descendens und des Sigmas durchgeführt. Prognostisch sind die Karzinome der linken Flexur ähnlich ungünstig wie die des Colon transversum. Dies liegt zum einen an dem technisch schwierigen Zugang und der anatomisch engen Beziehung der linken Flexur zur Milz und zum Pankreasschwanz. Zum anderen ist der Lymphabfluss in diesem Bereich sowohl über die A. colica media als auch über die A. mesenterica inferior möglich. Deshalb werden bei kurativem Anspruch erweiterte Eingriffe durchgeführt. Reine Flexurenresektionen (keine zentrale Gefäßdissektion) sind aus onkologischen Gründen abzulehnen. Es sollten grundsätzlich mindestens zwei Lymphknotengebiete entfernt werden (z. B. A. colica media und A. colica sinistra oder A. colica media und A. mesenterica inferior) (➤ Abb. 15.9). Gerade bei älteren Patienten mit erhöhter Komorbidität kann auch eine stark erweiterte Rechtsresektion (➤ Abb. 15.10) mit Anlage einer Ileosigmoidostomie vertretbar sein, da das Risiko dieser Operation deutlich unter dem einer isolierten Kolon-Linksresektion liegt.

Kritisch anzumerken bleibt, dass die randomisierte Studie von Rouffet et al. [74] keinen Vorteil der Hemikolektomie

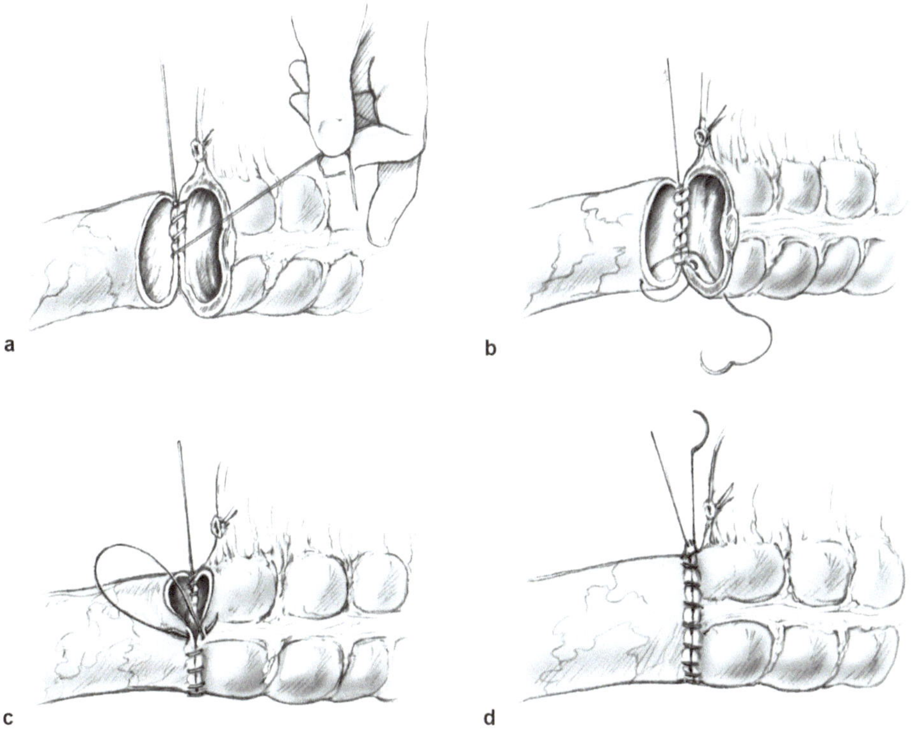

Abb. 15.7 End-zu-End-Anastamose in fortlaufender allschichtiger zirkulärer Nahttechnik. [L108]

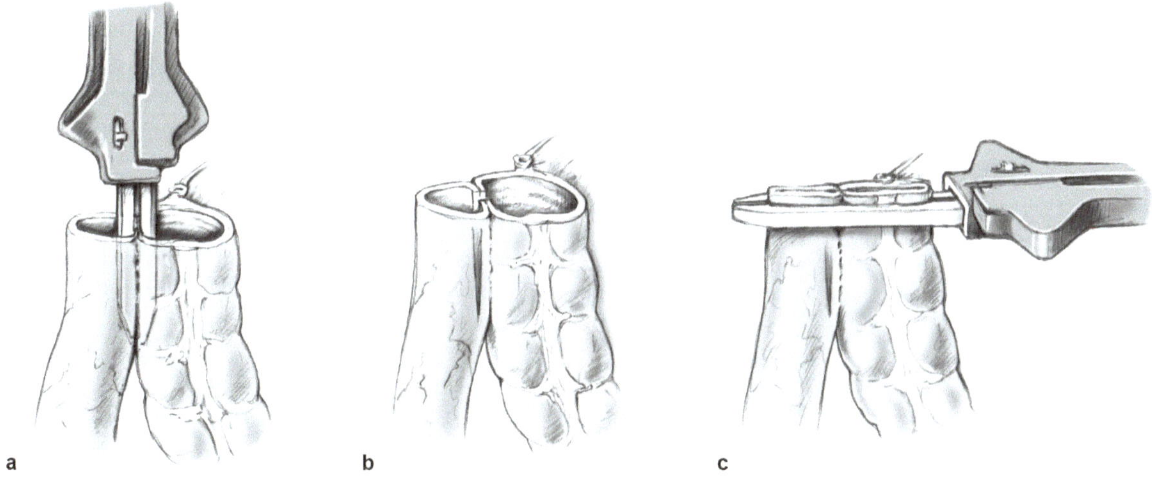

Abb. 15.8 Seit-zu-Seit-Anastomose mittels maschineller Stapler-Technik. [L108]

gegenüber einer limitierten Resektion gezeigt hat. Dennoch sind allein aufgrund pathologisch-anatomischer Befunde, prospektiver Beobachtungsstudien und zahlreicher experimenteller und theoretischer Überlegungen die bereits mehrfach erwähnten onkologischen Resektionsprinzipien vom Chirurgen einzufordern.

Sigmakarzinom

Tumoren mit Lokalisation im Sigma werden durch zwei mögliche Optionen behandelt. Entscheidend für das Resektionsausmaß ist die Lokalisation. Eine klassische Sigmaresektion wird heute nicht mehr als onkologisch adäquat angesehen. Eine Lokalisation im höheren Sigma (➤ Abb. 15.9, ➤ Abb. 15.10) umfasst die Mitnahme des Colon descendens und der linken Flexur mit zentraler Gefäßdissektion der A. mesenterica inferior unter Einschluss der A. colica sinis-

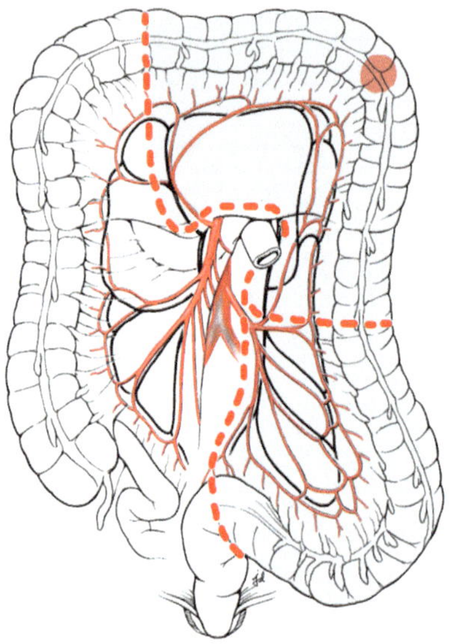

Abb. 15.9 Resektion des linken Kolons mit Flexurresektion. [L123]

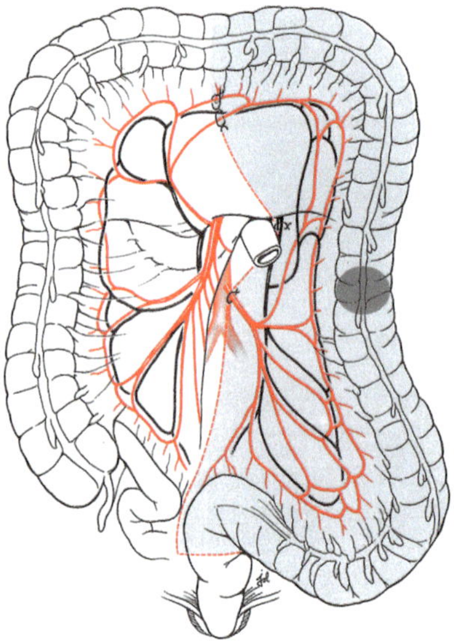

Abb. 15.10 Hemikolektomie links. Zentrale Unterbindung von A. und V. mesenterica inferior, Unterbindung und Durchtrennung der Randarkaden am Colon transversum distal der A. colica media; Durchtrennung des Darmrohrs an der linken Hälfte des Colon transversum und am rektosigmoidalen Übergang. [L123]

tra. Tumoren des unteren Sigmas (➤ Abb. 15.11) werden nach Dissektion der A. mesenterica inferior unter Erhalt der A. colica sinistra und Resektion des rektosigmoidalen Übergangs und Mitnahme der A. rectalis superior als partielle Mesorektumresektion (PME) (➤ Abb. 15.11) mit Anastomose im oberen Rektumdrittel durchgeführt. Die Dissektionsebene ist identisch wie zur totalen Mesorektumexzision (TME) ohne Coning des Mesorektums (➤ Kap. 16). Die Anastomose erfolgt per Handnaht oder als End-zu-End-Anastomose in Doppel-Stapler-Technik.

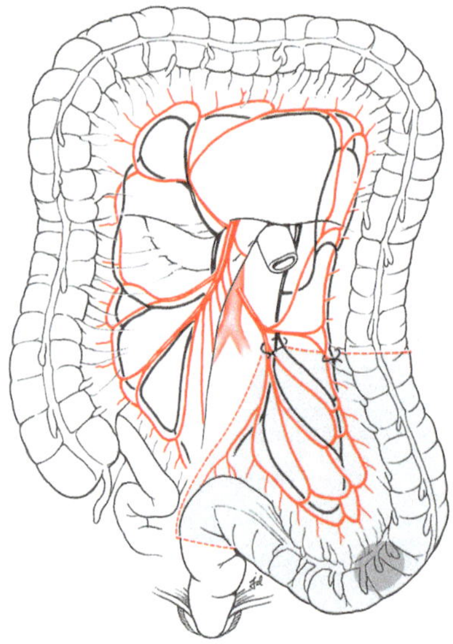

Abb. 15.11 Resektion des Colon sigmoideum. Zentrale Gefäßunterbindung im Bereich der A. mesenterica inferior distal des Abgangs der A. colica sinistra. Durchtrennung des Darms am Übergang vom Colon descendens zum Sigma und im Rektosigmoid. [L123]

Für Tumoren des oberen Rektumdrittels (12–16 cm ab Anokutanlinie) ist bisher nicht geklärt, ob sie wie ein Kolonkarzinom (z. B. in den USA) oder wie ein Rektumkarzinom (wie in Deutschland und den Niederlanden) behandelt werden sollten (➤ Kap. 16). Diese Frage wird derzeit in einer randomisierten, chirurgisch geführten Studie geklärt, um die Entscheidungswahl zwischen operativer Strategie (TME vs. PME) und deren chirurgisch-onkologischer Wertigkeit sowie zwischen neoadjuvanter Radiochemotherapie oder alleiniger postoperativer Chemotherapie beim lokal fortgeschrittenen Karzinom des oberen Rektumdrittels zu erleichtern. Bei dieser deutschen Multicenterstudie (GAST-05) ist die Rekrutierung von über 350 Patienten abgeschlossen. Erste Ergebnisse werden im Jahr 2015 erwartet.

15.2.3 Kolonkarzinom und Ileus

Die häufigste Ursache für einen Dickdarmileus stellt das stenosierende Kolonkarzinom dar. In etwa 10–15 % ist der Ileus die erste Manifestation eines Kolonkarzinoms. In der Regel wird diese Situation durch große Tumoren verursacht und hat grundsätzlich eine schlechte Prognose. In 60 % der Fälle wird der Ileus durch linksseitige Karzinome verursacht und bei 15 % der Patienten liegt schon eine Fernmetastasierung vor. Das chirurgische Vorgehen ist abhängig vom Ausmaß der Obstruktion und von der Lokalisation der Tumoren. Nur selten handelt es sich um eine akute Notfallsituation (dekompensierter Ileus, Perforation). Ziel sollte sein, den Patienten aus der drohenden Notfallsituation zu bringen und unter optimaler Vorbereitung eine frühelektive Operation durchzu-

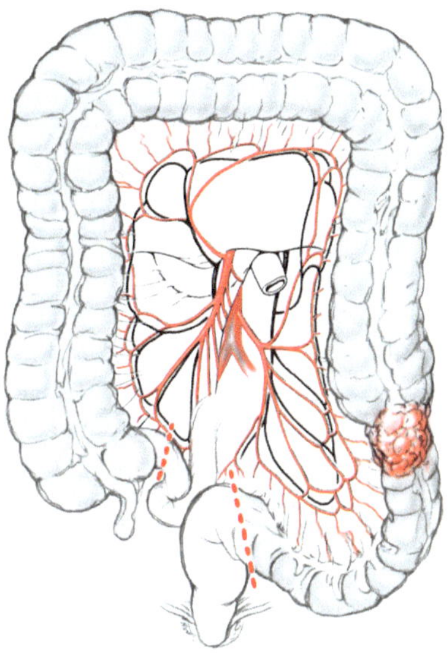

Abb. 15.12 Subtotale Kolektomie bei Sigmakarzinom mit Ileus. [L123]

führen. Dabei werden rechtsseitige Kolonkarzinome durch Resektion und primäre Anastomose behandelt; die Anlage einer Ileostomie ist sehr selten nötig. Die Behandlung von Tumoren des Colon descendens und des Sigmas ist nicht einheitlich und derzeit im Wandel. Das traditionelle Vorgehen als sog. 3-Schritt-Operation (Kolostomie, Resektion, Kolostomarückverlagerung) ist aufgrund einer Operationsletalität von 10–20 % obsolet. Die Möglichkeit der Resektion und Schaffung einer Diskontinuitätssituation (sog. **Hartmann-Situation**) kann sinnvoll sein, doch auch hier liegt die Operationsletalität bei etwa 10 %. Zudem unterbleibt bei den meisten Patienten im weiteren Verlauf eine Kontinuitätwiederherstellung. Vor diesem Hintergrund gewinnt die Entscheidung zur subtotalen Kolektomie mit primärer Anastomosierung und unter Vermeidung einer Anastomose im vorgeschädigten Dickdarm zunehmend an Bedeutung (> Abb. 15.12).

Die **subtotale Kolektomie** scheint auf den ersten Blick ausgedehnter und differenzierter zu sein. Es lassen sich jedoch sehr gute Ergebnisse mit geringer Hospitalisierungszeit und unter Vermeidung von Stomaproblemen erzielen. In erfahrener Hand kann diese Operation mit einer Letalität um 3 % durchgeführt werden. Aufwendige Verfahren der intraoperativen Darmspülung und der primären Anastomose mit Koloskopiekontrolle erübrigen sich. Unseren eigenen Erfahrungen nach und entsprechend den Angaben in der Literatur ist die subtotale Kolektomie mit primärer Anastomose das Verfahren der Wahl zur Behandlung einer Ileussituation bei linksseitigen Kolonkarzinomen.

15.2.4 Perforiertes Kolonkarzinom

Die Darmperforation bei Vorliegen eines Kolonkarzinoms ist mit einer schlechten Prognose und einer hohen Rezidivrate belastet. Bei etwa 3 % aller kolorektalen Karzinome stellt die Perforation die Erstmanifestation des Tumors dar. Entweder ist der Tumor selbst perforiert mit einer konsekutiven Abszessbildung, oder es besteht eine freie Perforation mit Peritonitis. Zudem kann eine rechtsseitige Perforation bei linksseitig gelegenem stenosierendem Kolonkarzinom vorliegen. Prognostisch sind beide Situationen als gleich ungünstig zu betrachten. Wenn immer möglich, sollte das perforierte Segment entfernt werden und eine direkte Anastomosierung erfolgen. Sinnvollerweise wird in dieser Situation ein Stoma vorgeschaltet. Im Falle einer zum tumortragenden Darmsegment distanzierten Perforation ist die subtotale Kolektomie das Verfahren der Wahl. Jeder Darmperforation beim Kolonkarzinom folgt unabhängig vom histopathologisch gesicherten UICC-Malignomstadium eine großzügige Indikationsstellung zur postoperativen Chemotherapie.

15.2.5 Laparoskopische Resektion von Kolonkarzinomen

Prinzipiell ist die laparoskopische Chirurgie eine Variation der konventionellen Operation mit minimalisiertem Zugangsweg, atraumatischen Instrumenten und einer Videovergrößerung des lokalen Operationsfelds. Durch die bessere Übersicht im kleinen Becken wird eine anatomiegerechte Präparation in den embryonal vorgegebenen Schichten und Spalträumen erleichtert.

Da in der onkologischen Chirurgie die qualitätsgesicherte Radikalität mit ausreichend guten Langzeitergebnissen oberste Priorität besitzt, müssen möglicherweise bestehende operative und perioperative Vorteile für den Patienten allerdings maßgeblich an den onkologisch relevanten Parametern und am Outcome gemessen werden. Somit könnten weitere postulierte Vorzüge der laparoskopischen Chirurgie (geringeres Trauma, geringere Schmerzen, schnellere Erholung, günstige Beeinflussung der Atemfunktion, bessere Immunitätslage, Kosmetik etc.) in den Hintergrund treten. Die bisherigen Ergebnisse kontrollierter, randomisierter Studien zeigen jedoch für das Kolonkarzinom – in den Händen erfahrener laparoskopischer Operateure und bei einem sinnvoll selektionierten Patientenkollektiv –, dass die laparoskopische Chirurgie aus onkologischer Sicht auch im 5-Jahres-Follow-up keine Nachteile aufweist [43].

Hinsichtlich Gesamtmorbidität und Letalität ergeben sich derzeit keine signifikanten Unterschiede zwischen der konventionell-offenen und der laparoskopischen Operation, allerdings scheint die unmittelbar perioperative (Kurzzeit-) Morbidität nach laparoskopischen Kolonresektionen geringer zu sein.

15

15.2.6 Komplette Mesokolonresektion (CME)

Kia Homayounfar

Sowohl die tiefe anteriore Rektumresektion als auch die abdomino-perineale Rektumexstirpation haben durch die Einführung der totalen Mesorektumexzision (TME) durch Bill Heald [34], [35] eine beträchtliche Qualitätsverbesserung erfahren. Naheliegend ist daher die Annahme, dass die schichtgerechte Präparation auch in der Chirurgie des Kolonkarzinoms einen beträchtlichen Einfluss auf die Qualität der Chirurgie und damit das Überleben der Patienten haben könnte. Retrospektive Untersuchungen an 399 Kolonresektaten haben gezeigt, dass die schichtgerechte Präparation unter Mitresektion des Mesokolons zwar nicht für alle Patienten, aber zumindest für jene mit UICC-Stadium III mit einem signifikanten Überlebensvorteil verbunden ist [97].

Hohenberger et al. haben 2009 in Analogie zur TME eine komplette Mesokolonresektion (CME) mit zentraler Gefäßabsetzung und Lymphadenektomie (high tie) beschrieben [39]. Bei der rechtsseitigen Hemikolektomie kann dazu die Mobilisation des Duodenums nach Kocher inkl. des Pankreaskopfes notwendig sein, um einen zentralen Zugang zu den Abgängen der A. und V. ileocolica sowie A. und V. colica media zu erhalten [90]. Bei mutmaßlichem Befall von Lymphknoten kranial des Pankreaskopfes werden diese mitreseziert unter Ligatur der A. gastroepiploica dextra, wobei die A. pancreaticoduodenalis superior erhalten bleiben sollte. Hohenberger et al. haben diese Methode seit 1978 schrittweise eingeführt und die Daten von insgesamt 1.438 Kolonresektionen der Jahre 1978–2002 publiziert. Bei einer Morbidität von 19,7 % und einer Mortalität von 3,1 % zeigte sich bei einem medianen Nachbeobachtungszeitraum von 103 (range 1–355) Monaten eine Verringerung der Lokalrezidivrate von 6,5 % auf 3,6 %. Die Verbesserung des krebsspezifischen Überlebens (CSS) im selben Zeitraum von 82,1 auf 89,1 % war statistisch nicht signifikant [39]. Auch in einer kürzlich publizierten aktualisierten Analyse von insgesamt 1.453 Patienten zeigt sich kein signifikanter Überlebensvorteil mit Einführung der CME und zentralen Gefäßabsetzung [92].

Aufgrund der im Vergleich zu anderen Zentren hohen Überlebensraten haben West et al. die Qualität von 49 Kolonresektaten aus Erlangen mit der von 40 Kolonresektaten aus Leeds verglichen. Dafür wurden die Präparate zunächst vermessen und die kürzeste Distanz des Tumors und des Kolons zur zentralen Gefäßabsetzung, die Länge des resezierten Darms sowie die Fläche des resezierten Mesenteriums verglichen. Zudem wurde die Ausbeute an Lymphknoten analysiert. Erwartungsgemäß zeigte sich für die morphometrischen Parameter ein statistisch signifikanter Unterschied zwischen den Präparaten aus Erlangen und Leeds. Auch die Lymphknotenausbeute war mit median 30 (IQR 23–39) versus 18 (IQR 12–24) signifikant höher ($p < 0{,}0001$). Dieser Unterschied ließ sich aber nur auf die negativen Lymphknoten zurückführen; bei den tumorbefallenen Lymphknoten zeigte sich kein signifikanter Unterschied ($p = 0{,}241$) [95]. Bertelsen et al. haben die Ergebnisse nach Einführung der CME ($n = 93$) mit einer Kontrollgruppe vor Einführung der standardisierten Technik ($n = 05$) verglichen. Sie fanden keinen signifikanten Unterschied in der Qualität des resezierten Mesokolons, aber eine signifikant längere Distanz vom Tumor zur zentralen Gefäßabsetzung sowie eine signifikant höhere Lymphknotenausbeute bei den CME-Präparaten. Allerdings wurden aus dem Studienkollektiv ein Patient und aus dem Kontrollkollektiv 25 Patienten aus der Analyse der Distanz zwischen Tumor und Gefäßabsetzung sowie 30 Patienten aus der Kontrollgruppe aus der Analyse der Qualität des Mesokolons ausgeschlossen, sodass die Validität der Ergebnisse deutlich eingeschränkt ist [5].

Ergebnisse der CME aus Erlangen wurden auch mit der japanischen Resektionstechnik verglichen. Die Leitlinien der Japanese Society for Cancer of the Colon and Rectum sehen für frühe Tumoren im Stadium I eine D2-Lymphadenektomie (perikolisch und intermediär) und für fortgeschrittene Tumoren im Stadium II oder III eine D3-Lymphadenektomie (perikolisch, intermediär und abgangsnah) vor. Aufgrund von Daten, wonach die lymphatische Tumorzelldissemination vorwiegend dem nach zentral gerichteten Lymphabfluss folgt, eine longitudinale Ausbreitung > 10 cm vom Tumor extrem selten ist [60], [87] und zudem befallene Lymphknoten entlang der großen Gefäße eine schlechtere Prognose bedingen als befallene perikolische Lymphknoten [46], [47], wird in Japan eine sparsamere Darmresektion empfohlen. Dementsprechend zeigten sich bei dem Vergleich mit deutschen Resektaten eine signifikant kürzere Länge des Resektats sowie eine signifikant kleinere Fläche resezierten Mesokolons. Die Distanz von Tumor oder Darm zur zentralen Gefäßabsetzung war nicht signifikant unterschiedlich. Wie schon im Vergleich mit den Resektaten aus Leeds zeigte sich zwar ein signifikanter Unterschied in der Zahl gewonnener Lymphknoten, nicht aber in der Zahl befallener Lymphknoten.

Feng et al. sowie Adamina et al. haben die laparoskopische Durchführbarkeit der rechtsseitigen Hemikolektomie mit CME untersucht [1a], [18a]. Feng et al. haben 35 von 64 Fällen in ihre Analyse einbezogen. Auch wenn die Autoren die Durchführbarkeit der laparoskopischen CME betonen, sind die erzielten morphometrischen Ergebnisse sowie die Lymphknotenausbeute nicht mit denen aus der Serie von Hohenberger et al. vergleichbar, sondern entsprechen in ihrer Größenordnung den aus Leeds berichteten Zahlen der Standardresektion.

Zusammenfassend ist ein prognostischer Vorteil der CME mit zentraler Gefäßabsetzung bisher nicht bewiesen. Die Einhaltung einer schichtgerechten Präparation und damit die Intaktheit des resezierten Mesokolons könnte aber mit einem Überlebensvorteil verbunden sein. Die Gleichwertigkeit der laparoskopischen Resektion mit CME ist bisher ebenfalls nicht ausreichend untersucht.

15.3 Postoperatives Management

15.3.1 Postoperativer Verlauf – Anastomoseninsuffizienz

Der postoperative Verlauf wird in der kolorektalen Chirurgie maßgeblich von der Anastomosensicherheit und der wieder einsetzenden Darmmotilität bestimmt. Die primäre Anastomosenheilung ist abhängig von allgemeinen Faktoren wie der Einnahme von Steroiden oder Zytostatika, Schockzuständen, Mangelernährung sowie ganz wesentlich von einer atraumatischen chirurgischen Technik. Diese setzt sich aus chirurgischer Nahttechnik (zweireihig vs. einreihig) sowie verwendetem Nahtmaterial zusammen. Heutzutage wird zunehmend die einreihige fortlaufende seromuskuläre Nahttechnik unter Verwendung von monofilem, resorbierbarem Nahtmaterial favorisiert. Diese Nahttechnik überzeugt aufgrund der guten Ergebnisse sowie des geringen Zeitaufwandes.

Im Gegensatz zu den sehr selten auftretenden Insuffizienzen bei Dünndarmanastomosen wird in der Literatur für Kolonanastomosen eine Insuffizienzrate von 0–6 % angegeben [1], [99]. Verantwortlich dafür ist neben einer stärkeren bakteriellen Kontamination v. a. eine schlechtere Blutversorgung des Dickdarms.

Im Gegensatz zu Insuffizienzen tiefer Rektumanastomosen, die bei ausreichender Drainage und fehlender Klinik konservativ behandelt werden können, zwingt die Insuffizienz einer Kolonanastomose immer zum Revisionseingriff. Dabei muss entweder eine Anastomosenneuanlage oder, bei schwerer Peritonitis, eine endständige oder doppelläufige Stomaanlage vorgenommen werden.

15.3.2 Histopathologisches Staging

Eine umfassende histopathologische Beurteilung ist die Basis für eine effiziente adjuvante Systemtherapie und ermöglicht zugleich eine prognostische Abschätzung des weiteren Malignomverlaufs. Unbedingt erforderlich sind folgende histopathologische Angaben zum Resektat [16], [37], [82], [101]:

- Lokalisation (nach ICD-O 3);
- Tumortyp nach WHO-Klassifikation;
- Tumorinvasionstiefe (pT-Klassifikation mit Subklassifikation beim pT3/4-Kolonkarzinom);
- regionärer Lymphknotenstatus (pN-Klassifikation);
- Anzahl der untersuchten Lymphknoten;
- Anzahl der befallenen Lymphknoten;
- Grading;
- Angabe der tumorfreien, v. a. zirkumferenziellen Resektionsränder;
- R-Klassifikation;
- Lymph- und Blutgefäßinvasion;
- bei V. a. Vorliegen eines HNPCC fakultative Untersuchung auf Mikrosatelliteninstabilität;
- Tumorperforation: in Kooperation mit dem Operateur Dokumentation einer Darm- und/oder Tumorperforation, sei sie iatrogen oder durch tumorbedingte Stenose verursacht.

Neben den Bemühungen zur Optimierung der chirurgisch-onkologischen Ergebnisqualität wurde zeitgleich in den letzten Jahren auch die Qualität der histopathologischen Befundung verbessert und ausgeweitet. Mittlerweile wird zur sicheren Festlegung des pN-Status eine vom Pathologen zu untersuchende Mindestanzahl von > 12 Lymphknoten im Resektat gefordert. Mehrere Fallstudien bestätigten die prognostische Relevanz einer quantitativ und qualitativ optimierten Lymphknotenaufarbeitung [29], [72], [84]. Zudem werden lymphogene Mikrometastasen (< 1 mm) von isolierten Tumorzellclustern (< 0,1 mm) in Lymphknoten differenziert. Letztere werden erfasst und dokumentiert, aufgrund fehlender prognostischer Relevanz allerdings nicht als Metastasen (pN0, ITC+) klassifiziert.

15.4 Zytostatische Systemtherapie beim Kolonkarzinom

15.4.1 Neoadjuvante Therapie beim Kolonkarzinom

Im Gegensatz zum lokal fortgeschrittenen Rektumkarzinom (UICC-II/-III) besteht beim Kolonkarzinom keine Indikation zur neoadjuvanten Chemotherapie.

Im Fall einer synchron vorliegenden hepatischen Filialisierung, die keine einzeitige R0-Resektion erlaubt, ist vor oder nach onkologischer Resektion des Primarius eine präoperative Chemotherapie zum Erreichen einer sekundären Resektabilität der Lebermetastasen sinnvoll. Durch die Applikation von Kombinationschemotherapien unter Hinzunahme von Antikörpern ist bei einem Teil der fernmetastasierten Patienten mit initial nicht resektablen Lebermetastasen eine potenziell kurative Resektion möglich [25]. Ob ein zusätzlicher prognostischer Effekt einer präoperativen Chemotherapie bei primär resektablen Lebermetastasen zu erreichen ist, ist ungenügend untersucht und Gegenstand aktueller Studien.

15.4.2 Adjuvante Therapie des Kolonkarzinoms

Die Voraussetzung für eine effektive adjuvante Systemtherapie beim Kolonkarzinom ist die histopathologisch gesicherte R0-Resektion.

Die potenziell kurative Resektion wird unter Einhaltung der gleichen onkologischen Prinzipien wie bei der Rektumkarzinomchirurgie erreicht, auch wenn ältere Studien weder eindeutige Vorteile der No-Touch-Technik [98] noch der Hemikolektomie gegenüber der reinen Segmentresektion [74] gezeigt haben. In spezialisierten Zentren mit der Möglichkeit einer systematischen Nachsorgedatenerfassung besteht die Ansicht, dass allein aufgrund histopathologischer und anatomischer Überlegungen und prospektiver Beobachtungsstudien eine qualitätskontrollierte onkologische Chirurgie die Basis jeglicher patientenorientierten Therapie darstellt.

Indikation zur adjuvanten Behandlung bei Kolonkarzinomen

Grundlage für die Indikationsstellung zur adjuvanten Systemtherapie nach R0-Kolonkarzinomresektion ist die histopathologische Einteilung nach TNM-/UICC-Stadien (➤ Tab. 15.1).

Dabei tragen der vielfach beschriebene immunzytologische Nachweis isolierter Tumorzellen in Lymphknoten, Peritonealspülungen und Knochenmarkbiopsien mit möglicherweise prognostischer Relevanz gegenwärtig nicht zur Indikationsstellung für eine Chemotherapie bei. Allein in Therapiestudien besitzt der Nachweis von isolierten Tumorzellen oder Tumorzellverbänden (MRD, *minimal residual disease*) Einfluss auf die Therapiestratifizierung.

Bestehen nach erfolgter onkologischer Resektion bei Abschluss der Wundheilung keine Kontraindikationen gegen eine 5-Fluorouracil-haltige Mono- oder Polychemotherapie, so wird das Therapieregime unter Berücksichtigung der momentanen Lebensqualität des Patienten prognose- und stadienadaptiert ausgewählt. Kontraindikationen zur Applikation einer adjuvanten Chemotherapie bei Kolonkarzinomen sind:

- Allgemeinzustand schlechter als 2 (WHO);
- unkontrollierte Infektion;
- Leberzirrhose CHILD B und C;
- schwere koronare Herzkrankheit; Herzinsuffizienz (NYHA III und IV);
- präterminale und terminale Niereninsuffizienz;
- eingeschränkte Knochenmarksfunktion;
- Unvermögen, an regelmäßigen Kontrolluntersuchungen teilzunehmen.

Sind genannte Voraussetzungen erfüllt, so besteht zur Durchführung einer adjuvanten Chemotherapie keine allgemeingültige Altersbeschränkung. Waren in den bisherigen randomisierten adjuvanten Therapiestudien Patienten jenseits des 70. Lebensjahres unterrepräsentiert, so zeigte die prospektive Kohortenstudie von Iwashyna et al. [42] bei Kolonkarzinompatienten > 67 Jahre einen signifikanten Überlebensvorteil durch eine adjuvante Chemotherapie gegenüber dem Kontrollkollektiv (alleinige Operation). Dieses Ergebnis wurde durch eine gepoolte Analyse von 7 Studien mit 500 Patienten über dem 70. Lebensjahr bestätigt [76]. Es zeigte sich zudem, dass die Rate gastrointestinaler Nebenwirkungen nicht altersabhängig zu sein scheint. Demgegenüber sind hämatologische (Leukopenie) oder epitheliale Nebenwirkungen (Stomatitis) bei älteren Patienten häufiger zu erwarten [68]. Zusammenfassend scheint nach aktueller Datenlage eine adjuvante Chemotherapie auch bei älteren Patienten bis zum 80. Lebensjahr – ein biologisch guter Allgemeinzustand vorausgesetzt – indiziert zu sein.

Zur Indikationsstellung einer Chemotherapie werden neben dem TNM-/UICC-Stadium immer wieder folgende potenziell prognostisch relevanten Parameter genannt: CEA-Spiegel, Differenzierungsgrad, 18q-Verlust, Mikrometastasennachweis in Lymphknoten bzw. Knochenmark, Mikrosatellitenstatus, DNA-Ploidie und Tumorsuppressor-/p53-Expression. Da jedoch keine prospektiven Studien zum Nutzen einer adjuvanten Chemotherapie beim Vorhandensein einzelner oder mehrerer dieser Faktoren vorliegen, sind sie zur Indikationsstellung bisher nicht geeignet.

Die Anzahl der untersuchten Lymphknoten demgegenüber zeigt sich in mehreren Studien als unabhängiger Prognosefaktor [12], [49]: So betrug bei 222 Patienten mit einem kolorektalen Karzinom im Stadium II die 5-Jahres-Überlebensrate 49 % für Patienten mit < 7 untersuchten Lymphknoten gegenüber 68 % für Patienten > 7 untersuchten Lymphknoten. Dennoch existieren keine verlässlichen Daten für die Korrelation aus untersuchten Lymphknoten und dem Nutzen einer adjuvanten Chemotherapie. Eine niedrige Anzahl untersuchter Lymphknoten (d. h. < 12 untersuchte Lymphknoten) stellt derzeit keine gesicherte Indikation zur Einleitung einer adjuvanten Chemotherapie beim nodalnegativen Kolonkarzinom dar.

UICC-Stadien-adaptierte Indikation zur adjuvanten Systemtherapie

UICC-Stadium I

Für Patienten mit einem R0-resezierten Kolonkarzinom im UICC-Stadium I (pT1/2 pN0 M0 R0) besteht keine Indikation zur adjuvanten Chemotherapie. Bei endoskopisch entfernten Adenompolypen mit einem pT1-Karzinom kann auf eine onkologische Nachresektion verzichtet werden, sofern es sich histopathomorphologisch um ein Low-Risk-Karzinom (pT1, low grade G1 oder G2, L0) mit karzinomfreier Polypenbasis (R0) handelt [27], [38], [45], [66].

Bei inkompletter Abtragung eines Low-Risk-pT1-Karzinoms in einem Adenom muss eine komplette R0-Situation mittels endoskopischer Entfernung, in der Regel jedoch durch eine onkologisch-chirurgische Resektion, erreicht werden.

In der sog. High-Risk-Situation (pT1, high grade G3, G4 oder L1) ist die radikale Resektion nach onkologischen Kriterien zu fordern, auch wenn die Primärläsion formal R0 entfernt wurde. Diese Vorgehensweise resultiert aus der Erkenntnis, dass bei High-Risk-pT1-Karzinomen in bis zu 36 % der Fälle Lymphknotenmetastasen vorliegen können [38]. Demgegenüber treten Lokalrezidive oder Metastasen bei Low-Risk-pT1-Karzinomen bei < 1 % auf, sodass unter Berücksichtigung der resektionsspezifischen Mortalität bei Koloneingriffen (altersabhängig 3–12 %) eine radikale Resektion nicht als notwendig angesehen wird [19], [50].

Abhängig von der Lokalisation und der genannten Risikoklassifikation erfolgen Kontrollendoskopien bei Low-Risk-Karzinomen 6, 24 und 60 Monate nach der R0-Abtragung. Bei High-Risk-Karzinomen ist eine Kontrollendoskopie 24 und 60 Monate nach chirurgischer Radikaloperation zu empfehlen.

UICC-Stadium II (Empfehlungsgrad: A, Evidenzniveau 1a)

Patienten mit einem Kolonkarzinom im UICC-Stadium II haben einen absoluten prognostischen Nutzen von 2–5 % durch eine adjuvante Chemotherapie. In einer Metaanalyse von 11 Therapiestudien bei UICC-II-Kolonkarzinomen wurde kein signifikanter Überlebensvorteil durch eine postoperativ applizierte Adjuvanztherapie gefunden [21]. Andere Studien bestätigen diese Ergebnisse [41], [80], und allein in der Subgruppenanalyse der von Taal et al. geführten holländischen Studie konnte ein signifikanter Überlebensvorteil durch eine 5-Fluorouracil-/Levamisol-Therapie (über 48 Wochen) errechnet werden [85].

In sog. onkologischen Risikosituationen, d. h. T4-Malignom, intraoperative Darm-/Tumorperforation oder Notfalloperation (bei tumorbedingtem Ileus) mit einer schlechteren Gesamtprognose [56], [67], erscheint auch im formal als UICC-II-Karzinom klassifizierten Individualfall eine adjuvante Chemotherapie sinnvoll. Allerdings konnten O'Connell et al. bereits 1997 in einer Subgruppenanalyse bei Patienten mit einer Darm-/Tumorperforation keinen Vorteil für die adjuvante Chemotherapie nachweisen [65]. Ebenso kann bei UICC-II-Patienten mit einer unzureichenden Zahl untersuchter Lymphknoten (n < 12) in Abhängigkeit von der Gesamtsituation (Alter, individuelles Risikoprofil) eine adjuvante Systemtherapie diskutiert werden.

Aktuell existieren zudem mehrere Studien zur molekulargenetischen Stratifizierung von Patienten mit UICC-II-Kolonkarzinomen, um innerhalb dieser Gruppe Patienten mit einem hohen individuellen Metastasierungsrisiko zu identifizieren und ggf. einer Adjuvanztherapie zuzuführen. Eindeutige prospektive Daten, die zu einer konkreten Behandlungsempfehlung führen, liegen allerdings derzeit noch nicht vor.

UICC-Stadium III (Empfehlungsgrad: A, Evidenzniveau 1a)

In zahlreichen randomisierten Studien konnte bei R0-resezierten UICC-III-Kolonkarzinom-Patienten ein signifikanter Überlebensvorteil (12 %) durch die Applikation einer adjuvanten 5-Fluorouracil-/Folinsäure-haltigen Chemotherapie erreicht werden [76]. Im UICC-Stadium II hingegen lag der chemotherapieinduzierte Vorteil gegenüber der alleinigen chirurgischen Therapie nur bei 5 % [18].

Ältere Therapiekonzepte mit 5-Fluorouracil und Levamisol waren der 5-Fluorouracil-Folinsäure-Kombination signifikant unterlegen [71]. Auch eine Therapieerweiterung durch den 17–1A-Antikörper führte zu keiner Steigerung des 5-Fluorouracil/Folinsäure-Therapieeffekts [70]. Ebenso zeigte die von manchen chirurgischen Kliniken favorisierte portalvenöse Infusion keinerlei Vorteile gegenüber einer intravenösen Systemapplikation [24], [63], [75].

Durch die Hinzunahme von Oxaliplatin konnte jedoch eine Effizienzsteigerung der herkömmlichen 5-Fluorouracil/Folinsäure-Therapie erreicht werden. In einer randomisierten Studie mit 2.246 Patienten wurde beim Vergleich 5-Fluorouracil/Folinsäure vs. 5-Fluorouracil/Folinsäure/Oxaliplatin (FOLFOX-Schema, alle 2 Wochen über 12 Zyklen) eine signifikante Steigerung des krankheitsfreien Überlebens (nach 3 Jahren) durch Oxaliplatin bewirkt (72,9 % vs. 78,2 %) [3].

Durch die Kombination 5-Fluorouracil/Folinsäure/Oxaliplatin kann das Rezidivrisiko noch weiter gesenkt werden (Empfehlungsgrad: A, Evidenzniveau: 1b) sodass gegenwärtig das folgende Therapieregime empfohlen wird:

- **SLV5FU2 + Oxaliplatin:** Folinsäure (200 mg/m^2 als 2-Stunden-Infusion, Tag 1 und 2), gefolgt von 5-Fluorouracil (400 mg/m^2 als Bolus, danach 600 mg/m^2 als 22-Stunden-Infusion; Tag 1 und 2) in Kombination mit Oxaliplatin (85 mg/m^2 als 2-Stunden-Infusion, Tag 1); 1 Zyklus umfasst 2 Wochen; Therapiedauer: 12 Zyklen.
- Bei Unverträglichkeit gegen platinhaltige Substanzen kann eine Monotherapie mit Fluoropyrimidinen durchgeführt werden. Hierbei sollten orale Fluoropyrimidine (Capecitabin) infusionalen Schemata vorgezogen werden. Bolusregime sind wegen erhöhter Toxizität obsolet.

Zusammenfassend bleibt festzuhalten, dass trotz aller Kenntnis über adjuvante Chemotherapiemaßnahmen gegenwärtig in Deutschland nur 60 % der UICC-III-Kolonkarzinome postoperativ einer zytostatischen Systemtherapie zugeführt werden. Es bleibt zu fordern, dass möglichst alle Patienten im UICC-II- und -III-Stadium nach interdisziplinärem Beschluss des klinikspezifischen Tumor-Boards (Chirurg/Gastroenterologe/Onkologe/Pathologe) in kontrollierte Studien eingebracht werden, um Aufschluss über die Indikation und das optimale adjuvante Therapieregime zu erhalten.

UICC-IV-Stadium

Nach R0-Resektion synchroner Leber- oder Lungenmetastasen besteht aufgrund der bisherigen Literaturdaten keine Indikation für eine adjuvante Therapie (Empfehlungsgrad: A, Evidenzniveau: 2a). Einzelne retrospektive Studien oder unizentrische Fallsammlungen ließen zwar einen positiven Effekt der Adjuvanstherapie auf das Gesamtüberleben nach Lebermetastasenresektion vermuten [2], [20], jedoch konnte eine prospektive Studie neben einem verbesserten krankheitsfreien Überleben (nach 4 Jahren) keinen signifikanten Einfluss auf das Gesamtüberleben [44] zeigen. Die einzige größere randomisierte prospektive Studie mit 226 Patienten konnte ebenfalls keinen positiven Effekt einer adjuvanten Chemotherapie nachweisen [51]. Somit kann eine adjuvante Therapie nach R0-Lebermetastasenresektion außerhalb von Studien bisher nicht eindeutig empfohlen werden.

Bei einem Teil von Patienten mit initial nichtresektablen Lebermetastasen konnte innerhalb von Studien durch eine 5-Fluorouracil/Folinsäure/Oxaliplatin-haltige Chemotherapie eine potenziell kurative Resektion ermöglicht werden. Inwiefern bei primär resektablen Lebermetastasen ein Effekt durch eine präoperative Chemotherapie erzielt werden kann, ist bisher nur unzureichend untersucht. Eine derartige Therapiestrategie sollte jedoch den zurzeit aktiven Therapiestudien vorbehalten bleiben.

Zusammenfassend richtet sich die Indikationsstellung zur Systemtherapie nach dem jeweiligen Tumorstadium (➤ Tab. 15.1) und der Verfügbarkeit aktivierter, kontrollierter Therapieoptimierungsverfahren. Zum Einsatz kommen moderne Zytostatikakombinationen mit/ohne tumorspezifizierte Antikörper, z. B. EGFR-Antagonisten gegen epidermalen Wachstumsfaktorrezeptor [58].

LITERATUR

[1] Abraham NS, Young JM, Solomon MJ: Meta-analysis of short-term outcomes after laparoscopic resection for colorectal cancer. Br J Surg 2004; 91: 1.111–1.124.

[1a] Adamina M1, Manwaring ML, Park KJ, Delaney CP: Laparoscopic complete mesocolic excision for right colon cancer. Surg Endosc 2012; 26(10): 2.976–2.980.

[2] Ambiru S, Miyazaki M, Ito H et al.: Adjuvant regional chemotherapy after hepatic resection for colorectal metastases. Br J Surg 1999; 86: 1.025–1.031.

[3] Andre T, Boni C, Mounedji-Boudiaf L et al.: Oxaliplatin, fluorouracil, and leucovorin as adjuvant treatment for colon cancer. N Engl J Med 2004; 350: 2.343–2.351.

[4] Baum ML et al.: A survey of clinical trials of antibiotic prophylaxis in colon surgery: Evidence against further use of no-treatment controls. N Engl J Med 1981; 305: 795–799.

[5] Bertelsen CA et al. Can the quality of colonic surgery be improved by standardization of surgical technique with complete mesocolic excision? Colorectal Dis 2011; 13: 1.123–1.129.

[6] Birkmeyer JD et al.: Hospital volume and surgical mortality in the United States. N Engl J Med 2002; 346: 1.128–1.137.

[7] Brenner H et al.: Long-lasting reduction of risk of colorectal cancer following screening endoscopy. Br J Cancer 2001; 85: 972–976.

[8] Brenner H, Spix C: Combining cohort and period methods for retrospective time trend analyses of long-term cancer patient survival rates. Br J Cancer 2003; 89, 1.260–1.265.

[9] Bruch HP, Schwandner O: Current status of laparoscopic surgery in colorectal cancer. Onkologie 2001; 24: 29–32.

[10] Bucher P, Mermillod B, Gervaz P, Morel P: Mechanical bowel preparation for elective colorectal surgery: a meta-analysis. Arch Surg 2004a; 139: 1.359–1.364.

[11] Bucher P, Mermillod B, Morel P, Soravia C: Does mechanical bowel preparation have a role in preventing postoperative complications in elective colorectal surgery? Swiss Med Wkly 2004b; 134: 69–74.

[12] Caplin S, Cerottini JP, Bosman FT et al.: For patients with Dukes' B (TNM Stage II) colorectal carcinoma, examination of six or fewer lymph nodes is related to poor prognosis. Cancer 1998; 83: 666–672.

[13] Chapman MA, Buckley D, Henson DB, Armitage NC: Preoperative carcinoembryonic antigen is related to tumour stage and long-term survival in colorectal cancer. Br J Cancer 1998; 78: 1.346–1.349.

[14] Chen HS, Sheen-Chen SM: Synchronous and early metachronous colorectal adenocarcinoma: analysis of prognosis and current trends. Dis Colon Rectum 2000; 43:1.093–1.099

[15] Choi HJ, Choi YY, Hong SH: Incidence and prognostic implications of isolated tumor cells in lymph nodes from patients with Dukes B colorectal carcinoma. Dis Colon Rectum 2002; 45: 750–755.

[16] Compton CC: Updated protocol for the examination of specimens from patients with carcinomas of the colon and rectum, excluding carcinoid tumors, lymphomas, sarcomas, and tumors of the vermiform appendix: a basis for checklists. Cancer Committee. Arch Pathol Lab Med 2000; 124: 1.016–1.025.

[17] De Gramont A, Banzi M, Navarro M, et al.: Oxaliplatin/5-FU/LV in adjuvant colon cancer: results of the international randomized MOSAIC trial. Proc Am Soc Clin Oncol 22 2003, abstract 1.015.

[18] Dube S, Heyen F, Jenicek M: Adjuvant chemotherapy in colorectal carcinoma: results of a meta-analysis. Dis Colon Rectum 1997; 40: 35–41.

[18a] Feng B et al. Laparoscopic complete mesocolic excision (CME) with medial access for right-hemi colon cancer: feasibility and technical strategies. Surg Endosc 2012; 26(12):3.669–3.675.

[19] Fielding LP, Phillips RK, Hittinger R: Factors influencing mortality after curative resection of large bowel cancer in elderly patients. Lancet 1989; 1: 595–597.

[20] Figueras J, Valls C, Rafecas A et al.: Resection rate and effect of postoperative chemotherapy on survival after surgery for colorectal liver metastases. Br J Surg 2001; 88: 980–985.

[21] Figueredo A, Germond C, Maroun J et al.: Adjuvant therapy for stage II colon cancer after complete resection. Provincial Gastrointestinal Disease Site Group. Cancer Prev Control 1997; 1: 379–392.

[22] Fingerhut A et al.: Neither pelvic nor abdominal drainage is needed after anastomosis in elective, uncomplicated, colorectal surgery. Ann Surg 2000; 231: 613–614.

[23] Fleites RA et al.: The efficacy of polyethylene glycol-electrolyte lavage solution versus traditional mechanical bowel preparation for elective colonic surgery: a randomized, prospective, blinded clinical trial. Surgery 1985; 98: 708–717.

[24] Focan C, Bury J, Beauduin M et al.: Adjuvant intraportal chemotherapy for Dukes B2 and C colorectal cancer also receiving systemic treatment: results of a multicenter randomized trial. Groupe Regional d'Etude du Cancer Colo-Rectal (Belgium). Anticancer Drugs 2000; 11: 549–554.
[25] Folprecht G et al.: Tumour response and secondary resectability of colorectal liver metastases following neoadjuvant chemotherapy with cetuximab: the CELIM randomised phase 2 trial. Lancet Oncol. 2010; 1: 38–47.
[26] Francini G, Petrioli R, Lorenzini L et al.: Folinic acid and 5-fluorouracil as adjuvant chemotherapy in colon cancer. Gastroenterology 1994; 106: 899–906.
[27] Frühmorgen P, Rufle W, Kobras S et al.: Endoscopic Therapy of Early Colorectal Cancer (pT1) – A Prospective Study. Z Gastroenterol 2003; 41: 703–710.
[28] Gesellschaft der epidemiologischen Krebsregister in Deutschland e.V. (GEKID): Atlas der Krebsinzidenz und -mortalität in Deutschland (GEKID-Atlas). Aus: www.gekid.de (letzter Zugriff: 8.4.2014).
[29] Goldstein NS, Sanford W, Coffey M, Layfield LJ: Lymph node recovery from colorectal resection specimens removed for adenocarcinoma. Trends over time and a recommendation for a minimum number of lymph nodes to be recovered. Am J Clin Pathol 1996; 106: 209–216.
[30] Goligher J: Studies of lymphatic dissemination of colorectal carcinoma. In: Surgery of the Anus, Rectum and Colon. 5th edition. London: Bailliere Tindall; 1984, p. 774.
[31] Guenaga K et al.: Mechanical bowel preparation for elective colorectal surgery. Cochrane Database Syst Rev 2005: CD001544.
[32] Haggar FA, Boushey RP: Colorectal cancer epidemiology: Incidence, mortality, survival, and risk factors. Clin Colon Rectal Surg 2009; 22: 191–197.
[33] Haller DG, Catalano PJ, MacDonald JS, et al.: Fluorouracil (FU), Leucovorin (LV), and Levamisole (LEV) adjuvant therapy for colon cancer: five year final report of ITN-0089. Proc Am Soc Clon Oncol 1998; 17: 256a.
[34] Heald RJ, Husband EM, Ryall RD: The mesorectum in rectal cancer surgery – the clue to pelvic recurrence? Br J Surg 1982; 69: 613–616.
[35] Heald RJ, Ryall RD: Recurrence and survival after total mesorectal excision for rectal cancer. Lancet 1986; 1: 1.479–1.482.
[36] Hermanek P jr et al.: Langzeitergebnisse der chirurgischen Therapie des Coloncarcinoms. Chirurg 1994; 65: 287–297.
[37] Hermanek P sr, Hermanek P jr, Hohenberger W et al.: The pathological assessment of mesorectal excision: implications for further treatment and quality management. Int J Colorect Dis 2003; 18: 335–341.
[38] Hermanek P: Polypectomy in the colorectum: histological and oncological aspects. Endoscopy 1983; 15: 158–161.
[39] Hohenberger W, Weber K, Matzel K, Papadopoulos T, Merkel S: Standardized surgery for colonic cancer: complete mesocolic excision and central ligation – technical notes and outcome. Colorectal Dis 2009; 11(4): 354–364; discussion 364–365.
[40] IMPACT: Efficacy of adjuvant fluorouracil and folinic acid in colon cancer. International Multicentre Pooled Analysis of Colon Cancer Trials (IMPACT) investigators. Lancet 1995; 345: 939–944.
[41] IMPACT B2: Efficacy of adjuvant fluorouracil and folinic acid in B2 colon cancer. International Multicentre Pooled Analysis of B2 Colon Cancer Trials (IMPACT B2) Investigators: J Clin Oncol 1999; 17: 1.356–1.363.
[42] Iwashyna TJ, Lamont EB: Effectiveness of adjuvant fluorouracil in clinical practice: a population-based cohort study of elderly patients with stage III colon cancer. J Clin Oncol 2002; 20: 3.992–3.998.
[43] Jayne DG et al.: Five-year follow-up of the Medical Research Council CLASICC trial of laparoscopically assisted versus open surgery for colorectal cancer. Br J Surg 2010; 97: 1.638–1.645.
[44] Kemeny MM, Adak S, Gray B et al.: Combined-modality treatment for resectable metastatic colorectal carcinoma to the liver: surgical resection of hepatic metastases in combination with continuous infusion of chemotherapy an intergroup study. J Clin Oncol 2002; 20: 1.499–1.505.
[45] Kikuchi R, Takano M, Takagi K et al.: Management of early invasive colorectal cancer. Risk of recurrence and clinical guidelines. Dis Colon Rectum 1995; 38: 1.286–1.295.
[46] Kobayashi H et al.: Clinical significance of lymph node ratio and location of nodal involvement in patients with right colon cancer. Dig Surg 2011; 28: 190–197.
[47] Kobayashi H, Ueno H, Hashiguchi Y, Mochizuki H: Distribution of lymph node metastasis is a prognostic index in patients with stage III colon cancer. Surgery 2006; 139: 516–522.
[48] Lacy AM, Garcia-Valdecasas JC, Delgado S et al.: Laparoscopy-assisted colectomy versus open colectomy for treatment of non-metastatic colon cancer: a randomised trial. Lancet 2002; 359: 2.224–2.229.
[49] Le Voyer TE, Sigurdson ER, Hanlon AL et al.: Colon cancer survival is associated with increasing number of lymph nodes analyzed: a secondary survey of intergroup trial INT-0089. J Clin Oncol 2003; 21: 2.912–2.919.
[50] Longo WE, Virgo KS, Johnson FE et al.: Risk factors for morbidity and mortality after colectomy for colon cancer. Dis Colon Rectum 2000; 43: 83–91.
[51] Lorenz M, Muller HH, Schramm H et al.: Randomized trial of surgery versus surgery followed by adjuvant hepatic arterial infusion with 5-fluorouracil and folinic acid for liver metastases of colorectal cancer. German Cooperative on Liver Metastases (Arbeitsgruppe Lebermetastasen). Ann Surg 1998; 228: 756–762.
[52] MacRae HM, McLeod RS: Handsewn vs. stapled anastomoses in colon and rectal surgery: A meta-analysis. Dis Colon Rectum 1998; 41: 180–189.
[53] Marusch F, Koch A, Schmidt U et al.: Welche Faktoren beeinflussen die postoperative Letalität beim kolorektalen Karzinom. Zentralbl Chir 2002a; 127: 614–621.
[54] Marusch F et al.: Prospektive Multizenterstudien „Kolon-/Rektumkarzinome“ als flächendeckende chirurgische Qualitätssicherung. Chirurg 2002b; 73: 138–146.
[55] Merat F, Hay JM, Fingerhut A, Flamant Y, Molkhou JM, Laborde Y: Omentoplasty in the prevention of anastomotic leakage after colonic or rectal resection: A prospective randomized study in 712 patients. French Associations for Surgical Research. Ann Surg 1998; 227(2): 179–186.
[56] Merkel S, Wein A, Gunther K et al. High-risk groups of patients with stage II colon carcinoma. Cancer 2001; 92: 1.435–1.443.
[57] Meyerhardt JA et al.: Association of hospital procedure volume and outcomes in patients with colon cancer at high risk for recurrence. Ann Intern Med 2003; 139: 649–657.
[58] Meyerhardt JA, Mayer RJ: Systemic therapy for colorectal cancer. N Engl J Med 2005; 352: 476–487.
[59] Moertel CG, Fleming TR, Macdonald JS et al.: Intergroup study of fluorouracil plus levamisole as adjuvant therapy for stage II/Dukes' B2 colon cancer. J Clin Oncol 1995; 13: 2.936–2.943.
[60] Morikawa E, Yasutomi M, Shindou K, Matsuda T, Mori N, Hida J, Kubo R, Kitaoka M, Nakamura M, Fujimoto K, et al.: Distribution of metastatic lymph nodes in colorectal cancer by the

modified clearing method. Dis Colon Rectum. 1994; 37(3): 219–223.
[61] Nelson H, Petrelli N, Carlin A et al.: Guidelines 2000 for colon and rectal cancer surgery. J Natl Cancer Inst 2001; 93: 583–596.
[62] Neri E, Giusti P, Battolla L et al.: Colorectal cancer: role of CT colonography in preoperative evaluation after incomplete colonoscopy. Radiology 2002; 223: 615–619.
[63] Nitti D, Wils J, Sahmoud T et al.: Final results of a phase III clinical trial on adjuvant intraportal infusion with heparin and 5-fluorouracil (5-FU) in resectable colon cancer (EORTC GITCCG 1983–1987). European Organization for Research and Treatment of Cancer. Gastrointestinal Tract Cancer Cooperative Group. Eur J Cancer 1997; 33: 1.209–1.215.
[64] O'Connell M et al.: Prospectively randomized trial of postoperative adjuvant chemotherapy in patients with high-risk colon cancer. J Clin Oncol 1998; 16: 295–300.
[65] O'Connell MJ, Mailliard JA, Kahn MJ et al.: Controlled trial of fluorouracil and low-dose leucovorin given for 6 months as postoperative adjuvant therapy for colon cancer. J Clin Oncol 1997; 15: 246–250.
[66] Okuyama T, Oya M, Ishikawa H: Budding a risk factor for lymph node metastasis in pT1 or pT2 well-differentiated colorectal adenocarcinoma. Dis Colon Rectum 2002; 45: 628–634.
[67] Petersen VC, Baxter KJ, Love SB, Shepherd NA: Identification of objective pathological prognostic determinants and models of prognosis in Dukes' B colon cancer. Gut 2002; 51: 65–69.
[68] Popescu RA, Norman A, Ross PJ et al.: Adjuvant or palliative chemotherapy for colorectal cancer in patients 70 years or older. J Clin Oncol 1999; 17: 2.412–2.418.
[69] Porschen R, Bermann A, Loffler T et al.: Fluorouracil plus leucovorin as effective adjuvant chemotherapy in curatively resected stage III colon cancer: results of the trial adjCCA-01. J Clin Oncol 2001; 19: 1.787–1.794.
[70] Punt CJ, Nagy A, Douillard JY et al.: Edrecolomab alone or in combination with fluorouracil and folinic acid in the adjuvant treatment of stage III colon cancer: a randomised study. Lancet 2002; 360: 671–677.
[71] QUASAR Collaborative Group: Comparison of fluorouracil with additional levamisole, higher-dose folinic acid, or both, as adjuvant chemotherapy for colorectal cancer: a randomised trial. Lancet 2000; 355: 1.588–1.596.
[72] Ratto C, Sofo L, Ippoliti M et al.: Accurate lymph-node detection in colorectal specimens resected for cancer is of prognostic significance. Dis Colon Rectum 1999; 42: 143–154.
[73] Riedl S, Wiebelt H, Bergmann U, Hermanek P Jr.: Postoperative Komplikationen und Letalität in der chirurgischen Therapie des Coloncarcinoms. Chirurg 1995; 66: 597–606.
[74] Rouffet F, Hay JM, Vacher B et al.: Curative resection for left colonic carcinoma: hemicolectomy vs. segmental colectomy. A prospective, controlled, multicenter trial. French Association for Surgical Research. Dis Colon Rectum 1994; 37: 651–659.
[75] Rougier P, Sahmoud T, Nitti D et al.: Adjuvant portal-vein infusion of fluorouracil and heparin in colorectal cancer: a randomised trial. European Organisation for Research and Treatment of Cancer Gastrointestinal Tract Cancer Cooperative Group, the Gruppo Interdisciplinare Valutazione Interventi in Oncologia, and the Japanese Foundation for Cancer Research. Lancet 1998; 351: 1.677–1.681.
[76] Sargent DJ, Goldberg RM, Jacobson SD et al.: A pooled analysis of adjuvant chemotherapy for resected colon cancer in elderly patients. N Engl J Med 2001; 345: 1.091–1.097.
[77] Schiedeck TH, Schwandner O, Baca I et al.: Laparoscopic surgery for the cure of colorectal cancer: results of a German five-center study. Dis Colon Rectum 2000; 43: 1–8.
[78] Schrag D et al.: Influence of hospital procedure volume on outcomes following surgery for colon cancer. J Am Med Assoc 2000; 284: 3.028–3.035.
[79] Schrag D et al.: Surgeon volume compared to hospital volume as a predictor of outcome following primary colon cancer resection. J Surg Oncol 2003; 83: 68–78.
[80] Schrag D, Rifas-Shiman S, Saltz L et al.: Adjuvant chemotherapy use for Medicare beneficiaries with stage II colon cancer. J Clin Oncol 2002; 20: 3.999–4.005.
[81] Slim K, Vicaut E, Panis Y, Chipponi J: Meta-analysis of randomized clinical trials of colorectal surgery with or without mechanical bowel preparation. Br J Surg 2004; 91: 1.125–1.130.
[82] Sobin LH: TNM, sixth edition: new developments in general concepts and rules. Semin Surg Oncol 2003; 21: 19–22.
[83] Staib L, Link KH, Blatz A, Beger HG: Surgery of colorectal cancer: surgical morbidity and five- and ten-year results in 2,400 patients – monoinstitutional experience. World J Surg 2002; 26: 59–66.
[84] Swanson RS, Compton CC, Stewart AK, Bland KI: The prognosis of T3N0 colon cancer is dependent on the number of lymph nodes examined. Ann Surg Oncol 2003; 10: 65–71.
[85] Taal BG, Van Tinteren H, Zoetmulder FA: Adjuvant 5-FU plus levamisole in colonic or rectal cancer: improved survival in stage II and III. Br J Cancer 2001; 85: 1.437–1.443.
[86] Tan KY et al.: Colorectal surgery in octogenarian patients – outcomes and predictors of morbidity. Int J Colorectal Dis 2009; 24: 185–189.
[87] Toyota S, Ohta H, Anazawa S: Rationale for extent of lymph node dissection for right colon cancer. Dis Colon Rectum 1995; 38: 705–711.
[88] Trojan J, Povse N, Schröder O, Stein J: A new immunological test strip device for rapid, qualitative detection of faecal occult blood. Z Gastroenterol 2002; 40: 921–924.
[89] Turnbull RB Jr, Kyle K, Watson FR, Spratt J: The influence of the no-touch isolation technique on survival rates. Ann Surg 1967; 166: 420–427.
[90] Weber K, Göhl J, Lux P, Merkel S, Hohenberger W: Principles and technique of lymph node dissection in colorectal carcinoma. Chirurg 2012; 83: 487–498.
[91] Weber K, Knorr C, Hohenberger W: Konventionelle vs. minimal-invasive Chirurgie des Kolonkarzinoms. Onkologe 2003; 9: 827–839.
[92] Weber K, Merkel S, Perrakis A, Hohenberger W: Is there a disadvantage to radical lymph node dissection in colon cancer? Int J Colorectal Dis 2013; 28: 217–26.
[93] Weeks JC et al. for the Clinical Outcomes of Surgical Therapy (COST) Study Group: Short-term quality-of-life outcomes following laparoscopic assisted colectomy vs open colectomy for colon cancer: a randomized trial. JAMA 2002; 287: 321–328.
[94] Wein A et al.: Quality-controlled surgery in adjuvant treatment of colon cancer (CC) UICC III: InTACT – A multicenter phase III trial. Ann Oncol 2002; 13: 268.
[95] West NP et al.: Complete mesocolic excision with central vascular ligation produces an oncologically superior specimen compared with standard surgery for carcinoma of the colon. J Clin Oncol 2010; 28: 272–278.
[96] West NP, et al.: Understanding optimal colonic cancer surgery: comparison of Japanese D3 resection and European complete mesocolic excision with central vascular ligation. J Clin Oncol 2012; 30: 1.763–1.769.

[97] West NP et al.: Pathology grading of colon cancer surgical resection and its association with survival: a retrospective observational study. Lancet Oncol 2008; 9: 857–865.
[98] Wiggers T et al.: No-touch isolation technique in colon cancer: A controlled prospective trial. Br J Surg 1988; 75: 409–415.
[99] Willis S, Stumpf M. Insuffizienzen nach Eingriffen am unteren Gastrointestinaltrakt. Chirurg 2004; 75: 1.071–1.078.
[100] Wittekind C, Compton CC, Greene FL, Sobin LH: TNM residual tumor classification revisited. Cancer 2002; 94:2.511–2.516.
[101] Wittekind C, Meyer HJ: TNM Klassifikation maligner Tumoren, 7. Auflage. Weinheim: Wiley-VCH; 2010.
[102] Wolmark N et al.: Adjuvant 5-fluorouracil and leucovorin with or without interferon alpha-2a in colon carcinoma: NSABP protocol C05. J Natl Cancer Inst 1998; 90: 1.810–1.816.
[103] Wolmark N, Rockette H, Mamounas E et al.: Clinical trial to assess the relative efficacy of fluorouracil and leucovorin, fluorouracil and levamisole, and fluorouracil, leucovorin, and levamisole in patients with Dukes' B and C carcinoma of the colon: results from National Surgical Adjuvant Breast and Bowel Project C-04. J Clin Oncol 1999; 17: 3.553–3.559.
[104] Wolmark N, Rockette H, Mamounas EP, et al.: The relative efficacy of 5-FU + leucovorin (FU-LV), 5-FU + levamisole (FU-LEV) and 5-FU + leucovorin + levamisole (FU-LV-LEV) in patients with Dukes B and C carcinoma of the colon: first report of NSABP C04. Proc Am Soc Clin Oncol 1996; 15: 205.
[105] Zirngibl H, Husemann B, Hermanek P: Intraoperative spillage of tumor cells in surgery for rectal cancer. Dis Colon Rectum 1990; 33: 610–614.
[106] Zmora O et al.: Colon and rectal surgery without mechanical bowel preparation: a randomized trial. Ann Surg 2003; 237: 363–367.

KAPITEL

16 Rektumkarzinom

Heinz Becker † und Thilo Sprenger
unter ehemaliger Mitarbeit von Torsten Liersch

Kolorektale Karzinome (KRK) stellen in der Bundesrepublik Deutschland die zweithäufigste Malignomerkrankung mit tumorbedingter Todesursache dar. Gegenwärtig erkranken 6 % der Gesamtbevölkerung im Laufe des Lebens an einem kolorektalen Karzinom; bei zunehmender Inzidenz steht die Bundesrepublik Deutschland mittlerweile an der Spitze der europäischen Industrienationen [23]. Bei etwa 60.000 Neuerkrankungen pro Jahr, die in über 80 % der Fälle bei Patienten nach dem 50. Lebensjahr diagnostiziert werden, sind 50 bis 60 % der kolorektalen Adenokarzinome im Rektum lokalisiert (Rektum und Sigma sogar 70–80 %). Dabei wird in den bisherigen epidemiologischen Daten nach wie vor nur unzureichend zwischen Kolon- und Rektumkarzinomen unterschieden, obwohl das Rektum als Kontinenzorgan aufgrund seiner anatomischen Lage, seiner nahezu ausschließlich unidirektionalen Gefäßversorgung und der Fasziensysteme eine eigene Organentität darstellt. In den letzten 15 Jahren konnten unter Berücksichtigung dieser besonderen Organfunktion bei malignen Tumoren im Rektum gegenüber den Kolonkarzinomen entscheidende diagnostische und therapeutische Fortschritte erzielt werden.

16.1 Präoperatives Management

16.1.1 Diagnose und Staging

Grundsätzlich erfordert die adäquate Versorgung von Patienten mit einem Adenokarzinom des Rektums eine fachübergreifende Kooperation. Dabei ist eine umfassende präoperative interdisziplinäre Diagnostik (Staging) Voraussetzung für eine effektive onkologische Therapie [47]. Zudem hat das Staging-Ergebnis vorrangigen Einfluss auf die patientenorientierte Entscheidung zwischen einer primären chirurgischen Behandlung und der Einleitung einer multimodalen Therapie, wie z. B. der präoperativen Radiotherapie oder Radio-/Chemotherapie (➤ Abb. 16.1).

Neben der bereits im ➤ Kap. 15 beschriebenen, gezielt an der jeweiligen Fragestellung orientierten Umfelddiagnostik (Koloskopie, Abdomensonografie, Röntgen-Thorax und Labordiagnostik, CEA-Tumormarker) sind beim Rektumtumor weitere Untersuchungen zur Planung der therapeutischen Vorgehensweise und Operationsstrategie notwendig. Folgende diagnostische Methoden sollten möglichst vom Chirurgen selbst durchgeführt werden und gelten als obligat:

Die **digital-rektale Untersuchung** ermöglicht als einfachste Methode eine orientierende Beurteilung der Sphinkterfunktion (Kneifdruck) und des Ausmaßes der Wandinfiltration bei distal lokalisierten Rektumkarzinomen. Unter Angabe der **Mason-Klassifikation** [58] wird die Verschieblichkeit des Tumors gegenüber der Rektumwand manuell überprüft (➤ Tab. 16.1). Bei teilweiser oder kompletter Tumorfixierung gegenüber der Umgebung kann ein erfahrener Chirurg verlässlich abschätzen, ob unter Gewährleistung einer qualitätsgesicherten Resektion ein Sphinktererhalt überhaupt möglich ist. Bei der Festlegung der OP-Strategie muss er jedoch zugleich das lokoregionale tumorregressive Potenzial einer präoperativen Radio-/Chemotherapie (Downsizing-Effekt) berücksichtigen und beim Restaging bereit sein, die initial festgelegte OP-Strategie bei deutlicher Tumorverkleinerung ggf. zu ändern. Nach den Ergebnissen der **CAO-/AIO-/ARO-94-Studie** der German Rectal Cancer Study Group [79] scheint in bis zu 19 % der Patienten, bei denen aufgrund des prätherapeutischen Stagings eine Rektumexstirpation als notwendig erachtet wurde, ein OP-Strategiewechsel zugunsten des Kontinenzerhalts (mit protektivem Ileostoma) möglich zu sein.

Eine genaue Höhenlokalisation des Rektumtumors wird allein durch die **starre Rektoskopie** als Standarduntersuchung ermöglicht. Grundsätzlich hat die Höhenlokalisation des Tumors im Rektum durch die Bestimmung des Abstands zwischen distalem Tumorrand und der Anokutanlinie zu erfolgen. Nach den aktuellen **UICC-/TNM-Kriterien** [92] gelten Tumoren als Rektumkarzinome, sobald deren aboraler Rand ≤ 16 cm von der Anokutanlinie entfernt liegt. Folglich werden die Rektumkarzinome dem oberen (12–16 cm), dem mittleren (6 bis < 12 cm) und dem unteren Rektumdrittel (< 6 cm) zugeordnet (➤ Abb. 16.2, ➤ Tab. 16.2). Trotz dieser eindeutigen Vorgabe der UICC-Klassifikation wird im klinischen Alltag die Grenze zwischen Kolon und Rektum unterschiedlich definiert mit der Folge einer völlig differenten Tumortherapie. In den USA werden häufig Tumoren, die ≥ 12 cm von der Linea anocutanea entfernt sind, als Kolonkarzinome und Tumoren < 12 cm als Rektumkarzinome angesehen und entsprechend behandelt [63]. Begründet wird diese Sichtweise mit der aus älteren Studien bekannten höheren Lokalrezidivrate bei Malignomen im mittleren und unteren Rektumdrittel (< 12 cm) [67].

Aufgrund der durchgeführten, hinsichtlich der Chirurgie (mit totaler Mesorektumexzision, TME) qualitätskontrollierten Studien unter Einschluss multimodaler Therapien [42], [79] wird der Stellenwert der einzelnen Therapieoptionen im oberen Rektumdrittel (12–16 cm ab anokutan) kontrovers diskutiert. Die von vielen Chirurgen bevorzugte Beurteilung eines Tumors als Kolon- oder Rektumkarzinom aufgrund seiner intraoperativen Lokalisation zur peritonealen Umschlagsfalte ist als alleiniges Kriterium unzureichend, da diese auch von Faktoren wie Alter, Geschlecht etc. abhängig ist. Ebenso unzuverlässig – und damit unzulässig – ist eine Höhenlokalisation im Rektum mittels flexiblen Endoskops.

Bei der starren Rektoskopie erfolgt auch die bioptische Sicherung des Tumors. Dabei sollten grundsätzlich mehrere Probeexzisionen aus unterschiedlichen Tumorarealen zur eindeutigen histologischen Sicherung gewonnen werden. Vor der Biopsie sollte die rektale Endosonografie erfolgt sein, damit die Rate eines Overstagings durch reaktive Lymphknotenvergrößerungen nach Probeexzision minimiert werden kann.

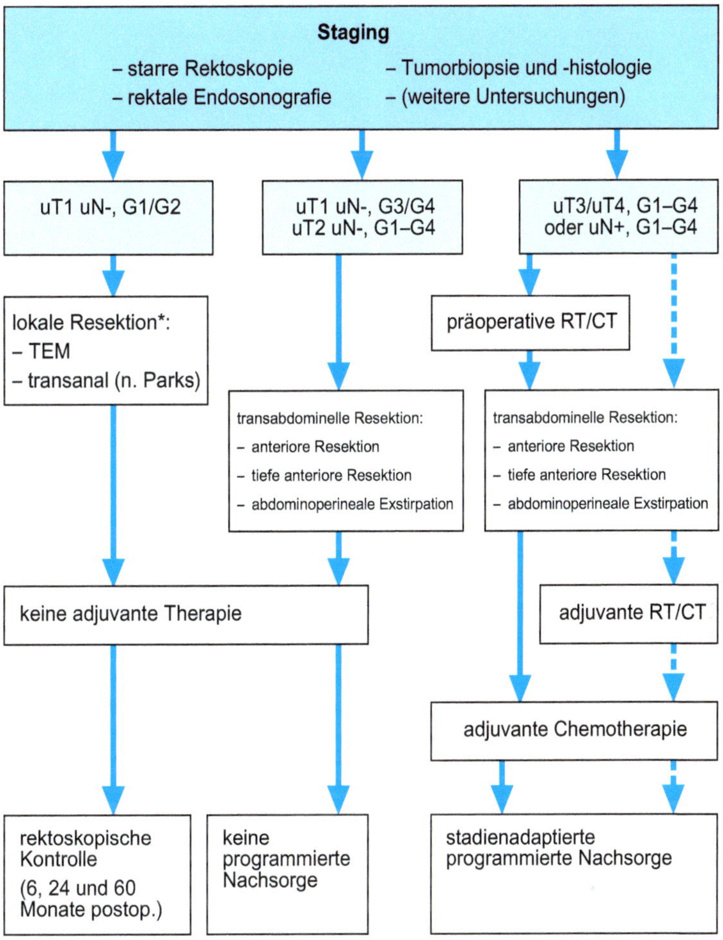

Abb. 16.1 Diagnostik- und Therapiealgorithmus beim primären Rektumkarzinom.
* = Vollwandexzision; TEM = transanale endoskopische mikrochirurgische Vollwandexzision. [L127]

Tab. 16.1 Klinische Tumorklassifikation nach Mason.

CS	I	Tumor mit der Mukosa verschieblich
CS	II	Tumor mit der Darmwand verschieblich
CS	III	Tumorverschieblichkeit eingeschränkt, Teilfixierung
CS	IV	Tumor fixiert
CS	V	disseminierte Erkrankung, Fernmetastasen
CS = clinical staging nach Mason		

Tab. 16.2 Prozentuale Häufigkeitsverteilung von Rektumkarzinomen am Kollektiv der GAST-Gruppe (n = 1.970 Patienten) und des klinikeigenen Patientenkollektivs (CALL-GÖ, Abteilung Allgemein-, Viszeral- und Kinderchirurgie, Universitätsmedizin Göttingen).

Rektumdrittel	CALL-GÖ (n = 495)	GAST-Gruppe (n = 1 970)	CAO-/AIO-/ARO-94-Studie (n = 799)
oberes (12–16 cm)	19,0 %	20,8 %	13,0 %
mittleres (6 bis < 12 cm)	40,2 %	43,4 %	48,2 %
unteres (< 6 cm)	40,8 %	35,8 %	35,8 %

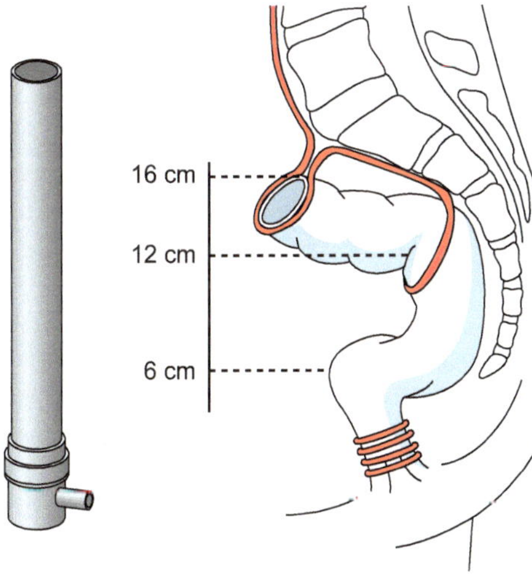

Abb. 16.2 Einteilung der Rektumdrittel nach rektoskopischer Tumorlokalisation (gemessen ab Anokutanlinie). [R311]

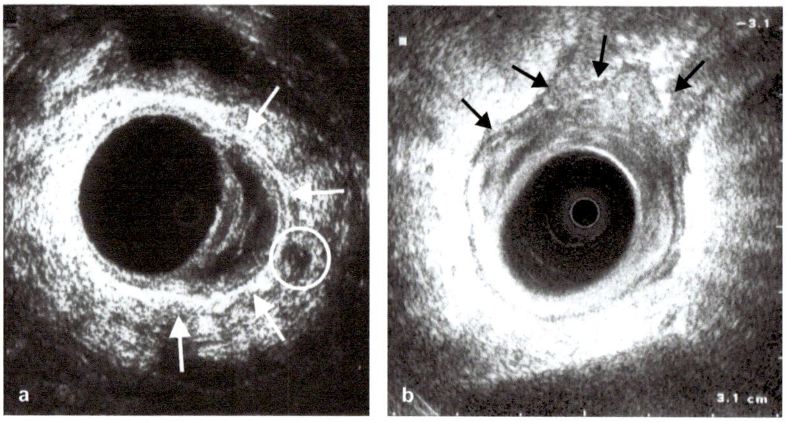

Abb. 16.3 Rektale Endosonografie.
a) Adenom mit kompletter Integrität sämtlicher Rektumwandschichten. Kreis: unauffälliger (nicht malignomverdächtiger) Lymphknoten.
b) uT3-Rektumkarzinom mit Überschreiten der Lamina muscularis propria und breitflächigem Einbruch in das perirektale Fettgewebe. [R311]

Zur prätherapeutischen Einschätzung einer tumorbedingten Rektumwandinfiltration (uT-Status) und eines lokoregionalen Lymphknotenbefalls (uN-Status) ist die **rektale Endosonografie** (rES) die Methode der Wahl (➤ Abb. 16.3a, b). Als kostengünstiges dynamisches Untersuchungsverfahren wird die rES idealerweise vom Chirurgen selbst durchgeführt und erfolgt üblicherweise mit Rotorschallköpfen und Frequenzen von 7,5–20 MHz. Die rES ist aufgrund ihrer hohen Sensitivität und Spezifität in der Beurteilung der Tumorinfiltration der Computertomografie (CT) überlegen und hat entscheidenden Einfluss auf die operative Verfahrenswahl (➤ Abb. 16.1): In Abhängigkeit vom rES-Befund und der Biopsathistologie (Adenokarzinomnachweis, Grading) können Low-Risk-Karzinome (uT1 uN-G1–2) lokal kurativ exzidiert werden. Bei rES-klassifizierten Karzinomen ≥ uT3 oder uN+ müssen die Optionen aktueller multimodaler Therapiestrategien bedacht werden (Empfehlungsgrad A, Evidenzniveau 2b).

Grundsätzlich entspricht die endosonografische Einschätzung des uT-Status der histopathologischen T-Beurteilung. In beiden Fällen wird der Rektumtumor allein über seine Tiefeninfiltration in die Rektumwand und nicht über die absolute Tumorgröße klassifiziert (➤ Abb. 16.3a und b). Besonders schwierig ist dabei die Differenzierung zwischen uT2- und uT3-Tumoren an der Grenzschicht der Muscularis propria. Selbst bei erfahrenen Untersuchern kann es in bis zu 20 % der Fälle zu einem Overstaging des T-Status kommen. In genau diesen Fällen scheinen neue, besser objektivierbare Methoden, wie das hochauflösende MRT (➤ Abb. 16.4a), einen zusätzlichen Beitrag leisten zu können. Letztlich hängt die endosonografische Ergebnisqualität von der Erfahrung des Untersuchers ab [53]. Die Treffsicherheit der Endosonografie bezüglich des T-Status wird zwischen 67 und 94 % [39] und für den lokoregionalen metastatischen Lymphknotenbefall zwischen 50 und 88 % angegeben. Dabei gelten für Lymphknoten als endosonografische Malignitätskriterien neben der Größe von > 0,5 cm eine runde Form, ein homogen-echoarmes Reflexmuster und eine scharfe Abgrenzbarkeit gegenüber dem umliegenden Gewebe.

Weiterhin limitierend für die starre rES sind zum einen stenosierende Tumoren, die nicht passiert werden können, zum anderen am rektosigmoidalen Übergang lokalisierte Malignomprozesse. In diesen Fällen kann mit der innovativen **Minisondenendosonografie** durch flexible Sonden, die über den Arbeitskanal des Endoskops vorgeschoben werden, eine T- und N-Status-Beurteilung erfolgen [39].

Nach erfolgter präoperativer Radio-/Chemotherapie ist die rES im Restaging nur bedingt zur Beurteilung des Therapieeffekts (Downstaging/Downsizing) geeignet. Im Vergleich zum histopathologischen Befund werden rES-Trefferquoten für die Tiefeninfiltration (yuT-Status) von 66 % und für den Lymphknotenstatus (yuN-Status) von 68 % angegeben [53].

Hat die rES aufgrund ihrer vielerorts bestehenden Verfügbarkeit gegenwärtig den größten Einfluss auf die Therapiestratifizierung (➤ Abb. 16.1), so wird sie von technischen **Neuentwicklungen der MRT** (feinauflösendes Dünnschicht-MRT, Body-Array-Spule, endorektale Spule etc.) in der Beurteilung einer Karzinominfiltration in die mesorektale Faszie übertroffen. Mehr und mehr hat sich – mit flächendeckender Verbreitung – die an die besondere Anatomie des menschlichen Beckens angepasste, technisch optimierte MRT-Diagnostik trotz deutlich höherer Kosten als Standard-Untersuchungsmethode zur Indikationsstellung für eine neoadjuvante Therapie durchgesetzt (➤ Abb. 16.4a–d).

Im Falle einer präoperativen Radiotherapie oder Radio-/Chemotherapie besitzt die CT zur Bestrahlungsplanung einen besonderen Stellenwert.

Ist die diagnostische Sensitivität der Abdomen-/Becken-CT-Untersuchung beim Rektumkarzinom hinsichtlich des T-Status (66–88 %) und des N+-Status (< 60 %) gering, so besitzt sie gegenüber der rES in der Beurteilung von Fernmetastasen und entfernt liegenden parailiakalen/paraaortalen Lymphknotenstationen eindeutige Vorteile.

Die **Sphinktermanometrie** kann als objektivierbare Methode in unklaren Fällen über die rektaldigitale Untersuchung und Defäkationsanamnese hinausgehend die Entscheidung über einen geplanten Sphinktererhalt erleichtern. Zwingend notwendig ist die Sphinktermanometrie vor geplanten intersphinktären oder koloanalen Anasto-

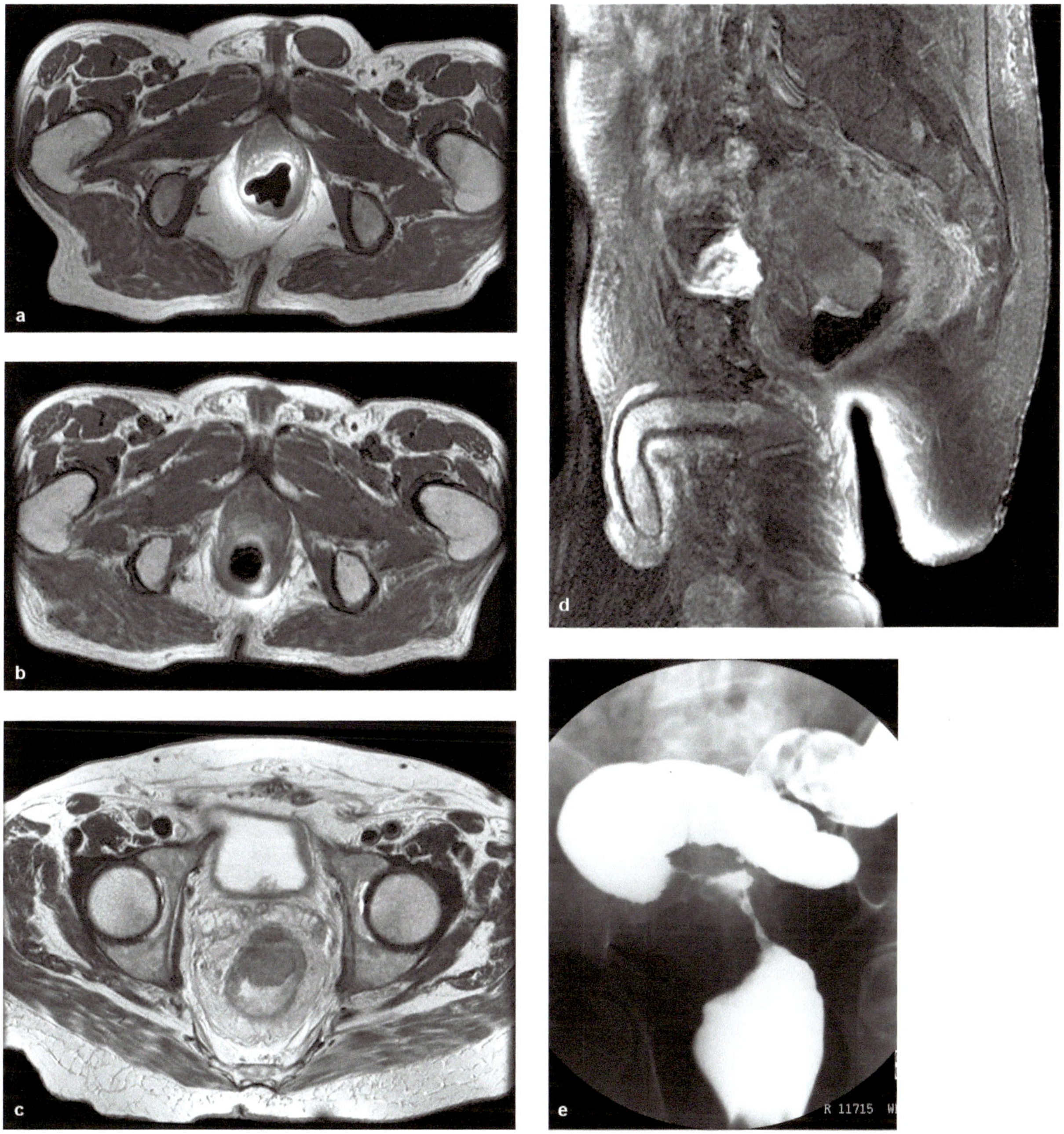

Abb. 16.4 MRT-Becken/-Analregion.

a) Prätherapeutisches MRT bei Patient A (➤ Abb. 16.3b) mit uT3-Rektumkarzinom; im MRT Bestätigung eines cT3-Rektumtumors ventralseitig (SSL: 9:00–14:00) ohne Hinweis auf Infiltration der perirektalen Hüllfaszien. Auch kernspintomografisch besteht kein Anhalt für eine Lymphknotenmetastasierung im Mesorektum.

b) Restaging-MRT nach neoadjuvanter Radio-/Chemotherapie; der initial diagnostizierte Tumor ist nicht mehr darstellbar. Allenfalls ist eine diffuse Rektumwandverdickung nachweisbar.

c) Prätherapeutisches MRT bei Patient B mit im CT geäußertem Verdacht auf ein cT4-(Harnblase)-N+-Rektumkarzinom. Im MRT bestätigt sich ein lokal fortgeschrittener, subtotal stenosierender T3-Rektumtumor ventralseitig (SSL: 7:00–17:00) ohne Hinweis auf eine Tumorinfiltration in die perirektalen Hüllfaszien bzw. in die Harnblase.

d) Die sagittale MRT-Schnittebene zeigt einen großen, das Darmlumen nahezu komplett verlegenden Rektumtumor, der von der intraluminalen rektalen MRT-Sonde nicht erreicht wird. Vor Einleitung der neoadjuvanten Radio-/Chemotherapie wurde bei Patient B ein doppelläufiges Deszendostoma zur Vermeidung eines tumorstenosebedingten Ileus (E) angelegt. Im Mesorektum sind pathologische Lymphknotenvergrößerungen zu erkennen (vgl. ➤ Abb. 16.21a–c, histopathologisches Präparateresultat von Patient B).

e) Kolonkontrasteinlauf (mit Gastrografin® und rektaler Füllung); Nachweis einer langstreckigen, tumorbedingten Stenose im oberen Rektum. [T734 +T735] mosen bei klinischem Verdacht auf eine Sphinkterdysfunktion.

Die **Positronenemissionstomografie-Computertomografie** (PET-CT) besitzt im primären Staging des Rektumkarzinoms zurzeit keinen gesicherten Stellenwert. Der Einsatz von [^{18}F]-Fluorodeoxyglukose (FDG) zur Diagnostik von Mikrometastasen blieb bisher ohne therapeutische Konsequenz und stellt gegenwärtig keinen unabhängigen Prognosefaktor dar. Allerdings zeigen Untersuchungen den nützlichen Einsatz der PET-CT bei der Beurteilung einer durch neoadjuvante Radio-/Chemotherapie induzierten Tumorregression, bislang aber nur in entsprechenden klinischen Studien.

16.1.2 Präoperative diagnostische Biopsathistologie

Im Gegensatz zum Kolonkarzinom hat die präoperative Biopsathistologie, die während der Rektoskopie gewonnen wird, wesentlichen Einfluss auf die weitere Therapiestrategie (➤ Abb. 16.1). Neben der Karzinomdiagnose, der Tumortypklassifikation sowie dem Nachweis/Ausschluss einer Lymphgefäßinvasion ist die weitere Therapieplanung vom morphologisch ermittelten Differenzierungsgrad abhängig. Als **High-Grade-Karzinome** werden wenig differenzierte (≥ G3), kleinzellige und undifferenzierte Adenokarzinome klassifiziert. Diese High-Grade-Rektumkarzinome werden einer offenen chirurgisch-onkologischen Resektion zugeführt, da bekannt ist, dass selbst bei pT1-G3-Rektumkarzinomen in bis zu 12 % der Fälle lokoregionäre Lymphknotenmetastasen vorliegen können. Noch deutlicher wird die prognostische Bedeutung des Gradings bei pT2-Karzinomen, die bei einer G1/2-Differenzierung in 16 % und bei G3-Tumoren sogar in bis zu 45 % der Fälle Lymphknotenmetastasen aufweisen.

Demgegenüber kann ein **Low-Grade-Karzinom** (G1, G2) bei einer Lymphknotenmetastasierungsrate von < 2 % mit einem lokalen Resektionsverfahren (z. B. Vollwandexzision mittels TEM, lokale Therapie des Rektumkarzinoms, ➤ Kap. 17) kurativ behandelt werden. Diese Vorgehensweise gilt auch dann, wenn der histologische Befund eines endoskopisch entfernten Polypen ein Adenom mit pT1-Karzinom ergibt (➤ Abb. 16.1). Auf eine onkologische Nachresektion kann verzichtet werden, wenn es sich um einen **Low-Risk-Status** (pT1-Tumor, low grade = G1/G2, keine Lymphgefäßinvasion) mit gesicherter karzinomfreier Polypenbasis (R0-Resektion) handelt. Ist eine R0-Situation nicht erreichbar, so muss die transabdominale chirurgische Resektion folgen.

In der **Hochrisikosituation** (pT1-Tumor, high grade = G3/G4 und/oder Lymphgefäßinvasion) ist die radikale chirurgische Resektion entsprechend den onkologischen Standards notwendig, auch wenn die Tumorläsion initial komplett entfernt wurde.

16.1.3 Individuelles Risikoprofil des Patienten

Neben den Staging-Ergebnissen wird die Indikation zur multimodalen Therapie oder zur primären chirurgischen Resektion auch durch das individuelle Risikoprofil des Patienten beeinflusst.

Zudem hat das biologische Alter der Patienten bei der Wahl zwischen lokalen oder radikalen chirurgischen Verfahren Berücksichtigung zu finden. Prinzipiell besteht auch bei Patienten, die älter als 75 Jahre sind, der gleiche **Anspruch auf onkologische Radikalität** wie bei jungen Patienten. Dennoch richtet sich die chirurgische Verfahrenswahl nach der Komorbidität des Patienten, der tumorbedingten Prognose der zu erwartenden Lebensqualität sowie der jeweiligen Klinikerfahrung im peri- und postoperativen Management älterer Patienten.

Gegenwärtig werden in Deutschland für die Rektumkarzinomchirurgie allgemeine Letalitätsraten von 1–5 % angegeben. Dabei wird das Sterblichkeitsrisiko als multifaktorielles Ereignis zum einen von der Komorbidität des Patienten bestimmt, zum anderen hängt es vom septischen Komplikationsspektrum als Folge einer Anastomoseninsuffizienz ab. In der **CAO-/AIO-/ARO-94-Studie** [79] wurde gezeigt, dass selbst bei lokal fortgeschrittenen Rektumkarzinomen nach neoadjuvanter Langzeit-Radio-/Chemotherapie in erfahrenen Zentren die Letalitätsraten bei < 1 % liegen kann. Dieses herausragende Ergebnis belegt die erreichbare Ergebnisqualität einer multimodalen Therapie unter kontrollierten Bedingungen und in enger Kooperation zwischen den Disziplinen Strahlentherapie, Chirurgie und Pathologie.

16.1.4 Darmvorbereitung

Es gelten die gleichen Kriterien wie beim Kolonkarzinom (➤ Kap. 15). Bei geplanten koloanalen Anastomosen wird jedoch die komplette Darmspülung bevorzugt.

16.1.5 Perioperative Antibiose

Es gilt die gleiche Vorgehensweise wie beim Kolonkarzinom (➤ Kap. 15).

16.2 Operationsprinzipien

Traditionell wurde das Rektumkarzinom durch die abdominoperineale Exstirpation (RE) mit kompletter Entfernung des Rektums und des Schließmuskels behandelt.

Durch Einführung der tiefen anterioren Rektumresektion (TARR) konnte gezeigt werden, dass eine Kontinenzerhaltung bei gleicher onkologischer Radikalität möglich ist. Die Wiederentdeckung des Prinzips der totalen mesorektalen Exzision (TME) und ihre Einführung in die Klinik als aktueller Therapiestandard haben die onkologischen Ergebnisse hinsichtlich des Auftretens eines Lokalrezidivs entscheidend verbessert.

Grundsätzlich schafft ein umfassendes präoperatives Staging die Voraussetzung für eine sichere patientenorientierte Auswahl einzelner Operationsverfahren. So ermöglicht z. B. die lokale (Vollwand-)Exzision eines frühen pT1-G1/G2-Rektumkarzinoms unter Erhaltung der Kontinenz eine Kuration und führt zu akzeptablen 5-Jahres-Überlebensraten (➤ Kap. 17). Bei fortgeschrittener fernmetastasierter Malignomerkrankung kann sie unter Berücksichtigung des einzelnen Patienten als palliative Maßnahme und zur Gewährleistung einer guten Lebensqualität sinnvoll sein. Des Weiteren kann das Staging dazu beitragen, ergebnisorientiert die richtige Verfahrenswahl (chirurgische oder präoperative Therapie) bei Malignomen im oberen Rektumdrittel gegenüber den unteren Rektumdritteln zu treffen.

16.2.1 Chirurgische Anatomie, Fasziensysteme

Die besondere Problematik des Rektumkarzinoms liegt in der Variabilität und nicht einheitlichen Trennlinie zwischen Kolon und Rektum. Das Rektum selbst hat etwa eine Länge von 16 cm und gliedert sich in einen extra- und einen intraabdominalen Anteil. Das extraperitoneale Rektum ist von Fasziensystemen (viszeral und parietal) umgeben, deren Kenntnis Voraussetzung für eine adäquate onkologische Resektion ist (➤ Abb. 16.5a und b).

Die Beckenwand mit den Gefäßen und vegetativen Nerven wird von der parietalen pelvinen Faszie bedeckt. Die präsakrale Faszie überzieht die präsakralen Nerven- und Venengeflechte. Die retrosakrale und die viszerale rektale Faszie treffen etwa 3–5 cm oberhalb des anorektalen Übergangs aufeinander.

Die Waldeyer-Faszie liegt über dem Lig. anococcygeum und begrenzt kaudal den retrorektalen Raum. Unter den viszeralen Faszien versteht man die das Mesorektum dorsal und lateral umfassende Fascia propria und die anterior liegende Denonvilliers-Faszie.

Die Respektierung und Identifizierung dieser Fasziensysteme ist Bestandteil jeder Mesorektumexzision.

16.2.2 Chirurgisch-onkologische Therapieprinzipien

Die zurzeit akzeptierte chirurgische Therapie des Rektumkarzinoms umfasst neben der R0-Resektion des Primärtumors in Abhängigkeit von der Höhenlokalisation des Malignoms im Rektum eine partielle (PME) oder totale Entfernung des Mesorektums (TME). Für Tumoren des oberen Rektumdrittels (12–16 cm) ist eine PME ausreichend. Extraperitoneal gelegene Rektumkarzinome (< 12 cm) erfordern eine TME. Im Gegensatz zur anterioren Resektion (AR) spricht man dann, zumindest im deutschen Sprachraum, von einer tiefen anterioren Resektion (TARR) mit kompletter Mobilisation des Rektums und Durchtrennung der lateralen Strukturen. Diese Methode berücksichtigt das lokoregionale pathologisch-anatomische Progressions- und Metastasierungsverhalten des Rektumkarzinoms, indem durch die TME und eine streng laterale Dissektion eine potenzielle perirektale Tumorinfiltration in toto mit erfasst und R0-reseziert werden kann.

Grundsätzlich gelten in der modernen Rektumkarzinomchirurgie die gleichen chirurgisch onkologischen Prinzipien wie beim Kolonkarzinom. Durch Anwendung der No-Touch-Technik während der Präparation und einer En-bloc-Resektion von tumoradhärenten bzw. tumorinfiltrierten Organen (multiviszerale Resektion) wird die Gefahr einer örtlichen Tumorzelldissemination reduziert. Zudem wird neben der R0-Resektion des Primärtumors mit der kompletten, qualitätsüberprüften Mesorektumexzision (➤ Abb. 16.15) das regionäre Lymphabflussgebiet im Sinne einer erweiterten Resektion radikal entfernt.

Nach Eröffnung des Bauchraums mittels medianer Laparotomie erfolgt das intraoperative Staging durch Inspektion und bimanuelle Palpation der Leber. Zeigen sich unklare intrahepatische Raumforderungen, so wird die intraoperative Sonografie aufgrund ihrer hohen Sensitivität in der Detektion von Lebermetastasen eingesetzt. Bei einem unauffälligen präoperativen Staging und einem normalen intraoperativen Leberpalpationsbefund ist die Durchführung der Sonografie fakultativ.

Unabhängig vom jeweiligen transabdominalen Resektionsverfahren (AR, TARR oder RE) wird bei der Operation ein adäquater oraler, lateraler und aboraler Sicherheitsabstand zum tumortragenden Darmabschnitt angestrebt. Es ist bekannt, dass die intramurale Ausbreitung der Rektumkarzinome nach distal nur wenige Millimeter über den makroskopisch erkennbaren Tumorrand hinausgeht. Demgegenüber können durch die extramurale Tumorzelldissemination im Mesorektum bei pT3-/T4-Rektumkarzinomen Tumorfoci in bis zu 4 cm Entfernung sowohl distal als auch lateral vom Primarius auftreten. Diese retrograden, also kaudal extramuralen Metastasierungen entstehen vermutlich aufgrund einer tumorbedingten Lymphbahnblockade.

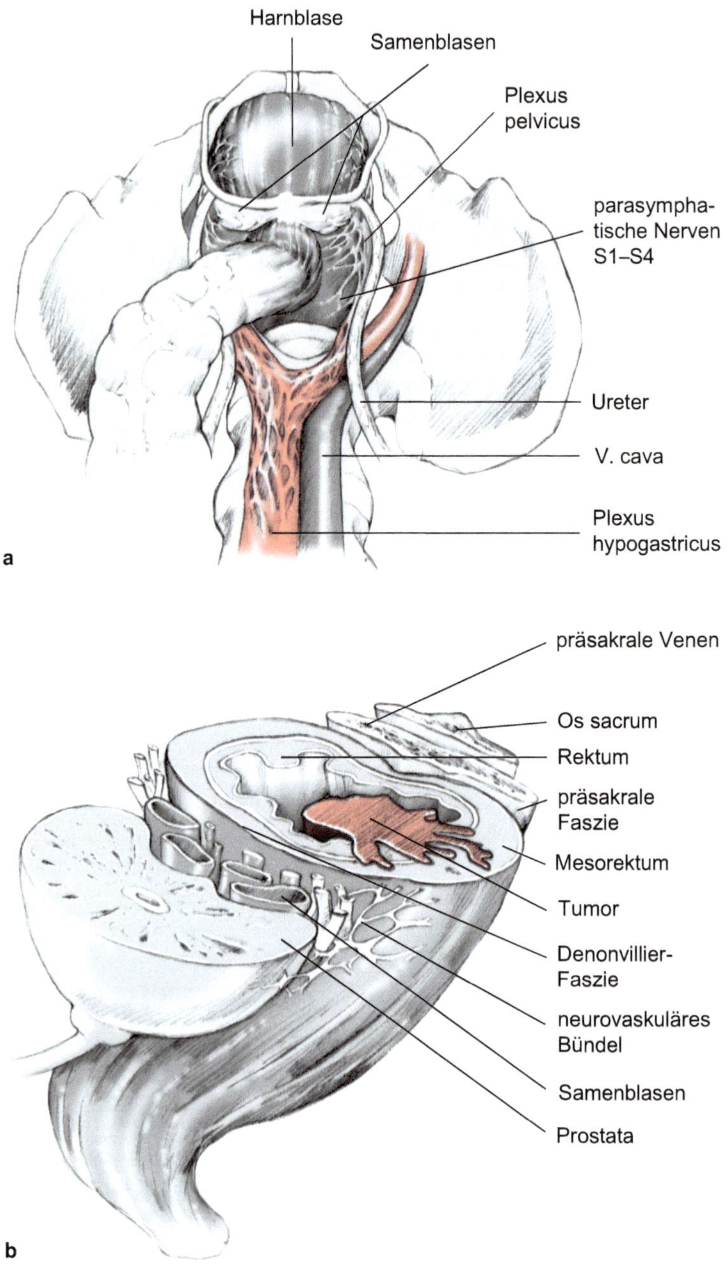

Abb. 16.5 Vegetatives Nervensystem der Beckenorgane.
Der rechte und der linke Ast des Plexus hypogastricus bilden zusammen mit den parasympathischen Nerven des Beckens S1–S4 den sakralen Plexus. Zusammen werden das Rektum, der Sphincter internus, die Blase, die Vagina bei der Frau bzw. die Prostata, die Samenblasen und die Corpora cavernosa beim Mann sensibel und motorisch versorgt.
Der Teil des Plexus pelvicus – zusammen mit kleinen Gefäßen im Bereich der Prostata auch als neurovaskuläres Bündel bezeichnet – hat eine enge Beziehung zur Denonvillier-Faszie mit dem Spatium praerectale und zu den Samenblasen. Bei der Resektion ist die Durchtrennung in Höhe der Samenblase vorzunehmen, da ansonsten dieses neurovaskuläre Bündel verletzt wird.
a) Beckenansicht von kranial.
b) Schnittbild. [L108]

16.3 Resektionsverfahren

16.3.1 Anteriore und tiefe anteriore Rektumresektion

Bei der anterioren Resektion von Karzinomen im oberen Rektumdrittel (12–16 cm ab Anokutanlinie) sollte der Sicherheitsabstand der PME zum kaudalen, makroskopisch bestimmbaren Tumorrand in vivo 5 cm betragen (Empfehlungsgrad A, Evidenzniveau 3b). Am frischen, nicht ausgespannten Präparat entspricht dieser Sicherheitsabstand etwa 3 cm. Bei der horizontalen Durchtrennung des Mesorektums zur Darmachse muss ein „Coning“, das heißt ein proximales konusförmiges Ausdünnen, des Mesorektums unbedingt vermieden werden (> Abb. 16.6a). Die Rationale für diese Vorgehensweise resultiert aus histologischen Untersuchungen an Resektatpräparaten von pT3-/pT4-Rektumkarzinomen, bei denen Tumorsatelliten bzw. Lymphknotenmetastasen in bis zu 4 cm Entfernung distal des Primärtumors detektiert wurden (Evidenzniveau 3b) [30], [33], [52], [73], [83], [96]. Somit werden auch die Tumoren des oberen Rektum-

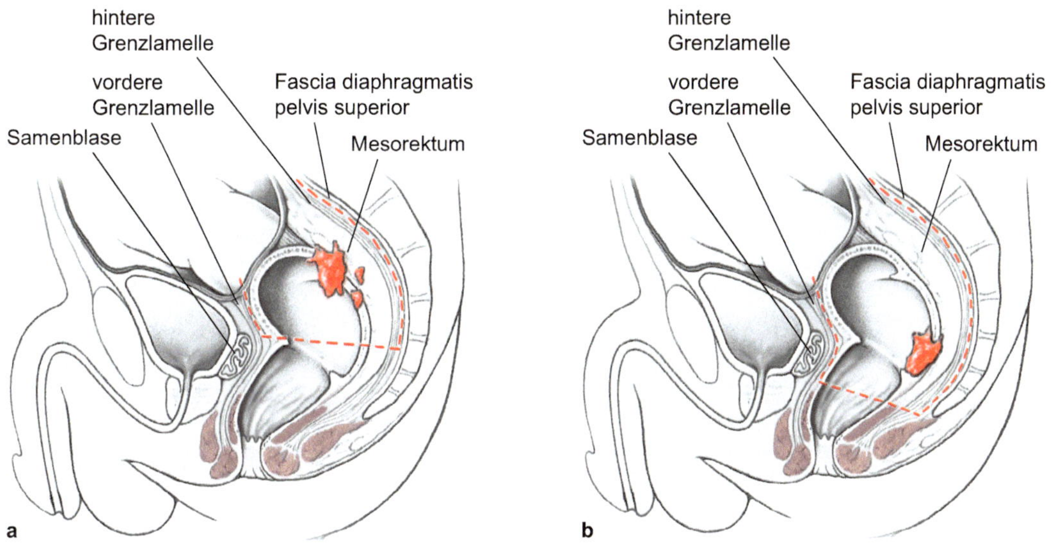

Abb. 16.6 Schematische Darstellung der PME und TME.
a) Karzinom im oberen Rektumdrittel (≥ 12 cm ab anokutan), Resektionslinie der PME (gestrichelt) unter Vermeidung eines Conings.
b) Karzinom im mittleren Rektumdrittel (6–12 cm ab anokutan), Resektionslinie der TME (gestrichelt). [L108]

drittels chirurgisch im Prinzip wie distale Kolonkarzinome behandelt. Ob die im oberen Rektumdrittel lokalisierten Karzinome von einer TME (➤ Abb. 16.6b) Vorteile haben können, ist gegenwärtig nicht sicher zu beantworten.

Mobilisation und hohe Ligatur des lymphvaskulären Stiels

Nach medianer unterer Laparotomie unter Linksumschneidung des Nabels wird das Abdomen exploriert. Anschließend wird das Dünndarmkonvolut in den rechten Oberbauch verlagert und es folgt die laterale Mobilisation des Sigmas bis zur linken Kolonflexur. Bei der Präparation des Gefäßstiels wird die V. mesenterica inferior nach Spaltung des Retroperitoneums auf der Aorta bis zum Pankreasunterrand identifiziert, am Pankreasunterrand durchtrennt und ligiert. Unter Fortsetzung der Präparation nach distal wird die A. mesenterica inferior aortennah dargestellt und zentral ligiert. Dabei sollte grundsätzlich darauf geachtet werden, dass die A. mesenterica inferior 1–2 cm distal des Abgangs durchtrennt wird, zur Schonung der vegetativen Nervenplexus auf der Aorta. Die gleichzeitige Durchtrennung der A. colica sinistra (➤ Abb. 16.7) scheint häufig zwingend erforderlich zu sein, um später das linke Kolon spannungsfrei bis auf Schließmuskelhöhe zur Rekonstruktion der Darmpassage führen zu können. Diese Maßnahme hat allerdings prognostisch keine Bedeutung, ebenso wie eine ausgedehnte Lymphknotendissektion proximal des Abgangs der A. colica sinistra am Stamm der A. mesenterica inferior. Die weitere Präparationsebene folgt der parakolischen Rinne auf der Fascia Gerota. Der linke Ureter wird unter der intakten Faszie identifiziert, üblicherweise

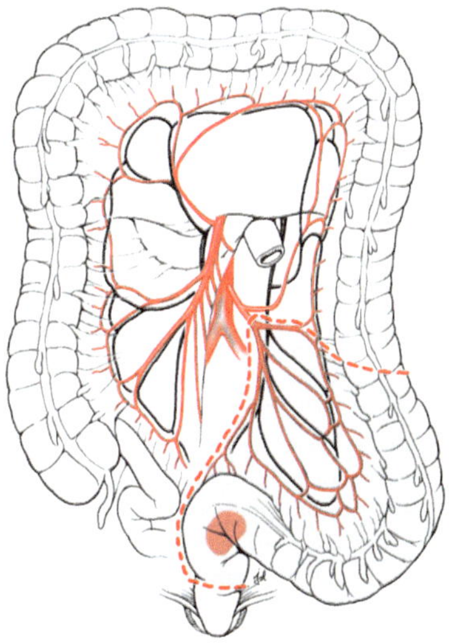

Abb. 16.7 Ausmaß der Resektion bei Karzinomen des oberen Rektumdrittels: anteriore Resektion (AR) mit partieller Mesorektumexzision (PME). Alternative: Durchtrennung der A. colica sinistra. [L123]

nicht angeschlungen und unter Sicht geschont (➤ Abb. 16.8). Durch diese Vorgehensweise bewegt sich der Operateur in der anatomisch korrekten, gefäßlosen Schicht und gelangt nach Anlage der Turnbull-Ligatur fast von selbst in den Raum hinter der retrorektalen Faszie. Dadurch bleiben die Nn. hypogastrici von einer dünnen Faszienschicht bedeckt und geschont. Der Zugang in den präsakralen Raum folgt pararektal rechts knapp unterhalb des Promontoriums (➤ Abb. 16.9).

Durch Retraktion des Rektums nach ventral und links eröffnet sich das alveoläre Gewebe des Spatium retrorectale zwischen Präsakralfaszie und Fascia propria. Zu diesem Zeitpunkt wird das Kolon am gewählten Transsektionspunkt skelettiert und mit einem Klammernahtgerät durchtrennt.

Die eigentliche TME, die mit der elektrischen Schere oder der elektrischen Nadel durchgeführt wird, umfasst nach dorsal den gesamten retrorektalen Fettkörper mit Lymphgewebe, nach ventral die Mitnahme des Spatium praerectale entlang der Denonvilliers-Faszie und nach lateral den gesamten Bereich bis zur Beckenwand unter Schonung der Nn. hypogastrici et erigentes [16], [29], [30].

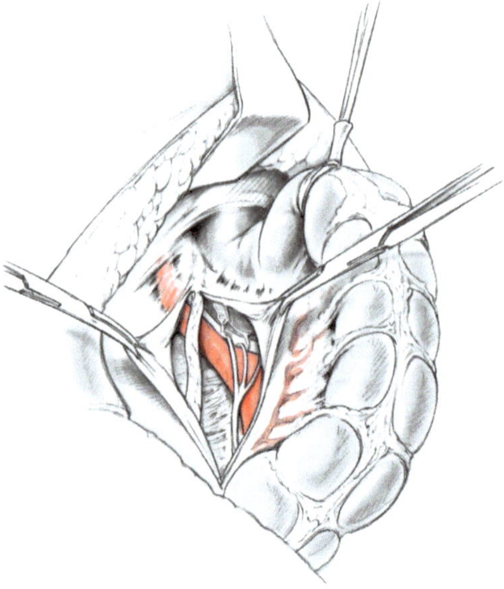

Abb. 16.8 Dissektionsebene zur TME mit Identifizierung des linken Ureters und des N. hypogastricus sinister. [L108]

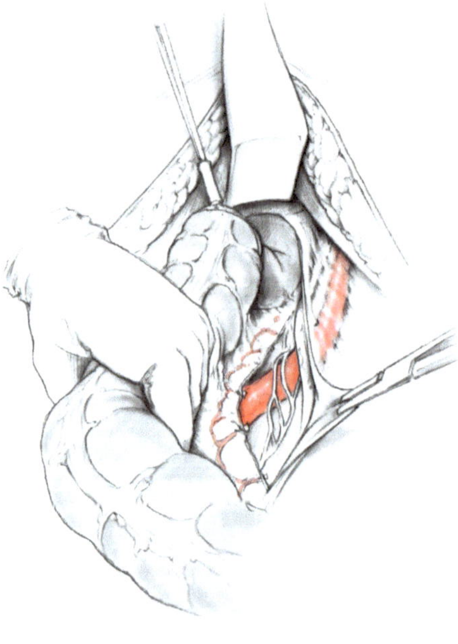

Abb. 16.9 Beginn der totalen Mesorektumexzision (TME) mit Identifizierung des N. hypogastricus dexter. [L108]

Die dorsale Präparation (> Abb. 16.10) in der richtigen avaskulären Schicht ist in der Regel unproblematisch. Auch die laterale Präparation folgt streng der kompletten Mesorektumfaszie bis zu den lateralen Bändern. Auch diese werden elektrisch durchtrennt (> Abb. 16.11) und nach kompletter Präparation nach dorsal und lateral wird das Rektum frei mobil. Nun folgt der schwierigere Teil der ventralen Dissektion: Sie beginnt möglichst 2 cm oberhalb der peritonealen Umschlagsfalte auf der Harnblase, wobei die Präparationsebene hier auf der Denonvilliers-Faszie liegt. An der Vaginalhinterwand der Frau bzw. auf Höhe der Prostata und

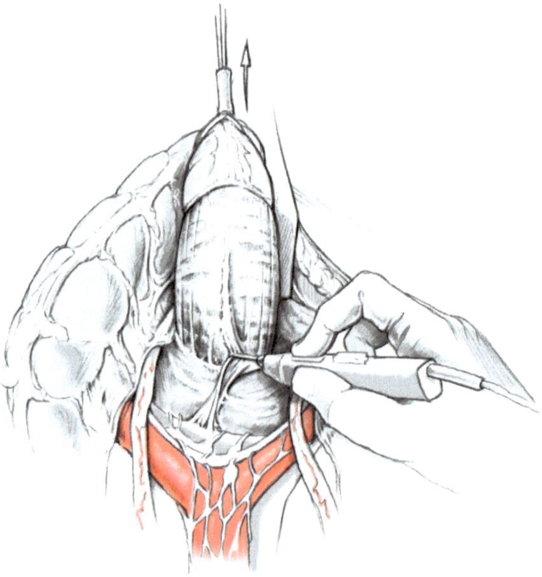

Abb. 16.10 Dorsale Präparation der totalen mesorektalen Exzision bis zum Beckenboden. [L108]

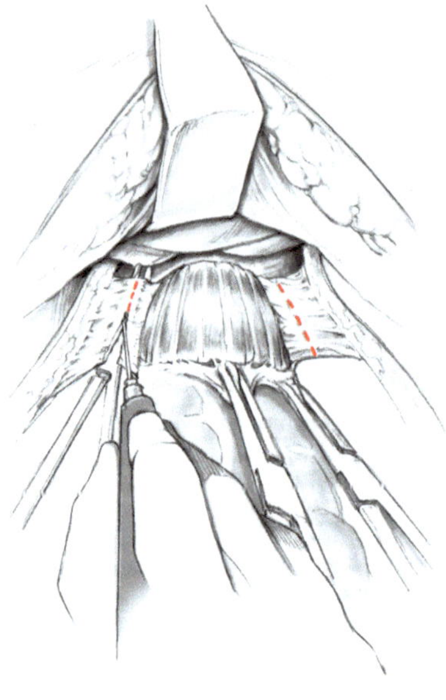

Abb. 16.11 Laterale Dissektion der totalen mesorektalen Exzision. [L108]

unter Darstellung der Samenbläschen beim Mann erfolgt die Durchtrennung der Denonvilliers-Faszie (➤ Abb. 16.12), sodass die intakte Faszie auf den Samenbläschen verbleibt. Dieser wichtige Präparationsschritt trägt wesentlich zur Vermeidung von Blasenentleerungs- und Sexualfunktionsstörungen bei. Bei ventraler Tumorlokalisation wird diese Vorgehensweise jedoch nicht als onkologisch adäquat angesehen, sodass die Denonvilliers-Faszie mit reseziert wird. In jedem Fall sollen der Plexus hypogastricus superior, die Nn. hypogastrici und der Plexus hypogastrici inferiores geschont werden [5], [16], [67] (Empfehlungsgrad A, Evidenzniveau 1b).

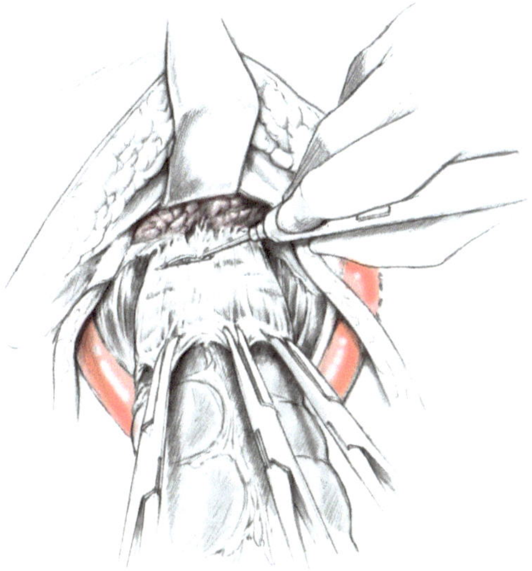

Abb. 16.12 Anteriore (ventrale) Präparation der totalen mesorektalen Exzision mit Erhalt der Denonvilliers-Faszie auf den Samenbläschen. [L108]

Nachdem die Rektumwand zirkulär vollständig freipräpariert ist, endet die präsakrale Dissektion auf Höhe der Steißbeinspitze, wo die parietale und die viszerale Faszie miteinander verlötet sind. Das Rektum selbst ist nun zirkulär bis auf den M. levator ani mobilisiert; auf dieser Höhe gibt es kein Mesorektum mehr. Nach erfolgter Präparation bis zur Puborektalschlinge wird das Rektum bei Low-Grade-Tumoren (G1, G2) mit einem Sicherheitsabstand von 2 cm in situ mit einem Stapler abgesetzt (➤ Abb. 16.13a, b). Bei High-Grade-Tumoren (G3, G4) sollte ein Sicherheitsabstand von 3–4 cm eingehalten werden. In solchen Fällen kann jedoch die intersphinktäre Resektion erforderlich und sinnvoll sein. Hierbei wird dorsal und lateral der intersphinktäre Raum, d. h. die Ebene zwischen Sphincter externus und internus (➤ Abb. 16.14), disseziert. Ist der Rektumschlauch bis zur Linea dentata freipräpariert (rektal digitale Untersuchung), folgt im Gegensatz zur tiefen Resektion die offene Durchtrennung und spätere transanale Anastomose per Handnaht.

Das malignomtragende Resektat wird abgegeben und die Qualität der Mesorektumexzision nativ geprüft (➤ Abb. 16.15a–c) und fotodokumentiert. Anschließend erfolgt nach Kanülierung der A. mesenterica inferior die Methylenblaufärbung des Resektats (➤ Abb. 16.16a–c). Jede Form des Farbaustrittes durch die mesorektale Hüllfaszie (punktuell, flächig begrenzt, großflächig) wird fotografiert, klassifiziert und schriftlich befunddokumentiert. Zusätzlich kann eine Angiografie des TME-Präparats zum Ausschluss einer Läsion der mesorektalen Hüllfaszie erfolgen (➤ Abb. 16.17a, b). Nach maximal 15 Minuten nach Absetzen des Rektumresektats sollten sämtliche qualitätsüberprüfenden Prozeduren abgeschlossen sein und das Präparat gekühlt in nativem Zustand auf schnellstem Wege zur histopathologischen Begutachtung gebracht werden (➤ Abb. 16.18a–d).

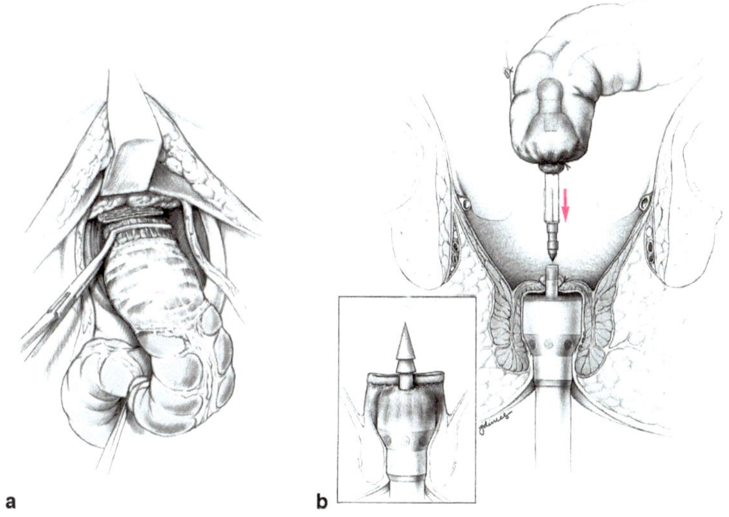

Abb. 16.13 Tiefe anteriore Rektumresektion mit TME. Darmrekonstruktion in Double-Stapling-Technik. [L108] / [L123]

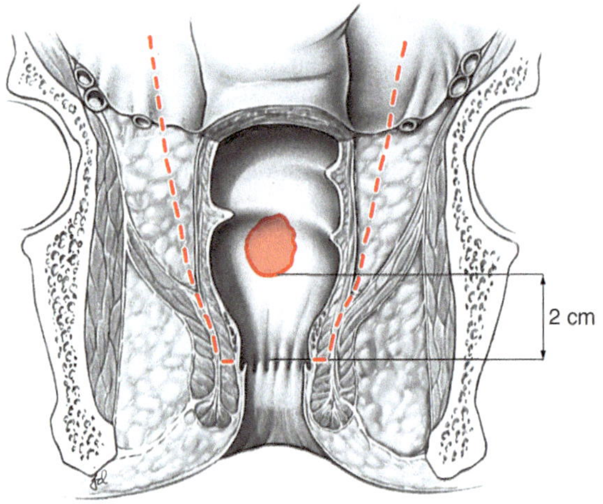

Abb. 16.14 Resektionsebene bei Indikation zur intersphinktären Resektion. [L108]

Anastomose

Nach anteriorer und tiefer anteriorer Resektion wird die Anastomose in der Regel durch Staplernaht in der Double-Stapling-Technik durchgeführt. Der 31- oder 33-mm-EEA-Kopf wird nach Vorlegen einer Tabaksbeutelnaht ins proximale Kolonende eingeknotet (➤ Abb. 16.13a und b). Der Staplerapparat wird nach digitaler Sphinkterdehnung von anal eingeführt, unter Sicht platziert und der Perforationsdorn manuell ausgefahren. Die Dornspitze perforiert den Rektumstumpf direkt hinter der queren Staplerreihe, ohne dabei die Naht aufzureißen. Nach Konnektion des EEA-Kopfes mit dem Stapler wird ersterer an den Stapler herangeführt, beide Darmenden miteinander komprimiert und die Klammernaht ausgelöst. Die jeweiligen Anastomosengeweberinge werden auf Intaktheit überprüft und mit dem Hauptresektat zur histopathologischen Befundung abgegeben. Anschließend erfolgt die Anastomosenkontrolle durch Luftinsufflation.

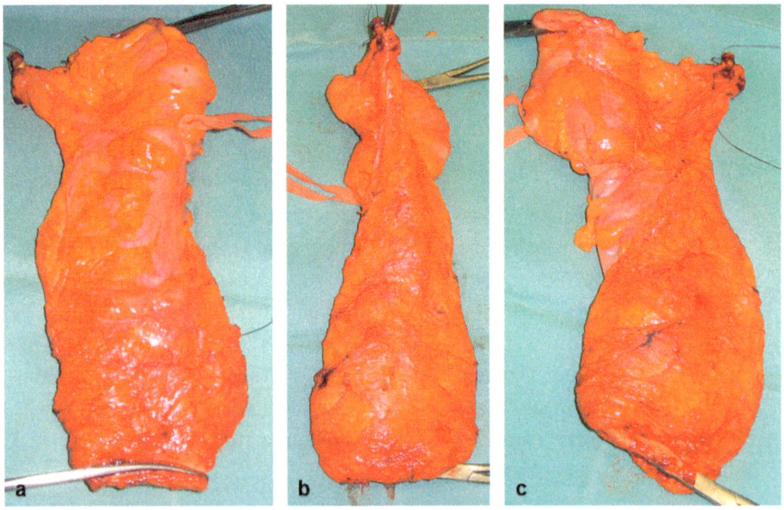

Abb. 16.15 Perioperative Überprüfung der TME-Qualität bei einem Patienten mit UICC-II-Rektumkarzinom nach neoadjuvanter RT/CT; Fotodokumentation anhand des Resektats von drei Seiten. [R311]

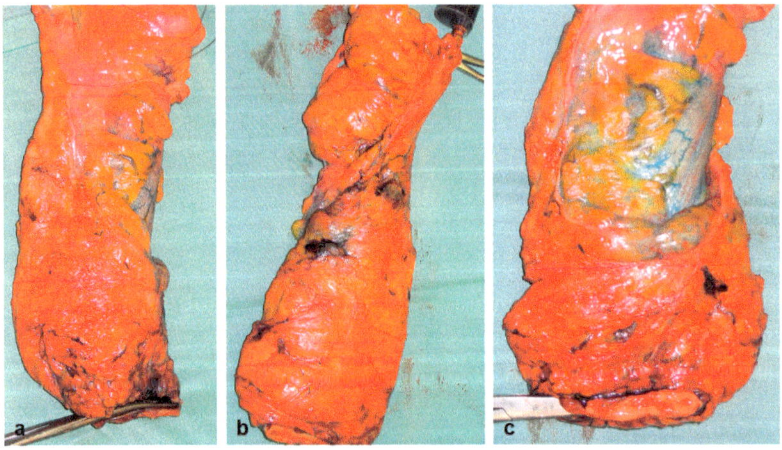

Abb. 16.16 Qualitätsprüfung der Mesorektumexzision durch Färbung des Resektats mit Methylblau via Knopfkanüle (in der A. mesenterica inferior). Punktueller Farbaustritt aus dem Mesorektum < 5 mm unterhalb der peritonealen Umschlagfalte. [R311]

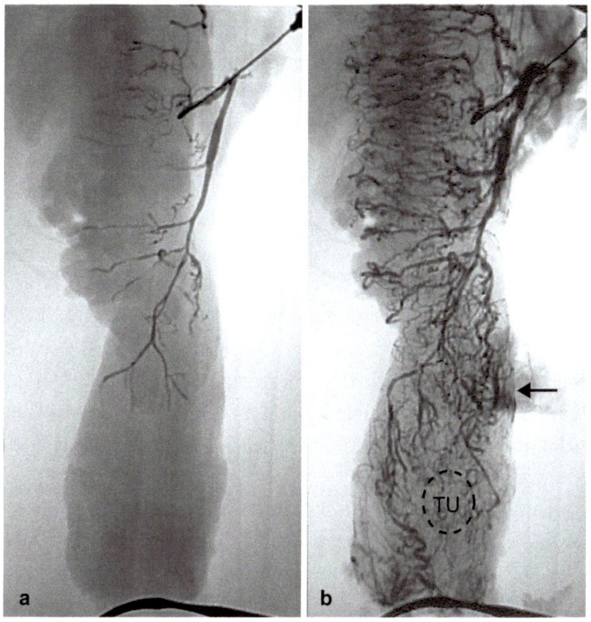

Abb. 16.17 Qualitätsbeurteilung der TME mittels Angiografie.
a) Kontrastmittelgabe via Knopfkanüle, ca. 10 Minuten nach Absetzen.
b) Kontrastmittelaustritt an der aus der Methylenblaufärbung bekannten Faszienläsion (Pfeil) kranial der Tumorlokalisation (TU). [R311]

Mobilisation des linken Kolons zur Anastomose

Ist eine Sphinktererhaltung sinnvoll und möglich, so wird die linke Kolonflexur vollständig mobilisiert. Das Eingehen in die Bursa omentalis zwischen Omentum majus und Colon transversum verbessert deutlich den Zugang zur linken Flexur. Nach vollständiger Ablösung des Omentums vom Colon transversum wird die linke Flexur nach rechts angehoben und bis zum duodenojejunalen Übergang freipräpariert. Nach Dissektion am Pankreasunterrand erfolgt die Präparation bis zum Gefäßstamm der V. colica der Vasa colica media. Da die A. colica sinistra bei dieser Vorgehensweise grundsätzlich durchtrennt wird, ist das linksseitige Kolon jetzt zur späteren Anastomosierung auf Höhe des Os pubis mobil.

Die Entscheidung, welche Form der Anastomose gewählt wird, kann individuell festgelegt werden. Die funktionellen Ergebnisse von J-Pouch, transverser Koloplastik und End-zu-Seit-Anastomose sind vergleichbar; die generellen Vorzüge einer Pouch-Anlage sprechen für deren routinemäßige Anwendung.

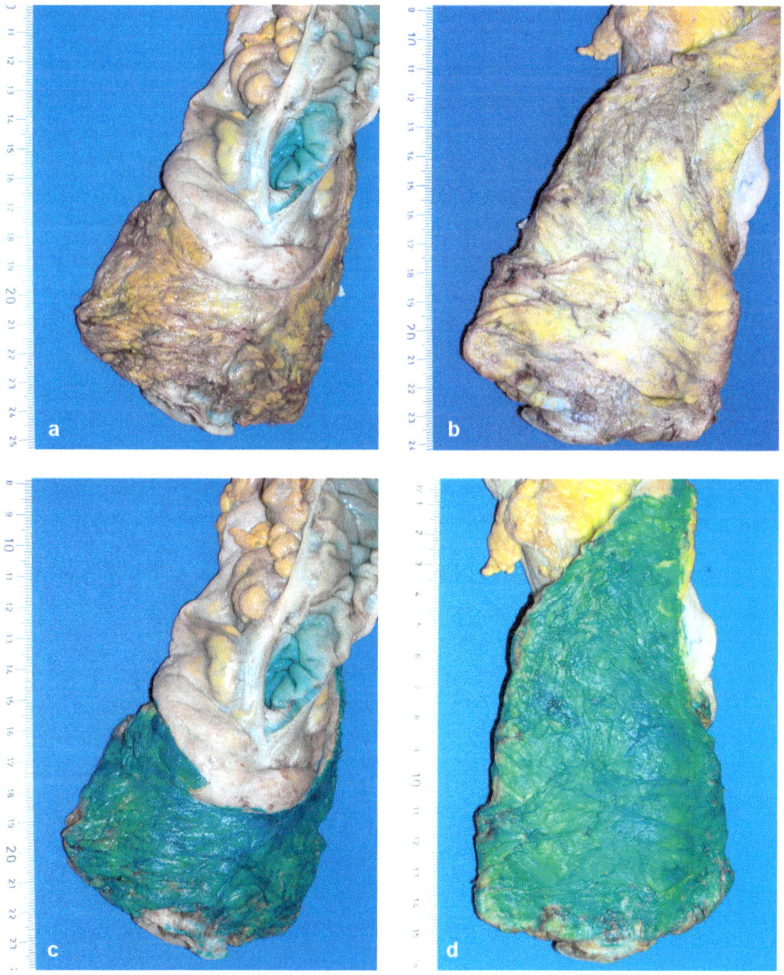

Abb. 16.18 Makropathologische Darstellung des Rektumresektats nach TME (Patient I).
a) Ventralseitige Aufsicht auf das formalinfixierte Rektumresektat (nach TARR) mit peritonealer Umschlagfalte. Im mesorektalen Bereich wird der Darm nicht längs inzidiert.
b) Dorsale Aufsicht auf das intakte Mesorektum (TME-Qualität: optimal).
c) Tuschefärbung des Mesorektums bzw. der Hüllfaszie von außen; ventralseitige Aufsicht auf das formalinfixierte Rektumresektat (nach TARR) mit peritonealer Umschlagfalte.
d) Dorsale Aufsicht auf das Mesorektum: Deutlich sichtbar ist die intakte mesorektale Faszie. [R311]

Kolon-Pouch

Unter der Voraussetzung einer ausreichenden Sphinkterfunktion werden in der modernen Rektumchirurgie kontinenzerhaltende Resektionsverfahren bevorzugt. Unter Berücksichtigung der zu erwartenden Lebensqualität kann demzufolge bei Karzinomen des unteren Rektumdrittels die abdominoperanale (intersphinktäre) Rektumresektion als Alternative zur üblichen Rektumexstirpation durchgeführt werden. Voraussetzungen für eine derartige Verfahrenswahl sind eine besondere Erfahrung des Operateurs, die Einhaltung o.g. Sicherheitsabstände und eine karzinomfreie puborektale Schlinge.

Bei allen sphinkternahen Anastomosen als Folge der TME ist mit funktionellen Störungen der Defäkation zu rechnen. Diese Störungen, welche die behandlungsbezogene Patienten-Compliance beeinträchtigen, treten am häufigsten nach End-zu-End-Anastomosen auf und können durch Rekonstruktionsverfahren wie den Kolon-J-Pouch, die transverse Koloplastik oder durch eine Seit-zu-End-Anastomose verringert werden. Dabei ist eine bessere postoperative Funktion nur bei Pouch-analen Anastomosen unterhalb von 4 cm ab ano zu erwarten.

Um die Reservekapazität und somit die Kontinenzleistung zu verbessern, kann ggf. das operationstechnisch einfachste Verfahren, die sog. **transverse Koloplastik,** durchgeführt werden [97]. Hierbei wird 4 cm oberhalb der Staplerreihe im Bereich der Tänie das Rektum längs über etwa 8 cm eröffnet. Anschließend wird der Defekt nach Legen von Haltenähten quer vernäht. Wie bei allen Darmnähten wird auch hier 4/0-Monocryl® als fortlaufende allschichtige Naht verwendet. Der EEA-Staplerkopf wird anschließend nach Resektion der Staplerreihe über eine Tabaksbeutelnaht eingeknotet und die Anastomose, wie oben beschrieben, per Doppelstapler-Technik angelegt. Um eine spannungsfreie Anastomose zu erreichen, ist bei koloanalen Anastomosen eine verbleibende Kolonlänge erforderlich, die leicht gestreckt die Symphyse um etwa 4 cm überragt.

Bei der Anlage des operationstechnisch anspruchsvolleren J-Pouches sollte zur Vermeidung von Evakuationsproblemen die Schenkellänge zur Reservoirbildung nicht mehr als 6 cm betragen. Zudem muss eine gute Gefäßversorgung der Rekonstruktion gewährleistet sein. Ein sehr fettreiches Mesokolon kann die Pouch-Bildung technisch erschweren. In diesen Fällen sind die Seit-zu-End-Anastomosen und die oben genannte transverse Koloplastik sinnvolle Alternativen, deren endgültiger Stellenwert aufgrund der bisher publizierten Fallzahlen noch nicht abschließend beurteilt werden kann [2], [34], [35], [54].

Protektives Stoma

Nach erfolgter TME wird bei der tiefen anterioren Resektion im Allgemeinen die Anlage eines protektiven Ileostomas oder Kolostomas empfohlen.

Sicherlich großzügig sollte die Indikation zur temporären Deviation gestellt werden bei primär nichtsuffizienter Anastomose, bei schwierigen Durchblutungsverhältnissen oder inadäquater präoperativer Darmvorbereitung. Die Rückverlagerung kann in Abhängigkeit vom postoperativen Verlauf und der geplanten multimodalen Behandlungsmaßnahmen innerhalb von 6–12 Wochen postoperativ erfolgen. Dennoch schwankt die Rate der Stomaanlagen zwischen den einzelnen in der kolorektalen Chirurgie spezialisierten Zentren erheblich. Ihre Durchführung hängt letztlich von der Kenntnis der zentrumseigenen Morbidität (Anastomoseninsuffizienzrate), dem Anteil suprasphinktärer Reservoirrekonstruktionen, der Durchführung neoadjuvanter Radiotherapie bzw. Radio-/Chemotherapie und der patientenorientierten Einzelfallentscheidung des Operateurs ab.

Durch ein protektives Stoma lässt sich zwar die Rate an Anastomoseninsuffizienzen nicht senken, es können jedoch die z.T. dramatisch verlaufenden insuffizienzbedingten Komplikationen vermieden werden [14], [48], [56]. Im Allgemeinen ist nach präoperativ durchgeführter Radio-/Chemotherapie und totaler mesorektaler Exzision mit einer Anastomoseninsuffizienzrate von 10–15 % zu rechnen [79].

16.3.2 Abdominoperineale Rektumexstirpation

Stellt die intersphinktäre Resektion unter Mitnahme der infralevatorischen Rektumwand und Anlage einer koloanalen Anastomose auf Höhe der Linea dentata einen Routineeingriff dar, so gelingt bei direkt supraanal lokalisierten ≥ cT2-Rektumkarzinomen kein Kontinenzerhalt. In diesen Fällen muss unter kurativem Anspruch ebenso wie bei einer karzinombedingten Sphinkterinfiltration die abdominoperineale Rektumexstirpation erfolgen. Diese radikalste Form der Operation eines Rektumkarzinoms vereinigt die onkologische Radikalität der TME mit der Exstirpation des Sphinkterapparates und des Beckenbodens. Bei vergleichbarem abdominalem Vorgehen wird im Folgenden nur die perineale Operationsphase beschrieben.

Technik

Der Analkanal wird mit einer kräftigen Naht verschlossen. Nach spindelförmiger, diathermischer Hautinzision wird bis zum Lig. anococcygeale präpariert und dieses mit dem Elektrokauter quer durchtrennt. Nach Darstellung der Waldeyer-Faszie wird diese inzidiert und damit der präsakrale Raum eröffnet. Nach lateral lassen sich jetzt die Levatorenschenkel tasten, die nach sicherer Identifizierung ebenfalls scharf elektrisch durchtrennt werden. Schon in dieser Phase sollte es möglich sein, das von abdominal komplett mobilisierte Rektum durch die perineale Öffnung nach außen zu geben. Im Weiteren erfolgen die Identifizierung der Puborektalisschlinge, ihre quere Durchtrennung und unter Identifizierung der Urethra die Inzision des M. rectourethralis rektumnah. Der präsakrale Raum wird mit 2 Redon-Drainagen nach perineal drainiert, das Levatorendiaphragma rekonstruiert und das Perineum verschlossen. Eine gestielte Omentumplastik füllt die verbleibende Sakralhöhle aus. Nach Anlage einer Kolostomie an präoperativ vorgezeichneter pararektaler Lokalisation im linken Unterbauch ist die Operation beendet.

Die vorab bereits ausführlich beschriebenen qualitätssichernden Maßnahmen zur TME-Beurteilung sollten auch bei der Rektumexstirpation eingehalten werden. Allerdings kann es perioperativ beim Durchreichen des intrabdominalen Rektumanteils durch den Analkanal durch Zug zu Läsionen an der mesorektalen Hüllfaszie kommen (Folge: falsch zu schlechte Beurteilung der TME!).

Indikation und Ergebnisse

Bei Tumorinfiltrationen des Sphinkters und bei Unterschreitung eines Sicherheitsabstands unter 2 cm zur Linea dentata ist eine abdominoperineale Exstirpation (RE) erforderlich. Sie wird auch heutzutage noch in > 20 % aller Rektumkarzinomoperationen durchgeführt, wie kontrollierte Studien und Auswertungen prospektiv erfasster Datenbanken von in der Rektumchirurgie spezialisierten Zentren aufzeigen (➤ Tab. 16.2). Zudem wird bei alten Patienten, bei denen bereits präoperativ eine eingeschränkte Sphinkterfunktion vorliegt, trotz der technischen Möglichkeit einer tiefen anterioren Resektion häufig die Exstirpation favorisiert. Es hat sich mittlerweile herausgestellt, dass u. a. durch die Weiterentwicklung der Stomapflege und Anwendung der Irrigationstechnik die Lebensqualität der Patienten nach abdominoperinealer Rektumexstirpation keineswegs schlecht sein muss. Die meisten Patienten können ein weitgehend normales Leben ohne soziale Isolation führen und beurteilen ihre Lebensqualität positiver als jene Patienten, die infolge einer TARR mit Verlust der Reservoirfunktion des Rektums inkontinent wurden [27].

Grundsätzlich führt die aktuell geforderte Rücknahme des bisher gültigen aboralen (in vivo) Sicherheitsabstands von 5 auf 2 cm zu einer Reduktion an RE. Die Zurückhaltung in der Indikationsstellung zur RE erscheint gerechtfertigt aufgrund erster Ergebnisse kontrollierter Studien, die nach sphinktererhaltender Operation vergleichbare Lokalrezidiv- und Überlebensraten zeigen.

In den letzten Jahren entwickelte sich eine kontroverse Diskussion um das onkologisch notwendige Resektionsausmaß unter zusätzlicher Entfernung von Strukturen des Beckenbodens im Rahmen der RE. Holm et al. stellten 2007 ein alternatives Operationskonzept vor, welches eine ausgedehnte perineale Dissektion unter Mitnahme der Levatoren und eine dann notwendige plastische Defektdeckung (mit einem Glutеus-Schwenklappen) beinhaltet [37]. Hiermit soll der erhöhten Rate an intraoperativen Tumorperforationen, an R1-Resektionen mit positiven zirkumferenziellen Resektionsrändern und konsekutiven Lokalrezidiven bei den problematisch gelegenen tiefsitzenden Karzinomen begegnet werden [61]. Derzeit werden drei operativ-technische Konzepte der ausgedehnten RE diskutiert: die „intersphinktäre RE", die „extralevatorische RE" und die „ischiokrurale RE", bei denen jeweils eine Taillierung des Operationspräparats im Bereich des auslaufenden Mesorektums und des proximalen Analkanals mit den Folgen einer überdurchschnittlich häufigen R1-Resektion mit positiver Zirkumferenz vermieden werden soll. Die Patienten werden während dieser Eingriffe zur Durchführung des sakralen Anteils in Bauchlage positioniert, anschließend erfolgt zwingend eine plastische Rekonstruktion des Beckenbodens.

Festzuhalten ist, dass es sich hierbei um einen mutilierenden Eingriff mit einer erhöhten Morbidität handelt. Sowohl West et al. [88] als auch Asplund et al. [1] zeigten, dass die extralevatorische RE mit einer im Vergleich zur konventionellen RE signifikant erhöhten Rate an sakralen Wundkomplikationen und perinealen Hernien einhergeht. Auch die Hospitalisationsdauer unterscheidet sich signifikant. Der onkologische Stellenwert der extralevatorischen RE ist derzeit unklar und bisher nicht prospektiv untersucht worden. Hierbei ist jedoch auch der mögliche Einfluss von vermehrt auftretenden postoperativen Komplikationen und prolongierter Wundheilung auf die möglicherweise notwendige Applikation einer adjuvanten Systemtherapie und die Therapie-Compliance der Patienten zu berücksichtigen. Entscheidend im Hinblick auf die ausgedehnte RE nach Holm ist sicherlich eine sinnvolle Selektion von Patienten auf der Basis des präoperativen Stagings, um bei jenen Patienten mit tiefsitzenden und fortgeschrittenen Karzinomen eine R0-Resektion mit tumorfreier Zirkumferenz als prioritäres Ziel zu erreichen.

16.4 Laparoskopische Chirurgie des Rektumkarzinoms

Die onkologische Radikalität wird beim laparoskopischen Vorgehen sowohl bei der partiellen (PME) als auch bei der totalen mesorektalen Exzision (TME) gewahrt [10]. Durch die größere Übersicht im kleinen Becken wird eine anatomiegerechte Präparation in den embryonal vorgegebenen Schichten und Spalträumen erleichtert und die Qualität der TME möglicherweise optimiert. Von entsprechend erfahrenen Zentren wird behauptet, dass gerade die von der konventionellen Rektumkarzinomchirurgie geforderte Perfektionierung der TME durch laparoskopisches Vorgehen besser gewährleistet wäre. In der deutschen Multicenterstudie der Laparoscopic Colorectal Surgery Study Group (LCSSG) sollte die onkologische Qualität der laparoskopischen Rektumkarzinomchirurgie anhand des rezidivfreien und gesamten

Überlebens überprüft werden. Bei einer Follow-up-Rate von 75 % traten innerhalb eines medianen Nachbeobachtungszeitraums von nur 1,86 Jahren [45], [81] in 28,8 % Lokalrezidive beim UICC-III-Rektumkarzinom auf. Unter Berücksichtigung einer starken Patientenselektion vor Aufnahme in die Studie und der aus der Lokalrezidivrate resultierenden schlechteren Langzeitprognose der rezidivierten Patienten waren derartige Ergebnisse im Vergleich zur offenen Chirurgie zum damaligen Zeitpunkt nicht akzeptabel. Nicht zuletzt der britische CLASICC-Trial hat aber mittlerweile gleichwertige Langzeit-Überlebensraten für die laparoskopische Chirurgie von Kolon- und Rektumkarzinomen im Vergleich zur konventionellen Operation gezeigt [26].

Demzufolge haben die aktuellen S3-Leitlinien [51] festgehalten, dass die laparoskopisch assistierte Rektumresektion in den Händen eines Operateurs mit entsprechender Expertise der offenen Rektumresektion gleichwertig ist.

Grundsätzlich muss die laparoskopische Rektumchirurgie den Radikalitätsprinzipien der konventionell offenen Chirurgie folgen: Die zentrale Gefäßligatur der A. mesenterica inferior, das Ausmaß der Lymphknotendissektion (TME), die Darmligatur sowie die No-Touch-Technik bleiben Voraussetzungen jeder onkologischen Rektumresektion. Dabei ist die Resektion von Karzinomen des rektosigmoidalen Übergangs sowie des proximalen Rektumdrittels durch die laparoskopische Chirurgie technisch ebenso problemlos wie die Durchführung der TME.

Die laparoskopisch assistierte Rektumexstirpation kombiniert die Laparoskopie für den abdominalen Teil elegant mit der konventionellen Chirurgie für den sakralen Teil.

16.5 Chirurgische Sonderfälle

16.5.1 Multiviszerale Resektion

Bei Adhärenz eines Rektumtumors an Nachbarorganen muss grundsätzlich von einer Karzinominfiltration ausgegangen werden. Eine Biopsie mit Schnellschnittuntersuchung zur Differenzierung zwischen Karzinominfiltration und peritumoröser Entzündungsreaktion sollte vermieden werden. Durch eine derartige Maßnahme bestünde die Gefahr einer örtlichen Tumorzelldissemination mit signifikant schlechteren Überlebenschancen [98]. Zur chirurgischen Optimierung der Prognose sollte eine **En-bloc-Resektion** der befallenen Organe im Sinne einer multiviszeralen Resektion durchgeführt werden, wobei durchaus totale Beckenexenterationen notwendig sein können (Empfehlungsgrad A, Evidenzniveau 4).

Mehrfachkarzinome im Kolon und Rektum
In diesen Fällen ist die Kolektomie nicht grundsätzlich indiziert. Vielmehr sollten die tumortragenden Darmresektionen in Abhängigkeit der Karzinomlokalisationen erfolgen, auch wenn dadurch die Anlage mehrerer Anastomosen notwendig sein sollte.

Synchrone Fernmetastasen
Die Resektion von Fernmetastasen (intrahepatisch, im Omentum majus) kann synchron oder metachron erfolgen. Grundsätzlich sollte lokoregional eine R0-Situation erreicht werden.

16.5.2 Notfalloperationen

Bei Tumorstenose-bedingtem Ileus, Tumor- oder Darmperforation ist das chirurgische Vorgehen abhängig von der jeweilig vorliegenden Situation. Die Resektion sollte immer nach den chirurgisch-onkologischen Kriterien eines elektiven Vorgehens durchgeführt werden.

Ist eine primäre R0-Resektion des fortgeschrittenen Rektumkarzinoms bei tumorbedingtem Ileus fraglich, so sollte primär ein Kolostoma (Transversostoma rechts) oder Ileostoma angelegt und zügig eine neoadjuvante Radio-/Chemotherapie eingeleitet werden.

16.5.3 Karzinome auf dem Boden einer familiären adenomatösen Polyposis (FAP)

Entsprechend der Tumorlokalisation ist bei FAP-Patienten die Proktokolektomie mit Dünndarm-Pouch und Lymphknotendissektion gemäß den bereits mehrfach genannten chirurgisch-onkologischen Kriterien üblich. In Einzelfällen kann in Abhängigkeit von einer drohenden Sphinkterinsuffizienz oder bei nicht kurabler Tumorerkrankung auch eine Proktokolektomie oder eine limitierte Resektion erfolgen. Bei attenuierter FAP mit diskretem Rektumbefall wird eine Ileorektostomie empfohlen (Empfehlungsgrad B, Evidenzniveau: 3b).

16.5.4 Karzinome als Folge eines hereditären KRK ohne Polyposis (HNPCC)

In derartigen Fällen wird die restaurative Proktokolektomie empfohlen.

16.5.5 Karzinome auf dem Boden einer Colitis ulcerosa

Nach Konsensusbeschluss stellt die restaurative Proktokolektomie mit Dünndarm-Pouch die Regeloperation dar, falls dies aus onkologischen und funktionellen Gründen sinnvoll erscheint (Empfehlungsgrad A, Evidenzniveau 3b).

16.6 Perioperative und postoperative Qualitätskontrolle des Rektumresektats

Einen wesentlichen Fortschritt in der Reduktion der Lokalrezidivrate stellt die totale Mesorektumexzision dar. Auch wenn zahlreiche Publikationen die Durchführung der TME in ihren Fallsammlungen angeben, so liegen derzeit keine ausreichenden Ergebnisse kontrollierter Studien mit einer standardisierten chirurgischen und histopathologischen Beurteilung der TME-Qualität vor. Auf der Basis aktiver Studien wird von spezialisierten Zentren eine Validierung der TME als wesentlicher Beitrag zur onkologischen Qualitätssicherung gefordert [31], [70], [90], [91].

Einen Beitrag können die Chirurgen selbst unmittelbar nach dem Absetzen des Resektats leisten: neben der Fotodokumentation von allen Seiten erfolgen die Darstellung und Kanülierung der A. mesenterica inferior sowie die Farbstoffdarstellung mit Methylenblaulösung. Anhand des Farbaustritts (➤ Abb. 16.16a–c) erfolgt die Klassifizierung der TME-Qualität [84]:

Klasse 1:	kein Farbstoffaustritt während und nach der Injektion: komplette TME
Klasse 2:	punktförmige(r) Farbstoffaustritt(e) während oder nach Injektion: oft makroskopisch nicht eindeutig erkennbare Einrisse des Mesorektums
Klasse 3:	flächenhafter Farbstoffaustritt: makroskopisch unvollständige TME

Anschließend kann über die liegende Kanüle auch eine angiografische Beurteilung durchgeführt werden mit entsprechender röntgenologischer Dokumentation (➤ Abb. 16.17a und b). Diese Untersuchungsmethode kann größerflächige Methylenblaufarbaustritte durch angiografischen Kontrastmittelaustritt an gleicher Stelle als Zeichen einer relevanten Verletzung der mesorektalen Hüllfaszie bestätigen. Danach werden die Resektate dem Pathologen nativ in unversehrtem Zustand zugeführt und nach folgenden Kriterien begutachtet:

- Ausmaß der Mesorektumentfernung:
  - bei Karzinomen des mittleren und unteren Drittels → TME erfolgt?
  - bei Karzinomen des oberen Rektumdrittels → TME erfolgt?
- Makroskopische Beurteilung der TME-Resektatoberfläche:
  - Resektatoberfläche mit lipomähnlichem Aussehen ist glatt und intakt; keine Defekte oder Einrisse der Grenzlamelle (mesorektale oder viszerale oder viszeral pelvine Faszie) → hohe Qualität der TME;
  - umschriebene Defekte (≤ 5 mm), Rektummuskulatur nicht sichtbar → ausreichende Qualität der TME;
  - ausgedehnte Defekte, Rektummuskulatur nicht sichtbar → suboptimale Qualität der TME;
  - ausgedehnter Defekt, Rektummuskulatur sichtbar bzw. Lumeneinrisse → unzureichende TME.
- Bei der PME muss eine konusartige distale Ausdünnung des Mesorektums (Coning) vermieden werden. Demzufolge sollte die distale Absetzung des Mesorektums in 90° zur Darmlängsachse in einer Höhe zur Rektumwand nachvollziehbar sein.

Alternativ kann die TME-Qualität nach der Klassifikation des britischen Medical Research Council (MERCURY-Studie) beurteilt werden [31], [55], [70]:

Qualitätsgrad 1:	intaktes Mesorektum mit nur geringen Unregelmäßigkeiten der glatten Mesorektumoberfläche, kein Defekt > 5 mm, kein Coning
Qualitätsgrad 2:	mäßige Menge an Mesorektum mit Unregelmäßigkeiten an der Mesorektumoberfläche, mäßiges Coning, Muscularis propria nicht sichtbar (außer am Ansatz der Levatormuskulatur)
Qualitätsgrad 3:	wenig Mesorektum mit Defekten bis zur Muscularis propria

Weiterhin wird das native Resektat wie folgt untersucht:

1. Suche nach etwaigen Tumorperforationen und nach Arealen, in denen der Tumor bis an die TME-Oberfläche reicht, Markierung dieser Areale zur späteren histologischen Untersuchung
2. Eröffnung des Präparats oberhalb und unterhalb des Tumors, im Allgemeinen an der Vorderwand, bei insulären Tumoren so, dass der Tumor nicht durchschnitten wird (➤ Abb. 16.18a–d, ➤ Abb. 16.20a–d)
3. Messen des makroskopischen Abstands des distalen Tumorrands von der aboralen Resektionslinie am frischen Resektat ohne Zug und ohne Ausspannen [24]
4. Befunderhebung:
   a. Länge des Präparats
   b. Größter longitudinaler und transversaler Durchmesser des Tumors
   c. Wuchsform: polypoid-gestielt, polypoid-tailliert, polypoid-sessil, plattenartig (plateauartig), ulzerös, szirrhös
   d. Lage des Tumors zur peritonealen Umschlagfalte
   e. assoziierte Läsionen, v. a. Polypen
5. Aufspannen des Präparats auf eine Korkplatte (ohne Zug) zur Formalinfixation

Nach der Formalinfixierung des Rektumresektats werden folgende Prozeduren durchgeführt:

1. Lamellierende Querschnitte durch den Tumor und das anhaftende perirektale Gewebe (➤ Abb. 16.19a–c,

> Abb. 16.21a–e); Auswahl und standardisierte Einbettung von relevanten Präparatscheiben, damit später eine quantitative Aussage über das Ausmaß der perirektalen Karzinominfiltration und über die minimale Entfernung des Tumors von der Oberfläche des TME-Präparats möglich ist. Dabei liegt der Schwerpunkt der pathologischen Untersuchung in der Beurteilung der intakten mesorektalen Zirkumferenz und des minimalen tumorfreien Randsaums. Es wird jeweils der Abstand des Tumorrands (oral, aboral und lateral) zum Resektionsrand makroskopisch und mikroskopisch angegeben.
2. Präparation der Arterien von der Absetzungsstelle der A. mesenterica inferior
3. Unterteilen des die Arterien umgebenden Fettgewebes mit Lymphknoten in Kompartiment A (Gewebe um A. inferior und A. rectalis superior bis zu deren Aufteilung) und Kompartiment B (Gewebe um A. sigmoideae und um die Äste der A. rectalis superior)
4. Präparation und Beurteilung von > 12 regionären perirektalen/mesorektalen Lymphknoten [50], [71], [94].

Wie bereits im Beitrag über das Kolonkarzinom (> Kap. 15) dargestellt, ist die histopathologische Beurteilung Grundlage für eine effiziente Systemtherapie und ermöglicht zugleich eine prognostische Abschätzung des weiteren Malignomverlaufs.

Wesentlich bedeutsamer als beim Kolonkarzinom ist beim Rektumkarzinom die Beurteilung der intakten mesorektalen Zirkumferenz und des minimalen tumorfreien Randsaums (> Abb. 16.19c und > Abb. 16.21b, c). Ein Abstand von < 1 mm ist wegen der zu erwartenden schlechteren Prognose besonders zu dokumentieren, wird formal jedoch als R0-Resektion klassifiziert. Ebenso müssen eine stattgefundene Tumorperforation oder vom Tumor entfernte Darmperforationen (mit Distanzangabe) erfasst und im Befund schriftlich niedergelegt werden.

Histopathologische Beurteilung nach neoadjuvanter Radio-/Chemotherapie

Aufgrund der exzellenten Ergebnisse der CAO-/AIO-/ARO-94-Studie [79] wird bei lokal fortgeschrittenen UICC-II-/-III-Rektumkarzinomen eine neoadjuvante Radio-/Chemotherapie mit **5-Fluorouracil** als **Radiosensitizer** empfohlen. Bei anschließender qualitätsgesicherter Resektion nach

a

b

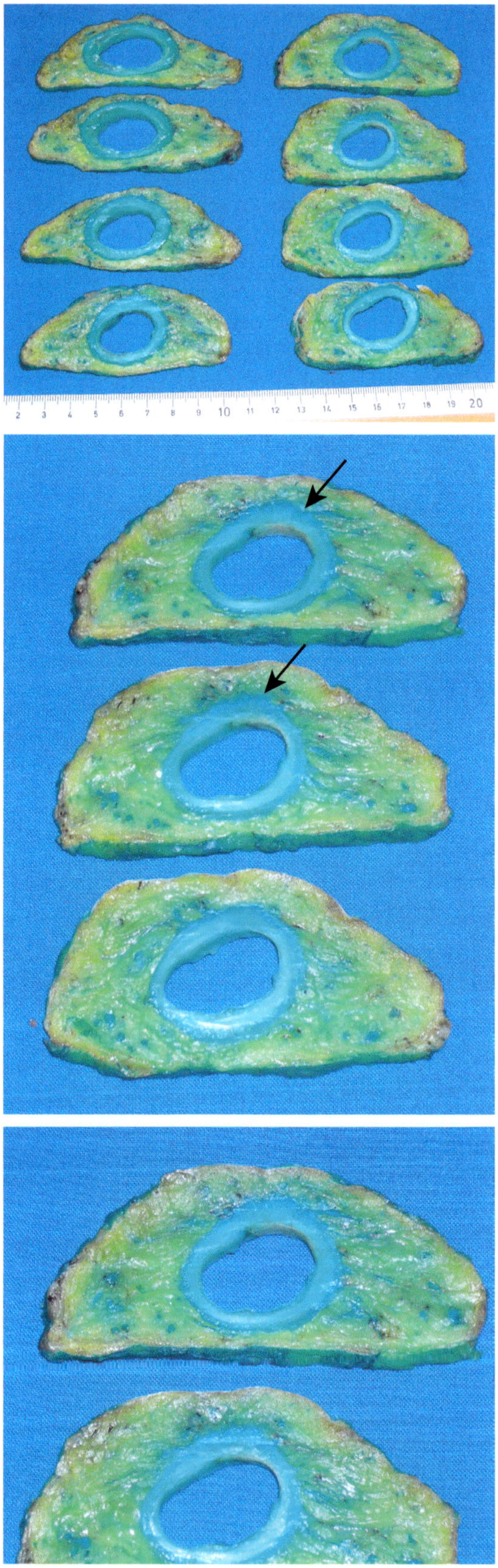

Abb. 16.19 Makropathologische Darstellung des zirkumferenziellen Resektionsrands nach TME (Patient I).
a) Vorab wird der Darm in 4-mm-Schichten quer zur Darmachse lamelliert. Bei initialem uT3-Rektumkarzinom trat bei diesem Patienten nach präoperativer Radiochemotherapie eine komplette Remission ein. Histopathologischer Befund: ypT0 ypN0 (0/30 LK) M0 Gx (in der Staging-Biopsie G2) R0 L0 V0 Regressionsgrad 4.
b), c) Als Residuum des ehemals ventralseitig lokalisierten Malignoms (> Abb. 16.3b – Endosonobefund – und > Abb. 16.4a und b) ist ein fibrosiertes Ulkus nachweisbar (↓). Auch in der weiteren Stufenaufarbeitung zeigten sich keine Karzinomzellen. [R311]

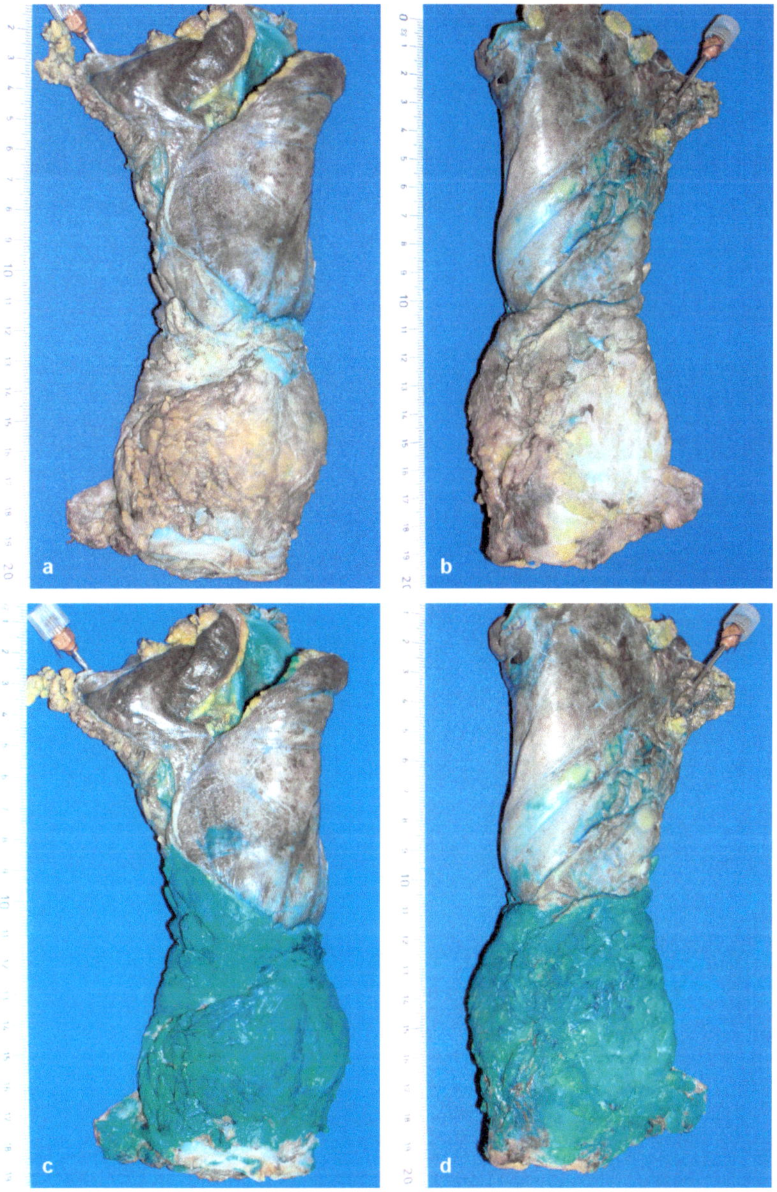

Abb. 16.20 Makropathologische Darstellung des TME-Resektats von Patient II (a, b) durch Tuschefärbung des Mesorektums bzw. der Hüllfaszie von außen (c, d).
a), c) Ventralseitige Aufsicht auf das formalinfixierte Rektumresektat (TARR) mit peritonealer Umschlagfalte. Es bestehen bereits makroskopisch Hinweise auf eine therapieinduzierte Fibrose (Z. n. neoadjuvanter Radiochemotherapie).
b), d) Dorsale Aufsicht auf das Mesorektum mt intakter Hüllfaszie. [R311]

onkologischen Radikalitätsprinzipien und weiteren 4 Zyklen adjuvanter 5-Fluorouracil-Therapie sind erstmals auch bei den UICC-II-/-III-Rektumkarzinomen 5-Jahres-Lokalrezidivraten von 6 % und ein Gesamtüberleben von 76 % zu erreichen. Wesentlichen Einfluss auf das tumorfreie Überleben scheint dabei die Radio-/Chemotherapie-induzierte Tumorregression zu haben. Sie wird nach folgendem Tumorregressions-Grading histopathologisch klassifiziert [11]:

Grad 0	keine Regression
Grad 1	minimale Regression: < 25 % der Tumormasse mit Zeichen radiogener Fibrose und Vaskulopathie
Grad 2	Regression 25–50 % der Tumormasse: radiogene fibrotische Veränderungen dominieren, leicht zu findende Tumorzellnester
Grad 3	gute Regression bei > 50 % der Tumormasse: nur vereinzelte, mikroskopisch schwer zu entdeckende Tumorzellen in dominierend fibrotischem Gewebe und Schleimseen
Grad 4	komplette Regression: keine Tumorzellen, nur fibrotisches Gewebe

Es gibt Hinweise, dass der Grad der Radio-/Chemotherapie-induzierten Tumorregression prädiktiv in der weiteren Prognoseabschätzung sein kann und speziell Patienten mit einem exzellenten Ansprechen auf die Vorbehandlung (Komplettremission ypT0, ypN0) auch ein signifikant besseres Überleben zeigen [76].

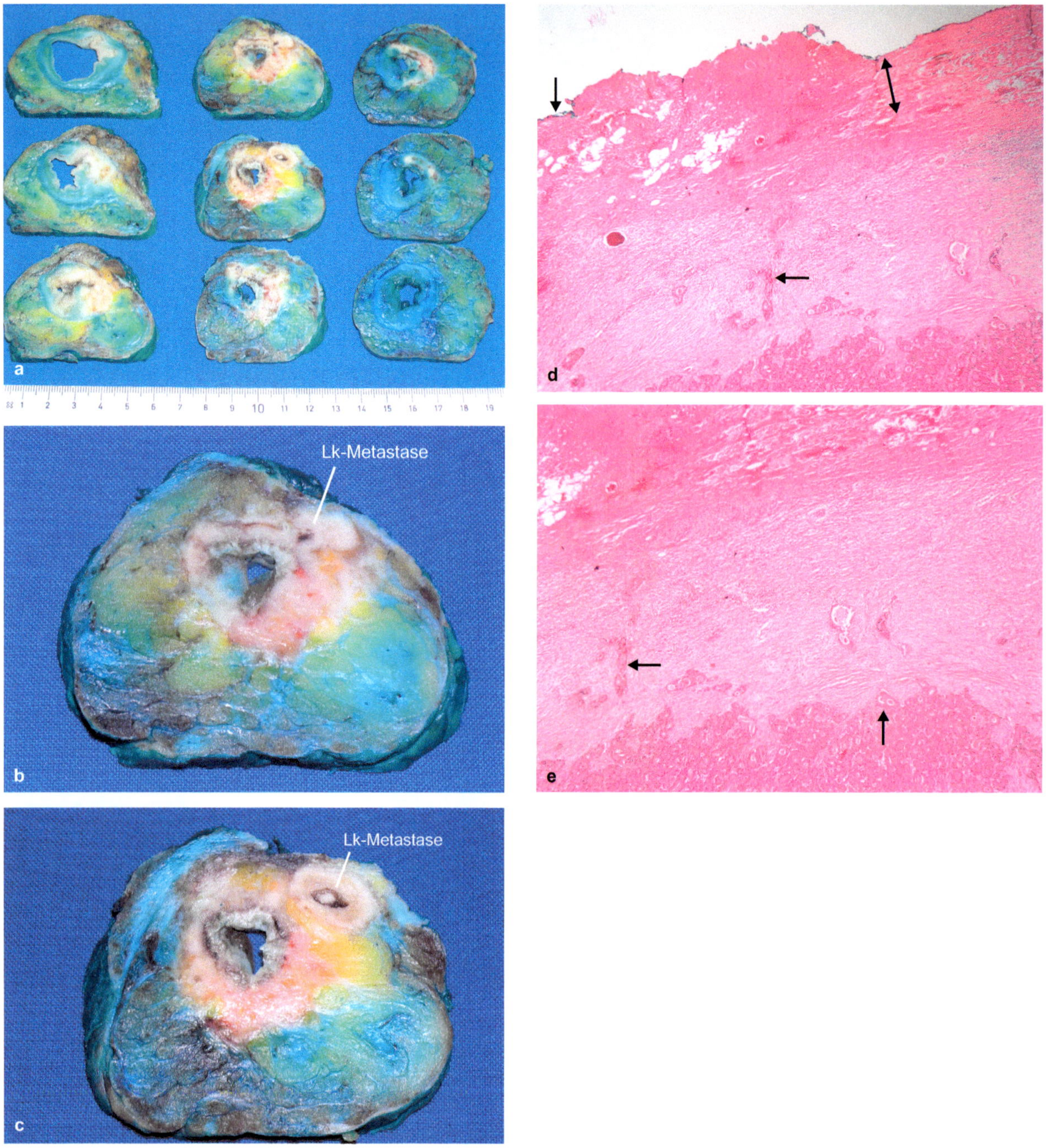

Abb. 16.21 a) Makropathologische Darstellung des zirkumferenziellen Resektionsrands. Vorab wird der Darm in 4-mm-Schichten quer zur Darmachse lamelliert. Bei initialem cT4-(Harnblase)-N+-Rektumkarzinom trat bei diesem Patienten nach präoperativer Radio-/Chemotherapie eine Tumorregression ein. Histopathologischer Befund: ypT3c ypN1 (1/37 Lk) M0 G3 R0 L0 V0 Regressionsgrad 1–2 am Primarius, an den Lymphknoten Regressionsgrad 3 (–4).

b), c) Ventral zur Harnblase zeigt sich ein vergrößerter, regressiv fibrosierter Lymphknoten mit zentraler Nekrose (c); hier liegt der V. a. eine regressiv veränderte Lymphknotenmetastase nahe.

d) Mikroskopische Untersuchung des mesorektalen Resektionsrands (↓ Tuschemarkierung) mit Angabe der Minimaldistanz zum kortikal regressiv fibrosierten Lymphknoten (↔) bei Patient II (c). [R311]

16.7 Postoperativer Verlauf – Anastomoseninsuffizienz

Der postoperative Verlauf wird in der chirurgischen Therapie des Rektumkarzinoms ebenso wie beim Kolonkarzinom (➤ Kap. 15) maßgeblich von der Anastomosensicherheit und der wieder einsetzenden Darmmotilität bestimmt [57]. Die primäre Anastomosenheilung ist abhängig von allgemeinen Faktoren, wie der Einnahme von Steroiden oder Zytostatika, von Schockzuständen, Mangelernährung, einer durchgeführten präoperativen multimodalen Therapie sowie ganz wesentlich von der chirurgischen Präparationstechnik. Diese setzt sich neben den beschriebenen Operationsschritten auch aus der Wahl der chirurgischen Anastomosentechnik (Stapler-Anastomose, Handnaht bei koloanalen Anastomosen) zusammen. Heutzutage wird beim Rektumkarzinom üblicherweise die Doppelstapler-Technik favorisiert. Diese überzeugt aufgrund der guten Ergebnisse sowie des geringen Zeitaufwands.

16.8 Zytostatische Systemtherapie beim Rektumkarzinom

16.8.1 Neoadjuvante Therapie

Die chirurgische Resektion ist die wichtigste Behandlungsmaßnahme beim primären Rektumkarzinom und hat ihren alleinigen Stellenwert in der kurativen Primärtherapie von Rektumkarzinomen im UICC-I-Stadium (pT1/pT2 pN0).

In ca. 15 % der Patienten liegt beim Staging bereits ein weit fortgeschrittenes, nicht sicher R0-resezierbares T4-Rektumkarzinom vor. Gelingt keine En-bloc-Resektion des Malignoms unter Mitnahme benachbarter Organe, so liegen die lokale Tumorkontrolle und 5-Jahres-Überlebensrate bei lediglich 20–30 %. Wurden in Anbetracht dieser Ergebnisse schon frühzeitig T4-Tumoren einer präoperativen Radiotherapie zugeführt, so konnte die Tumorregressionsrate (Downsizing) durch die Kombination konventionell fraktionierter Radiatio und simultan applizierter 5-Fluorouracil-basierter Chemotherapie deutlich gesteigert werden. In der Folge verbesserte sich die langfristige lokale Tumorkontrolle vor allem bei Karzinomen im unteren Rektumdrittel erheblich [20], [74]. Mittlerweile werden T4-Rektumkarzinome standardmäßig mit einer Radio-/Chemotherapie vorbehandelt (Empfehlungsgrad A, Evidenzniveau 3b).

Die gleiche Vorgehensweise gilt auch für Patienten mit tief sitzenden Rektumkarzinomen und angestrebtem Sphinktererhalt. Bei einem Teil dieser Patienten kann eine neoadjuvante Radio-/Chemotherapie mit konventionell fraktionierter Radiatio (50,4 Gy) 4–6 Wochen vor der Operation die Chancen für eine kontinenzerhaltende Operation steigern [18], [79].

Die ebenfalls präoperativ eingesetzte 5×5-Gy-Kurzzeitradiatio mit unmittelbar nachfolgender Operation besitzt bei derartig fortgeschrittenen Tumoren aufgrund eines mangelnden Regressionseffekts (kein Downsizing) keinen Stellenwert.

Bei nicht organüberschreitenden Rektumkarzinomen in den UICC-Stadien I–III zeigten schwedische und niederländische Studien mit einer 5×5-Gy-Kurzzeitradiatio und unmittelbarer Operation bei über 3.000 Rektumkarzinompatienten eine signifikante Reduzierung der Lokalrezidivrate sowohl bei der konventionellen Operation [19], [83] als auch bei der onkologischen Resektion mit TME [41]. Diese Ergebnisse sind durch die CAO/ARO/AIO-94-Studie durch Einsatz einer neoadjuvanten Langzeit-Radio-/Chemotherapie (50,4 Gy über 5 Wochen) beim Rektumkarzinom im UICC-II-/-III-Stadium bestätigt worden [79], [80]. Unter Einhaltung eines standardisierten Stagings und qualitätsgesicherter Chirurgie (TME) konnte im Vergleich zum Studienkontrollarm (postoperative Radio-/Chemotherapie) die 5-Jahres-Lokalrezidivrate von 13 auf 6 % gesenkt werden ($p = 0{,}006$). Im Vergleich zur primären Operation waren nach neoadjuvanter Radio-/Chemotherapie weder die 30-Tage-Letalität noch die postoperative Morbidität erhöht. Zudem waren die akute ($p = 0{,}001$) und die chronische ($p = 0{,}01$) Toxizität (nach CTC-Kriterien, Version 2.0) nach neoadjuvanter Therapie signifikant niedriger und die Patienten-Compliance wesentlich besser gegenüber der Standardbehandlung. In der Intent-to-treat-Analyse zeigt sich jedoch hinsichtlich des 5-Jahres-Gesamtüberlebens mit 76 % vs. 74 % ($p = 0{,}80$) kein Unterschied (➤ Tab. 16.3).

Die Überlegenheit einer neoadjuvanten gegenüber der adjuvanten Radio-/Chemotherapie hinsichtlich der lokalen Tumorkontrolle konnte in der Auswertung der Langzeitdaten nach 11 Jahren bestätigt werden [80]. Auch hier zeigte sich jedoch kein signifikanter Vorteil der neoadjuvanten Radio-/Chemotherapie hinsichtlich des Überlebens der Patienten.

Um die Rate an lebenslimitierenden Fernmetastasen zu senken und ein besseres krankheitsfreies Überleben der Patienten zu erreichen, wurde im Rahmen der nachfolgenden CAO/AIO/ARO-04-Studie die systemtherapeutische Komponente verstärkt und im experimentellen Arm ein kombiniertes 5-Fluorouracil/Oxaliplatin-Regime appliziert. Abschließende Daten zum Endpunkt „krankheitsfreies Überleben“ liegen noch nicht vor, die Rate an kompletten Respondern ist im experimentellen Arm (50,4 Gy + 5-Fluorouracil/Oxaliplatin) mit 17 % jedoch signifikant höher als im Kontrollarm (50,4 Gy + 5-Fluorouracil) mit 13 % [77].

Folglich besteht bei lokal fortgeschrittenen UICC-II/-III-Rektumkarzinomen die Indikation zur neoadjuvanten Radiatio oder besser zur Radio-/Chemotherapie. Ist bei T3/4-Karzinomen grundsätzlich eine neoadjuvante Therapie sinnvoll, so kann bei T1/2-Karzinomen mit fraglichem Lymphknotenbefall im Staging auch die primäre Operation erfolgen. Sollte die endgültige Histologie den Nachweis einer lokoregionären Lymphknoteninfiltration zeigen, so wird die Behandlung mit einer adjuvanten Radio-/Chemotherapie komplettiert.

Bei uT3- oder uN+-Rektumkarzinomen im unteren Rektumdrittel sollte grundsätzlich eine fraktionierte Radio-/Chemotherapie mit der Option des Sphinktererhalts erfolgen. Dabei werden simultan zur Radiatio (bis 50,4 Gy) 2 Zyklen 5-Fluororuracil-basierter Chemotherapie verabreicht. Vier bis sechs Wochen später erfolgt die Operation, und die Behandlung wird durch weitere 4 Zyklen adjuvanter 5-Fluorouracil-Therapie komplettiert.

Tab. 16.3 Ergebnisvergleich der präoperativen vs. postoperativen Radio-/Chemotherapie beim UICC-II-/-III-Rektumkarzinom (CAO/ARO/AIO-94-Studie der German Rectal Cancer Study Group) [79].

5-Jahres-Ergebnisse	präoperative Radio-/Chemotherapie (%)	postoperative Radio-/Chemotherapie (%)	p
vollständig erhaltene Radiotherapie	92	54	< 0,001
vollständig erhaltene Chemotherapie	89	50	< 0,001
jede Grad-3- oder -4-Akuttoxizität	27	40	0,001
jede Grad-3- oder -4-Spättoxizität	14	24	0,01
histopathologisch bestätigte komplette Remission	8	0	< 0,001
Sphinktererhalt*	39	19	0,004
Lokalrezidivrate	6	13	0,006
Fernmetastasierungsrate	36	38	0,84
krankheitsfreies Überleben	68	65	0,80
Gesamtüberleben	76	74	0,32

RT: Radiatio (50 Gy); CT: 5-Fluorouracil-Chemotherapie;
* Rate an sphinktererhaltenden Operationen bei n = 194 Patienten, bei denen initial beim prätherapeutischen Staging aufgrund der Tumorlokalisation und Tumorgröße eine abdominoperineale Rektumexstirpation als notwendig angesehen wurde. Diese Einschätzung erfolgte vom untersuchenden Chirurgen vor Randomisierung in den jeweiligen Therapiearm.

Durch diese neoadjuvante Therapiemaßnahme kann ein signifikantes Downsizing (Regression der Tumorinfiltration) und Downstaging (Remission der lymphogenen Metastasierung) des Tumorgeschehens erreicht werden. In der CAO-/AIO-/ARO-94-Studie konnte eine per Radio-/Chemotherapie induzierte komplette Tumorregression in 8–10 % der Patienten (initial UICC-II-/-III-Karzinome) beobachtet werden [79]. Durch eine Intensivierung der Vorbehandlung (z. B. orale Fluoropyrimidine in Kombination mit Oxaliplatin oder Irinotecan) ließ sich dieser Effekt noch steigern mit erreichten Komplettremissionsraten bis 21 % (➤ Tab. 16.4).

Zusammenfassend konnte durch Modifikation des strahlentherapeutischen Regimes (Feldanordnung, Fraktionierung, Dosierung, Lagerung etc. [7]) mit Intensivierung der Radio-/Chemotherapie sowohl die lokale als auch die systemische Effektivität der multimodalen Behandlung deutlich erhöht werden [4], [8], [62].

16.8.2 Adjuvante Therapie

In zahlreichen Studien konnten bei UICC-II-/-III-Rektumkarzinomen durch eine kombinierte postoperative Radio-/Chemotherapie sowohl die Lokalrezidivrate als auch das Gesamtüberleben im Vergleich zur alleinigen konventionellen Resektion verbessert werden [87], [93] (➤ Tab. 16.5). Demzufolge ist bei allen fortgeschrittenen Rektumkarzinomen, die nicht primär einer neoadjuvanten Radio-/Chemotherapie zugeführt wurden, eine adjuvante Radio-/Chemotherapie indiziert (Empfehlungsgrad A, Evidenzniveau 1b) (➤ Abb. 16.1).

Indikationen

Nach den Ergebnissen der CAO-/AIO-/ARO-94-Studie ist die adjuvante Radio-/Chemotherapie (Kontrollarm der Studie)

Tab. 16.4 Komplette Tumorregression (ypT0 N0 M0, CR) nach präoperativer 5-Fluorouracil-basierter Radio-/Chemotherapie bei lokal fortgeschrittenen Rektumkarzinomen (cUICC II/III).

Publikation	Studie	präoperative Radio-/Chemotherapie	ypT0 N0M0, CR (%)
Sauer et al. 2004 [79]	Phase III (CAO-/AIO-/ARO-94-Studie, Arm B); N = 415, T3/4 o. N+	50.4 Gy + i. v. 5-FU	8
Dunst et al. 2002 [12]	Phase I, N = 10/36* Pat., T3/4	50.4 Gy + Capecitabin	10
Gérard et al. 2003 [22]	Phase II, N = 40, T3/4 o. N+	50.0 Gy + 5-FU + FA + Oxaliplatin	15
Rödel et al. 2003 [75]	Phase I/II, N = 31/32**, T3/T4	50.4 Gy + Capecitabin + Oxaliplatin	19
Hofheinz et al. 2005 [36]	Phase I, N = 19, T3/4	50.4 Gy + Capecitabin + Irinotecan	21

* 10 von 36 Patienten wurden neoadjuvant behandelt;
** bei 31 von 32 Patienten wurde nach neoadjuvanter Radio-/Chemotherapie eine onkologische Rektumresektion mit anschließender histopathologischer Resektatbeurteilung durchgeführt

auch nach TME sinnvoll und senkt die Lokalrezidivrate auf 13 %. Ob die Lokalrezidivrate bei qualitätsüberprüfter Mesorektumexzision und bei einem tumorfreien zirkumferenziellen Resektionsrand von > 1 mm deutlich < 10 % liegen kann, wird derzeit in Subgruppenanalysen untersucht.

Ein möglicher Verzicht auf eine adjuvante Radio-/Chemotherapie unter Gewährleistung einer optimalen Resektionstechnik bei pT3a/b-Tumoren (< 1 mm/< 5 mm Invasionsfront in das perirektale Fettgewebe) ist derzeit nicht geklärt und sollte demzufolge Gegenstand prospektiv randomisierter Studien sein. Nach den bisher vorliegenden Daten scheinen derartige Subgruppen ein dem UICC-Stadium I vergleichbares Karzinomrezidivrisiko zu haben und profitieren nur fraglich von einer adjuvanten Radio-/Chemotherapie [28]. Bei den prognostisch günstigen UICC-I-Rektumkarzinomen besteht aufgrund niedriger Lokalrezidiv- und Fernmetastasierungsraten eine Indikation weder zur adjuvanten Radio-/Chemotherapie noch zur adjuvanten Chemotherapie (Empfehlungsgrad A, Evidenzniveau 1b).

Wie bereits in ➤ Kap. 15 dargestellt, wird die adjuvante Behandlung von Karzinomen im oberen Rektumdrittel kontrovers diskutiert. Gemäß der S3-Leitlinien sollen sie außerhalb von Therapieoptimierungsverfahren analog den Rektumkarzinomen im mittleren und unteren Drittel behandelt werden (Empfehlungsgrad C, Evidenzniveau 3a).

Unabhängig von der Höhenlokalisation sollte bei Nachweis einer R1-Resektion oder bei intraoperativem Tumoreinriss eine postoperative Radio-/Chemotherapie erfolgen, um das bekannte hohe Lokalrezidivrisiko durch diese Maßnahme potenziell zu mindern.

Ablauf der adjuvanten Radio-/Chemotherapie

Die adjuvante Therapie sollte 4–6 Wochen postoperativ beginnen.

Als Standardchemotherapie kommt der Radiosensitizer 5-Fluorouracil in Form einer kontinuierlichen Infusion zeitgleich zur Radiatio zum Einsatz (Empfehlungsgrad A, Evidenzniveau 1b).

Tumor- und strahlenbiologische Gründe sprechen für ein enges zeitliches Intervall zwischen Radio-/Chemotherapie und Operation. Es konnte gezeigt werden, dass allein durch den frühzeitigen Beginn der Radiotherapie zeitgleich mit den ersten beiden postoperativen Chemotherapiezyklen ein sig-

Tab. 16.5 Randomisierte Studien zur postoperativen Radio-/Chemotherapie beim Rektumkarzinom (5-Jahres-Ergebnisse).

Studie	n	Therapiearme	Lokalrezidiv (%)	DFS (%)	OS (%)
GITSG [21]	202	alleinige OP	24	46	45
		OP + RT	20	52	52
		OP + 5-FU/Methyl-CCNU	27	54	56
		OP + RT + CT	11*	70*	59
NCCTG [46]	204	OP + RT	25	38	48
		OP + RT + 5-FU/Methyl-CCNU	13,5*	58*	58*
NSABP R-01 [17]	555	alleinige OP	25	30	43
		OP + RT	16*	35	41
		OP + MOF	21	41*	53*
NCCTG 864751 [65]	660	OP + RT + CT	12	53	60
		OP + RT*** + CT	8	63*	70*
Tveit et al. [87]	144	alleinige OP	30	46	50
		OP + RT+CT	12*	64*	64*
NSABP R-02 [93]	694	OP + CT	13	50	58
		OP + RT + CT	8*	50	58
Intergroup [86]	1.695	OP + RT + CT**	14 %	54	64
CAO/AIO/ARO-94**** [79]	384	Arm A (Kontrolle):OP + RT + CT	13	65	74

GITSG: Gastrointestinal Tumor Study Group; NCCTG: North Central Cancer Treatment Group, NSABP: National Surgical Adjuvant Breast and Bowel Project; RT: Radiatio; CT: Chemotherapie; DFS: krankheitsfreies Überleben; OS: Gesamtüberleben
* p-Wert ≤ 0,05 in Bezug zum angegebenen Therapiearm;
** Kombination von 5-Fluorouracil + Radiatio +/– Levamisol oder +/– Folinsäure (kein signifikanter Unterschied in den Therapiearmen);
*** 5-Fluorouracil-Dauerinfusion zur Radiatio;
**** nur cUICC-II-/III-Rektumkarzinome wurden in die Studie aufgenommen und randomisiert.

16

nifikant besseres krankheitsfreies Überleben erreicht wird [49].

Dementsprechend kann auch der Kontrollarm der deutschen CAO/ARO/AIO-94-Studie als neuer Standard gegenüber dem alten NCI-Schema empfohlen werden:

Radio-/Chemotherapiebeginn 4 Wochen nach Operation

- 1.000 mg/m^2 KOF/d 5-Fluorouracil als 120-Stunden-Dauerinfusion in der ersten und fünften Bestrahlungswoche
- 4 Zyklen adjuvante Chemotherapie 5-Fluorouracil-Bolus in einer Dosierung von 500 mg/m^2/d über 5 Tage
- 3 Wochen Pause

Das ältere NCI-Schema sieht folgendes Therapieregime vor [62]:

- Beginn der adjuvanten Therapie 4–8 Wochen nach der Operation
- 2 Chemotherapiezyklen 5-Fluorouracil 500 mg/m^2 KOF/d als Bolusapplikation an fünf aufeinanderfolgenden Tagen; Tag 1–5 und 36–40
- Beginn der Radiotherapie am Tag 63
- Gesamtdosis von 45 Gy im pelvinen Lymphabflussgebiet bei einer Einzeldosis von 1,8 Gy und fünfmal wöchentlicher Bestrahlung
- anschließend kleinvolumige Dosisaufsättigung im Gebiet des größten Lokalrezidivrisikos bis 50,4 Gy
- In der 1. und 5. Bestrahlungswoche simultane 5-Fluorouracil-Therapie in gleicher Weise wie bei den beiden ersten Zyklen (allerdings nur von Tag 1–3)
- Nach Abschluss der Radiatio zwei weitere Chemotherapiezyklen (Tag 134–138 und 169–173) mit reduzierter 5-Fluorouracil-Dosis (450 mg/m^2 KOF/d, über 5 Tage)

Alternativ zu den beiden obigen Regimen kann auch die von O'Connell et al. [65] favorisierte niedrig dosierte 5-Fluorouracil-Dauerinfusion (225 mg/m^2 KOF/d) während der gesamten Bestrahlung eingesetzt werden.

Allen empfohlenen adjuvanten Therapieregimen (CAO/ARO/AIO, NCI; O'Connell) gemeinsam ist die 5-Fluorouracil-basierte Monochemotherapie. Während der Radiotherapie ist die kontinuierliche 5-Fluorouracil-Infusion sowohl aus strahlenbiologischen Gründen als auch aufgrund des geringen Nebenwirkungsprofils zu bevorzugen. Eine Kombination der 5-Fluorouracil-Therapie mit Folinsäure erbrachte keinen zusätzlichen Vorteil [86].

Eine alleinige (adjuvante) Chemo- oder Radiotherapie beim lokal fortgeschrittenen Rektumkarzinom ist nur dann indiziert, wenn eine Kontraindikation gegen eine der beiden Therapieformen besteht (Empfehlungsgrad A, Evidenzniveau 1a).

Da die bisherigen Radio-/Chemotherapie-Protokolle allein die Lokalrezidivrate beeinflussten, nicht jedoch die Gesamtprognose, werden in Zukunft Patientenzielgruppen gemäß ihrem spezifischen Metastasierungspotenzial definiert werden müssen. Unter Nutzung genetischer und molekularbiologischer Analysen können ggf. Subgruppen klassifiziert werden, die von einer alleinigen qualitätskontrollierten radikalen Chirurgie ausreichend profitieren werden (z. B. pT3a/b-pN0-Malignome). Andererseits könnten Subgruppen mit einem hohen Rezidivrisiko (z. B. Patienten mit verbliebenem positivem Nodalstatus nach neoadjuvanter Radio-/Chemotherapie, d. h. ohne Downstaging) einer intensivierten Chemotherapie zugeführt werden. Neuere Phase-II-Studienprotokolle sehen vor, eine wirksame Chemotherapie (z. B. 2 Zyklen eines FOLFOX-Regimes) präoperativ (entweder vor oder nach der neoadjuvanten Radio-/Chemotherapie) zu applizieren. Damit wird dem nach wie vor bei 30 % liegenden Risiko einer metachronen Fernmetastasierung Rechnung getragen. Zudem soll so gewährleistet werden, dass ein größerer Anteil an Patienten eine wirksame Systemtherapie erhält. Diese Studien, wie die laufende deutsche TRANSVALID-B-Studie (EUDRACT2011-004228-37, Deutsches Register Klinischer Studien DRKS00004186), kombinieren in der Regel translationale Biomarker-Forschung mit innovativen Behandlungskonzepten und bilden die Grundlage für eine weitere Optimierung der multimodalen Therapie und eine kontinuierliche Prognoseverbesserung beim lokal fortgeschrittenen Rektumkarzinom.

16.9 Nachsorge

Innerhalb der ersten 5 Jahre nach erfolgter R0-Resektion liegt das Rezidivrisiko beim Rektumkarzinom (über alle Tumorstadien) lokoregionär bei 3–24 % und fernmetastatisch bei > 25 % [6], [25], [32], [59], [68], [95]. Dabei werden die Lokalrezidivrate und das Gesamtüberleben wesentlich von der primären operativen Qualität und Verfahrenswahl beeinflusst [6], [32].

Das Hauptziel einer tumorstadienadaptierten Nachsorge besteht darin, ein Rezidiv möglichst frühzeitig zu erkennen und einer erneuten kurativen Resektion zuzuführen. Neben dem Anspruch auf Heilung und Lebensverlängerung nach der Rezidivdiagnose sind der Nachweis von Zweittumoren, die Reduktion lebensqualitätseinschränkender Folgen der Malignomerkrankung sowie der operativen Therapie Sekundärziele der Nachsorge. Weiterhin kann eine standardisiert durchgeführte Nachsorge einen wesentlichen Beitrag zur Qualitätskontrolle der durchgeführten Therapiemaßnahmen leisten.

Die Sinnhaftigkeit der Nachsorge richtet sich nach dem primären UICC-Stadium: So beträgt z. B. nach R0-Resektion das Langzeitüberleben im UICC-Stadium I 86 % bei einem Rezidivrisiko von 4 % (UICC-Ia, pT1) bis 13 % (UICC-Ib, pT2) [89]. Daher ist bei diesem Tumorstadium außerhalb von Therapieoptimierungsstudien eine regelmäßige Nachsorge nicht indiziert (Empfehlungsgrad B, Evidenzniveau 4). Im Einzelfall kann aufgrund eines vermeintlich höheren Rezidivrisikos (intraoperative Tumoreröffnung; venöse [60] oder angiolymphatische Karzinominvasion [40]; G3/G4-

Tab. 16.6 Nachsorge nach lokaler Exzision eines pT1-Low-Risk-Rektumkarzinoms (auch bei Adenomen mit Karzinom als Zufallsbefund): Rektoskopie/Sigmoidoskopie: 6, 24 und 60 Monate postoperativ (Empfehlungsrad B, Evidenzstärke 4).

programmierte Nachsorgeuntersuchungen bei UICC-II-/-III-Rektumkarzinomen								
Untersuchung	Monate							
	3	6	12	18	24	36	48	60
Anamnese, körperliche Untersuchung, CEA		X	X	X	X	X	X	X
Koloskopie		X*				X**		
Abdomensonografie***		X	X	X	X	X	X	X
Sigmoidoskopie (Rektoskopie)		X	X	X	X			
Spiral-CT#	X							
Röntgen-Thorax (kein Konsens)								

* wenn keine vollständige Koloskopie präoperativ erfolgt ist;
** bei unauffälligem Befund nächste Koloskopie nach 5 Jahren;
*** aufgrund des beschriebenen Vorteils für ein bildgebendes Verfahren zum Nachweis von Lebermetastasen in der Nachsorge (einfach und kostengünstig);
# außerhalb von Studien 3 Monate nach Abschluss der tumorspezifischen multimodalen Therapie (Operation bzw. adjuvante Radio-/Chemotherapie) zur Ausgangsbefunderhebung; nach erfolgter palliativer Tumorresektion (R2-Situation) sind programmierte Nachsorgeuntersuchungen nicht erforderlich (Empfehlungsgrad A, Evidenzstärke 4).

oder pT2-Karzinom) eine engmaschigere Nachsorge sinnvoll sein. Demgegenüber wird bei R0-resezierten UICC-II-/-III-Rektumkarzinomen grundsätzlich eine regelmäßige, leitlinienorientierte Nachsorge empfohlen (➤ Tab. 16.6) (Empfehlungsgrad B, Evidenzniveau 1a). Sie sollte allerdings nur dann erfolgen, wenn beim Rezidivnachweis auch tatsächlich therapeutische Konsequenzen gezogen werden (Empfehlungsgrad A, Evidenzniveau 5).

16.9.1 Stellenwert der Nachsorgeuntersuchungen

Die Effizienz einer tumorstadienadaptierten Nachsorge bemisst sich nach dem Stellenwert der einzelnen Untersuchungen [82]. In der Studie von Pietra et al. [66] erfolgte neben den Standardnachsorgemethoden (klinische Untersuchung, Ultraschall, CEA, Röntgen-Thorax, Koloskopie) in der Patientengruppe mit intensivierter Nachbeobachtung zusätzlich eine jährliche CT-Untersuchung. Weiterhin fanden gegenüber der Standardnachsorge (zwei Untersuchungen halb- und dann jährlich) über zwei Jahre 3-monatliche Kontrollen, anschließend über drei Jahre halbjährliche und danach jährliche Kontrolluntersuchungen statt. Im Nachsorgevergleich wurden in der konventionell untersuchten Patientengruppe Tumorrezidive im Mittel 10 Monate später entdeckt und lagen häufiger als synchrones Lokal-/Fernmetastasenrezidiv vor. In der Patientengruppe mit intensivierter Nachsorge erfolgten häufiger kurative Reoperationen (65 % vs. 10 %), die letztlich ein besseres 5-Jahres-Überleben (73 % vs. 58 %) zur Folge hatten.

Demgegenüber ergaben Metaanalysen von 5 randomisierten Studien (1 positiv, 4 negativ) einen geringen Überlebensvorteil für Patienten mit intensivierten Nachsorgeregimen [41], [43], [44], [72], [78]. Die bildgebende Beurteilung der Leber erwies sich ebenfalls als signifikant besser, jedoch ließ sich dieser Vorteil bei der Berechnung als Risikodifferenz nicht zeigen [78]. Letztlich führt eine intensive Nachsorge, abgesehen vom psychologischen Nutzen für betroffene Patienten, allenfalls zu einem geringen 5-Jahres-Überlebensvorteil (0,5–2 %). Derzeit können in Ermangelung geeigneter prospektiver Studien sichere Aussagen weder zur Art und Häufigkeit von Kontrolluntersuchungen [3] noch zur Auswirkung eines völligen Nachsorgeverzichts gemacht werden.

Im Einzelnen werden die Nachsorgeuntersuchungen nach EBM-Kriterien wie folgt beurteilt:

- Symptomorientierte Anamneseerhebung und körperliche Untersuchung (Empfehlungsgrad A, Evidenzniveau 5).
- CEA-Bestimmung alle 6 Monate (über > 2 Jahre) (Empfehlungsgrad B, Evidenzniveau 4), wobei 30 % aller kolorektalen Karzinome kein CEA in das periphere Blut freisetzen.
- Routinemäßige Laborwertbestimmungen (z. B. Leberenzyme) außerhalb von Studien sind nicht sinnvoll (Empfehlungsgrad B, Evidenzniveau 3b).
- Untersuchung auf okkultes Blut im Stuhl ist für die Nachsorge nicht geeignet (Empfehlungsgrad A, Evidenzniveau 3b).
- Abdomensonografie zur Detektion von Lebermetastasen ist zwar sinnvoll, jedoch ist ihre Effizienz als Routinemaßnahme nicht gesichert (Empfehlungsgrad A, Evidenzniveau 5).
- Rektale Endosonografie (rES) ist zur Lokalrezidivdiagnostik beim Rektumkarzinom geeignet, allerdings gibt es bisher keine Empfehlung zu ihrem postoperativen Routineeinsatz (Empfehlungsgrad B, Evidenzniveau 3b).
- die CT ist zur Detektion von Leber- und Lungenmetastasen sowie von Lokalrezidiven im kleinen Becken geeignet, jedoch ist ihr routinemäßiger Einsatz außerhalb von Studien nicht gerechtfertigt (Empfehlungsgrad B, Evidenzniveau 1b).
- Bei unzureichender Datenlage (keine kontrollierten Studien) ist der Stellenwert der Röntgen-Thoraxuntersuchung in der Nachsorge nicht gesichert (Evidenzniveau 1b).

- Alle Patienten sollten präoperativ oder innerhalb von 6 Monaten postoperativ eine komplette Koloskopie erhalten; eine Kontrollkoloskopie ist nach 3 Jahren und in der Folge alle 5 Jahre notwendig (Empfehlungsgrad B, Evidenzniveau 2b).
- Zusätzliche Rekto-/Sigmoidoskopien sind nur beim UICC-II-/-III-Rektumkarzinom durchzuführen, die keine neoadjuvante oder adjuvante Radio-/Chemotherapie erhalten haben (Empfehlungsgrad B, Evidenzniveau 4).
- Alternativ können mit der starren Rektoskopie Lokalrezidive und Anastomosenveränderungen erkannt werden (Empfehlungsgrad B, Evidenzniveau 4).
- In der programmierten Nachsorge haben der Kolonkontrasteinlauf, die virtuelle Kolonografie und die PET gegenwärtig keinen gesicherten Stellenwert (Empfehlungsgrad B, Evidenzniveau 5).

16.9.2 Zeitlicher Ablauf der Nachsorge

Erfahrungsgemäß treten 80 % der kolorektalen Karzinomrezidive in den ersten 2 Jahren postoperativ auf [13]. Durch den zunehmenden Einsatz neoadjuvanter Therapiestrategien beim Rektumkarzinom können die Rezidive eventuell erst im späteren postoperativen Verlauf festgestellt werden. Aus diesem Grund sind die Gesamtbeobachtungszeiträume in den laufenden Neoadjuvansstudien auf > 10 Jahre ausgedehnt worden.

Trotz unzureichender Datenlage werden gegenwärtig die in ➤ Tab. 16.6 angegebenen halbjährigen Untersuchungsintervalle in den ersten zwei postoperativen Jahren empfohlen. Nach 5 Jahren Nachsorge sollten nur noch Koloskopien zum Ausschluss eines Zweitkarzinoms erfolgen.

LITERATUR

[1] Asplund D, Haglind E, Angenete E: Outcome of extralevator abdominoperineal excision compared with standard surgery: results from a single centre. Colorectal Dis. 2012; 14: 1.191–1.196.
[2] Barrier A, Martel P, Gallot D, et al.: Long-term functional results of colonic J pouch versus straight coloanal anastomosis. Br J Surg 1999; 86: 1.176–1.179.
[3] Benson AB 3rd, Desch CE, Flynn PJ et al.: 2000 update of American Society of Clinical Oncology colorectal cancer surveillance guidelines. J Clin Oncol 2000; 18: 3.586–3.588.
[4] Berger C, de Muret A, Garaud P, et al.: Preoperative radiotherapy (RT) for rectal cancer: predictive factors of tumor downstaging and residual tumor cell density (TRCD): prognostic implications. Int J Radiat Oncol Biol Phys 1997; 37: 619–627.
[5] Bruch HP, Schwandner O: Die totale mesorektale Exzision beim Rektumkarzinom – das Dissektionsprinzip ohne kontrollierte Daten. Viszeralchirurgie 2002; 37: 6–11.
[6] Bulow S, Christensen IJ, Harling H, et al.: Recurrence and survival after mesorectal excision for rectal cancer. Br J Surg 2003; 90: 974–980.
[7] Colorectal Cancer Collaborative Group (CCCG): Adjuvant radiotherapy for rectal cancer: a systematic overview of 8.507 patients from 22 randomised trials. Lancet 2001; 358: 1.291–1.304.
[8] Compton C, Fenoglio-Preiser CM, Pettigrew N, Fielding LP: American Joint Committee on Cancer Prognostic Factors Consensus Conference: Colorectal Working Group. Cancer 2000; 88: 1.739–1.757.
[9] Compton CC: Updated protocol for the examination of specimens from patients with carcinomas of the colon and rectum, excluding carcinoid tumors, lymphomas, sarcomas, and tumors of the vermiform appendix: a basis for checklists. Cancer Committee. Arch Pathol Lab Med 2000; 124: 1.016–1.025.
[10] Decanini C, Milsom JW, Bohm B, Fazio VW: Laparoscopic oncologic abdominoperineal resection. Dis Colon Rectum 1994; 37: 552–558.
[11] Dworak O, Keilholz L, Hoffmann A: Pathological features of rectal cancer after preoperative radiochemotherapy. Int J Colorectal Dis 1997; 12: 19–23.
[12] Dunst J, Reese T, Frings S et al.: Phase I trial evaluating the concurrent combination of radiotherapy and capecitabine in rectal cancer. J Clin Oncol 2002; 20: 3.983–3.991.
[13] Eckardt VF, Bernhard G: Nachsorge beim kolorektalen Karzinom. Eine Analyse von Effektivität und Kosten. Deutsches Ärzteblatt 1997; 94: A456.
[14] Edwards DP, Leppington-Clarke A, Sexton R, et al.: Stoma-related complications are more frequent after transverse colostomy than loop ileostomy: a prospective randomized clinical trial. Br J Surg 2001; 88: 360–363.
[15] Enker WE, Havenga K, Polyak T, et al.: Abdominoperineal resection via total mesorectal excision and autonomic nerve preservation for low rectal cancer. World J Surg 1997a; 21: 715–720.
[16] Enker WE: Total mesorectal excision – the new golden standard of surgery for rectal cancer. Ann Med 1997b; 29: 127–133.
[17] Fisher B, Wolmark N, Rockette H, et al.: Postoperative adjuvant chemotherapy or radiation therapy for rectal cancer: Results from NSABP Protocol R-01. J Natl Cancer Intest 1988; 80: 21–29.
[18] François Y, Nemoz CJ, Baulieux J, et al.: Influence of the interval between preoperative radiation therapy and surgery on downstaging and on the rate of sphincter-sparing surgery for rectal cancer: the Lyon R90–01 randomized trial. J Clin Oncol 1999; 17: 2.396–2.402.
[19] Frykholm GJ, Glimelius B, Pahlman L: Preoperative or postoperative irradiation in adenocarcinoma of the rectum: final treatment results of a randomized trial and an evaluation of late secondary effects. Dis Colon Rectum 1993; 36: 564–572.
[20] Frykholm GJ, Pahlman L, Glimelius B: Combined chemo- and radiotherapy vs. radiotherapy alone in the treatment of primary, nonresectable adenocarcinoma of the rectum. Int J Radiat Oncol Biol Phys 2001; 50: 427–434.
[21] Gastrointestinal Tumor Study Group (GITSG): Prolongation of the disease-free survival in surgically treated rectal carcinoma. N Engl J Med 1985; 312: 1.465–1.472.
[22] Gerard JP, Chapet O, Nemoz C et al. Preoperative concurrent chemoradiotherapy in locally advanced rectal cancer with high-dose radiation and oxaliplatin-containing regimen: The Lyon R0–04 phase II trial. J Clin Oncol 2003; 21: 1.119–1.124
[23] Gesellschaft der epidemiologischen Krebsregister in Deutschland e. V. (GEKID): Atlas der Krebsinzidenz und -mortalität in Deutschland (GEKID-Atlas). Aus: (letzter Zugriff: 9.4.2014)
[24] Goldstein NS, Soman A, Sacksner J: Disparate surgical margin lengths of colorectal resection specimens between in vivo and in vitro measurements. The effects of surgical resection and formalin fixation on organ shrinkage. Am J Clin Pathol 1999; 111: 349–351.

[25] Green RJ, Metlay JP, Propert K, et al.: Surveillance for second primary colorectal cancer after adjuvant chemotherapy: an analysis of Intergroup 0089. Ann Intern Med 2002; 136: 261–269.
[26] Green BL, Marshall HC, Collinson F, et al.: Long-term follow-up of the Medical Research Council CLASICC trial of conventional versus laparoscopically assisted resection in colorectal cancer. Br J Surg 2013; 100: 75–82.
[27] Grumann MM, Noack EM, Hoffmann IA, Schlag PM: Comparison of quality of life in patients undergoing abdominoperineal exstirpation or anterior resection for rectal cancer. Ann Surg 2001; 233:149–156.
[28] Gunderson LL, Sargent DJ, Tepper JE, et al.: Impact of T and N substage on survival and disease relapse in adjuvant rectal cancer: a pooled analysis. Int J Radiat Oncol Biol Phys 2002; 54: 386–396.
[29] Havenga K, Enker WE, McDermott K, et al.: Male and female sexual and urinary function after total mesorectal excision with autonomic nerve preservation for carcinoma of the rectum. J Am Coll Surg 1996; 182: 495–502.
[30] Heald RJ, Husband EM, Ryall RD: The mesorectum in rectal cancer surgery – the clue to pelvic recurrence? Br J Surg 1982; 69: 613–616.
[31] Hermanek P, Hermanek P, Hohenberger W, et al.: The pathological assessment of mesorectal excision: implications for further treatment and quality management. Int J Colorect Dis 2003; 18: 335–341.
[32] Hermanek P, Jr., Wiebelt H, Riedl S, et al.: Long-term results of surgical therapy of colon cancer. Results of the Colorectal Cancer Study Group. Chirurg 1994; 65: 287–297.
[33] Hida J, Yasutomi M, Maruyama T, et al.: Lymph node metastases detected in the mesorectum distal to carcinoma of the rectum by the clearing method: justification of total mesorectal excision. J Am Coll Surg 1997; 184: 584–588.
[34] Hida J, Yoshifuji T, Tokoro T, et al.: Long-term functional outcome of low anterior resection with colonic J-pouch reconstruction for rectal cancer in the elderly. Dis Colon Rectum 2004; 47: 1.448–1.454.
[35] Ho YH, Brown S, Heah SM, et al.: Comparison of J-pouch and coloplasty pouch for low rectal cancers: a randomized, controlled trial investigating functional results and comparative anastomotic leak rates. Ann Surg 2002; 236: 49–55.
[36] Hofheinz RD, Gerstenberg-Helldorf B von, Wenz F, et al.: Phase I trial of capecitabine and weekly irinotecan in combination with radiotherapy for neoadjuvant therapy of rectal cancer. J Clin Oncol 2005; 23: 1.350–1.357.
[37] Holm T, Ljung A, Häggmark T, et al.: Extended abdominoperineal resection with gluteus maximus flap reconstruction of the pelvic floor for rectal cancer. Br J Surg. 2007; 94: 232–238.
[38] Hünerbein M, Totkas S, Ghadimi BM, Schlag PM: Preoperative evaluation of colorectal neoplasms by colonoscopic miniprobe ultrasonography. Ann Surg 2000; 232: 46–50.
[39] Hünerbein M: Endorectal ultrasound in rectal cancer. Colorectal Dis 2003; 5: 402–405.
[40] Inoue T, Mori M, Shimono R, et al.: Vascular invasion of colorectal carcinoma readily visible with certain stains. Dis Colon Rectum 1992; 35: 34–39.
[41] Jeffery GM, Hickey BE, Hider P: Follow-up strategies for patients treated for non-metastatic colorectal cancer. Cochrane Database Syst Rev; CD002200, 2002.
[42] Kapiteijn E, Marijnen CA, Nagtegaal ID, et al.: Preoperative radiotherapy combined with total mesorectal excision for resectable rectal cancer. N Engl J Med 2001; 345: 638–646.
[43] Kievit J: Colorectal cancer follow-up: a reassessment of empirical evidence on effectiveness. Eur J Surg Oncol 2000; 26: 322–328.
[44] Kievit J: Follow-up of patients with colorectal cancer: numbers needed to test and treat. Eur J Cancer 2002; 38: 986–999.
[45] Köckerling F, Reymond MA, Schneider C, et al.: Prospective multicenter study of the quality of oncologic resections in patients undergoing laparoscopic colorectal surgery for cancer. Dis Colon Rectum 1998; 41: 963–970.
[46] Krook JE, Moertel CG, Gunderson LL, et al.: Effective surgical adjuvant therapy for high-risk rectal carcinoma. N Engl J Med 1991; 324: 709–715.
[47] Kwok H, Bissett IP, Hill GL: Preoperative staging of rectal cancer. Int J Colorectal Dis 2000; 15: 9–20
[48] Law WL, Chu KW, Choi HK: Randomized clinical trial comparing loop ileostomy and loop transverse colostomy for faecal diversion following total mesorectal excision. Br J Surg 2002; 89: 704–708.
[49] Lee JH, Ahn JH, Bahng H, et al.: Randomized trial of postoperative adjuvant therapy in stage II and III rectal cancer to define the optimal sequence of chemotherapy and radiotherapy: a preliminary report. J Clin Oncol 2002; 20: 1.751–1.758.
[50] Leibl S, Tsybrovskyy O, Denk H: How many lymph nodes are necessary to stage early and advanced adenocarcinoma of the sigmoid colon and upper rectum? Virchows Arch 2003; 443: 133–138.
[51] Leitlinienprogramm Onkologie (Deutsche Krebsgesellschaft, Deutsche Krebshilfe, AWMF): S3-Leitlinie Kolorektales Karzinom, Langversion 1.0; 2013 AMWF Reg.-Nr. 021–007OL. (letzter Zugriff: 8.4.2013)
[52] Leong AF: Selective total mesorectal excision for rectal cancer. Dis Colon Rectum 2000; 43: 1.237–1.240.
[53] Liersch T, Langer C, Jakob C, et al.: Preoperative diagnostic procedures in locally advanced rectal carcinoma (≥ T3 or N+). What does endoluminal ultrasound achieve at staging and restaging (after neoadjuvant radiochemotherapy) in contrast to computed tomography? Chirurg 2003; 74: 224–234.
[54] Machado M, Nygren J, Goldman S, Ljungqvist O: Similar outcome after colonic pouch and side-to-end anastomosis in low anterior resection for rectal cancer: a prospective randomized trial. Ann Surg 2003; 238: 214–220.
[55] MERCURY-Study-Group: Low Rectal Cancer Study. Protocol Version 2.5, 2008: 64. Aus: http://www.pelicancancer.org/images/stories/our_research/bowel_cancer_research/low_rectal_cancer_study/pdf/Protocol_Version_2.5.pdf (letzter Zugriff: 10.4.2014)
[56] Marusch F, Koch A, Schmidt U, et al.: Importance of rectal extirpation for the therapy concept of low rectal cancers. Chirurg 2003; 74: 341–351.
[57] Marusch F, Koch A, Schmidt U, et al.: Welche Faktoren beeinflussen die postoperative Letalität beim kolorektalen Karzinom. Zentralbl Chir 2002; 127: 614–621.
[58] Mason AY: President's address. Rectal cancer: the spectrum of selective surgery. Proc R Soc Med 1976; 69: 237–244.
[59] Merkel S, Meyer T, Gohl J, Hohenberger W: Late locoregional recurrence in rectal carcinoma. Eur J Surg Oncol 2002; 28: 716–722.
[60] Minsky BD, Mies C, Recht A, et al.: Resectable adenocarcinoma of the rectosigmoid and rectum. II. The influence of blood vessel invasion. Cancer 1988; 61: 1.417–1.424.
[61] Nagtegaal ID, van de Velde CJ, Marijnen CA et al.; Dutch Colorectal Cancer Group; Pathology Review Committee: Low rectal cancer: a call for a change of approach in abdominoperineal resection. J Clin Oncol. 2005; 23: 9.257–9.264.
[62] Mohiuddin M, Ahmad NR, Marks G: A selective approach to adjunctive therapy for cancer of the rectum. Int J Radiat Oncol Biol Phys 1993; 27: 765–772.

[63] Nelson H, Petrelli N, Carlin A, et al.: Guidelines 2000 for colon and rectal cancer surgery. J Natl Cancer Inst 2001; 93: 583–596.
[64] NIH consensus conference: Adjuvant therapy for patients with colon and rectal cancer. JAMA 1990; 264: 1.444–1.450.
[65] O'Connell MJ, Martenson JA, Wieand HS, et al.: Improving adjuvant therapy for rectal cancer by combining protracted-infusion fluorouracil with radiation therapy after curative surgery. N Engl J Med 1994; 331: 502–507.
[66] Pietra N, Sarli L, Costi R, et al.: Role of follow-up in management of local recurrences of colorectal cancer: a prospective, randomized study. Dis Colon Rectum 1998; 41: 1.127–1.133.
[67] Pilipshen SJ, Heilweil M, Quan SH et al.: Patterns of pelvic recurrence following definitive resections of rectal cancer. Cancer 1984; 53: 1.354–1.362.
[68] Poulin EC, Schlachta CM, Gregoire R, et al.: Local recurrence and survival after laparoscopic mesorectal resection for rectal adenocarcinoma. Surg Endosc 2002; 16: 989–995.
[69] Quirke P: Training and quality assurance for rectal cancer: 20 years of data is enough. Lancet Oncol 2003; 4: 695–702.
[70] Quirke P: The pathologist, the surgeon and colorectal cancer get it right because it matters. Prog Pathol 1998; 4: 201–213.
[71] Ratto C, Sofo L, Ippoliti M, et al.: Accurate lymph-node detection in colorectal specimens resected for cancer is of prognostic significance. Dis Colon Rectum 1999; 42: 143–154.
[72] Renehan AG, Egger M, Saunders MP, O'Dwyer ST: Impact on survival of intensive follow-up after curative resection for colorectal cancer: systematic review and meta-analysis of randomised trials. BMJ 2002; 324: 1–8.
[73] Reynolds JV, Joyce WP, Dolan J, et al.: Pathological evidence in support of total mesorectal excision in the management of rectal cancer. Br J Surg 1996; 83: 1.112–1.115.
[74] Rödel C, Grabenbauer GG, Schick C, et al.: Preoperative radiation with concurrent 5-fluorouracil for locally advanced T4-primary rectal cancer. Strahlenther Onkol 2000; 176(4): 161–167.
[75] Rödel C, Grabenbauer GG, Papadopoulos T et al.: Phase I/II trial of capecitabine, oxaliplatin, and radiation for rectal cancer. J Clin Oncol 2003; 21: 3.098–3.104.
[76] Rödel C, Martus P, Papadoupolos T et al.: Prognostic significance of tumor regression after preoperative chemotherapy in rectal cancer. J Clin Oncol 2005; 23: 8.688–8.696.
[77] Rödel C, Liersch T, Becker H, et al.; German Rectal Cancer Study Group: Preoperative chemoradiotherapy and postoperative chemotherapy with fluorouracil and oxaliplatin versus fluorouracil alone in locally advanced rectal cancer: initial results of the German CAO/ARO/AIO-04 randomised phase 3 trial. Lancet Oncol 2012; 13: 679–687.
[78] Rosen M, Chan L, Beart RW, Jr., et al.: Follow-up of colorectal cancer: a meta-analysis. Dis Colon Rectum 1998; 41: 1.116–1.126.
[79] Sauer R, Becker H, Hohenberger W, et al.: Preoperative versus postoperative chemoradiotherapy for rectal cancer. N Engl J Med 2004; 351: 1.731–1.740.
[80] Sauer R, Liersch T, Merkel S, et al.: Preoperative versus postoperative chemoradiotherapy for locally advanced rectal cancer: results of the German CAO/ARO/AIO-94 randomized phase III trial after a median follow-up of 11 years. J Clin Oncol 2012; 30: 1.926–1.933.
[81] Scheidbach H, Schneider C, Hügel O, et al.: Oncological quality and preliminary long-term results in laparoscopic colorectal surgery. Surg Endosc 2003; 17: 903–910.
[82] Schoemaker D, Black R, Giles L, Toouli J: Yearly colonoscopy, liver CT, and chest radiography do not influence 5-year survival of colorectal cancer patients. Gastroenterology 1998; 114: 7–14.
[83] Scott N, Jackson P, al-Jaberi T, et al.: Total mesorectal excision and local recurrence: a study of tumour spread in the mesorectum distal to rectal cancer. Br J Surg 1995; 82: 1.031–1.033.
[84] Sterk P, Nagel T, Günter S, et al.: Verfahren zur postoperativen Kontrolle der vollständigen Exzision des Mesorektums. Zentralbl Chir 2000; 4: 125–156.
[85] Swedish Rectal Cancer Trial: Improved survival with preoperative radiotherapy in resectable rectal cancer. N Engl J Med 1997; 336: 980–987.
[86] Tepper JE, O'Connell M, Niedzwiecki D, et al.: Adjuvant therapy in rectal cancer: analysis of stage, sex, and local control – final report of intergroup 0114. J Clin Oncol 2002; 20: 1.744–1.750.
[87] Tveit KM, Guldvog I, Hagen S et al.: Randomized controlled trial of postoperative radiotherapy and short-term time-scheduled 5-fluorouracil against surgery alone in the treatment of Dukes B and C rectal cancer. Norwegian Adjuvant Rectal Cancer Project Group. Br J Surg 1997; 84: 1.130–1.135.
[88] West NP, Anderin C, Smith KJ et al.; European Extralevator Abdominoperineal Excision Study Group: Multicentre experience with extralevator abdominoperineal excision for low rectal cancer. Br J Surg. 2010; 97: 588–599.
[89] Wichmann MW, Muller C, Hornung HM, et al.: Results of long-term follow-up after curative resection of Dukes A colorectal cancer. World J Surg 2002: 26: 732–736.
[90] Wittekind C, Compton CC, Greene FL, Sobin LH: TNM residual tumor classification revisited. Cancer 2002; 94: 2.511–2.516.
[91] Wittekind C, Tannapfel A: Regression grading of colorectal carcinoma after preoperative radiochemotherapy. An inventory. Pathologe 2003; 24: 61–65.
[92] Wittekind C, Meyer HJ: TNM Klassifikation maligner Tumoren, 7. Auflage. Wiley-VCH, Weinheim 2010.
[93] Wolmark N, Wieand HS, Hyams DM, et al.: Randomized trial of postoperative adjuvant chemotherapy with or without radiotherapy for carcinoma of the rectum: National Surgical Adjuvant Breast and Bowel Project Protocol R-02. J Natl Cancer Inst 2000; 92: 388–396.
[94] Wong JH, Severino R, Honnebier MB, et al.: Number of nodes examined and staging accuracy in colorectal carcinoma. J Clin Oncol 1999; 17: 2.896–2.900.
[95] Yamazaki T, Takii Y, Okamoto H, et al.: What is the risk factor for metachronous colorectal carcinoma? Dis Colon Rectum 1997; 40: 935–938.
[96] Zaheer S, Pemberton JH, Farouk R, et al.: Surgical treatment of adenocarcinoma of the rectum. Ann Surg 1998; 227: 800–811.
[97] Z'Graggen K, Maurer CA, Birrer S, et al.: A new surgical concept for rectal replacement after low anterior resection: the transverse coloplasty pouch. Ann Surg 2001; 234: 780–785.
[98] Zirngibl H, Husemann B, Hermanek P: Intraoperative spillage of tumor cells in surgery for rectal cancer. Dis Colon Rectum 1990; 33: 610–614.

16

KAPITEL

17 Lokale Operationsverfahren des Rektumkarzinoms

Claus Langer
unter ehemaliger Mitarbeit von Torsten Liersch

Die lokale Exzision von Rektumtumoren wurde bereits vor über 150 Jahren beschrieben. Im Gesamtkonzept der onkologischen Behandlung lokal begrenzter Rektumkarzinome hat sie jedoch erst in den letzten Jahren einen allgemein akzeptierten Stellenwert erhalten. Als alleinige kurative Maßnahme ist die lokale Resektion per Vollwandexzision vertretbar bei sog. Low-Risk-pT1-Karzinomen unter der Voraussetzung einer Entfernung im Gesunden (R0), einer Größe von maximal 3 cm, einer frühinvasiven Submukosainfiltration (sm1–2 bzw. Submukosainvasion ≤ 1.000 µm), einer guten bis mäßigen Differenzierung (G1–2) und einer fehlenden Lymphgefäßinvasion (L0) [24] (Empfehlungsgrad A, Evidenzniveau 1b). Diese pT1-Low-Risk-Karzinome haben ein so geringes Lymphknotenmetastasierungsrisiko von 0–6 %, dass die lokale Resektion eine onkologisch adäquate Therapieoption darstellt [17], [25], [27]. Demgegenüber steigt die Rate der lymphogenen Metastasierung bereits beim sog. High-Risk-pT1-Karzinom (R1–2 u./o. sm3 u./o. G3/4 u./o. L1 u./o. > 3 cm) auf bis zu 20 %, sodass in diesen Fällen eine radikale Operation indiziert ist. Das Gleiche gilt dementsprechend für alle höheren T-Stadien des Rektumkarzinoms (Empfehlungsgrad B, Evidenzniveau: 3b). Vor diesem Hintergrund besteht bei einer High-Risk-Konstellation nach lokaler Resektion eines Rektumkarzinoms in kurativer Intention die Indikation zur radikalen Nachoperation [24]. Voraussetzungen für eine lokale Resektion sind demnach eine bioptische Diagnosesicherung (G1–2) und eine rektale Ultraschalluntersuchung (uT1, uN-).

Das Spektrum der lokalen Tumorresektion umfasst im Wesentlichen:

- die transanale lokale Exzision nach Parks und
- die transanale endoskopische Mikrochirurgie (TEM) bzw. die transanale endoskopische Operation (TEO).

Resektionstechniken über posteriore Zugangswege zum Rektum, z. B. transkokzygeal nach Kraske oder transsphinktär nach Mason [16], kommen dagegen aufgrund der erheblichen Traumatisierung und der hohen perioperativen Komplikationsraten (z. B. Kontinenzstörungen in > 30 %) heutzutage kaum noch zur Anwendung.

Die transanale lokale Resektionstechnik nach Parks [19] unter Einsatz eines speziellen Analretraktors eignet sich nur für Tumoren des Analkanals und des distalen Rektumdrittels. Mithilfe von Haltefäden wird der Tumor markiert, nach distal gezogen und üblicherweise mit dem Elektrokauter reseziert. Der Defekt wird mit resorbierbarer Naht quer verschlossen, um narbigen Stenosen vorzubeugen. Allerdings muss bei diesem Verfahren aufgrund der schlechten OP-Übersicht mit Rezidivraten von bis zu 30 % gerechnet werden [12], [23].

Dagegen bietet die TEM bzw. TEO einen exzellenten Zugang zu Tumoren im gesamten Rektum [7]. Bei der TEM bzw. TEO wird ein spezielles Operationsrektoskop (Durchmesser 4 cm, Länge 12 cm oder 20 cm) benutzt, das nach digitaler Dehnung des Sphinkters transanal platziert wird (➤ Abb. 17.1 a). Durch die Möglichkeit der druckkontrollierten Gasinsufflation zur kontinuierlichen Aufdehnung des Rektums, einer videooptischen Darstellung in HD-Qualität und eines Vergrößerungseffekts bietet diese Operationstechnik ein Höchstmaß an Übersichtlichkeit und Präzision (➤ Abb. 17.1b und d). Mithilfe spezieller mikrochirurgischer Instrumente ermöglicht die TEM bzw. TEO eine subtile Präparation, eine Vollwand-en-bloc-Resektion der Tumoren sowie einen suffizienten Verschluss des Defekts durch eine quere, fortlaufende Naht (➤ Abb. 17.1b–e). Beim konventionellen Einsatz von Hochfrequenzstrom kommt es jedoch infolge der Koagulation bei der Präparation zu störenden Blutungen und Rauchentwicklungen. Durch Einsatz der Ultraschalldissektionstechnologie (z. B. UltraCision®, Ethicon, Deutschland), bei der das Gewebe durch mechanische Energie unter stets optimaler Blutstillung und nahezu ohne störende Rauchentwicklung durchtrennt wird, konnten die bekannten Vorteile der TEM- bzw. TEO-Technik nochmals verbessert werden [13]. Allerdings beschränkt sich ihr Einsatz aufgrund hoher Kosten und einer flachen Lernkurve, die ein spezielles Training erfordert, auf spezialisierte Kliniken.

Bei allen lokal-chirurgischen Verfahren muss die Tumorresektion als Vollwandexzision erfolgen, da auch bei großen Rektumadenomen in bis zu 20 % mit einem Karzinomnachweis in der endgültigen histopathologischen Aufarbeitung gerechnet werden muss (➤ Abb. 17.1 f.). Wie dargestellt, werden die Resektate nativ auf eine Korkplatte aufgespannt und dem Pathologen zur unmittelbaren Beurteilung des Resektionsstatus überbracht. Aus onkologischer Sicht gilt derzeitig eine R0-Resektion mit einem histopathologisch bestätigten Sicherheitsabstand von ≥ 1 cm als kurativ.

Trotz der Fortschritte durch die TEM- bzw. TEO-Technik liegt bisher nur eine randomisierte Vergleichsstudie beim primären pT1-Rektumkarzinom zwischen TEM und anteriorer Rektumresektion vor (➤ Tab. 17.1). In dieser Studie ergaben sich beim Low-Risk-pT1-Rektumkarzinom keine signifikanten Unterschiede hinsichtlich der Lokalrezidivrate (< 5 % in beiden Gruppen) und des Gesamtüberlebens (> 90 %) [27]. Zwei weitere multizentrische Phase-II-Studien kamen zu ähnlichen Ergebnissen nach lokaler Tumorresektion [22], [26]. Allerdings ist bei letzteren Untersuchungen kritisch anzumerken, dass diverse lokale Resektionsverfahren gemeinsam ausgewertet wurden und keinerlei Differenzierung zwischen Low- und High-Risk-pT1-Karzinomen vorgenommen wurde. Folglich schwanken in der Literatur die Lokalrezidivraten zwischen 4 und 18 % für pT1-Karzinome und zwischen 22 und 67 % für pT2-Karzinome mit Heilungsraten von lediglich 70–80 % [9]. In Anbetracht dieser Ergebnisqualität bei limitierten Rektumkarzinomen kann derzeit nicht von einem einheitlichen, flächendeckenden Qualitätsstandard in der lokal-chirurgischen Versorgung ausgegangen werden. Bedenklich stimmt in diesem Zusammenhang auch eine aktuelle Publikation der Vereinigung der

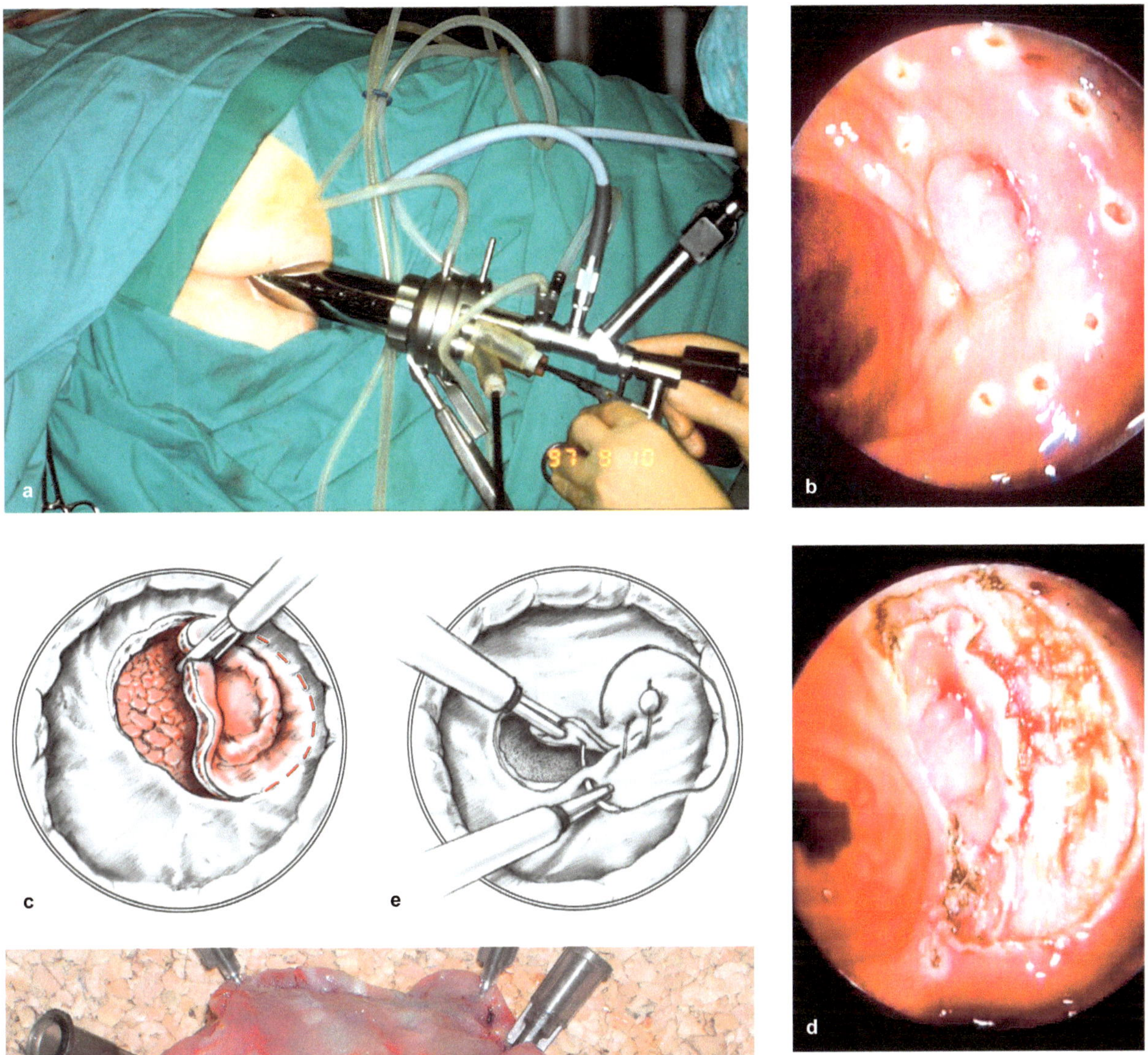

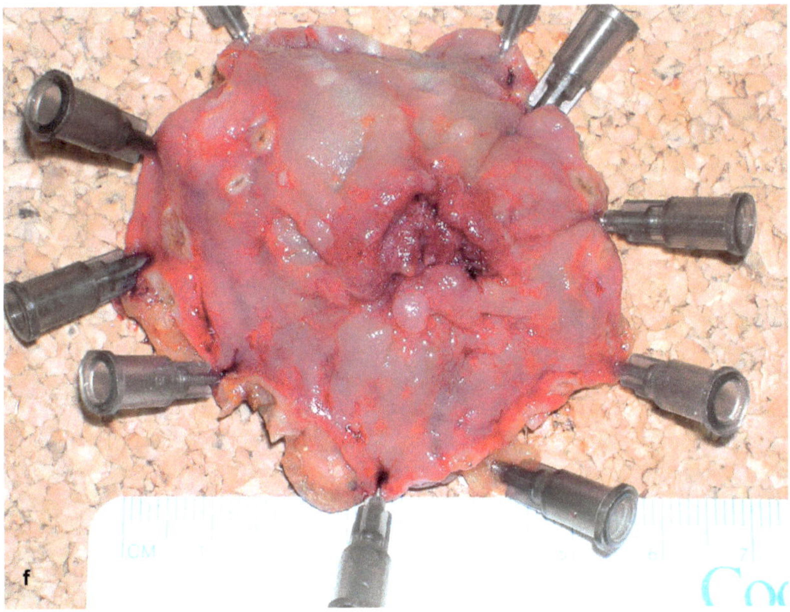

Abb. 17.1 Lokale Rektumtumorresektion per TEM.
a Instrumentarium.
b Markierung des Sicherheitsabstands (≥ 1 cm) in situ.
c Schema der Vollwandresektion.
d Vollwandresektion in situ.
e Schema des Defektverschlusses mit querer, fortlaufender Naht.
f Resektat aufgespannt auf Kork, Adenom mit pT1-Karzinom. [L108] / [M734]

Tab. 17.1 Ergebnisse nach alleiniger lokaler Exzision von pT1-Rektumkarzinomen.

Autor	Jahr	n	Studie	Follow-up (Monate)	Technik	Rezidive (%)	5-Jahres-Gesamtüberleben %	Evidenzgrad
Winde	1996	24	P, Ra, V	40	TEM	4,1	96	1b
		26		45	AR	3,8	96	1b
Steele (CALGB),	1999	59	P, M Phase II	48	lokal	5	85	2b
Russell (RTOG),	2000	14	P, M Phase II	73	lokal	7	80	2b
Sengupta	2001	160	Review	30–72	TEM/lokal	0–18	72–100	3a
Borschitz,	2003	327	Review	27–88	TEM/lokal	4–18	72–96	3a
Paty	2002	74	Re	80	lokal	17	74	4
Mellgren	2000	69	Re	53	lokal	18	72	4

AR: anteriore Rektumresektion; CALGB: Cancer and Leukemia Group B; P: prospektiv; Ra: randomisiert; Re: retrospektiv; RTOG: Radiation Therapy Oncology Group; TEM: transanale endoskopische mikrochirurgische Resektion; V: Vergleichsstudie.

Koloproktologen Englands und Irlands, die darauf hinweisen, dass nur bei 165 von 494 Patienten, die per TEM operiert wurden, zur Indikationsstellung eine rektale Ultraschalluntersuchung durchgeführt worden war. Die Trefferquote hinsichtlich eines korrekten T-Stagings lag zudem bei lediglich 55,2 % [2].

Vor diesem Hintergrund sind die Follow-up-Daten von zwei US-Studien zu diskutieren: Bei einer Nachbeobachtungszeit von 10 Jahren verzeichneten Paty et al. [20] einen Anstieg der Lokalrezidivrate der pT1-Karzinome nach lokaler Resektion auf 17 % bei einem Rückgang der Überlebensrate auf 74 %. Patienten mit postoperativer adjuvanter Radiatio (n = 16) oder Radio-/Chemotherapie (n = 15) hatten gegenüber Patienten ohne adjuvante Therapie keinerlei signifikanten Überlebensvorteil. Nur bei 30 % der Patienten, bei denen ein isoliertes Lokalrezidiv radikal transabdominal R0-reseziert werden konnte, betrug das Überleben 6 Jahre. In der retrospektiven Untersuchung von Baron et al. [3] erfolgte nach lokaler Exzision eines limitierten Rektumkarzinoms bei histologischem High-Risk-Nachweis entweder eine sofortige radikale Nachresektion oder eine alleinige Nachbeobachtung. Bei den Patienten (n = 21), die zunächst allein nachbeobachtet wurden und ein Lokalrezidiv entwickelten, betrug die 5-Jahres-Überlebensrate nur 55 %, unabhängig von einer transabdominalen R0-Resektion des Rezidivs. Im Vergleich dazu betrug die 5-Jahres-Überlebensrate bei den Patienten (n = 21) mit unmittelbar der lokalen Exzision folgender radikaler transabdominaler Nachresektion 94 %.

Als Alternative zur Nachresektion wird in einigen US-Zentren bei High-Risk-pT1-Karzinomen – trotz unsicherer Datenlage – die postoperative Radio-/Chemotherapie angesehen [11]. In der Untersuchung von Chakravarti et al. [8] betrug die 5-Jahres-Überlebensrate bei Patienten mit High-Risk-Histologie und alleiniger Nachbeobachtung 37 % (n = 11), bei Patienten mit postoperativer Radio-/Chemotherapie immerhin 85 %. Keine Unterschiede hinsichtlich der Lokalrezidivrate für das pT1-Karzinom ergab die Übersichtsanalyse von 14 Studien der angloamerikanischen Literatur nach vollständiger lokaler Exzision ohne (9,7 %) bzw. mit (9,5 %) adjuvanter Radio-/Chemotherapie [25].

Unterdessen haben erste Arbeitsgruppen die Indikation zur kombinierten Therapie einer lokalen Resektion mit einer postoperativen Radio-/Chemotherapie sogar auf höhere pT2-/pT3-Tumorstadien ausgedehnt [14], [21], [26]. Bei sehr begrenzter Datenlage sind die ersten Ergebnisse bezüglich adjuvanter Radio-/Chemotherapie nach lokaler R0-Exzision von pT2- und pT3-Karzinomen mit Rezidivraten von bis zu 33 % ernüchternd, v. a. im Vergleich zu den exzellenten Resultaten der CAO-/AIO-/ARO-94-Studie. Etwas vielversprechender sind erste Ergebnisse bei pT2-/pT3-Rektumkarzinomen nach neoadjuvanter Radio-/Chemotherapie [10]. In einer größeren Vergleichsstudie an 431 pT3-Rektumkarzinomen erfolgte nach neoadjuvanter Radio-/Chemotherapie bei 26 Patienten eine lokale Exzision, 405 Patienten wurden konventionell radikal operiert. Nach einer mittleren Nachbeobachtung von 46 Monaten lagen die Rezidiv- und die 5-Jahres-Überlebensrate bei 6 bzw. 86 % in der lokal therapierten Gruppe und bei 8 bzw. 81 % in der transabdominal operierten Gruppe [5]. Eine prospektiv-randomisierte Vergleichsstudie zwischen TEM und laparoskopischer Rektumresektion mit totaler Mesorektumexzision (TME) bei pT2-Rektumkarzinomen und neoadjuvanter Radio-/Chemotherapie kam zu ähnlich günstigen Ergebnissen. Nach einer medianen Nachbeobachtungszeit von 84 Monaten lag die Lokalrezidivrate nach TEM bei 5,7 % und nach TME bei 2,8 %, die Gesamtüberlebensrate war identisch mit jeweils 94 % [15]. Eine weitere Studie stellt die prospektive Multicenterstudie CARTS dar, bei der T1- bis T3-Rektumkarzinome nach neoadjuvanter Radio-/Chemotherapie per TEM operiert und standardisiert nachuntersucht werden; die Ergebnisse gilt es abzuwarten [4].

Aufgrund der aktuellen Datenlage kann aber derzeit eine Ausweitung der strengen Indikationskriterien für die lokale chirurgische Therapie von ausschließlich pTis- und pT1-

Low-Risk-Karzinomen des Rektums (sm1–2, G1–2, L0, R0, ≤ 3 cm) nicht empfohlen werden. Vor Einführung adjuvanter oder neoadjuvanter Therapiekonzepte und der Einbeziehung von High-Risk- oder pT2-/pT3-Karzinomen müssen zuerst weitere qualitätskontrollierte Studien mit ausreichend großen Fallzahlen und einem adäquaten Nachbeobachtungszeitraum vorliegen. Für die Zukunft gilt es die Frage zu beantworten, ob es für das Rektumkarzinom einen sog. *tailored approach* geben kann, d. h., dass je nach Tumorstadium und dem Ansprechen fortgeschrittener Tumoren auf eine neoadjuvante Radio-/Chemotherapie das therapeutische Spektrum von einer bloßen „*Wait and see*"-Strategie über die TEM bis hin zur radikalen Rektumchirurgie [1] reichen wird.

Besteht eine Indikation zur lokal-chirurgischen Therapie, so stellt die TEM bzw. TEO die Methode der Wahl dar. Nach lokaler chirurgischer Exzision eines Rektumkarzinoms müssen alle Patienten in ein langfristiges Nachsorgeprogramm aufgenommen werden.

In rein palliativer Intention oder bei Patienten mit stark reduziertem Allgemeinzustand stellt die TEM bzw. TEO ebenfalls das sinnvollste Verfahren dar. Andere lokal-ablative Techniken wie Kryosonden, Elektrokoagulation, Lasertherapie, Argonplasmakoagulation oder eine endokavitäre Radiatio sind nur von sehr eingeschränkter Bedeutung.

LITERATUR

[1] Allaix ME, Fichera A: Modern Rectal Cancer Multidisciplinary Treatment: The role of radiation and surgery. Ann Surg Oncol 2013 20(9): 2.921–2.928.

[2] Ashraf S, Hompes R, Slater A et al.: A critical appraisal of endorectal ultrasound and transanal endoscopic microsurgery and decision-making in early rectal cancer. Colorectal Dis 2012; 14: 821–826.

[3] Baron P, Enker W, Zakowski M, Urmacher C: Immediate versus salvage resection after local treatment for early rectal cancer. Dis Colon Rectum 1995; 38: 177–181.

[4] Bökkerink GMJ, de Graaf EJR, Punt CJA, et al.: The CARTS study : Chemoradiation therapy for rectal cancer in the distal rectum followed by organ-sparing transanal endoscopic microsurgery. BMC Surg 2011; 11: 34–46.

[5] Bonnen M, Crane C, Vauthey JN, et al.: Long-term results using local excision after preoperative chemoradiation among selected T3 rectal cancer patients. Int J Radiat Oncol Biol Phys 2004; 60: 1.098–1.105.

[6] Borschitz T, Junginger T: Value of local surgical therapy for rectal cancer. A literature analysis. Zentralbl Chir 2003; 128: 1.066–1.074.

[7] Bueß G, Kayser J: Technik und Indikation zur sphinktererhaltenden transanalen Resektion beim Rectumcarzinom. Chirurg 1996; 67: 121–128.

[8] Chakravarti A, Compton CC, Shellito PC, et al.: Long-term follow-up of patients with rectal cancer managed by local excision with and without adjuvant irradiation. Ann Surg 1999; 230: 49–54.

[9] Gimbel MI, Paty PB: A current perspective on local excision of rectal cancer. Clin Colorectal Cancer 2004; 4: 26–35.

[10] Kim C, Yeatman T, Coppola D, et al.: Local excision of T2 and T3 rectal cancers after downstaging chemoradiation. Ann Surg 2001; 3: 352–359.

[11] Lamont J, McCarty T, Digan R, et al.: Should locally excised T1 rectal cancer receive adjuvant chemoradiation? Am J Surg 2000; 180: 402–406.

[12] Langer C, Liersch T, Süss M, et al.: Surgical cure for early rectal carcinoma (T1, low-risk) and rectal adenoma – A comparison of transanal endoscopic microsurgery (TEM) using ultrasound or electrosurgery with conventional transanal resection and radical surgery. Int J Colorectal Dis 2003; 18: 222–229.

[13] Langer C, Markus P, Liersch T, et al.: UltraCision or high-frequency knife in transanal endoscopic microsurgery (TEM)? Advantages of a new procedure. Surg Endosc 2001; 15: 513–517.

[14] Lezoche E, Guerrieri M, Paganini AM, Feliciotti F: Long-term results of patients with pT2 rectal cancer treated with radiotherapy and transanal endoscopic microsurgical excision. World J Surg 2002; 26: 1.170–1.174.

[15] Lezoche G, Baldarelli M, Guerrieri M et al.: A prospective randomized study with a 5-year minimum follow-up evaluation of transanal endoscopic microsurgery versus laparoscopic total mesorectal excision after neoadjuvant therapy. Surg Endosc 2008; 22: 352–358.

[16] Mason AY: President's address. Rectal cancer: the spectrum of selective surgery. Proc R Soc Med 1976; 69: 237–244.

[17] Matzel KE, Merkel S, Hohenberger W: Lokale Therapieprinzipien beim Rektumkarzinom. Chirurg 2003; 74: 897–904.

[18] Mellgren A, Sirivongs P, Rothenberger DA, et al.: Is local excision adequate therapy for early rectal cancer? Dis Colon Rectum 2000; 43: 1.064–1.071.

[19] Parks AG, Stuart AE: The management of villous tumours of the rectum. Br J Surg 1973; 60: 688–695.

[20] Paty PB, Nash GM, Baron P, et al.: Long-term results of local excision for rectal cancer. Ann Surg 2002; 236: 522–529.

[21] Ruo L, Guillem JG, Minsky BD, et al.: Preoperative radiation with or without chemotherapy and full-thickness transanal excision for selected T2 and T3 distal rectal cancers. Int J Colorectal Dis 2002 17: 54–58.

[22] Russell AH, Harris J, Rosenberg PJ, et al.: Anal sphincter conservation for patients with adenocarcinoma of the distal rectum: long-term results of radiation therapy oncology group protocol 89–02. Int J Radiat Oncol Biol Phys 2000; 46: 313–322.

[23] Sakamoto GD, MacKeigan JM, Senagore AJ: Transanal excision of large rectal villous adenomas. Dis Colon Rectum 1991; 34: 880–885.

[24] Schmiegel W, Pox C, Reinacher-Schick P et al.: S3-Leitlinie kolorektales Karzinom 2004/2008. Z Gastroenterol 2008; 46: 1–73.

[25] Sengupta S, Tjandra JJ: Local excision of rectal cancer: what is the evidence? Dis Colon Rectum 2001; 44: 1.345–1.361.

[26] Steele RJ, Hershman MJ, Mc Mortensen NJ, Armitage NC M, Scholefield JH: Transanal endoscopic microsurgery – initial experience from three centres in the United Kingdom. Br J Surg 1996; 83: 207–210.

[27] Winde G, Nottberg H, Keller R, et al.: Surgical cure for early rectal carcinomas (T1). Transanal endoscopic microsurgery vs. anterior resection. Dis Colon Rectum 1996; 39: 969–976.

IV Hepatobiliäre und Pankreaschirurgie

IV

KAPITEL

18

Otto Kollmar, Anne Kauffels und B. Michael Ghadimi

Leber – Der Leberrundherd

18.1 Historie/Einleitung

Die zentrale Bedeutung der Leber für den menschlichen Organismus ist seit dem Altertum bekannt. So ging bereits Platon (427–347 v. Chr.) davon aus, dass die Leber den Sitz der „Organseele" darstelle, aber erst Galen (129–199 v. Chr.) schuf mit seinen Beschreibungen die wissenschaftlichen und anatomischen Grundlagen über die Leber als zentrales Stoffwechselorgan, die bis in das späte Mittelalter überdauern sollten.

Obwohl in der griechischen Mythologie seit der Prometheus-Sage bekannt war, dass die Leber eine gute regenerative Funktion hat – Prometheus soll der Sage nach Jahrhunderte an einen Felsen in der schlimmsten Einöde des Kaukasus gekettet gewesen sein, wo ein Adler jeden Tag von seiner Leber fraß –, begann die Leberchirurgie als solche erst im 17. Jahrhundert. Aus dieser Zeit finden sich erste vereinzelte Berichte über die erfolgreiche Entfernung prolabierender Leberanteile nach Kriegsverletzungen. Ende des 19. Jahrhunderts wurden erstmals größere Lebereingriffe durchgeführt. 1880 erfolgte die erste Marsupialisation einer Echinokokkuszyste der Leber mit der Bauchhaut durch Tait, 1886 resezierte Lius erstmalig ein von der Leber ausgehendes gestieltes Adenom und ein Jahr später führte Langenbuch die erste erfolgreiche Resektion eines intrahepatischen soliden Tumors durch. Die weitere Entwicklung der Leberchirurgie stagnierte dann aber zunächst. Vor allem aufgrund der hohen Letalitätsrate von 30–60 % waren die meisten Lebereingriffe Verletzungen vorbehalten.

Durch das von Pringle 1908 erstmals beschriebene Manöver zur passageren Unterbrechung der arteriellen und portalvenösen Leberperfusion im Rahmen der Behandlung eines Lebertraumas ergab sich erstmals die Möglichkeit, den zuvor sehr hohen intraoperativen Blutverlust zu reduzieren. Von Haberer ligierte im Jahr 1909 vor der Resektion des linken Leberlappens die Arterie, um den Blutverlust möglichst gering zu halten. Der Durchbruch in der Leberchirurgie gelang dann den Franzosen Lortat-Jacob und Robert 1952 durch Etablierung der anatomieorientierten Leberresektionen, die nochmals eine Reduktion des intraoperativen Blutverlustes ermöglichte.

18.2 Anamnese und klinische Symptomatik

Das häufigste klinische Symptom in Zusammenhang mit Erkrankungen der Leber oder der ableitenden Gallenwege ist der Ikterus. Die schmerzlose Form sollte direkt an ein malignes Geschehen denken lassen. Ist der Ikterus schmerzhaft und/oder von Fieber begleitet, so liegt meist eine Entzündung der Gallenblase oder der Gallenwege vor. In der Anamnese können Symptome wie Gewichtsverlust, Appetitlosigkeit oder nächtliches Schwitzen richtungsweisend für eine bösartige Grunderkrankung sein. Bei Vorliegen eines extrahepatischen Karzinoms in der Vorgeschichte muss eine hepatische Metastasierung abgeklärt werden. Ein aktueller oder zurückliegender Alkoholmissbrauch sowie eine „Leberentzündung" in der Anamnese können einen Hinweis auf eine zugrunde liegende alkoholische oder viral bedingte Leberzirrhose geben. Die Symptome der Patienten sind bei erstmaliger Vorstellung meistens unspezifisch. Für eine schnelle Entscheidungsfindung zur weiteren Diagnostik und Therapie haben sich im Notfall folgende Fragen als wegweisend herausgestellt:

- Waren Sie schon einmal in einem Krankenhaus?
- Wurden Sie schon einmal operiert?
- Waren Sie in letzter Zeit beim Arzt und warum?
- Welche Medikamente nehmen Sie ein?

18.3 Diagnostik

Die weiterführende Diagnostik des Leberrundherdes beruht im Wesentlichen auf zwei Säulen. Auf der einen Seite steht die „lokale" Leberdiagnostik bezüglich Morphologie, Verteilung (lokalisiert vs. diffus), Entität und Resektabilität des Rundherds. Auf der anderen Seite muss eine umfassende Umfelddiagnostik zum Ausschluss oder Nachweis eines eventuellen Primärtumors durchgeführt werden, um nach Abschluss desselben eine eventuelle OP-Indikation stellen zu können.

18.3.1 Körperliche Untersuchung

Bei der Inspektion fallen vor allem die körperlichen Stigmata der Leberzirrhose wie Lackzunge, Spider-Nävi, Palmarerythem und Nagelveränderungen sofort ins Auge. Bei Männern kann zudem bei Leberinsuffizienz eine Bauchglatze oder eine Gynäkomastie entstehen. Bei sehr ausgeprägten Fällen der Leberzirrhose kommt es durch die Ausbildung von venösen Kollateralen im subkutanen Fettgewebe bei Pfortaderhochdruck zum sogenannten Caput medusae. Auch ein Ikterus lässt sich bereits bei der Inspektion entdecken.

Die Auskultation spielt in der Leberdiagnostik eher eine untergeordnete Rolle. Eine Ausnahme bildet die Kratzauskultation, durch die sich die Größe der Leber abschätzen lässt.

Mittels Palpation und bei tiefer Inspiration des Patienten kann dann ein Eindruck von der Größe der Leber gewonnen, aber auch die Konsistenz der Leber abgeschätzt werden. Eine Splenomegalie und/oder das Vorliegen von Aszites sind ebenfalls klinische Zeichen des Pfortaderhochdrucks, die bei der Palpation diagnostiziert werden können.

18.3.2 Labordiagnostik

Bei Verdacht auf eine Lebererkrankung sollten regelhaft die folgenden Parameter im Serum bestimmt werden:

Die Transaminasen **Aspartataminotransferase (ASAT, alt GOT)** und **Alaninaminotransferase (ALAT, alt GPT)** sind bis zu einem gewissen Grad bei allen Lebererkrankungen erhöht. Die ASAT katalysiert den Transfer von Aminogruppen von Aspartat auf Ketoglutarat. Sie ist besonders in der Leber vorhanden, jedoch nicht leberspezifisch, da sie weit im Körper verbreitet ist und vergleichsweise hohe Aktivitäten auch in Myokard, Skelettmuskel und Niere aufweist. Die ALAT katalysiert den Transfer von Aminogruppen von Alanin auf Ketoglutarat. Die spezifische Aktivität ist in der Leber am höchsten, weshalb der Anstieg im Serum weitgehend leberspezifisch ist. Die **Glutamatdehydrogenase (GLDH)** ist ein weitgehend leberspezifisches Enzym. Sie dient der vorläufigen Ammoniakelimination und ist ausschließlich intramitochondrial lokalisiert. Erhöhte Aktivitäten finden sich deshalb beim Untergang der Hepatozyten. Das Ausmaß eines Leberschadens korreliert hierbei mit der Höhe der Aktivität im Plasma/Serum.

Als sogenannte Cholestase-anzeigende Enzyme gelten die **Gamma-Glutamyltransferase (γ-GT)** und die **alkalische Phosphatase (AP).** Die γ-GT kommt weitläufig vor, die Leberaktivität ist aber bestimmend für den Serumspiegel. Die Aktivitätserhöhung der γ-GT ist ein sehr sensitiver Indikator für eine Lebererkrankung/Erkrankung der Gallenwege, wobei höchste Spiegel bei alkoholtoxischer Hepatitis und bei Cholestase auftreten. Eine AP-Erhöhung im Serum ist nicht zwingend cholestasespezifisch, da gewebsspezifische Isoenzyme auch in Knochen, Darm, Niere, Lunge und Plazenta vorhanden sind. Die Gesamtaktivität wird jedoch überwiegend von Leber- und Knochenisoenzymen getragen. Bei Cholestase kommt es zu einer starken Konzentrationserhöhung der AP durch Syntheseinduktion und partielle Membranzerstörung über intrazelluläre Gallensäuren. Diese Mechanismen sind unabhängig von der Ursache der Cholestase, sodass aus einem AP-Anstieg keine Schlussfolgerung über die Ursache der Cholestase gezogen werden kann.

Das **Bilirubin** ist ein Abbauprodukt von Hämoproteinen wie Hämoglobin und Myoglobin. Es wird im Plasma an Albumin gebunden transportiert, von der Leber aufgenommen, mit Glucuronsäure verestert und mit der Galle ausgeschieden. Die Bestimmung von konjugiertem (= direktem) und nichtkonjugiertem (= indirektem) Bilirubin dient der Analyse von Störungen des Bilirubinstoffwechsels, wobei man einen prä-, intra- und posthepatischen Ikterus unterscheidet.

Alle weiteren Parameter wie Albumin, Cholinesterase und der Gerinnungsstatus sind direkte bzw. indirekte Parameter der Leberfunktion. Die Leberfunktion kann durch die Bestimmung von Gerinnungsparametern, Albumin und Transferrin abgeschätzt werden. Zusätzlich können spezifische Leberfunktionstests wie GEK (Galaktoseeliminationskonstante), Aminopyrinatemtest, MEGX-Test, Limax-Test und die ICG-Clearance zur Abschätzung der Leberfunktion herangezogen werden, wobei die Wertigkeit dieser Tests insgesamt im klinischen Alltag häufig hinterfragt wird.

Bei speziellen Fragestellungen kann zusätzlich der Ammoniakspiegel bei V. a. eine hepatische Enzephalopathie bestimmt werden. Die Serologie auf Hepatitisviren kann ebenfalls entscheidend für die Diagnose und die Ursache einer Lebererkrankung sein. Die einfachste Einschätzung der Leberfunktion bietet hingegen immer noch die sogenannte **Child-Klassifikation** nach Turcotte und Pugh, die neben den laborchemischen Werten auch körperliche Symptome mit einbezieht (➤ Tab. 18.1).

Eine vereinfachte Formel zur Einschätzung der Leberfunktion bietet der **MELD-Score** (MELD = Modell for End-

Tab. 18.1 Child-Pugh-Klassifikation. Die Kombination aus klinischen und laborchemischen Parametern erlaubt eine einfache Einschätzung der Leberfunktion bei Patienten mit Leberzirrhose.

Parameter		1 Punkte	2 Punkte	3 Punkte
I	Ernährungszustand	sehr gut	gut	schlecht
II	Aszites	keiner	mäßiger	schwerer
III	Enzephalopathie	keine	minimale	schwere
IV	Albumin (g/l)	≥ 35	34–30	≤ 30
V	Bilirubin (mmol/l)	≤ 34	35–51	≥ 51
VI	Quick-Wert (%)	≥ 70	50–69	≤ 50
I–IV Child/Turcotte, II–bis VI nach Pugh				
Stadieneinteilung nach der Punktzahl (Child-Pugh)				
Child A		5 bis 6 Punkte		
Child B		7 bis 9 Punkte		
Child C		> 10 Punkte		

Stage Liver Disease). Der MELD-Score ist für die Abschätzung der Mortalität von Patienten im Endstadium einer Leberzirrhose ein gut validiertes und statistisch ausgewogenes Instrument. Der aktuell im Rahmen der Evaluation zur Lebertransplantation verwendete Algorithmus ist eine Modifikation der Originalformel durch die UNOS (United Network for Organ Sharing, USA), die von Wissenschaftlern der Mayo-Klinik entwickelt wurde. Der errechnete Wert kann von 6 (leichte Erkrankung) bis 40 (schwere Erkrankung) reichen und wird in den USA und Europa für die Zuteilung von Spenderlebern an mögliche Empfänger eingesetzt. Patienten mit einem Score < 9 haben nach Wiesner eine 3-Monats-Mortalität von 1,9 %, während ein Score von 40 mit einer 3-Monats-Mortalität von 71,3 % einhergeht.

Im Zusammenhang mit malignen Lebererkrankungen können verschiedene Tumormarker bestimmt werden. So ist bei Patienten mit einem hepatozellulären Karzinom (HCC) häufig das α-**Fetoprotein (AFP)** erhöht. Dieser Marker ist allerdings nicht spezifisch und kann z. B. auch im Rahmen einer chronischen Hepatitis oder Zirrhose erhöht sein. Ein AFP von > 400 ng/ml zusammen mit einer positiven Bildgebung ist hingegen beweisend für das Vorliegen eines HCC. Bei bis zu 30 % der Patienten mit einem HCC kommt es zudem zu laborchemisch nachweisbaren Hypoglykämien, die vermutlich mit dem hohen Gehalt von Insulin-like-Growth-Faktor 2 (IGF-2) im Tumorgewebe zusammenhängen. Das **karzinoembryonale Antigen (CEA)** ist ein Tumormarker für gastrointestinale und andere Adenokarzinome, wie das cholangiozelluläre Karzinom oder Lebermetastasen eines kolorektalen Karzinoms. Das **Carbohydrat-Antigen 19–9 (CA 19–9)** ist ebenfalls ein wichtiger Tumormarker, der bei Adenokarzinomen gehäuft erhöht ist und für das Monitoring beim Pankreaskarzinom gut verwendet werden kann.

18.3.3 Bildgebende Diagnostik

Die **Sonografie** hat einen hohen Stellenwert in der primären Diagnostik von Leberrundherden. Ihre Vorteile sind hohe Verfügbarkeit, einfache Handhabung und keinerlei Strahlenexposition für den Patienten. Zudem ist sie kostengünstig. Gerade in der Notfalldiagnostik ist die Sonografie in Bezug auf die Leber und generell das Abdomen das Verfahren der Wahl. Bei 20 % der Routinesonografien fallen vorher nicht bekannte Leberrundherde auf. Bei spezifischen Fragestellungen lassen sich mittels Doppler-Sonografie auch portalvenöse und arterielle Blutflussverhältnisse darstellen. Die Darstellung einzelner Strukturen kann hier durch den Einsatz eines Ultraschallkontrastmittels noch verbessert werden. Gerade diese letztgenannte Untersuchungsmethode erfordert aber ein hohes Maß an Erfahrung des durchführenden Arztes, sodass sich über die letzten Jahre die CT- und die MRT-Diagnostik der Leber zur Abklärung von Leberraumforderungen durchgesetzt haben. In der Tumornachsorge ist die Sonografie ebenfalls das Verfahren der ersten Wahl und wird routinemäßig eingesetzt.

Auch intraoperativ wird die Sonografie gerne und häufig eingesetzt. Hierbei wird die sterilisierte Ultraschallsonde direkt auf die Leberoberfläche gesetzt, wodurch Störartefakte minimiert und somit pathologische Befunde innerhalb der Leber mit einer hohen Sensitivität entdeckt und leicht interpretiert werden können.

Die **CT** ist das Standardverfahren bei der präoperativen Abklärung neu aufgetretener Leberrundherde und erlaubt die räumliche Darstellung fokaler und multilokulärer Leberveränderungen. Die meisten Raumforderungen in der Leber sind bereits in der nativ durchgeführten CT sichtbar. Durch Kontrastmittelgabe lässt sich die Aussagekraft der Untersuchung noch um 10–15 % steigern. Neben der segmentalen Zuordnung der Raumforderungen können Gefäßstrukturen wie die drei Lebervenen identifiziert und die Pfortader hinsichtlich einer z. B. Thrombose beurteilt werden.

Generell wird für die **MRT**-Untersuchung der Leber eine zweidimensionale Technik verwendet. In T1-gewichteten Sequenzen wird das Leberparenchym dunkelgrau dargestellt, während Fettgewebe hell und Gefäße als dunkle Strukturen imponieren. Im T2-gewichteten Bild ist das Leberparenchym dunkler abgebildet. Wie bei der CT kann auch bei der MRT die Aussagekraft der Bilder durch die Gabe bestimmter Kontrastmittel, wie z. B. Gadolinium oder Eisenpartikel, verstärkt werden. Im Gegensatz zur CT-Untersuchung ist die MRT anfälliger für Bewegungsartefakte. Die Vorteile der MRT- gegenüber der CT-Untersuchung liegen neben der entfallenden Strahlenexposition insbesondere in der besseren Darstellung von Segmentgrenzen und der Differenzierung zwischen fokalen Läsionen und Gefäßen.

Die charakteristischen Merkmale verschiedener Lebertumoren benigner und maligner Entität in den bildgebenden Verfahren Sonografie, CT und MRT sind in ➤ Tab. 18.2 zusammengefasst.

In zunehmendem Maße haben nuklearmedizinische Verfahren wie die **PET/CT-Untersuchung** und die **Octreotid-Szintigrafie** in den letzten Jahren Einzug in die Diagnostik gehalten. Vor allem im Rahmen der Nachsorge und der Verlaufskontrolle von Tumorerkrankungen sowie für die Kontrolle auf das Ansprechen einer Therapie hat sich die PET/CT-Untersuchung in den letzten Jahren bewährt und wird sehr wahrscheinlich zukünftig in zunehmendem Maße einen höheren Stellenwert in der Diagnostik erhalten. Einen besonderen Stellenwert hat das PET/CT in der Darstellung von neuroendokrinen Tumoren. Das Ga-68-DOTA-TATE-PET/CT ist eine sehr sensitive Methode nicht nur für die Erkennung eines neuroendokrinen Primärtumors, sondern auch für das Erkennen und die Erfassung der Ausbreitung seiner Metastasen auf Ganzkörperebene, für das Erkennen eines Rezidivs nach Erst- bzw. wiederholter Behandlung bei ansteigendem Tumormarker und für die Verlaufskontrolle nach Behandlung. Die Darstellung eines neuroendokrinen

Tab. 18.2 Charakteristika verschiedener Leberrundherde in der bildgebenden Diagnostik mittels Sonografie, CT und MRT.

Tumor		Charakteristische Merkmale in den bildgebenden Verfahren
Benigne Lebertumoren	kavernöses Hämangiom	bei Kontrastmittelgabe (Sonografie, CT, MRT) in der arteriellen Phase zunächst diskontinuierliches noduläres Anreichern („Enhancement") in der Tumorperipherie, anschließend zentripetale Kontrastmittelaufnahme
	Leberzelladenom	früharterielles Anfluten unter Kontrastmittelgabe und Angleichen an das Leberparenchym in der Spätphase
	fokal-noduläre Hyperplasie	typische Radspeichenstruktur der Gefäße mit zentralem Narbenstern, sternähnliche arterielle Vaskularisation unter Kontrastmittelgabe und Angleichen an das Leberparenchym in der Spätphase
	Leberzyste	im Nativ-Ultraschall echofreie Struktur ohne Wandnachweis mit dorsaler Schallverstärkung
Infektiöse Rundherde	Echinokokkuszyste	im Ultraschall oft dicke Membran, im CT Septen und Verkalkungen nachweisbar, intensitätsarmer Randsaum im MRT
	Leberabszess	im Ultraschall im Vergleich zur Leberzyste echoreicher flüssigkeitsgefüllter Hohlraum, unter Kontrastmittelgabe verminderte Aufnahme und verstärktes Anreichern von Kontrastmittel im Randbereich
Maligne Lebertumoren	Metastasen	variable Präsentation je nach Primärtumor
	hepatozelluläres Karzinom	früharterielle Hypervaskularisation mit schnellem Auswaschen in der Parenchymphase
	cholangiozelluläres Karzinom	Einsatz multimodaler Bilddiagnostik erforderlich, da schwer detektierbar

Tumors und/oder seiner Metastasen erfolgt hierbei via Oberflächenstrukturen (Rezeptoren), die wachstumssteuernde Hormone binden (z. B. Somatostatin).

Durch die sensitiven Untersuchungsverfahren wie kontrastmittelverstärkte CT und MRT hat der Stellenwert der **Mesenterikografie** für die Diagnostik des Leberrundherds zunehmend an Bedeutung verloren. Im Fall eines hepatozellulären Karzinoms können ein Einwachsen in Pfortaderäste, die Ausbildung arteriovenöser Fisteln oder die Beteiligung der Lebervenen nachgewiesen werden. Im Rahmen eines palliativen Konzepts oder vor einem geplanten operativen Eingriff kann durch eine interventionelle Katheterisierung auch die arterielle Chemoembolisation von Lebertumoren verschiedener Entitäten zur Tumorreduktion erfolgen.

18.3.4 Leberbiopsie

Heutzutage erfolgen die meisten diagnostischen Leberbiopsien ultraschall- oder CT-gesteuert mit Tru-Cut- oder Menghini-Nadeln. Bei Patienten mit V. a. auf eine Echinokokkose oder bei gesteigertem Blutungsrisiko ist die perkutane Leberbiopsie kontraindiziert. Die Angabe der Rate letaler Komplikationen nach Leberbiopsie ist in der Literatur breit gefächert und liegt zwischen 1:600 und 1:11.000. Die häufigsten nicht letal verlaufenden Komplikationen sind operativ zu versorgende Nachblutungen und Galleleckagen. Zudem ist eine bestimmte Probengröße zur genauen Histologiesicherung notwendig, sodass häufig aufgrund eines zu geringen Probenumfangs keine sichere Diagnosestellung möglich ist. Eine Möglichkeit der zielgerichteten Biopsieentnahme und der anschließend kontrollierten Blutstillung bietet die Laparoskopie.

Aufgrund der beschriebenen Komplikationsrate empfiehlt es sich, eine Biopsie nur bei zu erwartender therapeutischer Konsequenz durchzuführen. Tumoren in der Leber sollten nicht regelhaft zur Diagnostik punktiert werden, da durch die Punktion eine Verschleppung von Tumorzellen hoch wahrscheinlich ist, was eine kurative Therapie dann ggf. unmöglich macht. Bei Resektabilität eines Tumorbefundes in der Leber verbietet sich so die diagnostische Punktion dieses Befundes. Hingegen sollte eine Punktion der gesunden Leber im Rahmen der Diagnostik erwogen werden, wenn die „verbleibende Restleber" bei geplanter Leberresektion in der Diagnostik eine krankhafte Veränderung zeigt. Auszuschließende bzw. zu diagnostizierende Erkrankungen sind z. B. Leberparenchymerkrankungen wie Fettleber, virale Hepatitis, Leberzirrhose, Leberfibrose, Hämochromatose.

18.3.5 Laparoskopie

Bei einem in der vorhergehenden Bildgebung primär resektabel erscheinenden Tumor ist in unseren Augen eine weitere Abklärung mittels Laparoskopie nicht zielführend. Ist der Befund trotz weitreichender Diagnostik weiter fraglich oder besteht vor großen Leberresektionen die Notwendigkeit der Abklärung des kontralateralen Leberlappens (zukünftige „Restleber" bei geplanter Resektion), z. B. hinsichtlich einer Fibrose oder Zirrhose der Leber, ist die Laparoskopie mit oder ohne Biopsie dieser „geplanten Restleber" ein probates Mittel. Zusätzlich können oberflächennahe Befunde unter Sicht biopsiert werden und es besteht die Möglichkeit einer kontrollierten Blutstillung. Bei tiefen sich im Parenchym befindenden Herden kann in Kombination mit einer perkutan oder laparoskopisch eingebrachten Sonde eine Sonografie durchgeführt werden, die dann eine zielgerichtete Biopsie ermöglicht.

18.4 Operationsvorbereitung

Ein chirurgischer Eingriff bei Leberherden sollte unter zwei Gesichtspunkten in Betracht gezogen werden. Einerseits als kurative Behandlungsmethode der Grunderkrankung unter Wiederherstellung des Normalzustands des Patienten, andererseits als symptomatische Besserung (palliativer Eingriff) zur Verbesserung der Lebensqualität des Patienten. Die notwendige präoperative Diagnostik sollte möglichst nach einem standardisierten Schema erfolgen, um unter ökonomischen Gesichtspunkten, aber auch aus Rücksicht auf den Patienten unnötige Doppeluntersuchungen zu vermeiden.

18.4.1 Notwendige Befunde

- Anamnese bezüglich aktueller Erkrankung, Vorerkrankungen, Voroperationen, Medikation, früherer perioperativer Ereignisse (z. B. Blutungsanomalien)
- „Blutungsanamnese"
- Klinische Untersuchung, Größe, Gewicht, Blutdruck, Puls
- Routinelabor, enthaltend Blutbild, Elektrolyte, Blutgerinnung, Leberwerte, Kreatinin, Albumin, Blutzucker, Hepatitis- und HIV-Serologie (Letzteres nur nach Einwilligung des Patienten), Urinstatus, Tumormarker, Kreuzprobe für die Blutbank und Bereitstellung von Blutkonserven je nach geplantem Eingriff
- Röntgen-Thorax, Lungenfunktionstest vor großen Resektionen oder vorbekanntem Lungenleiden
- Ruhe-EKG bei Patienten > 30 Jahre oder in Abhängigkeit von der klinischen Symptomatik
- Umfelddiagnostik entsprechend der zugrunde liegenden Lebererkrankung

18.4.2 Indikationsstellung

Zu unterscheiden sind drei Formen der Indikation.

- **Notfalleingriff:** Es liegt eine lebensbedrohliche Erkrankung ohne Alternativen vor (z. B. Leberruptur bei Trauma).
- **Dringlicher Eingriff:** Ein Zeitaufschub von wenigen Stunden ist möglich (z. B. Leberabszess).
- **Elektiver Eingriff:** Der Operationszeitpunkt kann frei gewählt werden. Unter die elektiven Eingriffe fallen auch Leberresektionen bei maligner Grunderkrankung. Hierbei sollte jedoch die Faustregel beachtet werden, möglichst innerhalb von 14 Tagen nach Diagnosestellung zu operieren, um das Risiko eines Progresses zu minimieren.

Kontraindikationen für einen operativen Lebereingriff sind fehlende Operationsfähigkeit aufgrund von Ko-Morbiditäten oder mangelnde Compliance des Patienten und/oder eine bereits präoperativ zu erwartende Inoperabilität des Befundes.

18.4.3 Aufklärung

Der Chirurg ist verpflichtet, den Patienten vor jedem Eingriff in einem persönlichen Gespräch ausführlich über die Diagnose, den zu erwartenden Krankheitsverlauf und die Prognose sowie über die geplante Operation, das Narkoseverfahren, mögliche Risiken und alternative Behandlungsmethoden (falls vorhanden) aufzuklären. Das Aufklärungsgespräch sollte mindestens einen Tag vor der Operation erfolgen (ausgenommen Notoperationen) und erfordert die schriftliche Einwilligung des Patienten oder des gesetzlichen Betreuers. Je nach zu erwartendem intraoperativem Blutverlust ist der Chirurg angewiesen, den Patienten über die Risiken einer Fremdbluttransfusion zu informieren. Die im Speziellen mit Eingriffen an der Leber verbundenen Risiken und Komplikationen wie Leberabszessbildung, Galleleckage, Wundinfekte, punktionswürdige (meist rechtsseitige) Pleuraergüsse und die postoperative meist passagere Leberinsuffizienz nach größeren Resektionen sollten hierbei besonders hervorgehoben werden. Auch auf längerfristig mögliche Komplikationen wie z. B. das Auftreten von Gallengangsstenosen sollte im Rahmen des Aufklärungsgespräches eingegangen werden.

18.4.4 Perioperative Maßnahmen

Thromboseprophylaxe/Gerinnungsoptimierung Auch wenn die Leber ein sehr gut durchblutetes Organ ist und die intra- und postoperative Blutung eine gefürchtete Komplikation darstellt, ist die perioperative Thromboseprophylaxe mittels unfraktionierten oder niedermolekularen Heparins auch bei Patienten mit Lebereingriffen indiziert. Entsprechend den Leitlinien kann auf eine grundsätzliche präoperative Heparingabe verzichtet werden. Die Gabe von ASS 100 mg sollte bei kardialer Begleiterkrankung immer fortgeführt werden. Beide Maßnahmen ermöglichen so grundsätzlich bei allen Patienten zur Leberresektion die Anlage eines Periduralkatheters (PDK) für die Schmerztherapie. Patienten mit der Notwendigkeit zur Antikoagulation mit z. B. Cumarin-Derivaten benötigen eine individuell abgestimmte perioperative Antikoagulation. Bei vorbestehender Lebersynthesestörung und desolater Gerinnung müssen die Gerinnungsparameter entsprechend vor dem Eingriff substituiert werden, um große Blutverluste und Massentransfusionen zu verhindern. Während der Operation kann beim Auftreten einer diffusen Blutungsneigung intermittierend eine ROTEM®- und Multiplate®-gesteuerte Gerinnungsanalyse durchgeführt werden, um eine gezielte Substitution zu ermöglichen.

Antibiotikaprophylaxe Der ideale Zeitpunkt der Gabe der antibiotischen Prophylaxe ist hierbei 0,5–1 Stunde vor Operationsbeginn. Bei längeren Eingriffen sollte die Gabe nach 3–4 Stunden wiederholt werden.

18.4.5 Behandlungspfad

In ➤ Tab. 18.3 ist exemplarisch ein Behandlungspfad für die Diagnostik, Therapie und Nachsorge von Patienten mit einer chirurgisch zu behandelnden Echinokokkose aufgeführt. Dieses strategische Vorgehen ermöglicht eine zielgerichtete Diagnostik unter Vermeidung redundanter Untersuchungen und eine adäquate Vor- und Nachbehandlung nach Leberresektion entsprechend der Leitlinien. Mit IT-Unterstützung

Tab. 18.3 Klinikleitfaden Echinokokkus – Diff. *Echinococcus granulosus* und *Echinococcus multiocularis.*

Diagnostik krankheitsspezifisch

- Sonografie, CT
- Wiederholter Nachweis eines pathologischen Echinokokkustiters (Sensitivität 86,7 %)
- Evtl. ERC zum Ausschluss:
  - Einmündung eines Gallegangs in die Zyste
  - Lagebeziehung vor einer chirurgischen Therapie

OP-Indikation

Prinzipiell besteht bei Nachweis einer Echinokokkuszyste eine Indikation zur operativen Therapie.

OP-Kontraindikation

Polymorbider Patient

Diagnostik bezüglich OP-Risiko

- Thorax-Röntgen oder CT zum Ausschluss pulmonaler Zysten
- Leberfunktion durch Quick, Bilirubin, CHE, Transaminasen

Operationsverfahren

- Endozystektomie = Zystendesinfektion
- (seltener) Perizystektomie
- Leberresektion bei *E. multilocularis*

Prinzipiell unter Vorbehandlung mit Albendazol 4–6 Wochen präoperativ beginnend, Fortführung für 4 bis 8 Wochen postoperativ.

Operatives Vorgehen

1. Quere Oberbauchlaparotomie
2. Mobilisation der Leber, insbesondere des kompletten rechten Leberlappens
3. Prinzipiell Vorbereitung wie für Resektionen mit Vorlegen einer Pringle-Option
4. Umlegen der Leber mit 20-prozentig NaCl-getränkten Bauchtüchern
5. Unter sonografischer Kontrolle Zystenpunktion, Instillation von 20-prozentiger NaCl-Lösung sowie Aspiration nach mehrfachem Spülen bei großen Zysten
6. Breite Entdeckelung der Zyste, sorgfältiges Ausschälen der Laminarmembran (Stratum germinativum)
7. Bei sehr derber fibröser Kapsel Resektion derselben, da sonst kein Kollabieren der Zyste möglich
8. Bei galliger Imbibierung der Zyste Blaudarstellung über den Ductus cysticus (verdünntes Methylenblau) – gezieltes Umstechen des Gallengangs (Prolene® 6–0/5–0)
9. Komplettverschorfen der Zystenwand mit Argon-Plasma-Koagulation oder Destruktion mit Infrarot
10. Überwändliges Nähen des Zystenrandes
11. Omentumplombe
12. Bei kleineren oder lateral gelegenen Zysten möglichst Perizystektomie ohne Eröffnen der Zyste. Dazu nach Inzision des Leberparenchyms Dissektion entlang der Zystenwand mit Ultraschall-Selector, Blutstillung durch Umstechungen oder Elektrokoagulation kleinerer Gefäße
13. Drainage mit 10er Easy-flow oder 20er Robinson-Drainage subhepatisch für 2–5 Tage
14. In Fällen von *Echinococcus multilocularis* anatomische Lebersegmentresektionen

Postoperative Behandlung

- Magensonde ex am ersten postoperativen Tag
- Kostaufbau in Abhängigkeit vom Ingangkommen der Darmmotilität

Postoperative Diagnostik

- Ultraschallkontrollen
- Bei Rezidivverdacht oder Auftreten neuer Zysten CT-Kontrolle

Empfehlungen bei Entlassung

Fortführung der Albendazoltherapie für weitere 4–8 Wochen insgesamt und Koppelung an die krankenhauseigene Patientensoftware ist die Bearbeitung von solchen Behandlungspfaden jedem Arzt zugänglich und ermöglicht eine zeitnahe Anpassung an neue Leitlinien sowie die Durchführung von klinischen Studien.

18.5 Anatomische Grundlagen

Die genaue Kenntnis der Anatomie ist für die Leberchirurgie unverzichtbar, um bei Resektionen den maximalen Erhalt von funktionsfähigem Parenchym mit ausreichender Perfusion und möglichst geringem intraoperativem Blutverlust gewährleisten zu können. Maßgeblich für die Entwicklung in der Leberchirurgie ist die anatomische Lebersegmenteinteilung nach Coinaud (➤ Abb. 18.1, ➤ Abb. 18.2). Jedes der acht Lebersegmente besitzt je ein versorgendes arterielles und portalvenöses Gefäß, einen definierten Ast des Gallengangssystems und einen venösen Abfluss, der in eine der drei großen Lebervenen oder direkt in die V. cava (Segment I) mündet (➤ Abb. 18.3).

Der Lobus caudatus entspricht in diesem Modell dem Segment I, die Segmente II, III und IV der linken und die Segmente V, VI, VII und VIII der rechten Leberhälfte. Das Segment IV lässt sich weiter unterteilen in zwei Subsegmente (IVa und IVb), wobei das Segment IVb dem Lobus quadratus entspricht. Die funktionelle Trennung zwischen rechtem und linkem Leberlappen basiert auf der Gefäßversorgung und liegt in der sogenannten Cava-Gallenblasen-Linie. Die größeren Lebervenenäste verlaufen vertikal, die größeren Pfortaderäste horizontal. Beide Strukturen lassen sich intraoperativ darstellen und bei segmentorientierten (anatomischen) Resektionen erhalten. In der Regel finden sich drei große Lebervenen (Vv. hepatica dextra, media, sinistra), die aber nur bei ungefähr 30 % aller Patienten einzeln in die V. cava münden. Bei etwa der Hälfte der Patienten findet sich eine gemeinsame Mündung der mittleren und linken Lebervene, bei den restlichen Patienten findet sich häufig eine zusätzliche vierte Vene. Bei wiederum etwa der Hälfte der Patienten finden sich Varianten der arteriellen Leberperfusion, die für die anatomieorientierte Leberresektion von Relevanz sind. Die häufigsten arteriellen Variationen sind in ➤ Abb. 18.4 zusammengefasst. Auch die Anatomie der extrahepatischen Gallenwege ist sehr variantenreich, wobei man die normale Anatomie nur in ca. 50–60 % der Patienten findet (➤ Abb. 18.5). Anomalien der portalvenösen Perfusion sind sehr selten und chirurgisch technisch häufig ohne Bedeutung.

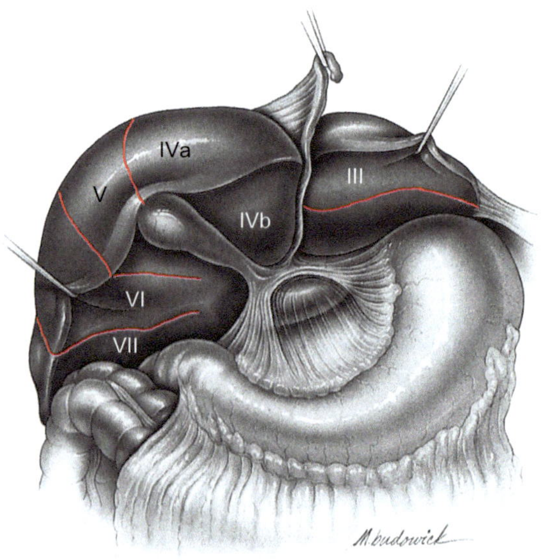

Abb. 18.2 Segmentgrenzen der Leber nach Couinaud bei Ansicht von kaudal. [L107]

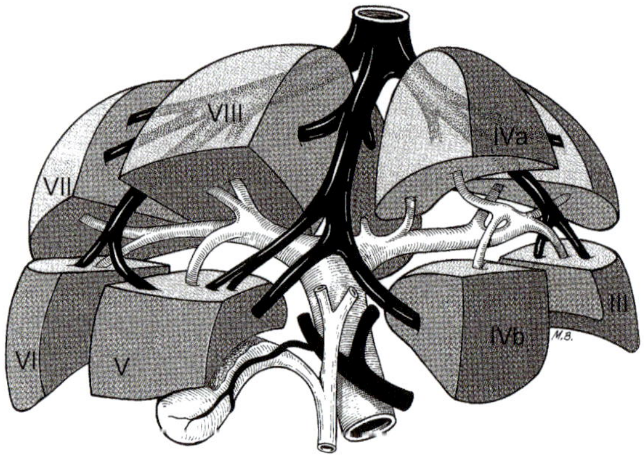

Abb. 18.3 Schematische räumliche Darstellung der Lebersegmente nach Couinaud und Bismuth. Jedes einzelne Segment verfügt über eine definierte Versorgung durch jeweils einen arteriellen und portalvenösen Gefäßast. Der venöse Abstrom sowie die Anordnung der Gallengänge erfolgen ebenfalls segmentspezifisch. [L107]

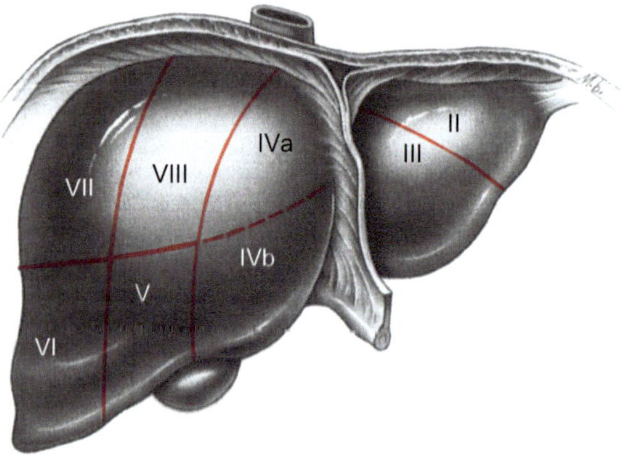

Abb. 18.1 Segmentgrenzen der Leber nach Couinaud bei Ansicht von ventral. [L107]

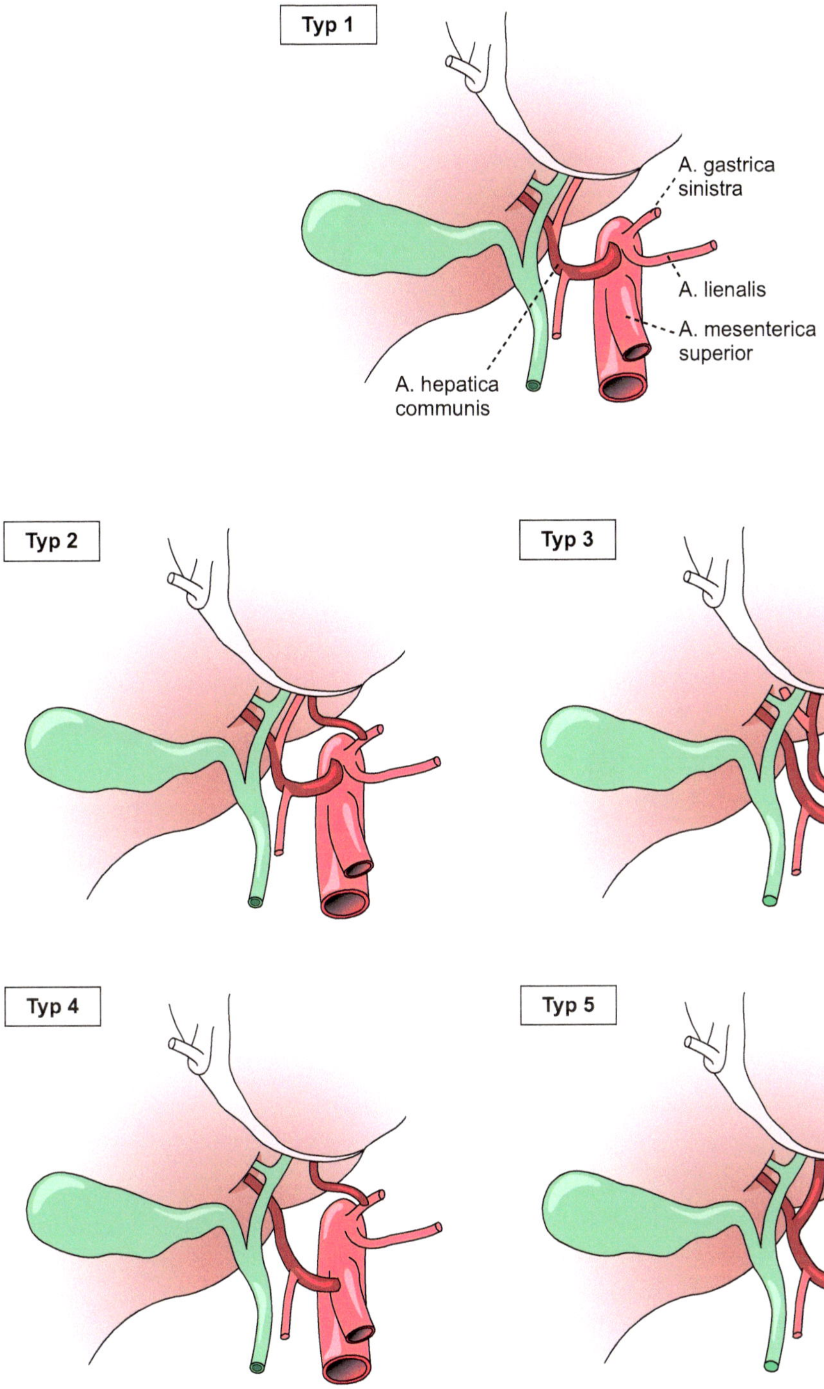

Abb. 18.4 Anatomie der arteriellen Leberversorgung nach Hiatt. [L106]

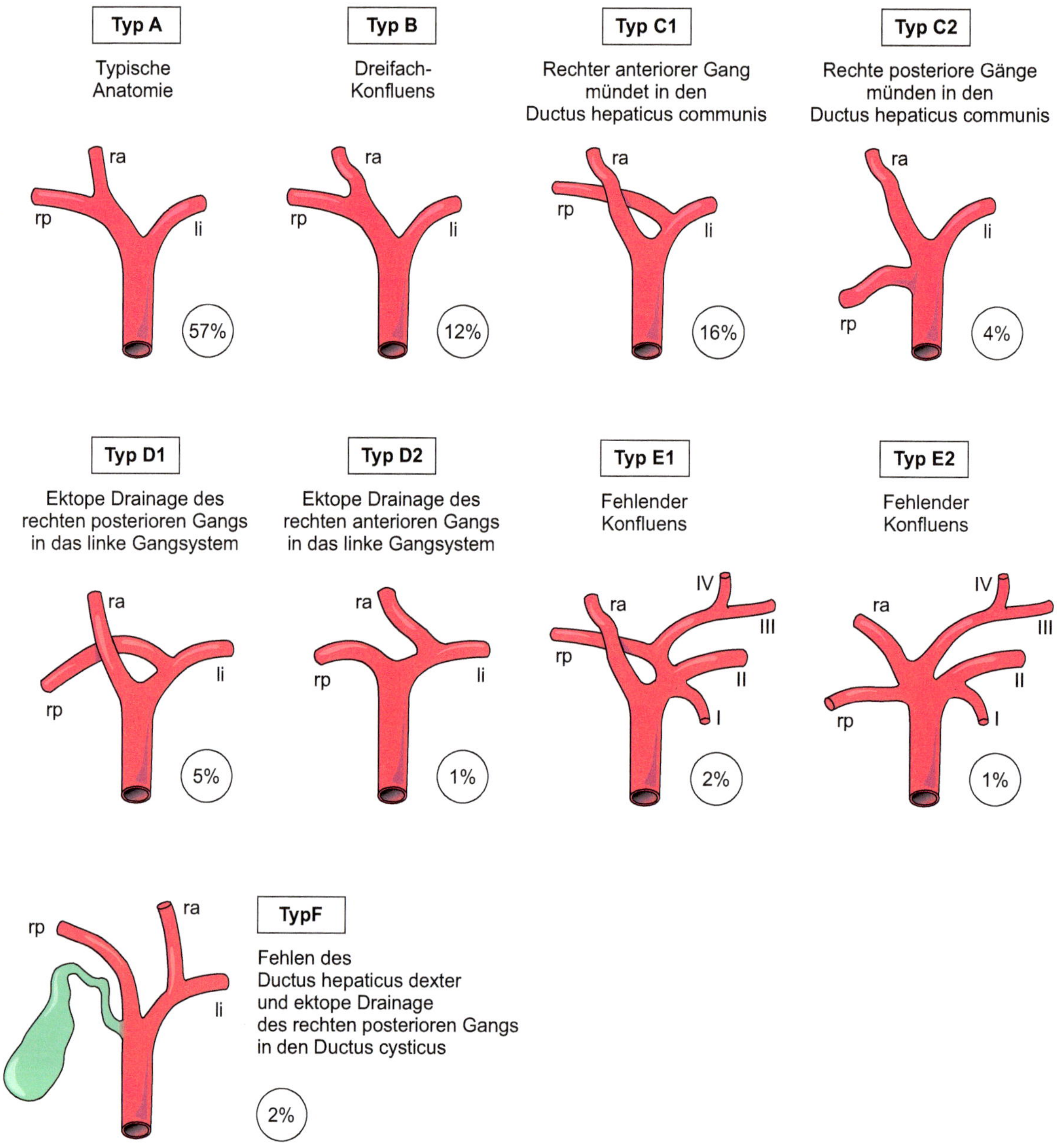

Abb. 18.5 Anatomische Variationen der extrahepatischen Gallengänge nach Couinaud. [L106]

18.6 Technik der Leberresektion

18.6.1 Methoden der intraoperativen Blutungskontrolle

Der intraoperative Blutverlust stellt in der Leberchirurgie ein großes Risiko dar und korreliert direkt mit der Komplikationsrate und dem Überleben der Patienten. Für die Risikominimierung ist wie oben aufgeführt die präoperative Bestimmung der Leberfunktion durch Ermittlung der Gerinnungsparameter, von Albumin/Transferrin sowie ggf. durch spezifische Leberfunktionstests von Bedeutung. Zusätzlich ist auch das Ausmaß der Grunderkrankung der Leber wie z. B. eine Leberzirrhose für die Planung der Größe eines Eingriffs entscheidend.

Intraoperative Kriterien zur Risikominimierung in der Leberchirurgie stellen ein adäquater Zugang, eine ausreichende Exposition/Mobilisation der Leber, die Kontrolle über die Gefäßstrukturen, der größtmögliche Erhalt von Leberparenchym, sparsame Gallengangsdissektion und ein niedriger Blutverlust dar. Für die Minimierung des intraoperativen Blutverlustes müssen zwei wichtige Ansätze verfolgt werden: die sogenannte „hepatic inflow control" und „hepatic outflow control". Zur „hepatic inflow control" kann das sogenannte Pringle-Manöver angewandt werden. Hierbei wird durch ein Tourniquet im Bereich des Ligamentum hepatoduodenale der Blutfluss im gesamten Leberhilus und damit der Blutfluss in die Leber unterbrochen. Kontinuierlich sollte das Verfahren höchstens 30–60 min angewandt werden. Bei langwierigen Resektionen hat sich das intermittierende Pringle-Manöver mit Unterbindung der Blutzufuhr für 20 min mit anschließenden Pausen im Sinne einer Reperfusion der Leber über einen Zeitraum von 5–10 min bewährt. Unter dem Pringle-Manöver kommt es jedoch zu nicht zu unterschätzenden Ischämie- und Reperfusionsschäden in der Restleber. Um warme Ischämie- und Reperfusionsschäden in der verbleibenden Restleber zu minimieren, hat sich deshalb die selektive vaskuläre Okklusion, bei der entweder hilär oder intraparenchymatös nur Teile der prähepatischen Gefäße ausgeklemmt werden, zur Blutungskontrolle bewährt.

Zur Reduktion des „hepatic outflow" im Sinne von retrograden Blutungen aus den Lebervenen sollte ein frühes Absetzen der Lebervenen durch den Chirurgen zur besseren Kontrolle des venösen Blutverlustes angestrebt werden. Durch die Anästhesie sollte der zentralvenöse Druck (ZVD) auf 1–5 mmHg gesenkt werden. Dies kann durch Lagerungsmaßnahmen wie die Oberkörperhochlagerung, angemessene reduzierte Volumentherapie und größtmögliche Reduktion des positiv-endexspiratorischen Drucks (PEEP) im Rahmen der Beatmung erreicht werden.

18.6.2 Resektionstechniken

Die geplanten Resektionslinien werden an der Leberoberfläche mit der Diathermie eingezeichnet und das Parenchym im Folgenden entlang dieser Linien durchtrennt. Hierbei können verschiedenste Techniken zum Einsatz kommen. Bei der *Finger-Fracture*-Technik wird das weiche Leberparenchym mit den Fingern, bei der *Clamp-Fracture*-Technik mit Gefäßklemmen zerquetscht. Die festeren Strukturen wie Blutgefäße und Gallengänge bleiben intakt und werden zwischen Clips oder Klemmen durchtrennt und ggf. im Anschluss mit resorbierbarem Nahtmaterial ligiert. Diese Technik ist die einfachste, aber auch ungenaueste Methode zur Leberparenchymdurchtrennung. Die Vorteile dieser Verfahren liegen in kurzen Operationszeiten und der kostengünstigen Technik. Eine modernere und heute vielfach angewandte Methode stellt die Ultraschalldissektion (CUSA = Cavitron® Ultrasonic Surgical Aspiration) dar. CUSA beruht auf dem höheren Wassergehalt der Leberparenchymzellen im Vergleich zu Gefäß- und Gallengangstrukturen. Dadurch wird selektiv nur das Leberparenchym, nicht aber die Gefäßstrukturen durchtrennt. Selbst kleine Gefäße und Gallengänge bleiben erhalten und damit einer sorgfältigen chirurgischen Versorgung zugänglich. Es resultieren glatte Resektionsränder ohne Spalten. Der deutliche Vorteil dieser Technik liegt bei der besonders schonenden und blutarmen Präparation auf Kosten einer im Vergleich zur *Fracture*-Technik längeren Präparationszeit. Weitere Möglichkeiten für die Parenchymdurchtrennung stellen der Wasserstrahldissektor (Hydrojet-Dissektor), multiple Geräte im Sinne von Gefäßstaplern oder koagulationsbasierte Techniken wie der Dissecting Sealer®, das InLine® oder auch die bipolare Schere zusammen mit bipolarem Strom dar. In zunehmendem Maße kommt gerade auch in der laparoskopischen Leberchirurgie das Ultracision® zur Anwendung, das seine Energie aus hochfrequentem Ultraschall bezieht. Das Prinzip dieser Technologie besteht in der Umwandlung von elektrischer in mechanische Energie, welche in Form hochfrequenter Ultraschallwellen über entsprechende Instrumente auf das Gewebe übertragen wird. In Abhängigkeit von der Einwirkdauer der Ultraschallenergie, der Gewebeart, der Geräteeinstellung sowie der Handhabung der Instrumente lassen sich am Gewebe eine Verschweißung von Blutgefäßen und Durchtrennung des Gewebes erzielen.

Identifizierbare Gallengänge sollten immer umstochen oder mit Clips versorgt werden, um das postoperative Auftreten von Gallenfisteln zu vermeiden. Für die Blutstillung im Bereich der Dissektionsfläche kommt neben dem früher gängigen Infrarotkoagulator zur Oberflächenkoagulation häufig standardmäßig der Argon-Plasma-Koagulator oder monopolarer oder bipolarer Strom direkt mit multiplen Möglichkeiten der Koagulation zum Einsatz. In den meisten Fällen reichen diese Koagulationsmethoden zur Blutstillung aus. Im Fall einer weiterhin bestehenden oder zu befürchtenden Blutungstendenz können zusätzlich Kollagenvliese aufgebracht oder Fibrinkleber aufgesprüht werden. Für das Versiegeln von Dissektionsoberflächen haben sich ausdrücklich die Vliese bewährt, welche Fibrinogen und Thrombin enthalten. Kann auch nach diesen Maßnahmen keine Bluttrockenheit erzielt werden, muss das Abdomen zunächst mit Bauchtüchern gepackt und die Bauchdecke temporär verschlossen werden, um zu einem späteren Zeitpunkt (z. B. nach 24–48 h) und nach Optimierung der Gerinnung die endgültige Versorgung anzustreben.

18.6.3 Anatomische Resektion

Als anatomische Resektion wird die komplette Entfernung funktionell autonomer Parenchymbezirke bezeichnet. Die Resektion orientiert sich hierbei streng an den Segmentgrenzen nach Coinaud und umfasst den/die dazugehörigen Pedikel mit den entsprechenden Ästen der Vena portae, der Arteria hepatica und des Ductus hepaticus. Die anatomischen Resektionen

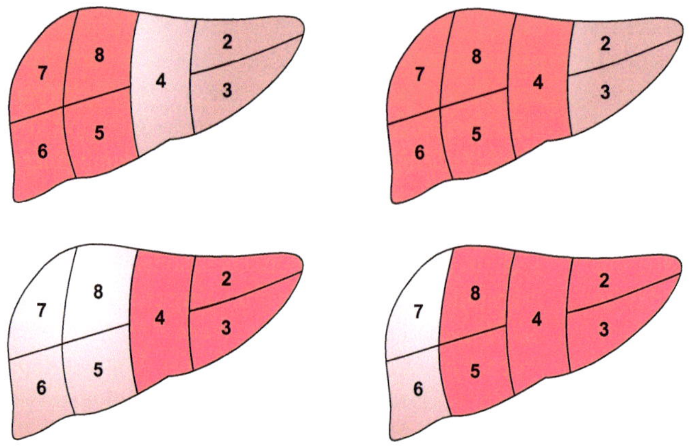

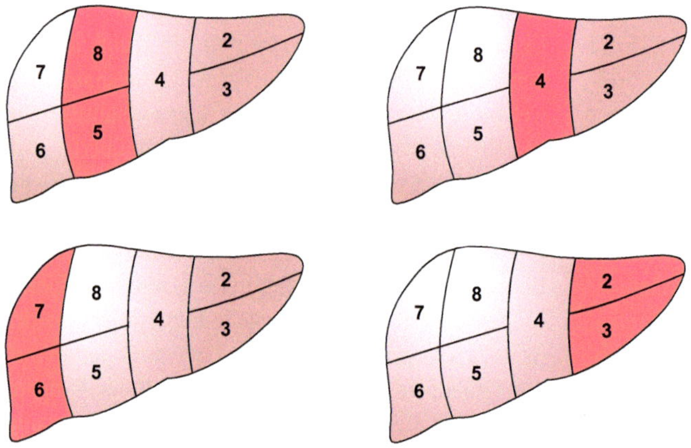

Abb. 18.6 Terminologie der Leberresektionen nach der Brisbane-2000-Nomenklatur für die Leberanatomie und die entsprechenden anatomischen Resektionen.
a) Klassifikation für die Resektion einer Leberhälfte (Hemihepatektomie) sowie einer Trisegmentektomie.
b) Möglichkeiten der Resektion der entsprechenden Sektoren der Leber (anteriorer und posteriorer Sektor, links-medialer und links-lateraler Sektor). [L106]

werden in segmentorientierte Resektionen wie Mono-, Bi- und Polysegmentektomien und sektororientierte Resektionen orientiert am rechts-posterioren, rechts-anterioren und links-lateralen Sektor eingeteilt (➤ Abb. 18.6). Die Hemihepatektomie rechts bezieht sich auf die Entfernung der Segmente V–VIII (Hepatektomie rechts oder Hemihepatektomie rechts), die unter Mitnahme des Segments IV als erweiterte Hemihepatektomie rechts (oder erweiterte Hepatektomie rechts oder Trisegmentektomie rechts) durchgeführt werden kann. Die Entfernung der Segmente II–IV wird als Hemihepatektomie links oder Hepatektomie links bezeichnet, welche ebenfalls unter Mitnahme der Nachbarsegmente V und VIII zur erweiterten Hemihepatektomie links (oder zur erweiterten Hepatektomie links oder Trisegmentektomie links) erweitert werden kann.

Die Entfernung der einzelnen Sektoren der Leber wird wie folgt bezeichnet:

Segment VI und VII	= posteriore Sektorektomie rechts
Segment V und VIII	= anteriore Sektorektomie rechts
Segment II und III	= links-laterale Sektorektomie
Segment IV	= links-mediale Sektorektomie

Von einer zentralen Leberresektion spricht man bei Entfernung der Segmente IV, V und VIII (➤ Abb. 18.7). Mittels kombinierter Entfernung verschiedener Segmente können zudem kleinere anatomische Resektionen durchgeführt werden, welche beispielhaft in ➤ Abb. 18.6 aufgezeigt werden.

Die Segmentgrenzen können hierbei am deutlichsten identifiziert werden, wenn es gelingt, zum Anfang der Resektion die betreffende Arterie und Pfortader des Pedikels/der Pedikel zu ligieren. Zusätzlich zur Erweiterung der anatomischen En-bloc-Resektionen (Hemihepatektomie rechts oder links) kann die Ausweitung der Operation auch die Resektion der Hepatikusgabel sowie der Gallenwege 1. und 2. Ordnung, die Resektion der Pfortader mit Reanastomosierung oder Interponat sowie die Resektion der V. cava mit Patch-Plastik oder Interponat beinhalten (➤ Abb. 18.8). Vorteile der anatomischen Leberchirurgie gegenüber atypischen Resektionen sind der geringere Blutverlust, weniger devaskularisiertes Gewebe im Sinne von Nekrosen und weniger Galleleckagen.

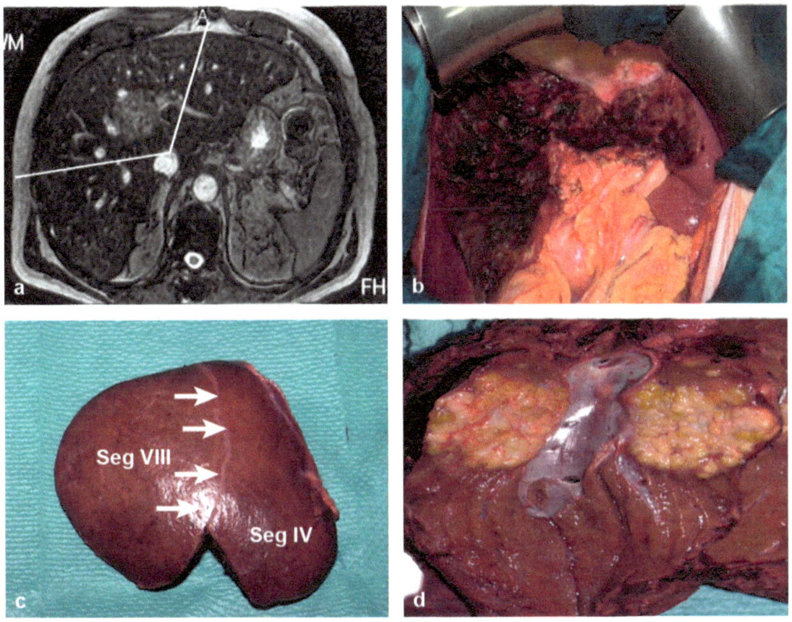

Abb. 18.7 Beispiel einer zentralen Leberresektion der Segmente IV, V und VIII bei HCC.
a) CT-Untersuchung vor Resektion mit Infiltration der mittleren Lebervene.
b) Operationssitus nach anatomischer zentraler Resektion.
c) und d) Resektat. Gut zu erkennen sind die Segmentgrenzen, die hier beschriftet wurden, wobei der Tumor die Lebervene ummauert.
Abdruck mit freundlicher Genehmigung von Martin K. Schilling. [T729]

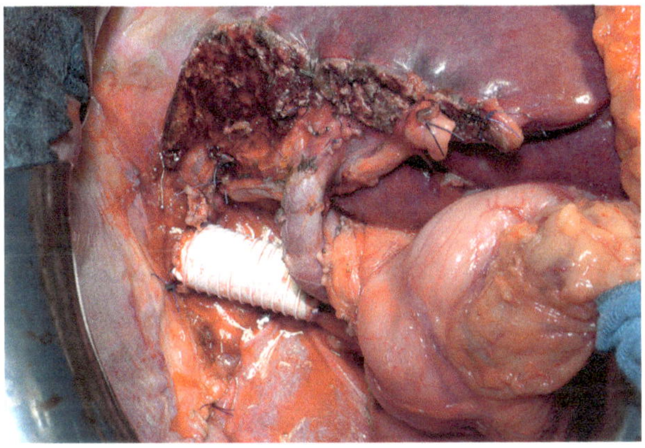

Abb. 18.8 Beispiel einer Trisegmentektomie rechts mit Resektion der V. cava und Ersatz derselben durch ein ringverstärktes Interponat beim cholangiozellulären Karzinom (CCC) mit Infiltration der V. cava. [M893]

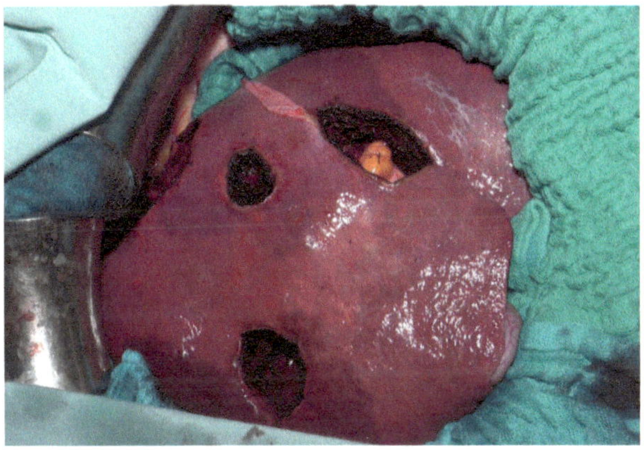

Abb. 18.9 Multiple atypische Leberresektionen von kleinen metachronen Lebermetastasen eines kolorektalen Karzinoms nach neoadjuvanter Vorbehandlung. [M893]

18.6.4 Atypische Resektion

Atypische Resektionen, die nicht den anatomischen Grenzen folgen, sind indiziert bei oberflächennahen Befunden < 2,5 cm oder bei diffuser Verteilung, um möglichst viel funktionsfähiges Parenchym zu erhalten. Zum Beispiel kann bei Patienten mit Leberzirrhose eine atypische Resektion in Erwägung gezogen werden, da der zusätzliche Verlust von Leberparenchym zur Leberinsuffizienz führen könnte, obwohl aufgrund der Tumorbiologie eine anatomische Resektion beim HCC zu favorisieren ist. Generell ist das Risiko einer intraoperativen Blutung bei extraanatomischen Resektionen als höher anzusehen. Hingegen lässt der Erhalt von Leberparenchym insbesondere wiederholte Metastasenchirurgie an der Leber zu. ➤ Abb. 18.9 zeigt am Beispiel multipler atypischer Resektion das chirurgische Vorgehen z. B. bei kolorektalen Lebermetastasen. Die Anatomie der Leber lässt grundsätzlich jede denkbare Kombination anatomischer und atypischer Resektionsarten zu.

18.6.5 Strategien zur Erhöhung der Resektabilität

Die Indikation zur Leberresektion wie oben aufgeführt hängt von vielen Faktoren ab wie z. B. der Möglichkeit der vollständigen R0-Resektion aller intra- und extrahepatischer Befunde und des Funktionserhalts der verbleibenden Leber (erhaltene Gefäß- und Gallengangsversorgung). Vor allem das verbleibende Restlebergewebe muss in seiner Funktion ausreichend sein, wobei je nach vorhandener Leberzellschädigung/ Grundkrankheit der Leber der benötigte „Restleber"-Anteil sich schnell von 25 % auf 40–70 % bei z. B. Fettleber oder Hepatitis erhöhen kann.

Leider kommen viele Patienten nicht für eine chirurgische Therapie infrage, wenn die anatomische Lage des Tumors, die eingeschränkte Funktion der verbleibenden Restleber und der Allgemeinzustand des Patienten limitierend sind. Aufgrund dessen sind verschiedene Strategien entwickelt worden, um den Anteil an resektablen Patienten zu erhöhen. Die neoadjuvante Chemotherapie bei malignen Tumoren oder Metastasen zielt darauf ab, das Tumorvolumen zu verkleinern *(Down-Sizing)*. Auch interventionelle radiologische oder Chemoembolisationen dienen dem *Down-Sizing*. Gerade bei der transarteriellen Chemoembolisation (TACE) werden aktuell in rasantem Tempo Techniken in Form unterschiedlicher Größen der Embolisationspartikel und Möglichkeiten der Beladung der Partikel mit Chemotherapeutika entwickelt. Die Weiterentwicklung und damit der Stellwert für diese Therapie sind daher aktuell nicht absehbar. Erste individuelle Langzeitverläufe bei palliativen Patienten lassen jedoch hoffen, dass die TACE in Kombination mit chirurgischen Therapieoptionen in Zukunft einen hohen Stellenwert in der Therapie von primär nicht resektablen Lebertumoren einnehmen wird.

Interventionelle Maßnahmen wie die Pfortaderastembolisation oder die chirurgische Ligatur der Gegenseite ermöglichen zweizeitige Resektionen durch Induktion der Leberregeneration und entsprechende Vergrößerung der zukünftig verbleibenden Restleber. Hierbei hat sich gezeigt, dass die Embolisation der Ligatur der Pfortader bzgl. des Volumenzuwachses überlegen ist, da im Rahmen der Embolisation auch die Kollateralvenen verschlossen werden. Zum Beispiel werden für eine geplante erweiterte Hemihepatektomie rechts bei einer Embolisation die rechte Pfortader und gleichzeitig die portalvenösen Äste zu Segment IV von rechts verschlossen, um die Re-Durchblutung von Segment V–VIII über Kollateralen aus dem Segment IV zu vermeiden.

Auch zweizeitige Resektionen mit der Möglichkeit der zwischenzeitlichen Erholung der Restleberfunktion bei Vorhandensein von bilobulären Befunden sind denkbar und haben einen kurativen Ansatz. Bei diesen Patienten ist aus Sicherheitsgründen zunächst keine komplette Resektion oder Kombination mit einem anderen Therapieverfahren möglich. Deshalb werden nach einem ersten Eingriff mit Entfernung der Haupttumormasse nach Regeneration der Leber die restlichen Befunde in einem zweiten Eingriff entfernt.

In letzter Zeit finden auch zunehmend lokale Tumordestruktionen mittels der Kryotherapie, der Radiofrequenzablation, der Lasertherapie oder der Mikrowellenablation Anwendung. Die Effizienz dieser Verfahren zur lokalen In-situ-Destruktion der Tumoren ist umstritten, da es an vergleichenden Studien im Vergleich zur chirurgischen Resektion allein fehlt. Hingegen finden diese lokalen Therapien zunehmend Anwendung als Hybridverfahren z. B. während des Wartens auf eine Lebertransplantation bei HCC in einer Leberzirrhose.

18.7 Spezielle Operationstechniken

18.7.1 Benigne Lebertumoren

Zu den benignen Lebertumoren zählen verschiedene Entitäten, wie Leberzelladenome, Gallengangsadenome/Gallenganszystadenome, Hämangiome/Hämangioendotheliome, Hamartome, fokal noduläre Hyperplasie (FNH), kongenitale oder parasitäre Zysten, Regeneratknoten, Von-Meyenburg-Komplexe, Fettinfiltrationen und weitere. Im Folgenden wird auf die spezielle operative Therapie einzelner dieser Tumoren eingegangen.

Leberzysten

Bei etwa 1 % aller Autopsien werden vorher nicht bekannte kongenitale Leberzysten entdeckt. Diese Leberzysten kommen bei der Hälfte der Erwachsenen solitär vor, enthalten seröses Sekret und haben keine Verbindung zu Blutgefäßen oder Gallengängen. In der Regel bleiben sie asymptomatisch und nehmen nur langsam an Größe zu. In diesen Fällen besteht keinerlei Handlungsbedarf.

Bei schnell wachsenden Zysten und infolge dessen Kapselspannungsschmerz, Verdrängung anderer Organe oder Gallenwegskompression kann die Indikation zur operativen Entfernung gestellt werden (➤ Abb. 18.10).

Die einfachste Methode der chirurgischen Therapie stellt die Marsupialisation dar. Hierbei wird der Deckel der Zyste entfernt und somit eine Verbindung zur freien Bauchhöhle

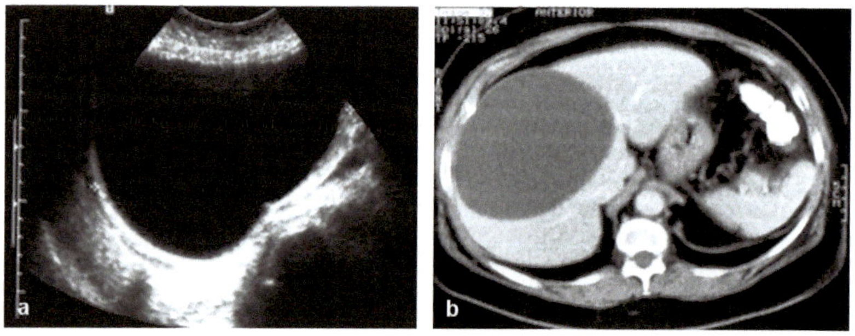

Abb. 18.10 Große symptomatische Leberzyste im rechten Leberlappen.
a) Sonografie.
b) CT-Diagnostik. [M893]

geschaffen, damit der Zysteninhalt in den Bauchraum laufen kann und vom Peritoneum resorbiert wird. Bei offenen Eingriffen kann der meist kapselnah gelegene, manchmal von Parenchym überzogene Deckel mittels Diathermie entfernt und der Rand der Zyste mit einer fortlaufenden Naht gesäumt werden. Selten bestehende Verbindungen zu den ableitenden Gallenwegen sollten umstochen werden, um Gallenfisteln zu vermeiden. Häufig finden sich am Zystengrund vorspringende, von der inneren Zystenwand gedeckte Blutgefäße, welche belassen und möglichst nicht verletzt werden sollten. Als Rezidivprophylaxe sollte eine Netzplombe in die Zystenhöhle eingebracht werden. Das Einlegen einer Drainage in den Bauchraum ist in der Regel nicht notwendig. Heutzutage üblich ist die laparoskopische Zystenentfernung. Hierbei werden der Kameratrokar supraumbilikal und zwei weitere Trokare je nach Lokalisation der Zyste platziert. Die weitere Vorgehensweise entspricht ansonsten der des offenen Eingriffs.

Zystadenom der Leber

Bei Zystadenomen handelt es sich meist um große (10–20 cm Durchmesser) gekammerte Tumoren der Leber. Die genaue Pathogenese ist weitestgehend unbekannt und das Auftreten selten, wobei Frauen über 40 Jahren vorrangig betroffen sind. Zystadenome wachsen wie kongenitale Leberzysten meist langsam, neigen aber durch Kompression der Gallenwege, Einblutungen oder Superinfektionen zu Komplikationen. Der Übergang in ein Zystadenokarzinom ist selten, aber fließend, sodass bei Diagnose eines Zystadenoms die Indikation zur Resektion gegeben ist. Bei der Operation sollte das Zystadenom möglichst in einem Stück mit einem ausreichenden Kapselsaum reseziert werden, da bei zurückbleibenden Tumoranteilen die Rezidivgefahr sehr hoch ist.

Zystenleber

Von einer Zystenleber wird gesprochen, wenn die Leber von multiplen Zysten unterschiedlicher Größe durchsetzt ist. Das Krankheitsbild wird autosomal-dominant vererbt. Bei jedem zweiten Patienten mit Zystenleber werden zusätzlich Nieren- und Pankreaszysten diagnostiziert, die letztlich die weitere Prognose bestimmen. Mit zunehmendem Alter nehmen die Zysten an Zahl und Größe langsam zu und können gelegentlich mit Superinfektion des Zysteninhalts oder Einblutungen einhergehen. Eine Einschränkung der Leberfunktion ist nur sehr selten zu beobachten, während die Zystennieren häufig zur Dialysepflichtigkeit führen. Die chirurgische Therapie ist indiziert, wenn Kapselschmerzen, Verdrängung anderer Organe, Aszitesbildung oder die Kompression der V. cava auftreten. Die einfachste operative Methode ist hierbei die Fensterung möglichst vieler Zysten unter Durchtrennung der zwischen den Zysten liegenden Septen. Bei sehr großen Zystenlebern mit einhergehenden Kompressionsbeschwerden kann unter Umständen die Resektion von Leberanteilen notwendig werden (➤ Abb. 18.11). Als äußerste Maßnahme bei meist simultan auftretenden Zysten der Leber und der Nieren und bei Dialysepflichtigkeit kann eine kombinierte Leber- und Nierentransplantation in Erwägung gezogen werden.

In diesen Fällen muss nach den Richtlinien der Bundesärztekammer für den matchMELD mindestens eins der folgenden Kriterien erfüllt sein:

1. Aszites oder Varizenblutungen
2. Budd-Chiari-Syndrom mit hepatovenöser Ausflussbehinderung durch Zysten (CT/MRT, Venografie)
3. Eingeschränkte Möglichkeit zur Zystenfenestrierung durch Aszites
4. Hochgradige Malnutrition (verminderter Armumfang beim nichtdominanten Arm: Männer: < 23,8 cm, Frauen: < 23,1 cm);
5. Dialyseabhängigkeit in Kombination mit einem Kriterium 1–4 (ggf. kombinierte Leber-Nieren-Transplantation);
6. Kreatinin-Clearance 20–30 ml/min in Kombination mit einem Kriterium 1–5 (ggf. kombinierte Leber-Nieren-Transplantation).

Hämangiom

Kleinere Hämangiome kommen etwa bei jedem Zweiten vor und sind meist asymptomatisch. In der Literatur findet sich für größere kavernöse Hämangiome eine Inzidenz von 0,4 bis 7,3 % in der Bevölkerung, multiple Läsionen finden sich in etwa 10 % der Fälle. Die Diagnose betrifft meist Erwachsene im Lebensalter von 20–40 Jahren und deutlich häufiger Frauen. Klinische Symptome entstehen erst durch akute Thrombosen innerhalb des Hämangioms bei entzündlicher Begleitreaktion oder deutlicher Größenzunahme. Die nur selten beschriebene freie Ruptur in die Bauchhöhle stellt ein lebensbedrohliches

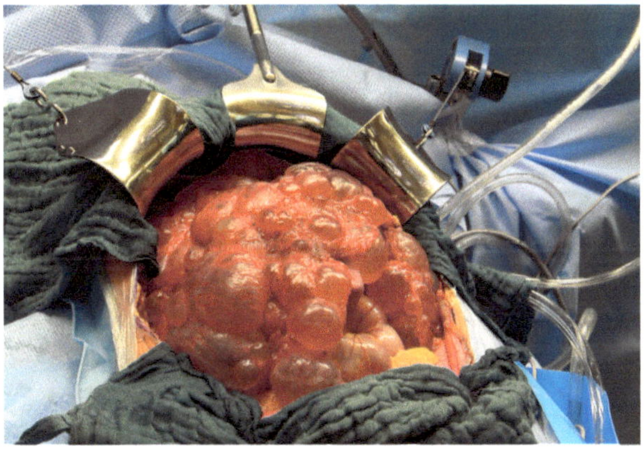

Abb. 18.11 Operationssitus bei ausgedehnter Zystenleber mit Indikation zur alleinigen Lebertransplantation. Vorbereitung zur Hepatektomie. [M893]

Krankheitsbild dar. Asymptomatische, kleinere Hämangiome sollten zunächst beobachtet werden und nur bei primär großen, rasch wachsenden oder nicht sicher von einem Malignom zu differenzierenden Hämangiomen sollte die Indikation zur Operation gestellt werden. Ab einer Größe von 10 cm bei Diagnose oder im Verlauf wird in der Literatur generell die Empfehlung zur Resektion gegeben. Ebenso sollte unabhängig von der Größe beim Auftreten eines hämodynamisch wirksamen arteriovenösen Shunts operiert werden. Bei der Entfernung von Hämangiomen wird meist eine offene Vorgehensweise gewählt und möglichst parenchymschonend operiert. Bei größeren Hämangiomen empfiehlt es sich, vor der Resektion zunächst die arteriellen Zuflüsse zu identifizieren und zu umstechen, um den intraoperativen Blutverlust zu minimieren. Anschließend werden die Hämangiome mit der Kapsel ausgeschält und die versorgenden Blutgefäße direkt umstochen oder mit Clips versorgt.

Leberzelladenom und fokale noduläre Hyperplasie (FNH)

Die differenzialdiagnostische Unterscheidung zwischen einem Leberzelladenom und einer FNH ist in der bildgebenden Diagnostik äußerst schwierig. Beide Entitäten finden sich vorwiegend bei Frauen im gebärfähigen Alter und werden in Zusammenhang mit der Einnahme weiblicher Sexualhormone (Kontrazeptiva) gebracht. Leberzelladenome sind benigne Tumoren und tendenziell etwas größer als eine FNH, heller gefärbt und weniger fest. Bei etwa einem Drittel der Patienten wird ein multifokales Vorkommen beobachtet. Die histopathologische Unterscheidung zwischen einem gut vaskularisierten Adenom und einem HCC ist nicht immer eindeutig möglich und es wird vermutet, dass ein Adenom im Verlauf potenziell in ein HCC übergehen kann. Bei einer Adenomgröße von > 5 cm besteht zudem ein erhöhtes Risiko der Spontanruptur, welche mitunter zu lebensgefährlichen Blutungen führen kann. Bei Verdacht auf ein Adenom ist daher immer die operative Entfernung mittels Leberteilresektion indiziert. Eine operative Entfernung ist bei der FNH, welche auf zellulärer Ebene dem umgebenden Lebergewebe ähnlich sieht, primär nicht indiziert. Bei Symptomen wie Kompression, Stieldrehung, Obstruktion der Gallengänge oder Blutungen sollte jedoch eine operative Therapie angestrebt werden. Bei differenzialdiagnostischer Unsicherheit in der Abgrenzung zum Leberzelladenom sollte ebenfalls eine Leberteilresektion erfolgen. Da Leberzelladenome und FNH nicht primär als Malignome gelten, werden sie meist atypisch unter größtmöglichem Parenchymerhalt reseziert. In der Regel wird hierbei ein offenes Vorgehen gewählt. > Abb. 18.12 zeigt das chirurgische Vorgehen bei einer FNH im Sinne einer anatomischen Segment-IVb/V-Resektion. Für diese Form der anatomischen Resektion hat sich der Ligmentum-rotundum-Approach, wie auf den Operationsbildern gezeigt, bewährt. Die Resektion wurde unter selektiver Unterbindung der Blutversorgung (Bulldog-Klemme) durchgeführt.

18.7.2 Maligne Lebertumoren

Die malignen Lebertumoren lassen sich in primäre und sekundäre (= Metastasen) Tumoren einteilen. Zur Gruppe der primären Lebermalignome gehören hepatozelluläre und cholangiozelluläre Karzinome sowie sehr selten Zystadenokarzinome und Sarkome. Lebermetastasen können von verschiedenen Tumorentitäten ausgehen, wobei die kolorektalen Metastasen die häufigsten sind.

Hepatozelluläres Karzinom (HCC)

Risikofaktoren für das Entstehen eines HCC sind Alter, Alkoholabusus, Leberzirrhose und vor allem die chronischen

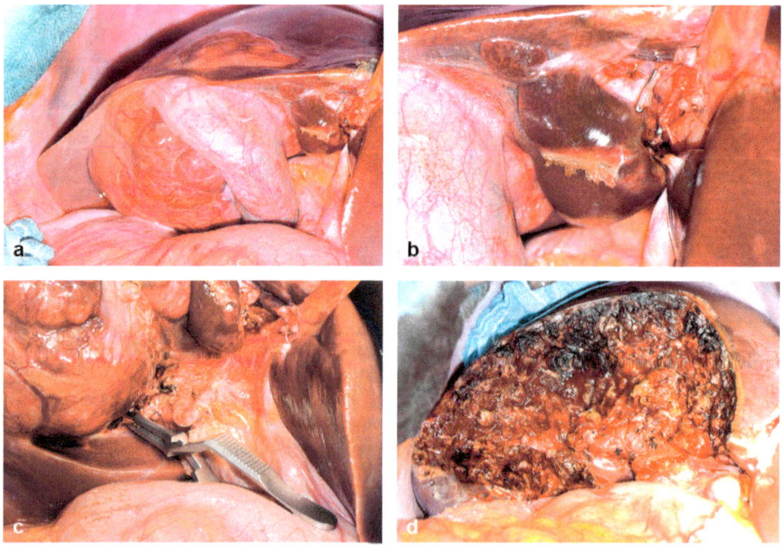

Abb. 18.12 Fokale noduläre Hperplasie.
a) Tumorbefund in den Segmenten IVb und V der Leber.
b) Befund im Ligament nach Durchführung des „Ligamentum-rotundum-Approachs" zur Devaskularisierung von Segment IVb.
c) Ausgeklemmter anteriorer Pedikel für das selektive „Pringle-Manöver".
d) Operationssitus nach Durchführung der Segment-IVb/V-Resektion. [M893]

18

Hepatitiden B und C. In Mitteleuropa macht das HCC derzeit etwa 2 % aller Malignome aus. Bei ca. 70 % dieser Patienten findet sich bei Diagnose eines HCC eine zugrunde liegende Zirrhose. Unbehandelt ist die Prognose des HCC als schlecht anzusehen. Nur 12,8 % aller Patienten überleben ohne Behandlung mehr als drei Jahre, wobei 20 % dieser Patienten an Folgen der Zirrhose versterben. Obwohl in den letzten Jahren die Bedeutung interventioneller Verfahren wie TACE, SIRT (selektive interarterielle Radiotherapie) oder RFA (Radiofrequenzablation) zugenommen hat, bleibt die chirurgische Resektion der „goldene" Standard der Behandlung mit den besten Überlebensdaten. Nur maximal 20 % aller Patienten mit der Erstdiagnose eines HCC kommen für eine chirurgische Therapie infrage. Die individuelle Prognose für den Patienten lässt sich anhand von Prognosefaktoren wie Okuda-Stadium, Höhe des AFP-Spiegels, Tumorgröße, Anzahl der Tumorherde, Vorhandensein einer Leberzirrhose, Gefäßinfiltration und extrahepatische Absiedelungen abschätzen. Bei kleineren Befunden ohne Verbindung zu wesentlichen Gefäßstrukturen ist auch bei einem bilobulären Befall die chirurgische Resektion unter Anwendung einer Kombination anatomischer und/oder atypischer Resektionsverfahren möglich. Besonders berücksichtigt werden muss hierbei jedoch die meist durch die zugrunde liegende Leberzirrhose reduzierte Reservekapazität der verbleibenden Restleber. Die Rezidivrate nach erfolgreicher Resektion ist in der Literatur breit gefächert und betrifft 20–100 % der Patienten. Eine klare Kontraindikation zur Resektion stellt die extrahepatische Manifestation mit Absiedelungen in die Lunge und das Skelett dar. Als weiterer kurativer chirurgischer Ansatz ist die Lebertransplantation anzusehen, die allerdings nur einem ausgewählten Patientengut vorbehalten ist. So hat sich ein Überlebensvorteil für Patienten mit HCC nach Lebertransplantation nur gezeigt, wenn präoperativ die „Mailand-Kriterien" erfüllt wurden (> Tab. 18.4).

Kommt ein Patient für die Transplantation infrage, wird er auf die Warteliste genommen und regelmäßig der Progress des HCC und die Leberfunktion kontrolliert. Match-MELD-Punkte erhält der Patient nur bei Vorhandensein der Mailand-Kriterien entsprechend den Leitlinien der Bundesärztekammer in Deutschland. Um einen Progress des HCC bei Patienten auf der Warteliste zu vermeiden, werden als sogenannte „Bridging-Verfahren" vor geplanter Transplantation vor allem Techniken wie TACE, SIRT oder RFA angewandt. Aufgrund der multimodalen Möglichkeiten und der Komplexität der Entwicklung optimaler Therapiestrategien sollte die Behandlung der Patienten mit HCC in enger interdisziplinärer Zusammenarbeit und unter Einbeziehung eines Lebertransplantationszentrums erfolgen.

Tab. 18.4 Mailand-Kriterien.

Mailand-Kriterien	Kennzeichen
extrahepatische Tumormanifestation	Ausschluss
makrovaskulär invasives Wachstum	Ausschluss
Tumor	Ein Tumor zwischen 2 und 5 cm bzw. bis zu 3 Tumoren kleiner als 3 cm Größe

Cholangiozelluläres Karzinom

Für das intrahepatische cholangiozelluläre Karzinom (CCC) oder die von der Hepatikusgabel ausgehenden Klatskin-Tumoren stellt die chirurgische Resektion die einzige potenziell kurative Behandlungsmöglichkeit dar, weshalb die Indikation zur Operation großzügig gestellt werden sollte. Wenn aus der bildgebenden Diagnostik die Frage nach der Resektabilität eines Befundes nicht endgültig geklärt werden kann, sollte eine explorative Laparotomie durchgeführt werden. Intraoperativ muss der Chirurg entscheiden, ob der Tumor technisch potenziell kurativ reseziert werden kann unter Berücksichtigung der verbleibenden Restleberfunktion. Als vorbereitende Maßnahme zur Induktion der Leberregeneration hat sich hierbei die Pfortaderastembolisation bewährt, wobei aufgrund der möglichen gleichzeitigen Induktion des Tumorwachstums durch die Regeneration der kontralateralen Leber eine frühzeitige Resektion innerhalb von 2–6 Wochen nach der Embolisation anzustreben ist. Als limitierend erweisen sich bei diesen Tumoren jedoch häufig die nach Resektion zu erwartenden Schwierigkeiten der Rekonstruktion des Galleabflusses der Gallengänge III. oder höherer Ordnung. Auch eine ausgeprägte Infiltration der extrahepatischen Gefäßstrukturen wie der Leberarterie sind limitierende Faktoren für eine chirurgische Resektion. Ist eine kurative Resektion nicht möglich, können auch hier im Rahmen einer Palliation tumormassenreduzierende Strategien wie TACE, SIRT oder RFA Anwendung finden.

Lebermetastasen

Lebermetastasen können bei einer Vielzahl von Tumorentitäten auftreten. Die Indikation zur chirurgischen Resektion sollte vom Allgemeinzustand des Patienten, dem zugrunde liegenden Primärtumor und der Lokalisation in der Leber abhängig gemacht werden. Bei der Therapie von Lebermetastasen sollte unabhängig vom Primärtumor immer ein multimodales und fachdisziplinübergreifendes Regime angestrebt werden. Generell profitieren Patienten mit z. B. kolorektalen Metastasen immer von einer Resektion, wie auch bei Metastasen eines neuroendokrinen Tumors ebenfalls immer die Resektion gewählt werden sollte. Bei Lebermetastasen gastrointestinaler Tumoren nichtkolorektalen Ursprungs (Pankreas, Ösophagus, Magen) ist die Prognose als sehr schlecht anzusehen und die Entscheidung zur Resektion (Individualentscheidung) nicht unter kurativen Gesichtspunkten zu betrachten. Karzinome des Urogenitaltrakts oder der Mamma haben bei einer individuell ausschließlich auf die Leber begrenzten Metastasierung weiterhin eine gute Prognose, sodass auch bei fehlender Evidenz in der Literatur aus Erfahrungen im eigenen Patientenkollektiv eine chirurgische Resektion zu erwägen ist, um die Überlebensrate zu steigern.

Kolorektale Lebermetastasen

Das kolorektale Karzinom ist nach wie vor die zweithäufigste Tumorentität mit in Deutschland ca. 70.000 Neuerkrankungen im Jahr. Bei ca. 25 % aller Patienten entwickeln sich im Verlauf Fernmetastasen (metachrone Metastasierung), bei 35 % aller Patienten liegt bereits zum Zeitpunkt der Diagnose eine Fernmetastasierung vor (synchrone Metastasierung). Bei bis zu 20 % dieser Patienten sind die Metastasen auf die Leber beschränkt und somit prinzipiell einem kurativem Ansatz zugänglich. Das individuelle therapeutische Vorgehen bei der Diagnose kolorektaler Lebermetastasen hängt von mehreren Faktoren ab. Als primär resektabel werden Lebermetastasen eingeschätzt, wenn alle Tumorherde einer R0-Resektion zugänglich sind unter Erhalt des arteriellen und portalvenösen Zu- und des biliären Abflusses der verbleibenden Leber. Zudem muss die Funktion des verbleibenden Lebergewebes ausreichend sein, d. h., mindestens 25 % des gesunden Lebergewebes sollten erhalten bleiben. Bei vorbestehender Leberschädigung (Steatosis hepatis, Zirrhose) muss der Anteil des verbleibenden Lebergewebes dementsprechend erhöht werden. In einem offenen Vorgehen werden die Metastasen mit ausreichendem Sicherheitsabstand reseziert. Bei Manifestation mehrerer kleiner Herde können atypische Resektionen erfolgen, um möglichst viel Parenchym zu schonen (➤ Kap. 18.6.4). Der Sicherheitsabstand ist nach Auswertung der neuesten multivariaten Analysen nicht mehr als feststehende Größe von 1 cm anzusehen, sondern kann unter Umständen auch nur 1 mm betragen. Nach erfolgter Resektion treten bei ca. 60 % aller Patienten im Verlauf erneut Fernmetastasen auf, von denen etwa die Hälfte erneut die Leber betrifft. Sollte die Rezidivmetastase einer erneuten Resektion zugänglich sein, besteht erneut die Indikation zur chirurgischen Entfernung. Eine Sonderform stellen Lebermetastasen dar, die primär aufgrund ihrer Größe und Verteilung keinem kurativen Resektionsansatz zugänglich sind, aber unter Anwendung multimodaler Therapien in eine „sekundäre" Resektabilität überführt werden können. Die hierbei angewandten Strategien sollen entweder das Tumorvolumen schrumpfen oder das Volumen des gesunden Leberanteils vermehren lassen. Die Tumormassenreduktion kann durch die Gabe einer (im Bezug auf die Lebermetastasen) neoadjuvanten Chemotherapie erfolgen. In heutzutage gängigen Schemata kommen 5-Fluorouracil und Folinsäure in Verbindung mit oder ohne Oxaliplatin oder Irinotecan zur Anwendung mit einer Ansprechrate von bis zu 70 %. Unter regelmäßigen Kontrollen der Metastasen können die Patienten dann nach Erreichen einer Resektabilität der zweizeitigen Metastasenresektion in kurativer Intention zugeführt werden. Zur Steigerung des gesunden Lebervolumens werden Techniken eingesetzt, die dem Verschluss der Pfortader des tumortragenden Leberlappens dienen und somit eine ipsilaterale Atrophie und eine kontralaterale Hypertrophie induzieren. Interventionell-angiografisch kann dies durch eine selektive Pfortaderembolisation, chirurgisch durch eine Ligatur der Pfortader erfolgen. Diese Maßnahmen sind allerdings Patienten mit einseitigem Tumorbefall der Leber und mit ausreichendem Volumen des kontralateralen Leberlappens vorbehalten. Nach 2–6 Wochen und ausreichender Hypertrophie des kontralateralen Leberlappens kann dann zweizeitig meist im Sinne einer Trisegmentektomie rechts oder links unter Mitnahme von Segment I die Resektion erfolgen. Zur Prognose des langfristigen Überlebens nach Resektion kolorektaler Lebermetastasen kann der 1999 von Fong et al. veröffentlichte Fong-Score angewandt werden (➤ Tab. 18.5). Aus diesem und anderen Scoring-Systemen, die sich z. T. anderer Parameter bedienen, lässt sich ableiten, dass beim Vorliegen weniger Risikofaktoren die Rezidivgefahr gering, mit dem Vorliegen von mehr Risikofaktoren jedoch gesteigert ist. Bei Erfüllung aller Risikofaktoren wird das langfristige Überleben somit auf < 10 % geschätzt.

Neuroendokrine Lebermetastasen

Die Diagnose eines neuroendokrinen Tumors (NET) hat in den letzten 30 Jahren an Häufigkeit deutlich zugenommen. Dies ist auf die verbesserte Bildgebung, die verbesserte pathologische Analyse und die höhere Sensibilität der behandelnden Ärzte für die Erkrankung zurückzuführen. Dementsprechend werden die NET heute in einem früheren Stadium diagnostiziert, weshalb die Prognose der Patienten besser geworden ist. Grundsätzlich ist die Prognose der Patienten mit einem gastroenteropankreatischen neuroendokrinen Tumor besser als mit einem anderen abdominalen Malignom. Die Magen-NET werden z. B. in drei gut differenzierte Typen („Magenkarzinoide" Typ 1–3) und einen schlecht differenzierten Typ 4 unterteilt. Die tumorbedingte Sterblichkeit variiert hierbei von 0 % bei Typ 1 bis zu > 50 % beim Typ 4. Die Tumoren sind meist asymptomatisch und werden häufig in

Tab. 18.5 Fong-Score zur Prädiktion des langfristigen Überlebens nach Resektion kolorektaler Lebermetastasen. Für jeden Faktor wird ein Punkt vergeben, sodass maximal 5 Punkte vergeben werden können.

• Lymphknotenpositiver Primarius
• Tumorfreies Intervall > 1 Jahr
• Anzahl Knoten > 1
• Größter Knoten > 5 cm
• CEA > 200 ng/ml

einer Routinegastroskopie als kleine Tumoren diagnostiziert. Bei den symptomatischen Tumoren stehen Oberbauchbeschwerden, Blutungen, Durchfälle und Gewichtsverlust im Vordergrund. Ein Karzinoidsyndrom mit Flush-Symptomatik und Durchfällen entwickelt sich nur selten und ist direkt assoziiert mit der Ausprägung der hepatischen Metastasierung bzw. Tumormasse. Das Karzinoidsyndrom ist auf die Ausschüttung von Serotonin zurückzuführen. Bei nichtresektablen Lebermetastasen beträgt das 5-Jahres-Überleben der Patienten mit einem Karzinoidsyndrom 30 %. Aufgrund der bilobulären teils diffusen Metastasierung können nur ca. 30 % der Patienten einer Leberresektion zugeführt werden. Dennoch hat gerade bei Patienten mit einem Karzinoidsyndrom die chirurgische Resektion im Sinne einer Reduktion der Tumorlast einen sehr großen Stellenwert. Hierbei ist zuerst die extrahepatische Tumorfreiheit anzustreben, während man von einer effektiven Palliation an der Leber bei einer Entfernung von bis zu 90 % der Tumormassen spricht. Hierbei sollten die Patienten in multimodale Therapiekonzepte individuell für jeden Patienten einbezogen werden und anatomische sowie atypische Resektionen sollten durchaus mit lokal-ablativen Verfahren verknüpft und die Patienten einer medikamentösen Therapie zugeführt werden.

Lebermetastasen anderer Genese

Bei Lebermetastasen nichtneuroendokriner und nichtkolorektaler Genese gibt es keine einheitliche Therapieempfehlung. Bei den meisten Metastasen liegt der Primärtumor außerhalb der Pfortaderstrombahn, sodass mit der Diagnose einer Lebermetastasierung von einer systemischen Tumormanifestation ausgegangen werden muss. Daher ist das Risiko für eine zusätzliche extrahepatische Manifestation hoch und das Vorkommen eines isolierten Leberbefalls selten. Die Tumoren der viszeralen Organe wie Magen oder Pankreas finden zwar auch ihren Abfluss über die Pfortader, da sich die Primärtumoren aber ungleich aggressiver in ihrer Tumorbiologie präsentieren, ist die Prognose als deutlich schlechter anzusehen als die der kolorektalen Karzinome. Die Resektion solcher Metastasen sollte immer innerhalb eines multimodalen Konzepts erfolgen und bedarf der vorsichtigen Indikationsstellung unter Berücksichtigung individueller Tumor- und Patientenfaktoren. Eine klare Evidenzlage gibt es nicht, sodass die in der Literatur berichteten Ergebnisse für viele Entitäten nur als grobe Richtgrößen anzusehen sind. Die Entscheidung zur Leberresektion sollte vor dem Hintergrund der unsicheren Datenlage nur gefällt werden bei vertretbarem Operationsrisiko und der Möglichkeit einer R0-Resektion.

Sarkome
Bei Sarkomen viszeralen oder retroperitonealen Ursprungs finden sich in 20–60 % der Fälle Lebermetastasen. Meistens handelt es sich hierbei um gastrointestinale Stromatumoren (GIST) oder Leiomyosarkome. Bei auf die Leber beschränkter Metastasierung findet sich für Patienten nach Resektion ein deutlicher Überlebensvorteil. Das Rezidivrisiko ist mit 50 % relativ hoch, bei vorhergehender parenchymschonender Resektion sollte aber auch im Falle eines Rezidivs eine Resektion angestrebt werden. Als perioperative systemische Standardtherapie gilt heutzutage Imatinib, welches als bioaktiver Tyrosinkinaseinhibitor wirkt und Ansprechraten von über 70 % aufweist bei geringem Nebenwirkungsprofil.

Mammakarzinome
Das Mammakarzinom ist nach wie vor das häufigste Karzinom der Frau und verantwortlich für die meisten tumorbedingten Todesfälle. Im Verlauf treten bei ca. 50 % aller Betroffenen Fernmetastasen auf, bevorzugt in Lunge, Skelett oder Leber, wobei eine isolierte Metastasierung der Leber selten ist. Da die Manifestation von Fernmetastasen im Falle des Mammakarzinoms immer als systemischer Krankheitsprogress gelten muss, werden die Patientinnen meist einer palliativen Chemotherapie zugeführt. Gerade bei jungen Patientinnen und langsam wachsenden Tumoren sollte aber in Einzelfällen die Leberresektion gerade vor dem Hintergrund des heutzutage relativ geringen Operationsrisikos in Betracht gezogen werden. Voraussetzung für die Entscheidung zu einer Resektion sollte nach der S3-Leitlinie Mammakarzinom der Ausschluss einer disseminierten Metastasierung, extrahepatischer Metastasen und eines lokoregionalen Rezidivs sein. Zudem sollte sich die Metastasierung auf einen Leberlappen beschränken und die Metastasierung nicht innerhalb des ersten Jahres nach Primärbehandlung auftreten. Diese Punkte sind allerdings als lediglich richtungsweisend anzusehen, sodass in Einzelfällen auch beim Vorliegen extrahepatischer Manifestationen für die Leberresektion entschieden werden kann, um die Überlebensrate zu verlängern.

Magenkarzinome
Magenkarzinome sind weltweit die zweithäufigsten Malignome. Bei 10 % aller Patienten entwickeln sich im Verlauf Lebermetastasen. Die Studienlage zur Resektion von Metastasen des Magenkarzinoms ist sehr dünn, was vor allem durch die meist ausgedehnte Lebermetastasierung und das fast immer gleichzeitige Vorhandsein extrahepatischer Manifestationen im Sinne von Lymphknotenmetastasen oder einer Peritonealkarzinose zu erklären ist. Aufgrund der insgesamt schlechten Prognose muss die Indikationsstellung zur Resektion auf den Einzelfall abgestimmt werden.

Pankreaskarzinome
Das Pankreaskarzinom ist nach wie vor eine Tumorentität, deren einzige Möglichkeit der langfristigen Kuration in der chirurgischen Entfernung liegt. Lebermetastasen finden sich häufig früh nach Diagnose und/oder Resektion des Primärtumors und treten meist multipel und bilobulär auf. Aus heutiger Sicht lässt sich aus den bisherigen Erfahrungen kein Überlebensvorteil für Patienten mit Resektion von Leberme-

tastasen ableiten, zumal die Patienten innerhalb eines Jahres nach Leberresektion erneute und multiple Metastasen aufzeigen.

Maligne Melanome

Mit weltweit 160.000 Neuerkrankungen und 48.000 Todesfällen im Jahr zählt das maligne Melanom zu den häufigsten Tumoren. Grundsätzlich ist die Prognose eines metastasierten Melanoms als sehr schlecht anzusehen, vor allem aufgrund des schlechten Ansprechens auf Chemotherapeutika. Während das kutane Melanom nur in 10–20 % aller Fälle in die Leber und häufig zeitgleich extrahepatisch metastasiert, finden sich beim Aderhautmelanom in 40–80 % der Fälle Lebermetastasen, zumeist ohne das Vorliegen extrahepatischer Fernmetastasen. Da bisher keine wirksame Therapie etabliert werden konnte und das mediane Überleben eines Patienten mit metastasiertem Melanom weiterhin nur 4–8 Monate beträgt, sollten bei resektablen Metastasen der Leber diese auch reseziert werden. Hierbei gibt es bisher keine einstimmige Empfehlung, ob die Indikation zur Resektion sich auf Aderhautmelanome beschränken sollte, auch wenn die Prognose im Vergleich mit den metastasierten kutanen Melanomen besser scheint. Nach heutigem Stand bleibt die Resektion von Lebermetastasen eines malignen Melanoms eine Einzelfallentscheidung, die im interdisziplinären Konsens gefällt werden muss. Bei disseminiertem Befall der Leber durch das Aderhautmelanom muss des Weiteren die isolierte Leberperfusion mit Melphalan im Tumorboard diskutiert werden.

Nierenzellkarzinom

Das Nierenzellkarzinom umfasst 2–3 % aller Malignome und ist der häufigste renale Tumor. Bei etwas mehr als der Hälfte aller Patienten treten im Verlauf Fernmetastasen auf, wobei nur etwa 2–4 % der Patienten eine isolierte Lebermetastasierung zeigen. Bei gegebener Resektabilität dieser Befunde sollte in solchen Fällen immer die Leberresektion erfolgen. Für Lungenmetastasen (die weit häufiger vorkommen) ist die Resektion gut untersucht und trägt nachweisbar zur Prognoseverbesserung bei. Die Lebermetastasierung per se ist prognostisch als ungünstiger anzusehen, sodass die Patienten seltener einer chirurgischen Therapie zugänglich gemacht werden und daher bisher keine validen Datensätze zur Leberresektion vorliegen.

18.7.3 Infektiöse Lebererkrankungen

Leberabszess

Die Inzidenz von Leberabszessen wird in der Literatur mit etwa 0,02 % angegeben. In der Pathogenese spielen hierbei vor allem iatrogene Ursachen und aszendierende Gallenwegsinfektionen eine Rolle. Einzelne Abszesse finden sich meist im rechten Leberlappen. Als häufigste Erreger finden sich bei den mikrobiologischen Untersuchungen *Escherichia coli* (30 %), gefolgt von *Staphylococcus aureus* und grampositiven Streptokokken (je 20 %). In bis zu 15 % der Fälle geht ein Leberabszess mit einer generalisierten Sepsis einher. Die Therapie der Wahl ist immer die Abszessentlastung, begleitet von einer intravenösen antibiotischen Therapie. Primär wird meist eine Abszessentlastung unter CT- oder Ultraschall-gesteuerter Einlage einer Drainage angestrebt (➤ Abb. 18.13). Stellt sich diese als nicht suffizient dar, sollte die Indikation zur operativen Sanierung gestellt werden. Die Operation wird offen durchgeführt und alle Herde werden eröffnet und gespült. Anschließend werden weiche Silikondrainagen in die Abszesshöhlen eingelegt, über die im postoperativen Verlauf bei Bedarf gespült werden kann (➤ Abb. 18.14). Je nach Qualität der rückfließenden Spülflüssigkeit können die Drainagen dann sukzessive wieder entfernt werden. Die Ursache für die Abszessentstehung (z. B. Choledocholithiasis) sollte möglichst schnell therapiert werden, um ein neuerliches Auftreten von Abszessen zu verhindern.

Echinokokkose

Echinococcus granularis, dessen Hauptwirt der Hund ist, und *Echinococcus multilocularis,* der über den Kot von Hunden, Katzen, Füchsen und anderen Karnivoren übertragen wird, sind die Erreger der Echinokokkose. Nachdem die Wurmeier meist über kontaminierte Nahrung vom Menschen aufgenommen wurden, gelangen diese über das Pfortaderblut in die Leber, in der bei über 80 % der Patienten die Echinokokkuszysten ausschließlich lokalisiert sind. Zunächst misst eine solche Zyste nur etwa 40–50 mm, kann aber das Volumen mehrerer Liter erreichen. Die Zystenwand ist zweischichtig, wobei die äußere Wand mit einer Dicke von 5 mm vor Superinfektionen schützt und die innere Wand die Zystenflüssigkeit bildet. Innerhalb der Zyste findet die Vermehrung der Skolizes statt. Als Abwehrreaktion auf äußere Noxen oder durch Verbindung mit dem Gallengangssystem entstehen Tochterzysten. Vor allem bei einer Infektion mit *Echinococcus multilocularis* ist die Entstehung von Tochterzysten zu beobachten. Im Verlauf verkalkt die äußere Zystenwand, wodurch sie in der diagnostischen Bildgebung pathognomonisch auffällig wird. Trotz der Verkalkung kann die Zyste aber infektiös bleiben, sodass bei Verdacht auf eine Echinokokkose der Nachweis spezifischer Antikörper mittels ELISA (Enzyme-linked Immunosorbent Assay) angestrebt werden sollte. Die Therapie der Echinokokkose ist häufig individuell zu entscheiden. Kleine (< 4 cm), tief im Leberparenchym gelegene Zysten können zunächst nur beobachtet werden. Größere und kapselnah gelegene Zysten stellen auch beim jungen, asymptomatischen Patienten aufgrund des erhöhten Risikos letaler Komplikationen, wie Anaphylaxie, Einbruch in Gallenwege, Bauch- oder Brusthöhle, eine Indikation zur Operation dar. Verkalkte Zysten bei älteren (> 60 Jahre) und asymptomatischen Patienten sollten beobachtet werden, da

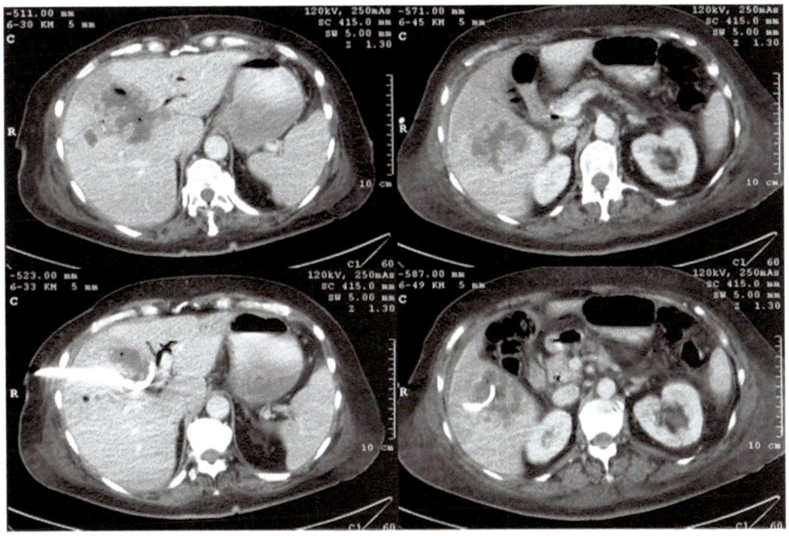

Abb. 18.13 Leberabszess. Konservative/interventionelle Therapie durch CT-gesteuerte Drainagen-Einlage im Segment IV und VI. [M893]

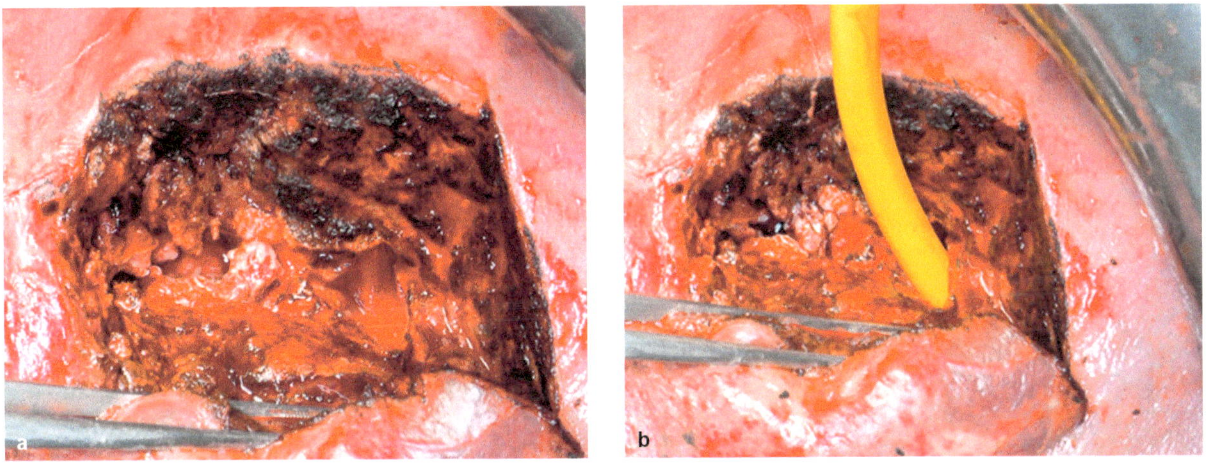

Abb. 18.14 Operationssitus bei rezidivierendem Leberabszess.
a) Zustand nach Ausräumung.
b) Anschließende Einlage eines Spülkatheters. [M893]

das Risiko der Operation meist die Gefahr der durch die Echinokokkose bedingten Komplikationen überwiegt. Als interventionelle Therapie wird vor allem in Gegenden mit gehäuftem Auftreten einer Echinokokkose die ultraschallgesteuerte Instillation von 15–20 % Kochsalzlösung durchgeführt. Diese Maßnahme tötet die Skolizes und wird in der Literatur als durchaus erfolgreich beschrieben. Bei der operativen Therapie ist maßgeblich, dass alle Parasiten getötet oder entfernt werden müssen, um eine Streuung zu vermeiden. Perioperativ muss eine medikamentöse Therapie mit Albendazol erfolgen und es empfiehlt sich, die Abdeckung des Operationsgebiets mit in 20-prozentiger Kochsalzlösung getränkten Tüchern vorzunehmen, um eine akzidentelle Streuung zu verhindern. Über eine Exploration der gesamten Bauchhöhle sollte zu Beginn der Operation zunächst eine extrahepatische Manifestation der Zysten ausgeschlossen werden. Die Leber sollte komplett freigelegt und exploriert werden, wenn möglich unter Zuhilfenahme des intraoperativen Ultraschalls, da sich bei bis zu 30 % aller operierten Patienten ein Anschluss der Zysten an das Gallengangssystem zeigt. Als operative Techniken kommen die Zystektomie, die Perizystektomie oder die Leberteilresektion bis zur Trisegmentektomie (➤ Abb. 18.15, hier bei *Echinococcus multilocularis*) infrage.

Bei der Zystektomie wird die Echinokokkuszyste komplett aus der Wirtskapsel ausgeschält. Oft ist dieses Vorgehen aufgrund von Verkalkungen oder Vernarbungen in der Wand nicht möglich. Bei ungünstiger Lage der Zyste kann der Zysteninhalt auch nach dem Einbringen eines Trokars in die Zyste abgesaugt und anschließend eine toxische Lösung instilliert werden. Die Perizystektomie gilt als sicherste operative Vorgehensweise, bei der die gesamte Zyste mit Kapsel en bloc aus dem Leberparenchym geschält wird. Häufig kommt es hierbei zu Verletzungen von Gallengangs- oder Blutgefäßstrukturen, die im Anschluss versorgt werden müssen, um einer Gallenleckage vorzubeugen. In die entstandene Höhle

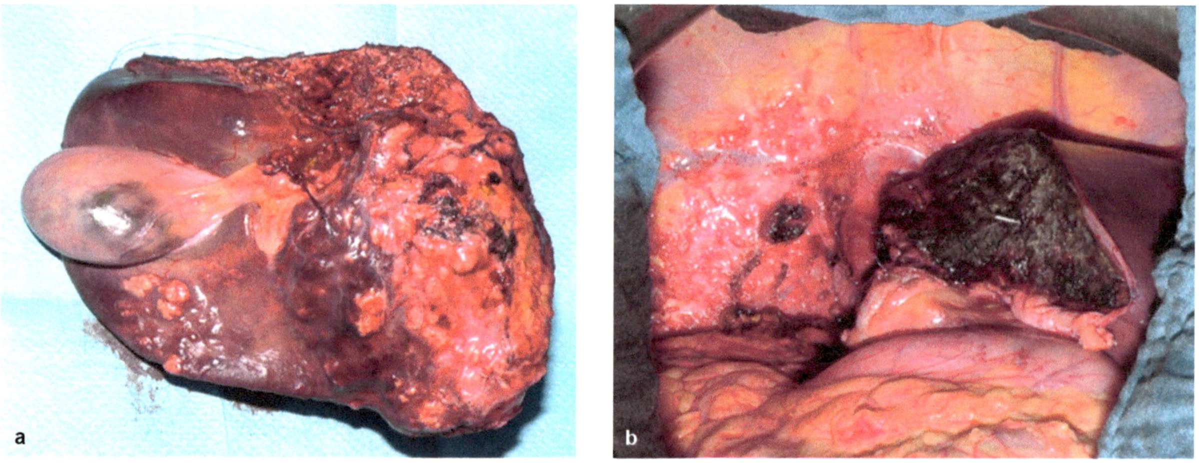

Abb. 18.15
a) Echinokokkose bei *Echinococcus multilocularis,* begrenzt auf die Segmente IV–VIII.
b) OP-Situs nach Durchführung der Trisegmentektomie rechts mit Segment I. [M893]

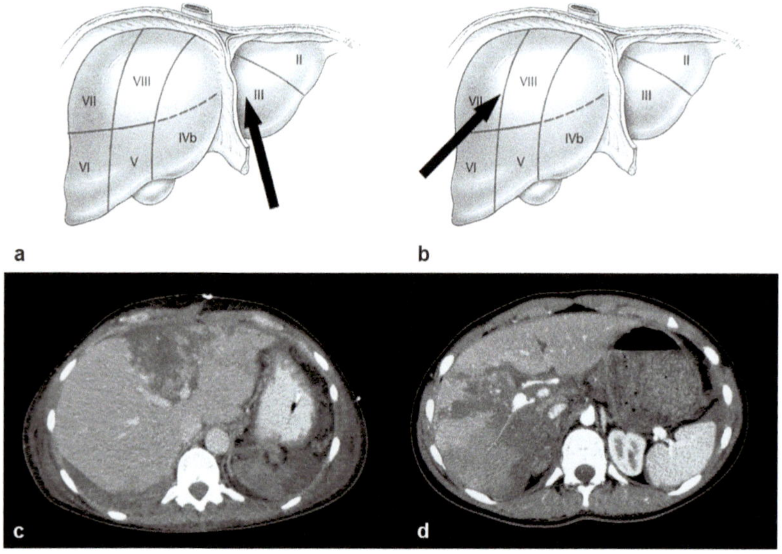

Abb. 18.16 Klassifikation Lebertrauma nach Typ A und Typ B nach Slotta-Kollmar-Schilling. a) und b) Schematische Darstellung der Krafteinwirkung auf die Leber (markiert durch die Pfeile in A und B). Die frontale Krafteinwirkung führt zu einer Typ-A-Verletzung des linken Leberlappens entlang dem Lig. falciforme/teres hepatis. Komplexe Unfallmechanismen verursachen ein Typ-B-Verletzung der Leber des rechten Leberlappens. c) und d) Repräsentative CT-Bilder in axialer Projektion bei einer Leberruptur Typ A (c) und Typ B (d). [L107] / [M893]

sollte eine Drainageeinlage erfolgen und diese über mehrere Tage belassen werden, um eine Superinfektion zu vermeiden. Bei multilokulärem Befall sollten anatomische Resektionen mit Entfernung aller Herde vorgenommen werden.

18.7.4 Leberruptur

In den westlichen Industriestaaten werden etwa 70 % aller stumpfen Bauchtraumata durch Verkehrsunfälle verursacht. Bei 16 % aller polytraumatisierten Patienten findet sich eine Leberschädigung, die mit einem hohen Blutungsrisiko einhergeht. Je nach Verletzungsmechanismus und Lokalisation des Schadens können die Leberverletzungen nach Slotta-Kollmar-Schilling in Typ-A- oder Typ-B-Verletzungen klassifiziert werden (➤ Abb. 18.16).

- Typ A: Ruptur des linken Leberlappens entlang dem Ligamentum falciforme oder mit Beteiligung von den Segmenten II, III und IV. Meist verursacht durch direkte frontale Zusammenstöße.
- Typ B: Betroffen sind die Segmente V–VIII bei multidirektionalem Unfallgeschehen.

Die Klassifikation nach Moore unterscheidet sechs Schweregrade und bezieht sich auf Ausdehnung des Hämatoms, der Parenchymverletzung und auf eine evtl. Gefäßbeteiligung (➤ Tab. 18.6). Nach der initialen Diagnostik mittels Ultraschall und CT muss anhand des Verletzungsmusters das weitere Vorgehen festgelegt werden. Bei kleineren, subkapsulären Hämatomen wird oft konservativ vorgegangen und der Patient unter regelmäßigen sonografischen Kontrollen überwacht. Bei tief reichenden Parenchymverletzungen ist die Indikation zur explorativen Laparotomie bei freier Flüssig-

Tab. 18.6 Klassifikation der Leberverletzungen nach Moore. Erfasst werden die Schweregrade der Befunde anhand der Ausdehnung des Hämatoms, der Parenchymverletzung und der Gefäßbeteiligung.

Grad		Art der Verletzung
I	Hämatom	subkapsulär, < 10 % der Oberfläche
	Parenchym	kapselnah, < 1 cm Eindringtiefe, nicht blutend
II	Hämatom	subkapsulär, 10–50 % der Oberfläche
	Parenchym	Kapseleinriss, aktive Blutung, 1–3 cm Eindringtiefe, < 10 cm lang
III	Hämatom	> 50 % der Oberfläche, zunehmend, aktive Blutung bei Kapselverletzung, > 2 cm ins Parenchym reichend, zunehmende Tendenz
	Parenchym	> 3 cm Eindringtiefe
IV	Hämatom	rupturiertes intrahepatisches Hämatom mit aktiver Blutung
	Parenchym	Zerreißung von 25–50 % eines Leberlappens
V	Parenchym	Zerreißung > 50 % eines Leberlappens
	Gefäße	Verletzung großer Lebervenenäste oder der V. cava inferior
VI	Gefäße	kompletter Gefäßabriss

keit und Instabilität des Patienten gegeben. Grundsätzlich sollte berücksichtigt werden, dass 80 % aller Leberrupturen konservativ behandelt werden können.

Zur besseren Übersicht und um weitere Blutungen zu vermeiden, empfiehlt sich während der Operation die Durchführung eines Pringle-Manövers. Die Leber sollte immer vollständig unter Durchtrennung der Ligg. teres hepatis, triangulare dextrum sowie sinistrum mobilisiert werden. Bei Blutungen, die trotz Unterbrechung der portalvenösen und arteriellen Perfusion fortbestehen, liegt wahrscheinlich die Verletzung größerer Lebervenen zugrunde. Bei nicht kontrollierbarer Blutung sollte in solchen Fällen die passagere Ausklemmung der V. cava subphrenisch und subhepatisch in Erwägung gezogen werden. Blutende Gefäßstümpfe sollten umstochen oder rekonstruiert werden. Zur Vorbeugung einer Gallenleckage werden die Gallengänge ebenfalls umstochen. Während des Notfalleingriffs sollte der Patient möglichst mit Überdruck (erhöhter PEEP) beatmet werden, um eine Luftembolie über geöffnete Lebervenen zu vermeiden. Eine Leberresektion ist meist auch bei höhergradigen Parenchymverletzungen nicht indiziert und sollte nur im äußersten Fall bei Teilamputationen großer Leberanteile erfolgen. Bei hämodynamisch instabilen Patienten und unübersichtlicher Blutungssituation stellt das temporäre Packing des Bauchraums mit Bauchtüchern eine sehr gute Maßnahme dar, die auch als primäre Versorgung einer Leberverletzung vor dem Verlegen in ein Zentrum geeignet ist. Durch die vollständige Mobilisation der Leber lässt sich eine gute Kompression zirkulär um die Leber herum erreichen. Ein temporärer Verschluss der Bauchdecke sollte hierbei angestrebt werden, um eine ausreichende Kompression zu bewirken. Die endgültige Versorgung der Verletzung kann dann 24–48 h nach erfolgter hämodynamischer Stabilisierung und ggf. Gerinnungsoptimierung zweizeitig durchgeführt werden.

18.8 Postoperative Nachbehandlung und Komplikationen

Jeder Patient sollte nach einem Lebereingriff aufgrund des postoperativen Blutungsrisikos nach Möglichkeit 24 Stunden intensivmedizinisch überwacht werden. Die postoperative Thromboseprophylaxe sollte daher erst frühestens 6 Stunden nach der Operation und nach Erhebung des aktuellen Gerinnungsstatus erfolgen. Bei einem isolierten Lebereingriff ist das Auftreten einer Darmatonie als eher unwahrscheinlich anzusehen, sodass meist ein frühzeitiger postoperativer Kostaufbau möglich ist. Bei unkompliziertem Verlauf beträgt die Dauer des Krankenhausaufenthalts im Mittel 5–10 Tage. Die gefürchtetste Komplikation nach Lebereingriffen ist die Leberinsuffizienz. Das Risiko des Auftretens einer postoperativen Leberinsuffizienz kann aber bereits im Vorfeld minimiert werden, indem der Chirurg möglichst unter Schonung des verbleibenden funktionellen Parenchyms reseziert. Klinisch ist der Verlauf am besten an der Bewusstseinslage des Patienten abzulesen, da im Rahmen einer relevanten Leberinsuffizienz häufig eine hepatische Enzephalopathie auftritt, die unbehandelt letal verlaufen kann. Der Schweregrad der hepatischen Enzephalopathie lässt sich durch Eiweißrestriktion und enterale Applikation von Lactulose zur Darmdekontamination vermindern. Die intravenöse Gabe von Ornithin-Aspartat kann ebenfalls zur Reduktion des Ammoniakspiegels im Blut genutzt werden. Laborchemisch lässt sich immer eine Gerinnungsstörung aufgrund der verminderten Syntheseleistung nachweisen. Bei drohender Blutungsneigung sollte die Gerinnung engmaschig kontrolliert und im Bedarfsfall substituiert werden. Bei länger dauernder Leberinsuffizienz entwickeln fast 90 % aller Patienten schwere infektiöse Komplikationen, die mit einer hohen Letalität einhergehen. Als Ultima Ratio bei therapierefraktärer Leberinsuffizienz gilt die Lebertransplantation, wobei die Regeln der Bundesärztekammer für die Listung eines Patienten nach Leberresektion in Deutschland streng einzuhalten sind (z. B. Mailand-Kriterien bei HCC).

LITERATUR

[1] Abdalla EK et al. Recurrence and outcomes following hepatic resection, radiofrequency ablation, and combined resection/ ablation for colorectal liver metastases. Ann Surg 2004; 239: 818–825.
[2] Andreou A, Denecke T, Seehofer D. Interventionelle und chirurgische Therapie nichtkolorektaler Lebermetastasen. Allgemein- und Viszeralchirurgie up2date 2013; 99–118.
[3] Beckurts KT et al. Significance of lymph node involvement at hepatic hilum in the resection of colorectal liver metastases. Br J Surg 1997; 84: 1.081–1.084.
[4] Belghiti J et al. Resection of hepatocellular carcinoma: a European experience on 328 cases. Hepatogastroenterology 2002; 49: 41–46.
[5] Bismuth H et al. Reresection for colorectal liver metastasis. Surg Oncol Clin N Amer 1996; 5: 353–364.
[6] Bismuth H. Revisiting liver anatomy and terminology of hepatectomies. Ann Surg 2013; 257: 383–6.
[7] Blumgart LH (Hrsg.). Surgery of the liver and biliary tract. Edinburgh–London–Madrid–Melbourne–New York–Tokyo: Churchill Livingstone, 1994.
[8] Bonetti A. Hepatic artery infusion for liver metastases from colorectal cancer. Lancet 2003; 361: 358–359.
[9] Bruix J, Sherman M. Practice guidelines committee, American Association for the Study of Liver Diseases: management of hepatocellular carcinoma. Hepatology 2005; 42: 1.208–1.236.
[10] Caspary WF, Leuschner U, Zeuzem S. Therapie von Leber- und Gallenkrankheiten. 2. A. Berlin: Springer, 2000.
[11] Couinaud, C. Le foie. Études anatomiques et chirurgicales. Paris: Masson, 1957.
[12] Dick W, Encke A, Schuster HP (Hrsg.). Prä- und postoperative Behandlung. Stuttgart: Wissenschaftliche Verlagsgesellschaft; 1995.
[13] Encke A (Hrsg.). Chirurgie des Abdomens 3: Leber, Galle, Pankreas und Milz. In: Gschnitzer F, Kern E, Schweiberer L (Hrsg.). Breitner. Chirurgische Operationslehre, 2. A., Bd. V. München–Wien–Baltimore: Urban & Schwarzenberg; 1992.
[14] Fong Y et al. Clinical score for metastatic colorectal cancer: analysis of 1.001 consecutive cases. Ann Surg 1999; 230: 309–318.
[15] Fong Y et al. Long-term survival is superior after resection for cancer in high-volume centers. Ann Surg 2005; 242: 540–544.
[16] Foster JH. History of liver surgery. Arch Surg 1991; 126: 381–387.
[17] Gerok W, Blum H (Hrsg.). Hepatologie. 2. A. München–Wien–Baltimore: Urban & Schwarzenberg, 1995.
[18] Helmberger T et al. Diagnostik fokaler Leberläsionen: CT, MRT, PET etc. Viszeralchirurgie 2004; 39: 69–78.
[19] Hiatt JR, Gabbay J, Busuttil RW. Surgical anatomy of the hepatic arteries in 1.000 cases. Ann Surg 1994; 220: 50–52.
[20] Hoffmann K, Schemmer P. Benigne solide Tumoren der Leber. Allgemein- und Viszeralchirurgie up2date 2 2011; 135–146.
[21] Kerr DJ et al. Intrahepatic arterial versus intravenous fluorouracil and folinic acid for colorectal cancer liver metastases: a multicentre randomised trial. Lancet 2003; 361: 368–373.
[22] Khatri VP, Petrelli NJ, Belghiti J. Extending the frontiers of surgical therapy for hepatic colorectal metastases: is there a limit? J Clin Oncol 2005; 23: 8.490–8.499.
[23] Kollmar O et al. Surgery of liver metastasis in gynecological cancer – indication and results. Onkologie 2008; 31: 375–379.
[24] Kollmar O et al. Tumour growth following portal branch ligation in an experimental model of liver metastases. Br J Surg 2010; 97: 917–926.
[25] Liver Tumor Study Group of Japan: Predictive factors for long-term prognosis after partial hepatectomy for patients with hepatocellular carcinoma in Japan. Cancer 1994; 74: 2.772–2.780.
[26] Lorenz M et al. Aktueller Stand der regionalen Therapie von Lebermetastasen kolorektaler Primärtumore. In: Jahrbuch der Chirurgie. Zülpich: Biermann, 1996; S. 61–74.
[27] Mignon M, Jensen RT (eds.). Endocrine tumors of the pancreas. Basel–Freiburg: Karger, 1995.
[28] Moore EE, Shackford SR, Pacher HL. Organ injury scaling: spleen, liver, kidney. J Trauma 1989; 29: 1.664–1.666.
[29] Müller M (Hrsg.). Chirurgie für Studium und Praxis. 8. A. Breisach: Medizinische Verlags- und Informationsdienste, 2006/2007.
[30] Neumann UP, Neuhaus P. Chirurgie kolorektaler Lebermetastasen. Allgemein- und Viszeralchirurgie up2date 3 2010; 155–168.
[31] Nordlinger B et al. Surgical resection of colorectal carcinoma metastases to the liver. Cancer 1996; 1.254–1.262.
[32] Richter S et al.; Chirurgische Arbeitsgemeinschaft OP-Technik und OP-Strukturen (CAOP) der Deutschen Gesellschaft für Allgemein- und Viszeralchirurgie. Randomized clinical trial of efficacy and costs of three dissection devices in liver resection. Br J Surg 2009; 96: 593–601.
[33] Ritz JP, Buhr HJ. Grenzen und Perspektiven ablativer Verfahren bei Lebertumoren. Viszeralchirurgie 2004; 39: 129–137.
[34] Robinson PJA. Imaging liver metastases: current limitations and future prospects. Br J Radiol 2000; 73: 241–243.
[35] Schiff L, Schiff ER (eds.). Diseases of the liver. Philadelphia: Lippincott, 1993.
[36] Schlag PM, Hühnerbein M. Chirurgische und multimodale Therapie von Lebermetastasen kolorektaler Karzinome. Viszeralchirurgie 2004; 39: 345–349.
[37] Schrem H et al. Primäre maligne Lebertumoren. Allgemein- und Viszeralchirurgie up2date 3 2011; 191–210.
[38] Sherlock S, Dooley J. Diseases of the liver and biliary system. London–Edinburgh: Blackwell, 1993.
[39] Slotta JE et al. Liver injury following blunt abdominal trauma: a new mechanism-driven classification. Surg Today 2014; 44(2): 241–246.
[40] Strasberg SM, Phillips C. Use and dissemination of the Brisbane 2000 nomenclature of liver anatomy and resections. Ann Surg 2013; 257: 377–382.
[41] Vivarelli M et al. Surgical resection versus percutaneous radiofrequency ablation in the treatment of hepatocellular carcinoma on cirrhotic liver. Ann Surg 2004; 240: 102–107.
[42] von Heesen M et al. Parenchyma-preserving hepatic resection for colorectal liver metastases. Langenbecks Arch Surg. 2012; 397: 383–395.
[43] Wiesner R et al.; United Network for Organ Sharing Liver Disease Severity Score Committee The model for end-stage liver disease (MELD) and allocation of donor livers. Gastroenterology 2003; 124: 91–96.
[44] Zülke C et al. Indikation und Ergebnisse nach Resektion gutartiger Lebertumore. Viszeralchirurgie 2004; 39: 86–97.

KAPITEL

19

Alexander Buia und Ernst Hanisch

Gallenblase – Gallenwege

19.1 Cholezystolithiasis und akute Cholezystitis

19.1.1 Diagnostik

Die **akut symptomatische Cholezystolithiasis und die akute Cholezystitis** sind in der Regel aufgrund ihres **klinischen Erscheinungsbilds** leicht zu diagnostizieren. Der Patient berichtet von plötzlich einsetzenden kolikartigen rechtsseitigen Oberbauchschmerzen, einhergehend mit Übelkeit und Erbrechen. Die Schmerzen können in die Schulter ausstrahlen. Gleichzeitig kann bei der akuten Cholezystitis Fieber bestehen. Ein schmerzhafter Ikterus mit sog. „bierbraunem" Urin signalisiert eine Beteiligung der Gallenwege im Sinne einer Steinerkrankung (cave: Courvoisier-Zeichen; schmerzloser Ikterus → V. a. maligne Erkrankung!).

Der **Untersuchungsbefund** kann, je nach Schweregrad der Erkrankung, von einem leichten bis heftigen Druckschmerz im rechten Oberbauch bei einer einfachen Gallenkolik oder einer lokalen Abwehrspannung bei akuter Cholezystitis („akute Galle") bis zu dem Befund eines akuten Abdomens mit Abwehrspannung, Loslassschmerz, Darmparalyse und Schock bei Gallenblasenperforation oder Gallensteinileus reichen.

Bei Cholezystolithiasis mit chronischer Cholezystitis und intermittierender Symptomatik sind das klinische Erscheinungsbild und der Untersuchungsbefund eher uncharakteristisch.

Entscheidenden Anteil an der **Diagnose** einer Erkrankung der Gallenblase und der extrahepatischen Gallenwege hat die **Sonografie** (Cholezystolithiasis: Evidenzniveau EN 2a, akute Cholezystitis: EN 1b; [29]). Mit ihr lassen sich sehr sicher Steine und entzündliche Veränderungen in der Gallenblase nachweisen und somit die klinische Diagnose erhärten. Gleichzeitig können intra- und extrahepatische erweiterte Gallenwege Hinweise für Choledochuskonkremente liefern, die selbst, meistens aufgrund von Luftüberlagerungen, nicht so gut zu identifizieren sind wie Gallenblasensteine.

Vor einer **Cholezystektomie** werden darüber hinaus die Cholestase-Enzyme, Transaminasen, Bilirubin, Gerinnungsparameter (PTT, TPZ, Thrombozyten) und Blutbild bestimmt (EN 3 [29]). Weiterführende Diagnostik bei Verdacht auf Choledochuskonkremente wird in ➤ Kap. 19.2 beschrieben.

19.1.2 Differenzialdiagnostik

Differenzialdiagnostisch müssen ein Ulcus duodeni bzw. ventriculi, ggf. mit Perforation, eine akute Pankreatitis (gürtelförmige stetige Zunahmen der Schmerzen besonders im Rücken) und eine hohe retrozökale Appendizitis in Betracht gezogen werden.

Besondere Schwierigkeiten kann die akalkulöse Cholezystitis (sog. Stressgallenblase) bereiten, die typischerweise beim langzeitbeatmeten Intensivpatienten auftritt und mit einer hohen Letalität assoziiert ist [22]. Die klinischen Untersuchungstechniken versagen hier. Bei Verschlechterung der Gesamtsituation des Patienten, besonders unter den Zeichen einer Sepsis, muss aber gezielt auch an diese Erkrankung gedacht werden.

19.1.3 Operationsindikation

Konsens herrscht darüber, dass eine **asymptomatische Cholezystolithiasis** keiner Therapie bedarf (EN 3 [29]).

Allerdings sollten Patienten mit einer Porzellangallenblase oder bei gleichzeitigem Vorliegen von schnell wachsenden oder über 1 cm großen Gallenblasenpolypen und Gallenblasensteinen cholezystektomiert werden (EN 3 [29]).

Bei männlichen Steinträgern mit Konkrementen über 3 cm ist das Risiko, ein Gallenblasenkarzinom zu erleiden, 9- bis 10-fach erhöht [33]. In dieser speziellen Situation ist deshalb auch bei fehlender Symptomatik die Cholezystektomie angezeigt. Polypen > 1 cm bei Steinträgern sind ebenfalls signifikant häufiger mit einem Gallenblasenkarzinom assoziiert als in steinfreier Gallenblase [42]. 3–6 % aller Patienten unter 60 Jahren mit einem Adenom > 1 cm entwickeln ein Karzinom, während bei der Porzellangallenblase eine Karzinomrate von bis zu 20 % angegeben wird (EN 3 [3]).

Die **symptomatische Cholezystolithiasis** ist eine Indikation zur elektiven laparoskopischen Cholezystektomie (EN 2 [29]).

Die **akute Cholezystitis** soll früh elektiv (möglichst innerhalb von 72 Stunden nach Diagnosestellung) operiert werden (EN 1a [29]). Die laparoskopische Cholezystektomie stellt dabei auch bei der Mehrzahl der Patienten mit akuter Cholezystitis die Methode der Wahl dar. Wie in mehreren Studien belegt werden konnte, hat die frühelektive Operation gegenüber der Spätoperation (nach 6–8 Wochen) eindeutige Vorteile aufzuweisen (➤ Tab. 19.1).

Die konservative Behandlung der akuten Cholezystitis hat ein Rezidivrisiko von 30–50 %. In 2 % tritt eine Gallenblasenperforation auf; die Letalität nach antibiotischer Therapie und späterer Cholezystektomie ist höher.

Tab. 19.1 Vergleich zwischen frühelektiver (bis 4 Tage nach Symptombeginn) und spätelektiver (später als 4 Tage nach Symptombeginn) laparoskopischer Cholezystektomie bei akuter Cholezystitis [7], [13], [18], [34], [45], [50], [60].

	Konversion (%)	Komplikationen (%)	OP-Zeit (Minuten)	Verweilltage (Tage)
Frühelektiv	1,8	2,7	100	5,5
Spätelektiv	31,7	13,0	120	10,8

Eine sofortige Operation (offenes oder laparoskopisches Verfahren) muss bei akutem Abdomen (gedeckt oder frei perforierte Gallenblase, Gallensteinileus) erfolgen.

Die sog. **Stressgallenblase** (akute kalkulöse oder akalkulöse Cholezystitis) des kritisch kranken Intensivpatienten kann über eine perkutane Cholezystostomie als weniger invasive Alternative zur Cholezystektomie therapiert werden [24]. Dies entspricht unseren eigenen Erfahrungen, weswegen wir die Operationsindikation mittlerweile sehr zurückhaltend stellen.

Die nichtoperative Behandlung von symptomatischen Gallensteinen mittels medikamentöser Steinauflösung oder extrakorporaler Stoßwellenlithotripsie (ESWL) ist wegen des hohen Rezidivsteinrisikos keine empfehlenswerte Alternative (EN 1a [29]).

19.1.4 Operationstechnik

Allgemeine Aspekte

Wie für jeden elektiven operativen Eingriff sind bestimmte Standards in der Operationsvorbereitung einzuhalten. Neben sorgfältiger Erhebung der Anamnese und Erfassung der Komorbidität (z. B. abdominale Voroperationen – cave: Laparoskopie; Raucher; Herz-Lungen-Erkrankungen – cave: CO_2-Pneumoperitoneum; Antibiotikaallergien) muss der Patient umfassend und rechtzeitig aufgeklärt werden. Dies beinhaltet besonders die Möglichkeit der Verletzung des Gallengangs, die Konversion vom laparoskopischen zum offenen Vorgehen, eine Nachblutung mit eventueller Fremdblutgabe (Hepatitis-, HIV-Risiko), eine Gallenfistel sowie die eventuelle Notwendigkeit einer postoperativen endoskopisch-retrograden Cholangiopankreatikografie (ERCP).

Die Kontraindikation zum laparoskopischen Vorgehen ist beim gesicherten Gallenblasenkarzinom und mit Einschränkungen beim Mirizzi-Syndrom gegeben.

Abdominale Voroperationen und Schwangerschaft stellen prinzipiell keine Kontraindikation zum laparoskopischen Eingriff dar. Die Indikation sollte jedoch in der Schwangerschaft zurückhaltend gestellt werden. Grundsätzlich ist die laparoskopische Cholezystektomie in jedem Trimenon möglich [20], die Indikationsstellung sollte jedoch sehr streng gestellt werden [29]. Bei Schwangeren, die unter Gallenblasen- und Gallengangssteinen leiden und nach einer Gangsanierung asymptomatisch sind, sollte erst post partum eine Cholezystektomie durchgeführt werden (EN 4 [29]).

Da das Blutungs- bzw. Nachblutungsrisiko bei der Cholezystektomie sehr gering ist, werden routinemäßig keine Blutkonserven für die Operation bereitgestellt. Es erfolgt deswegen auch keine Eigenblutspende. Von dieser Leitlinie wird bei Vorliegen entsprechender weiterer klinischer Diagnosen (z. B. Leberzirrhose, Pfortaderthrombose, Transformation der Pfortader, Hyperspleniesyndrom, idiopathische Thrombozytopenie, Marcumar®-Therapie) abgewichen.

Spezielle präoperative Untersuchungen (Lungenfunktion, Belastungs-EKG) werden vom klinischen Zustandsbild des Patienten abhängig gemacht.

Eine perioperative Antibiotikaprophylaxe (Single Shot) mit einem Cephalosporin sollte routinemäßig durchgeführt werden.

Eine routinemäßige intraoperative Cholangiografie zeigt keine Vorteile hinsichtlich der Vermeidung akzidentieller Verletzungen der Gallenwege sowie dem Belassen von Steinen und wird in unserer Klinik nicht durchgeführt. Der Verzicht ist assoziiert mit kürzeren OP-Zeiten und und geringeren perioperativen Komplikationen [48].

Laparoskopische Cholezystektomie

Anatomische Vorbemerkungen

Die Anatomie des Leberhilus zeigt eine erhebliche Variabilität, die bei Nichtbeachten weitreichende Konsequenzen haben kann. Dies betrifft v. a. die Verletzungsmöglichkeit des Ductus choledochus bei der Darstellung des Ductus cysticus. In ➤ Abb. 19.1, ➤ Abb. 19.2 und ➤ Abb. 19.3 sind die

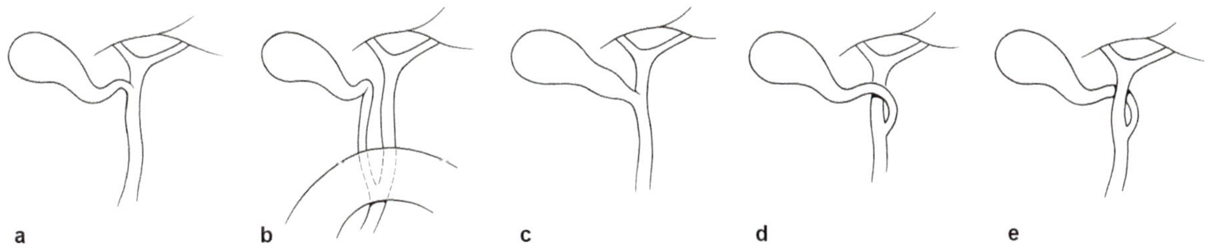

Abb. 19.1 Varianten des Ductus cysticus.
a) Einmündung unterhalb der Hepatikusgabel.
b) Tiefe Mündung des Ductus cysticus.
c) Breiter und kurzer Ductus cysticus.
d) Kreuzung des Ductus cysticus vor dem Ductus hepaticus communis.
e) Kreuzung des Ductus cysticus hinter dem Ductus hepaticus communis. [L107]

häufigsten anatomischen Anomalien im Lig. hepatoduodenale dargestellt.

In ca. 70 % der Fälle mündet der Ductus cysticus von rechts kommend in den Ductus hepaticus, in 12 % liegt die Kommunikation beider Gänge weit kaudal hinter dem Pankreaskopf, in 8 % ganz weit kranial direkt am Gallenblasenhals. Der Ductus cysticus kann vor der Vereinigung den Ductus hepaticus ventral oder dorsal kreuzen und dann von links einmünden (je etwa in 1–2 % der Fälle).

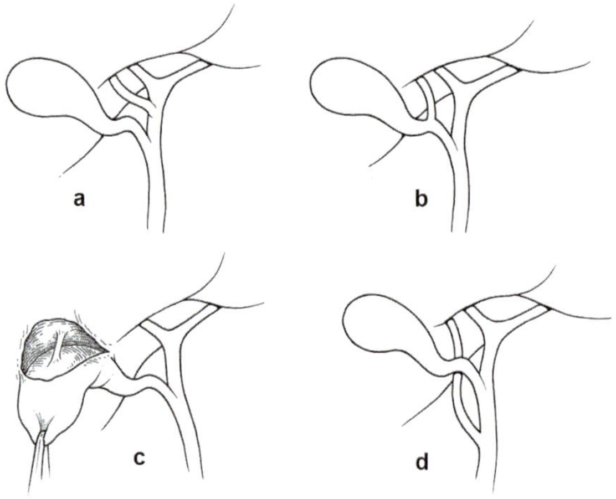

Abb. 19.2 Akzessorische Gallengänge.
a) Mündung eines akzessorischen Gallengangs unterhalb der Hepatikusgabel.
b) Mündung eines akzessorischen Gallengangs in den Ductus cysticus.
c) Mündung eines akzessorischen Gallengangs in die Gallenblase.
d) Mündung eines akzessorischen Gallengangs in den Ductus choledochus. [L107]

Es lässt sich daraus klar ableiten, dass es oberstes Ziel sein muss, bei jeder Cholezystektomie die anatomische Situation eindeutig zu klären. Kann dies auf laparoskopischem Wege nicht erfolgen, muss auf die offene Vorgehensweise umgestiegen werden.

Spezielle Operationstechnik

Der erste Trokar wird im Nabelbereich über eine Minilaparotomie in den Bauchraum eingeführt. Bei abdominalen Voroperationen sollte grundsätzlich der Zugang über eine Minilaparotomie außerhalb des vorbestehenden Zugangs gewählt werden.

Nach Insufflation von CO_2 bis zu einem intraabdominalen Druck von 12 mmHg erfolgt über diesen Trokar die Kameraführung (30°-Optik), ebenfalls die CO_2-Zufuhr. Der Assistent steht zwischen den Beinen des Patienten, der Videoturm rechts kranial neben dem Patienten. Unter Sicht werden nach vorheriger Inspizierung des gesamten Abdomens die weiteren wiederverwendbaren Trokare gesetzt: ein 10-mm-Trokar epigastrisch in der Medianebene sowie zwei 5-mm-Trokare rechts lateral subkostal (> Abb. 19.4). Der Patient

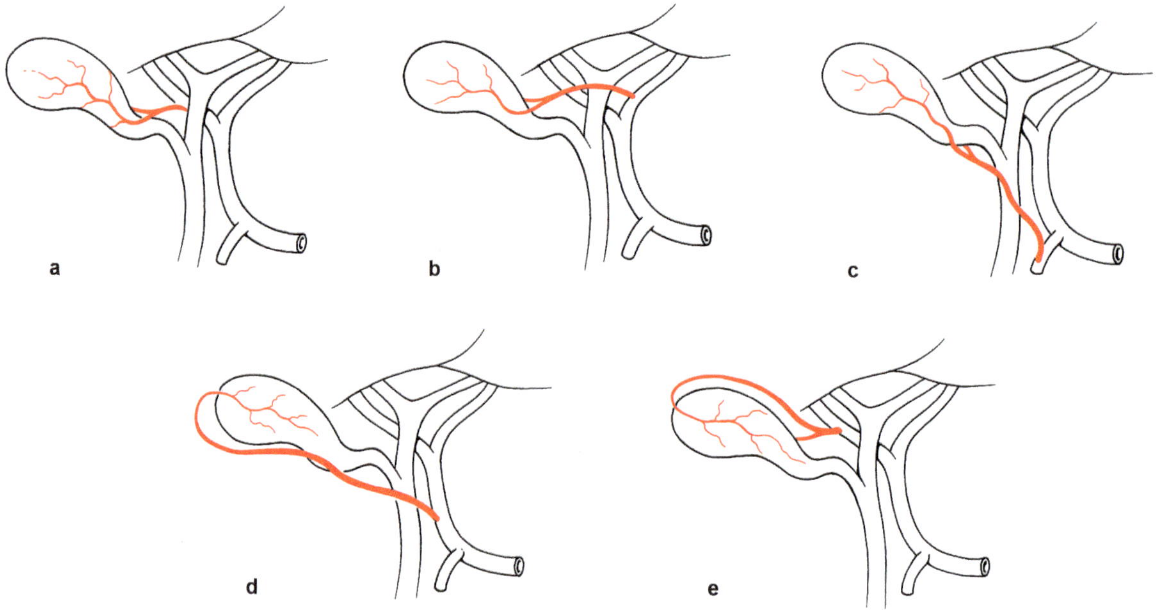

Abb. 19.3 Ursprungs- und Verlaufsvarianten der A. cystica.
a) Normalfall: Ursprung aus der A. hepatica dextra.
b) Ursprung aus der A. hepatica sinistra und Verlauf vor dem Gallengang.
c) Ursprung aus der A. gastroduodenalis und Verlauf vor dem Gallengang.
d) Ursprung aus der A. hepatica propria und Verlauf vor den Gallengängen.
e) Ursprung aus der A. hepatica dextra und Verlauf im Gallenblasenbett. [L107]

wird anschließend in eine Anti-Trendelenburg-Lage gebracht und leicht nach links gedreht. Über den rechtslateralen Trokar (Zugang 4) wird eine Fasszange eingeführt, die die Gallenblase mit der Leber nach kranial drückt (Assistent).

Eine weitere Fasszange (Zugang 3) zieht die Gallenblase nach lateral (linke Hand des Operateurs, der links vom Patienten steht), dadurch wird das Calot-Dreieck (➤ Abb. 19.5) exponiert.

Teils scharf, teils stumpf werden nun Ductus cysticus und A. cystica dargestellt (➤ Abb. 19.6a–c). Vor Clippung dieser Strukturen muss die Anatomie des Ductus choledochus klar sein. Dies gelingt in der Regel durch vorherige komplette Präparation des Calot-Dreiecks von ventral und dorsal (Hochheben des Gallenblasenhalses). Der Ductus cysticus kann vom Ursprung aus der Gallenblase bis zu seinem Eintritt in den Ductus choledochus identifiziert werden. Die A. cystica ist meistens von ihrem Zielorgan Gallenblase her leicht zu definieren.

Nach Setzen von Clips (➤ Abb. 19.6d und e) und Durchtrennung der Strukturen wird die Gallenblase aus ihrem Leberbett mit der monopolaren Schere (➤ Abb. 19.7 und ➤ Abb. 19.8) herauspräpariert. Die Gallenblase wird in einem Bergebeutel gesichert und nach Ablassen des Pneumoperitoneums (= Entspannen der Bauchdecke) über den 10-mm-Zugang epigastrisch in der Medianebene (nach Entfernung des Trokars) oder nach Umsetzen der Kamera im Nabelbereich geborgen. Falls der 10-mm-Zugang die Gallenblase nicht passieren lässt, kann digital leicht aufbougiert oder die Faszie zusätzlich eingekerbt werden.

Eine Drainage wird routinemäßig nicht gelegt. Die Faszienlücken der 10-mm-Trokar-Einstiche werden mit Einzelknopfnähten (J-förmige/„Angelhaken"-Nadel) versorgt. Die Hautnähte erfolgen intrakutan mit nichtresorbierbarem Nahtmaterial.

Stark entzündete Gallenblasen stellen teilweise eine laparoskopische Herausforderung dar. Meistens kann nach Punktion der Gallenblase diese mit der Fasszange besser geführt werden. Bewährt hat sich, den Zugang 3 (5-mm-Trokar) gegen einen 10-mm-Trokar auszutauschen, um eine entsprechend große Fasszange einzubringen. Zusätzlich wird, um den Spül-Saug-Vorgang effektiv gestalten zu können, in den subhepatischen Raum eine Kompresse platziert, über die Spülflüssigkeit problemlos abgesaugt werden kann. Am Ende der Operation wird die Kompresse entfernt und eine Zieldrainage *(Easy Flow)* subhepatisch gelegt.

Alternative minimalinvasive Zugangswege

Im Rahmen der zunehmenden Minimalisierung laparoskopischer Techniken und im Zuge der vielerorts propagierten „narbenfreien" Chirurgie haben sich alternative Methoden für die Cholezystektomie entwickelt. Erster Schritt in diese Richtung ist die Verwendung von sog. Miniinstrumentarien, die mit 2–3 mm Stärke und einer 3/5-mm-Optik die Zugangswege zum Abdomen verkleinern. Bei dieser Technik wird die Bergung der Gallenblase über einen 10-mm-Zugang im Bereich des Nabels transumbilikal oder modifiziert im Bereich suprasymphysär durchgeführt [2].

Die Single-Port-Chirurgie benutzt ein Zugangssystem, das in der Regel transumbilikal eingebracht wird, alternativ als „Multiport"-Eingriff mit multiplen Trokaren durch eine transumbilikale Faszieninzision. Durch spezielle gebogene Instrumente lässt sich eine Triangulation erreichen, die eine Cholezystektomie nach den geltenden Standards im Sinne der Patientensicherheit ermöglicht (*critical view of safety* =

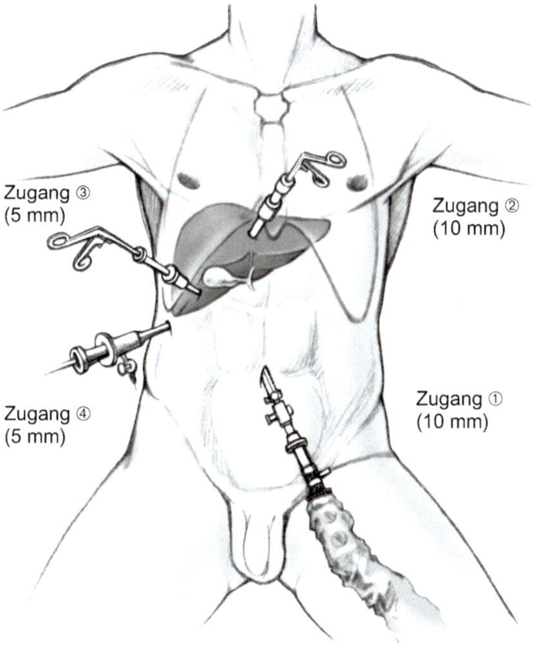

Abb. 19.4 Laparoskopische Cholezystektomie. Platzierung der 5- und 10-mm-Trokare über vier Zugänge. [L108]

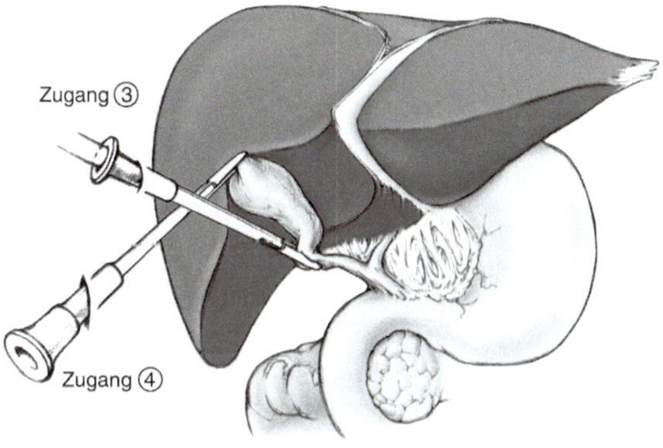

Abb. 19.5 Exposition des Calot-Dreiecks mit zwei Fasszangen (Details s. Text). [L108]

19

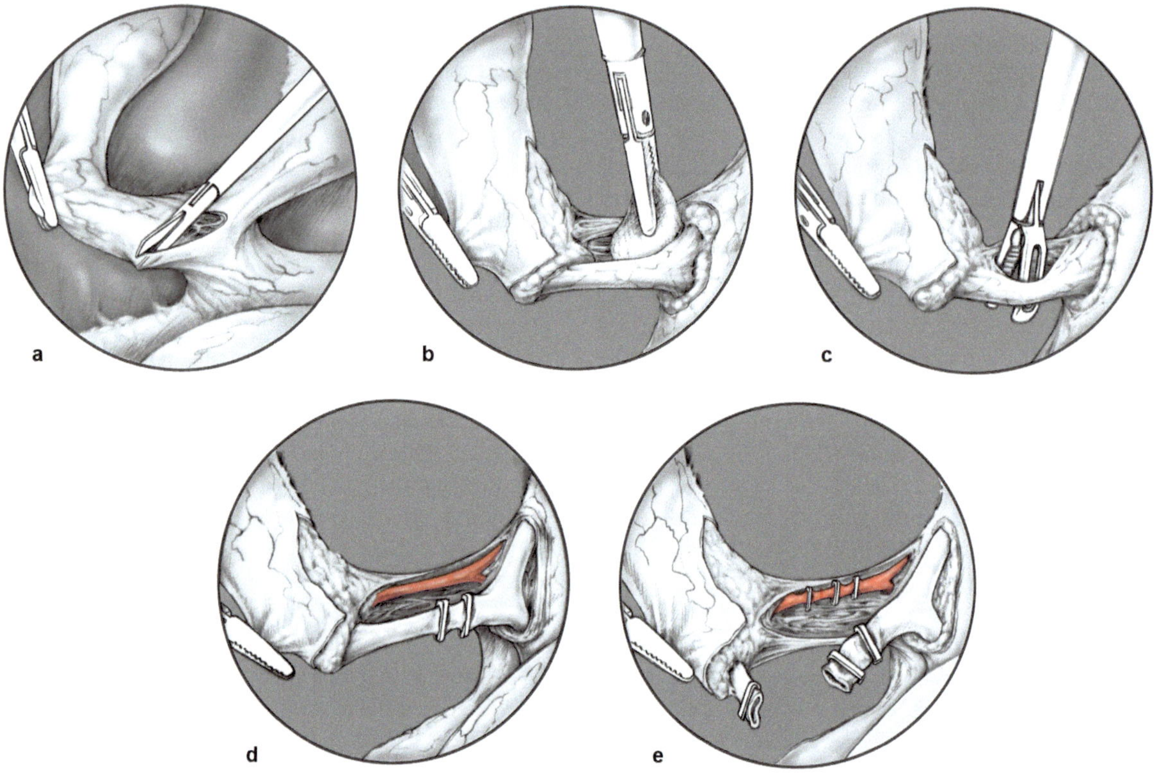

Abb. 19.6 Präparation im Calot-Dreieck.
a) Scharfe Durchtrennung des peritonealen Überzugs.
b) Stumpfes Abschieben des Gewebes nach medial zur Darstellung von Ductus cysticus und A. cystica.
c) Freipräparation des Ductus cysticus durch vorsichtiges Spreizen der Fasszangenbranchen.
d) Clipping des zirkulär freipräparierten Ductus cysticus.
e) Durchtrennen des Ductus cysticus sowie Clipping der A. cystica. [L108]

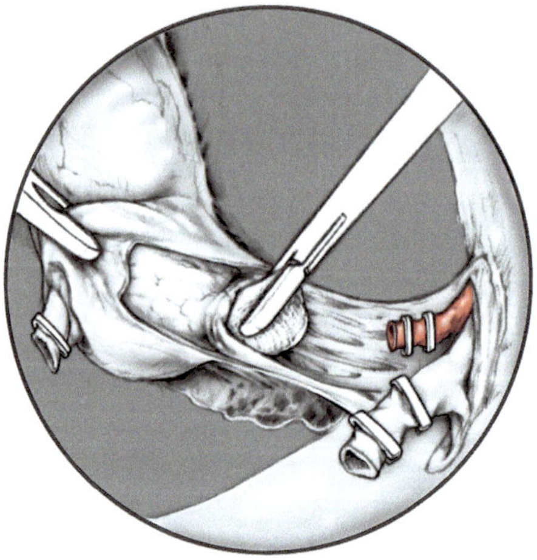

Abb. 19.7 Stumpfes Herausschälen der Gallenblase aus dem Leberbett. [L108]

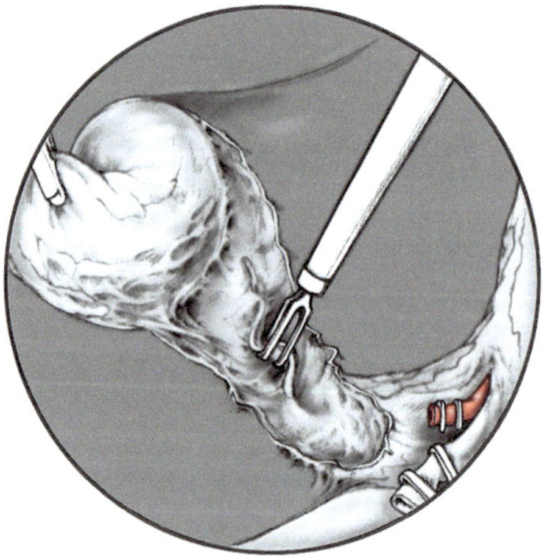

Abb. 19.8 Blutstillung mit der bipolaren Koagulationspinzette. [L108]

eindeutige Identifikation des Calot-Dreiecks) [58]. In Studien zeigt sich bis auf das erwähnte bessere kosmetische Ergebnis zunächst kein wesentlicher klinisch evidenter Vorteil zur konventionell laparoskopischen Cholezystektomie. Unter Umständen bedingt die minimal größere Faszieninzision eine höhere Rate an Narbenhernien. Dies muss allerdings noch mittels weiterer Studien beobachtet werden [35], [46].

Als technisch ebenfalls sicher durchführbar hat sich die Cholezystektomie mit den NOTES-Verfahren erwiesen. Hierbei wird das Pneumoperitoneum mit der Verres-Nadel transumbilikal etabliert und hier ein Kameratrokar eingebracht. Die Instrumentenzugänge werden transvaginal im hinteren Scheidengewölbe unter Sicht platziert. Nach Umsetzen der Kamera nach transvaginal erfolgt die Präparation mit langen Instrumenten, die transumbilikal sowie transvaginal eingebracht sind. Die Bergung der Gallenblase erfolgt durch eine Inzision im Scheidengewölbe [62].

Konventionelle Cholezystektomie

Nach Eröffnung der Bauchhöhle über einen transrektalen oder subkostalen Zugang im rechten Oberbauch erfolgt die Einstellung der Gallenblase unter Verwendung von Bauchtüchern (nach medial, kaudal, lateral) und Einsatz von Hösel-Haken (bei tiefem Situs alternativ Leberhaken). Einen Bauchwandrahmen verwenden wir in der Regel nicht, da er zu viel Platz wegnimmt. Danach spannt der Operateur mit Gallenblasenfasszangen das Calot-Dreieck an und stellt Ductus cysticus und A. cystica dar. Nach Ligatur (Vicryl® 3/0, ggf. Durchstechung bei kurzen Stümpfen) wird die Gallenblase retrograd aus dem Gallenblasenbett ausgelöst. Bei sehr unübersichtlichen Verhältnissen im Hilusbereich (Verschwartungen, Verwachsungen, schwere entzündliche Veränderungen) kann sich die primäre anterograde Entwicklung der Gallenblase als hilfreich erweisen.

19.1.5 Qualitätssicherung Cholezystektomie

➤ Tab. 19.2 zeigt das operative Spektrum der Cholezystektomie: Die meisten Eingriffe können laparoskopisch beendet werden.

Die Konversionsrate vom laparoskopischen auf das offene Verfahren ist gering. ➤ Tab. 19.3 listet Gründe für das Umsteigen auf.

Tab. 19.2 Anteil der verschiedenen Operationsverfahren bei der Cholezystektomie (Qualitätssicherung Hessen 2011).

	N	%
offen chirurgisch, ohne Revision der Gallengänge	605	4,8
offen chirurgisch, mit Revision der Gallengänge	104	0,8
laparoskopisch, ohne Revision der Gallengänge	11.395	89,6
laparoskopisch, mit Revision der Gallengänge	88	0,7
Umsteigen laparoskopisch – offen chirurgisch, ohne Revision der Gallengänge	447	3,5
Umsteigen laparoskopisch – offen chirurgisch, mit Revision der Gallengänge	54	0,4

19.1.6 Komplikationen

Die Komplikationsraten der laparoskopischen Cholezystektomie sind ➤ Tab. 19.4 und ➤ Tab. 19.5 zu entnehmen. Ersichtlich ist, dass der Eingriff mit einem hohen Maß an Sicherheit verbunden ist. Zu beachten ist allerdings, dass die Patienten der ASA-Klassen 4 und 5 eine signifikante Letalität von 25,8 % in ihrer Gruppe aufweisen, im Gegensatz zu einer Letalität von 0,4 % bei den ASA-Klassen 1–3 (Qualitätssicherung Nordrhein-Westfalen 2012).

Die grundsätzliche Durchführung einer Minilaparotomie für den ersten Trokar (= Kameratrokar) wird nur in sehr seltenen Fällen zu **Verletzungen von Darm** (0,22 %) [56] **oder Gefäßen** führen, dies besonders bei abdominalen Voroperationen. Zusätzliche Trokarpositionen außerhalb der Voroperationen erleichtern den Zugang, indem zunächst Verwachsungen laparoskopisch gelöst werden können. In jedem Falle sollte das Vorhandensein von Verwachsungen oder Voroperationen an die Möglichkeit einer Darmverletzung präventiv denken lassen, v. a. dann, wenn postoperativ Zeichen der Sepsis auftreten. Die Letalität der Laparoskopie-assoziierten Darmverletzung liegt bei 3,6 % [56].

Ductus-cysticus-Variationen können zur **Verletzung** bzw. zur **Durchtrennung** von **Ductus choledochus** oder **Ductus hepaticus** führen (➤ Abb. 19.9). In der Lernkurve der laparoskopischen Technik ist dieses Ereignis häufiger. Dies unterstreicht die Forderung, bei Unsicherheiten über die anatomische Situation auf das offene Verfahren umzusteigen.

Tab. 19.3 Gründe für die Konversion von der laparoskopischen zur offenen Cholezystektomie [51].

	%
Komplikationen	
• Verletzung A. cystica	1,8
• Blutung	8,0
• Gangverletzung	2,9
• Darmverletzung	0,9
technische Probleme	
• Verwachsung	20,7
• Entzündung	10,4
• unklare Anatomie	8,4
• schwierige Präparation	5,1
• Instrumentenfehler	2,1
• schlechte Visualisierung	1,3
• andere (Adipositas)	7,4
Operationsbefunde	
• Choledocholithiasis	6,8
• akute Cholezystitis	6,9
• gangränöse Gallenblase	1,1
• Empyem	0,7
• andere (Gallenblasentumor, Lebertumor)	3,8

19

Tab. 19.4 Komplikationen nach Cholezystektomie (Qualitätssicherung Nordrhein-Westfalen 2012).

	laparoskopische Cholezystektomie (36.899 Patienten)		offene Cholezystektomie (2.060 Patienten)	
Blutung	272	0,7 %	41	2,2 %
Okklusion oder Durchtrennung des Ductus choledochus	42	0,1 %	4	0,2 %
Zystikusstumpfinsuffizienz	92	0,2 %	21	1,0 %
Sonstige revisionsbedürftige Leckagen	149	0,4 %	36	0,6 %
Pneumonie	155	0,4 %	90	4,4 %
kardiovaskuläre Komplikationen	226	0,6 %	139	6,7 %
tiefe Bein-/Beckenvenenthrombose	4	0,01 %	2	0,09 %
Lungenembolie	11	0,02 %	12	0,3 %
Letalität	182	0,5 %	193	9,4 %

Tab. 19.5 Gallengangsverletzungen – Klassifikation und Ursachen [59].

Typ I (7 %)	• Gallengang für Ductus cysticus gehalten, aber erkannt • cholangiografische Inzision des Ductus cysticus auf den Gallengang extendiert
Typ II (22 %)	• laterale Schädigung des Gallengangs durch Kauter oder Clips, die auf den Gang platziert wurden
Typ III (61 %)	• Gallengang für Ductus cysticus gehalten, nicht erkannt • Gallengang, Ductus hepaticus, rechter oder linker Ductus hepaticus durchtrennt oder reseziert
Typ IV(10 %)	• rechten Ductus hepaticus für Ductus cysticus gehalten • rechte Leberarterie für A. cystica gehalten • Durchtrennung des Ductus hepaticus dexter und der A. hepatica dexter • laterale Schädigung des Ductus hepaticus dexter durch Kauter oder Clips

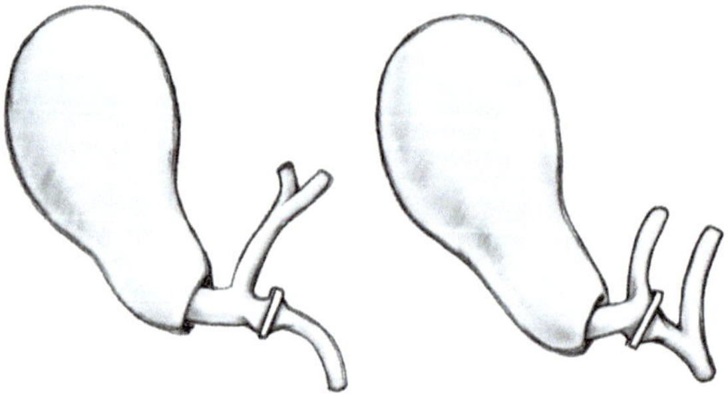

Abb. 19.9 Komplikationsmöglichkeiten durch anatomische Variation des Ductus cysticus: Verletzung bzw. Durchtrennung des Ductus choledochus oder Ductus hepaticus. [L108]

Falls eine intraoperative Cholangiografie durchgeführt wird, sollte berücksichtigt werden, dass dies nicht vor Gallgangsverletzungen schützt [40].

Es gibt verschiedene **Klassifikationen** für **Gallengangsverletzungen** [36], [38], [51a], [53]. Die Stewart-Way-Einteilung (➤ Tab. 19.5) basiert auf der bisher größten publizierten Patientengruppe (N = 252). Klasse-III-Verletzungen kommen mit 61 % am häufigsten vor, das Verletzungsmuster kann dabei sehr komplex ausfallen, wie ➤ Tab. 19.6 zeigt. In 75 % (N = 188) der Fälle wurde die Operation beendet, ohne dass der Operateur eine Verletzung vermutete. 33 Patienten wurden aufgrund von Schwierigkeiten bei der Exposition konvertiert. Trotzdem wurde die Verletzung nur bei 6 (18 %) dieser Patienten entdeckt. Dies deckt sich auch mit der Erfahrung anderer Autoren, dass die meisten Gallengangsverletzungen erst postoperativ diagnostiziert werden [57], [61].

Wird die Gallengangsverletzung **intraoperativ** bemerkt, hängt die weitere Strategie vom Ausmaß des Defekts ab. Kleinere Leckagen können durch Zieldrainage und unmittelbare postoperative Stent-Einlage via ERCP zur Ausheilung gebracht werden. Größere Verletzungen werden direkt laparoskopisch/offen angegangen, wobei tangentiale Verletzungen mit erhaltener Kontinuität unter Einlage einer T-Drainage übernäht werden. Die komplette Durchtrennung des Ductus hepaticus communis erfordert die End-zu-End-Anastomose mit T-Drainage unter Mobilisierung des Duodenums nach Kocher. Eine Hepatikojejunostomie ist dann notwendig, wenn der Substanzverlust des Gallengangs > 1 cm beträgt [30].

Eine alternative Strategie besteht darin, dass prinzipiell bei jeder kompletten Durchtrennung des Ductus choledochus eine Hepatikojejunostomie vorgenommen wird, da in jedem Fall der Substanzverlust bzw. der Ischämieschaden des Ductus choledochus unterschätzt wird und eine End-zu-End-Anastomosierung des Ductus choledochus in dieser Situation mit einer hohen Rezidivstenoserate verbunden ist [49].

Liegt aufgrund der **postoperativen** Klinik (Fieber, Schmerzen) und der Laboruntersuchungen (Cholestaseparameter) der Verdacht auf **Gallefistel/Biliom** bzw. **Gallengangsstenose** nahe, wird dies zunächst mittels CT verifiziert, eine ERCP klärt die biliäre Anatomie. Eine kleine Gallefistel kann dann über eine Stent-Platzierung konservativ zur Abheilung gebracht werden. Ist der Gallengang ohne Verlet-

Tab. 19.6 Verteilung von Gallengangsverletzungen [59].

Klasse	Anzahl der Patienten N (%)	Verletzung rechte Leberarterie N (%)	Ductus choledochus/Ductus hepaticus communis N (%)	Bifurkation N (%)	Ductus hepaticus N (%)	segmentale Gallengänge N (%)
I	19 (7 %)	1 (5 %)	19 (100 %)	0	0	0
II	55 (22 %)	10 (18 %)	53 (96 %)	2 (4 %)	0	0
III	153 (61 %)	41 (27 %)	104 (68 %)	27 (18 %)	16 (10 %)	6 (4 %)
IV	25 (10 %)	15 (60 %)	0	0	18 (72 %)	7 (28 %)
Summe	252 (100 %)	67 (27 %)	176 (70 %)	29 (11 %)	34 (14 %)	13 (5 %)

Tab. 19.7 Regeln zur Prävention von Gallengangsverletzungen [59].

Initiale Schritte:
• Orientierung am Calot-Dreieck
• Lateralisieren des Infundibulums zum Öffnen des Calot-Dreiecks
• Der Ductus cysticus muss exakt bis zur Einmündung in die Gallenblase verfolgt werden können.
Faktoren, die nahelegen, dass der Ductus choledochus anstelle des Ductus cysticus präpariert wird:
• Der Gang kann nicht mit einem Standardclip umfasst werden.
• Jeder Gang, der ohne Unterbrechung dorsal zum Duodenum verläuft, ist wahrscheinlich der Ductus choledochus.
• unerwartete weitere tubuläre Strukturen
• Eine große Arterie dorsal des Gangs – die rechte Leberarterie – verläuft dorsal des Ductus choledochus.
Vermeidung von Gallengangsverletzungen:
• Der Gebrauch von mehr als acht Clips (zur Blutungskontrolle) sollte die Möglichkeit einer Konversion in Betracht ziehen lassen.
• Konversion, wenn Entzündung und Blutung die Anatomie unklar lassen
Illusionen:
• Überzeugende anatomische Illusionen, denen jeder ausgesetzt ist, sind der primäre Grund von Gallengangsverletzungen.
• Erfahrung, Wissen und technische Geschicklichkeit an sich sind nicht ausreichend, um diese Komplikationen zu verhindern.

zung durch einen Clip okkludiert, wird dieser auf laparoskopischem Weg entfernt und nach endoskopischer Dilatation ein Stent platziert. Bei größeren Defekten ist die Laparotomie angezeigt. Die Hepatikojejunostomie (Roux-Y) stellt hier im Regelfall die Therapie der Wahl dar. Da komplexe Verletzungsmuster mit Gefäßbeteiligung vorliegen können (➤ Tab. 19.6), sollte dies präoperativ mittels CT-Angiografie abgeklärt werden.

Kontrovers wird der ideale Zeitpunkt der Gallengangsrekonstruktion diskutiert. Alle Daten legen aber die frühzeitige primäre Rekonstruktion nahe – auch im Falle einer lokalen oder generalisierten galligen Peritonitis [38].

➤ Tab. 19.7 listet einige Regeln auf, um Gallengangsverletzungen zu vermeiden.

Ein **Biliom** oder ein **subhepatischer/subphrenischer Abszess** werden primär radiologisch/interventionell drainiert.

Eine **generalisierte gallige Peritonitis** wird auf laparoskopischem Weg ausgiebig lavagiert, die Sepsisquelle (die Gallengangsverletzung) nach oben genannten Prinzipien versorgt. Der Zeitpunkt der Reintervention muss so frühzeitig wie möglich erfolgen. Dabei sind die etablierten Ziele der Sepsistherapie einzuhalten.

Nachblutungen werden primär noch einmal laparoskopisch angegangen. Gelingt eine sichere Blutstillung auf diesem Wege nicht, wird laparotomiert. Abschließend erfolgt die Einlage einer Drainage *(Easy Flow)*.

Wundinfektionen sind selten zu beobachten, wenn überhaupt, dann im Nabelbereich.

Bei intraoperativ eröffneter Gallenblase mit **Verlust von Steinen** müssen diese geborgen werden.

19.1.7 Sonderfall: Gallensteinileus

Eine Aerobilie mit dem klassischen röntgenologischen Bild des Ileus ist fast beweisend für einen Gallenstein als Ursache. Dieser wird nach Laparotomie über eine Enterotomie entfernt (➤ Abb. 19.10a–c). Dabei wird der Darm längs inzidiert und quer vernäht. Grundsätzlich werden anschließend der gesamte Dünn- und Dickdarm inspiziert. Die in der Regel dem Gallensteinileus zugrunde liegende Fistel zwischen Gallenblase und Duodenum korrigieren wir beim Ersteingriff nicht. Meistens muss diese Fistel im weiteren Verlauf auch nicht revidiert werden. Da bis zu 40 % der Patienten eine Choledocholithiasis haben, wird der Gallengang postoperativ mittels ERCP abgeklärt.

19.1.8 Sonderfall: Mirizzi-Syndrom

Beim Mirizzi-Syndrom findet sich ein großer impaktierter Stein im Ductus cysticus und die begleitende akute Cholezystitis mit ausgeprägter Drucknekrose und entzündlicher Reaktion okkludiert und arrodiert den Ductus hepaticus communis.

Csendes klassifizierte das Mirizzi-Syndrom folgendermaßen [14]:

- Typ I: externe Kompression und Obstruktion des Ductus hepaticus;
- Typ II: cholezystobiliäre Fistel mit Erosion von weniger als einem Drittel der Zirkumferenz;

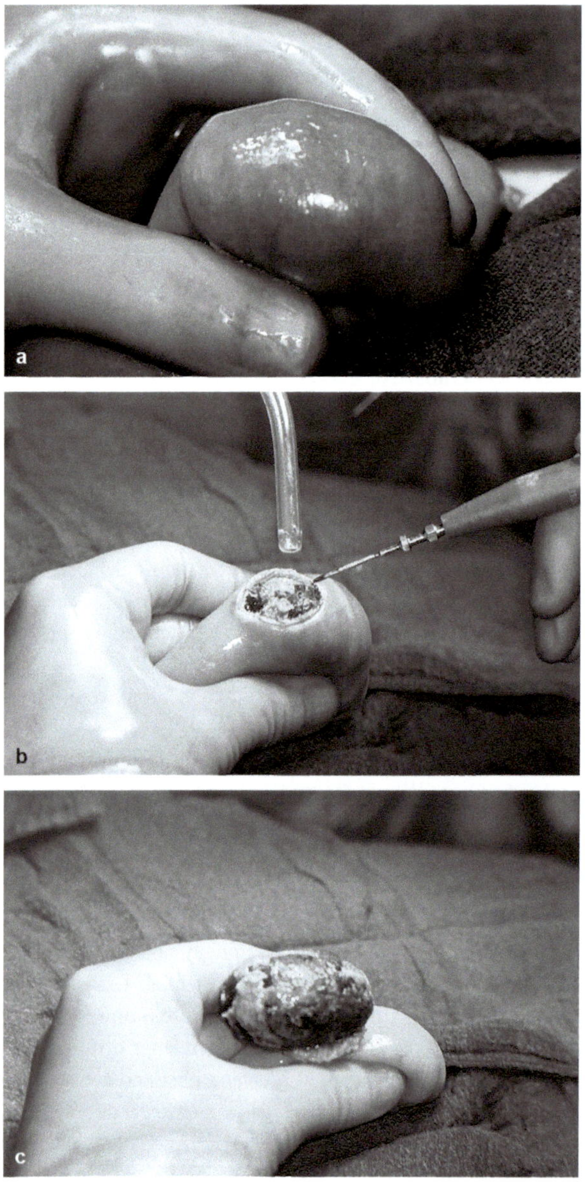

Abb. 19.10 Operative Therapie des Gallensteinileus. [M898]

- Typ III: cholezystobiliäre Fistel mit Erosion von zwei Dritteln der Zirkumferenz;
- Typ IV: totale Zerstörung der Zirkumferenz.

Die präoperative Diagnose des Mirizzi-Syndroms kann unter Umständen schwierig sein – in der Regel werden Sonografie, CT, MRC und ERC (evtl. PTC) aber die Diagnose erhärten können.

Die operative Therapie wird über einen offenen Zugang durchgeführt (vereinzelt wird über laparoskopische Erfahrung beim Typ I berichtet) und reicht von einer Cholezystektomie mit direkter Naht des Gallengangs bis zur biliodigestiven Anastomose. Die präoperative endoskopische Platzierung eines Stents erweist sich für die intraoperative Situation als hilfreich.

19.2 Choledocholithiasis

19.2.1 Diagnostik

Die endoskopisch retrograde Cholangiografie (ERC) ist der diagnostische Goldstandard für die Choledocholithiasis mit einer Sensitivität und Spezifität von über 90 % [28], da sie gleichzeitig auch therapeutisch eingesetzt werden kann. Cholangitis, Ikterus und sonografischer Nachweis von Gallengangssteinen sind die besten prädiktiven Hinweise auf das Vorliegen einer Choledocholithiasis bei Cholezystolithiasis [1]. Weitere gute diagnostische Indikatoren sind die sonografische Dilatation der Gallenwege und Bilirubinerhöhung, während Erhöhung der alkalischen Phosphatase, Amylaseerhöhung, Pankreatitis und Cholezystitis nur ein geringer prädiktiver Wert zukommt [1].

Der endoskopische Ultraschall (EUS) besitzt bei entsprechender Untersuchungserfahrung eine nahezu 100-prozentige Sensitivität und eine hohe Spezifität (94 %) zur Detektion von Gallengangssteinen [4], ist jedoch nicht therapeutisch einsetzbar. Die intravenöse Cholangiografie und die Tc-HIDA sollten nicht mehr eingesetzt werden (EN 3 [29]).

19.2.2 Operationsindikation

Bei **cholezystektomierten Patienten** mit Gallengangssteinen sollte grundsätzlich eine endoskopische Steinextraktion durch Papillotomie (EPT) vorgenommen werden (EN 2a [29]). Altersgrenzen für die Papillotomie lassen sich heute nicht mehr begründen (EN 2a [29]). Die wesentlichen durch die EPT hervorgerufenen Komplikationen umfassen Pankreatitis (0,4–2 %), Blutung (1–4 %), Cholangitis sowie ggf. Sepsis (0,1–0,8 %) und Perforation in das Retroperitoneum (0,1 %). Falls die endoskopische transpapilläre Therapie nicht möglich ist, bietet sich alternativ zur chirurgischen eine perkutan-transhepatische Behandlung an (EN 3 [29]).

Bei Misslingen der endoskopischen oder perkutan-transhepatischen Steinextraktion können adjuvante Lithotripsieverfahren (ESWL), intrakorporale Laserlithotripsie oder elektrohydraulische Lithotripsie (EHL) eingesetzt werden.

Bei Patienten mit gleichzeitig vorliegenden Gallenblasen- und Gallengangssteinen ist das **therapeutische Splitting** (endoskopische Gallengangssteinbehandlung und laparoskopische Cholezystektomie) heute in Deutschland Standard (EN 3 [29]). Es ist insbesondere bei akuter und biliärer Cholangitis angezeigt (EN 2 [29]). Alternativ zum therapeutischen Splitting kann auch einzeitig offen (EN 2) oder laparoskopisch (EN 1) operiert werden [17]. Die obstruktive **steinbedingte Cholangitis** sollte so rasch wie möglich (bei septischen Zeichen notfallmäßig) durch endoskopische Beseitigung des Steins behandelt werden (EN 1 [29]). Eine antibiotische Begleittherapie ist angezeigt (EN 2 [29]). Bei der

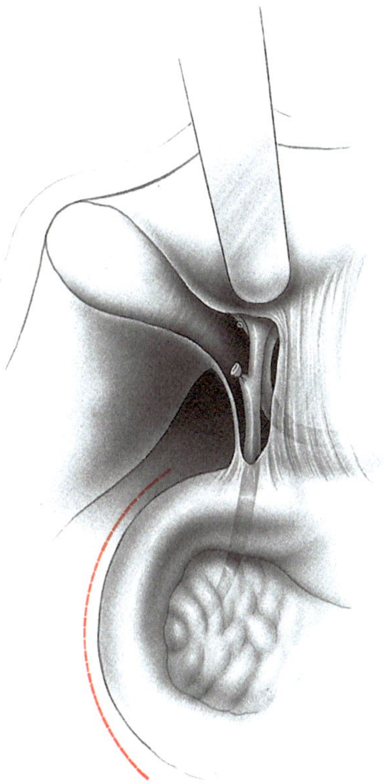

Abb. 19.11 Mobilisation von Duodenum und Pankreaskopf nach Kocher.
Nach Peritonealinzision 1 cm neben der lateralen Duodenalwand werden das Duodenum nach medial und das Mesocolon transversum nach kaudal gezogen. Das Duodenum wird in der gefäßfreien retroduodenalen Gewebsschicht stumpf abgelöst, bis Duodenum und Pankreaskopf palpiert werden können. [L107]

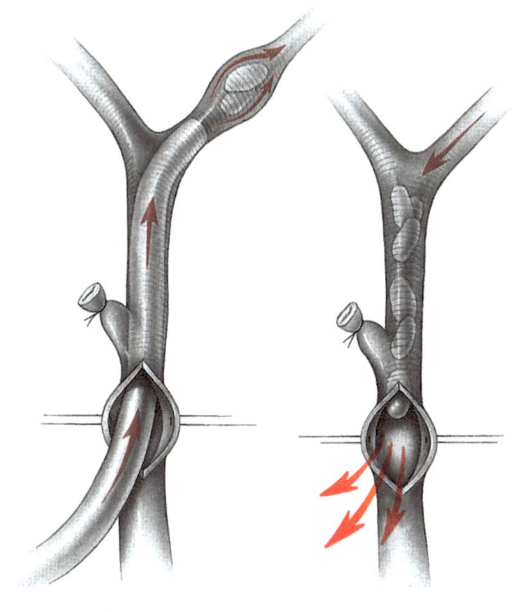

a b

Abb. 19.12 Ausspülen der intrahepatischen Gallengänge mittels Foley-Katheter.
a) Dazu wird der Katheter so weit vorgeschoben, bis er das Lumen verschließt. Anschließend wird Spülflüssigkeit in die intrahepatischen Gallenwege eingebracht.
b) Durch den entstehenden Überdruck werden die Konkremente nach Entfernen des Katheters herausgepült. [L107]

biliären Pankreatitis mit Ikterus und/oder Cholangitis sollten eine notfallmäßige ERC/Papillotomie und Steinextraktion durchgeführt werden (EN 1 [29]). Nach erfolgreicher endoskopischer Gallengangssanierung sollte eine Cholezystektomie erfolgen (EN 3 [29]).

19.2.3 Operationstechnik

Choledochusrevision

Die offene Choledochusrevision wird heute nur noch sehr selten durchgeführt.

Dies ist bedingt durch die hohe Erfolgsrate der endoskopischen Technik, die darüber hinaus mit einer großen Sicherheit für den Patienten verbunden ist. Dies gilt besonders für den alten Patienten. Nur im Falle von anatomischen Besonderheiten (z. B. Billroth-II-Magen), welche die endoskopische Erreichbarkeit der Papilla Vateri vereiteln, oder wenn die komplette Sanierung des Choledochus nicht gelingen sollte, ist die Indikation zum operativen Vorgehen gegeben. Dies gelingt mittlerweile auch auf laparoskopischem Wege mit einer hohen Erfolgsquote in erfahrenen Kliniken. Durchgesetzt hat sich in Deutschland jedoch das „therapeutische Splittingverfahren".

Nach subkostaler Oberbauchlaparotomie rechts wird der Situs unter Einsatz eines Selbsthaltesystems eingestellt. Die Gallenblase wird zunächst – falls dies nicht schon in einer vorherigen Operation geschehen ist – in typischer Weise entfernt. Dabei wird der Ductus choledocus meistens bereits über den Ductus cysticus identifiziert. Bei starken Verschwielungen im Lig. hepatoduodenale ist eine subtile Präparationstechnik notwendig, um Verletzungen der A. hepatica propria oder der A. hepatica dextra zu vermeiden. Als Identifikationshilfe kommen intraoperativer Ultraschall bzw. Probepunktionen zum Einsatz.

Vor Eröffnung des Ductus choledochus wird das Duodenum über ein ausgiebiges Kocher-Manöver mobilisiert, sodass die später einzusetzenden Gallengangsbougies mit der linken Hand des Operateurs problemlos geführt werden können (> Abb. 19.11). Nach ventraler Stichinzision des Gallengangs und Erweiterung der Öffnung mit der Potts-Schere auf maximal 2 cm legen wir zwei Haltefäden. Blutungen aus den Gallengangsschnitträndern werden koaguliert. Unter Verwendung eines Foley-Katheters werden dann ausgiebig der distale und der proximale Anteil des Gallengangs (➤ Abb. 19.12a und b) gespült. Nach proximal geschieht dies in der Weise, dass das Gallengangssystem unter Druck mit Spülflüssigkeit aufgefüllt, der Katheter sofort entfernt wird und dadurch Steine herausgewaschen werden. Distale Konkremente werden mithilfe eines Fogarty-Katheters entfernt, der unter Führung der linken Hand des Operateurs (hinter dem Duodenum und Pankreas) über die Papille in das Duodenum geführt wird (➤ Abb. 19.13).

Das Blocken des Ballons und das Zurückziehen des Katheters dürfen nur sehr vorsichtig erfolgen!

Die transpapilläre Passage wird mit Bougies in aufsteigender Reihenfolge (➤ Abb. 19.14) überprüft.

Eine sehr sorgfältige Inspektion des Gallengangs wird mit dem flexiblen Choledochoskop (➤ Abb. 19.15) angeschlossen.

Es sind immer mehr Konkremente vorhanden, als man denkt!

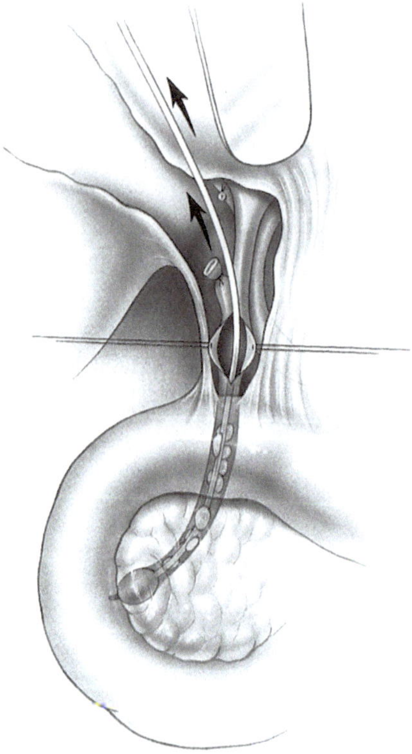

Abb. 19.13 Entfernung von Konkrementen im distalen Ductus choledochus mittels Fogarty-Katheter. (Cave: Bei Festhängen des Ballons wird dieser teilweise entblockt; niemals sollte gewaltsam vorgegangen werden!) [L107]

Da die operative Choledochusrevision nur noch in den seltenen Fällen durchführt wird, wenn eine Steinsanierung auf endoskopischem Wege nicht gelingt, muss eine komplette Steinfreiheit erreicht werden.

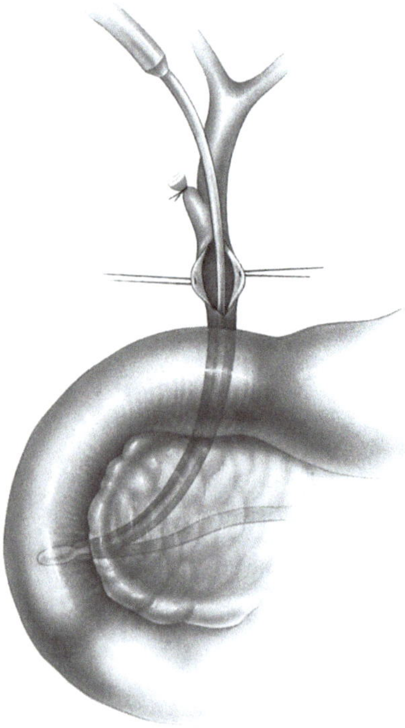

Abb. 19.14 Prüfung der Durchgängigkeit der transpapillären Passage. Duodenum und Pankreaskopf werden mit der linken Hand gefasst, mit der rechten werden die Dilatationsoliven (Bakes) unter Kontrolle der linken Hand in aufsteigender Größe (5–9) ins Duodenum vorgeführt. [L107]

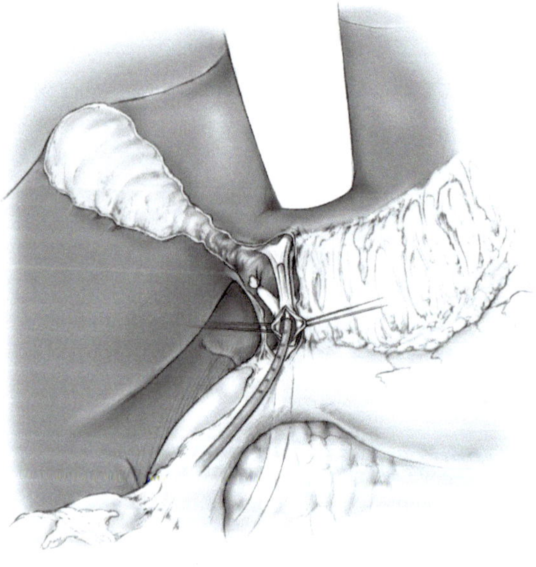

Abb. 19.15 Sorgfältige Überprüfung der Steinfreiheit des Ductus choledochus mit dem flexiblen Choledochoskop. [L108]

Abschließend wird immer eine dünne T-Drainage (➤ Abb. 19.16a–c) (Naht des Gallengangs mit PDS® 5/0 in Einzelknopftechnik) platziert, über die eine Röntgen-Darstellung mit Kontrastmittel obligatorisch durchgeführt wird (cave: Luftblasen = Verwechslung mit Steinen). Das Legen einer Zieldrainage *(Easy Flow)* und fortlaufender schichtweiser Bauchdeckenverschluss folgen.

Die T-Drainage drainiert wenige Tage frei, nach Kontrastmitteldarstellung wird sie abgeklemmt. Verträgt der Patient dies (Fieberanstieg? Zieldrainage gallig? Cholestaseparameter ansteigend?), kann die T-Drainage zwischen dem 7. und 10. Tag gezogen werden. Die Entfernung der Zieldrainage erfolgt einen Tag später.

Sonderfall: transduodenale Papillotomie

Die transduodenale Papillotomie wird nur noch in den sehr seltenen Fällen durchgeführt, in denen es nicht gelingt, auf endoskopischem Wege ein inkarzeriertes Konkrement aus der Papille zu entfernen oder eine benigne Papillenstenose zu dilatieren bzw. zu schlitzen.

Zunächst werden alle Schritte der Choledochusrevision (s. o.) durchgeführt. Die Papille ist bei inkarzeriertem Stein gut durch das Duodenom tastbar. Über dieser Region wird das Duodenum ventral in Längsrichtung inzidiert. Bei 11 Uhr erfolgt die Schlitzung der Papille in kleinen Schritten mit dem elektrischen Messer über eine Sonde (➤ Abb. 19.17) oder, im Falle der Inkarzeration, bis der tastbare Stein sichtbar und entfernbar wird. Die Papillenplastik (Naht der Duodenalschleimhaut an die des Ductus choledochus) wird nach vorheriger Sondierung der Einmündung des Ductus Wirsungianus mit monofilem, resorbierbarem Nahtmaterial der Stärke 5/0 in Einzelknopftechnik ausgeführt (➤ Abb. 19.18). Das weitere Prozedere ist identisch mit dem der Choledochusrevision.

19.2.4 Komplikationen

Verletzungen der A. hepatica propria oder der A. hepatica dextra bei frühzeitiger Aufzweigung können bei schwierigen

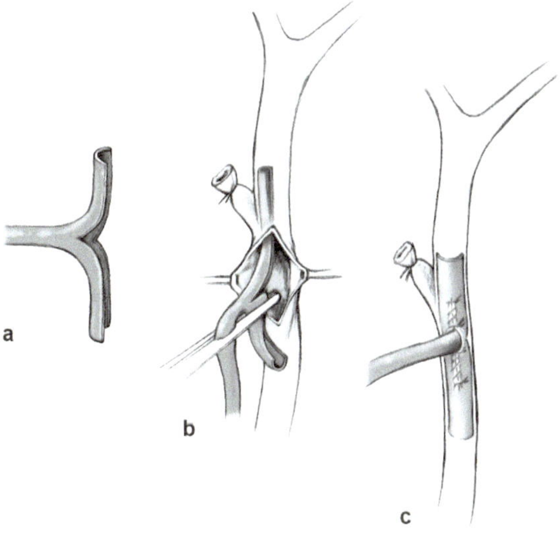

Abb. 19.16 Einlage einer T-Drainage nach Choledochusrevision.
a) T-Drainage (Gummimaterial).
b) Einbringen in den Ductus choledochus.
c) Naht des Gallengangs in Einzelknopftechnik. [L107]

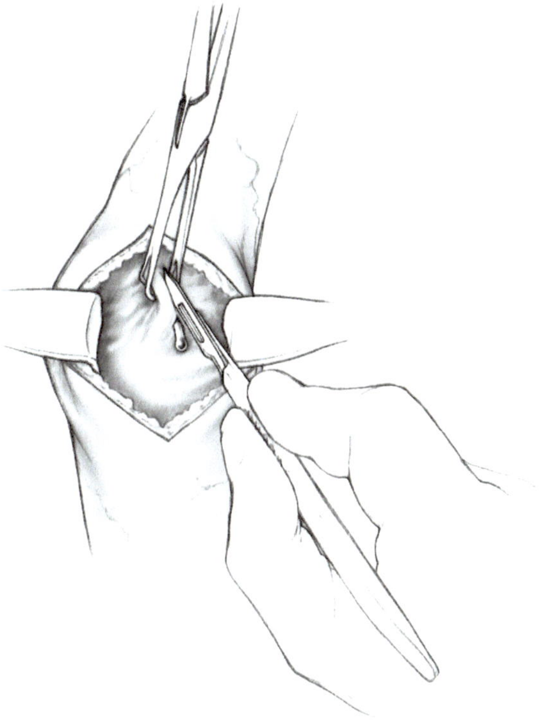

Abb. 19.17 Transduodenale Papillotomie.
Die sondierte Papille wird in die Duodenalöffnung vorgezogen. Die Inzision erfolgt bei 11 Uhr in Richtung nach oben und außen. [L107]

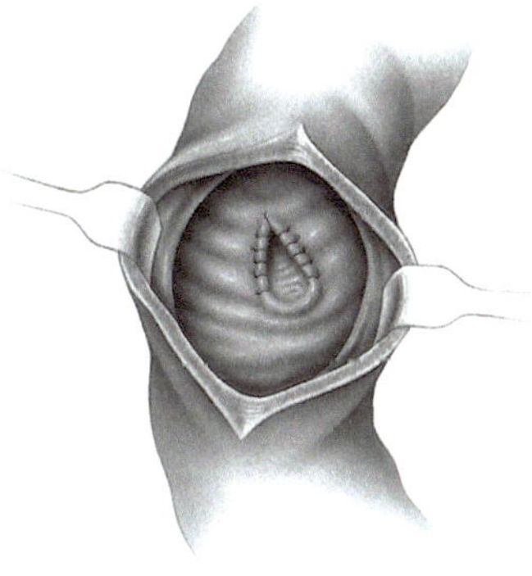

Abb. 19.18 Papillenplastik.
Nach Papillotomie werden die Wand des Duodenums und die des Ductus choledochus mit Einzelknopfnähten vernäht. In der Tiefe ist die Mündung des Ductus pancreaticus major sichtbar. [L107]

Verhältnissen im Lig. hepatoduodenale vorkommen. Sie müssen nach gefäßchirurgischen Prinzipien behoben werden.

Cave: Rechte Leberarterie aus der A. mesenterica superior; sie verläuft dorsolateral des Gallengangs!

Gallefisteln erweisen sich meistens als harmlos, wenn kein Abflusshindernis besteht. T- und Zieldrainage reichen als Maßnahmen aus, sie zur Abheilung zu bringen.

Schwellungszustände im Bereich der Papillenplastik können eine Pankreatitis verursachen, die in der Regel konservativ therapierbar ist. Eine Insuffizienz der Duodenalnaht kann je nach Schweregrad mit einer alleinigen Drainage oder muss mit einem weiteren Eingriff (z. B. Anastomosierung eines Roux-Y-Dünndarmschenkels auf das Duodenum) behoben werden.

19.3 Benigne Gallengangsstenose

19.3.1 Diagnostik und Einteilung

Benigne Gallengangsstrikturen werden nach Bismuth klassifiziert (➤ Abb. 19.19a–d). Eine alternative Klassifikation wurde von Neuhaus et al. [38] vorgeschlagen (➤ Tab. 19.8). Gallengangsstrikturen sind meistens Folge vorausgehender Cholezystektomien, die typischerweise nach einem unterschiedlich langen symptomfreien Intervall entdeckt werden (80 % der Patienten werden innerhalb eines Jahres nach der Operation klinisch auffällig). Patienten, die ein langes Zeitintervall bis zur Diagnosestellung aufweisen, können sich mit dem Bild einer fortgeschrittenen biliären Zirrhose und ihren Komplikationen vorstellen.

Seltenere Ursachen sind sklerosierende Cholangitis, Choledochozelen oder chronische Pankreatitis.

Die Klinik wird durch Ikterus und rezidivierende Cholangitiden bestimmt. Sonografie und ERCP sind wegweisend in der Diagnostik, laborchemisch lassen sich erhöhte Cholestaseparameter nachweisen. Da ein komplexes Verletzungsmuster nach Cholezystektomie vorliegen kann, empfiehlt sich eine CT-Angiografie, um auch die arterielle Versorgung der Leber mit beurteilen zu können.

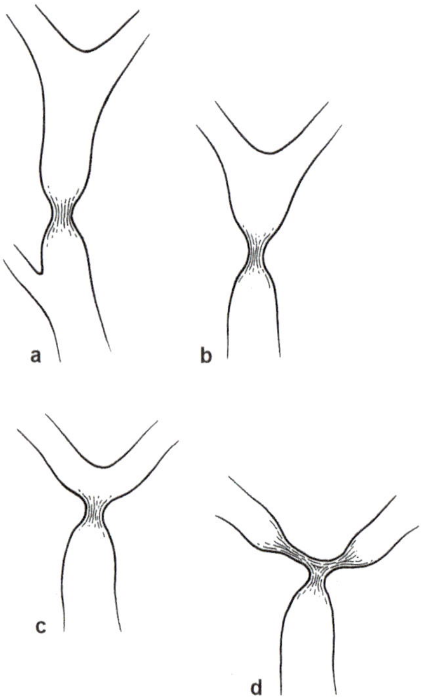

Abb. 19.19 Einteilung der Gallengangsstrikturen nach Bismuth.
a) Grad I: Stenose mehr als 2 cm von der Hepatikusgabel entfernt.
b) Grad II: Stenose weniger als 2 cm von der Hepatikusgabel entfernt.
c) Grad III: Ductus hepaticus communis vollständig in die Striktur einbezogen.
d) Grad IV: Gallengangsbifurkation betroffen. [L107]

19.3.2 Differenzialdiagnostik

Differenzialdiagnostisch muss in jedem Fall ein maligner Gallengangsprozess ausgeschlossen werden. Auch unter präoperativem Einbezug von MRC, direkter Choledochoskopie mittels Baby-Mother-Technik und endoluminären Ultraschalls gelingt dies nicht immer. Erst die intraoperative Schnellschnittuntersuchung gibt letztlich Sicherheit.

19.3.3 Operationsindikation

Eine nach Cholezystektomie im späteren Verlauf auftretende benigne Choledochusstenose muss definitiv chirurgisch versorgt werden. Endoskopische Stent-Techniken bieten sich als vorübergehende Maßnahme an.

Die ➤ Tab. 19.9 zeigt die möglichen endoskopischen/operativen Optionen je nach vorliegendem Typ der Gallengangsstriktur.

Wird präoperativ eine Verletzung der A. hepatica nachgewiesen (in der Regel ein Verschluss des rechten Astes), ist mit einer erhöhten postoperativen Morbidität zu rechnen (Leberabszess, Leberausfall, Stenose der Hepatikojejunostomie). Selten gelingt die Rekonstruktion des hepatischen Ge-

Tab. 19.8 Gutartige Stenosen des Ductus hepatocholedochus – Einteilung [38].

Typ	Form/Lokalisation
Typ A	kurz, ringförmig (< 5 mm)
Typ B	langstreckig (> 5 mm)
Typ C	Gabel des Ductus hepaticus
Typ D	rechter Hauptgallengang, Segmentgallengang

Tab. 19.9 Therapieempfehlungen bei Stenosen des Ductus hepatocholedochus [38].

Typ	Empfehlung
Typ A	Dilatation, Stent (1 Jahr)
Typ B	Resektion, Hepatikojejunostomie
Typ C/D	Hemihepatektomie rechts mit Hepatikojejunostomie des linken Gallenganges

fäßsystems, die unbedingte Notwendigkeit dieses Eingriffs wird sehr zurückhaltend beurteilt [5].

19.3.4 Operationstechnik

Nach querer rechter Oberbauchlaparotomie subkostal wird der Situs mit einem Selbsthaltesystem exponiert. Verwachsungen des Kolons zur Leber hin machen die Präparation häufig langwierig, ein stumpfes Vorgehen führt dabei zu Lebereinrissen. Ein präoperativ gelegter Gallengang-Stent erleichtert die Identifikation anatomischer Strukturen. Der Gallengang wird – vorteilhafterweise unter Einsatz eines Ultraschalldissektors – isoliert (cave: Arterie und Pfortader!) und reseziert, zum Duodenum hin umstochen und zum Hilus auf seine Durchgängigkeit überprüft. Im Falle der Nachresektion sollte ein prominentes Segment IVb mithilfe des Ultraschalldissektors vom Bereich der Hepatikusgabel separiert werden. Die Rekonstruktion erfolgt mit einem 30 cm langen Jejunuminterponat, das mit seinem Mesenterium retrokolisch in die Leberpforte transferiert wird. Die Hepatikojejunostomie (End-zu-Seit) wird mit monofilem Nahtmaterial (PDS® 5/0) in Einzelknopftechnik bewerkstelligt. Vor Knüpfung der Vorderwandnähte wird eine T-Drainage eingelegt und das Operationsgebiet mit einer Easy-Flow-Drainage drainiert.

19.3.5 Komplikationen

Gallelecks durch Insuffizienz der Hepatikojejunostomie sind selten und durch die liegende Drainage in der Regel konservativ zu beherrschen. Gefäßverletzungen müssen nach gefäßchirurgischen Prinzipien versorgt werden. Die Letalität des Eingriffs liegt bei 5 % [49]. Die Langzeitkomplikationen betreffen das Auftreten einer Striktur an der Hepatikojejunostomie und die Ausbildung einer sekundären biliären Zirrhose, die u. U. eine Lebertransplantation notwendig macht. Insgesamt sind die Ergebnisse der Hepatikojejunostomie auch im Langzeitverlauf in mehr als 90 % als gut einzustufen.

19.4 Gallengangszysten

Gallengangszysten werden typischerweise im Kindesalter angetroffen, wobei ungefähr 20 % erstmals im Erwachsenenalter erkannt werden [52]. Durch den zunehmend routinemäßigen Einsatz des Ultraschalls wird diese Erkrankung bei Erwachsenen immer häufiger diagnostiziert [26], [37].

Die Gallengangszysten werden nach einem Vorschlag von Todani et al. [55] unter Einbeziehung des Caroli-Syndroms [9] klassifiziert (> Tab. 19.10).

Etwa die Hälfte der Patienten präsentiert sich unter dem klinischen Bild einer symptomatischen Cholezystolithiasis oder akuten Cholezystitis, ungefähr 10–55 % haben einen Ikterus, in 20–60 % kann eine Cholezystitis oder Pankreatitis vorliegen [31], [39]. Wegweisend in der Diagnostik sind MRCP und ERCP. Gallengangszysten zeigen im Verlauf in 60–80 % Komplikationen wie sekundäre biliäre Zirrhose, Hepatikolithiasis, Cholangitis, intrahepatische Abszesse, Zystolithiasis, Cholezystolithiasis. 10–30 % der Erwachsenen mit Gallengangszysten entwickeln ein cholangiozelluläres Karzinom [25].

Im Vergleich zur Normalbevölkerung ist bei Patienten mit Gallengangszysten das Karzinomrisiko 20- bis 30-fach erhöht. Konsens besteht deshalb, dass Zysten so früh wie möglich komplett reseziert werden sollten (mit Cholezystektomie).

Die operative Behandlung erfolgt typenspezifisch:

- Typ I: Resektion des intrapankreatisch verlaufenden Gallengangs unter Beachtung des Pankreasgangs. Die proximale Resektionsgrenze liegt knapp unterhalb der Birfurkation; intraoperative Schnellschnittuntersuchungen sind obligat zum Ausschluss eines cholangiozellulären Karzinoms.
- Typ II: Exzision ist ausreichend.
- Typ III: offenes, transduodenales Vorgehen.
- Typ IVa und b: komplette Resektion des extrahepatischen Gallengangssystems. Je nachdem, ob beide Leberlappen betroffen sind (Hepatikolithiasis), eine Zirrhose oder weitere Strikturen vorliegen, muss das operative Vorgehen angepasst werden, wobei die Rolle der Leberteilresektion kontrovers diskutiert wird [12].

Tab. 19.10 Gallengangszysten: Klassifikation nach Todani [55].

Typ I	solitäre, extrahepatische Zyste
Typ II	extrahepatisches, supraduodenales Divertikel
Typ III	intraduodenales Divertikel (Choledochozele)
Typ IV	a. fusiforme extra- und intrahepatische Zysten
	b. multiple extrahepatische Zysten
Typ V	multiple intrahepatische Zysten (Caroli-Syndrom)

Das Management von Typ-V-Zysten (Caroli-Syndrom) wird ebenfalls kontrovers diskutiert. Favorisiert werden folgende Verfahren: Roux-Y-Cholangiojejunostomie, Resektion zirrhotischer Segmente bis zur Lebertransplantation.

19.5 Maligne Gallengangsstenose – hiläres Gallengangskarzinom (cholangiozelluläres Karzinom, Klatskin-Tumor)

19.5.1 Diagnostik und Einteilung

60–70 % der cholangiozellulären Karzinome entstehen an der Gallengangsbifurkation (**Klatskin-Tumor**), 20–30 % im distalen Gallengang und 5–10 % peripher in den intrahepatischen Gallengängen. Die Zuordnung der Gallengangskarzinome (proximal/distal) erfolgt in der Lagebeziehung zur Einmündung des Ductus cysticus. Bei Zustand nach Cholezystektomie ist hier auf die Lage der Clips zu achten [54]. Die primär sklerosierende Cholangitis (PSC) ist der bekannteste Risikofaktor mit Karzinomraten von 8–40 % [27]. Darüber hinaus liegt das Risiko für die Entwicklung eines cholangiozellulären Karzinoms in Gallengangszysten bei bis zu 28 % [31], [41].

Ein Gallengangskarzinom präsentiert sich häufig mit Ikterus und Pruritus. Eine Cholangitis mit Fieber, Schüttelfrost und abdominalen Schmerzen ist eher selten. Die Cholestaseparameter sind erhöht. Eine unilobäre Gallengangsobstruktion ist häufig mit einer Atrophie des betroffenen Leberlappens und einer Hypertrophie des nicht beteiligten Lappens assoziiert [21]. Deshalb sind das Vorliegen einer Cholestase, eines prominenten rechten oder linken Leberlappens bei der körperlichen Untersuchung und der sonografische Nachweis einer Gallengangsobstruktion verdächtig für das Vorliegen eines Gallengangskarzinoms.

Ein CA-19-9-Wert > 100 U/l in Abwesenheit einer Cholangitis spricht in hohem Maße für ein Gallengangskarzinom und ist in bis zu 85 % der Patienten mit dieser Erkrankung erhöht [10].

Endoskopische Biopsien und Bürstensaumzytologien sind nur in 40–70 % der Patienten positiv [27a]. Diagnostisch sind CT, MRT oder sonografische Doppler-Untersuchung, die eine Tumormasse und/oder vaskuläre Beteiligung mit Flussverlust in einer Leberarterie oder Portalvene nachweist, wegweisend.

Das größte Problem der präoperativen Diagnostik besteht jedoch nach wie vor in der Zuordnung der Dignität und der Sicherung der lokalen Resektabilität. Die Einteilung der Hepatikusgabeltumoren erfolgt nach der Klassifikation von Bismuth und Corlette (➤ Abb. 19.20a–c), die TNM-Klassifikation ist in ➤ Tab. 19.11 und ➤ Tab. 19.12 zusammengefasst.

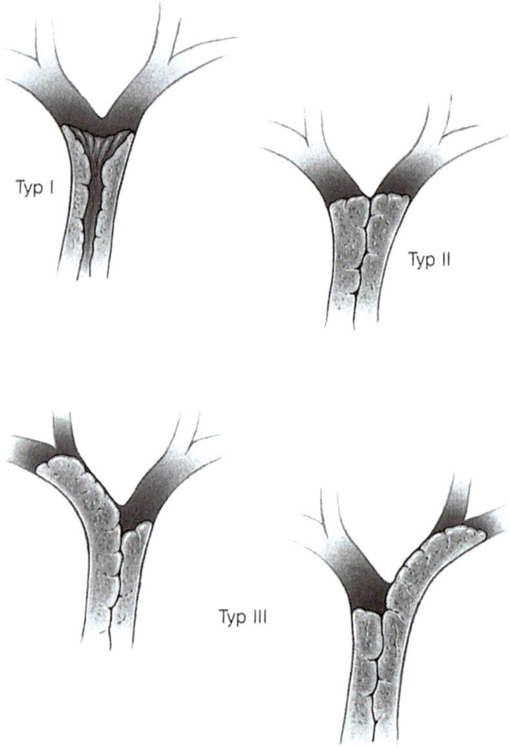

Abb. 19.20 Klassifikation der Tumoren der Hepatikusgabel (sog. Klatskin-Tumoren) nach Bismuth und Corlette.
a) Typ I: proximaler Befall des Gallengangs bis an die Bifurkation, aber mit offenem Konfluens.
b) Typ II: Verschluss der Bifurkation.
c) Typ III: längerstreckige Infiltration des linken oder rechten Ductus hepaticus. [L107]

19.5.2 Differenzialdiagnostik

Die Abgrenzung eines Gallengangskarzinoms von einer benignen Striktur bei primär sklerosierender Cholangitis (PSC) kann extrem schwierig sein. In diesem Kontext können wiederholte Bürstensaumzytologien und serielle CA-19–9-Bestimmungen über die Zeit notwendig sein, wobei ein dauerhaft erhöhter Wert von > 100 U/l stark für ein Gallengangskarzinom spricht.

19.5.3 Operationsindikation und Prognose

Auch wenn präoperativ keine eindeutige Diagnostik des Gallengangskarzinoms gelingt, sollten im Zweifelsfall die operative Exploration und, wenn möglich, die Tumorresektion durchgeführt werden.

Bei Fernmetastasen, bei positivem Lymphknotenbefund jenseits des Lig. hepatoduodenale, bei zentralen Gallenwegskarzinomen vom Typ IV nach Bismuth und/oder bei weitreichender Infiltration beider Leberlappen sowie der rechts-

Tab. 19.11 TNM-Klassifikation des cholangiozellulären Karzinoms (perihiläre Gallengänge).

Stadium 0	Tis N0 M0
Stadium I	T1 N0 M0
Stadium II	T2a/b N0 M0
Stadium IIIa	T3 N0 M0
Stadium IIIb	T1/T2/T3 N0, N1 M0
Stadium IVa	T4 jedes N M0
Stadium IVb	jedes T, jedes N M1
Tis	Carcinoma in situ
T1	Invasion der Muscularis propria oder der fibromuskulären Schicht, Tumor auf Gallengang beschränkt,
T2a	Invasion von Weichgewebe jenseits des Gallengangs
T2b	Invasion des benachbarten Leberparenchym
T3	Invasion unilateraler Äste der V. portae oder A. hepatica com.
T4	Invasion von Hauptast der V. portae oder bilateraler Äste bzw. Hauptast der A. hepatica oder bilateraler Äste
N0	kein regionaler Lymphknotenbefall
N1	Metastasen in regionale Lymphknoten (Lig. hepatoduodenale, V. portae, A. hepatica)
M0	keine Fernmetastasen
M1	Fernmetastasen

Tab. 19.12 TNM-Klassifikation des cholangiozellulären Karzinoms (distale Gallengänge).

Stadium 0	Tis N0 M0
Stadium Ia	T1 N0 M0
Stadium Ib	T2 N0 M0
Stadium IIa	T3 N0 M0
Stadium IIb	T1, T2, T3 N1 M0
Stadium III	T4, jedes N M0
Stadium IV	jedes T, jedes N M1
Tis	Carcinoma in situ
T1	Invasion der Muscularis propria oder der fibromuskulären Schicht, Tumor auf Gallengang beschränkt
T2	Invasion von Weichgewebe jenseits des Gallengangs
T3	Invasion von Gallenblase, Leber, Pankreas, Duodenum oder benachbarter Organe
T4	Invasion von Truncus coeliacus oder A. mesenterica superior
N0	kein regionaler Lymphknotenbefall
N1	Metastasen in regionale Lymphknoten
M0	keine Fernmetastasen
M1	Fernmetastasen

und linksseitigen Hilusgefäße ist eine Resektion nicht sinnvoll [47].

Die Beurteilung des R-Status ist häufig erst am histologischen Präparat möglich, sodass in 20–40 % R1-Resektionen resultieren [8]. Dabei soll der palliative Effekt der R1-Resektion dem interventionellen Verfahren überlegen sein: 2-Jahres-Überleben 38 vs. 10 % [6].

Insgesamt werden bei Klatskin-Tumoren Resektionsquoten von 50 % mit 5-Jahres-Überlebensraten von 28 % erreicht [6].

Im Falle der Nichtresektabilität kommen interventionelle Verfahren zur Galleableitung zur Anwendung. Dabei wird offensichtlich mit einer zusätzlichen fotodynamischen Therapie zum Stenting ein gewisser Überlebensvorteil erzielt (493 vs. 98 Tage) [44]. Sonstige palliative Verfahren (Radiotherapie, Chemotherapie) haben keinen Nutzen gezeigt.

Bei nachgewiesener Inoperabilität (CT/MRT) sollte dem Einsatz interventioneller Verfahren gegenüber den operativen Verfahren der Vorzug eingeräumt werden.

19.5.4 Operationstechnik

Nach querer Oberbauchlaparotomie rechts und Einsatz eines Selbsthaltesystems wird die Resektabilität überprüft (s. o.). Nach typischer Cholezystektomie wird der Ductus choledochus distal der Einmündung des Ductus cysticus isoliert und in den Leberhilus verfolgt. Die Variabilität der Leberhilusanatomie (Arterie!) erfordert eine subtile Präparationstechnik. Bei intraduktalem Wachstum des Tumors kann die Hepatikusgabel jedoch gut von Arterie und Pfortader isoliert werden. Die der Hepatikusgabel aufliegende Leberkapsel (Segment IVb) wird unter Einsatz des Ultraschallmessers abpräpariert. Wichtig ist die Freilegung der beiden Ductus hepatici bis an ihre erste Aufzweigung. Nach distal erfolgt die Absetzung des Ductus choledochus duodenumnah.

Die Tumorfreiheit der Resektionsgrenzen muss intraoperativ stets durch Schnellschnittdiagnostik überprüft werden.

Danach erfolgt die Rekonstruktion des Galleabflusses mit einer 30–40 cm ausgeschalteten Roux-Y-Dünndarmschlinge, die retrokolisch in den Leberhilus transferiert wird. Mehrere Gallengänge werden einzeln oder nach Seit-zu-Seit-Anastomose untereinander in Einzelknopftechnik mit monofilem Nahtmaterial der Stärke 5/0 End-zu-Seit in den Darm eingepflanzt (➤ Abb. 19.21). Auf Drainagen, die über die Anastomosen nach intrahepatisch vorgeschoben werden, wird verzichtet. Die Einlage von T-Drainagen halten wir für angezeigt. Der Anastomosenbereich selbst wird drainiert. Einige Autoren halten aber auch an der inneren transhepatischen Drainage fest.

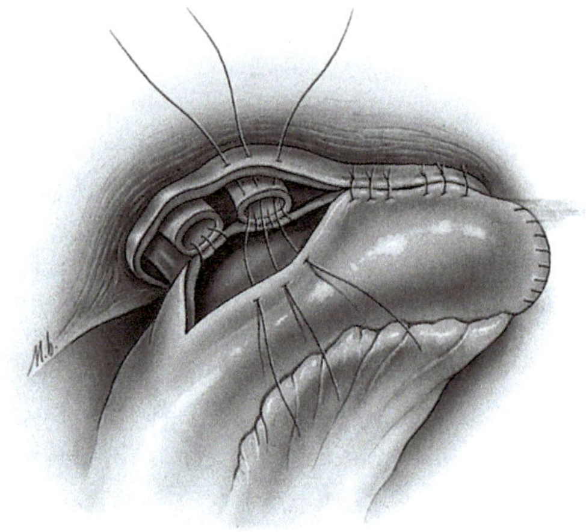

Abb. 19.21 Intrahepatische Cholangiojejunostomie.
Die Anastomose der beiden linken Segmentgallengänge ist fertiggestellt. Bei den beiden anderen sind die Vorderwandnähte z. T. gelegt. Nach Beendigung der Anastomose wird die Darmwand am Resektionsrand der Leber fixiert. [L107]

19.5.5 Komplikationen

Gallefisteln sind durch die liegende Zieldrainage meistens ausreichend drainiert, eine operative Revision ist notwendig, wenn sich Zeichen der Sepsis zeigen. Bei Verletzung größerer Gefäße ist die sofortige Gefäßnaht oder -rekonstruktion erforderlich.

Tab. 19.13 TNM-Klassifikation des Gallenblasenkarzinoms.

Stadium 0	Tis N0 M0
Stadium I	T1 N0 M0
Stadium II	T2 N0 M0
Stadium IIIa	T3 N0 M0
Stadium IIIb	T1–3 N1 M0
Stadium IVa	T4 N0–1 M0
Stadium IVb	jedes T, jedes N M1
Tis	Carcinoma in situ
T1a	Tumor infiltriert Schleimhaut
T1b	Tumor infiltriert Muskelschicht
T2	Tumor infiltriert perimuskuläres Bindegewebe, Serosa wird nicht durchbrochen
T3	Tumor durchbricht Serosa (viszerales Peritoneum) und/oder infiltriert direkt die Leber und/oder infiltriert direkt ein(e) Nachbarorgan(e) (z. B. Magen, Duodenum, Pankreas, Omentum)
T4	Tumor infiltriert Stamm der V. portae oder A. hepatica communis und/oder zwei oder mehrere Nachbarorgane (Magen, Duodenum, Kolon, Pankreas, Omentum)
N0	kein regionaler Lymphknotenbefall
N1	Lymphknotenmetastasen entlang des Lig. hepatoduodenale, der A. hepatica communis und V. portae
M0	keine Fernmetastasen
M1	Fernmetastasen

19.6 Gallenblasenkarzinom

19.6.1 Diagnostik

Das Gallenblasenkarzinom ist selten, sein Anteil an allen Malignomen liegt bei 0,6–3 % [23].

In ca. 1 % der durchgeführten Cholezystektomien wird postoperativ bei der histologischen Aufarbeitung ein Gallenblasenkarzinom gefunden. Dabei sollte das sonografische Zeichen des „gefangenen Steins“ (d. h., der Stein bewegt sich nicht bei Lageveränderung des Patienten) bereits präoperativ immer an die Möglichkeit eines Karzinoms denken lassen.

Im Frühstadium des Gallenblasenkarzinoms gibt es keine spezifischen klinischen Symptome. Schmerzen im rechten Oberbauch, Übelkeit, Erbrechen, Appetitlosigkeit, Gelbsucht und Gewichtsverlust zeigen ein fortgeschrittenes, in der Regel nicht resektables Karzinom an. 45 % der Patienten präsentieren sich mit Ikterus, 20 % haben Aszites und in 10 % liegt eine Obstruktion des Duodenums vor [15].

Liegt präoperativ der Verdacht auf ein Gallenblasenkarzinom vor, muss ein Tumor-Staging durchgeführt werden, das Sonografie, CT, ERCP, MRC und PTC umfasst. Der Einsatz der Laparoskopie ist in diesem Kontext bisher nicht klar definiert.

Ein Carcinoma in situ oder ein Tumor, der noch nicht die Wand der Gallenblase durchbrochen hat, ist in etwa 10 % anzutreffen. Weitere 15 % zeigen ein invasives Tumorwachstum, das entweder das Gallenblasenbett oder regionale Lymphknoten involviert. Die meisten Patienten präsentieren sich leider – v. a. dann, wenn eine Gelbsucht vorliegt – mit einem weit fortgeschrittenen Stadium, das eine Resektabilität ausschließt. Karzinome des Ductus cysticus werden den Karzinomen der Gallenblase zugerechnet (TNM-Klassifikation ➤ Tab. 19.13).

19.6.2 Operationsindikation und Prognose

Liegt ein Carcinoma in situ (Tis), Mukosakarzinom (T1A) oder ein Primärtumor der Kategorie T1b (Infiltration der Muskularis) vor, ist eine Cholezystektomie ausreichend. Bei Tumoren der Kategorie T2 und mehr muss die Resektion des Gallenblasenbetts mit einem ca. 3 cm breiten Saum angeschlossen oder eine anatomische Leberresektion (Segmente IVb und V) mit Lymphadenektomie entlang dem Lig. hepatoduodenale durchgeführt werden. Bei Infiltration des Ductus choledochus kann eine Mitresektion indiziert sein.

Nach laparoskopischer Cholezystektomie und zufällig entdecktem Karzinom sind die Trokarkanäle bei der Reoperation zu exzidieren.

Wird bei Patienten aufgrund präoperativer Diagnostik ein Lymphknotenbefall jenseits des Lig. hepatoduodenale festgestellt, sollte von einer chirurgischen Therapie Abstand genommen werden, da die Patienten auch im Falle radikaler Operationen nicht geheilt werden können [16].

Als palliative Therapie können bei Beteiligung der intra- und extrahepatischen Gallengänge endoskopische und interventionell-radiologisch Behandlungsverfahren zur Anwendung kommen.

Die 5-Jahres-Überlebensrate für die Stadien I, II, III und IV betragen 40–100 %, 10–80 %, 5–60 % und 1–25 % [16].

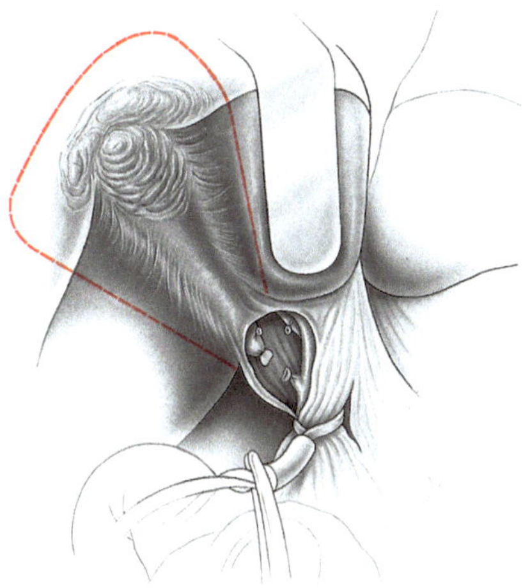

Abb. 19.22 Operative Therapie des Gallenblasenkarzinoms. Das Gallenblasenbett wird unter Einhaltung eines Sicherheitsabstandes von 3 cm reseziert. Alternativ wird die Resektion der Lebersegmente IVb und V empfohlen. [L107]

19.6.3 Operationstechnik

Nach rechtsseitiger querer Oberbauchlaparotomie subkostal wird der Situs mit einem Selbsthaltesystem eingestellt und die Resektabilität überprüft. Bei ausgedehnter Tumorinfiltration des Lig. hepatoduodenale, der Leber sowie Befall der Lymphknoten jenseits des Lig. hepatoduodenale (intraoperativer Schnellschnitt!) verzichten wir auf ein weiteres chirurgisches Vorgehen, auch wenn palliative Verfahren grundsätzlich möglich sind. Zu bevorzugen sind hier die interventionell endoskopisch-radiologischen Verfahren.

Ist die Gallenblase noch nicht entfernt, werden zunächst Ductus cysticus und A. cystica abgesetzt. Zur Darstellung der Hilusanatomie wird das Ultraschallmesser eingesetzt. Die Resektionsgrenze wird mit dem elektrischen Messer auf der Leberoberfläche markiert und Anteile der Segmente IVb und V (➤ Abb. 19.22) unter Einhaltung eines Tumorabstands von 3 cm mithilfe des CUSA unter Einflussokklusion (Pringle-Manöver) reseziert (➤ Abb. 19.23). Größere tubuläre Strukturen werden ligiert, kleinere koaguliert. Noch unter Einflussokklusion wird die Resektionsfläche im „Spray"-Modus oder mit der bipolaren Pinzette elektrokoaguliert.

Nach Aufhebung des Pringle-Manövers werden Blutungen punktgenau identifiziert und mit monofilem Nahtmaterial umstochen (cave: große, durchgreifende Umstechungen!).

Die Lymphadenektomie erstreckt sich bis zum Truncus coeliacus und zum unteren Duodenalknie. Routinemäßig wird das Operationsgebiet mit einer Zieldrainage versorgt.

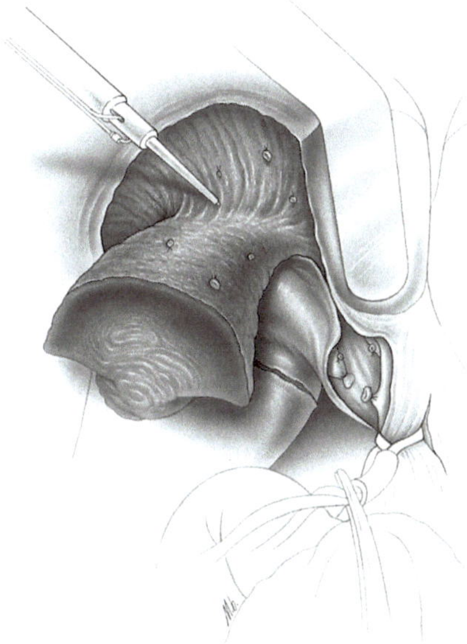

Abb. 19.23 Dissektion des Leberparenchyms mit dem Ultraschallmesser und Ligatur der größeren tubulären Strukturen. [L107]

Gewarnt werden muss ausdrücklich vor großzügigen Umstechungen (cave: Kompromittierung der Gefäßversorgung der anatomischen Leberhälften!). Unterbindungen oder Umstechungen zentraler Gefäßstrukturen können zum postoperativen Leberausfall bis zum Koma führen.

Verhindert wird diese in der Regel letale Komplikation durch eine detaillierte Darstellung der anatomischen Hilusstrukturen bis in die ersten Aufzweigungen vor der eigentlichen Resektion.

Gallenfisteln sind durch die liegende Drainage meistens ausreichend therapiert und kommen von selbst zum Versiegen; selten ist eine operative Revision erforderlich.

19.6.4 Komplikationen

Nachblutungen erfordern die Relaparotomie und sorgsame Identifizierung der Blutungsquelle.

LITERATUR

[1] Abboud PA, Malet PF, Berlin JA: Predictors of common bile duct stones prior to cholecystectomy: A meta-analysis. Gastrointest Endosc 1996; 44: 450–455.
[2] Agresta F, Bedin N: Is there still any role for minilaparoscopic-cholecystectomy? A general surgeons' last five years experience over 932 cases. Updates Surg 2012; 64: 31–36
[3] Ashur H, Siegal B, Oland Y, Adam YG: Calcified gallbladder (porcelain gallbladder). Arch Surg 1978; 113: 594–596.
[4] Aubertin JM et al. Endoscopic ultrasonography immediately prior to laparoscopic cholecystectomy: A prospective evaluation. Endoscopy 1996; 28: 667–673.
[5] Bachellier Ph, et al.: Surgical repair after bile duct and vascular injuries during laparoscopic cholecystectomy: when and how? World J Surg 2001; 25: 1.335–1.345
[6] Beckurts KTE, et al.: Maligne Tumoren der Hepaticusgabel – Ergebnisse der chirurgischen Therapie und Prognosefaktoren. Chirurg 1997; 68: 378–384.
[7] Bender JS, Zenilman ME: Immediate laparoscopic cholecystectomy as definitive therapy for acute cholecystitis. Surg Endosc 1995; 9: 1.081–1.084.
[8] Burk EC et al.: Hilar cholangiocarcinoma. Patterns of spread, the importance of hepatic resection for curative operation and a presurgical clinical staging system. Ann Surg 1998; 228: 385–392.
[9] Caroli J et al.: La dilatation polycystique congénitale des voies biliaries intrahepatiques: essai de classification. Semin Hosp Paris 1958; 34: 488–495.
[10] Chalasani N et al.: Cholangiocarcinoma in patients with primary sclerosing cholangitis: a multicenter case control study. Hepatology 2003; 33: 1.029–1.035.
[11] Chaudhary A et al.: How do bile duct injuries sustained during laparoscopic cholecystectomy differ from those during open cholecystectomy? J Laparoendosc Adv Surg Tech A 2001; 1: 187–191.
[12] Chijiiwa K, Komura H, Kameoka N.: Postoperative follow-up of patients with typ IVA choledochal cysts after excision of extrahepatic cyst. J Am Coll Surg 1994; 179: 641–645.
[13] Cuschieri A: Approach to the treament of acute cholecystitis: Open surgical, laparoscopic or endoscopic? Endoscopy 1993; 25: 397–398.
[14] Csendes A et al.: Mirizzi syndrome and cholecystobiliary fistula: a unifying classification. Br J Surg 1989; 76: 1.139–1.143.
[15] Curlev SA, Levin B, Rich TA: Liver and bile duct. In: Abeloff MD, Armitage JO, Lichter AS, Niederhuber JE (eds.): Clinical oncology, New York: Churchill Livingstone, 1995; 1.305–1.318.
[16] Donohue JH: Present status of the diagnosis and treatment of gallbladder carcinoma. J Hepatobiliary Pancreat Surg 2001; 8: 530–534.
[17] Dorman JP, Franklin ME Jo, Glass JL: Laparoscopic common bile duct exploration by choledochotomy. An effective and efficient method of treatment of choledocholithiasis. Surg Endosc 1998; 12: 926–928.
[18] Garber SM, Korman J, Cosgrove JM, Cohen JR: Early laparoscopic cholecystectomy for acute cholecystitis. Surg Endosc 1997; 11: 347–350.
[19] Gschnitzer F, Kern E, Schweiberer L (Hrsg.): Breitner, Chirurgische Operationslehre, 2. A., Bd. V: Encke, A: Chirurgie des Abdomens 3. Leber, Galle, Pankreas und Milz. München, Wien, Baltimore: Urban & Schwarzenberg, 1992.
[20] Graham G, Baxi L, Tharakan T: Laparoscopic cholecystectomy during pregnancy: A case series and review of the literature. Obstet Gynecol Surg 1998; 53: 566–574.
[21] Hadjis NS et al.: Nonoperative approach to hilar cancer determined by the atrophy-hypertrophy complex. Am J Surg 1989; 157: 395–399.
[22] Hamy A, Visset J, Likholatnikov D: Percutaneous cholecystostomy for acute cholecystitis in critically ill patients. Surgery 1997; 121: 398–401.
[23] Henson DE, Albores Saavedra J, Corle D: Carcinoma of the gallbladder. Histologic types, stage of disease, grade, and survival rates. Cancer 1992; 70: 1.493–1.497.
[24] Hultman CS, Herbst CA, McCall JM, Mauro MA: The efficacy of percutaneous cholecystostomy in critically ill patients. Am Surg 1996; 62: 263–269.
[25] Ishibashi T et al.: Malignant change in the biliary tract after excision of choledochal cyst. Br J Surg 1997; 84: 1.687–1.691.
[26] Jordan PH Jr, Goss JA Jr, Rosenberg WR, Woods KL: Some considerations for management of choledochal cysts. Am J Surg 2004; 187: 434–439.
[27] Khan SA, Davidson BR, Thomas HC, Taylor-Robinson SD: Cholangiocarcinoma. Lancet 2005; 366: 1.303–1.314.
[27a] Khan SA, Davidson BR, Goldin R et al.: Guidelines for the diagnosis and management of cholangiocarcinoma. Gut 2002; 51, S6: VI1–VI9.
[28] Kumar M, Prashad R, Kumar A: Relative merits of ultrasonography, computed tomography and cholangiography in patients of surgical obstructive jaundice. Hepatogastroenterology 1998; 45: 2.027–2.032.
[29] Lammert F et al.: S3-Leitlinien der Deutschen Gesellschaft für Verdauungs- und Stoffwechselkrankheiten und der deutschen Gesellschaft für Viszeralchirurgie zur Diagnostik und Behandlung von Gallensteinen. Z. Gastroenterol 2007; 45: 971–1.001.
[30] Lillemoe KD et al.: Postoperative bile duct strictures: management and outcome in the 1990's. Ann Surg 2000; 232: 430–441.
[31] Lipsett PA, Pitt HA Colombani PM, Boitnott JK, Cameron JL: Choledochal cystic disease: a changing pattern of presentation. Ann Surg 1994; 220: 644–652.
[32] Lipsett PA, Pitt HA: Surgical treatment of choledochal cysts. J Hepatobiliary Pancreat Surg 2003; 10: 352–359.
[33] Lowenfels AB, Lindstrom CG, Conway MJ, Hastings PR: Gallstones and risk of gallbladder cancer. J Natl Cancer Inst 1985; 75: 77–80.
[34] Lujan JA, Parilla P, Robles R: Laparoscopic cholecystectomy in the treament of acute cholecystitis. J Am Coll Surg 1995; 181: 75–77.
[35] Markar SR et al.: Single-incision laparoscopic surgery (SILS) vs. conventional multiport cholecystectomy: systematic review and meta-analysis. Surg Endosc 2012; 26:1,205–1,213
[36] McMahon AJ, Fullarton G, Baxter JN, O'Dwyer PJ: Bile duct injury and bile leakage in laparoscopic cholecystectomy. Br J Surg 1995; 84, 786–790.
[37] Naga MI, Suleiman DN: Endoscopic management of choledochal cysts. Gastrointest Endosc 2004; 59: 427–442.
[38] Neuhaus P et al.: Classification and treatment of bile duct injuries after laparoscopic cholecystectomy. Chirurg 2000; 71: 166–173.
[39] Nicholl M et al.: Choledochal cysts in western adults: complexities compared to children. J Gastrointest Surg 2004; 8: 245–252.
[40] Nies C et al.: Intraoperative Cholangiographie als Routinemethode? Eine prospektive, kontrollierte, randomisierte Studie. Chirurg 1997; 68: 892–897.
[41] Ohtsuka T, Inoue K, Ohuchida J: Carcinoma arising in choledochocele. Endoscopy 2001; 33: 614–619.

[42] Okamoto M, Okamoto H, Kitahara F: Ultrasonographic evidence of association of polyps and stones with gallbladder cancer. Am J Gastroenterol 1999; 94: 446–450.

[43] Orth, K, Berger, HG: Gallbladder carcinoma and surgical treatment. Langenbeck's Arch Surg 2000; 385: 501–508.

[44] Ortner ME, Caca K, Berr F: Successful photodynamic therapy for non-resectable cholangiocarcinoma: a randomized prospective study. Gastroenterology 2003; 125: 1.355–1.363.

[45] Peters JH et al. Laparoscopic cholecystectomy in patients admitted with acute biliary symptoms. Am J Surg 1993; 166: 300–303.

[46] Saad S, Strassel V, Sauerland S: Randomized clinical trial of single-port, minilaparoscopic and conventional laparoscopic cholecystectomy. Br J Surg 2013; 100: 339–349.

[47] Saeger HD, Dobrowolski F, Naumann B, Wehrmann U: Palliative Maßnahmen im hepatobiliopankreatischen System. Chirurg 1999; 70: 1.401–1.407.

[48] Sajid MS et al.: Routine on table cholangiography during cholecystectomy: a systematic review; Ann R Coll Surg Engl 2012; 94:375–380.

[49] Schmidt SC, Langrehr JM, Hintze RE, Neuhaus P: Long-term results and risk factors influencing outcome of major bile duct injuries following cholecystectomy. Br J Surg 2005; 92: 76–82.

[50] Schwesinger WH, Sirinek KR, Strodel WE: Laparoscopic cholecystectomy for biliary tract emergencies: State of the art 1999. World J Surg 1999; 23: 334–342.

[51] Shea JA et al.: Mortality and complications associated with laparoscopic cholecystectomy. A meta analysis. Ann Surg 1996; 224: 609–620.

[51a] Siewert JR, Ungeheuer A, Feussner H: Gallenwegsläsionen bei laparoskopischer Cholecystektomie. Chirurg 1994; 65: 748.

[52] Söreide K, Körner H, Havnen J, Söreide JA: Bile duct cysts in adults. Br J Surg 2004; 91: 1.538–1.548.

[53] Strasberg SM, Hertl M, Soper NJ: An analysis of the problem of biliary injury during laparoscopic cholecystectomy. J Am Coll Surg 1995; 180: 101–125.

[54] Tannapfel A, Wittekind C: Aktuelles TNM-System der gastrointestinalen Tumoren Teil II, Pathologe 2010; 31: 348–352.

[55] Todani T et al.: Congenital bile duct cysts: classification, operative procedures, and review of thirty-seven cases including cancer arising from choledochal cyst. Am J Surg 1977; 134: 263–269.

[56] Van der Voort M, Heijnsdijk EAM, Gouma DJ: Bowel injury as a complication of laparoscopy. Br J Surg 2004; 91: 1.253–1.258.

[57] Walsh RM et al.: Trends in bile duct injuries from laparoscopic cholecystectomy. J Gastrointest Surg 1998; 2: 458–462.

[58] Wawra N, Buia A, Hanisch E: Development of single-port cholecystectomy: results of a case-controlled study matched to one surgeon. Open Access Surgery 2012:5, 33–38.

[59] Way W et al.: Causes and prevention of laparoscopic bile duct injuries. Ann Surg 2003; 237: 460–469.

[60] Wilson RG, Macintyre IM, Nixon SJ: Laparoscopic cholecystectomy as a safe and effective treatment for severe acute cholecystitis. BMJ 1992; 305: 394–396.

[61] Woods MS et al.: Biliary tract complications of laparoscopic cholecystectomy are detected more frequently with routine intraoperative cholangiography. Surg Endosc 1995; 9: 1.076–1.080.

[62] Zornig C et al.: NOTES – Cholezystektomie ohne sichtbare Narben. Chirurg 2009; 80:364–369.

KAPITEL

20 Pankreas

Olaf Horstmann und Heinz Becker †

A Chirurgische Anatomie und Embryologie

Das Pankreas entsteht aus einer von Anfang an größeren dorsalen und einer kleineren ventralen Anlage, die sich durch eine Verschiebung der ventralen Anlage vereinigen. Die dorsale Pankreasanlage liefert somit die Hauptmasse der Bauchspeicheldrüse, die ventrale Anlage nur einen kleineren Teil des Kopfes im kaudalen Bereich mit dem Processus uncinatus. Bei der Rotation der ventralen Anlage kann es zu einer Fehlbildung kommen, die als Pancreas anulare bezeichnet wird. Hierbei handelt es sich um eine ringförmige Einengung der Pars II des Duodenums durch normales Pankreasparenchym. Im Ring des Pankreasgewebes läuft ein größerer Gang, der in der Regel in den Hauptpankreasgang einmündet. Durch die ringförmige Einengung des Duodenums kann es zu Stenosen mit der klinischen Symptomatik einer Magenausgangsstenose kommen, etwa die Hälfte aller Individuen ist jedoch bis ins Erwachsenenalter symptomlos.

Das Gangsystem der Bauchspeicheldrüse entwickelt sich aus den beiden oben genannten Pankreasanlagen, wobei der Pankreashauptgang, der Ductus Wirsungianus, zusammen mit dem distalen Abschnitt des intrapankreatischen **Ductus choledochus** an der **Papilla duodeni major** (**Papilla Vateri**) in das Duodenum mündet. Somit entspricht der Ductus Wirsungianus in seinem duodenumnahen Abschnitt der ventralen und im Korpus-/Kaudabereich demjenigen der dorsalen Anlage. Der embryologische Gang der dorsalen Anlage persistiert als separater Gang bei etwa 5–10 % aller Menschen und drainiert dann in das Duodenum an einer Papilla duodeni minor als sog. **Ductus accessorius** (**Santorini**). Diese Situation wird als **Pancreas divisum** bezeichnet. Angaben zur relativen Häufigkeit einer Pankreatitis bei Pancreas divisum sind widersprüchlich, wobei es unklar ist, ob ein Pancreas divisum häufiger mit einer akuten und auch chronischen Pankreatitis vergesellschaftet sein kann.

Die normale Bauchspeicheldrüse ist 14–18 cm lang und wiegt zwischen 65 und 120 g. Das Organ liegt **retroperitoneal** in Höhe des zweiten Lendenwirbels und wird unterteilt in die Abschnitte Bauchspeicheldrüsenkopf (Kaput), einen nach dorsal und kaudal laufenden Processus uncinatus sowie die nach links lateral auslaufenden Hals, Korpus und Kauda, der in dem Milzhilus endet. Die Überkreuzung des Bauchspeicheldrüsenhalses mit der Lendenwirbelsäule macht gerade diesen Bereich für Bauchspeicheldrüsentraumen anfällig. Die Bauchspeicheldrüse ist ventral mit dem Peritoneum der Bursa omentalis überzogen, sodass dieses Organ retroperitoneal liegt (**Fascia Gerota**). Aus diesem Grund sind Bauchspeicheldrüsenerkrankungen primär retroperitoneale Erkrankungen, was bei der Wahl des Zugangs Berücksichtigung finden kann.

Demzufolge gibt es vier verschiedene Zugangswege zur Bauchspeicheldrüse:

- Zugang über das kleine Netz, der die geringste Übersichtlichkeit liefert,
- Dissektion des Lig. gastrocolicum (Standardzugang),
- Zugang vom Unterbauch her durch das Mesokolon,
- rein extraperitoneales Vorgehen von links oder rechts lateral bzw. auch von dorsal.

Die Gefäßversorgung der Bauchspeicheldrüse ist ungewöhnlich reichhaltig, jedoch variabel. Arteriell wird der Bauchspeicheldrüsenkopf über den Truncus coeliacus und die A. mesenterica superior perfundiert, der Bauchspeicheldrüsenkorpus und -schwanz über anatomisch nicht bezeichnete kleinere Äste aus der Milzarterie (> Abb. 20.1). Im Bereich des Bauchspeicheldrüsenkopfes bzw. Processus uncinatus erfolgt eine gemeinsame Blutversorgung mit dem duodenalen C, wobei die paarigen anterioren und posterioren pankreatikoduodenalen Arterien aus der A. gastroduodenalis und der A. mesenterica superior miteinander anastomosieren. Man unterscheidet hier die Aa. pancreaticoduodenalis posterior und anterior inferior sowie die Aa. pancreaticoduodenalis posterior und anterior superior. Diese Anastomosenbildung kann Bedeutung bei der Entwicklung von Viszeralarterienaneurysmen in diesem Bereich erhalten. Bei der queren Durchtrennung des Bauchspeicheldrüsenhalses trifft man in aller Regel auf zwei sog. Pankreasrandarkaden (A. pancreatica transversa), die selektiv durchstochen werden müssen. Aus operationstechnischen Gründen ist weiterhin von Bedeutung, dass eine häufige Variante der Leberperfusion in einer aus der A. mesenterica superior kommenden A. hepatica dextra besteht (etwa ein Viertel aller Individuen), die bei der Pankreaskopfresektion gefährdet ist. Diese Arterie läuft dorsal der Bauchspeicheldrüse zum Lig. hepatoduodenale parallel zur

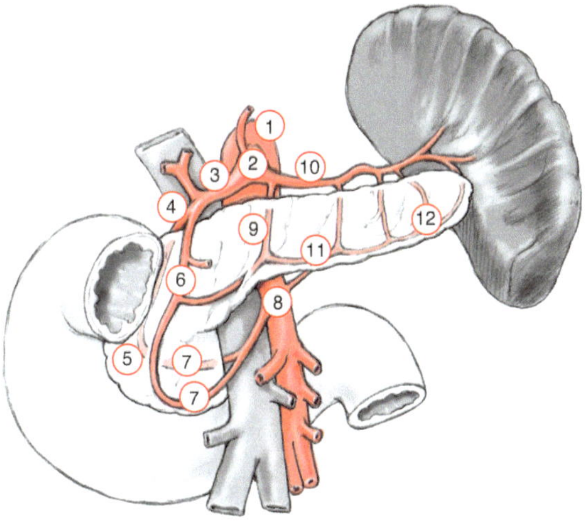

Abb. 20.1 Gefäßversorgung des Pankreas. 1. Aorta; 2. Truncus coeliacus; 3. A. hepatica communis; 4. A. gastroduodenalis; 5. A. pancreaticoduodenalis posterior superior; 6. A. pancreaticoduodenalis anterior superior; 7. Aa. pancreaticoduodenales posterior und anterior inferior; 8. A. mesenterica superior; 9. A. pancreatico dorsalis; 10. A. lienalis; 11. A. pancreatica transversa; 12. A. pancreatica caudalis. [L108]

Pfortader, sodass diese Arterie vor der queren Durchtrennung des Gallenganges in jedem Fall zu identifizieren und nach medial vom Gallengang zu separieren ist. Weiterhin muss bedacht werden, dass die A. hepatica communis bei 2–5 % aller Individuen aus der A. mesenterica superior entspringt, sodass diese mit der A. gastroduodenalis verwechselt und dann bei einer Pankreaskopfresektion durchtrennt werden kann.

Es ist daher zwingend, vor der Dissektion der A. gastroduodenalis ein Probe-Clamping mit Palpation der Leberarterienperfusion durchzuführen.

Die venöse Drainage der Bauchspeicheldrüse erfolgt gänzlich in das mesenterikoportale System, wobei Bauchspeicheldrüsenschwanz und der -Körper in die Milzvene drainieren. Im Bereich des Bauchspeicheldrüsenhalses existieren nach ventral keine Gefäße, sodass der Raum dorsal des Bauchspeicheldrüsenhalses und ventral der mesenterikoportalen Gefäßachse eine ideale Dissektionsschicht darstellt. Nach rechts lateral existieren im sog. Mesopankreas mehrere kurze, dünnwandige und somit leicht verletzliche Venen, die das duodenale C sowie den Bauchspeicheldrüsenkopf venös drainieren. In aller Regel findet sich nach der Durchtrennung des Bauchspeicheldrüsenhalses am Übergang vom unteren zum mittleren Drittel des Mesopankreas eine relativ kaliberstarke sog. Pankreaskopfvene, die bei der Dissektion des Mesopankreas idealerweise selektiv versorgt wird, da Verletzungen in diesem Bereich rasch zu bedrohlichen Blutungen führen können.

Für die Lymphdrainage der Bauchspeicheldrüse existiert keine einheitliche Terminologie, wobei die UICC (2010) als regionäre Lymphknoten die sog. peripankreatischen Lymphknoten ansieht, die entsprechend ihrer Lagebeziehung zur Bauchspeicheldrüse in sechs verschiedene Gruppen eingeteilt werden können (➤ Abb. 20.2) [105].

Hierbei ist zu beachten, dass die lienalen Lymphknoten regionäre Lymphknotenstationen nur für Tumoren des Körpers und Schwanzes darstellen, die zöliakalen lediglich bei Kopftumoren.

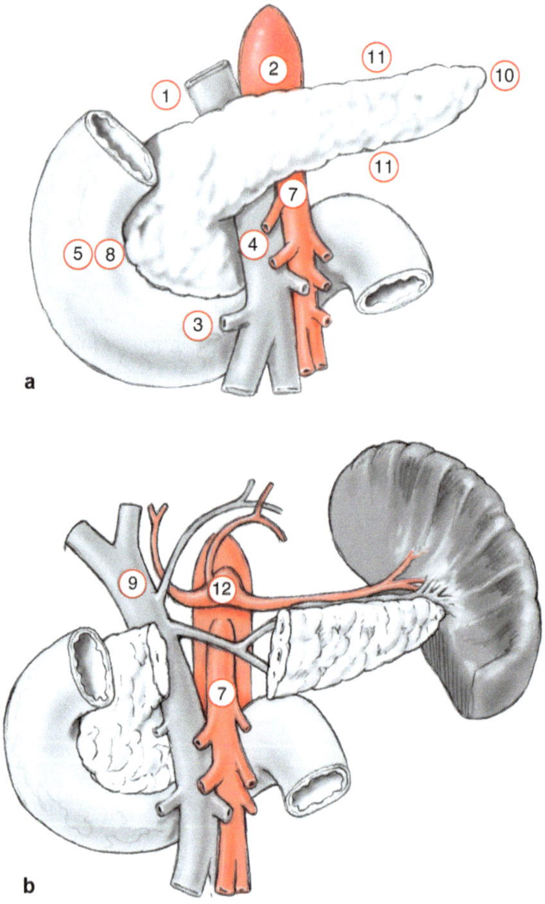

Abb. 20.2 Regionäre Lymphknoten der Bauchspeicheldrüse entsprechend UICC 2010.
a) **Superior:** 1. oberhalb von Kopf; 2. oberhalb von Körper; **inferior:** 3. unterhalb von Kopf; 4. unterhalb von Körper; **anterior:** 5. vordere pankreatikoduodenale Lymphknoten; 7. proximale mesenteriale Lymphknoten; **posterior:** 8. hintere pankreatikoduodenale Lymphknoten; **lienal:** 10. Lymphknoten am Milzhilus; 11. Lymphknoten um den Pankreasschwanz.
b) **Posterior:** 7. proximale mesenteriale Lymphknoten; 9. Lymphknoten am Ductus choledochus; **zöliakal:** 12. Lymphknoten bei Pankreaskopftumoren. [L108]

B Pankreatitis

20.1 Akute Pankreatitis

Der Begriff „Pankreatitis" bezeichnet eine entzündliche, primär abakterielle Erkrankung der Bauchspeicheldrüse mit lokalen und/oder systemischen Manifestationen.

Die jährliche Inzidenz der akuten Pankreatitis liegt bei 25 bis 30 Erkrankungen pro 100.000 Einwohner, wobei die Gesamtletalität dieser Erkrankung bei ca. 10 % liegt. Die schweren Verlaufsformen der akuten Pankreatitis stellen nach wie vor höchste Anforderungen an das versorgende Krankenhaus. Entscheidend ist vor allem die Abgrenzung zwischen den milden, reversiblen Verlaufsformen und den mit einer hohen Letalität behafteten schweren Verlaufsformen in den ersten Stunden nach der Diagnosestellung, um zu gewährleisten, dass die mit einem hohen Risiko behafteten Patienten rasch einem Klinikum der Maximalversorgung zugeleitet werden.

20.1.1 Definition und Klassifikation

Eine akute Pankreatitis ist definiert als das gleichzeitige Auftreten einer Erhöhung der pankreasspezifischen Enzyme auf über das Dreifache der Norm und das Vorliegen von akut einsetzenden abdominalen Schmerzen.

Vor allem die klinische Symptomatik mit den angesprochenen Oberbauchschmerzen ist zur Stellung der Diagnose „akute Pankreatitis" relevant, da es z. B. im Gefolge einer endoskopisch retrograden Cholangiopankreatikografie (ERCP) häufig zu einer flüchtigen Erhöhung der Pankreasfermente im Blut kommen kann, ohne dass hieraus die Diagnose der akuten Bauchspeicheldrüsenentzündung resultiert.

Die Klassifikation der akuten Pankreatitis wurde aufgrund klinischer Gesichtspunkte auf einem internationalen Pankreassymposium in Marseille 1963 erstmals vereinheitlichend vorgenommen. Hier wurde herausgestellt, dass akute und chronische Pankreatitis unterschiedliche Krankheitsbilder sind. Die zunehmende Verfügbarkeit von bildgebenden Untersuchungsmethoden führte 1983 in Cambridge und 1984 in einer zweiten Konsensuskonferenz in Marseille zu einer Reklassifikation. Diese Klassifikation wurde anlässlich einer Konsensuskonferenz in Atlanta 1992 sinnvoll fortentwickelt und gilt heute als Grundlage der Klassifikation der akuten Pankreatitis [16]. 2012 wurde die Atlanta-Klassifikation revidiert [8].

Das Hauptverdienst der Konsensuskonferenz von Atlanta besteht darin, Definitionen für die unterschiedlichen Begrifflichkeiten im Umfeld der akuten Pankreatitis zu vereinheitlichen und bindend festzulegen (➤ Tab. 20.1).

Zur Beschreibung einer akuten Pankreatitis persistieren im klinischen Sprachgebrauch verschiedene weitere Begrifflichkeiten, die gemäß der Konsensuskonferenz von Atlanta nur schlecht umschrieben sind und somit aufgegeben werden sollten. Hierunter fallen vor allem die Begriffe der infizierten Pseudozyste und der hämorrhagischen Pankreatitis, bei der es sich lediglich um eine morphologische Beschreibung handelt und die synonym mit dem Begriff der Pankreasnekrose ist.

Tab. 20.1 Definition und Terminologie der akuten Pankreatitis gemäß den Atlanta-Kriterien 2012 [8].

milde akute Pankreatitis	• keine lokalen oder systemischen Komplikationen
mäßig schwere akute Pankreatitis	• kein Organversagen • Organversagen mit Remission binnen 48 Stunden • lokale oder systemische Komplikationen ohne persistierendes Organversagen
schwere akute Pankreatitis	• persistierendes Organversagen > 48
akute peripankreatische Flüssigkeitskollektion	• peripankreatische Flüssigkeitsansammlungen ohne peripankreatische Nekrose • nur binnen 4 Wochen nach Krankheitsbeginn
akute Pankreasnekrose	• intra- und/oder peripankreatische Ansammlung von Flüssigkeit und Nekrose • an Kontrast-CT-Kriterien gebunden • heterogene Dichte, keine Wandung
Pseudozyste	• gekapselte Ansammlung von Flüssigkeit, die von einer entzündlichen Wand umgeben ist • kann frühestens 4 Wochen nach der Erstmanifestation bestehen • keine soliden Anteile, homogene Dichte
gekapselte Nekrose	• gekapselte, intra- und/oder peripankreatische Nekrose mit kräftiger entzündlicher Wand • frühestens 4 Wochen nach Krankheitsbeginn • an Kontrast-CT-Kriterien gebunden

20.1.2 Ätiologie

Eine Vielzahl von Noxen ist dazu geeignet, unter bestimmten Umständen eine akute Pankreatitis auszulösen (➤ Tab. 20.2). Hierbei ist es zweckmäßig, die Noxen in 5 verschiedenen Gruppen zusammenzufassen [19], wobei deutlich über zwei Drittel aller akuten Pankreatitiden durch Alkohol oder Gallensteine ausgelöst werden. Neben der

Tab. 20.2 Auslösende Faktoren der akuten Pankreatitis.

	Häufigkeit (%)
mechanisch	50
• Gallensteine	35
• Pankreastumor	
• ERCP	5–10
• Duodenaldivertikel	
• Pancreas divisum (?)	
toxisch-metabolisch	40
• Alkohol	30
• Hyperlipoproteinämie	
• Hyperkalzämie	
• Hyperurikämie	5
• zystische Fibrose	
• medikamentös	< 5
vaskulär	selten
• Schock	
• Vaskulitis	
• Hypothermie	
infektiös	< 5
• Mumps	
• Virushepatitis	
• CMV	
• Wurmbefall (Ascariasis)	
idiopathisch	< 10

Alkoholerkrankung können Hyperlipoproteinämien eine akute Pankreatitis auslösen, wobei grundsätzlich Triglyzeridspiegel von über 1.000 mg/dl erforderlich sein sollen, um möglicherweise Schäden der Azini oder der kapillären Membran Vorschub zu leisten. Auch die Hyperkalzämie, wie sie im Rahmen eines primären Hyperparathyreoidismus auftritt, kann sehr selten zu einer akuten Pankreatitis führen.

Bei den mechanischen Faktoren spielen Gallensteine die größte Rolle, wobei man davon ausgeht, dass bei 5 % aller Patienten mit einer Cholelithiasis eine akute Pankreatitis auftritt.

Der Umstand, dass nur bei einem verschwindend geringen Anteil derjenigen Patienten, die an einer biliären Pankreatitis erkrankt sind, eine Steineinklemmung im Bereich der Papilla Vateri besteht, lässt sich durch die Untersuchungen von Acosta und Ledesma [1] erklären, die aufgezeigt haben, dass man Gallensteine bei über 90 % der Patienten mit biliärer Pankreatitis im Stuhl auffinden kann.

Von besonderer Bedeutung ist die sog. Post-ERCP-Pankreatitis, bei der es durch Manipulation an der Papille oder das Einspritzen von Kontrastmittel in das Pankreasgangsystem bei bis zu 9 % zu einer akuten Pankreatitis kommen kann.

Auch Tumoren im Bereich des Bauchspeicheldrüsenkopfs bzw. der Papille können zum Ausbilden einer akuten Pankreatitis führen, wobei die relative Häufigkeit mit deutlich unter 5 % angegeben wird. Unklar ist weiterhin, ob ein sog. Pancreas divisum überzufällig häufig mit dem Ausbilden einer Pankreatitis vergesellschaftet ist, da die Angaben der Literatur hierzu widersprüchlich sind.

Vaskulär ausgelöste Pankreatitiden sind insgesamt von untergeordneter Bedeutung, wobei hier die akute Pankreatitis im Gefolge von kardiochirurgischen Eingriffen erwähnt werden soll. Auch infektiös ausgelöste akute Pankreatitiden, meist im Gefolge einer Virusinfektion oder bei Wurmbefall, sind eine Rarität. Ebenso selten ist die sog. hereditäre Pankreatitis, wobei Familien mit dieser Erkrankung in fast allen Ländern nachgewiesen sind. Typisch ist der akute Abdominalschmerz mit einer Pankreasenzymerhöhung bereits im 4. Lebensjahr, wobei der Vererbungsmechanismus einem autosomalen Gen mit inkompletter Penetranz folgen soll.

Lässt sich die akute Pankreatitis nicht in vorbezeichnete Gruppen einordnen, so spricht man von einer idiopathischen Pankreatitis. Hierbei ist offensichtlich, dass die relative Häufigkeit der idiopathischen Pankreatitis umso geringer ausfällt, je intensiver nach den auslösenden Noxen gesucht wird.

20.1.3 Pathogenese

Unabhängig von der auslösenden Noxe scheint eine akute Pankreatitis entweder durch eine direkte Azinuszellläsion oder aber durch eine intraduktal eingeleitete Enzymaktivierung mit konsekutivem Übertritt von Pankreasenzymen in das Interstitium ausgelöst zu werden, wobei der genaue Ablauf am Menschen unklar ist, da das Wissen über die Pathogenese der akuten Pankreatitis hauptsächlich im Tiermodell generiert wurde.

Ungeachtet der unterschiedlichen Noxen scheint das zentrale Ereignis in der intrapankreatischen Aktivierung von Verdauungsenzymen und der nachfolgenden Autodigestion des Organs zu sein.

Diese Enzymaktivierung kann entweder intrazellulär durch direkte Schädigung der Azinuszellen (z. B. beim nutritiv-toxischen Schaden) entstehen oder aber durch eine Läsion der Gangbarriere, wie sie durch eine intraduktale Druckerhöhung im Gefolge einer transienten Gangobstruktion bei Gallensteinleiden hervorgerufen wird. Hierdurch soll es zu einem Übertritt und einer Aktivierung von Enzymen im Interstitium der Drüse kommen. Offensichtlich durch gleichzeitigen Verlust von protektiven, körpereigenen Maßnahmen (Inhibitoren, Antiproteasen) kommt es dann zur sog. Autodigestion der Drüse, wobei weiterhin unklar ist, welche Maßnahmen für das Fortschreiten einer interstitiellen Pankreatitis zur schweren nekrotisierenden Pankreatitis verantwortlich sind.

20.1.4 Klinik

Da es sich bei der akuten Bauchspeicheldrüsenerkrankung um ein dynamisches und unter Umständen rasch progredientes Krankheitsgeschehen handelt, wird die klinische Präsentation in jedem Fall vom Zeitpunkt der Untersuchung des Patienten abhängig sein. Initiales, charakteristisches und für die Definition maßgebliches Zeichen ist der akute Abdominalschmerz, der häufig gürtelförmiger Natur ist.

Der Schmerz wird in aller Regel als schwer und dauerhaft beschrieben, nicht jedoch als kolikartig. Übelkeit und Erbrechen begleiten die Schmerzsymptomatik häufig, wobei das Erbrechen nicht zu einer Schmerzlinderung führt.

Bei der klinischen Untersuchung liegt der Patient in aller Regel ruhig im Bett, Bewegungen verstärken die Schmerzen. Trotzdem kann der Patient agitiert wirken, es finden sich in aller Regel eine Tachykardie sowie Kaltschweißigkeit. Abhängig vom Untersuchungszeitpunkt können subfebrile bis febrile Temperaturen vorgefunden werden. Das Abdomen ist aufgetrieben, die Bauchdecken sind angespannt, eine klassische Abwehrspannung, wie sie bei einer Hohlorganperforation vorgefunden wird, ist selten. Durch tryptische Autolyse und diffuse Einblutungen kann es zu Ekchymosen im Bereich der Flanken **(Gray-Turner-Zeichen)** oder periumbili-

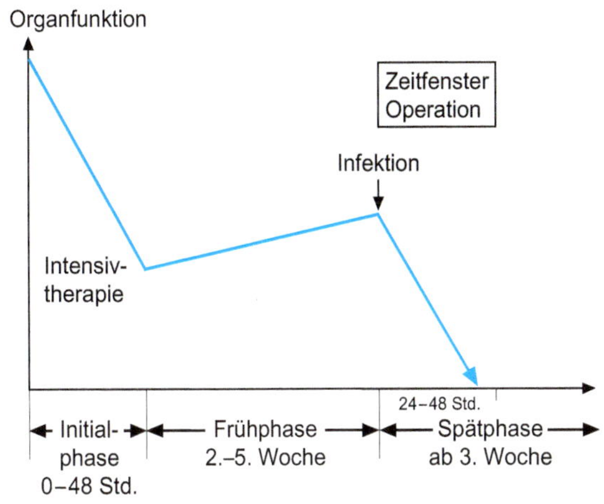

Abb. 20.3 Klinischer Verlauf der schweren akuten Pankreatitis. [L127]

kal **(Cullen-Zeichen)** kommen, wobei diese klinischen Phänomene heute nur noch selten angetroffen werden.

Es sei betont, dass sich die beiden Verlaufsformen der akuten Pankreatitis, wie sie entsprechend den Kriterien der Atlanta-Konferenz definiert sind, in der **Initialphase** der Erkrankung klinisch nicht voneinander unterscheiden müssen.

Eine milde akute Pankreatitis kann sich während der ersten 24–48 Stunden klinisch dramatisch manifestieren, wohingegen die schwere akute Pankreatitis zu diesem Zeitpunkt annähernd symptomlos sein kann.

Die Kenntnis dieses Umstands ist von überragender Bedeutung für die weitere Therapieplanung und darf keinesfalls außer Acht gelassen werden.

Nach dieser sog. Initialphase, die binnen 24–48 Stunden der ersten klinischen Symptomatik besteht, kann es bei der milden Verlaufsform binnen 14 Tagen zu einer Restitutio ad integrum kommen. Bei Vorliegen einer schweren, nekrotisierenden Pankreatitis kann der klinische Verlauf grob in eine sich nun anschließende Frühphase (etwa binnen 2 Wochen) und eine Spätphase, die jenseits von 2–4 Wochen nach der Erstmanifestation auftreten kann, unterteilt werden. In der **Frühphase** kommt es durch das Einschwemmen von vasoaktiv-toxischen Substanzen über Mediatoren (Histamin, Komplementfaktoren, Lipase, Prostaglandine etc.) zu einem Kapillarschaden, der zu einer massiven Sequestration von Flüssigkeit, v. a. in das Retroperitoneum, führt. Die Folge hiervon ist im schwersten Fall das sog. *Systemic Inflammatory Response Syndrome* (SIRS), in dessen Gefolge verschiedene Organsysteme ausfallen können. Hier ist also in erster Linie eine intensivmedizinische Maximaltherapie gefordert. Unter Intensivtherapie kommt es dann im Verlauf der ersten 14 Tage bis 4 Wochen zu einer kontinuierlichen Besserung des klinischen Zustandsbildes.

Bei einem Drittel der Patienten muss trotz intensivmedizinischer Therapie damit gerechnet werden, dass ab der 2. bis 5. Woche eine Infektion der Pankreasnekrosen eintritt, die dann durch die sog. **Spätphase** dieser Erkrankung charakterisiert ist. Nach sukzessiver Besserung des klinischen Zustandsbildes unter Intensivtherapie kommt es dann plötzlich binnen 24–48 Stunden zu einer Verschlechterung des bestehenden Multiorganversagens, das durch die Infektion von Pankreasnekrosen bedingt ist. Es bedarf höchster klinischer Aufmerksamkeit, diesen Zeitpunkt nicht zu verpassen, der sich in aller Regel durch eine Verschlechterung der Ventilationsparameter, ein Wiedereintreten des akuten Nierenversagens, eine Verschlechterung der Herz-Kreislauf-Situation sowie einen Anstieg der Infektparameter manifestiert. Nur eine rasche adäquate Therapie zum jetzigen Zeitpunkt ist dazu geeignet, den ansonsten letalen Verlauf der Erkrankung aufzuhalten (> Abb. 20.3).

Die Infektion der Pankreasnekrose ist wahrscheinlich der entscheidende prognostische Faktor für den Ausgang der Erkrankung. So geht man davon aus, dass bei denjenigen zwei Dritteln der Patienten mit schwerer akuter Pankreatitis, bei denen die Nekrosen steril bleiben, die Letalität lediglich 5 % beträgt. Beim verbleibenden Drittel, bei dem eine Infektion der Nekrosen stattfindet, steigt die Letalität dann um das 2- bis 4-Fache an, einige Autoren rechnen gar mit einer Letalitätsrate von über 40 % trotz adäquater Therapie. Der wahrscheinlichste Infektionsweg ist die bakterielle Translokation von Keimen aus dem Kolon über Lymphwege. Eine hämatogene oder kanalikulär deszendierende Infektion über das Duodenum ist zwar prinzipiell möglich, jedoch gemäß tierexperimentellen Untersuchungen weniger wahrscheinlich. Hierbei muss berücksichtigt werden, dass das Infektionsrisiko nicht nur von der Dauer der Erkrankung abhängt, sondern auch vom Ausmaß der Nekrose. Poston und Williamson [77] sowie Takeda und Mitarbeiter [98] haben aufgezeigt, dass die Letalität der Erkrankung bei einem Nekroseausmaß von weniger als einem Drittel der Bauchspeicheldrüse bei 7 % liegt, wohingegen die Letalität sprunghaft auf über 50 % ansteigt, wenn das Pankreas subtotal nekrotisch ist.

20.1.5 Diagnostik

Zur Diagnosestellung „akute Pankreatitis" ist neben der Anamneseerhebung und klinischen Untersuchung vor allem die Bestimmung der **Serumamylase** erforderlich. Auch wenn eine Erhöhung der Serumamylase nicht spezifisch für eine Pankreatitis ist, so gilt die Kombination aus Erhöhung der Serumamylase über das 3-Fache der Norm und dem akuten Abdominalschmerz als hinreichend zur Diagnosesicherung „akute Pankreatitis". Da eine Hyperamylasämie auch extrapankreatischen Ursprungs sein kann, kann die gleichzeitige Bestimmung der **Serumlipase** die Spezifität der Diagnosestellung erhöhen.

Sämtliche weiteren Untersuchungen dienen weniger der Diagnosesicherung als vielmehr der Abschätzung des Schweregrades der Erkrankung (s. u.).

Es ist von herausragender Bedeutung für den Behandlungserfolg, die 20–25 % aller Pankreatitiden mit schwerer Verlausform unmittelbar zu identifizieren.

Einzelne Laborwerte können den Schweregrad der Erkrankung abschätzen lassen. So kann ein auf über 130 mg/l erhöhtes CRP in den ersten 72 Stunden spätere Komplikationen mit einer Sensitivität von 85 % vorhersagen, allerdings müssen andere Infektionen sicher ausgeschlossen sein, da das CRP unspezifisch ist [18], [60], [62]. Auch das Prokalzitonin kann eine systemische Komplikation bzw. die schwere Verlaufsform anzeigen.

Der Stellenwert der Ultraschalldiagnostik beim Symptomenkomplex „akuter Bauchschmerz" ist unbestritten. Insofern ist die Durchführung einer abdominalen Ultraschallsonografie auch bei der akuten Pankreatitis zwingend. Initial dient die Ultraschalldiagnostik vor allem dem Nachweis von Gallensteinen, um so eine biliäre Pankreatitis zu diagnostizieren. Noch wichtiger als in der Initialdiagnostik ist die Sonografie zur Verlaufskontrolle der akuten Pankreatitis, da sie aufgrund fehlender Strahlenbelastung, breiter Verfügbarkeit und geringer Kosten täglich eingesetzt werden kann. Hiermit ist es in aller Regel möglich, die Ausbildung von freier intraabdominaler Flüssigkeit, verflüssigten retroperitonealen Nekrosestraßen sowie sich im Spätverlauf ausbildende Pankreasabszesse zu diagnostizieren. Weiterhin kann – bei Erfordernis – eine Flüssigkeitskollektion zur bakteriellen Untersuchung steril punktiert werden.

Das abdominale, kontrastverstärkte CT besitzt während der Initialphase in der Notfalldiagnostik zur Sicherung der Diagnose „akute Pankreatitis" ebenso wie zur Beurteilung des Schweregrades für den Verlauf der nächsten Wochen eine herausgehobene Bedeutung.

Hierbei muss allerdings berücksichtigt werden, dass sich der Schweregrad der Erkrankung für das CT sichtbar erst binnen der ersten 96 Stunden nach initialer Symptomatik ausbilden kann, sodass eine CT vor allem während der ersten 3 Tage im Hinblick auf den Schweregrad der Erkrankung irreführend sein kann.

Es ist jedoch die unbestrittene Domäne des kontrastverstärkten CT, die sich im Verlauf entwickelnden Nekrosezonen der Bauchspeicheldrüse, Hämorrhagien und extrapankreatische Nekrosestraßen darzustellen. Balthazar und Mitarbeiter haben ein auf der CT-Morphologie aufbauendes Scoring-System zur Prognosebeurteilung der Erkrankung entwickelt [5], das sich jedoch flächendeckend nicht durchgesetzt hat, da die bloße Prognosebeschreibung der Erkrankung aufgrund der CT-Morphologie im Allgemeinen als nicht hinreichend angesehen wird (➤ Kap. 20.1.6). Nichtsdestoweniger gilt das CT als Standarduntersuchung zur Verlaufsbeobachtung der schweren, nekrotisierenden Pankreatitis. In jedem Fall dient das CT bei der Planung eines Operationsmaßes mit direkter, nachvollziehbarer Visualisierung von Nekrosestraßen.

20.1.6 Prognose

Während der Initialphase, also binnen 24–48 Stunden, ist es nur schwer möglich, aufgrund der klinischen Untersuchung, bildgebender Verfahren oder einzelner Laborparameter zu entscheiden, ob sich eine milde oder eine schwere Verlaufsform der akuten Pankreatitis entwickelt. Trotz der stellenweise guten Korrelation von CT-Scoringsystemen mit der Mortalität und der Aussagekraft einzelner Laborwerte scheinen klinische Scoringsysteme aussagekräftiger. Eine möglichst frühzeitige Risikostratifizierung ist jedoch deshalb essenziell, weil gerade die adäquate intensivmedizinische Therapie für den Behandlungserfolg der schweren Verlaufsform maßgeblich ist. Dies beinhaltet auch eine Verlegung zum frühestmöglichen Zeitpunkt in ein Krankenhaus der Maximalversorgung.

Aus diesem Grund wurde schon vor 30 Jahren von der New Yorker Arbeitsgruppe um Ranson versucht, mithilfe eines Scoring-Systems die Prognose der Erkrankung abzuschätzen (➤ Tab. 20.3, [79]). Dabei hat Ranson 8 Jahre später die Liste seiner Prognoseparameter für die biliäre Pankreatitis modifiziert [80]. Man geht davon aus, dass bei Vorliegen von 0–2 von 11 Punkten eine leichte, bei 3–5 eine mäßig schwere und bei ≥ 6 Punkten eine schwere akute Pankreatitis besteht. Dieses Scoring-System hat aufgrund der Einfachheit seiner Anwendung und der hohen prognostischen Treffsicherheit weltweite Verbreitung gefunden.

Jahre später sind andere Scoring-Systeme, wie der Glasgow-Score oder der APACHE-II-Score, der ursprünglich zur Beurteilung des Krankheitsbildes von intensivmedizinischen Patienten entwickelt wurde, evaluiert worden. Allerdings haben sie gegenüber den Ranson-Kriterien keinen Zugewinn

Tab. 20.3 Ranson-Kriterien zur Prognosestellung der Pankreatitis.

	Akute Pankreatitis, alkoholinduziert	Biliäre Pankreatitis
Bei Aufnahme		
Alter	> 55 Jahre	> 70 Jahre
Leukozyten	> 16 000/mm³	> 18 000/mm³
Serumglukose	> 200 mg/dl	> 220 mg/dl
Serum-LDH	> 250 U/l	> 400 U/l
Serum-AST	> 250 U/l	> 250 U/l
Innerhalb 48 Stunden		
Abnahme des Hämatokriten	> 10 %	> 10 %
Zunahme des Serumharnstoffs	> 5 mg/dl	> 2 mg/dl
arterieller pO_2	< 60 mm/Hg	–
Basendefizit	> 4 m Eq/l	> 5 mEq/l
geschätzte Flüssigkeitssequestration	> 6 l	> 4 l

erbringen können. Vor allem der APACHE-II-Score wird wegen seiner Komplexität nur ungern verwendet.

20.1.7 Therapie

Vordringliches Ziel in der Initialphase ist es, Patienten mit einem hohen Risiko für die Entwicklung einer schweren Verlaufsform zu identifizieren.

Unabhängig davon erfolgt die Therapie der akuten Pankreatitis in jedem Fall stationär.

Milde akute Pankreatitis

Hierbei handelt es sich in der überwiegenden Mehrzahl der Fälle um eine selbstheilende Erkrankung, sodass hinreichende intravenöse Infusionen und eine adäquate Schmerzmedikation ausreichend sind. Eine spezifische Medikation, etwa mit Inhibitoren der Pankreassekretion oder Antiproteasen, kann den Ausgang der Erkrankung nicht positiv beeinflussen. Eine Antibiotikatherapie ist ebenso wie die Verabreichung von Protonenpumpeninhibitoren nicht erforderlich, auch die routinemäßige Anlage einer Magensonde kann den Ausgang der Erkrankung nicht günstig beeinflussen und sollte Patienten vorbehalten bleiben, die unter Erbrechen leiden.

Schwere akute Pankreatitis

Das Behandlungskonzept der schweren, nekrotisierenden akuten Pankreatitis hat im Verlauf der letzten 15–20 Jahre einen Paradigmenwechsel erfahren. Galt die akute Pankreatitis bis zum Beginn der 1990er-Jahre noch als Domäne der frühelektiven Chirurgie mit Nekrosektomie und Bursalavage, so gilt es heute als gesichert, dass dieses Vorgehen mit einer inakzeptabel hohen Letalität vergesellschaft war. Ein modernes Behandlungskonzept der schweren akuten Pankreatitis beinhaltet in jedem Fall die konservative Therapie während der Frühphase mit maximaler intensivmedizinischer Therapie. Aufgrund von substanziellen Verbesserungen der intensivmedizinischen Therapie im Verlauf der letzten zwei Jahrzehnte gelingt es in aller Regel, den letalen Ausgang der Erkrankung während der Frühphase, also in den ersten 2–4 Wochen, zu verhindern. Erst in der Spätphase der Erkrankung, also bei stattgehabter Infektion einer Nekrose, kommen dann etwa ab der 3. Woche operative Maßnahmen in Betracht.

Die konservative Therapie der akuten Pankreatitis ist in jedem Fall symptomatisch. Sämtliche Versuche, in die Pathophysiologie der Erkrankung einzugreifen, müssen zum heutigen Zeitpunkt als gescheitert angesehen werden. Dies gilt sowohl für Maßnahmen, die zu einer Anhebung des Magen-pH-Wertes führen, seien sie medikamentös oder durch eine unter Dauersog angelegte Magensonde, als auch für die Verabreichung von Hormonen, die die Pankreassekretion unterdrücken (Kalzitonin, Glukagon, Somatostatin), und auch für direkte Proteasenhemmer (Aprotinin).

Die Therapie der schweren akuten Pankreatitis fußt auf verschiedenen Säulen, die nachfolgend betrachtet werden.

Basistherapie

Es ist strittig, ob eine **Nahrungskarenz** hilfreich ist. Aufgrund aktueller Untersuchungen scheint eine Nahrungskarenz den Verlauf der Erkrankung nicht positiv beeinflussen zu können, zudem gilt der Vorteil einer frühen enteralen Ernährung von kritisch Kranken gegenüber der parenteralen Ernährung als gesichert. Auf der anderen Seite ist der paralytische Ileus, insbesondere bei schweren Verlaufsformen, integraler Bestandteil der akuten Pankreatitis und hier ist die Nahrungskarenz unausweichlich. Eine grundsätzliche Empfehlung der Nahrungskarenz, wie früher bis zum Abklingen der Symptome, ist jedoch nicht sinnvoll.

Die Anlage einer Magensonde dient nicht dem Eingreifen in die Pathophysiologie der Erkrankung, sondern kann Erbrechen lindern, einer Aspiration unter Intubation vorbeugen und den Folgeerscheinungen einer Darmparalyse begegnen.

In jedem Fall ist eine ausreichende Flüssigkeitssubstitution angezeigt, da es zu einer Extravasation von Flüssigkeit in das Retroperitoneum kommt, sodass unter Kontrolle des zentralvenösen Drucks (ZVD) initial zwischen 3 und 6 Litern/24 Stunden und dann abhängig vom ZVD mit Kristalloiden infundiert werden muss.

Eine parenterale Ernährung unter Zuhilfenahme von Kohlenhydraten, Aminosäuren und auch Fetten sollte frühzeitig begonnen werden, wobei hyperkalorische Infusionslösungen nicht gewinnbringend sind. Die enterale Ernährung mithilfe von Ernährungssonden scheint – wo immer ohne Ileus möglich – vorteilhaft.

Zusätzlich dazu ist es vordringliches Ziel der symptomatischen Behandlung, für eine **adäquate Analgesie** zu sorgen. Diese kann medikamentös mit peripher wirksamen Analgetika wie Procainhydrochlorid (Novalgin®) oder auch mit Opioiden erfolgen; dies in Abhängigkeit von der Schmerzintensität. Opioide stellen im Gegensatz zu früher getätigten Einlassungen keine Kontraindikation in der Behandlung der akuten Pankreatitis dar: Die Befürchtung, dass die parasympathomimetische Wirkung der Opioide über Kontraktionen des M. sphincter Oddi zu einer Verschlechterung der Erkrankung führe, muss heute als unbegründet angesehen werden.

Die wahrscheinlich effektivste Analgesie wird über einen Periduralkatheter verabreicht, hier scheint die Kombination aus einem Lokalanästhetikum und einem Opioid ideal zu sein.

Intensivtherapie

Patienten mit schwerer nekrotisierender Pankreatitis werden in jedem Fall auf einer Intensivstation behandelt. Die intensivmedizinischen Behandlungsprinzipien sind befundadaptiert und unterscheiden sich nicht von allgemeinen Richtlinien der Intensivtherapie bei schwerstkranken Patienten.

Antibiotikatherapie

Im natürlichen Verlauf einer schweren akuten Pankreatitis kommt es bei ca. einem Drittel aller Patienten zu einer Infektion von Nekrosebezirken. Im Keimspektrum der infizierten Pankreasnekrose finden sich mit einer Häufigkeit von ca. 40 % *Escherichia coli,* jeweils zwischen 10 und 15 % Klebsiellen, Enterobacter, Streptokokken sowie *Staphylococcus aureus.*

Die Antibiotikatherapie der gesicherten Infektion von Nekrosen gilt als etabliert und ist unstrittig. Hier muss auf Pankreas- bzw. Nekrosegängigkeit des Antibiotikums geachtet werden (Imipenem, Ciprofloxacin, Vancomycin und Metronidazol gelten als geeignet).

Problematischer wird der Stellenwert der Antibiotikaprophylaxe bei der akuten Pankreatitis gesehen. Es gilt als unstrittig, dass eine prophylaktische Medikation bei milden Verlaufsformen nicht angezeigt ist. Aufgrund divergierender Aussagen von randomisierten Studien und auch von Metaanalysen kann die prophylaktische Gabe von Antibiotika auch bei der schweren Verlaufsform nicht evidenzbasiert empfohlen werden [61]. Sie kann jedoch bei fulminanten Verläufen begründet sein.

Interventionelle Gallengangssanierung

20

Es ist strittig, ob bei Patienten mit biliärer Pankreatitis eine prinzipielle Früh-ERCP mit Papillotomie (EPT) und Steinextraktion den Fortgang der Erkrankung günstig beeinflussen kann. Aus den vorliegenden randomisierten Studien [30], [66], [68] hat lediglich eine einen signifikanten Überlebensvorteil gezeigt, die zwei verbleibenden konnten keinen günstigen Einfluss der Früh-ERCP aufzeigen (➤ Tab. 20.4).

Tab. 20.4 Stellenwert zur prinzipiellen ERCP/EPT bei biliärer Pankreatitis.

Publikation	Patientenzahl (n)	Behandlung	Letalität (%)	P
Neoptolemos et al. 1988 [66]	121	prinzipielle ERCP vs. selektive ERCP	1,7 vs. 8,0	< 0,05
Fan et al. 1993 [30]	195	prinzipielle ERCP vs. selektive ERCP	5 vs. 9	n. s.
Nitsche et al. 1995 [68]	100	prinzipielle ERCP vs. selektive ERCP	1 vs. 2	n. s.

Allerdings hat die Einzelfallanalyse gezeigt, dass von einer Gallengangssanierung quod vitam möglicherweise vor allem diejenigen Patienten profitieren, bei denen eine schwere akute Pankreatitis besteht, die sich innerhalb der ersten 24 Stunden auf konservative Therapiemaßnahmen hin nicht bessert. Dies trifft insbesondere auf diejenigen Verläufe zu, in denen neben der biliären Pankreatitis auch eine Cholangitis vorliegt. Hier ist eine Steinextraktion binnen 24 Stunden zu fordern [54].

Indikation zur Intervention und Operation

Die prinzipielle Operationsindikation mit Nekrosektomie bei akuter Pankreatitis ist aufgrund der hohen Morbidität und auch Letalität des Eingriffs verlassen worden.

Aktuelle Behandlungskonzepte beinhalten die selektive operative Therapie, wobei der Zeitpunkt der operativen Revision in aller Regel in die Spätphase der Erkrankung, also jenseits der zweiten Erkrankungswoche, fällt. Die Verfügbarkeit von minimalinvasiven, interventionellen oder endoskopischen Interventionen hat die Häufigkeit von Operationen nochmals deutlich gesenkt. Zwei wesentliche Behandlungskonzepte existieren mit dem sog. Step-up- und Step-down-Vorgehen: Ersteres beinhaltet zunächst die minimalinvasive oder interventionelle Intervention und die konventionelle Operation nur bei Erfolglosigkeit, die Step-down-Philosophie bevorzugt die initiale Operation und setzt Interventionen bei residuellen Befunden ein. In der einzigen prospektiv-randomisierten Studie schnitt das Step-up-Vorgehen günstiger ab, sodass sich hier ein Paradigmenwechsel andeuten könnte [104].

Sterile Nekrose

Rau und Mitarbeiter (1995) haben in einer retrospektiven Studie anhand von 172 Patienten mit einer sterilen Pankreasnekrose aufgezeigt, dass die konservative Therapie in eine deutlich niedrigere Letalität (6,2 %) mündet als die operative Therapie mit Nekrosektomie (13,1 %). Trotz des Fehlens von randomisierten, kontrollierten klinischen Studien gilt es heute als allgemein akzeptiert, dass die sterile Nekrose per se keine Indikation zur Intervention oder Operation darstellt. Dies trifft selbstverständlich für alle diejenigen Patienten zu, bei denen die Organfunktion sich unter intensivmedizinischen Bedingungen zunehmend erholt. Problematisch in ihrer Einschätzung sind Verläufe, bei denen eine Verbesserung des klinischen Zustandsbildes trotz adäquater Intensivtherapie ausbleibt oder aber sich die Organfunktion sogar verschlechtert. Hier ist es umstritten, ob die Verschlechterung einer Organfunktion ohne Nachweis einer Infektion der Nekrose eine Indikation zur Operation darstellt. In jedem Fall ist es leitlinienkonform, unter Wahrung einer strengen Indikationsstellung in derartigen Fällen Feinnadelaspirationen der Nekrosebereiche durchzuführen, um eine Infektion zuverlässig auszuschließen. Bestätigt sich hier bei persistierendem Multiorganversagen trotzdem die sterile Nekrose, so muss individuell entschieden werden, ob eine Intervention oder ein operativer Eingriff trotz der über die Maßen hohen Morbidität und Letalität, insbesondere der Operation, gerechtfertigt ist. In aller Regel kann der letale Ausgang der Erkrankung bei therapierefraktärem Multiorganversagen und steriler Nekrose dann trotz eines operativen Eingriffs auch nicht aufgehalten werden.

Infizierte Nekrose

Die infizierte Nekrose stellt traditionell eine gesicherte, absolute Notfallindikation zur Intervention oder Operation dar. Behandlungserfolge konservativ therapierter Patienten relativieren dieses Dogma zur Zeit.

Wie aus ➤ Abb. 20.3 zu ersehen, kommt es nach der zunehmenden Stabilisierung und Erholung der Organfunktion während der Frühphase bei etwa einem Drittel der Patienten unter Antibiotikatherapie trotzdem zu einer Infektion der Nekrose, die sich durch eine plötzliche Wiederverschlechterung der Organfunktion ankündigt. Eine Feinnadelpunktion zur Sicherung der Infektion wird in aktuellen Leitlinien empfohlen. Es existiert ein relativ schmales Zeitfenster, in dem die infizierten Nekrosen evakuiert oder drainiert werden müssen. Die größte Häufigkeit für eine infizierte Nekrose ergibt sich in der dritten Krankheitswoche, wobei ein zweiter Peak jenseits der fünften Krankheitswoche zu verzeichnen ist. Hier kommt es jedoch weniger zu einer Infektion der Nekrose als zu einer lokalisierten peripankreatischen Eiteransammlung, also einem Pankreasabszess. Die Entscheidung für oder wider eine Operation ist hierbei nicht zwingend an einen Keimnachweis gebunden, entscheidend ist hier vor allem das klinische Zustandsbild des Patienten.

Komplikationen der akuten Pankreatitis

Im Gefolge einer schweren, nekrotisierenden Pankreatitis gefährden neben der Infektion vor allem die Hämorrhagie und die Hohlorganarrosion den Patienten. Die Hohlorganarrosion (in aller Regel das Kolon) ist eine gesicherte Notfallindikationen zur Operation, alternative Behandlungskonzepte existieren hier nicht. Bei der Blutung muss fallweise erwogen werden, ob eine radiologische Intervention mit Embolisation der blutenden Arterie (Milzarterie) Erfolg versprechend ist, denn sie kann die hohe Letalität der Notfalloperation mindern.

Die Ausbildung eines Pankreasabszesses erfolgt in aller Regel nicht vor der 4. bis 6. Behandlungswoche, und auch dies stellt übereinstimmend eine Indikation zur Intervention dar. Operationen, insbesondere auch minimalinvasive Verfahren und radiologische Intervention, werden erfolgreich eingesetzt. Interventionell können nur relativ kleinlumige Katheter eingelegt werden und in der Abszesshöhle befindet sich nicht nur flüssiger Eiter, sondern auch zähflüssiges Nekrosematerial, das sich so nicht immer evakuieren lässt.

Minimalinvasive Verfahren

Gagner beschrieb 1996 die erste Behandlung der akuten, nekrotisierenden Pankreatitis mittels minimalinvasiven Verfahrens [37]. Seitdem wurde eine Vielzahl von Techniken ohne größeren formalen Hautschnitt vorgestellt, die im Wesentlichen in laparoskopische, nephroskopische und flexibelendoskopische unterteilt werden können.

Bei den laparoskopischen Verfahren wird, wie bei der Erstbeschreibung, entweder auf den anterioren Zugang zurückgegriffen (retrogastrisch-retrokolisch oder auch transgastrisch mit Eröffnung der Magenvorder- und -hinterwand) oder retroperitoneoskopsich verfahren. Dabei wird von einem kleinen Flankenschnitt ein Zugang zum Retroperitoneum, dem Pankreas und den Nekrosen geschaffen. Im Gegensatz zu den konventionell retroperitoneoskopischen Verfahren wird nicht versucht, sämtliche mobilen Nekrosen zu evakuieren, sondern vor allem die perkutane Drainage zu vereinfachen. Zahlreiche Variationen sowohl der anterioren als auch der posterioren Zugänge sind beschrieben.

Bei der flexiblen Endoskopie wird entweder über natürliche Körperöffnungen eingegangen und dann durch die Magen- bzw. Duodenalwand oder die Papille zur Nekrosezone vorgegangen. Alternativ kann das Endoskop auch über kleine Hautinzisionen zur Nekrosektomie eingesetzt werden.

Erste Ergebnisse der minimalinvasiven Verfahren sind vielversprechend, allerdings kann ihr Stellenwert noch nicht abschließend bewertet werden.

Operationsverfahren

Das Ziel des Eingriffs ist die breite Eröffnung des Retroperitoneums unter Vermeidung einer Ausbreitung der Entzündung auf die Bauchhöhle mit der Folge der Peritonitis. Die sparsame, vorsichtige Nekrosektomie der infizierten Bereiche kann über die Maßen problematisch sein, da bei zu rigidem Vorgehen lebensbedrohliche Blutungen resultieren, die den ohnehin schon schwerstkranken Patienten vital gefährden. Folgende Operationsverfahren werden befundadaptiert eingesetzt, wobei das entscheidende Instrument zur Eingriffsplanung das kontrastverstärkte abdominale CT ist.

Extraperitoneale Eröffnung von Spätabszessen

Die Freilegung der hauptsächlich linksseitig gelegenen, retroperitonealen Spätabszesse geschieht idealerweise über einen Lumbodorsalschnitt am Vorderrand der Beckenschaufel. Die Bauchdeckenmuskulatur kann zunächst stumpf auseinandergedrängt werden. Lässt sich der Abszess nicht palpieren, so sind Probepunktionen hilfreich. In aller Regel gelingt es problemlos, den Abszess digital zu eröffnen, wobei

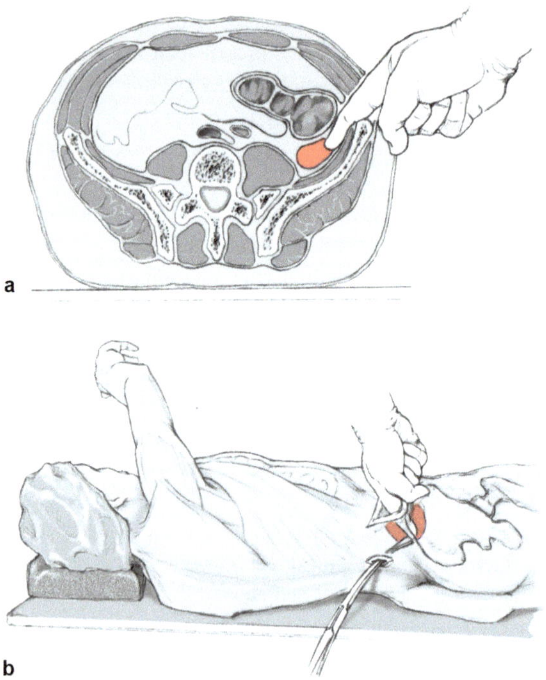

Abb. 20.4 Extraperitoneale Abszessdrainage.
a) Zugangsweg.
b) Lumbosakraler Zugang. [L108]

Sorge dafür zu tragen ist, das sekundär retroperitoneal gelegene Kolon nicht zu verletzen. Nach der Eröffnung der Abszesswandung kann der Zugang dann erweitert und können Nekrosebereiche vorsichtig digital ausgeräumt werden. In Abhängigkeit von einer etwaigen Blutung und auch einer begleitenden Retroperitonealphlegmone muss entschieden werden, ob der Zugang nach Einbringen von kräftigen Spülkathetern primär verschlossen oder aber nach Tamponade offen gelassen wird (> Abb. 20.4).

Transperitoneales Retroperitoneostoma und Bursalavage

Dieses Operationsverfahren wird vor allem bei den häufigen zentralen Nekrosestraßen zur Anwendung kommen, wobei der Nachteil dieses Verfahrens in dem transperitonealen Zugang besteht, sodass die Gefahr einer Peritonitis besteht.

Operationstechnisch wird die Bursa omentalis über eine quere Oberbauchlaparotomie durch Dissektion des Lig. gastrocolicum eröffnet. Hierbei ist in jedem Fall darauf zu achten, weder den Magen noch das Querkolon zu verletzen. Verflüssigte Nekrosen können nun aus der Bursa ausgeräumt werden. Von diesem Zugang aus ist es problemlos möglich, die retroperitonealen Nekrosestraßen in alle Richtungen digital zu eröffnen. Nach der Lavage muss entschieden werden, ob der Herd damit saniert ist. Dies wird vor allem bei Pankreasabszessen jenseits der 4. bis 6. Behandlungswoche der Fall sein. Hier können nun links und rechts lateral jeweils zwei kräftige Spül- und Ablaufkatheter eingelegt werden,

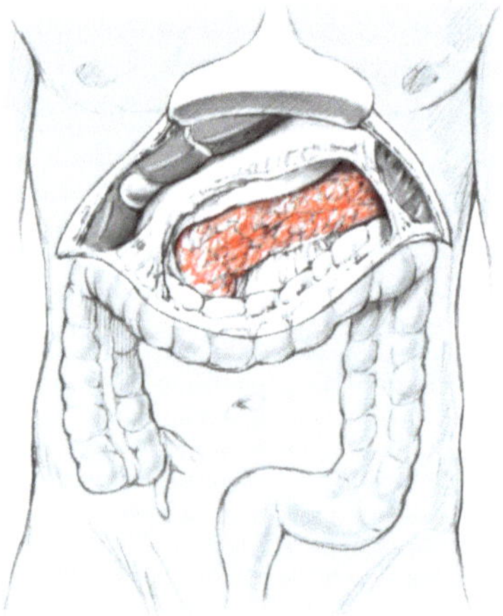

Abb. 20.5 Transperitoneales Retroperitoneostoma. [L108]

über welche die Nekrosezone bzw. die Abszesshöhle kontinuierlich gespült wird. Durch Ausbildung von Spülstraßen kann es jedoch zur erneuten Ausbildung eines Abszesses kommen, sodass die Anlage eines Retroperitoneostomas häufig gewinnbringend ist. Hierzu wird das Querkolon bzw. das Mesocolon transversum an der kaudalen, ventralen Bauchwand nahtfixiert, der Magen wird kranial verlagert und ggf. ebenfalls an der Bauchwand fixiert. Das so geschaffene transperitoneale Retroperitoneostoma kann dann täglich auf der Wachstation gespült und sich verflüssigende Nekrosezonen können evakuiert werden (> Abb. 20.5).

Extraperitoneale Kompartimentbildung

Da sich die Nekrosestraßen in aller Regel nach links lateral retroperitoneal ausbreiten, ist es zweckmäßig, über einen linksseitigen Rippenbogenrandschnitt mit Schnittführung in die Flanke eine Kompartimentierung herbeizuführen, wobei der Raum vom linken Zwerchfellanteil, von der Bursa omentalis, der Mesenterialwurzel und der Beckenschaufel begrenzt wird. Nach transperitonealer Eröffnung der linksseitigen Bursa omentalis durch Dissektion des Lig. gastrocolicum und partiell des Lig. gastrolienale kann der Magen analog zum transperitonealen Retroperitoneostoma nach kranial verlagert und an der Bauchwand fixiert werden. Nach Mobilisation der linken Kolonflexur wird diese an die kaudale ventrale Bauchwand fixiert, sodass ein links laterales Retroperitoneostoma unter Ausschaltung des freien Zugangs zur Bauchhöhle resultiert. Bei den selteneren rechtsseitigen Nekrosestraßen wird analog verfahren. Binnen kurzer Zeit resultiert so ein ausschließlich retroperitonealer Zugang zur infizierten Nekrosehöhle, der auf der Intensivstation täglich gespült werden kann, bis sich bei Abklingen der Infektion eine sekundäre Wundheilung einstellt (> Abb. 20.6).

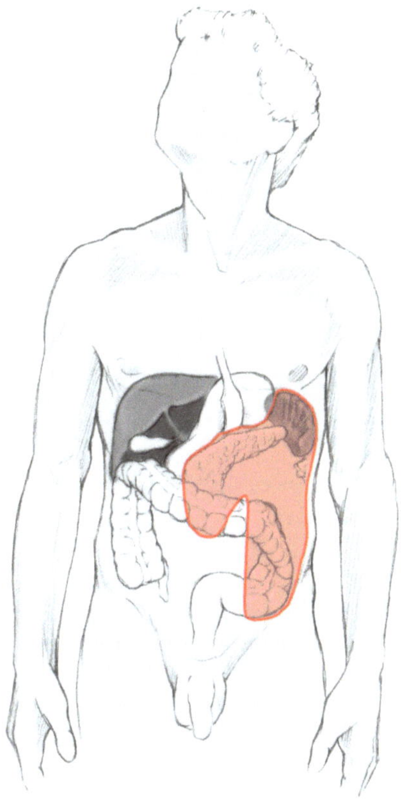

Abb. 20.6 Extraperitoneale Kompartimentierung. [L108]

20.2 Chronische Pankreatitis

20.2.1 Definition und Klassifikation

Unter einer chronischen Pankreatitis versteht man eine langwierige Entzündung der Bauchspeicheldrüse, die allmählich zu einem Untergang des exokrinen, später auch des endokrinen Gewebes führen kann, sodass eine Globalinsuffizienz des Organs resultiert; das Pankreasparenchym wird bei wiederkehrenden Entzündungsschüben durch Bindegewebe ersetzt.

Im Unterschied zur akuten Pankreatitis sind die Veränderungen des Organs nicht reversibel, sondern fortschreitend. Auch über 40 Jahre nach der ersten Konsensuskonferenz in Marseille 1965 und vier weiteren Expertenforen ist die Klassifikation der chronischen Pankreatitis nicht einheitlich, wobei die heute wohl am häufigsten verwendeten Klassifikationen denjenigen von Marseille 1984 [91] und Cambridge 1983 [86] entsprechen (➤ Tab. 20.5). Hierbei wird die Diagnose „chronische Pankreatitis" gestellt, wenn rezidivierende oder persistierende Oberbauchschmerzen zusammen mit typischen morphologischen Veränderungen auftreten. Anlässlich der Marseille-Konferenz 1984 wurde erstmals der Begriff der *obstruktiven chronischen Pankreatitis* charakterisiert, bei der auf ein dilatiertes Gangsystem proximal einer Stenose hingewiesen und aufgezeigt wird, dass die strukturellen Veränderungen rückläufig sein können, wenn die Stenose beseitigt wird. Dies ist für die später verfügbare interventionelle Therapie relevant.

Tab. 20.5 Klassifikation der chronischen Pankreatitis entsprechend der Konsensuskonferenz von Cambridge 1983 [86] und Marseille 1984 [91].

• chronische Pankreatitis mit fokaler Nekrose/Fibrose
• chronische Pankreatitis mit segmentaler/diffuser Nekrose/Fibrose
• chronische Pankreatitis mit oder ohne Verkalkungen Sonderform: obstruktive chronische Pankreatitis

Die chronische Pankreatitis ist histopathologisch charakterisiert durch die Atrophie von azinärem oder Inselzellgewebe, dies zugunsten einer parenchymalen Fibrose. Gemäß den genannten Konsensuskonferenzen kann die chronische Pankreatitis entsprechend morphologischen Charakteristika im Wesentlichen in drei verschiedene Formen eingeteilt werden, wobei diese abhängig vom Krankheitsstadium sind:

- fokale Fibrose/Nekrose,
- segmentale Fibrose/Nekrose,
- diffuse Fibrose/Nekrose.

Das zusätzliche Auftreten von Verkalkungen zeigt in aller Regel den Endzustand der Erkrankung an.

Der Schweregrad der Erkrankung kann mit der Manchester-Klassifikation einfach beschrieben werden. Dabei wird zwischen einer milden Form (positive Bildgebung, keine Komplikationen, keine endokrine oder exokrine Insuffizienz, Schmerzen ohne Analgetika), einer moderaten Form (zusätzlich Zeichen der gestörten exokrinen oder endokrinen Funktion, Schmerzen mit Analgetika) und einer schweren Form (zusätzlich typische Komplikationen) unterschieden [4].

20.2.2 Epidemiologie

Man geht davon aus, dass die Inzidenz der chronischen Pankreatitis in Europa, die in etwa mit der in den Vereinigten Staaten vergleichbar ist, bei etwa 8 Neuerkrankungen pro 100.000 Einwohner pro Jahr liegt. Dies entspricht einer Prävalenz von etwa 25 Fällen pro 100.000 Einwohner. In Autopsieserien wurde jedoch eine deutlich höhere Prävalenz gefunden, die zwischen 0,04 und 5% lag. Eine chronische Pankreatitis soll mit einer Inzidenz von bis zu 5% mit der Entwicklung eines duktalen Adenokarzinoms behaftet sein, wobei diese hohe Inzidenz erst nach einer Erkrankungsdauer von über 20 Jahren erreicht wird. Die Gesamtletalität der Betroffenen mit einer chronischen Pankreatitis kann bis zu 35% binnen 10 Jahren betragen.

20.2.3 Ätiologie

Sämtliche verfügbaren Sammelstatistiken zeigen, dass Alkoholismus der dominierende ätiologische Faktor der Pankreatitis ist, wobei dieser für 75 bis maximal 90 % aller chronischen Pankreatitiden verantwortlich ist.

Die zweitgrößte Gruppe ist die der sog. idiopathischen Pankreatitis, bei der ein auslösendes Agens nicht gefunden werden kann. Hier schwanken die Häufigkeiten zwischen 10 % und max. 25 %. In dieser Gruppe werden bei jedem zweiten Betroffenen genetische Faktoren vorgefunden. Es wird kontrovers diskutiert, ob anatomische Varianten (z. B. Pancreas anulare, Duodenaldivertikel) oder Papillentumoren eine chronische Pankreatitis bedingen können. Insbesondere beim Pancreas divisum scheint die anatomische Besonderheit nicht allein zu einer chronischen Pankreatitis führen zu können, es bedarf weiterer Risikofaktoren. Bei jedem zehnten Patienten mit einem primären Hyperparathyreoidismus kann eine chronische Pankreatitis mit Kalzifikationen diagnostiziert werden. Als gesichert wird angesehen, dass ein Gallensteinleiden nicht zu einer chronischen Bauchspeicheldrüsenentzündung führen kann.

Eine weitere, erst in den 1960er-Jahren durch Sarles [85] beschriebene Entität besteht in der Autoimmunpankreatitis, bei der das Pankreas durch systemische, fibrosierende Entzündungen nur eines von mehreren befallenen Organen sein kann. Die Autoimmunpankreatitis stellt ein differenzialdiagnostisches Problem bei V. a. Pankreaskarzinom dar, und ihre Diagnose wird durch das rasche Ansprechen auf Steroide gesichert. Für den asiatischen Raum hat eine Konsensuskonferenz 2008 diagnostische Kriterien aufgestellt [71].

20.2.4 Pathogenese

Die Pathogenese der ethyltoxischen chronischen Pankreatitis ist weiterhin unklar. Wahrscheinlich führt der chronische Alkoholabusus zu einer Erhöhung der Viskosität des Pankreassekrets mit konsekutiver Obstruktion der kleinen Pankreasgänge, sodass es zu einer Dilatation und Gangepithelproliferation mit anschließender Degeneration der Azini kommt. Alternativ dazu wird diskutiert, dass Alkohol zu einer intraazinären Proteasenaktivierung führt, die das Drüsenparenchym schädigt und zu einer Fibrose führt.

Bei der chronisch obstruktiven Pankreatitis wird diskutiert, dass es proximal der Gangstenose zu einem Sekretstau kommt, sodass die Drüse von diesem Bereich ausgehend geschädigt wird. In diesem Sonderfall sollen die Parenchymveränderungen der Bauchspeicheldrüse nach Behebung der Stenose reversibel sein.

Strittig ist weiterhin, ob das Pancreas divisum ein erhöhtes Risiko für eine chronische Pankreatitis birgt. Chronische Pankreatitiden sollen bei dieser Erkrankung Folge einer relativ zu kleinen Papilla-minor-Öffnung sein, die zu einem Sekretstau in dem zum dorsalen Segment gehörenden Parenchymanteil führt. Da jedoch nur ein Teil der Patienten mit Pancreas divisum eine chronische Pankreatitis entwickelt, ist dieser Pathomechanismus umstritten. Die besten therapeutischen Erfolge mit der endoskopischen Papillotomie der Papilla minor oder aber auch mit einer chirurgischen Beseitigung der relativen Enge im Bereich der Mündung des Ductus Santorini sind bei Patienten zu erwarten, die unter wiederholten Attacken einer chronischen Pankreatitis leiden.

20.2.5 Klinik

Für die chronische Pankreatitis existieren drei Leitsymptome:
- chronischer Schmerz,
- Maldigestion mit Steatorrhö,
- Diabetes mellitus.

Hierbei muss beachtet werden, dass Schmerzen schon zu Beginn der Erkrankung bestehen, eine Insuffizienz des exokrinen Pankreas mit Steatorrhö erst bei 90 % Funktionsverlust, ein Diabetes mellitus erst bei 80 % Funktionsverlust der Drüse auftritt. Bei den beiden letztgenannten Symptomen handelt es sich demzufolge um Spätsymptome.

Im Gefolge einer chronischen Pankreatitis kann es zu verschiedenen lokalen Komplikationen kommen. Diese betreffen in erster Linie die Ausbildung von Pseudozysten mit oder auch ohne Kompression anliegender Organe, die Obstruktion des Hauptgallengangs mit einem posthepatischen Ikterus, die Thrombose im Bereich des mesenterikoportalen Systems (Milzvenenthrombose, Pfortaderthrombose) sowie die Hämorrhagie im Gefolge eines Pseudoaneurysmas, hauptsächlich des Pankreaskopfes (Haemosucco pancreaticus). Ebenfalls selten ist die Magenausgangsstenose durch Kompression des Duodenums.

20.2.6 Diagnostik

Zentrales Diagnostikum zur Sicherung der Diagnose „chronische Pankreatitis" ist die gezielte Erhebung einer organspezifischen Anamnese. Da die Schmerzsymptomatik bei chronischer Pankreatitis zwar nicht spezifisch, jedoch relativ charakteristisch ist, lässt die Krankenbefragung in aller Regel mit hoher Verlässlichkeit die Verdachtsdiagnose „chronische Pankreatitis" zu.

Die körperliche Untersuchung ist unspezifisch, kann jedoch Aufschlüsse über etwaige Komplikationen der chronischen Pankreatitis geben.

Im Gegensatz zur akuten Pankreatitis existieren keine spezifischen Laboruntersuchungen, die eine chronische Pankreatitis beweisen. Die Bestimmung der Serumamylase und -lipase zeigt lediglich bei einem akuten Schub eine Pankreatitis an, ansonsten können diese Enzyme normal sein.

Pankreasfunktionstests sind in der jüngeren Vergangenheit wegen der Invasivität, des Zeitaufwands und auch aus Kostengründen zunehmend verlassen worden. Unterschieden wird hier zwischen Funktionstests der endokrinen und exokrinen Funktion. Das sensitivste, aber auch zugleich invasivste Verfahren, das aus diesem Grund nahezu vollständig verlassen wurde, besteht in einer selektiven Intubation des Ductus pancreaticus und Stimulation der Drüse durch verschiedene Hormone (z. B. Sekretin oder Cholezystokinin). Alternativ dazu kann die Funktionsreserve der exokrinen Bauchspeicheldrüse auch über orale Pankreasfunktionstests abgeschätzt werden. Hier ist in erster Linie der Pankreolauryltest zu nennen, bei welchem dem Patienten eine Testmahlzeit verabreicht wurde, die ein spezifisches Substrat für die Cholesterolesterase der Bauchspeicheldrüse enthält. Abhängig von der Funktionsreserve dieses Enzyms kann ein Stoffwechselprodukt im Blut oder Harn untersucht werden, sodass dieser Test bereits deutlich vor dem Vorliegen einer Steatorrhö oder schwerer morphologischer Veränderungen eine chronische Pankreatitis anzeigen kann. Dieser Test ist in Deutschland allerdings nicht mehr verfügbar.

Der wahrscheinlich aussagekräftigste Test ist die Bestimmung der Elastase-1 im Stuhl, der aufgrund seiner geringen Invasivität sämtliche weiteren Funktionstests annähernd verdrängt hat.

Es ist zu beachten, dass eine Mutationanalyse (PRSS1-Gen) bei einer positiven Familienanamnese indiziert ist und auch dann, wenn zwei oder mehr Schübe ohne erkennbare Ursache vor dem 25. Lebensjahr auftauchen (S3-Leitlinie [61]).

Wesentlich wichtiger zur Beschreibung der chronischen Pankreatitis sind bildgebende Verfahren, die die morphologischen Veränderungen der chronischen Pankreatitis aufzeigen. Die Ultraschalluntersuchung ist aus bekannten Gründen in jedem Fall die Eingangsuntersuchung, die vor allem dazu geeignet ist, Komplikationen wie Pseudozysten oder eine Kompression des Hauptgallengangs sowie einen Pfortaderverschluss aufzuzeigen.

Die kontrastverstärkte Computertomografie besitzt eine Sensitivität zwischen 75 und 90 % und eine Spezifität von 85–100 % und ist vor allem im Vorfeld eines etwaigen operativen Eingriffs zu fordern.

Die Referenzuntersuchung zum Nachweis von Gangveränderungen bei der chronischen Pankreatitis war die ERCP, die allerdings als rein diagnostische ERCP wegen des Risikos einer akuten Pankreatitis nicht mehr ausgeführt werden sollte. Hier ist die Alternative der MRCP in jedem Fall zu bevorzugen. Besondere Bedeutung kann die ERCP bzw. MRCP auch zur Abgrenzung des malignen Pankreaskopftumors über den Nachweis eines sog. *Double Duct Sign* liefern. Die wahrscheinlich höchsten Raten der diagnostischen Treffsicherheit erzielt der endoskopische Ultraschall (EUS), insbesondere auch in Kombination mit der Feinnadelpunktion fokaler Herde [61].

Tab. 20.6 Cambridge-Klassifikation der chronischen Pankreatitis anhand der ERCP [3].

Interpretation	Hauptgang	Veränderte Seitenäste	Zusätzliche Charakteristika
normal	normal	keine	
fraglich	normal	< 3	
chronische Pankreatitis			
• leichte Veränderungen	normal	≥ 3	
• mäßige Veränderungen	verändert	≥ 3	
• schwere Veränderungen	verändert	≥ 3	• große Höhle • Gangabbruch • schwere und unregelmäßige Dilatation (Perlschnurphänomen)

Nach der Cambridge-Klassifikation (➤ Tab. 20.6) können Gangveränderungen in verschiedene Muster eingeteilt werden, wobei nachteilig ist, dass die beschriebene Klassifikation nicht mit dem Schweregrad der Erkrankung korreliert [3]. Eine abschließende Wertung der verschiedenen Untersuchungsverfahren im Hinblick auf Sensitivität, Spezifität sowie Patientenbelastung und Kosten ist derzeit wegen fehlender prospektiv-randomisierter Studien nicht möglich.

20.2.7 Therapie

Die Therapie des akuten Schubs der chronischen Pankreatitis ist identisch mit der Behandlung der akuten Pankreatitis.

Die weitere Therapie der chronischen Pankreatitis ist abhängig vom Schweregrad und fußt hierbei auf verschiedenen Therapiezielen: weitestgehende Schmerzfreiheit, Korrektur der Malabsorption/Maldigestion und des Gewichtsverlustes, Blutzuckerkontrolle und Beseitigung von lokalen Komplikationen. Vorrangige Maßnahme zur Verbesserung der Schmerzintensität ist die Einhaltung einer **strikten Alkoholkarenz,** wobei zurzeit strittig ist, ob dies in jedem Fall zu einer Symptomverbesserung führt. Die Schmerztherapie sollte dem WHO-Stufenschema folgen, wenngleich dieses bei der chronischen Pankreatitis in randomisierten Studien nicht sehr gut validiert ist. Entscheidend ist jedoch, in kurzen Abständen zu hinterfragen, ob die medikamentöse Schmerztherapie erfolgreich ist oder auch deeskaliert werden kann. Bei therapierefraktären Schmerzen, vor allem bei dem länger dauernden Erfordernis zur Einnahme von Opiaten, muss die

Indikation zu einer endoskopischen Intervention oder einem operativen Eingriff erwogen werden. Die Entwicklung einer Opiatabhängigkeit unter einer chronischen Pankreatitis, die in chirurgischen Kollektiven häufig gesehen wird, ist Anhaltspunkt dafür, dass die Indikation zu einer Operation nicht früh genug gestellt worden ist. Es gilt zudem als leitlinienkonform, dass die Operation die effektivste und langfristigste Schmerztherapie darstellt, sodass ihr Einsatz bei der chronischen Erkrankung regelmäßig überdacht werden muss.

Die Gabe von Pankreasenzymen muss erwogen werden, wenn der Gewichtsverlust 10 % des Körpergewichts überschreitet oder sonstige Zeichen der Malassimilation bestehen (Mayerle et al. 2013). Die Verabreichung von Säureblockern wie H_2-Rezeptorenblockern oder Protonenpumpeninhibitoren kann die endogene Stimulation der Bauchspeicheldrüsensekretion zwar reduzieren, ihr Einfluss auf die Schmerzsymptomatik ist jedoch gering. Sie dienen vor allem der besseren Wirksamkeit der säureinstabilen Pankreasenzyme.

Es muss berücksichtigt werden, dass Betroffene neben den Schmerzen, dem Auftreten von Komplikationen und der Blutzuckerstoffwechselstörung vor allem auch durch den Gewichtsverlust beeinträchtigt oder gar gefährdet sind. Eine entsprechende Ernährungstherapie ist daher mindestens ebenso wichtig.

Indikation zur endoskopischen Intervention oder Operation

Die Anzeigenstellung zu einem Wechsel der medikamentösen Behandlung zugunsten der Intervention oder Operation bei der chronischen Pankreatitis ergibt sich im Wesentlichen aus drei verschiedenen Gesichtspunkten (➤ Tab. 20.7). In erster Linie sind schwere, therapierefraktäre Schmerzen zu nennen, v. a. dann, wenn Opiate eingesetzt werden müssen oder wenn trotz hinreichender Analgetikatherapie keine Schmerzfreiheit zu erzielen ist. Zu berücksichtigen ist ferner, dass dauerhafte Schmerzen zur Erwerbsunfähigkeit führen können und den Patienten aufgrund immer wiederkehrender Hospitalisierung in seiner Lebensqualität schwer einschränken. Unter Berücksichtigung der vorgenannten medikamentösen Eskalationstherapie der Schmerzen muss die Operationsindikation v. a. vor einer Opiatabhängigkeit erwogen werden.

Tab. 20.7 Indikation zur endoskopsichen Intervention oder Operation bei chronischer Pankreatitis.

• Schwere, therapierefraktäre Schmerzen (Opiate)
• Komplikationen: – Stenose des Ductus hepatocholedochus – Duodenalstenose – symptomatische Pseudozysten – Pfortaderkompression – Viszeralarterienaneurysma
• V. a. Pankreastumor

Komplikationen der chronischen Pankreatitis wie eine Stenose des Hauptgallengangs, eine Duodenalstenose, die Pfortaderkompression, die Entwicklung eines Viszeralarterienaneurysmas oder die symptomatische Pseudozyste gelten ebenfalls als gesicherte Indikationen zur Intervention oder Operation.

Weiterhin lässt sich bei einem Teil der Patienten der Verdacht auf ein Pankreaskopfkarzinom trotz verbesserter Diagnostik nicht ausräumen und hier ist in jedem Fall eine Operationsindikation gegeben.

Man kann davon ausgehen, dass bei 30 bis 60 % aller Betroffenen im Verlauf der Erkrankung eines oder mehrere der o. g. Kriterien zutreffen, sodass eine endoskopische Intervention oder Operation erforderlich ist.

Endoskopische Intervention

Bei therapierefraktären Schmerzen oder dem Auftreten von Komplikationen der chronischen Pankreatitis besteht mit der interventionellen Endoskopie und dem Einsatz von Endoprothesen eine Alternative zur chirurgischen Therapie, deren Einsatz zunächst erwogen werden muss.

Gallengangsstenose Bei etwa einem Viertel aller Erkrankten muss mit dem Auftreten einer Gallengangsstenose gerechnet werden. Bei den klinischen Zeichen einer Cholestase oder gar einer Cholangitis ist in jedem Fall eine zeitnahe endoskopische Intervention angezeigt. In Beobachtungsstudien konnte jedoch gezeigt werden, dass nur bei etwa einem Drittel aller Patienten ein dauerhafter Effekt bestand, bei Vorliegen von Kalzifikation war der Langzeiteffekt mit 8 % sogar noch geringer [49]. Die Stent-Implantation ist daher bei der Mehrheit der Patienten nur eine vorübergehende Maßnahme, eine operative Revision ist bei erfolgloser Behandlung nach 12 Monaten spätestens indiziert.

Schmerzen und Pankreasgangsstenose Die duktale Hypertension scheint ein wesentlicher Faktor in der Pathogenense des Schmerzes bei chronischer Pankreatitis zu sein. So ist es Ziel der endoskopischen Intervention, Pankreasgangsteine zu beseitigen oder Stenosen mittels Stent zu überbrücken. Eine große Beobachtungsstudie von über 1.000 Patienten zeigt mit einer 84-prozentigen, langfristigen Schmerzreduktion das Potenzial dieser Behandlung auf [82]. In zwei prospektiv-randomisierten Studien [20], [26] zeigt sich demgegenüber, dass die Ergebnisse der Endoskopie mit 32 bis 64 % deutlich schlechter ausfielen als nach einer Operation, deren dauerhafter, schmerzlindernder Effekt in diesen Studien bei 75 bzw. 86 % lag. Das gute Ergebnis der endoskopischen Therapie ist daher häufig nur vorübergehender Natur und vermeidet die Operation in aller Regel nicht. Sie kann jedoch dann primär alleinig eingesetzt werden, wenn Kontraindikation zur Operation bestehen.

Operationsverfahren

Ganz grundsätzlich muss zwischen rein **gangdrainierenden** und **resezierenden Verfahren** unterschieden werden, wobei sich eine weitere Gruppe der Kombination beider Verfahren bedient. Aus prinzipiellen Erwägungen heraus bedingen ausgedehnte Resektionen ein höheres Risiko für die Entwicklung eines Diabetes mellitus und sind möglicherweise mit einer höheren eingriffsbedingten Morbidität belastet, wohingegen rein gangdrainierende Verfahren unter Umständen schlechtere funktionelle Ergebnisse bieten.

Verfahren der Gangdrainage

Du Val hat 1954 eine Operation beschrieben, bei der nach einer begrenzten Linksresektion eine End-zu-End-Pankreojejunostomie in einer Roux-Y-Schlinge angelegt wurde. Dieses Verfahren diente der Dekompression des Ductus pancreaticus, der vor einem proximalen Verschluss aufgestaut war. Aufgrund der schlechten funktionellen Ergebnisse ist dieses Verfahren annähernd vollständig verlassen worden und aus heutiger Sicht als historisch zu bezeichnen [27] (➤ Abb. 20.7).

Aufgrund der nicht hinreichenden Gangdekompression haben Puestow und Gillesby [78] die Pankreasschwanzresektion mit einer longitudinalen Eröffnung des Ductus pancreaticus und konsekutiver Anastomosierung zu einer Roux-Y-Schlinge kombiniert (➤ Abb. 20.8). Zwei Jahre später haben Partington und Rochelle [72] das Verfahren modifiziert, indem sie auf die Pankreasschwanzresektion und Splenektomie verzichtet und den an der Vorderseite vollständig eröffneten Ductus pancreaticus in eine Roux-Y-Schlinge drainiert haben (➤ Abb. 20.9). Die longitudinale Pankreatikojejunostomie bleibt heute wenigen Patienten vorbehalten, bei denen der Gang auf mindestens 7 mm aufgeweitet ist und bei denen keine lokalen Komplikationen der Pankreatitis aufgetreten sind. Auch die Entwicklung eines entzündlichen Pankreaskopftumors spricht gegen die Anwendung einer reinen Pankreasgangdrainage, sodass der relative Anteil der longitudinalen Pankreatikojejunostomien unter den verschiedenen Verfahren in den letzten Jahren deutlich zugunsten der nachfolgend behandelten sparsamen Resektionen zurückgegangen ist. Trotzdem zeigen Erfahrungsberichte der Literatur eine niedrigere perioperative Letalität (0–4 %) und – unter Wahrung der entsprechenden Operationsindikation – eine Schmerzminderung von bis zu 80 % auf.

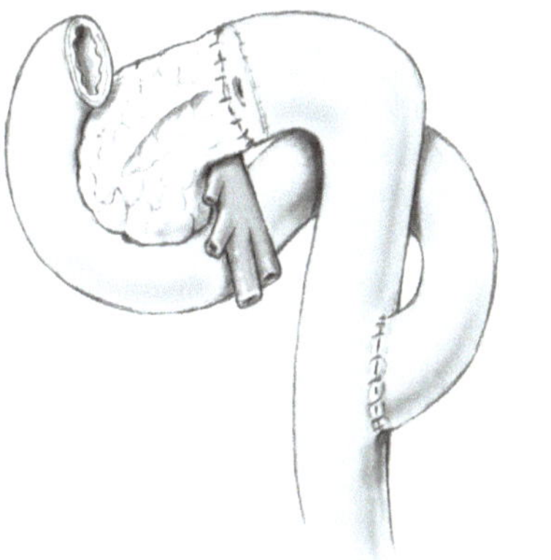

Abb. 20.7 Pankreatikojejunostomie nach Du Val [27]. [L108]

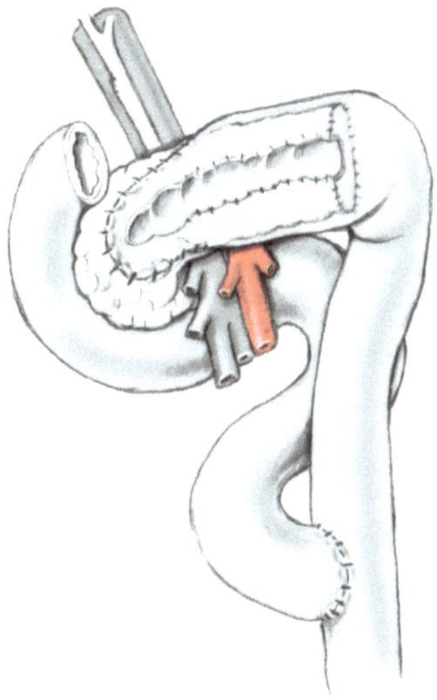

Abb. 20.8 Retrograde Pankreasgangdrainage nach Puestow und Gillesby [78]. [L108]

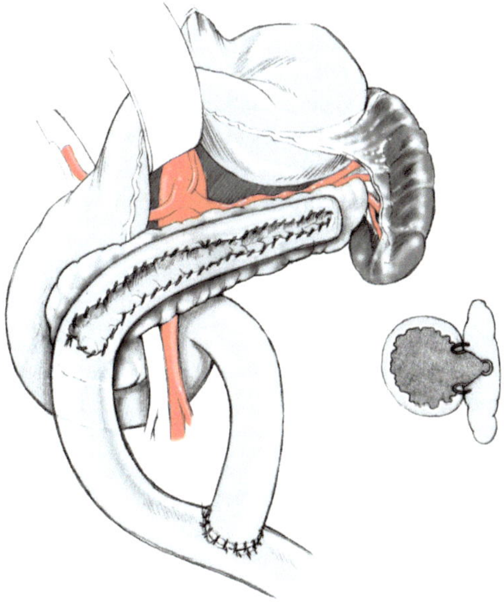

Abb. 20.9 Halbschematische Darstellung einer Gangdrainageoperation nach Partington-Rochelle [72]. [L108]

Resezierende Verfahren

Die klassischen resezierenden Verfahren der Bauchspeicheldrüsenchirurgie beinhalten die **totale Pankreatektomie,** die **Pankreaslinksresektion** und die **Duodenozephalpankreatektomie,** also die radikale Pankreaskopfresektion. Die totale Pankreatektomie hat heute im Therapiekonzept der chronischen Pankreatitis als Primäroperation ihre Bedeutung nahezu vollständig eingebüßt, da die Entwicklung eines nur schwer therapierbaren Diabetes mellitus zwingend ist und die perioperative Morbidität und Letalität hoch sind. Es muss zudem berücksichtigt werden, dass mit einer hohen, bis 40-prozentigen Spätletalität innerhalb der ersten 5 Jahre nach dem Eingriff zu rechnen ist, möglicherweise auch als Folge des nur schwer einstellbaren Diabetes mellitus. Aus diesem Grund ist die totale Pankreatektomie nahezu vollständig verlassen worden und bleibt Patienten vorbehalten, die nach einer Pankreaskopfresektion eine schwere, lokal septische Komplikation der Pankreatikojejunostomie erfahren.

Pankreaslinksresektion

Distale Pankreasresektionen kommen v. a. dann in Betracht, wenn die chronische Pankreatitis auf den links der mesenterikoportalen Achse gelegenen Bauchspeicheldrüsenabschnitt oder aber den Pankreasschwanz begrenzt ist.

Dies trifft vor allem für die „obstruktive" Pankreatitis zu, die durch eine Pankreasgangsstenose im Bereich des Korpus entsteht. Die Operation ist das technisch einfachste resezierende Verfahren und gilt in seiner Ausführung als standardisiert.

Nach querer Oberbauchlaparotomie und Ligaturdissektion der Ligg. gastrocolicum und gastrolienale kann die A. lienalis identifiziert und durchtrennt werden. Nach der Inzision der Fascia Gerota und der Mobilisation des Milzaufhängeapparates kann die Bauchspeicheldrüse dann nach rechts ventral luxiert werden. Sollte die V. mesenterica inferior in die Milzvene einmünden, so kann diese folgenlos ligaturdisseziert werden. Verschiedene Verfahren zur Durchtrennung des Bauchspeicheldrüsenparenchyms sind beschrieben. Diese beinhalten die fischmaulartige Durchtrennung der Bauchspeicheldrüse mit konsekutivem Nahtverschluss, die Durchtrennung mittels Ultraschall oder auch die Durchtrennung mit einem Linear-Stapler. In Metaanalysen sind die Unterschiede wahrscheinlich sehr gering [109]. Im eigenen Vorgehen hat sich die Durchtrennung des Bauchspeicheldrüsenparenchyms bei weichem Parenchym mit einem Klammernahtgerät bewährt. Hierbei ist es möglich, auf eine selektive Versorgung der Milzvene zu verzichten, die durch die Klammernahtdissektion hinreichend versorgt ist. Bei sehr festem Parenchym sind Nahtverfahren wohl geeigneter, wobei der Pankreasgang zusätzlich selektiv versorgt werden sollte.

Prinzipiell besteht die Möglichkeit, die Pankreaslinksresektion auch milzerhaltend auszuführen, dies ist jedoch bei einer chronischen Pankreatitis über die Maßen problematisch, da die Identifikation der in die Milzvene einmündenden Äste durch die peripankreatische Entzündung nicht möglich sein kann.

Ganz grundsätzlich beinhaltet die Pankreaslinksresektion (neben der totalen Pankreatektomie) das höchste Risiko für die Entwicklung eines postoperativen Diabetes mellitus, das deutlich höher ist als bei der Pankreaskopfresektion. Aus diesem Grund bedarf die Pankreaslinksresektion einer strengen Indikationsstellung und sollte Patienten mit einer obstruktiven Pankreatitis vorbehalten bleiben, bei denen eine interventionelle Behebung der Pankreasgangsstenose (Stent) nicht möglich ist. Immerhin haben Sawyer und Frey gezeigt, dass 90 % der so operierten Patienten mit einer Beschränkung der Entzündung auf den Bauchspeicheldrüsenkörper oder Pankreasschwanz ein gutes funktionelles Ergebnis aufweisen [88].

Radikale Pankreaskopfresektion

Literaturangaben zufolge entwickelt sich bei mindestens einem Drittel aller Patienten mit einer chronischen Pankreatitis ein entzündlicher Pankreaskopftumor, in chirurgischen Serien liegt dieser Anteil jedoch um das Doppelte höher. Bei etwa der Hälfte aller dieser Patienten muss davon ausgegangen werden, dass sich im Verlauf der Erkrankung lokale Kompressionserscheinungen wie eine Stenose des Ductus hepatocholedochus, des Hauptbauchspeicheldrüsenganges, des Duodenums oder eine Kompression der Pfortader ausbilden. Zusätzlich dazu ist es gelegentlich problematisch, anhand der bildgebenden Diagnostik zu entscheiden, ob es sich um einen entzündlichen oder aber um einen potenziell malignen Pankreaskopftumor handelt. In diesem Fall ist die Pankreaskopfresektion zugunsten der rein drainierenden Verfahren angezeigt.

Die klassische Pankreaskopfresektion besteht in der **Kausch-Whipple-Resektion,** die bis Ende der 1970er-Jahre die einzige Alternative bei o. g. Symptomenkonstellation war. Um den Organverlust des distalen Magens und die damit möglicherweise vergesellschaftete Minderung der Lebensqualität zu vermeiden, haben Traverso und Longmire 1978 die pyloruserhaltende partielle Duodenopankreatektomie inauguriert, wobei diese Eingriffe zunächst der chronischen Pankreatitis vorbehalten waren (➤ Kap. 20.14.1). Auch wenn einige Autoren über exzellente funktionelle Ergebnisse nach Kausch-Whipple-Resektion berichten [48], so muss konstatiert werden, dass der Organverlust des distalen Magens aus heutiger Sicht nicht zu rechtfertigen ist, auch wenn die Überlegenheit des pyloruserhaltenden Verfahrens in Bezug auf den postoperativen Ernährungsstatus und die Lebensqualität nicht sehr überzeugend ist.

Trotz deutlich geminderten perioperativen Risikos muss auch in erfahrenen Händen mit einer Letalität von etwa

3–5 % und einer Morbidität von etwa 20 % nach radikaler Pankreaskopfresektion gerechnet werden. Zudem muss bedacht werden, dass die radikale Pankreaskopfresektion bei einer schweren Pankreaskopfpankreatitis technisch sehr anspruchsvoll sein kann, sodass im Verlauf der letzten 10 Jahre zunehmend Verfahren eingeschränkter Radikalität, bei denen es sich um eine Kombination aus Resektion und Drainage handelt, Verbreitung gefunden haben. Auch die Entwicklung eines postoperativen Diabetes mellitus, der im Verlauf der ersten 5 Jahre nach radikaler Pankreaskopfresektion mit einer relativen Häufigkeit von 10–30 % auftreten kann, spricht für Verfahren eingeschränkter Radikalität (s. u.).

Resezierende Drainageverfahren

Hierbei handelt es sich um Verfahren, bei denen neben einer sparsamen, duodenumerhaltenden Pankreaskopfresektion eine Pankreasgangsdrainage durchgeführt wird. 1987 haben Frey und Smith die duodenumerhaltende Pankreaskopfresektion mit longitudinaler Pankreatikojejunostomie inauguriert (➤ Abb. 20.10). Neben einer Dekompression des Pankreaskopfs können auch lokale Kompressionserscheinungen wie eine Stenose des Hauptgallengangs und des Duodenums oder eine Kompression der Pfortader wirksam behandelt werden. Hierbei wird nach Eingehen in die Bursa omentalis und Kocher-Manöver der Pankreaskopf bis zum Niveau der Pfortader unter Zuhilfenahme eines elektrischen Messers dergestalt reseziert, dass nach dorsal und zum Duodenum hin lediglich ein schmaler Rand von Pankreasparenchymgewebe verbleibt. Die Inzision wird bis weit in den dilatierten Hauptbauchspeicheldrüsengang ausgeführt, sodass dann der Defekt mittels einer nach Roux-Y ausgeschalteten Dünndarmschlinge fortlaufend versorgt werden kann.

Alternativ dazu wurde die duodenumerhaltende Pankreaskopfresektion von Beger et al. publiziert [12]. Hierbei ist das Resektionsausmaß ausgedehnter, da die duodenumerhaltende Pankreaskopfresektion nicht unter Erhalt einer dorsalen Parenchymmanschette durchgeführt wird, sondern der Bauchspeicheldrüsenhals auf Pfortaderniveau komplett durchtrennt wird, sodass nun zwei Parenchymebenen (zum Pankreaskorpus und zum Duodenum) zur Anastomosierung in eine Roux-Y-Schlinge verbleiben (➤ Abb. 20.11). Es ist ebenso wie bei der Frey-Operation möglich, den intrapankreatischen Anteil des Hauptgallengangs zu eröffnen und in die duodenumnahe Anastomose mit einzubeziehen.

Aufgrund der technischen Komplexität der Drüsenhalsdurchtrennung und des Erfordernisses zur zweimaligen Par-

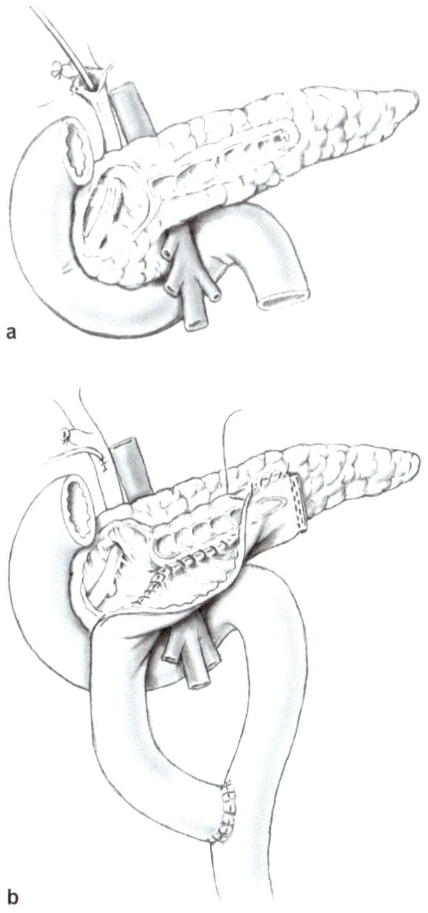

Abb. 20.10 Duodenumerhaltende Pankreaskopfresektion nach Frey und Smith [35]. [L108]

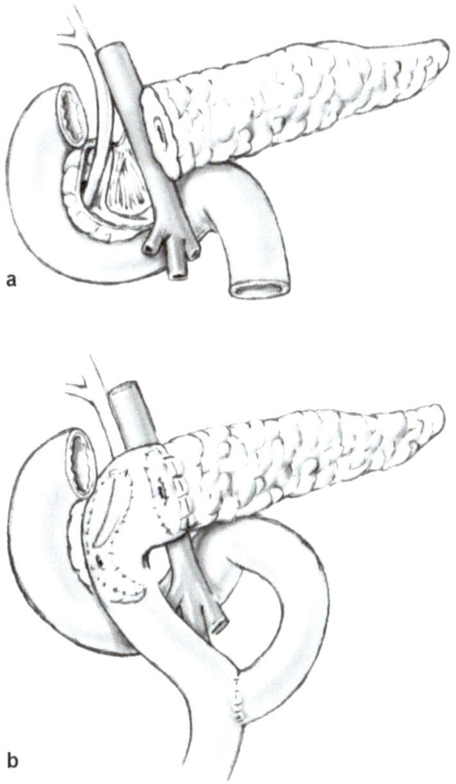

Abb. 20.11 Duodenumerhaltende Pankreaskopfresektion nach Beger [12]. [L108]

enchymanastomosierung wurde von der gleichen Schule später die sog. Berner Modifikation inauguriert [39]. Hierbei wird auf die Drüsenhalsdissektion verzichtet, sodass nur eine Pankreatikojejunostomie erforderlich wird. Die Unterschiede zur Frey-Operation sind gering, da lediglich auf die (von Frey nur bei Erfordernis ausgeführte) Pankreatikojejunostomie verzichtet wird (> Abb. 20.12).

Die Verfahren eingeschränkter Radikalität sind mit der pyloruserhaltenden Duodenopankreatektomie in mehreren randomisierten Studien verglichen worden. Hierbei hat sich gezeigt, dass beide Verfahren in erfahrenen Händen mit einer sehr niedrigen Letalität ausführbar sind. In Metaanalysen scheinen die Unterschiede zwischen der pyloruserhaltenden Resektion und Verfahren eingeschränkter Radikalität in Bezug auf die Schmerzfreiheit und die postoperative Lebensqualität recht gering zu sein [59]. Die weniger aufwendigen Techniken der Frey- und der Beger-Operation scheinen jedoch eine geringere Operationszeit, einen geringeren Blutverlust, einen kürzeren Kliniksaufenthalt und eine raschere Rehabilitation zu gewährleisten [25].

Im direkten randomisierten Vergleich der duodenumerhaltenden Resektionen sind die Langzeitergebnisse der technisch aufwendigeren Beger-Operation vergleichbar zu dem Frey-Verfahren [47], [95].

Eine weitere prospektiv-randomisierte Studie vergleicht die Beger-Operation mit der sog. Berner Modifikation der duodenumerhaltenden Pankreaskopfresektion. Hier konnte bestätigt werden, dass der Operationsaufwand der Beger-Resektion deutlich größer war, ohne zu verbesserten Ergebnissen der Lebensqualität zu führen [52].

Demzufolge muss zum jetzigen Zeitpunkt evidenzbasiert festgestellt werden, dass die duodenumerhaltenden Verfahren im Hinblick auf das funktionelle Ergebnis gegenüber der pyloruserhaltenden Resektion mindestens gleichwertig, unter Umständen besser sind. Da der operationstechnische Aufwand deutlich niedriger ist, sollten sie gegenüber der pyloruserhaltenden Resektion bevorzugt werden.

Zusammenfassend kann bei Vorliegen eines entzündlichen Pankreaskopftumors und/oder lokaler Kompressionserscheinungen die duodenumerhaltende Pankreaskopfresektion nach Frey empfohlen werden. Lediglich in den Fällen, in denen die differenzialdiagnostische Abgrenzung gegenüber einem Pankreaskopfkarzinom nicht möglich ist, sollte die pyloruserhaltende Pankreaskopfresektion ausgeführt werden. Bei Fehlen eines Pankreaskopftumors kann die Pankreatikojejunostomie nach Partington/Rochelle bei geringem Operationsausmaß vergleichbar gute Ergebnisse bieten. Pankreaslinksresektionen sind nur im Ausnahmefall sinnvoll.

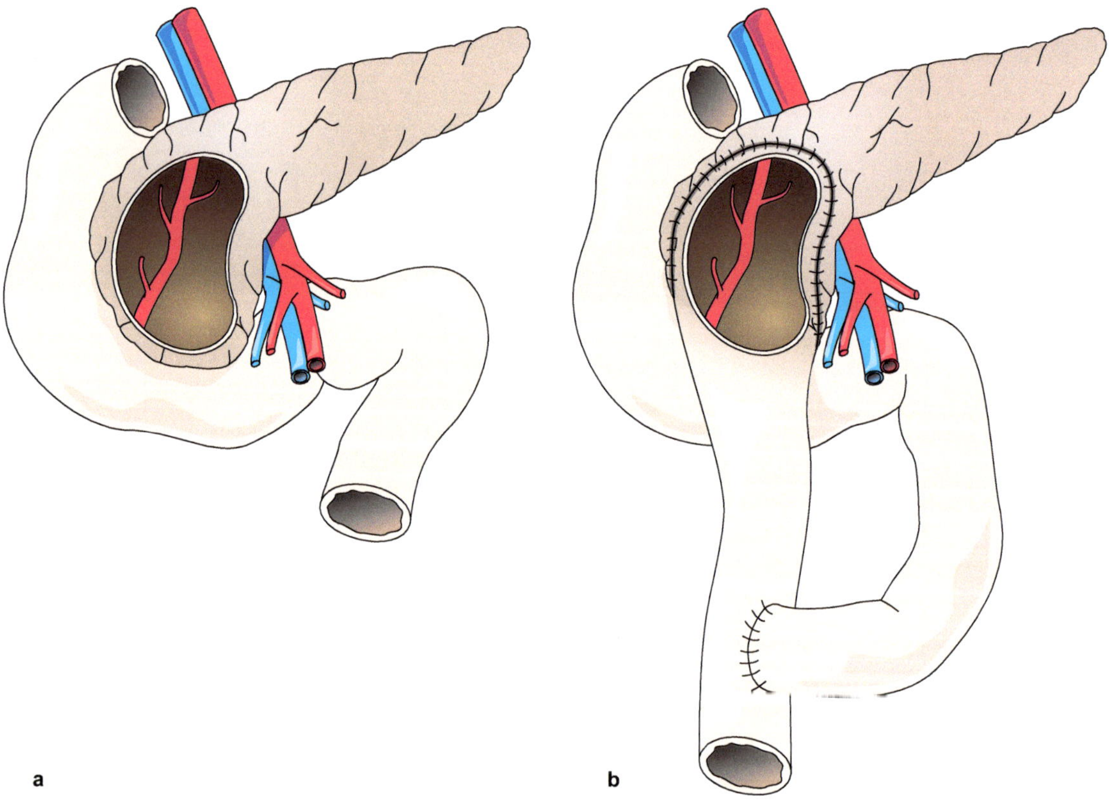

Abb. 20.12 Berner Modifikation der duodenumerhaltenden Pankreaskopfresektion. [L106]

C Pankreaspseudozysten

20.3 Definition

Entsprechend den Atlanta-Kriterien (➤ Tab. 20.1) wird unter einer Pankreaspseudozyste eine peripankreatische Flüssigkeitsansammlung mit einem gut definierten Wall aus Granulations- oder Narbengewebe verstanden, wobei die Wand nicht mit Epithel ausgekleidet ist. Bedeutsam ist die Abgrenzung von peripankreatischen Flüssigkeitsansammlungen, die im Gegensatz zur Pseudozyste nicht von einer Wandung begrenzt sind, und der gekapselten Nekrose, deren Inhalt eben nicht nur aus Flüssigkeit, sondern auch aus (heterogenem) Nekrosematerial besteht. Hieraus wird offensichtlich, dass die Entwicklung einer Pseudozyste an eine gewisse Zeitdauer im Gefolge einer akuten oder chronischen Pankreatitis gebunden ist. Pseudozysten können sich nicht binnen 3 Wochen nach einer akuten Pankreatitis manifestieren.

Man geht davon aus, dass bei etwa der Hälfte aller Patienten mit einer akuten Pankreatitis akute Flüssigkeitsansammlungen detektiert werden können, wobei jedoch nur in ca. 10 bis maximal 40 % Pankreaspseudozysten resultieren [7], [70]. Auch die Abgrenzungen gegenüber einer tatsächlichen Pankreaszyste, deren Innenwand mit Epithel ausgekleidet ist, ist kritisch, da es sich hier um neoplastische Läsionen (seröse und muzinöse Zystadenome) handeln kann, deren Therapie eine völlig andere ist.

20.4 Ätiologie und Pathogenese

Pankreaspseudozysten sind zu ca. 75 % auf eine alkoholinduzierte Pankreatitis zurückzuführen, ca. 10 % treten im Gefolge einer biliären Pankreatitis und ca. 5 % im Gefolge eines Traumas auf. Entscheidendes pathogenetisches Merkmal ist die Verletzung des Pankreasgangs oder seiner Äste, sei es durch eine Pankreatitis oder ein Trauma.

Pankreaspseudozysten können im Gefolge sowohl einer akuten als auch einer chronischen Pankreatitis entstehen. Sie sind zu über zwei Dritteln im Bereich des Korpus oder des Pankreasschwanzes lokalisiert, nur ein geringer Teil findet sich im Pankreaskopf.

Insgesamt geht man davon aus, dass sich Pseudozysten als hauptsächliche Komplikation der akuten oder chronischen Pankreatitis bei 2–10 % aller Patienten finden.

20.5 Klinik

Ganz im Vordergrund stehen abdominale Schmerzen, die bei annähernd jedem Patienten gefunden werden. Bei der klinischen Untersuchung sind häufig pralle, glatt begrenzte Raumforderungen durch die Bauchdecke tastbar. Durch lokale Kompressionserscheinungen können die Symptome einer Magenausgangsstenose oder eines posthepatischen Ikterus hinzutreten.

Ganz allgemein haben Pankreaspseudozysten eine hohe Rückbildungsrate. Bradley et al. haben darauf verwiesen, dass die spontane Rückbildungsrate bei Pseudozysten, die unter 6 Wochen bestehen, bei 40 % liegt [15]. Bestehen Pseudozysten länger als 6 Wochen, fällt diese auf 10 % ab. Pseudozysten, die über 3 Monate hinaus bestehen, haben praktisch keine Rückbildungstendenz.

Pankreaspseudozysten können potenziell lebensbedrohliche Komplikationen entwickeln, diese sind:

- Blutung,
- Ruptur,
- Infektion der Pseudozyste,
- Pfortaderkompression mit Thrombose.

Demzufolge muss bei therapeutischen Erwägungen die Spontanrückbildungsrate gegenüber der Entwicklung von möglichen Komplikationen abgewogen werden. Man geht davon aus, dass vorbezeichnete Komplikationen bei ca. 10 % aller Patienten eintreten, und dies scheint abhängig von der Dauer der Pseudozystenmanifestation zu sein. Komplikationen scheinen v. a. dann häufig, wenn die Pseudozysten über 6 Wochen hinaus bestehen. 3 Monate nach Erstmanifestation können bei bis zu zwei Dritteln aller Patienten Komplikationen beobachtet werden.

20.6 Diagnostik

Die Erhebung einer organspezifischen Anamnese mit der gezielten Eruierung von Episoden einer akuten oder chronischen Pankreatitis ist vordringlich, um Pseudozysten von zystischen Tumoren oder kongenitalen Zysten abzugrenzen. Neben der körperlichen Untersuchung, die nur Verdachtsmomente liefert, sind bildgebende Verfahren unerlässlich. Hier ist die Sonografie in erster Linie zu nennen, zur Abgrenzung gegenüber zystischen Tumoren wird jedoch in aller Regel ein abdominales, kontrastverstärktes CT sinnvoll sein.

Die ERCP ist in aller Regel erforderlich, um etwaige Pankreasgangveränderungen aufzuzeigen. Vor allem die therapeutisch relevante Fistelbildung zwischen dem Bauchspeicheldrüsenhauptgang und der Pseudozyste kann mit der ERCP aufgezeigt werden.

Alternativ ergibt sich auch hier die Möglichkeit, mithilfe einer einzigen MRT-Untersuchung (MRCP, MRT Pankreas) sämtliche erforderlichen Untersuchungen durchzuführen.

Bei Verdacht auf einen zystischen Tumor kann die Untersuchung des Zysteninhalts sinnvoll sein (➤ Kap. 20.13.4). Ein CEA-Wert von > 400 ng/ml, hohe Viskosität, Muzin oder epitheliale Zellverbände sprechen stark für ein muzinöses Zystadenom, CEA-Werte von über 6.000 ng/ml gelten als beweisend für ein Zystadenokarzinom.

20.7 Indikation und Zeitpunkt der Intervention

Bei der Indikation und auch dem Zeitpunkt der Intervention gilt es abzuwägen, dass Pankreaspseudozysten auf der einen Seite eine relativ hohe Spontanheilungsrate haben, auf der anderen Seite jedoch potenziell lebensbedrohliche Komplikationen drohen. Es gilt jedoch als allgemein gesichert, dass eine Pankreaspseudozyste binnen 3 Wochen nach einem Trauma oder einer **akuten** Pankreatitis per definitionem nicht vorliegt, sondern eine akute Flüssigkeitsansammlung, die eine hohe Spontanheilungsrate bei geringem Komplikationspotenzial hat. Aus diesem Grund ist ein Zuwarten innerhalb dieses Zeitraums in jedem Falle sinnvoll.

Retrospektive Untersuchungen haben nahegelegt, dass die Spontanheilungsrate einer Pseudozyste nach 6 Wochen deutlich abnimmt, wohingegen das Risiko einer Komplikation ansteigt. Vor allem dann, wenn ab 6 Wochen pseudozystenbezogene klinische Beschwerden bestehen und die Läsion größer als 5 cm ist, sollte eine Intervention individuell erwogen werden. Aus tierexperimentellen Untersuchungen an Hunden ist bekannt, dass es etwa 6 Wochen dauert, bis Pseudozysten eine nahtfähige Wandung ausgebildet haben. Aus diesem Grund sollte eine operative Revision einer Pankreaspseudozyste nicht vor Ablauf von 6 Wochen Krankheitsdauer durchgeführt werden.

Pankreaspseudozysten im Gefolge einer **chronischen** Pankreatitis sind differenziert zu betrachten, da diese normalerweise von vornherein eine fibrotische Kapsel besitzen, die anastomosenfähig ist, und eine geringere Spontanheilungsrate aufweisen.

Grundsätzlich anders verhält es sich bei der Entwicklung von Komplikationen der Pankreaspseudozyste.

Sowohl die Hämorrhagie als auch die Zystenruptur stellen Indikationen zur Notfalloperation dar. Auch infizierte Pankreaspseudozysten bedürfen der dringlichen Entlastung.

20.8 Therapieverfahren

20.8.1 Nichtoperative Maßnahmen

Perkutane Drainage

Die alleinige perkutane Punktion einer Pseudozyste gilt heute als obsolet, da Rezidivraten zwischen 70 und 90 % beschrieben sind.

Die perkutane Punktion der Pseudozyste gilt heute als Reserveverfahren für Patienten, bei denen ein operativer Eingriff aufgrund von Komorbiditäten als zu risikoreich erscheint.

Weiterhin kann die perkutane Punktion zur Sicherung einer Infektion der Pankreaspseudozyste durchgeführt werden, wobei dieses nur im Ausnahmefall sinnvoll ist, da bei Infektion einer Pankreaspseudozyste eine therapeutische Intervention mit dauerhaftem Erfolg von vornherein erforderlich ist.

Die perkutane Einlage eines Katheters in Seldinger-Technik wird in der Literatur kontrovers beurteilt. Auch wenn wenige Erfahrungsberichte aufgezeigt haben, dass zwischen zwei Dritteln und maximal 90 % der Patienten initial erfolgreich behandelt werden konnten, so haben andere Gruppen aufgezeigt, dass ein dauerhafter Heilungserfolg eher die Ausnahme bleibt. Das Risiko einer externen Fistelung ist zudem erheblich. Spivak et al. haben gezeigt, dass v. a. bei dem Drittel der Patienten, bei dem eine perkutane Drainage erfolglos war, in einem hohen Prozentsatz Komplikationen resultierten, die einer notfallmäßigen chirurgischen Intervention bedurften [93].

Zusätzlich dazu gilt es zu berücksichtigen, dass die perkutane Drainage einer Pankreaspseudozyste die Heilungschancen für eine endoskopische oder auch operative Drainage deutlich verschlechtert, weil die Zystenwand kollabiert und dann einer Intervention oder inneren Drainage nicht mehr zugänglich ist. Aus diesem Grund wird die perkutane Drainage v. a. aus der Sicht des Viszeralchirurgen kritisch zu beurteilen sein.

Endoskopische Drainage

Hierzu existieren zwei Verfahren: die **transpapilläre** und die **transenterische Drainage**.

Voraussetzung für die transpapilläre Pseudozystendrainage ist eine Kommunikation des Bauchspeicheldrüsenhauptganges mit der Zyste. Bei Vorliegen einer derartigen Konstellation haben Beckingham et al. eine Erfolgsrate von 84 % beschrieben, wobei verfahrensspezifische Komplikationen zu beachten sind [11].

Das zweite Verfahren beruht auf der interventionellen transmuralen Drainage der Pseudozyste, die in den Magen

(Zystogastrostomie) oder das Duodenum (Zystoduodenostomie) erfolgen kann. Hierbei sind im Wesentlichen drei Grundvoraussetzungen erforderlich:

- Lokalisation der Zyste im Pankreaskopf oder -körper;
- enger Kontakt zwischen Pseudozyste und der Wand des Duodenums oder des Magens (weniger als 1 cm);
- endoskopisch sichtbare Vorwölbung der Pseudozyste in das Lumen des Magens oder des Duodenums.

Man geht davon aus, dass etwa die Hälfte aller Patienten mit Pseudozysten im Gefolge einer chronischen Pankreatitis und ca. ein Viertel aller Patienten im Gefolge einer akuten Pankreatitis eine derartige Konstellation aufweisen. Eine abschließende Beurteilung der interventionellen Pseudozystendrainage ist zum jetzigen Zeitpunkt nicht möglich, vor allem aufgrund des Fehlens von prospektiv randomisierten Studien im Vergleich zur chirurgischen Drainage. Es muss jedoch bedacht werden, dass Komplikationsraten unter der Intervention von bis zu 15 % beschrieben sind und die Infektion einer nur partiell drainierten Pseudozyste ein erhebliches Problem darstellt, das dann auch operativ nur schwer angehbar ist.

20.8.2 Chirurgische Therapie

Zur internen Drainage von Pankreaspseudozysten stehen drei verschiedene Verfahren zur Verfügung, deren Anwendung hauptsächlich von der Lokalisation der Pankreaspseudozyste diktiert wird.

Das technisch einfachste Verfahren ist die **Zystogastrostomie,** bei der nach einer Gastrotomie der Magenvorderwand die Pseudozyste sichtbar wird, welche die Magenhinterwand imprimiert. Durch eine Inzision in diesem Bereich kann die Pseudozyste dann in den Magen drainiert werden, durch Naht wird die so geschaffene Zystogastrostomie offen gehalten. Dieses Verfahren kommt heute nur noch selten zur Anwendung, da eine derartige Konstellation idealerweise durch eine interventionelle Zystogastrostomie behandelbar ist.

Eine elegante Methode, Pankreaspseudozysten des Pankreaskopfes zu drainieren, ist die **Duodenozystostomie.** Hierbei wird die Zyste nach einer Duodenotomie und Identifikation des Hauptgallenganges über eine transduodenale Probepunktion lokalisiert. In diesem Bereich erfolgt nun unter Schonung des Hauptgallenganges eine Inzision Richtung Pankreaskopf, sodass sich die Pseudozyste in das Duodenum entleert. Die so geschaffene Zystoduodenostomie wird mittels Naht offen gehalten (➤ Abb. 20.13).

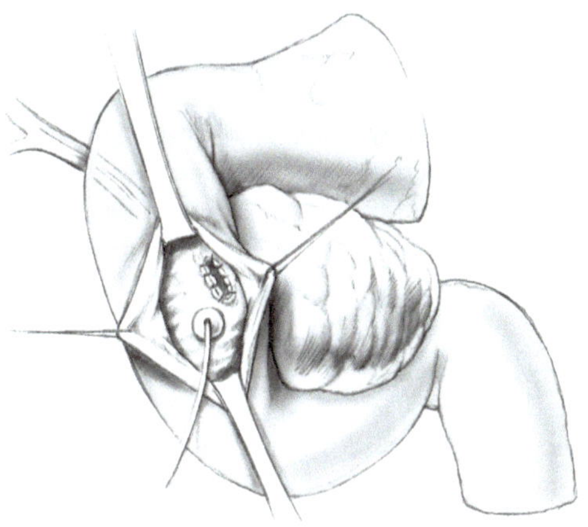

Abb. 20.13 Transduodenale Zystoduodenostomie. [L108]

Das wahrscheinlich am häufigsten gewählte Verfahren stellt die **innere Zystojejunostomie** in eine nach Roux-Y ausgeschaltete Dünndarmschlinge dar. Der bevorzugte Zugang zu Pseudozysten, die im Bereich der Bursa omentalis gelegen sind, stellt das transmesokolische Vorgehen dar. Hierbei wird das Colon transversum nach kranial ventral verlagert, sodass die das Mesocolon transversum vorwölbende Pankreaspseudozyste sichtbar wird. Eine Probepunktion in diesem Bereich sichert den Zugang zur Pseudozyste durch das Mesocolon transversum, das dann unter Schonung der Mesokolongefäße über eine Strecke von mindestens 5 cm eröffnet wird. Die nach Roux-Y ausgeschaltete Dünndarmschlinge kann dann fortlaufend an die Zystenwand und das Mesocolon transversum adaptiert werden. Der alternative Zugang durch das Lig. gastrocolicum ist aufgrund der vorbestehenden Pankreatitis häufig über die Maßen problematisch, sodass das transmesokolische Vorgehen bevorzugt werden sollte (➤ Abb. 20.14).

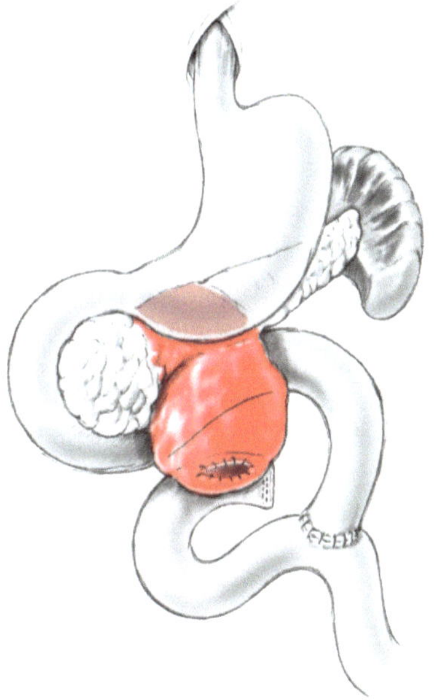

Abb. 20.14 Zystojejunostomie. [L108]

Bei sämtlichen Verfahren gilt es, einige Kautelen einzuhalten, um den Behandlungserfolg zu sichern. Dies betrifft in erster Linie die Zystenwandbiopsie aus forensischen Gründen, um zystische Neoplasien auszuschließen. Auch wenn im Vorfeld der Operation klar sein muss, ob es sich um eine Pseudozyste oder einen zystischen Tumor handelt, so ist die

Zystenwandbiopsie aus forensischer Sicht in jedem Fall indiziert. Weiterhin muss versucht werden, sämtliches nekrotische Material aus der Zyste zu evakuieren, und es muss dafür Sorge getragen werden, dass mehrkammerige Zysten freien Zugang zum Gastrointestinaltrakt haben.

Die interne chirurgische Drainage stellt weiterhin den qualitativen Orientierungsmaßstab in Bezug auf den Langzeiterfolg dar. Rezidive werden so von unter 10 % zu erwarten sein.

Die Pankreaspseudozystenresektion verbleibt im Ausnahmefall bei großen, den Pankreasschwanz betreffenden Zysten als Reserveverfahren, da resezierende Verfahren von vornherein ein höheres Risiko für die Entwicklung eines Diabetes mellitus haben als Zystojejunostomien.

Alternativ zur konventionellen inneren Drainage können diese Verfahren in erfahrenen Händen auch laparoskopisch durchgeführt werden, wobei sich die publizierten Daten hauptsächlich auf Einzelfalldarstellungen beziehen.

D Pankreastumoren

Pankreastumoren zählen insgesamt zu den seltenen Neoplasien. Aufgrund der schlechten Prognose und der relativen Häufigkeit unter den Pankreastumoren hat das duktale Adenokarzinom der Bauchspeicheldrüse besondere Bedeutung. Es scheint aus prämalignen Vorstufen hervorzugehen (PanIN: pancreatic intraepithelial neoplasia). Man schätzt, dass in Deutschland pro Jahr etwa 12.000 Menschen an einem Karzinom der Bauchspeicheldrüse neu erkranken. Bauchspeicheldrüsenkrebse rangieren bei den Männern an neunter und bei den Frauen an sechster Stelle der häufigsten Krebsarten. Die einzige kurative Behandlung eines Bauchspeicheldrüsenkrebses besteht in der radikalen Resektion des Tumors, wobei diese zum Zeitpunkt der Diagnosestellung nur für ca. ein Drittel aller Patienten infrage kommt. Selbst bei kurativer Resektion liegt die 5-Jahres-Überlebensrate dann nur in selektionierten Serien über 10 %. Hiervon abzugrenzen sind sog. periampulläre Tumoren, die eine deutlich bessere Prognose als das Adenokarzinom haben. Der wahrscheinlich durchgreifendste Erfolg in der Behandlung des Bauchspeicheldrüsenkrebses liegt in der substanziellen Minderung der perioperativen Letalität in erfahrenen Händen.

20.9 Epidemiologie und Ätiologie

Die Inzidenz des Pankreaskarzinoms scheint in vielen Ländern im Verlaufe des letzten Jahrhunderts kontinuierlich zugenommen zu haben. Hierbei ist unklar, ob es sich um eine wirkliche Steigerung der Neuerkrankungen handelt oder ob dieses nur dadurch bedingt ist, dass das durchschnittliche Lebensalter angestiegen ist (Pankreaskarzinome treten hauptsächlich in fortgeschrittenem Lebensalter auf) und dass Malignome der Bauchspeicheldrüse, insbesondere zystische Tumoren, durch eine verfeinerte Diagnostik häufiger aufgefunden werden. Man rechnet derzeit mit etwa 10 Neuerkrankungen pro 100.000 Einwohner, wobei die altersstandardisierte Mortalitätsrate unter Männern bei 8,1 % und bei Frauen bei 5,3 % liegt.

Pankreaskarzinome sind vor dem 45. Lebensjahr selten, etwa 80 % aller Patienten sind zum Diagnosezeitpunkt zwischen 60 und 80 Jahre alt.

Die Ursache des Pankreaskarzinoms ist ungeklärt. Möglicherweise begünstigen das Rauchen, der übermäßige Alkoholkonsum und eine fettreiche Ernährung die Entstehung eines Bauchspeicheldrüsenkarzinoms. Im Tiermodell haben verschiedene Stoffe, wie z. B. Nitrosamine, eine kanzerogene Wirkung. Zusätzlich dazu scheint bei ca. einem Zehntel aller Patienten mit einem Pankreaskarzinom eine genetische Disposition zu bestehen. So haben Verwandte ersten Grades von Pankreaskarzinompatienten ein erhöhtes Karzinomrisiko. Darüber hinaus ist ein familiäres Pankreaskarzinom beschrieben. Auch extrapankreatische Erkrankungen wie z. B. das Peutz-Jeghers-Syndrom und die familiäre Polyposis coli erhöhen das Pankreaskarzinom-Risiko. Zu beachten ist in jedem Fall, dass die chronische Pankreatitis und der Typ-2-Diabetes mit dem Pankreaskarzinom vergesellschaftet sind, wobei „Ursache und Wirkung" Gegenstand der akademischen Diskussion sind. Eine hohe klinische Aufmerksamkeit ist bei beiden Erkrankungen in jedem Fall angezeigt.

20.10 Pathologische Anatomie und Klassifikation

Lässt man Bindegewebe, Nerven und Lymphgewebe außer Acht, so können prinzipiell drei verschiedene Zelllinien als Ausgang für einen Pankreastumor gelten:

- Zellen des Gangepithels (duktale Tumoren),
- Azinuszellen,
- endokrine Zellen.

Die WHO teilt Pankreastumoren entsprechend ihrer Dignität in benigne, Borderline- und maligne Neoplasien ein. Die häufigsten Tumoren sind in ➤ Tab. 20.8 gelistet. Überragenden Stellenwert hat hier das duktale Adenokarzinom mit seinen Varianten, das in etwa 90 % aller Pankreastumoren vorliegt. Als Ursprung wird gegenwärtig das Gangepithel angesehen, in dem sich sog. pankreatische intraepitheliale Neoplasien (PanIN) bilden. In Abhängigkeit der Veränderungen und der Entartungstendenz werden sie in drei Gruppen eingeteilt und sind somit der zur Adenom-Karzinom-Sequenz beim kolorektalen Karzinom vergleichbar. Ebenfalls aus dem Gangepithel gehen intraduktal papillär-muzinöse Neoplasien (IPMN) hervor. Auch diese Tumoren scheinen eine Adenom-Karzinom-Sequenz zu besitzen. Unterschieden werden sie nach ihrer Entstehung im Haupt- oder Seitengang, dies ist für die Prognose und Therapie von großer Relevanz. Bedingt durch ihr Erscheinungsbild einer Pankreasgangerweiterung mit Überproduktion muzinösen Schleims und papillärer Epithelproliferation wurden IPMN bis in die 1980er-Jahre häufig unter dem Begriff der „muzinösen duktalen Ektasie" geführt. Seit 1996 werden IPMN als eigenständige Entität in der WHO-Klassifikation geführt. Wenngleich sie exokrinen Ursprungs sind, werden sie aufgrund ihrer Erscheinung typischerweise in der Gruppe zystischer Tumoren zusammengefasst. Diese kommen insgesamt wesentlich häufiger vor als bislang angenommen. Zwei große Studien [24], [53], die Patienten ohne bekannte Erkrankung des Pankreas untersucht haben, konnten eine Inzidenz von 2–3 % zeigen, wobei eine deutliche Alterszunahme zu verzeichnen war, denn bei den 80–89-Jährigen fand sich bei etwa 9 % der Patienten eine zystische Pankreasläsion. Insgesamt wird bei 20–50 % der resezierten IPMN ein invasives Karzinom diagnostiziert.

Nichtduktale Tumoren betreffen in erster Linie das seröse oder muzinöse Zystadenom bzw. Zystadenokarzinom. Während seröse Zystadenome fast nie einer Transformation zu einem Malignom unterliegen, gelegentlich eine beträchtliche Größe entwickeln und dann symptomatsich werden, ist dies bei muzinösen Neoplasien, die nahezu ausschließlich perimenopausale Frauen betreffen, grundsätzlich anders. Hier besteht ein relativ hohes Entartungsrisiko.

Azinuszellkarzinome sind mit einer Häufigkeit von unter 1 % eine Rarität. Die endokrinen Tumoren, früher aufgrund ihrer Herkunft als Inselzelltumoren bezeichnet, werden heute von der WHO als pankreatische neuroendokrine Tumoren (PanNET) geführt. Etwa die Hälfte aller PanNET sind endokrin aktiv, so als Insulinom, Glukagonom, Gastrinom, Somatostatinom oder VIPom. Ihre Dignität ist häufig schwer festzulegen; während Insulinome i. d. R. benigne sind, trifft dies für z. B. Gastrinome seltener zu, insbesondere in Rahmen einer multiplen endokrinen Neoplasie (MEN).

Tab. 20.8 Histologische Klassifikation von exokrinen Pankreaskarzinomen (Auswahl).

Benigne	• seröses Zystadenom
	• muzinöses Zystadenom
	• intraduktal papillär-muzinöses Adenom
Borderline	• muzinös-zystischer Tumor mit mäßiger Dysplasie
	• intraduktal papillär-muzinöser Tumor mit mäßiger Dysplasie
Maligne	• duktales Adenokarzinom
	• Zystadenokarzinom (i. d. R. muzinös)
	• intraduktal papillär-muzinöses Karzinom
	• Azinuszellkarzinom

Bezüglich der Tumorlokalisation ergibt sich ein Gefälle in der relativen Häufigkeit vom Pankreaskopfbereich bis zum Pankreasschwanz.

Etwa zwei Drittel aller Tumoren sind im Pankreaskopfbereich lokalisiert, das verbleibende Drittel im Korpus- bzw. Kaudabereich.

Charakteristisches Merkmal der Pankreaskarzinome ist die frühe Invasion des peripankreatischen Gewebes. Dies betrifft neben einer perineuralen und Lymphgefäßinfiltration v. a. auch die Invasion der großen Gefäße, wie V. mesenterica superior, Truncus coeliacus oder Mesenterialarterie. Zum Zeitpunkt der Diagnosestellung weisen über zwei Drittel aller Patienten bereits Lymphknotenmetastasen in dem peripankreatischen Sammellymphknoten auf, bei etwa 40 % aller Patienten bestehen hämatogene Fernmetastasen, die in aller Regel die Leber betreffen.

Die Tumorausbreitung wird entsprechend den Richtlinien der UICC (2010) klassifiziert. Entsprechend der TNM-Klassifikation erfolgt die Stadiengruppierung für das Pankreaskarzinom (➤ Tab. 20.9).

Tab. 20.9 TNM-Klassifikation und Stadiengruppierung des Pankreaskarzinoms [105].

A TNM-Klassifikation	
T	Primärtumor
pTx	Primärtumor nicht zu beurteilen
pT0	kein Primärtumor
pTis	Carcinoma in situ (inkl. PanIN-III)
pT1	Primärtumor auf Pankreas beschränkt, Größe ≤ 2 cm
pT2	Primärtumor auf Pankreas beschränkt, Größe ≥ 2 cm
pT3	jenseits des Pankreas
pT4	Infiltration Truncus coeliacus, A. mesenterica superior
N	regionäre Lymphknoten
pNx	regionäre Lymphknoten nicht zu beurteilen
pN0	keine regionären Lymphknotenmetastasen in mindestens 10 untersuchten Lymphknoten
pN1	regionäre Lymphknotenmetastasen
M	Fernmetastasen
Klassifikation wie bei anderen Organen	

B Stadiengruppierung			
Stadium	**Primärtumor**	**regionäre Lymphknoten**	**Fernmetastasen**
0	Tis	N0	M0
IA	T1	N0	M0
IB	T2	N0	M0
IIA	T3	N0	M0
IIB	T1–T3	N1	M0
III	T4	N0–N1	M0
IV	T1–T4	N0–N1	M1

20

20.11 Periampulläre Tumoren

Der Begriff des periampullären Tumors wird durch den Kliniker geprägt und bezeichnet Neubildungen, die sich im Bereich der Ampulla Vateri befinden. Im Einzelnen handelt es sich hier um eigentliche Pankreasneoplasien (im Wesentlichen duktales Adenokarzinom), das Papillenadenom, das Papillenkarzinom, das papillennahe Duodenalkarzinom sowie das distale Gallengangskarzinom. Die Zusammenfassung dieser prinzipiell unterschiedlichen Tumorentitäten ist begründet durch die grundsätzlichen Schwierigkeiten, präoperativ eine Abgrenzung zwischen diesen verschiedenen Tumoren zu stellen. Die Abgrenzung gegenüber dem eigentlichen Pankreaskarzinom ist jedoch deswegen von herausragender Bedeutung, da die Prognose des eigentlichen periampullären Tumors (Papillenkarzinom, Duodenalkarzinom, distales Gallenwegskarzinom) im Gegensatz zu den duktalen Pankreaskarzinomen mit 5-Jahres-Heilungsraten von 30–40 % substanziell besser ist. Im Gegensatz zum duktalen Adenokarzinom kann hier zum Zeitpunkt der Diagnosestellung nicht mit einer Resektabilität von 20–30 % gerechnet werden, sondern von annähernd 80 %, und nur bei etwa einem Drittel der resezierten Tumoren finden sich in der Aufarbeitung Lymphknotenmetastasen.

Die Klassifikation erfolgt beim Duodenalkarzinom entsprechend den Richtlinien für Dünndarmkarzinome (➤ Kap. 8), beim distalen Gallengangskarzinom entsprechend den Richtlinien für extrahepatische Gallengangskarzinome (➤ Kap. 19). Für die Karzinome der Ampulla Vateri existieren eigene Richtlinien (➤ Tab. 20.10). Die Stadiengruppierung ist analog der Stadiengruppierung des exokrinen Pankreaskarzinoms.

Tab. 20.10 TNM-Klassifikation des Papillenkarzinoms (UICC 2010).

T	Primärtumor	regionäre Lymphknoten	Fernmetastasen
pTx	Primärtumor nicht zu beurteilen	N0	M0
pT0	kein Primärtumor	N0	M0
pTis	Carcinoma in situ	N0	M0
pT1	Primärtumor auf die Ampulla Vateri oder den M. sphincter Oddi beschränkt	N0	M0
pT2	Infiltration der Duodenalwand	N0	M0
pT3	Infiltration des Pankreas	N0–N1	M0
pT4	Infiltration des peripankreatischen Gewebes	N0–N1	M1

20.12 Klinik

Die klinische Symptomatik des Pankreaskarzinoms ist unspezifisch, sodass Pankreastumoren häufig erst in fortgeschrittenem Stadium diagnostiziert werden.

Im Vordergrund stehen uncharakteristische Oberbauchschmerzen, die gelegentlich in den Rücken ausstrahlen. Die häufig begleitende Gewichtsabnahme, Inappetenz, Unverträglichkeit von fettreichen Speisen sowie der Leistungsknick entgehen häufig der Aufmerksamkeit des Patienten und des Arztes. Die klinische Symptomatik ist in jedem Fall abhängig vom Tumorsitz, bei den zahlenmäßig eher selteneren Korpus- und Kaudatumoren steht die o. g. unspezifische Symptomatik im Vordergrund, während die häufigeren Tumoren des Pankreaskopfes und vor allem die periampullären Tumoren mit einem **Ikterus** symptomatisch werden. Etwa jedes fünfte Pankreaskarzinom wird durch einen neu aufgetretenen **Diabetes mellitus** symptomatisch, sodass jeder neu aufgetretene Diabetes mellitus auch Anlass zur Abklärung der Bauchspeicheldrüse geben muss, wenngleich dies in aktuellen Leitlinien nicht so empfohlen wird. Etwa 15 % aller Pankreaskopftumoren führen zu einer Magenausgangsstenose, die auch klinisch relevant wird. Selten können sich Pankreastumoren durch eine milde akute Pankreatitis manifestieren, sodass auch hier in jedem Fall eine Umfelddiagnostik angezeigt ist. Ebenfalls selten machen sich Pankreastumoren, vor allem in der Kopfregion, durch eine tiefe Venenthrombose oder rezidivierende Lungenembolien bemerkbar.

20.13 Diagnostik

Die Diagnostik bei Verdacht auf Raumforderungen der Bauchspeicheldrüse hat vor allem drei Ziele (➤ Abb. 20.15):

- Sicherung der Raumforderung,
- Ausschluss/Sicherung von Fernmetastasen,
- Überprüfung der Resektabilität.

Hierbei wird in gültigen Leitlinien darauf verwiesen, dass schon bei neu aufgetretenen Oberbauch- oder Rückenschmerzen eine derartige Diagnostik auszuführen ist [2].

20.13.1 Sicherung der Raumforderung am Pankreas

Die Eingangsuntersuchung bei Verdacht auf Bauchspeicheldrüsenkarzinom bzw. Raumforderung der Bauchspeicheldrüse besteht in jedem Fall in der Ultraschalluntersuchung. Auch wenn verschiedene ausgewiesene Arbeitsgruppen auf die hohe diagnostische Treffsicherheit der alleinigen Ultraschalluntersuchung hingewiesen haben, so gilt das kontrastverstärkte Spiral-CT als qualitativer Orientierungsmaßstab in der Tumordiagnostik des Pankreas. Es wird als Multidetektor-CT mit biphasischem Kontrastmittel und einer Schichtidicke < 3 mm ausgeführt. Nach allgemeiner Einschätzung weist diese Untersuchung die höchste Sensitivität und Spezifität auch bei kleinen Raumforderungen der Bauchspeicheldrüse auf. Problematisch kann im Vorfeld einer Operation die Abgrenzung zwischen einem entzündlichen Pankreaskopftumor (chronische Pankreatitis) und einem Malignom sein. Ob hier die präoperative Gallenwegs- und Bauchspeicheldrüsengangdarstellung, früher mittels ERCP, heute mit MRCP, einen diagnostischen Zugewinn bringt, ist zurzeit umstritten. Insbesondere die Post-ERCP-Pankreatitis und die hohe Aussagekraft der MRCP haben die ERCP stark in den Hintergrund gedrängt.

Die endosonografisch gesteuerte Biopsie ist unbestritten ein hochsensitives Diagnostikum. Sie kann aktuellen Leitlinien entsprechend durchgeführt werden, wenn sich hieraus Konsequenzen ergeben. Dies trifft z. B. auf das Konzept der neoadjuvanten Therapie zu, hier ist eine histologische Sicherung Eingangsvoraussetzung.

Prinzipiell besteht bei einer potenziell resektablen, malignomverdächtigen Raumforderung im Pankreas die Indikation zur Exploration. Dies trifft auch auf Raumforderungen ohne vorherige histologische Sicherung zu.

Hilfreich kann die ERCP ebenfalls dann sein, wenn bei einem schmerzlosen Ikterus ein periampulläres Karzinom (Papillenkarzinom, distales Gallengangskarzinom) vorliegt. Hier ist eine bioptische oder bürstenzytologische Untersuchung sinnvoll, wobei Klarheit darüber herrschen muss, dass bürstenzytologische Untersuchungen keine absolute Treffgenauigkeit bieten und aufgrund der niedrigen Sensitivität nicht durchgängig empfohlen werden [2]. Ebenfalls problematisch ist die präoperative Einschätzung von Papillenadenomen bezüglich ihrer Dignität. Es entspricht der klinischen Erfahrung, dass Papillenadenome an ihrer Oberfläche bzw. der Endoskopie zugänglichen Arealen häufig benigne anmuten bzw. geringgradige Dysplasien aufweisen. Bei der späteren histologischen Untersuchung der gesamten Papille zeigt sich jedoch häufig bereits ein invasives Karzinom. So haben Heidecke et al. aufgezeigt, dass selbst bei Vorliegen eines Papillenadenoms mit niedriggradiger Dysplasie bei annähernd einem Viertel aller Patienten in der definitiven histologischen Untersuchung der resezierten Papille mit einem invasiven Karzinom zu rechnen ist [42]. Bei Vorliegen einer hochgradigen Dysplasie findet sich bei einem weiteren Drittel aller Patienten ebenfalls ein invasives Karzinom.

20.13.2 Sicherung und Ausschluss von Fernmetastasen

Fernmetastasen eines Pankreaskarzinoms manifestieren sich in erster Linie an der Leber, seltener im Bereich des Peritoneums (Peritonealkarzinose). Eine hämatogene Fernmetastasierung kann in aller Regel mittels Ultraschalluntersuchung oder des ohnehin durchgeführten CT dargestellt werden. Wie in ➤ Abb. 20.15 dargestellt, sind Fernmetastasen in jedem Fall histologisch zu sichern, und hier muss fallweise entschieden werden, ob dies mittels transkutaner Punktion oder aber, bei kleinfleckiger Metastasierung, mittels diagnostischer Laparoskopie erfolgen muss.

20.13.3 Überprüfen der Resektabilität

Anhand des Zwei-Phasen-Spiralkontrast-CT gilt es festzulegen, ob der Tumor **wahrscheinlich** resektabel, **fraglich** resektabel oder **sicher** irresektabel ist. Sichere Kriterien der Irresektabilität sind im Allgemeinen die im CT sichtbare Infiltration des arteriellen Gefäßschenkels (Truncus coeliacus, A. mesenterica superior), der Verschluss der Pfortader mit kavernöser Transformation sowie der hochgradige Verdacht auf eine Peritonealkarzinose. Bestehen keine Zeichen der lokalen Kompression (Ikterus, Magenausgangsstenose), so wird eine histologische Sicherung des Malignomnachweises für die weitere Planung der palliativen Therapie hinreichend sein (Punktion, ggf. Laparoskopie). Da die palliative chirurgische Therapie einen hohen Stellenwert bei Patienten mit lokalen Kompressionserscheinungen aufweist (➤ Kap. 20.14.6), wird vor allem vor dem Hintergrund effektiver palliativer Chemotherapieregime die explorative Laparotomie mit Anlage einer Gastroenterostomie und biliodigestiven Anastomose für den Patienten gewinnbringend sein.

Zeigen sich in der präoperativen Spiral-Computertomografie Anzeichen einer Infiltration der mesenterikoportalen Gefäßachse oder aber Anzeichen der Mesokoloninfiltration, so wird die Resektabilität fraglich. Ob hier eine zusätzliche MR-Angiografie mit 3-D-Rekonstruktionen der Viszeralgefäße dem Computertomogramm überliegen ist, muss zum jetzigen Zeitpunkt als unklar angesehen werden. Im eigenen Vorgehen wird in einem solchen Fall eine MR-Angiografie durchgeführt, da die Bildqualität auch unter Verwendung von ultraschnellen Computertomografen spürbar verbessert werden konnte [33]. Ob der Einsatz der diagnostischen Laparoskopie in derartig gelagerten Fällen hilft, eine explorative Laparotomie zu vermeiden, ist umstritten. Klar ist, dass bei lokalen Kompressionserscheinungen von vornherein ein Erfordernis zur explorativen Laparotomie mit Anlage einer Gastroenterostomie und biliodigestiven Anastomose besteht. Vor allem bei Korpuskarzinomen, die von vornherein häufig irresektabel sind, mag die diagnostische Laparoskopie bei

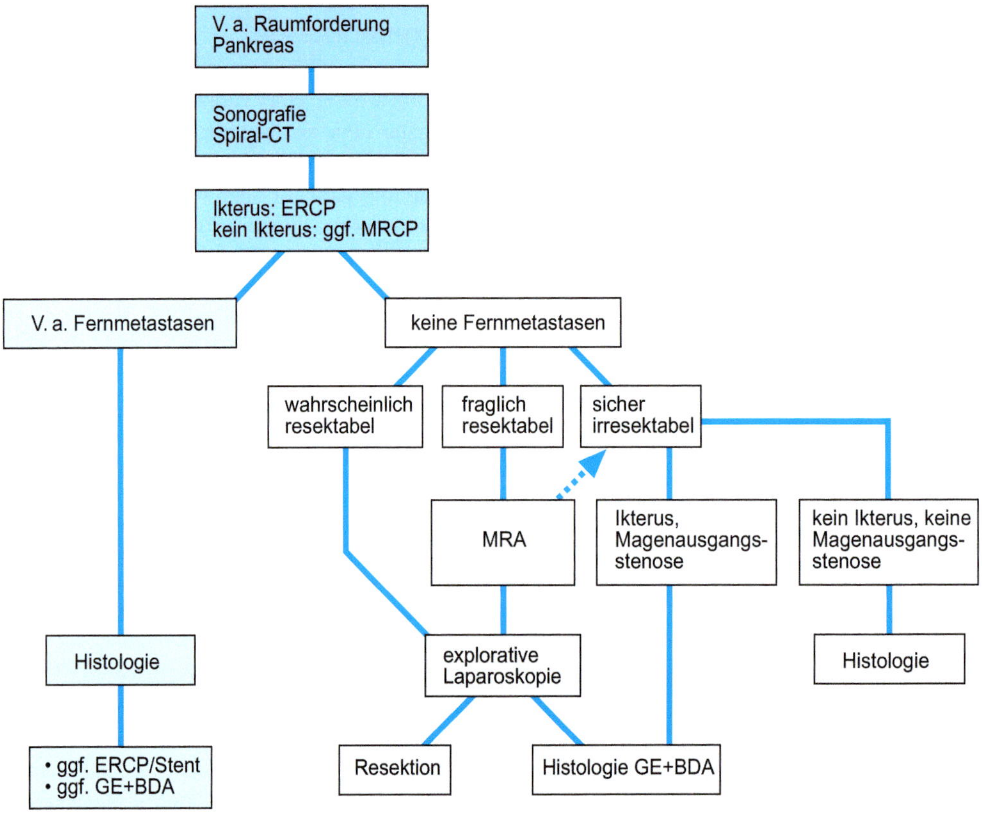

Abb. 20.15 Algorithmus bei Raumforderung der Bauchspeicheldrüse. GE = Gastroenterostomie; BDA = biliodigestive Anastomose [L127]

Fehlen von lokalen Kompressionserscheinungen zur Umgehung einer explorativen Laparotomie hilfreich sein. Retrospektive Analysen jedenfalls haben gezeigt, dass durch eine diagnostische Laparoskopie bei insgesamt nur ca. 15 % aller Patienten eine explorative Laparotomie vermieden werden kann [36]. Zusätzlich gilt es zu berücksichtigen, dass eine explorative Laparoskopie zur Überprüfung der Resektabilität in jedem Fall ein länger dauernder, aufwendiger Eingriff ist, sodass die Risiko-Nutzen-Abwägung vor allem bei der prinzipiellen Laparoskopie fraglich ist.

Die prinzipielle präoperative histologische Sicherung einer Raumforderung der Bauchspeicheldrüse wird heute von meinungsbildenden Zentren zurückhaltend gesehen. Sie ist von vornherein in aller Regel dann entbehrlich, wenn lokale Kompressionserscheinungen mit Ikterus und Magenausgangsstenose bestehen, da diese einer operativen Therapie bedürfen. Bei asymptomatischen Patienten muss bedacht werden, dass Feinnadelpunktionen trotz des Einsatzes des endoskopischen Ultraschalls falsch negativ sein können, zudem das Risiko einer Tumorzellverschleppung bergen und weiterhin Komplikationen wie die Blutung oder eine Pankreatitis nach sich ziehen können.

20.13.4 Besonderheiten zystischer Pankreastumoren

Vordringliches Ziel der Diagnostik bei peripankreatischen Flüssigkeitsansammlungen ist die Abgrenzung zwischen einer Pseudozyste und einem zystischen Tumor (seröses oder muzinöses Zystadenom, IPMN).

Hier hat die gezielte Anamneseerhebung mit Darstellung von Pankreatitisepisoden oder Pankreastraumen überragende Bedeutung. Es muss berücksichtigt werden, dass nach Ausschluss einer Pankreaspseudozyste etwa zwei Drittel aller zystischen Raumforderungen maligne sind oder werden können [55].

Für seröse Zystadenome geht man von einer eher geringen Entartungstendenz aus, sodass ein abwartendes Verhalten mit regelmäßigen Kontrollen gerechtfertigt ist (Sonografie, Endosonografie). Die chirurgische Resektion sollte dann in Abhängigkeit der Symptomatik erfolgen. Muzinös zystische Neoplasien treten bevorzugt im Pankreasschwanz auf und stellen sich in Abgrenzung zum Nebengangs-IPMN als solitäre Läsion dar. Aufgrund der Entartungstendenz besteht eine klare Indikation zur Resektion. Zur Differenzierung von serösen und muzinösen Zystadenomen werden eine Endosonografie, und Feinnadelpunktion und Analyse des Zysteninhalts, inbesondere im Hinblick auf das CEA, in aktuellen Leitlinien empfohlen [61]. Liegt der CEA-Wert über 400 ng/ml, findet sich eine hohe Viskosität oder gar Muzin, so ist ein muzinöses Adenom sehr wahrscheinlich. Es muss jedoch deutlich betont werden, dass dieser Schwellenwert nur mäßig evaluiert ist und eine prämaligne Kondition keinesfalls sicher ausschließt. Die Prognose eines muzinösen Zystadenokarzinoms ist dem duktalen Adenokarzinom vergleichbar [55], [87]. Eine verspätete Operation des muzinösen Zystadenoms, das im Gegensatz zum Zystadenokarzinom in jedem Fall kurabel ist, wäre daher fatal.

Solide pseudopapilläre Neoplasien sind selten. Sie treten ebenfalls vermehrt bei Frauen im Alter von 30–40 Jahren auf, sind aber meist Zufallsbefunde. In der Bildgebung fallen sie als gut demarkierte heterogene Raumforderungen mit soliden und zystischen Komponenten auf. Diagnostisch führt die Biopsie durch den Nachweis mikroadenoider Strukturen oder verzweigter papillärer Zellverbände weiter. In größeren Studien konnte eine Entartungstendenz von ca. 15 % beschrieben werden, sodass die chirurgische Resektion favorisiert werden sollte [32].

Eine weitere Gruppe zystischer Tumoren stellen die bereits oben erwähnten IPMN dar. Im Hinblick auf ihr malignes Potenzial ist im Wesentlichen zwischen IPMN des Seiten- und des Hauptgangs zu unterscheiden. Bei IPMN des Hauptgangs ist das Entartungsrisiko wesentlich höher. Zur besseren Beurteilung der Entartungswahrscheinlichkeit werden CT und MRT mit MRCP bzw. ergänzend die Endosonografie herangezogen. Während Seitengang-IPMN klassischerweise als zystische Tumoren ohne Erweiterung des Ductus Wirsungianus imponieren, sind Hauptgang-IPMN mit einer Erweiterung des Gangs auf mehr als 6 mm Durchmesser gekennzeichnet [100]. Zudem ist es entscheidend, Prädiktoren des Malignoms wie die Wandverdickung, wandständige Knoten oder Lymphknotenvergrößerungen zu erkennen. Wichtig für das Resektionsausmaß ist ein etwaiges multifokales Vorliegen. Das zunehmende Wissen um IPMN und deren Risikostratifizierung hat dazu geführt, dass die Indikation zur Resektion nach den sog. Sendai-Kriterien getroffen wird [100]. Aktuell ist eine Kontrolle bei asymptomatischen Seitengang-IPMN bis 3 cm ohne Risikofaktoren zu erwägen. Die Gültigkeit der Fukuoka-Leitlinien, die auch für muzinös-zystische Tumoren gelten, bedarf der abschließenden Evaluation [99].

20.14 Therapie

Die einzige Heilungschance bei Vorliegen eines Pankreaskarzinoms bzw. periampullären Karzinoms besteht in der kurativen Resektion. Darüber hinaus hat die chirurgische palliative Therapie zur Symptomlinderung vor allem heute vor dem Hintergrund effektiver palliativer Chemotherapien einen hohen Stellenwert, sodass die Operationsindikation zur Prüfung der Resektabilität einerseits und der Anlage von Umgehungsanastomosen andererseits großzügig zu stellen ist. Eine vollständige Vermeidung der reinen Exploration wird vor diesem Hintergrund nicht möglich sein, wobei unter Verwendung des vorgezeichneten diagnostischen Algorithmus die Rate an explorativen Laparotomien in erfahrenen Händen 5–10 % nicht übersteigen sollte.

20.14.1 Radikale Resektion

Pankreatektomie

Die Pankreatektomie, die in den 1970er-Jahren häufig aus Gründen onkologischer Radikalität und zur Vermeidung von lokal septischen Komplikationen der pankreoenterischen Anastomose gefordert wurde, gilt heute als obsolet, da hier in jedem Fall ein nicht einstellbarer Diabetes mellitus resultiert. Zudem haben Erfahrungsberichte aus den 70er- und 80er-Jahren gezeigt, dass die Morbidität des Eingriffs unvertretbar hoch ist und zudem die Heilungschance nicht erhöht werden kann. Somit verbleibt die Pankreatektomie als Ausnahmeindikation dann, wenn sich intraoperativ am Schnittrand zum Pankreasstumpf noch Tumorgewebe zeigt (z. B. beim IPMN) oder im Gefolge einer Insuffizienz der pankreoenterischen Anastomose eine Revisionsoperation durchgeführt werden muss.

Pankreaskopfresektion

Da über 70 % aller Malignome der Bauchspeicheldrüse sowie die periampullären Malignome im Bereich des Pankreaskopfes liegen, ist die **radikale Duodenozephalopankreatektomie** das häufigste Operationsverfahren zur Therapie des Bauchspeicheldrüsenkrebses. Die erste En-bloc-Resektion des Pankreaskopfs mitsamt Duodenum wird Kausch aus Berlin zugeschrieben, der 1909 in einem zweizeitigen Eingriff zunächst eine Cholezystoenterostomie und dann 2 Monate später eine radikale Pankreaskopfresektion ausgeführt hat. Etwa 25 Jahre später hat Whipple über 3 Patienten berichtet, bei denen er ebenfalls zweizeitig eine radikale Pankreaskopfresektion ausgeführt hat. Aus diesem Grund wird das Verfahren der radikalen Pankreaskopfresektion heute als **Kausch-Whipple-Operation** bezeichnet. Sowohl gemäß dem Bericht von Kausch als auch gemäß dem ersten Bericht von Whipple wurde der Magen annähernd vollständig erhalten und der Pylorus blind verschlossen, sodass zur Herstellung der intestinalen Passage eine Gastroenterostomie angelegt wurde. Erst 1941 hat Whipple den Eingriff um die distale Magenresektion erweitert. Bis Ende der 1970er-Jahre galt somit die Duodenozephalpankreatektomie in Verbindung mit einer distalen Magenresektion (Kausch-Whipple-Operation) als Standardverfahren. 1944 hat der Engländer Watson als Erster bei erhaltenem Magen die Passage durch eine End-zu-End-Anastomose mit einer Dünndarmschlinge wiederhergestellt. 1978 haben die amerikanischen Chirurgen Traverso und Longmire die sog. pyloruserhaltende Duodenopankreatektomie reinauguriert, bei der der Magen mitsamt Pylorus und einer Duodenalmanschette erhalten blieb. Nachdem das Verfahren zunächst zur Minderung von postoperativen Folgezuständen, die durch die distale Magenresektion bedingt sein sollen, bei chronischer Pankreatitis empfohlen wurde, hat die Operation seitdem auch bei periampullären Karzinomen weltweite Verbreitung gefunden und wird heute von einer Vielzahl von Zentren als Standardeingriff empfohlen.

Als Zugangsweg empfiehlt sich die **quere Oberbauchlaparotomie,** wobei es bedeutsam ist, den Schnitt weniger nach links, sondern vor allem relativ weit nach rechts lateral zu legen, damit die linke Hand des Operateurs im weiteren Verlauf des Eingriffs ungehindert hinter den Bauchspeicheldrüsenkopf gelangen kann. Aus theoretischen Erwägungen heraus kann der Eingriff in folgende 3 Schritte unterteilt werden:

- Exploration und Beurteilung der Resektabilität,
- Resektion,
- Rekonstruktion.

Beurteilung der Resektabilität

Die Exploration dient zunächst dem Ausschluss von Fernmetastasen im Bereich der Leber sowie des Peritoneums. Die früher geübte Praxis des Aufsuchens von verdächtigen Lymphknoten im Resektionsbereich mit konsekutiver Schnellschnittuntersuchung ist heute nicht mehr gerechtfertigt, da auch Lymphknotenmetastasen im Resektionsbereich keine Kontraindikation zu einer Resektion darstellen. Auch auf die früher regelhaft geforderte histologische Sicherung des Bauchspeicheldrüsenmalignoms wird heute verzichtet. Dies ist damit zu begründen, dass Schnellschnittanalysen häufig unsicher sind und gutartige Läsionen, die zu lokalen Kompressionserscheinungen (Ikterus, Magenausgangsstenose, Schmerzen) führen, eine Resektion rechtfertigen. Außerdem besteht zumindest ein theoretisches Risiko für die Tumorzelldissemination durch die Biopsie.

Zur Beurteilung der Resektabilität des Tumors wird das Mesocolon transversum zunächst nach kranial ventral verlagert und auf eine eventuelle Tumorinfiltration hin inspiziert („Krebsnabel"). Eine Tumorinfiltration in diesem Bereich signalisiert in aller Regel Irresektabilität, nicht so sehr wegen der Mesokoloninfiltration, sondern weil bei Durchbruch des Tumors in das Mesokolon in aller Regel auch eine Infiltration der Mesenterialwurzel besteht.

Verschiedene Manöver können die Beurteilung der Resektabilität erheblich beschleunigen. Die Beurteilung der kritischen Anteile des Lig. hepatoduodenale, des Truncus coeliacus sowie der A. und V. mesenterica inferior kann erheblich dadurch erleichtert werden, dass bereits zu Beginn ohne genaue Kenntnis der Resektabilität der Gallengang und das postpylorische Duodenum durchtrennt werden. Dieses Verfahren kann damit begründet werden, dass nicht nur die Übersichtlichkeit erheblich verbessert wird, sondern dass bei kleinen Tumoren in aller Regel von vornherein die Resektabilität gegeben ist und dass bei größeren Tumoren mit Aufstau des Gallenwegssystems und drohender Magenausgangsstenose in jedem Fall die Indikation zu einer Hepatikojejunostomie und Umgehung des postpylorischen Duodenums gegeben ist. Durch die präliminäre Durchtrennung des Hauptgallengangs kann das distale Gallengangssegment zusammen mit der en bloc belassenen Gallenblase dann nach lateral verzogen werden, sodass die Pfortader nun bis zum retropankreatischen Confluens venosum übersichtlich dargestellt und auf eine Tumorinfiltration hin überprüft werden kann. Auch die Klammernahtdissektion der Pars I des Duodenums mit Erhalt von mindestens 2 cm postpylorischem Duodenum kann die Exploration des distalen Lig. hepatoduodenale ganz erheblich vereinfachen. Eine frühe Durchtrennung der A. gastroduodenalis zum jetzigen Zeitpunkt lässt den Pankreaskopf mobiler werden und kann so die Exploration der mesenterikoportalen Achse beschleunigen. Es ist zwingend, vor der Dissektion der A. gastroduodenalis eine Probeokklusion mit Palpation der Leberarterienperfusion durchzuführen, da die arterielle Durchblutung der Leber in seltenen Fällen nicht über den Truncus coeliacus, sondern über die A. mesenterica superior erfolgen kann. Nach der Dissektion der A. gastroduodenalis kann die Leberarterie von der Pfortader und dem Bauchspeicheldrüsenhals nach mediokranial mobilisiert werden, sodass die Pfortader nun supra- und infrapankreatisch bis auf einen kurzen, etwa 1 cm messenden Rest übersichtlich verfolgt werden kann. Der Bauchspeicheldrüsenhals wird streng auf der Ventralseite der mesenterikoportalen Gefäße mit einer stumpfen Klemme unterfahren und angezügelt. Hierbei muss beachtet werden, dass ein Abweichen von der Ventralseite zu einer Verletzung von kurzstreckigen, jedoch kaliberstarken Venen zum Pankreaskopf hin führen kann, sodass die Mesenterialvene retropankreatisch einreißt; dies mit der Folge einer lebensbedrohlichen Blutung.

Sollte sich zum jetzigen Zeitpunkt herausstellen, dass der Tumor die Mesenterialarterie breitflächig infiltriert hat und somit irresektabel ist, wird das distale Gallengangssegment verschlossen und eine terminolaterale Hepatikojejunostomie angelegt (s. u.). Die Wiederherstellung der intestinalen Passage erfolgt nun nach antekolischer Transposition des Magens mittels terminolateraler Duodenojejunostomie („Duodenalswitch", s. u.).

Aufgrund der für die Resektabilität kritischen Infiltration der A. mesenterica superior wird seit Kurzem die primäre Exploration dieses Gefäßes vor den o. g. Operationsschritten propagiert (*Artery-first-Approach*). Sechs verschiedene Zugänge sind beschrieben, es fehlt allerdings der Beleg, ob hierdurch eine höhere Rate an R0-Resektionen herbeigeführt werden kann [83].

Resektion

Nach Anzügeln des Bauchspeicheldrüsenhalses steht die Resektabilität fest. Es erfolgt nunmehr die infrakolische, links laterale Präparation der Pars IV des Duodenums bzw. der ersten Jejunalschlinge.

Nun erfolgt die Durchtrennung des Bauchspeicheldrüsenhalses mittels Elektrokauter, wobei dies regelhaft auf dem Niveau der Portalvenenvorderwand erfolgt. Am Pankreasstumpf werden kleinere, arteriell blutende Pankreasrandarkaden mittels monofilen, nichtresorbierbaren Fadens der Stärke 6/0 durchstochen. Es ist in jedem Fall ratsam, sowohl von der Pankreas- als auch von der Gallengangsabsetzung zum jetzigen Zeitpunkt eine Schnellschnittuntersuchung durchzuführen. Die linke Hand des Operateurs umfasst nun den Pankreaskopf und verzieht ihn nach rechts lateral, sodass Bauchspeicheldrüsenhals und Kopf von der Mesenterialvene zunächst problemlos mobilisiert werden können. Bei venenwandnaher Präparation stößt man nun in kraniokaudaler Richtung auf wenige venöse Drainagen des Pankreaskopfes, die selektiv versorgt werden. Nachdem so der rechts laterale Rand der Mesenterialvene vom Pankreaskopf bzw. Processus uncinatus mobilisiert worden ist, kann durch stärkere Lateralverziehung des Pankreaskopfs einerseits und Medialisierung der mobilisierten Mesenterialvene andererseits die Mesenterialarterie zu Gesicht gebracht werden. Sämtliches Bindegewebe mitsamt anhaftenden Lymphknoten wird lateralseits der Mesenterialarterie reseziert, die Lymphadenektomie erfolgt im eigenen Vorgehen nicht über das Niveau der Mesenterialarterie hinaus.

Resektionsausmaß des distalen Magens

Die pyloruserhaltende Duodenopankreatektomie hat weltweit zunehmende Verbreitung auch bei periampullären Karzinomen gefunden. Lediglich in den seltenen Fällen, in denen ein Erhalt des postpylorischen Duodenums aus onkologischen (Tumorinfiltration der Pars I des Duodenums, Duodenalkarzinom) oder aus technischen Gründen (postentzündlich narbige Veränderungen zwischen Pars I des Duodenums und Pankreaskopf) nicht möglich ist, wird fallweise die klassische Whipple-Resektion ausgeführt. Hierzu wird der obere Gastrointestinaltrakt nicht auf Höhe des Bulbus duodeni durchtrennt, sondern im Bereich des distalen Drittels des Magens; dies mit einem Linear-Stapler. Da wie bei der pyloruserhaltenden Präparation das gastrokolische Ligament bis zum Gefäßumschlagspunkt bereits disseziert ist und die Vasa gastrica dextra auch bei der pyloruserhaltenden Duodenopankreatektomie durchtrennt werden, ergibt sich für die klassische Whipple-Resektion keine wesentliche Zeitverzögerung. Auch der gelegentlich in der Literatur angegebene erhöhte Blutverlust der Whipple-Resektion ist aus operationstechnischen Gründen nicht verständlich. Nachteil dieses Verfahrens ist neben der Resektion des an sich nicht krankhaft veränderten distalen Magens das Erfordernis zur Anlage einer weiteren Braun-Fußpunktanastomose.

Lymphknotendissektion

In dem vorbezeichneten Operationskonzept erfolgt die Resektion der peripankreatischen Sammellymphknoten Nr. 1–5, 7 partiell sowie 8–9 (➤ Abb. 20.2). Dies beinhaltet eine Lymphadenektomie des Lig. hepatoduodenale bis zum Truncus coeliacus auf der einen Seite sowie eine Lymphknotendissektion bis zum lateralen Rand der Mesenterialarterie andererseits. Die mesenterikoportale Lymphadenektomie endet hiermit am Unterrand der Bauchspeicheldrüse. Alternativ dazu kann eine ausgedehnte, radikale Lymphadenektomie unter Einschluss der Lymphknoten lateral der Medialbegrenzung der Mesenterialarterie mit kraniokaudaler Ausdehnung vom Mesenterialarterienabgang aus der Aorta bis weit in die Mesenterialwurzel hinein einerseits und andererseits der interaortokavalen Lymphknoten erfolgen. Für dieses supraradikale Verfahren gibt es auch in randomisierten Studien keinerlei Evidenz in Bezug auf den Überlebensvorteil, sodass dieses bei erheblichen postoperativen Folgezuständen (Diarrhöen) klinischen Studien vorbehalten bleiben sollte.

Gefäßresektion

Die Infiltration des portalvenösen Schenkels stellt keine Kontraindikation zu einer Resektion dar. Die Gefäßresektion bei Tumorinfiltration hat dann ihre Berechtigung, wenn hierdurch eine R0-Resektion herbeigeführt werden kann. Bei nachgewiesenermaßen vergleichbarem perioperativem Risiko kann somit auch eine Heilung dann noch erreicht werden, wenn die portalvenösen Gefäße infiltriert sind. Kritisch beurteilt wird die additive Resektion des arteriellen Gefäßschenkels (Truncus coeliacus, Mesenterialarterie) bei Tumorinfiltration. Diese scheint nicht gerechtfertigt, da ein Langzeitüberleben hier praktisch nicht erreichbar ist [96]. Lediglich in seltenen Einzelfällen kann eine Rekonstruktion der en bloc resezierten Viszeralarterien mit Eigentransplantaten erwogen werden [90].

Rekonstruktion

Zur Rekonstruktion der intestinalen Passage stehen verschiedene Varianten zur Verfügung, wobei es sich allgemein durchgesetzt hat, zuerst die pankreoenterische Anastomose anzulegen, nachfolgend die biliodigestive und zum Schluss die Duodenojejunostomie bzw. Gastrojejunostomie.

Pankreoenterische Anastomose

Eine Vielzahl von Variationen zur pankreoenterischen Anastomose wird beschrieben. Bezüglich des Vergleichs zwischen Pankreatikogastrostomie und Pankreatikojejunostomie liegen drei prospektiv randomisierte Studien vor (➤ Tab. 20.11) [10], [28], [108]. Insgesamt hat sich jedoch aufgrund der wenig überzeugenden Ergebnisse der Pankreatikogastrostomie die Pankreatikojejunostomie weltweit als Standardvorgehen durchgesetzt.

Zur Pankreatikojejunostomie stehen verschiedene Verfahren zur Verfügung, diese schließen die End-zu-End- vs. End-zu-Seit-Anastomose ein, die Invaginationsanastomose oder aber die zusätzliche Gang-zu-Mukosa-Anastomosierung. Weiterhin muss unterschieden werden, ob die Anastomose ein- oder zweireihig und mit Einzelknopf- oder fortlaufenden Nähten ausgeführt wird. Darüber hinaus besteht die Möglichkeit, in den Pankreasgang einen Stent einzubringen. Randomisierte Studien haben gezeigt, dass die End-zu-End-Anastomose gegenüber der End-zu-Seit-Anastomose möglicherweise mit einer höheren Fistelrate behaftet ist [21] und dass die zusätzliche Gang-zu-Mukosa-Anastomose keine signifikanten Vorteile gegenüber der einfachen End-zu-Seit-Anastomose bietet [9] (➤ Tab. 20.12). Im eigenen Vorgehen hat sich die End-zu-Seit-Anastomose gegenüber der End-zu-End-Anastomosierung bewährt, hauptsächlich deswegen, weil bei der End-zu-Seit-Anastomose der Durchmesser des zu anastomosierenden Jejunallumens entsprechend der Inzisionslänge variiert werden kann. Bei festem Pankreasparenchym kann die Anastomosierung einreihig mit einem monofilen Faden mit der Stärke 4/0 ausgeführt werden, wobei die Knoten der Hinterwand innen liegen, die Knoten der Vorderwand außen. Der Bauchspeicheldrüsengang wird in die Naht mit einbezogen (➤ Abb. 20.16). Alternativ dazu kann die Anastomose auch zweireihig ausgeführt werden, hierbei werden zunächst vor der Eröffnung des Dünndarmlumens zwischen der dorsalen Pankreaskapsel und dem zu anastomosierenden Jejunum einzelne seromuskuläre Nähte gelegt, wobei der Abstand zwischen der Absetzung und der Nahtreihe etwa 1,5 cm betragen soll. Nach Komplettierung der Hinterwand erfolgt dann eine sparsame, deutlich kleinere Eröffnung des Jejunums, sodass die innere Nahtreihe unter Fassen der Resektionskante und des eröffneten Dünndarmlumens komplettiert wird. Der Gang wird hierbei in die Naht inkorporiert. Analog wird verfahren, um die Vorderwand zweireihig zu anastomosieren (➤ Abb. 20.17a–d). Insbesondere bei schlankem Pankreasgang kann es hilfreich sein, einen Stent in den Ductus pancreaticus einzubringen, um vor allem nach Komplettierung der Hinterwandanastomose eine Identifikation des vorderen Anteiles des Ductus pancreaticus zu erleichtern. Diese Nahttechnik hat sich vor allem bei weichem Pankreas bewährt, wobei alternativ zur Einzelknopftechnik vor allem bei den äußeren Wandschichten auch eine fortlaufende Nahttechnik zur Anwendung kommen kann. Ob die Schienung des Pankreasgangs durch einen Stent oder gar dessen Ableitung von Vorteil ist, ist gegenwärtig nicht eindeutig beantwortet.

Ober- und unterhalb der Anastomose werden wie allgemein üblich zwei schlanke Silikondrainagen platziert, auch wenn randomisierte Studien für die prinzipielle Drainage keinen Vorteil ausweisen konnten [22].

Tab. 20.11 Pankreatikogastrostomie versus Pankreatikojejunostomie: prospektiv randomisierte Studien.

Publikation	Patientenzahl (n)	Behandlung	Pankreasfistel (%)	p
Duffas et al. 2005 [28]	149	Pankreatikogastrostomie vs. Pankreatikojejunostomie	16 vs. 21	n. s.
Yeo et al. 1995 [108]	145	Pankreatikogastrostomie vs. Pankreatikojejunostomie	12 vs. 11	n. s.
Bassi et al. 2005 [10]	151	Pankreatikogastrostomie vs. Pankreatikojejunostomie	13 vs 16	n. s.

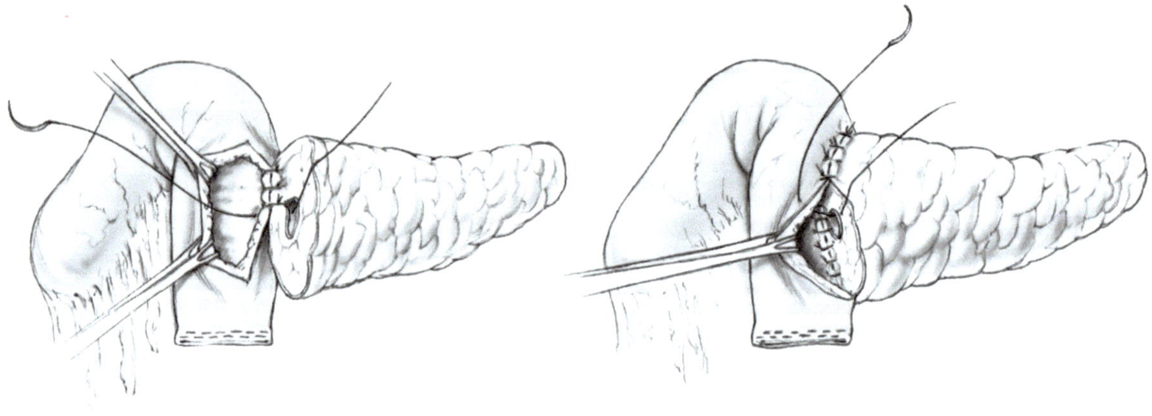

Abb. 20.16 End-zu-Seit-Pankreatikojejunostomie mit einreihig-allschichtiger Einzelkopfnaht. [L108]

Hepatikojejunostomie

Die Hepatikojejunostomie wird etwa 15 cm stromabwärts der Pankreatikojejunostomie mit der gleichen Jejunalschlinge ausgeführt. Der Hauptgallengang wird in aller Regel zwischen der Hepatikusgabel und der Einmündung des Ductus cysticus aus Durchblutungsgründen möglichst weit proximal durchtrennt. Die Anastomosierung erfolgt bei schlankem Gallengang in Einzelknopftechnik mit monofilen Fäden der Stärke 5/0, wobei die Naht als Distanznaht ausgeführt wird. Hierbei wird das Jejunallumen nur punktförmig eröffnet, die schräge Absetzung des Gallenganges zur Vergrößerung der lichten Weite der Anastomose oder eine Dreiecksplastik, wie sie in den 1970er-Jahren vorgeschlagen wurde, ist nicht erforderlich (➤ Abb. 20.18). Bei weitem Gallengang kann die Anastomose auch mit fortlaufender Distanztechnik ausgeführt werden. Die Einlage eines Stents ist nicht erforderlich.

Duodenojejunostomie

Bei der pyloruserhaltenden Duodenopankreatektomie wird zum Abschluss die Duodenojejunostomie angelegt. Die klassische Rekonstruktion der Speisepassage, wie von Traverso und Longmire ursprünglich vorgeschlagen, sieht die terminolaterale Reinsertion der erhaltenden Duodenalmanschette in die von der biliodigestiven Anastomose kommende Schlinge ebenfalls oberhalb des Mesocolon transversum vor. In Abänderung wird im eigenen Vorgehen die Duodenojejunostomie nicht retro-, sondern antekolisch angelegt, da man sich hiervon Verbesserungen der frühpostoperativen Magenentleerung verspricht (➤ Abb. 20.19) [44]. Bei der Wahl der erhaltenden Duodenalmanschette gilt es abzuwägen, dass eine zu lange Duodenalmanschette zu ischämisch bedingten Ulzerationen neigt und eine zu kurze Duodenalmanschette möglicherweise die physiologischen Vorteile der pyloruserhaltenden Duodenopankreatektomie nivelliert. Im Allgemei-

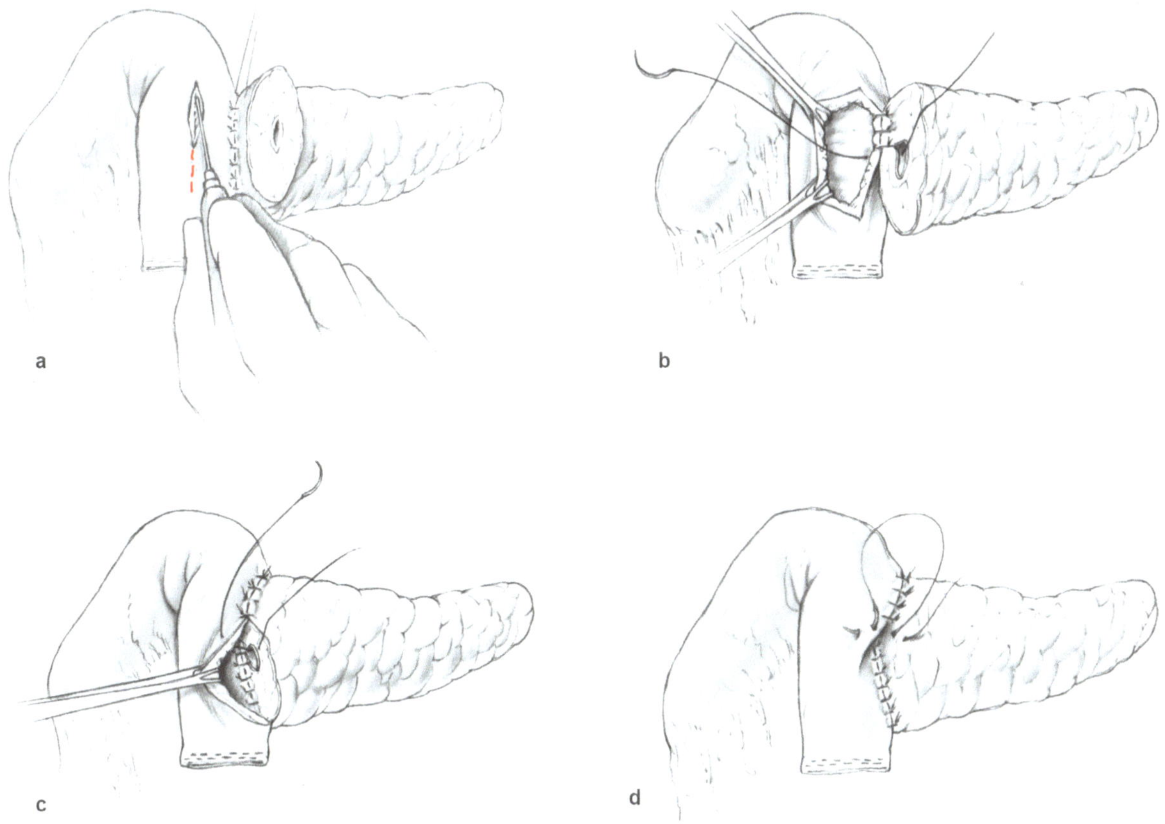

Abb. 20.17 End-zu-Seit-Pankreatikojejunostomie: zweireihige Anastomose. [L108]

Tab. 20.12 Pankreatikojejunostomie: prospektiv randomisierte Studien.

Publikation	Patientenzahl (n)	Anastomose	Fistelrate (%)	p
Chou et al. 1996 [21]	93	End-zu-End-Pankreatikojejunostomie vs. End-zu-Seit-Pankreatikojejunostomie	15 vs. 4	0,09
Bassi et al. 2003 [9]	144	Gang-zu-Mukosa- vs. End-zu-Seit-Pankreatikojejunostomie	13 vs. 15	n. s.

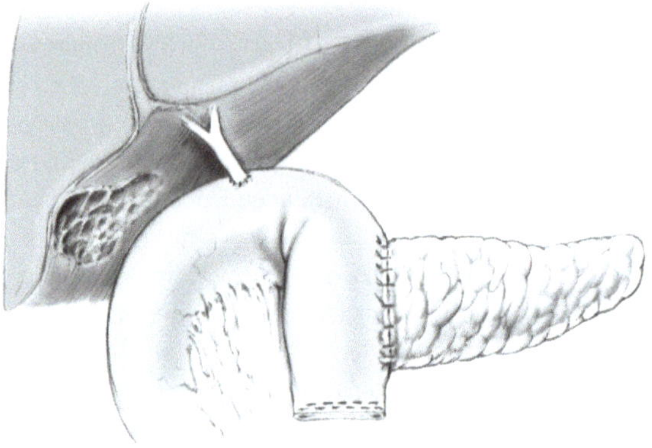

Abb. 20.18 Hepatikojejunostomie. [L108]

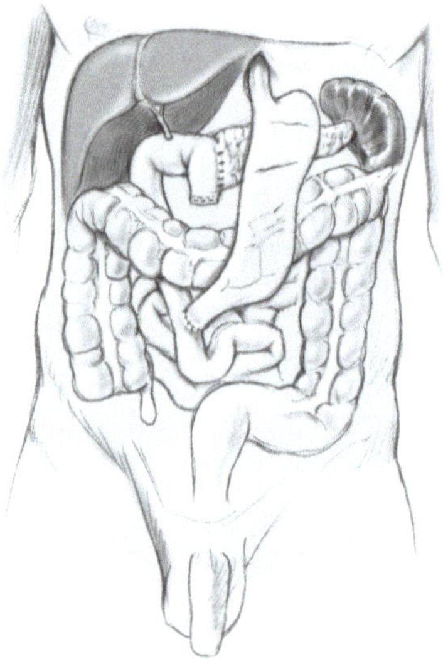

Abb. 20.19 Antekolische Duodenojejunostomie. [L108]

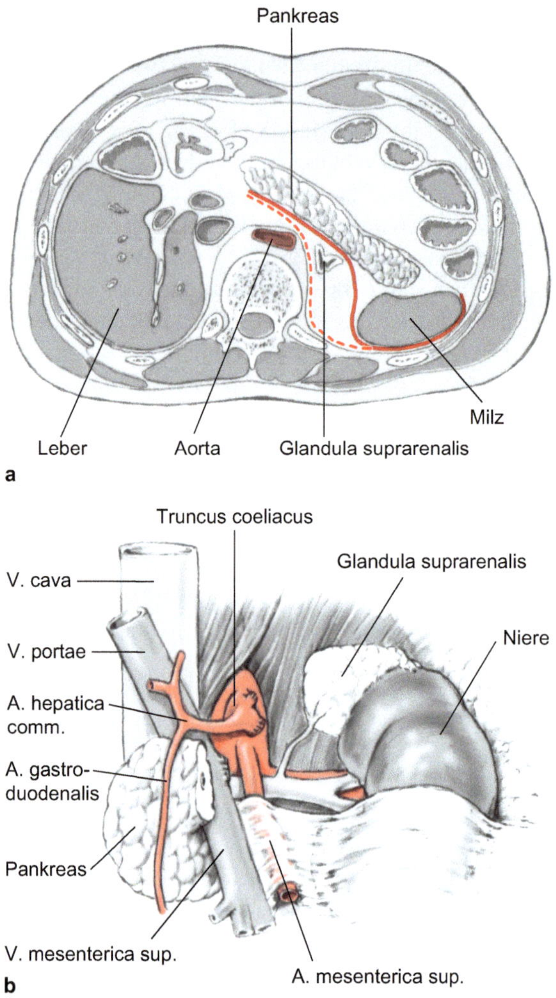

Abb. 20.20 Modulare Pankreaslinksresektion nach Strasberg [94].
a) Dorsale Resektionsebene.
b) Status nach nebennierenerhaltender Resektion. [L108]

nen geht man davon aus, dass die erhaltende Duodenalmanschette etwa 2–3 cm Länge haben soll, wobei das Duodenum terminolateral mittels fortlaufend geführten, allschichtig gestochenen Fadens der Stärke 4/0 anastomosiert wird.

Pankreaslinksresektion

Nur etwa ein Drittel aller Malignome der Bauchspeicheldrüse liegen links lateral der periportalen Achse, und diese Tumoren sind, bedingt durch eine späte, uncharakteristische Symptomatik einerseits und die räumliche Nähe zu vitalen Strukturen andererseits (Truncus coeliacus, A. mesenterica superior), häufig irresektabel.

Die Technik der onkologischen Pankreaslinksresektion beim Malignom unterscheidet sich grundsätzlich von der konventionellen Pankreaslinksresektion, wie sie bei gutartigen Erkrankungen ausgeführt wird (➤ Kap. 20.2). Ziel des operativen Eingriffs ist nicht nur die bloße Entfernung der linksseitigen Bauchspeicheldrüse mitsamt der Milz, sondern vielmehr eine ausgedehnte Lymphadenektomie im Bereich der viszeralen Oberbauchgefäße und v. a. nach retroperitoneal. Im eigenen Vorgehen hat sich hier das von Strasberg et al. beschriebene Vorgehen bewährt [94]. Dabei wird die Pankreaslinksresektion zu einer übersichtlichen Lymphadenektomie im Bereich des Lig. hepatoduodenale, des Truncus coeliacus und nach retroperitoneal bis zur linken Nierenvene nicht wie bei der konventionellen Pankreaslinksresektion von links ausgeführt, sondern nach primärem Durchtrennen des Bauchspeicheldrüsenhalses auf Pfortaderniveau (➤ Abb. 20.20a und b). So ist es möglich, nach der Lymphadenektomie im Bereich des Lig. hepatoduodenale und des Truncus coeliacus und Unterfahren des Bauchspeicheldrüsenhalses diesen zunächst mit einer Klammernaht abzusetzen und dann die Milzvene am Confluens venosum radikulär zu dissezieren. Im Gefolge der Lymphadenektomie des Truncus coeliacus wird die Milzarterie ebenfalls radikulär abgesetzt, sodass nun eine Lymphadenektomie entlang der A. mesenterica superior und der linken Nierenvene erfolgen kann. Je nach Ausdehnung des Tumors kann entschieden werden, ob die linke Nebenniere en bloc am Präparat verbleibt oder ob die Resektionsebene ventral des hinteren Blattes der Fascia Gerota ausgeführt wird („modulare Pankreaslinksresektion").

20.14.2 Papillenexzision

Adenome der Papilla Vateri beherbergen mit einer Häufigkeit von über einem Viertel bereits ein invasives Karzinom, sodass die Einschätzung der Dignität präoperativ kritisch ist [13]. Bei Adenomen ohne Dysplasie oder Adenomen mit leichter Dysplasie ist die Papillenexzision die Therapie der Wahl, bei Papillenadenomen mit schwerer Dysplasie oder bereits nachgewiesenen invasiven Karzinomen muss der radikalen Pankreaskopfresektion vor dem Hintergrund der hohen Heilungschance einerseits und der geminderten perioperativen Morbidität der Pankreaskopfresektion andererseits der Vorzug gegeben werden.

Nach einem ausgedehnten Kocher-Manöver erfolgt die Duodenotomie gegenüber der Papille. Der Hauptgallengang kann über eine Choledochotomie oder aber auch vom Duodenum aus geschient werden, sodass das Papillenadenom nach Anlegen von Haltenähten und submukösem Unterspritzen mit Suprarenin®-Lösung dann mit einem Sicherheitsabstand von etwa 5 mm komplett exzidiert wird. Die so entstandenen Defekte der Mündung am Hauptgallengang und am Ductus pancreaticus müssen mittels Einzelknopfnähten der Stärke 5/0 mit der Duodenalwand vernäht werden (➤ Abb. 20.21a und b).

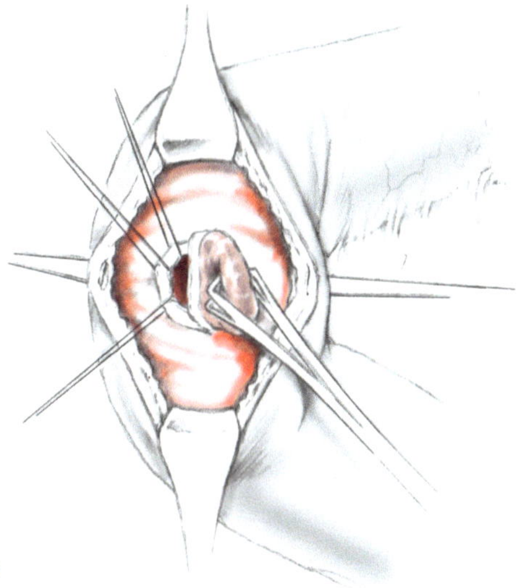

a

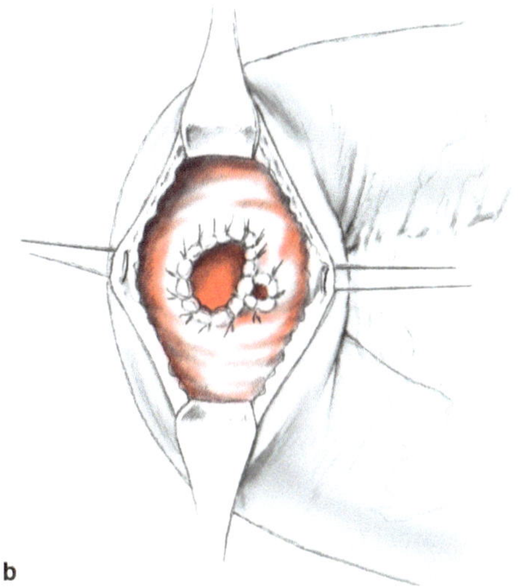

b

Abb. 20.21 Lokale Papillenexzision. [L108]

20.14.3 Postoperative Komplikationen

Unabhängig von der deutlich gesunkenen perioperativen Letalität konnte die perioperative Morbidität des Eingriffs auch in der jüngsten Vergangenheit nur stellenweise gesenkt werden.

Die Insuffizienz der Pankreatikoenterostomie stellt die häufigste spezifische Komplikation dar und kann lebensbedrohlich sein.

Komplikationen der Pankreatikojejunostomie

Komplikationen der Pankreatikojejunostomie betreffen die einfache, unkomplizierte Pankreasfistelung, die einer Anastomoseninsuffizienz mit konsekutiver Infektion und Sepsis gegenüber abgegrenzt werden muss. Der problematischste Verlauf ist die Arrosionsblutung eines Viszeralgefäßes im Gefolge einer protrahierten Anastomoseninsuffizienz.

Die Diagnose einer **Pankreasfistelung** lässt sich zunächst klinisch stellen, da die in aller Regel eingelegten Drainagen verdächtiges Sekret fördern. Eine Objektivierung ist mittels Amylase-/Lipasebestimmung des Drainageinhalts möglich. Durch die „International Study Group on Pancreatic Fistula (ISGPF)" werden Pankreasfisteln nach ihrem Schweregrad in drei Gruppen (A, B und C) eingeteilt (➤ Tab. 20.13) [8]. Bei Grad A-Fisteln handelt es sich hierbei um eine in aller Regel selbstlimitierende Komplikation, die unter Antibiotikaschutz und medikamentöser Minderung der Pankreassekretion mittels Octreotid zur Ausheilung kommt.

Gänzlich anders stellt sich die Situation bei Infektzeichen, bei sich eintrübendem Sekret, einer galligen Sekretion über die einliegenden Drainagen oder Zeichen einer Sepsis dar (Grad-C- Fistel, ➤ Tab. 20.13). In diesem Fall spricht man sinnvoller-

Tab. 20.13 ISGPF-Klassifikation der Pankreasfisteln.

Grad	A	B	C
Allgemeinzustand	gut	meist gut	reduziert
Spezifische Behandlung	keine	ja/nein	ja
Bildgebung (Sono oder CT)	negativ	negativ/positiv	positiv
Belassen der Drainage	nein	meist ja	Ja
Re-Operation	nein	nein	Ja
POPF-assoziierte Letalität	nein	nein	Ja
Infektzeichen	nein	ja	Ja
Sepsis	nein	nein	Ja
Wiederaufnahme	nein	ja/nein	ja/nein

weise von einer **Anastomoseninsuffizienz,** um zu verdeutlichen, dass es sich hierbei um eine schwere, potenziell lebensbedrohliche Erkrankung handelt. Auch bei fehlender typischer Drainagesekretion muss bei Anstieg der Infektparameter an eine Anastomoseninsuffizienz gedacht werden, die von den Drainagen nicht erreicht wird. Hier ist der abdominale Ultraschall, ggf. ein abdominales CT das Diagnostikum der ersten Wahl. Neben einer Antibiotikatherapie und Suppression der Pankreassekretion mittels Octreotid muss in Abhängigkeit vom Allgemeinzustand des Patienten eine Revisionsoperation erwogen werden. Abhängig von der Größe des Lecks muss intraoperativ entschieden werden, ob eine Replatzierung der Drainagen und eine Lavage ausreichend sind oder ob alternativ die zur Rekonstruktion angelegte Schlinge zwischen Bauchspeicheldrüsenstumpf und dem Gallengang mittels Linear-Stapler abgesetzt und der Bauchspeicheldrüsenstumpf blind verschlossen wird. Ebenfalls möglich, wenngleich technisch höchst anspruchsvoll ist die Restpankreatektomie in dieser Situation.

Arrosionsblutungen im Gefolge einer länger bestehenden, nicht drainierten Anastomoseninsuffizienz nehmen häufig einen letalen Ausgang. Klassischerweise manifestieren sich derartige Blutungen mit einer einmaligen, zunächst nicht bedrohlichen Blutung jenseits des 14. postoperativen Tages, die spontan sistiert *(sentinel bleeding).* Wird in einer solchen Situation weiter zugewartet, so resultiert in aller Regel mit einer Zeitverzögerung von 24–48 Stunden eine Massenblutung. Idealerweise sollte also hier umgehend eine Angiografie mit Interventionsmöglichkeit durchgeführt werden, um mögliche Leckagen zu überbrücken oder Gefäße zur Stabilisierung des Patienten zu verschließen. Die Notfalllaparotomie ist nur als „Ultima Ratio" anzusehen.

Es besteht keine Einigkeit darüber, ob Pankreasfistelungen durch die prophylaktische Gabe von Somatostatin oder seinem synthetischen Analogon Octreotid tatsächlich zu mindern sind.

Eine aktuelle Cochrane-Datenbankanalyse von 19 randomisierten Studien mit 2.245 Patienten kam zu dem Ergebnis, dass die Gesamtrate an Pankreasfisteln sowie die Rate postoperativer Komplikationen bei Patienten mit perioperativer Somatostatin-Gabe geringer war. Die Mortalität, die Krankenhausverweildauer und die Re-Operationsrate hingegen war identisch [41].

Tab. 20.14 Abhängigkeit der frühpostoperativen Magenentleerungsstörung von anderen postoperativen Komplikationen (Kollektiv der Universitätsklinik Göttingen) [44].

	keine Komplikationen (n = 104)	leichte Komplikationen (n = 25)	schwere Komplikationen (n = 21)
Magenentleerungsstörung (n = 17, p < 0,0001)	1/104 (1 %)	7/25 (28 %)	9/21 (43 %)

Postoperative Magenentleerungsstörung

Die postoperative Magenentleerungsstörung wird in aller Regel definiert als Erfordernis zur nasogastralen Dekompression über den 7. postoperativen Tag und die Unfähigkeit einer normalen, infusionsfreien Ernährung über den 14. postoperativen Tag hinaus. Sie wird mit einer Häufigkeit von ca. 25 % der pyloruserhaltenden Duodenopankreatektomie als spezifisch zugeschrieben. Obwohl in aller Regel selbstlimitierend, führt sie zu Patientendiskomfort, einer verlängerten Hospitaldauer mit entsprechenden Kosten und möglicherweise zur schwerwiegenderen Komplikation wie der stillen Aspiration. Es konnte jedoch aufgezeigt werden, dass die Magenentleerungsstörung nicht von der Pyloruserhaltung abhängig ist, sondern nahezu ausschließlich auf das Vorliegen von weiteren perioperativen Komplikationen, v. a. von lokal septischen Komplikationen der Pankreatektojejunostomie, abhängt (➤ Tab. 20.14). Damit kann die Magenentleerungsstörung nicht mehr als Argument gegen eine prinzipielle Pyloruserhaltung angeführt werden.

Eine prospektiv randomisierte Studie hat aufgezeigt, dass intravenös appliziertes Erythromycin die in diesem Fall eingeschränkte Magenentleerung signifikant verbessern kann und somit zur Therapie der Magenentleerungsstörung eingesetzt werden sollte [106].

Gallefistel

Insuffizienzen der Hepatikojejunostomie sind selten. Eine unmittelbar postoperativ aufgetretene gallige Inhibierung des Drainagesekrets kann zunächst beobachtet werden. Sistiert die gallige Sekretion über den 3. postoperativen Tag hinaus nicht oder entleert sich primär über 200 ml Galleflüsigkeit in die Drainagen, so muss die biliodigestive Anastomose erneut angelegt werden.

Tab. 20.15 Perioperative Letalität der Duodenopankreatektomie in den 1990er-Jahren [45].

Autor	Patientenzahl (n)	Letalität (%)
Roder (1992)	110	1,8
Miedema (1992)	279	4,0
Klinkenbijl (1993)	106	6,6
Klempnauer (1996)	114	6,1
Schönberg (1997)	130	2,3
Trede (1997)	410	2,4
Mosca (1997)	218	7,3
Yeo (1997)	640	1,4
Pedrazzoli (1998)	81	4,9
Horstmann (2000)	97	1,0

20.14.4 Ergebnisse

Perioperative Letalität

Die wahrscheinlich einschneidendste Verbesserung in der Therapie des Bauchspeicheldrüsenkrebses besteht in einer deutlichen Minderung der perioperativen Letalität der radikalen Pankreaskopfresektion in den 1990er-Jahren (➤ Tab. 20.15) [45]. Während die Letalität des Eingriffs in flächendeckenden regionalen Krebsregistern bis Mitte der 1980er-Jahre noch mit deutlich über 25 % angegeben wurde [17], wird heute eine perioperative Letalität von 5 % als kaum verbesserbar anerkannt. Hierbei scheint die Letalität vor allem von der Behandlungsfrequenz des Bauchspeicheldrüsenkrebses in einer bestimmten Abteilung abzuhängen, sodass sog. High-Volume-Abteilungen die Duodenopankreatektomie mit einer perioperativen Letalität von um 5 % anbieten können (➤ Tab. 20.16) [14].

Heilungschance

Verglichen mit anderen viszeralen Karzinomen, weist das Pankreaskarzinom die schlechteste Heilungschance auf. Größere Sammelstatistiken haben Ende der 1980er-Jahre aufgezeigt, dass die Überlebensrate selbst nach potenziell kurativer Resektion bei unter 1 % liegt [40]. Demgegenüber steht die publizierte Erfahrung von spezialisierten Zentren, die in den 1990er-Jahren 5-Jahres-Überlebensraten von bis zu 27 % berichten (➤ Tab. 20.17) [45]. Auch wenn es sich hierbei sicher um eine Positivauswahl handelt, so haben die publizierten Ergebnisse eines US-amerikanischen Krebsregisters mit über 9.000 resezierten Pankreaskarzinomen und einer 5-Jahres-Überlebensrate von 23,4 % klar den verstärkten kurativen Anspruch der Resektion aufgezeigt, der hier erstmals auch jenseits des spezialisierten Zentrums flächendeckend besteht [89]. Es wird zunehmend deutlich, dass die Resektion gerade in spezialisierten Zentren nicht nur mit einer niedrigen Letalität, sondern auch mit einer deutlich verbesserten Heilungschance durchgeführt wird [34], sodass die Forderung nach einer Konzentration der Bauchspeicheldrüsenkrebsbehandlung auf spezialisierte Zentren berechtigt erscheint.

Grundsätzlich anders stellt sich die Prognose des operierten periampullären Karzinoms dar. Hier weist das Papillenkarzinom mit 5-Jahres-Überlebensraten von annähernd 50 % die beste Prognose auf, distale Gallengangskarzinome und Duodenalkarzinome nehmen eine intermediäre Stellung zwischen dem duktalen Adenokarzinom und dem Papillenkarzinom ein (5-Jahres-Überlebensrate ca. 30 %) (➤ Abb. 20.22).

Tab. 20.16 Effekt der „Regionalisierung" der Duodenopankreatektomie [14].

	Resektionen/Jahr			
	< 1	1–2	2–5	> 5
Kliniksletalität (%)	16,1	12,7	10,1	4,1

Tab. 20.17 Prognose des Pankreaskarzinoms nach Resektion in ausgewählten Zentren [45].

Autor	Patientenzahl (n)	5-Jahres-Überleben (%)
Gall (1991)	138	16
Geer (1993)	146	24
Baumel (1995)	555	15
Sperti (1996)	113	12
Klempnauer (1996)	172	13,5
Trede (1997)	153	27
Mosca (1997)	129	9,6
Yeo (1997)	282	21
Sener (1999)	9044	23,4

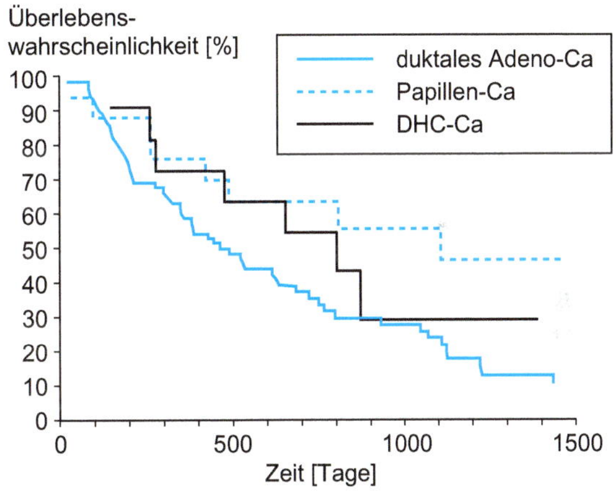

Abb. 20.22 Prognose des periampullären Karzinoms (Kollektiv der Universitätsklinik Göttingen; n = 103). [L127]

Tab. 20.18 Stellenwert der radikalen Lymphadenektomie (RLAE) beim Pankreaskarzinom: prospektiv randomisierte Studien.

Publikation	Patientenzahl (n)	Behandlung	medianes Überleben	p
Pedrazzoli et al. 1998 [74]	81	RLAE vs. Standardresektion	500 vs. 335 Tage	n. s.
Yeo et al. 2000 [107]	299	RLAE vs. Standardresektion	28 vs. 30 Monate	n. s.
Farnell et al. 2005 [31]	132	RLAE vs. Standardresektion	19 vs. 26 Monate	n. s.
Nimura et al. 2012 [67]	112	RLAE vs. Standardresektion	5-Jahres-Überleben: 6 vs 15,7 %	n. s.

Sämtliche Versuche, die Prognose des operierten Pankreaskarzinoms durch eine Ausweitung chirurgischer Radikalität zu verbessern, müssen zum jetzigen Zeitpunkt kritisch hinterfragt werden. Hier existieren vier prospektiv randomisierte Studien, die den Stellenwert der radikalen Lymphadenektomie bei der Duodenopankreatektomie untersucht haben (➤ Tab. 20.18). Bei fehlendem statistisch signifikantem Überlebensvorteil für die radikale Lymphadenektomie kann dieses Verfahren zum jetzigen Zeitpunkt nicht empfohlen werden.

20.14.5 Adjuvante Therapie

Kommt es nach der Resektion zu einem Progress der Erkrankung, so haben Untersuchungen gezeigt, dass ein alleiniges Lokalrezidiv, ausschließliche Fernmetastasen oder eine Kombination aus beidem bei jeweils einem Drittel aller Patienten besteht. Hieraus folgt, dass eine adjuvante Therapie sowohl die lokale Kontrolle der Operation verbessern muss als auch einer Fernmetastasierung vorbeugen soll.

Adjuvante Radiochemotherapie

Für die adjuvante Radiochemotherapie (➤ Tab. 20.19) existieren widersprüchliche prospektiv randomisierte Studien. Die Gastrointestinal Tumor Study Group hat 1985 ein statistisch signifikant besseres medianes Überleben für die Radiochemotherapie aufgezeigt [50]. Bei zu geringer Fallzahl wurden die Ergebnisse im Rahmen einer prospektiven Beobachtungsstudie nochmals nachvollzogen und 2 Jahre später publiziert [38]. Aufgrund dieser zwei limitierten, jedoch positiven Erfahrungen setzte sich die adjuvante Radiochemotherapie in den Vereinigten Staaten zwischenzeitlich als Standardtherapie durch. 1999 ist eine sehr viel größere europäische Studie publiziert worden [51], die keinen signifikanten Vorteil für die Radiochemotherapie gezeigt hat. Auch in der ESPAC-1-Studie [64] konnte kein Überlebensvorteil für die alleinige Radiochemotherapie dargelegt werden, sodass die Erfahrung zweier großer randomisierter Studien zeigt,

Tab. 20.19 Stellenwert der adjuvanten Radiochemotherapie beim Pankreaskarzinom: prospektiv randomisierte Studien.

Publikation	Patientenzahl (n)	Behandlung	medianes Überleben	p
Kalser und Ellenberg 1985 [50]	41	Radiochemotherapie vs. alleinige Resektion	20 vs. 11 Monate	< 0,05
Klinkenbijl et al. 1999 [51]	218	Radiochemotherapie vs. alleinige Resektion	24,5 vs. 19 Monate	n. s.
Neoptolemos et al. 2004 [64]	142	Radiochemotherapie vs. alleinige Resektion	15,9 vs 16,9 Monate	n. s.

dass die adjuvante Radiochemotherapie zum jetzigen Zeitpunkt nicht empfohlen werden kann. Dies spiegelt sich auch in der gültigen S3-Leitlinie wider [2].

Adjuvante Chemotherapie

Nach R0-Resektion eines Pamkreaskarzinoms in den Stadien 0–III soll eine adjuvante Chemotherapie durchgeführt werden (S3-Leitlinie [2]). Die Wirksamkeit der adjuvanten Therapie scheint in zwei randomisierten Studien und einer Metaanalyse belegt [64], [69], [102]. Es muss allerdings angemerkt werden, dass das Gesamtüberleben in einer der beiden Studien nicht verbessert werden konnte [69], sodass weitere Studien erforderlich sind. Neben der inital untersuchten Therapie mit Gemcitabin zeigten sich auch 5-FU-Therapie-Protokolle wie z. B. mit dem Mayo-Schema erfolgreich bzw. vergleichbar [65].

20.14.6 Palliative Therapie

Die Mehrzahl der Patienten mit einem Pankreaskarzinom weist zum Zeitpunkt der Diagnosestellung entweder ein lokal fortgeschrittenes Wachstum mit Irresektabilität des Tumors oder aber bereits Fernmetastasen auf. Dies unterstreicht die Relevanz palliativer Therapie gerade beim Pankreaskarzinom. Die palliative Therapie des Pankreaskarzinoms verfolgt zwei Ziele: Zunächst gilt es, die Lebensqualität für die noch verbleibende kurze Lebensdauer wiederherzustellen bzw. zu sichern und weiterhin die Lebensdauer zu verlängern. Die Lebensqualität von Pankreaskarzinompatienten ist vor allem durch dreierlei Symptome erheblich eingeschränkt: tumorbedingte Schmerzen, Verschlussikterus und Magenausgangsstenose.

Schmerztherapie

Zur effektiven Schmerztherapie stehen die **chemische Splanchnikektomie,** die durch intraoperative Injektion von

5-prozentigem Alkohol im Bereich des Plexus coeliacus erfolgt, sowie die medikamentöse Therapie zur Verfügung. Die Effektivität der chemischen Splanchnikektomie wurde in prospektiv randomisierten Studien hinreichend evaluiert, und es zeigte sich, dass neben einer effektiven Symptomlinderung auch eine Verlängerung des Überlebens durch die Plexus-coeliacus-Blockade erreicht werden kann [57]. Auch Metaanalysen haben gezeigt, dass bei etwa 90 % aller Patienten eine deutliche Verbesserung des Tumorschmerzes erreicht werden kann [29]. Eine weitere prospektiv randomisierte Studie hat zudem die Überlegenheit der chemischen Splanchnikektomie gegenüber einer medikamentösen Behandlung aufgezeigt, sodass die chemische Splanchnikektomie in jedem Fall dann angezeigt ist, wenn von vornherein eine explorative Laparotomie zur Prüfung der Resektabilität oder zur Anlage von Umgehungsanastomosen ausgeführt wird [76].

Therapie des Verschlussikterus

Der bei Pankreaskopfkarzinom bzw. periampullärem Karzinom häufige Verschlussikterus kann chirurgisch mittels Anlage einer biliodigestiven Anastomose, interventionell durch Platzierung von Plastik- oder Metall-Stents oder durch transhepatische, ultraschallgezielte externe Drainage erreicht werden. Während letztgenannte Möglichkeit in puncto Lebensqualität und Komplikationsraten sicher die am wenigsten zu empfehlende Option darstellt, so ist der Kurzzeiterfolg der endoskopischen Stent-Einlage zur operativen Therapie in jedem Fall vergleichbar. Obwohl die chirurgische Gallenwegsdrainage in prospektiv randomisierten Studien gegenüber der Stent-Platzierung eine erhöhte perioperative Morbidität aufweist [92], sind die interventionellen Verfahren durch fehlenden Langzeiterfolg charakterisiert. Kunststoff-Stents verschließen sich im Median nach 4 Monaten, sodass vor allem durch die heute verfügbaren, lebensverlängernden Chemotherapien immer wiederkehrende Episoden eines Verschlussikterus jeweils eine erneute Hospitalisierung zum Stent-Wechsel erfordern. Die in puncto Langzeiterfolg deutlich besseren Metall-Stents werden jedoch aufgrund der hohen Kosten nur selten verwendet. Bei der Beurteilung der interventionellen Gallenwegsdrainage muss zudem berücksichtigt werden, dass bis zu 20 % aller Patienten während des verbleibenden Lebens an Symptomen einer Magenausgangsstenose leiden werden, die dann eine operative Therapie erforderlich macht.

Aus den vorgenannten Gründen sollte bei ikterischen Patienten, bei denen die Resektabilität mittels explorativer Laparotomie von vornherein überprüft werden muss, und bei Patienten, die unter eine Magenausgangsstenose leiden, v. a. dann eine biliodigestive Anastomose angelegt werden, wenn die erwartete Überlebenszeit 3 Monate übersteigt. Dies ist dann der Fall, wenn vonseiten des Allgemeinzustands eine palliative Chemotherapie möglich ist.

Standardverfahren ist hier die **laterolaterale Hepatikojejunostomie** in eine nach Roux-Y ausgeschaltete Dünndarmschlinge. Die Cholezystojejunostomie ist dann möglich, wenn gesichert ist, dass die Einmündung in den Ductus cysticus deutlich oberhalb der Tumorstenose erfolgt. Eine prospektiv randomisierte Studie hat die Cholezystojejunostomie mit der Choledocho- bzw. Hepatikojejunostomie verglichen [84]. Hier hat sich gezeigt, dass die Cholezystojejunostomie bei zwar niedriger Operationszeit und geringerem Blutverlust mit einer höheren perioperativen Morbidität und schlechterem Langzeiterfolg behaftet ist. Insofern ist der Hepatikojejunostomie in aller Regel der Vorzug zu geben.

Therapie der Magenausgangsstenose

Etwa jeder 5. Patient mit einem Pankreaskarzinom weist zum Diagnosezeitpunkt eine Obstruktion des Duodenums auf, die klinisch symptomatisch ist. Zusätzlich dazu wird sich bei weiteren 15 % im Verlauf der Erkrankung eine Magenausgangsstenose entwickeln, wenn ein konkomitierender Verschlussikterus interventionell behandelt wird [92].

Zwei prospektiv randomisierte Studien haben klar den Stellenwert der prophylaktischen Gastrojejunostomie bei nichtresektablen periampullären Karzinomen aufgezeigt [58], [103].

Wird zur Prüfung der Resektabilität eine explorative Laparotomie ausgeführt oder ist eine biliodigestive Anastomose erforderlich, so sollte in jedem Fall auch bei noch nicht vorhandener Magenausgangsstenose eine prophylaktische Gastroenterostomie angelegt werden.

Von einer Vielzahl zur Verfügung stehenden Verfahren hat sich weltweit die **antekolische, hintere Gastroenterostomie** mit Braun-Fußpunktanastomose durchgesetzt. Die transmesokolische Gastroenterostomie birgt den Nachteil der Tumorokklusion bei Tumorprogress im Bereich der Bursa omentalis. Die hintere Gastroenterostomie weist gegenüber der vorderen Gastroenterostomie vor allem bei frühpostoperativ liegendem Patienten eine verbesserte Magenentleerung auf, da die Anastomose am tiefsten Punkt des Magens gelegen ist. Hauptproblem der Gastroenterostomie ist die verzögerte postoperative Magenentleerung, die Literaturberichten zufolge mit einer Inzidenz von bis zu 25 % angegeben wird. Neben einer Vielzahl komplexer pathophysiologischer Mechanismen hat Moise (1928) darauf hingewiesen, dass die verzögerte frühpostoperative Magenentleerung möglicherweise einen relativ einfachen mechanischen Grund hat, der durch die longitudinale Inzision der anastomosierenden Jejunalschlinge begründet ist. Durch die konventionelle Inzision der Jejunalwand kommt es zum Erliegen der Peristaltik auf der gesamten Anastomosenlänge. Zusätzlich dazu konnte in tierexperimentellen Untersuchungen gezeigt werden, dass die

20

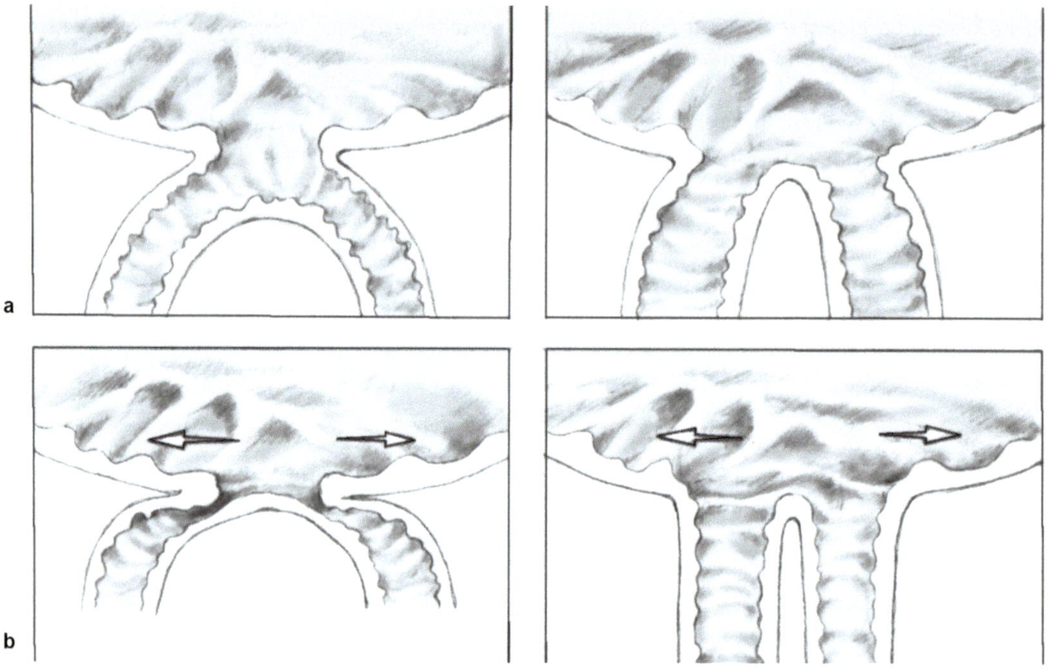

Abb. 20.23 Pathophysiologie der verzögerten Magenentleerung nach Gastroenterostomie [43].
a) Schlitzförmige Einengung der Anastomose durch Magenwanddistension bei Magenantonie.
b) Weite Anastomose trotz Magenwanddistension bei Cross-Section-Gastroenterostomie. [F674] / [L108]

durch die frühpostoperative Magenatonie bedingte Distension der Anastomose zu einer schlitzförmigen Einengung der Gastroenterostomie führt, die dann einer adäquaten Magenentleerung entgegensteht (➤ Abb. 20.23). Durch die statt der longitudinalen vorgenommene quere Inzision der zu anastomosierenden Jejunalschlinge (bis auf einen etwa 1,5 cm langen mesenterialen Rest) können Probleme der frühpostoperativen Magenentleerung weitestgehend umgangen werden (sog. Cross-Section-Gastroenterostomie) [43], [101].

Eine Alternative zur konventionellen Gastroenterostomie besteht in der antekolischen Transposition des im Bereich der Pars I des Duodenums dissezierten Magens (Duodenalswitch), der aus operationstaktischen Gründen zur übersichtlichen und raschen Überprüfung der Resektabilität eines Tumors sinnvoll sein kann (➤ Kap. 20.14.1). Nach der Mobilisierung der Pars I des Duodenums und Ligaturdissektion der Vasa gastroepiploica dextra sowie Vasa gastrica dextra kann die Kontinuität des Gastrointestinaltrakts bei sich im Verlaufe der Exploration herausstellender Irresektabilität durch eine antekolische Transposition des Magens mit terminolateraler Duodenojejunostomie wiederhergestellt werden. Hierdurch kann eine drohende Duodenalobstruktion neben der übersichtlicheren Exploration des Pankreaskopfes im weiteren Verlauf der Erkrankung dauerhaft vermieden werden (➤ Abb. 20.24).

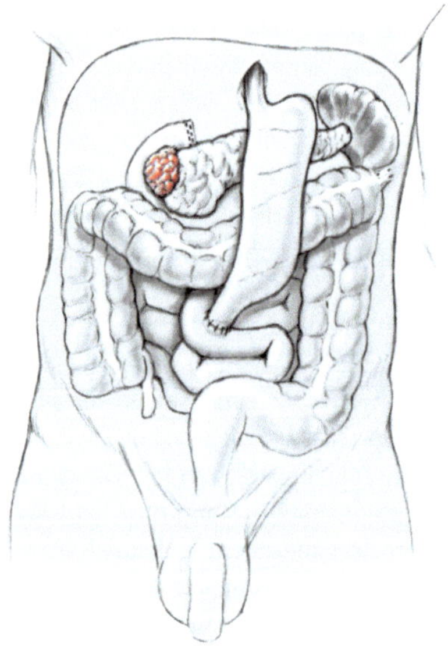

Abb. 20.24 Antekolische Magentransposition zur Therapie der Magenausgangsstenose. [L108]

Palliative Resektion

Die vorbezeichnete Palliativtherapie der Schmerzsymptomatik, des Verschlussikterus und auch der Magenausgangsstenose kann dazu geeignet sein, nicht nur die Lebensqualität zu verbessern, sondern auch die verbleibende Lebensdauer zu verlängern. Der Stellenwert der palliativen Duodenopankreatektomie wird heute vor allem vor dem Hintergrund effektiver, lebensverlängernder Chemotherapeutika kritisch gesehen. Allerdings haben Erfahrungsberichte gezeigt, dass die palliative Pankreaskopfresektion im Vergleich zur Anlage von Umgehungsanastomosen mit vergleichbarer perioperativer Morbidität und Mortalität, jedoch einem statistisch signifikant verbesserten medianen Überleben ausführbar ist [56], sodass dies eine Option für den gut selektionierten Einzelfall bleibt.

Die palliative Chemotherapie wird heute beim Pankreaskarzinom als Standardtherapie empfohlen.

Hier ist es vor allem die Gemcitabin-Monotherapie, die aufgrund der relativ geringen Toxizität einerseits und des bei mindestens einem Drittel aller Patienten zu erwartenden „klinischen Benefits“ andererseits gegeben werden sollte. Die Kombination mit Capecitabin scheint die Ansprechrate und das krankheitsfreie Überleben zu verbessern, nicht jedoch das Gesamtüberleben [23].

LITERATUR

[1] Acosta JM, Ledesma CL. Gallstone migration as a cause of acute pancreatitis. New Engl J Med 1974; 290: 484–487.
[2] Adler G et al. S3-Leitlinie „ Exokrines Pankreaskarzinom" Z Gastroenterol 2007; 45: 487–523.
[3] Axon ATR, et al. Pancreatography in chronic pancreatitis: international definitions. Gut 1984; 25: 1.107–1.112.
[4] Bagul A, Siriwardena AK. Evaluation of the Manchester classification system for chronic pancreatitis. JOP 2006; 10: 390–396.
[5] Balthazar EJ et al. Acute pancreatitis: Prognostic value of CT. Radiology 1985; 156: 767–772.
[6] Banks PA, Acute Pancreatitis Working Group. Classification of acute pancreatitis – 2012: revision of the Atlanta classification and definitions by international consensus. Gut 2013; 62: 102–111.
[7] Barthet M et al. Management of cysts and pseudocysts cpmplicating chronic pancreatitis. A retrospective study of 143 patients. Gastroenterol Clin Biol 1993; 17:270–276.
[8] Bassi C et al. Postoperative pancreatic fistula: an international study group (ISGPF) definition. Surgery 2005; 138: 8–13.
[9] Bassi C et al. Duct-to-mucosa versus end-to-side pancreaticojejunostomy reconstruction after pancreaticoduodenectomy: results of a prospective randomized trial. Surgery 2003; 134: 766–770.
[10] Bassi C, Falconi M, Molinari E et al. Reconstruction by pancreaticojejunostomy versus pancreaticogastrostomy following pancreatectmy: results of a comparative study. Ann Surg 2005; 242: 767–771.
[11] Beckingham IJ, Krige JE, Bornman PC, Terblunche J. Endoscopic management of pancreatic pseudocysts. Br J Surg 1997; 84: 1.638–1.645.
[12] Beger HG et al. Duodenum preserving resection of the head of the pancreas insevere chronic pancreatitis. Early and late results. Ann Surg 1989; 209: 273–278.
[13] Beger HG, Treitschke F et al. Tumor of the ampulla of Vater: experience with local or radical resection in 171 consecutively treated patients. Arch Surg 1999; 134: 526–532.
[14] Birkmeyer JD et al. Effect of hospital volume on in-hospital mortality with pancreaticoduodenectomy. Surgery 1999; 125: 250–256.
[15] Bradley E III, Clements J jr., Gonzales A: The natural history of pancreatic pseudocysts: a unified concept of management. Am J Surg 1979; 137: 135–141.
[16] Bradley EL III. A clinically based classification system for acute pancreatitis. Arch Surg 1993; 128: 586–590.
[17] Bramhall SR et al. Treatment and survival in 13.560 patients with pancreatic cancer, and incidence of disease, in the West Midlands. An epidemiological study. Br J Surg 1995; 82: 111–115.
[18] Büchler M et al. Sensitivity of antiproteases, complement factors and C-reactive protein in detecting pancreatic necrosis. Int J Pancreatol 1986; 1: 227–235.
[19] Büchler MW, Uhl W, Mallfertheimer P. Pankreaserkrankungen. Karger Verlag, Basel 2004.
[20] Cahen DL Gouma DL, Nio Y et al. Endoscopic versus surgical drainage of the pancreatic duct in chronic pancreatitis. New Engl J Med 2007; 356: 676–684.
[21] Chou FF et al. Postoperative morbidity and mortality of pancreaticoduodenectomy for periampullary cancer. Eur J Surg 1996; 162: 477–481.
[22] Conlon KC et al. Prospective randomized clinical trial of the value of intraperitoneal drainage after pancreatic resection. Ann Surg 2001; 234: 487–494.
[23] Cunningham D et al. Phase III randomized comparison of gemcitabine versus gemcitabine plus capecitabine in patients with advanced pancreatic cancer. J Clin Oncol 2009; 27:5.513–5.518.
[24] de Jong K et al. High prevalence of pancreatic cysts detected by screening magnetic resonance imaging examinations. Clin Gastroenterol Hepatol 2010; 8: 806–811.
[25] Diener MK et al. Duodenum-preserving pancreatic head resection versus pancreaticoduodenectomy for surgical treatment of chronic pancreatitis: a systematic review and meta-analysis. Ann Surg 2008; 247: 950–951.
[26] Dite P, Ruzicka M, Zboril V, Novotny I. A prospective, randomized trial comparing endoscopic and surgical therapy for chronic pancreatitis. Endoscopy 2003; 35: 553–558.
[27] Du Val MK Jr: Caudal pancreaticojejunostomy for chronic relapsing pancreatitis. Am Surg 1954; 110: 775.
[28] Duffas JP, Suc B, Maher S, et al. A controlled randomised multicenter trial of pancreaticogastrostomy or pancreaticojejunostomy after pancreaticoduodenectomy. Am J Surg 2005; 189:720–729.
[29] Eisenberg E, Carr DB, Chalmers TC: Neurolytic coeliac plexus block for treatment of cancer pain: a meta-analysis. Anesth Analg 1995; 80: 290–295.
[30] Fan ST et al. Early treatment of acute pancreatitis by endoscopic papillotomy. N Engl J Med 1993; 28: 228–232.
[31] Farnell MB et al, Pancreas Cancer Working Group. A prospective randomized trail comparing standard pancreaticoduodenectomy with pancreaticoduodenectomy with extended lymphadenectomy in resectable pancreatic head adenocarcinoma. Surgery 2005; 138: 618–628.
[32] Farrell JJ, Fernandez-del Castillo C. Pancreatic cystic neoplasms: management and unanswered questions. Gastroenterology 2013;144:1.303–1.315
[33] Fischer U et al. Preoperative local MRI-staging of patients with a suspected pancreatic mass. Eur Radiol 2002; 12: 296–303.

[34] Fong Y et al. Long-term survival is superior after resection for cancer in high volume centers. Ann Surg 2005; 242: 540–547.

[35] Frey CF, Smith GJ. Description and rationale of a new operation for chronic pancreatitis. Pancreas 1987; 2: 701–707.

[36] Friess et al. The role of diagnostic laparoscopy in pancreatic and periampullary malignancies. J Am Coll Surg 1998; 186: 675–682.

[37] Gagner M. Laparoscopic treatment of acute necrotizing pancreatitis. Semin Laparosc Surg 1996; 3: 21–28.

[38] Gastrointestinal Tumor Study Group. Further evidence of effective adjuvant combined radiation and chemotherapy following curative resection of pancreatic cancer. Cancer 1987; 59: 2006–2011.

[39] Gloor B, Friess H, Uhl W, Büchler MW. A modified technique of the Beger and Frey procedure in patients with chronic pancreatitis. Dig Surg 2001; 18: 21–25.

[40] Gudjonsson B. Cancer of the pancreas. 50 years of surgery. Cancer 1987; 60: 2.284–2.303.

[41] Gurusamy KS, Koti R, Fusai G, Davidson BR. Somatostatin analogues for pancreatic surgery. Cochrane Database Syst Rev 2013; 30(4): CD008370

[42] Heidecke CD et al. Impact of grade of dysplasia in villous adenomas of Vater's papilla. World J Surg 2002; 26: 709–714.

[43] Horstmann O, Kley CW, Post S, Becker H: Cross-section gastroenterostomy in patients with irresectable periampullary carcinoma. HPB 2001; 3: 157–163.

[44] Horstmann O, Markus PM, Ghadimi MB, Becker H. Pylorus preservation has no impact on delayed gastric emptying after pancreatic head resection. Pancreas 2004; 28: 69–74.

[45] Horstmann O, Markus PM, Nolte W, Schmidberger H, Becker H. Aktueller Stand multimodaler Therapiekonzepte beim Pankreaskarzinom. Viszeralchirurgie 2001; 36: 20–28.

[46] Izbicki JR et al. Duodenum-preserving resection of the head of the pancreas in chronic pancreatitis. A prospective, randomized trial. Ann Surg 1995; 221: 350–358.

[47] Izbicki JR et al. Extended drainage versus resection in surgery for chronic pancreatitis: a prospective randomized trial comparing the longitudinal pancreaticojejunostomy combined with local pancreatic head excision with the pylorus-preserving pancreatoduodenectomy. Ann Surg 1998; 228: 771–779.

[48] Jimenez RE et al. Outcome of pancreaticoduodenectomy with pylorus preservation or with antrectomy in the treatment of chronic pancreatitis. Ann Surg 2000; 231: 293–300.

[49] Kahl S, Zimmermann S, Genz I et al. Risk factors for failure of endoscopic stenting of biliary strictures in chronic pancreatitis: a prospective follow-up study. Am J Gastroenterol 2003; 98: 2.448–2.453.

[50] Kalser MH, Ellenberg SS. Pancreatic cancer. Adjuvant combined radiation and chemotherapy following curative resection. Arch Surg 1985; 120: 889–903.

[51] Klinkenbijl JH et al. Adjuvant radiotherapy and 5-Fluoruracil after curative resection of cancer of the pancreas and periampullary region. Ann Surg 1999; 230: 776–784.

[52] Köninger J, Seiler CM, Sauerland S et al. Duodenum-preserving pancreatic head resection – a randomized controlled trial comparing the original Beger procedure with the Berne modification. Surgery 2008; 143: 490–498.

[53] Laffan TA et al. Prevalence of unsuspected pancreatic cysts on MDCT. AJR Am J Roentgenol 2008;191: 802–807.

[54] Lammert F et al. für die Teilnehmer der Konsensuskonferenz. S3-Leitlinie der Deutschen Gesellschaft für Verdauungs- und Stoffwechselkrankheiten und der Deutschen Gesellschaft für Viszeralchirurgie zur Diagnostik und Behandlung von Gallensteinen. Z Gastroenterol 2007; 45:971–1.001.

[55] Le Borgne J, de Calan L, Partensky C: Cystadenomas and cystadenocarcinomas of the pancreas: a multiinstitutional retrospective study of 398 cases. French Surgical Association. Ann Surg 1999; 230: 152–161.

[56] Lillemoe KD et al. Pancreaticoduodenectomy. Does it have a role in the palliation of pancreatic cancer? Ann Surg Jun 1996; 223(6): 718–728.

[57] Lillemoe KD et al. Chemical splanchnicectomy in patients with unresectable pancreatic cancer. A prospective randomized trial. Ann Surg 1993; 217: 447–455.

[58] Lillemoe KD et al. Is prophylactic gastroenterostomy indicated for unresectable periampullary cancer: a prospective randomised trial. Ann Surg 1999; 230: 322–330.

[59] Lü W, Shi Q, Zhang W, Cai S, Jiang K, Dong J. A meta-analysis of the long-term effects of chronic pancreatitis surgical treatments: duodenum-preserving pancreatic head resection versus pancreaticoduodenectomy. Chin Med J 2013; 126:147–153.

[60] Mayer AD, MacMahon MJ, Bowen M, Cooper EH. C-reactive protein as an aid to assessment and monitoring of acute pancreatitis. J Clin Pathol 1984; 37: 207–211.

[61] Mayerle J et al. Chronische Pankreatitis: Definition, Ätiologie, Diagnostik und Therapie. Dtsch Arztebl Int 2013; 110: 387–393.

[62] McMahon MJ, Bowen M, Meyer AD, Cooper EH. Relation of alpha 2-macroglobulin and other antiproteases to the clinical features of acute pancreatitis. Am J Surg 1984; 147: 164–170.

[63] Moise TS. Gastro-enterostomy with a transverse jejunal incision. Surg Gynecol Obstet 1928; 47: 383–392.

[64] Neoptolemos JP et al. A randomized trial of chemoradiotherapy and chemotherapy after resection of pancreatic cancer. N Engl J Med 2004; 350: 1.200–1.210.

[65] Neoptolemos JP et al. Adjuvant chemotherapy with fluorouracil plus folinic acid vs gemcitabine following pancreatic cancer resection: a randomized controlled trial. JAMA 2010; 304:1.073–1.081.

[66] Neoptolemus JP et al. Controlled trial of urgent retrograde cholangiopancreaticography and endoscopic sphincterotomy versus conservative treatment for acute pancreatitis due to gallstones. Lancet 1988; 29: 979–983.

[67] Nimura Y et al. Standard versus extended lymphadenectomy in radical pancreatoduodenectomy for ductal adenocarcinoma of the head of the pancreas: long-term results of a Japanese multicenter randomized controlled trial. J Hepatobiliary Pancreat Sci 2012; 19: 230–241.

[68] Nitsche R et al. Urgent ERCP in all cases of acute biliary pancreatitis. A prospective randomized multicenter study. Eur J Med Res 1995; 18: 127–131.

[69] Oettle H et al. Adjuvant chemotherapy with gemcitabine vs observation in patients undergoing curative-intent resection of pancreatic cancer: a randomized controlled trial. JAMA 2007; 297: 267–277.

[70] O'Malley VP, Cannon JP, Postie RG. Pancreatic pseudocysts: Cause, therapy, and results. Am J Surg 1985; 150: 680–682.

[71] Otsuki M et al., Research Committee of Intractable Pancreatic Diseases provided by the Ministry of Health, Labour and Welfare of Japan and the Korean Society of Pancreatobiliary Diseases. Asian diagnostic criteria for autoimmune pancreatitis: consensus of the Japan-Korea Symposium on autoimmune pancreatitis. J Gastroneterol 2008; 43: 403–408.

[72] Partington PF, Rochelle RE. Modified Puestow procedure for retrograde drainage of the pancreatic duct. Ann Surg 1960; 152: 1.037–1.043.

[73] Pederzoli P, Bassi C, Falconi M, Camboni MG. Efficacy octreotide in the prevention of complications of elective pancreatic surgery. Italian Study Group. Br J Surg 1994; 81: 265–259.

[74] Pedrazzoli S et al., Lymphadenectomy Study Group: Standard vs. Extended Lymphadenectomy Associated with Pancreatoduodenectomy in the Surgical Treatment of Adenocarcinoma of the Head of the Pancreas. Ann Surgery 1998; 228: 508–517.

[75] Pitt HA. Pancreaticoduodenectomy. Does it have a role in the palliation of pancreatic cancer? Ann Surg 1996; 223: 718–725.

[76] Polati E et al. Prospective randomized double-blind trial of neurolytic coeliac plexus block in patients with pancreatic cancer. Br J Surg 1998; 85: 199–201.

[77] Poston G, Williamson R. Surgical management of acute pancreatitis. Br J Surg 1990; 77: 5–12.

[78] Puestow CB, Gillesby WJ. Retrograde surgical drainage of pancreas for chronic relapsing pancreatitis. Arch Surg 1958; 76: 898–907.

[79] Ranson JHC, et al. Objective early identification of severe acute pancreatitis. Am J Gastroenterol 1974; 61: 443–451.

[80] Ranson JHC. Etiological and prognostic factors in human acute pancreatitis: A review. Am J Gastroenterol 1982; 77: 633–638.

[81] Rau B, Pralle U, Uhl W, Schönberg MH, Beger HG. Management of sterile necrosis in instances of severe acute pancreatitis. J Am Coll Surg 1995; 181: 279–288.

[82] Rösch T, Daniel S, Scholz M et al. Endoscopic treatment of chronic pancreatitis: a multicenter study of 1,000 patients with long-term follow-up. Endoscopy 2002; 34: 765–771.

[83] Sanjay P, Takaori K, Govil S, Shrikhande SV, Windsor JA. "Artery-first"-approaches to pancreaticoduodenectomy. Br J Surg 2012; 99:1.027–1.035.

[84] Sarfeh IJ, Rypins EB, Jakowatz JG, Juler GL. A prospective, randomized clinical investigation of cholecystoenterostomy and choledochoenterostomy. Am J Surg 1988; 155: 411–414.

[85] Sarles H, Sarles JC, Muratore R, Guien C. Chronic inflammatory sclerosis of the pancreas – an autonomous pancreatic disease? Am J Dig Dis 1961; 6:668–6.698.

[86] Sarner M, Cotton PB. Definitions of acute and chronic pancreatitis. Clin Gastroenterol 1984; 13: 865–870.

[87] Sarr MG et al. Clinical and pathologic correlation of 84 mucinous cystic neoplasms of the pancreas. Ann Surg 2000; 231: 205–212.

[88] Sawyer R, Frey CF. Is there still a role for distal pancreatectomy in surgery for chronic pancreatitis? Am J Surg 1994; 168: 6–9.

[89] Sener SF, Fremgen A, Menck HR, Winchester DP. Pancreatic cancer: a report of treatment and survival trends for 100,313 patients diagnosed from 1985–1995, using the National Cancer Database. J Am Coll Surg 1999; 189: 1–7.

[90] Settmacher U et al. Reconstruction of visceral arteries with homografts in excision of the pancreas. Chirurg 2004, 75: 1.199–1.206.

[91] Singer MV, Ggr K, Sarles H. Revised classification of pancreatitis. Gastroenterology 1985; 89: 685–685.

[92] Smith AC et al. Randomised trial of endoscopic stenting versus surgical bypass in malignant low bileduct obstruction. Lancet 1994; 344: 1.655–1.660.

[93] Spivak H et al. Management of pancreatic pseudocysts. J Am Col Surg 1998; 186: 507–511.

[94] Strasberg SM, Drebin JA, Linehan D. Radical antegrade modular pancreatosplenectomy. Surgery 2003; 133: 521–527.

[95] Strate T et al. Long-term follow-up of a randomized trial comparing the Beger and Frey procedures für patients suffering from chronic pancreatitis. Ann Surg 2005; 241: 591–598.

[96] Takahashi S, Ogota J, Tsuzuki T. Combined resection of the pancreas and portal vein for pancreatic cancer. Br J Surg 1994; 81: 1.190–1.193.

[97] Takano S et al. Pancreaticojejunostomy versus pancreaticogastrostomy in reconstruction following pancreaticoduodenectomy. Br J Surg 2000, 87: 423–427.

[98] Takeda K, Matsuno S, Sunamura M, Kobari M. Surgical aspects and management of acute necrotising pancreatitis: Recent results of a cooperative national survey in Japan. Pancreas 1998; 16: 316–322.

[99] Tanaka M et al. et al. International consensus guidelines 2012 for the management of IPMN and MCN of the pancreas. Pancreatology 2012; 12: 183–197.

[100] Tanaka M et al. International consensus guidelines for management of intraductal papillary mucinous neoplasms and mucinous cystic neoplasms of the pancreas. Pancreatology 2006; 6: 17–32.

[101] Thiele H, Trede M. Die Cross-section-Gastroenterostomie. Eine Alternative zur konventionellen Seit-zu-Seit Gastroenterostomie. Chirurg 1987; 55: 274–276.

[102] Ueno H et al. A randomised phase III trial comparing gemcitabine with surgery-only in patients with resected pancreatic cancer: Japanese Study Group of Adjuvant Therapy for Pancreatic Cancer. Br J Cancer 2009; 101: 908–915.

[103] Van Heek TN et al. The need for a prophylactic gastrojejunostomy for unresectable periampullary cancer: A prospective randomized multicenter trial with special focus on assessment of quality of life. Ann Surg 2003; 238: 894–905.

[104] van Santfoort HC et al. Dutch Pancreatitis Study Group. A step-up approach or open necrosectomy for necrositing pancreatitis. New Engl J Med 2010; 362:1.491–1.502.

[105] Wittekind C, Meyer HJ (Hrsg.) UICC – TNM-Klassifikation maligner Tumore. 7. A. Wiley-VCH, Weinheim 2010.

[106] Yeo CJ et al. Erythromycin accelerates gastric emptying after pancreaticoduodenectomy. A prospective, randomized, placebo-controlled trial. Ann Surg 1993, 218: 229–237.

[107] Yeo CJ, Cameron JL et al. Pancreaticoduodenectomy with or without distal gastrectomy and extended retroperitoneal lymphadenectomy for periampullary adenocarcinoma, Part 2. Ann Surgery 2002; 236: 355–368.

[108] Yeo CJ, Cameron JL, Maher MM et al. A prospective randomized trial of pancreaticogastrostomy versus pancreaticojejunostomy after pancreaticoduodenectomy. Ann Surg 1995; 222: 580–588.

[109] Zhou W et al. Stapler versus suture closure of pancreatic remnant after distal pancreatectomy: a meta-analysis. Am J Surg 2010; 200: 529–536.

V Transplantationschirurgie

KAPITEL

21

Jan E. Slotta und Otto Kollmar

Grundlagen der Transplantationschirurgie

21.1 Historie

Die Idee, krankhafte Organe zu ersetzen, ist keine Erfindung der modernen Medizin, sondern sie findet sich bereits in den Mythen und Legenden der Antike. In der hinduistischen, ägyptischen und mesopotamischen Sagenwelt finden sich zahlreiche Hinweise auf den Austausch von erkrankten oder hässlichen Körperteilen. Diese Vorstellungen münden z. B. in der Sphinx aus der altägyptischen Kultur oder der Chimäre und dem Minotaurus in der griechischen Sagenwelt. Diese Fabelwesen besitzen Körperteile von Mensch und verschiedenen Tieren und können als Ausdruck einer antiken Vorstellung der Xenotransplantation angesehen werden. In historischen Überlieferungen aus der Zeit von vor Christi Geburt, im 5.–3. Jahrhundert v. Chr., gibt es Berichte, nach denen der chinesische Arzt Pien Ch'iao die Herzen von zwei verwundeten Soldaten ausgetauscht haben soll, um Einfluss auf das Gleichgewicht von starkem Willen und starkem Geist der beiden Soldaten zu nehmen [23]. Auch in der christlichen Historie gibt es Überlieferungen aus dem 3. Jahrhundert n. Chr., welche die Idee der Transplantation zur Behandlung erkrankter Gliedmaßen dokumentieren [21].

Die modernere Transplantationshistorie, welche sich vom Mythen- und Legendenstatus abhebt, beginnt etwa im 16. Jahrhundert n. Chr., als der italienische Arzt Gaspare Tagliacozzi (1545–1599) in seinem Buch über plastische Chirurgie die Technik der Rekonstruktion der Nase mittels Hauttransplantation vom Oberarm erläutert. Letztlich erlaubten die medizinischen Fortschritte (Narkose, Antisepsistherapie) jedoch erst zu Beginn des 19. Jahrhunderts die technische Durchführbarkeit solcher komplexen chirurgischen Eingriffe. Der Berner Chirurg und spätere Nobelpreisträger Theodor Kocher gilt als Pionier der modernen Transplantationsmedizin. Er führte 1883 bei einem thyreoidektomierten Patienten eine Transplantation von fremdem Schilddrüsengewebe durch, um die sogenannte *Cachexia strumipriva* nach Thyreoidektomie zu therapieren. [21] 1901 entdeckte der Österreicher Karl Landsteiner das menschliche Blutgruppensystem. Durch diese Entdeckung verhalf er der Transfusion von humanem Blut zu ihrer Etablierung und zum medizinischen Durchbruch. Bis dato war diese Therapieform seit der erstmaligen Durchführung durch James Blundell im Jahr 1818 in Unkenntnis der Blutgruppen mit einer Vielzahl von Komplikationen behaftet gewesen. In den Folgejahren wurden zunehmend Versuche unternommen, Gewebe und Organe zu transplantieren. Anfänglich wurden zumeist xenogene Transplantationen (Verpflanzung von Tier auf Mensch) durchgeführt, bei denen verschiedenste Tiere als „Organspender" dienten. Die allogenen Transplantationen (Verpflanzung zwischen genetisch nicht identischen Spender-Empfänger-Paaren) ließen jedoch zumeist nicht lange auf sich warten (➤ Tab. 21.1). Zudem ermöglichten viele bahnbrechende Entdeckungen im Bereich der Immunologie und Pharmakologie letztlich den Fortschritt der Transplantationsmedizin. Hierbei ermöglichten diese Entwicklungen nicht nur Fortschritte auf dem Gebiet der Transplantation zum Ersatz lebenswichtiger erkrankter Organe. Vielmehr rückten auch die Ideen der plastischen Rekonstruktion von Weichteildefekten sowie der funktionellen Wiederherstellung des muskuloske-

Tab. 21.1 Meilensteine der Transplantationsmedizin.

1878	erste allogene Knochentransplantation	William Macewen [27a]
1881	erste allogene Hauttransplantation	E. T. Ely [43]
1905	erste allogene Corneatransplantation	Eduard Zirm [43], [43a]
1908	erste Knietransplantation	Eric Lexer [43]
1936	erste allogene Nierentransplantation	Yurii Voronov [43], [43a]
1944	Immunologie der Abstoßung	Peter Brian Medawar [48d]
1954	erste erfolgreiche syngene Nierentransplantation	Joseph Murray & David Hume [43], [43a]
1956	erste erfolgreiche Knochenmarktransplantation	Edward Donnall Thomas [42a]
1957	Zulassung von Azathioprin	[1]
1958 ff.	Entdeckung des HLA-Systems	Jean-Baptiste Dausset [11b]
1962	erste erfolgreiche allogene Nierentransplantation	Joseph Murray & David Hume [43], [43a]
1963	erste erfolgreiche Lungentransplantation	James Hardy [43], [43a]
1966	erste erfolgreiche Nieren-Pankreastransplantation	Richard Lillehei & William Kelly [43], [43a]
1967	erste erfolgreiche Lebertransplantation	Thomas Starzl [43], [43a]
1967	erste erfolgreiche Herztransplantation	Christiaan Barnard [43], [43a]
1969	erste erfolgreiche Herz-Lungentransplantation	Denton Cooley [11a]
1978	erste erfolgreiche syngene Hodentransplantation	Sherman J. Silber [38b]
1983	erste erfolgreiche Einzel-Lungentransplantation	Joel Cooper [43]
1986	Zulassung von OKT3	

Tab. 21.1 Meilensteine der Transplantationsmedizin. (Forts.)

1987	erste Dominotransplantation	[43]
1988	erste Split-Leber-Transplantation	Rudolf Pichlmayr [32b]
1989	erste erfolgreiche Dünndarmtransplantation	Olivier Goulet [18a]
1989	erste Leberlebendspende	Christoph Broelsch [43], [43a]
1990	erste erfolgreiche Leber-Dünndarm-Transplantation	David Grant [43]
1990	erste Lungenlebendspende	Vaughn Starnes [43]
1994	Zulassung von FK 506	[43a]
1998	erste Armtransplantation	Nadey Hakim [20a]
1998	erste Handtransplantation	Earl Owen & Jean-Michel Dubernard [43a]
1998	Zulassung von Basiliximab	[1a]
1999	Zulassung von Rapamycin	
2000	erste bilaterale Handtransplantation	[13a]
2005	erste (partielle) Gesichtstransplantation	Bernard Devauchelle & Jean-Michel Dubernard [43a]
2005	erste erfolgreiche Ovartransplantation	Sherman J. Silber [38c]
2006	erste Penistransplantation	Weilie Hu [21a]
2008	erste Schultertransplantation	Sandro Giannini [38a]
2008	erste bilaterale Armtransplantation	Edgar Biemer & Christoph Hoehnke [32a]
2009	Zulassung von Everolimus	
2010	erste Gesichtstransplantation	Joan Pere Barret [32a]

lettalen Systems oder des Urogenitalsystems in den Fokus des Interesses und des medizinischen Pioniergeistes.

21.2 Gesetzliche Grundlagen und beteiligte Institutionen

21.2.1 Transplantationsgesetz

Die gesetzliche Grundlage und Legitimation zur Durchführung von Organtransplantationen ist in Deutschland das Transplantationsgesetz (TPG). Das TPG wurde am 25.6.1997 vom Deutschen Bundestag verabschiedet und trat nach Zustimmung durch den Bundesrat vom 26.9.1997 am 1.12.1997 in Kraft [16]. Nach einer Neufassung des Gesetzes im Jahre 2007 im Rahmen des Inkrafttretens des Gewebegesetzes [17] wurde das TPG zuletzt am 19.10.2012 mit Geltung seit dem 1.11.2012 [18] geändert.

Die letzte Änderung des TPG regelt die Zulässigkeit von Organspenden im Rahmen einer erweiterten Zustimmungslösung. Diese besagt, dass im Falle des eingetretenen Hirntodes eine Organentnahme nur mit Zustimmung des Spenders oder der nächsten Familienangehörigen zulässig ist (Abschnitte 1 und 2 des TPG). Darüber hinaus werden im Gesetz die Zulässigkeit von Lebendspenden von Organen und Geweben sowie formale Voraussetzungen hierfür geregelt.

Seit dem 1. November 2012 gilt in Deutschland das Gesetz zur Regelung der Entscheidungslösung im Transplantationsgesetz. Unter Entscheidungslösung versteht man, dass jeder Bundesbürger auf der Basis einer breiten Aufklärung regelmäßig seine eigene Bereitschaft zur Organ- und Gewebespende überdenken und schriftlich dokumentieren soll, um die Bereitschaft zur Organ- und Gewebespende zu erhöhen. Hierzu sind die gesetzlichen und privaten Krankenkassen verpflichtet, ihren Versicherten alle zwei bis fünf Jahre einen Organspendeausweis sowie entsprechendes Informationsmaterial zuzusenden. Die Entscheidung für oder gegen eine Organspende ist freiwillig.

Die meisten europäischen Länder haben in ihren Transplantationsgesetzen eine Widerspruchslösung verankert (z. B. Österreich, Belgien, Frankreich, Spanien), die besagt, dass ein hirntoter Patient grundsätzlich als Organspender angesehen wird, sofern der Verstorbene einer Organentnahme zu Lebzeiten nicht ausdrücklich widersprochen hat. Dem steht die Zustimmungslösung (z. B. Niederlande, Großbritannien) gegenüber, gemäß deren der Verstorbene zu Lebzeiten einer Organentnahme zugestimmt haben muss, sei es durch einen Organspendeausweis oder eine Patientenverfügung. Liegt keine Zustimmung vor, können die Angehörigen über eine Entnahme entscheiden, wobei der ihnen bekannte oder der mutmaßliche Wille des Verstorbenen ihnen zur Entscheidungsfindung dienen muss.

Weiterhin finden sich im TPG Regelungen bezüglich der Entnahme, Vermittlung und Übertragung von Organen, insbesondere unter Definition der Aufgaben und Befugnisse der Koordinierungsstelle (Deutsche Stiftung Organtransplantation, DSO; § 11 TPG). Neben weiteren Paragrafen, welche die Themen Dokumentation, Rückverfolgung, Datenschutz und

Fristen beinhalten, wird im TPG die Bundesärztekammer (BÄK) als verantwortliche Institution benannt. Ihre Aufgabe ist die Festlegung von Richtlinien zu
- Hirntoddiagnostik,
- Aufnahme auf die Warteliste,
- Wartelistenführung,
- Untersuchung von Organspender und -empfänger,
- Organvermittlung,
- Aufbereitung, Aufbewahrung und Beförderung der Organe nach dem Stand der „Erkenntnisse der medizinischen Wissenschaft".

In den §§ 17–20 TPG ist festgelegt, dass der Handel mit Organen und Geweben strafbar ist, ebenso wie die Entnahme und Transplantation, aber auch die Annahme von aus Handel stammenden Organen und Geweben. Organhandel wird nach dem aktuellen Gesetz mit bis zu 5 Jahren Haftstrafe oder Geldstrafen geahndet.

21.2.2 Eurotransplant

Gemäß § 12 Abs. 1 TPG ist die Stiftung Eurotransplant mit Sitz im niederländischen Leiden die Vermittlungsstelle für vermittlungspflichtige Organe. Eurotransplant ist vom Spitzenverband Bund der Krankenkassen, der Bundesärztekammer und der Deutschen Krankenhausgesellschaft bzw. der Bundesverbände der Krankenhausträger mit dieser Aufgabe beauftragt. Eurotransplant wurde bereits 1967 von Jon van Rood gegründet und ist eine internationale, finanziell und organisatorisch eigenständige Einrichtung. Derzeit sind 8 europäische Staaten im Verbund Eurotransplant organisiert (➤ Abb. 21.1) mit dem Ziel, über einen erweiterten Spenderpool die Allokation eines möglichst optimalen Organs für jeden Empfänger zu ermöglichen.

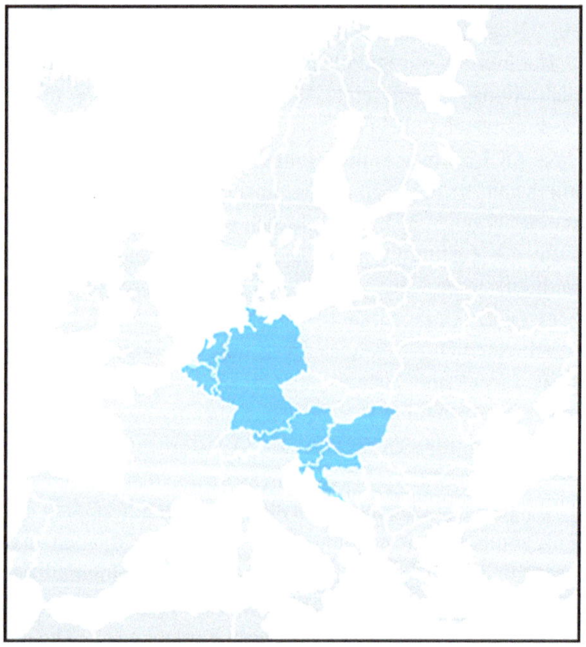
Abb. 21.1 Mitgliedsstaaten in Eurotransplant. [W900]

Die Aufgaben von Eurotransplant umfassen zum einen die zentrale Wartelistenführung für alle Länder. Hierfür müssen die nationalen Transplantationszentren in regelmäßigen, definierten Intervallen die Befunde der Patienten an Eurotransplant übermitteln. Dies erfolgt durch eine am Transplantationszentrum ansässige Transplantationskoordinationsstelle. Basierend auf den Patientendaten sowie den immunphänotypischen Eigenschaften (HLA-Merkmale) von Empfänger und Spenderorgan erfolgt die Allokation der Spenderorgane basierend auf einer computergestützten *match-list*, in die neben den medizinischen Fakten auch ethische Kriterien einfließen. Die Allokation erfolgt nach dem *match*, welches im Wesentlichen auf der Dringlichkeit der Transplantation für den Empfänger sowie dem erwarteten Outcome basiert. Daneben fließen die sogenannte *national organ balance* und je nach Organ bzw. Erkrankung auch die Wartezeit des Empfängers auf der Warteliste in die Allokation ein. Ziel ist es, eine möglichst objektive, reproduzierbare und transparente Allokation zu ermöglichen.

Darüber hinaus sammelt Eurotransplant Daten über Spender, Empfänger, die Transplantationen selbst sowie über das Outcome nach der Transplantation. Durch diese Forschungsbetätigung soll eine Weiterentwicklung und Optimierung des Allokationsprozesses ermöglicht werden. Ferner erfolgen durch regelmäßig veröffentlichte Berichte und Statistiken, durch Vorträge und Präsentationen von Eurotransplant-Mitarbeitern an Fachkongressen sowie durch die halbjährlich stattfindenden Eurotransplant-Meetings ein entsprechender wissenschaftlicher Austausch und eine Information der beteiligten Zentren und Behörden.

21.2.3 Deutsche Stiftung Organtransplantation

Gemäß § 11 Abs. 1 des TPG ist die Deutsche Stiftung Organtransplantation (DSO) die durch den Spitzenverband Bund der Krankenkassen, die Bundesärztekammer und die Deutsche Krankenhausgesellschaft oder die Bundesverbände der Krankenhausträger gemeinsam beauftragte Koordinierungsstelle für Deutschland. Zu ihren Aufgaben gehört die Beratung und Unterstützung der deutschen Kliniken, in denen eine Organspende durchgeführt werden soll. Diese Unterstützung bezieht sich auf alle Fragen der Organspende sowie Hilfestellung bei der Durchführung der Hirntoddiagnostik und Koordination. Ziel ist im Wesentlichen eine Entlastung des Krankenhauses und des betroffenen Personals im Fall einer Organspende. Darüber hinaus umfasst der Aufgabenbereich der DSO die psychologische Unterstützung und Begleitung der Angehörigen von Organspendern und die Teilnahme an Gesprächen zur Klärung von Fragen der Organspende bzw. des mutmaßlichen Patientenwillens. Ziel ist es, einerseits den Willen und die Würde der Organspender zu beachten und zu wahren und andererseits die ohnehin emotional maximal beanspruchten Angehörigen professionell zu betreuen. Weiterhin hat die DSO die Aufgabe, im Dialog mit der Öffentlichkeit für mehr Information und Transparenz zum Thema Organspende zu sorgen und eine Sensibilisierung der Gesellschaft für dieses Thema und letztlich gesellschaftliche Akzeptanz der Organspende zu erreichen. Dies ist insbesondere vor dem Hintergrund der herrschenden Knappheit an Spenderorganen wichtig, da jährlich eine Vielzahl an Patienten auf der Warteliste verstirbt, weil keine (passenden) Spenderorgane verfügbar sind. [13]

21.2.4 Bundesärztekammer

Die Bundesärztekammer (BÄK) legitimiert und reglementiert laut § 16 Abs. 1 des TPG durch die Vorgabe von wissenschaftlich basierten Richtlinien das ärztliche Handeln. Zur Einhaltung der gesetzlichen Vorgaben, den „Stand der Erkenntnisse der medizinischen Wissenschaft" bei der Verfassung von Richtlinien zu definieren, existiert bei der BÄK ein wissenschaftlicher Beirat, der bei der Erarbeitung der Richtlinien die gegebene medizinische Evidenz und die verfügbaren Daten evaluiert und interpretiert. In Bezug auf das Thema Transplantationsmedizin veröffentlicht und aktualisiert die BÄK ihre Richtlinien regelmäßig [10]. Die Regularien und Vorgaben zur Feststellung des Hirntodes als Voraussetzung für eine Organspende werden in der 1998 veröffentlichten Richtlinie genauestens definiert [7]. Darüber hinaus existieren Richtlinien zur Wartelistenführung und Organvermittlung, Spendermeldung und Spenderschutz sowie für die Transplantation von außerhalb des Eurotransplant-Bereichs postmortal entnommener Organe [10]. Neben weiteren Richtlinien zur Transplantation von Stammzellen aus Nabelschnurblut oder von peripheren Blutstammzellen sowie zur allogenen Knochenmarkstransplantation von nicht verwandten Spendern veröffentlicht die Bundesärztekammer Mitteilungen oder Stellungnahmen, um ärztliches Handeln zu regulieren und Fehlverhalten zu vermeiden. Als Beispiel sei hier die Organentnahme nach Herztod und deren Verwendung zur Transplantation genannt *(non-heart-beating donors)*. Während in manchen Eurotransplant-Ländern die Entnahme von Organen bei herztoten Organspendern und die Transplantation dieser gespendeten Organe legitim ist, ist in Deutschland die Transplantation eines nicht gemäß den deutschen Gesetzesvorschriften entnommenen Organs nicht erlaubt [11].

Tab. 21.2 Übersicht der Aufgaben der an der Organtransplantation beteiligten Institutionen.

Eurotransplant	Wartelistenführung
	Organallokation
	Qualitätsmanagement
	Forschung
Deutsche Stiftung Organtransplantation	Förderung der Organspende
	Information und Aufklärung
	Unterstützung der Krankenhäuser bei Organspenden
	Koordination und Transport von allokierten Organen
Bundesärztekammer	Vorgabe von Richtlinien
	Festlegung des Standards ärztlichen Handelns
	Information der Ärzteschaft durch Publikationen
	Stand der Erkenntnisse der medizinischen Wissenschaft

Eine Übersicht über die Aufgaben und Befugnisse der am Prozess der Wartelistenführung, Organallokation und -verteilung beteiligten Institutionen und ihrer Aufgaben ist in ➤ Tab. 21.2 wiedergegeben.

21.3 Empfänger-Evaluation am Beispiel Lebertransplantation

Eine Organtransplantation zielt auf die Heilung eines Patienten mit einer schweren, irreversiblen strukturellen und funktionellen Schädigung eines lebenswichtigen Organs. Gemäß der Richtlinie der BÄK zur Wartelistenführung und Organvermittlung zur Lebertransplantation kann eine Organtransplantation medizinisch indiziert sein, *„wenn Erkrankungen nicht rückbildungsfähig fortschreiten, durch einen genetischen Defekt bedingt sind und das Leben gefährden oder die Lebensqualität hochgradig einschränken und durch die Transplantation erfolgreich behandelt werden können"* [8].

Jedoch kann nicht jeder Patient, der eine Lebererkrankung aufweist, eine Organtransplantation erhalten. Im Folgenden soll beispielhaft (Vorgehen am Universitätsklinikum Göttingen) für die Evaluation eines potenziellen Organempfängers ein Algorithmus aufgezeigt werden, nach dem Patienten mit der Frage nach der Aufnahme auf die Warteliste zur Lebertransplantation untersucht werden sollten.

Bei Zuweisung eines Patienten mit einer Erkrankung, die eine Lebertransplantation rechtfertigend notwendig macht, erfolgt nach ausführlicher Anamnese und grob orientierenden Untersuchungen die Vorstellung des Patienten in der interdisziplinären Transplantationskonferenz. In dieser Konferenz wird entschieden, ob der Patient prinzipiell für eine Transplantation qualifiziert ist und zur ausführlichen Evaluation hospitalisiert werden sollte. Im Falle des interdisziplinären Konsens hierzu wird der Patient auf einer gastroenterologisch-hepatologischen oder interdisziplinären Station aufgenommen, die auf die Behandlung von Patienten vor

Transplantations Zentrum GÖTTINGEN	UNIVERSITÄTSMEDIZIN GÖTTINGEN • GEORG-AUGUST-UNIVERSITÄT Interdisziplinäre Transplantationsmedizin in der UMG – Leber , Tel.: 0551 -39-10310 **LTX_FB_01.01_Checkliste Evaluation vor Lebertransplantation**	UMG Seite 1/4

Patienten-Etikett

Allgemeines		HZ
Datum	Anamnese und körperliche Untersuchung (Dokumentation in Internistischer Krankenakte)	
Datum	Größe (cm): Gewicht (kg):	

Labor		**Befund**		HZ
Datum	Quick, INR, PTT, kl. BB, Diff.BB, LTX-Profil	☐ ohne path. B.	☐ mit path. B. ☐ unklarer B.	
Datum	Transferrin, Ferritin, fT3, fT4, TSH	☐ ohne path. B.	☐ mit path. B. ☐ unklarer B.	
Datum	CDT, EtG, EtS	☐ ohne path. B.	☐ mit path. B. ☐ unklarer B.	
Datum	Proteinelektrophorese	☐ ohne path. B.	☐ mit path. B. ☐ unklarer B.	
Datum	AMA, ANA, Proteinurie	☐ ohne path. B.	☐ mit path. B. ☐ unklarer B.	
Datum	AFP, CA19-9	☐ ohne path. B.	☐ mit path. B. ☐ unklarer B.	
Datum	Kreatinin-Clearance, U-Status/Sediment, U-Kultur	☐ ohne path. B.	☐ mit path. B. ☐ unklarer B.	
Datum	Blutgruppe incl. Rh-Faktor, Kell, Antikörpersuchtest	☐ ohne path. B.	☐ mit path. B. ☐ unklarer B.	
Datum	**Bei Männern vor Urologie-Konsil** PSA, β-HCG	☐ ohne path. B.	☐ mit path. B. ☐ unklarer B.	

Transplantations Zentrum GÖTTINGEN	UNIVERSITÄTSMEDIZIN GÖTTINGEN • GEORG-AUGUST-UNIVERSITÄT Interdisziplinäre Transplantationsmedizin in der UMG – Leber , Tel.: 0551 -39-10310 **LTX_FB_01.01_Checkliste Evaluation vor Lebertransplantation**	UMG Seite 2/4

Mikrobiologie/Virologie		**Befund**		HZ
Datum	Hepatitis-Serologie (Hepatitis A,B,C,D)	☐ ohne path. B.	☐ mit path. B. ☐ unklarer B.	
Datum	**Bei pos. AK-Befund:** Hepatitis-PCR	☐ ohne path. B.	☐ mit path. B. ☐ unklarer B.	
Datum	Anti-HIV	☐ ohne path. B.	☐ mit path. B. ☐ unklarer B.	
Datum	**Bei pos. AK-Befund:** HIV-PCR	☐ ohne path. B.	☐ mit path. B. ☐ unklarer B.	
Datum	anti-CMV-, anti-EBV-, anti-HSV-, anti-VZV-IgM und IgG	☐ ohne path. B.	☐ mit path. B. ☐ unklarer B.	
Datum	**Bei pos. AK-Befund:** PCR	☐ ohne path. B.	☐ mit path. B. ☐ unklarer B.	
Datum	Toxoplasmose-, Syphilis-, Candida- und Aspergillen-Serologie	☐ ohne path. B.	☐ mit path. B. ☐ unklarer B.	
Datum	MRSA-Screening	☐ ohne path. B.	☐ mit path. B. ☐ unklarer B.	

Diagnostik	* erstmalig zur Listung, Wiederholung spätestens nach 2 Jahren, auf Empfehlung und je nach Befund auch eher	**Befund**		HZ
Datum	Lungenfunktion *	☐ ohne path. B.	☐ mit path. B. ☐ unklarer B.	
Datum	EKG (ggf. Belastungs-EKG) *	☐ ohne path. B.	☐ mit path. B. ☐ unklarer B.	
Datum	Herzecho *	☐ ohne path. B.	☐ mit path. B. ☐ unklarer B.	
Datum	Duplex der Carotiden *	☐ ohne path. B.	☐ mit path. B. ☐ unklarer B.	
Datum	Gastroskopie (1x/Jahr) *	☐ ohne path. B.	☐ mit path. B. ☐ unklarer B.	
Datum	**Pat. > 50 Jahre:** Herzkatheter (nach RS Anästhesie)	☐ ohne path. B.	☐ mit path. B. ☐ unklarer B.	
Datum	**Pat. > 55 Jahre:** Koloskopie *	☐ ohne path. B.	☐ mit path. B. ☐ unklarer B.	
Datum	**Pat. mit PSC:** ERCP (alle 12 Monate)	☐ ohne path. B.	☐ mit path. B. ☐ unklarer B.	

Transplantations Zentrum GÖTTINGEN	UNIVERSITÄTSMEDIZIN GÖTTINGEN • GEORG-AUGUST-UNIVERSITÄT Interdisziplinäre Transplantationsmedizin in der UMG – Leber , Tel.: 0551 -39-10310 **LTX_FB_01.01_Checkliste Evaluation vor Lebertransplantation**	UMG Seite 3/4

Bildgebung		**Befund**		HZ
Datum	MRT der Leber und MR-Angio **alternativ:**	☐ ohne path. B.	☐ mit path. B. ☐ unklarer B.	
Datum	3-Phasen Dünnschicht-CT des Abdomens **(Wiederholung bei auffälligem Sonographie-Befund oder AFP-Anstieg)**	☐ ohne path. B.	☐ mit path. B. ☐ unklarer B.	
Datum	Thorax in 2 Ebenen *	☐ ohne path. B.	☐ mit path. B. ☐ unklarer B.	
Datum	Röntgen NNH	☐ ohne path. B.	☐ mit path. B. ☐ unklarer B.	
Datum	Abdomen-Sonographie mit KM und Duplex **(alle 3-6 Monate)**	☐ ohne path. B.	☐ mit path. B. ☐ unklarer B.	
Datum	Schilddrüsen-Sonographie	☐ ohne path. B.	☐ mit path. B. ☐ unklarer B.	
Datum	Messung der Knochendichte (Wiederholung nach Empfehlung)	☐ ohne path. B.	☐ mit path. B. ☐ unklarer B.	
Datum	**Bei HCC:** Knochen-Szintigraphie	☐ ohne path. B.	☐ mit path. B. ☐ unklarer B.	
Datum	**Bei HCC:** CT-Thorax	☐ ohne path. B.	☐ mit path. B. ☐ unklarer B.	

Konsile		**Befund**		HZ
Datum	Anästhesiologie zur Prämedikation und Abklärung zusätzlicher Diagnostik **(Voraussetzung: LuFu, Herz-Echo, Carotis-Duplex) ***	☐ ohne path. B.	☐ mit path. B. ☐ unklarer B.	
Datum	ZMK (Fokussuche, ggf. Zahnsanierung)	☐ ohne path. B.	☐ mit path. B. ☐ unklarer B.	
Datum	HNO (Fokussuche)	☐ ohne path. B.	☐ mit path. B. ☐ unklarer B.	
Datum	Gynäkologie / Urologie (Fokussuche)	☐ ohne path. B.	☐ mit path. B. ☐ unklarer B.	
Datum	Dermatologie (Fokussuche)	☐ ohne path. B.	☐ mit path. B. ☐ unklarer B.	
Datum	Psychosomatik	☐ ohne path. B.	☐ mit path. B. ☐ unklarer B.	
Datum	Psychiatrie (für alle Pat. mit Suchterkrankungen incl. Nachweis einer nachhaltigen psychiatr. Anbindung)	☐ ohne path. B.	☐ mit path. B. ☐ unklarer B.	
Datum	**Bei patholg. SD-Werten:** Endokrinologie	☐ ohne path. B.	☐ mit path. B. ☐ unklarer B.	

Transplantations Zentrum GÖTTINGEN	UNIVERSITÄTSMEDIZIN GÖTTINGEN • GEORG-AUGUST-UNIVERSITÄT Interdisziplinäre Transplantationsmedizin in der UMG – Leber , Tel.: 0551 -39-10310 **LTX_FB_01.01_Checkliste Evaluation vor Lebertransplantation**	UMG Seite 4/4

Evaluation vollständig

....
Datum Name Arzt/Ärztin Unterschrift

Zustimmung zur Vorstellung in der LTX-Konferenz

Bei o.g. Patient/Patientin liegt nach Sichtung aller vorliegenden Befunde folgende Indikation gemäß Richtlinien der Bundesärztekammer zur Listung auf der Warteliste zur Lebertransplantation vor:

Kontraindikationen sind zum jetzigen Zeitpunkt nicht erkennbar.

....
Datum OA Klinik für Gastroenterologie/Allgemeinchirurgie Unterschrift

Nach Zustimmung zur Listung durch Konferenz und Patienten		Durchgeführt am	HZ
(Auffrisch)-Impfungen	Hepatitis A und B		
	Influenza		
	VZV (nur wenn AK negativ)		
	Tetanus, Diphtherie, Polio, Pertussis		
	Pneumokokken, Haemophilus influenza		
HLA-Labor	HLA-Typisierung, Leukozyten-AK		
Aufklärung	OP		
	Studienteilnahme		

Abb. 21.2 Checkliste für die Evaluation von Patienten zur Lebertransplantation am Beispiel der Universitätsmedizin Göttingen. [M893]

und nach Lebertransplantation spezialisiert ist. Im Rahmen eines ca. 7-tägigen Aufenthalts wird eine standardisierte Evaluation durchgeführt, die anhand einer via Intranet verfügbaren Checkliste (➤ Abb. 21.2) dokumentiert wird. Diese Checkliste beinhaltet die im Rahmen der Evaluation zur Lebertransplantation erforderlichen Untersuchungen. Insgesamt durchläuft der Patient eine umfassende laborchemische, serologische und mikrobiologische, eine umfassende interventionelle und apparative Diagnostik sowie eine konsiliarische Vorstellung bei einer Vielzahl von anderen Fachabteilungen.

Ziel der Evaluation ist es zum einen, die Indikation zur Lebertransplantation zu überprüfen (z. B. Milan-Kriterien bei hepatozellulärem Karzinom), sowie zum anderen, das Vorliegen einer Kontraindikation gegen eine Lebertransplantation auszuschließen. Kontraindikationen, *„die das Operationsrisiko erheblich erhöhen oder den längerfristigen Erfolg der Transplantation in Frage stellen, [sind] nicht kurativ behandelte bösartige Erkrankungen, soweit sie nicht der Grund für die Transplantation sind, klinisch manifeste oder durch Immunsuppression erfahrungsgemäß sich verschlimmernde Infektionserkrankungen, […oder] vorhersehbare schwerwiegende operativ-technische Probleme“* [8]. Insbesondere ist die

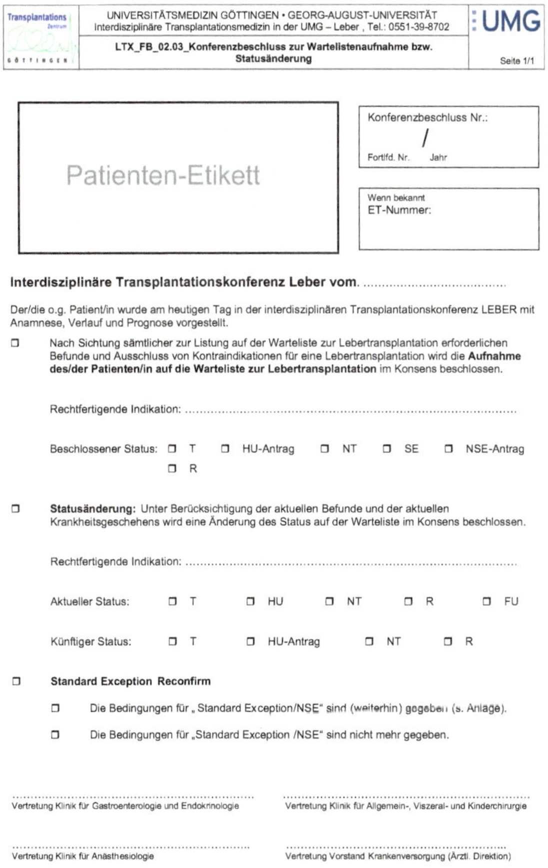

Transplantations Zentrum GÖTTINGEN | UNIVERSITÄTSMEDIZIN GÖTTINGEN • GEORG-AUGUST-UNIVERSITÄT
Interdisziplinäre Transplantationsmedizin in der UMG – Leber , Tel.: 0551-39-8702 | UMG

LTX_FB_02.03_Konferenzbeschluss zur Wartelistenaufnahme bzw. Statusänderung | Seite 1/1

Patienten-Etikett

Konferenzbeschluss Nr.: /
Fortlfd. Nr. Jahr

Wenn bekannt
ET-Nummer:

Interdisziplinäre Transplantationskonferenz Leber vom. ……………………………

Der/die o.g. Patient/in wurde am heutigen Tag in der interdisziplinären Transplantationskonferenz LEBER mit Anamnese, Verlauf und Prognose vorgestellt.

❐ Nach Sichtung sämtlicher zur Listung auf der Warteliste zur Lebertransplantation erforderlichen Befunde und Ausschluss von Kontraindikationen für eine Lebertransplantation wird die **Aufnahme des/der Patienten/in auf die Warteliste zur Lebertransplantation** im Konsens beschlossen.

Rechtfertigende Indikation: ……………………………

Beschlossener Status: ❐ T ❐ HU-Antrag ❐ NT ❐ SE ❐ NSE-Antrag ❐ R

❐ **Statusänderung:** Unter Berücksichtigung der aktuellen Befunde und der aktuellen Krankheitsgeschehens wird eine Änderung des Status auf der Warteliste im Konsens beschlossen.

Rechtfertigende Indikation: ……………………………

Aktueller Status: ❐ T ❐ HU ❐ NT ❐ R ❐ FU

Künftiger Status: ❐ T ❐ HU-Antrag ❐ NT ❐ R

❐ **Standard Exception Reconfirm**

❐ Die Bedingungen für „ Standard Exception/NSE“ sind (weiterhin) gegeben (s. Anlage).

❐ Die Bedingungen für „Standard Exception /NSE“ sind nicht mehr gegeben.

…………………………… Vertretung Klinik für Gastroenterologie und Endokrinologie

…………………………… Vertretung Klinik für Allgemein-, Viszeral- und Kinderchirurgie

…………………………… Vertretung Klinik für Anästhesiologie

…………………………… Vertretung Vorstand Krankenversorgung (Ärztl. Direktion)

Abb. 21.3 Formular zum interdisziplinären Konferenzbeschluss zur Aufnahme eines Patienten auf die Warteliste. [M893]

Motivation des Patienten zur Mitarbeit (Compliance) zu testen. Deren anhaltendes Fehlen stellt eine Kontraindikation zur Transplantation dar. Daher erhalten alle Patienten im Rahmen der Evaluation zur Aufnahme auf die Warteliste zur Lebertransplantation eine konsiliarische Vorstellung in der Psychosomatik bzw. im Falle des Vorliegens einer Suchtanamnese (Z. n. Alkohol- oder i. v. Drogenkonsum) in der Psychiatrie. Darüber hinaus sollen potenzielle Problemquellen für eine etwaige Transplantation und die Zeit danach im Vorfeld detektiert und idealerweise behoben werden, wie z. B. ein maroder Zahnstatus oder ein unvollständig bestehender Impfschutz.

Nach Abschluss der Empfängerevaluation und Komplettierung sämtlicher geforderter Untersuchungen wird der Patient mit allen Befunden erneut in der Transplantationskonferenz vorgestellt. Hier wird im Konsens über Aufnahme oder Nichtaufnahme auf die Warteliste entschieden. Der Entscheid zur Aufnahme auf die Warteliste zur Lebertransplantation ist per Unterschrift durch jeweils einen Vertreter der chirurgischen, gastroenterologischen/hepatologischen und anästhesiologischen Klinik sowie den Vertreter des Ärztlichen Direktors zu dokumentieren (➤ Abb. 21.3).

Hiernach erfolgt eine erneute ambulante oder stationäre Vorstellung des Patienten, in deren Rahmen der Patient über den Entscheid der Konferenz informiert wird. Im Falle der Zustimmung zur Aufnahme auf die Warteliste durch die Konferenz muss der Patient bei gegebenem Einverständnis seinerseits per Unterschrift seiner Aufnahme auf die Warteliste sowie der Weitergabe von persönlichen Daten an Eurotransplant zustimmen. Darüber hinaus erhält der Patient eine erste Aufklärung zur Durchführung einer Lebertransplantation inkl. der möglichen Folgen und Komplikationen sowie ein entsprechendes vorgefertigtes standardisiertes Aufklärungsformular. Erst nach Vorliegen der Zustimmung und der entsprechenden Unterschriften des Patienten erfolgt die Anmeldung des Patienten bei Eurotransplant durch die hiesige Stabsstelle Transplantationskoordination.

21.4 Spenderevaluation und Spenderbehandlung

Wie in der BÄK-Richtlinie gemäß § 16 Abs. 1 S. 1 Nr. 3 des TPG zur ärztlichen Beurteilung nach § 11 Abs. 4 S. 2 des TPG erläutert, müssen Krankenhäuser Patienten, die nach ärztlicher Beurteilung als Spender vermittlungspflichtiger Organe potenziell in Betracht kommen, an die regional zuständige Stelle der Deutschen Stiftung Organtransplantation (DSO) als Koordinierungsstelle oder an das zuständige Transplantationszentrum melden, welches seinerseits die Meldung an die DSO weiterleitet [5].

Im Rahmen der Spenderevaluation ist in Deutschland per Gesetz die Feststellung des Hirntodes unabdingbare medizinische Voraussetzung (§ 3 Abs. 2 Satz 2 TPG). Formale Voraussetzung ist die Zustimmung des potenziellen Organspenders zu einer Organspende.

21.4.1 Zustimmung zur Organentnahme

Im Rahmen der Entscheidungslösung, wie sie seit dem 1.11.2012 in Deutschland geltend ist, soll sich jeder Bürger – jedoch auf freiwilliger Basis – mit seiner Organspendebereitschaft auseinandersetzen und idealerweise seinen Willen per Organspendeausweis oder in seiner Patientenverfügung dokumentieren. Bei Nichtvorliegen der Willensbekundung des potenziellen Organspenders kann zur Ermittlung des mutmaßlichen Patientenwillens der nächste Angehörige oder eine *„dem möglichen Organ- oder Gewebespender bis zu seinem Tode in besonderer persönlicher Verbundenheit offenkundig nahestehende Person“* befragt werden (§ 4 Abs. 1 und 2 des TPG).

21.4.2 Hirntoddiagnostik

Die Hirntoddiagnostik als Voraussetzung einer potenziellen Organ- oder Gewebeentnahme muss entsprechend den Richtlinien der BÄK zur Feststellung des Hirntodes erfolgen. Demnach muss die Hirntoddiagnostik von zwei „qualifizierten Ärzten“, die „über eine mehrjährige Erfahrung in der Intensivbehandlung von Patienten mit schweren Hirnschädigungen verfügen“, unabhängig voneinander durchgeführt und dokumentiert werden [7].

Voraussetzungen zur Durchführung einer Hirntoddiagnostik sind das Vorliegen einer akuten schweren primären oder sekundären Hirnschädigung sowie der Ausschluss von anderen Ursachen, die ein dem Hirntod ähnliches klinisches Untersuchungsergebnis verursachen könnten, wie z. B. Intoxikation, Einflüsse zerebral/zentral dämpfender Medikamente, neuromuskuläre Blockade, Hypothermie oder ein Koma infolge nebenbefundlich bestehender endokriner, metabolischer oder entzündlicher Erkrankungen. Im Rahmen der Hirntoddiagnostik sind nachfolgend die klinischen Symptome des Ausfalls der Hirnfunktion durch die klinische Überprüfung der Bewusstlosigkeit sowie des Fehlens von Hirnstammreflexen zu überprüfen (➤ Tab. 21.3). Weiterhin ist die Irreversibilität der beobachteten klinischen Symptome zu überprüfen. Diese muss entweder durch eine Wiederholung der klinischen Untersuchung in je nach Form der Hirnschädigung (primär oder sekundär) und Alter des Patienten (Erwachsener oder Säugling) vorgeschriebenen zeitlichen Abständen erfolgen oder kann alternativ und additiv durch apparative Zusatzuntersuchungen erfolgen (➤ Tab. 21.3). Der Hirntod ist entsprechend auf vorgefertigten Formularen

Tab. 21.3 Untersuchungen im Rahmen der Hirntoddiagnostik.

klinische Symptome des Ausfalls der Hirnfunktion	Beobachtungszeiträume	ergänzende apparative Untersuchungen
Bewusstlosigkeit (Koma)	Erwachsene und Kinder ab dem 3. LJ: • primäre Hirnschädigung: 12 h • sekundäre Hirnschädigung: 72 h	EEG: hirnelektrische Stille („Null-Linien-EEG“)
Lichtstarre, mittel- bis maximal weite Pupillen	Kinder < 2 Jahre: primäre Hirnschädigung: 24 h + 1 Zusatzuntersuchung	Ausfall der evozierten Potenziale
Fehlen des okulozephalen Reflexes	Neugeborene: primäre Hirnschädigung: 72 h + 1 Zusatzuntersuchung	zerebraler Perfusionsstillstand
Fehlen des Kornealreflexes		
Fehlen von Reaktionen auf Schmerzreize im Trigeminusbereich		
Fehlen des Pharyngeal- und Trachealreflexes		
Ausfall der Spontanatmung (keine Eigenatmung bei p_aCO_2 ≥ 60 mmHg)		

zu dokumentieren. Zur Durchführung der Hirntoddiagnostik kann das Krankenhaus, in dem sich der potenzielle Spender befindet, von der Koordinierungsstelle (DSO) „konsiliarisch“ Hilfe bei der Diagnose des Hirntodes anfordern. Diese Inanspruchnahme der Hilfe durch die DSO stellt weder eine Spendermeldung per se noch eine Entscheidung über die Durchführung der Organspende an sich dar, sondern dient lediglich dem Krankenhaus als Unterstützung oder Absicherung.

21.4.3 Spenderevaluation

Im Rahmen der Spenderevaluation werden obligat serologische Untersuchungen (HIV, Hepatitis, CMV, Lues, Toxoplasmose: HBsAg, HBcAb, HCVAb, HIVAb, HIVAg, CMVIgG, CMVIgM, LuesAb) durchgeführt, ferner immunhämatologische (Blutgruppe, HLA-Typisierung) sowie laborchemische Untersuchungen (isolierte Angabe zu Sepsis und Meningitis). Weiterhin werden spezielle organbezogene Kriterien erhoben und Untersuchungen vorgenommen, um die Verwendbarkeit der potenziellen Spenderorgane für eine Transplantation zu evaluieren. Zudem ist es Ziel der Spenderevaluation, Kontraindikationen gegen eine Organspende auszuschließen. Als medizinische Kontraindikationen gegen

21

Tab. 21.4 Kontraindikationen gegen eine Organspende und erweiterte Spenderkriterien.

Kontraindikationen gegen eine Organspende	Erweiterte Spenderkriterien
HIV	Virushepatitis (HBsAg+, anti-HBc+, anti-HCV+)
floride Tuberkulose	Sepsis mit positiver Blutkultur
gesicherte, nicht sanierte Sepsis mit multiresistenten Keimen	Meningitis
nicht therapierbare Infektionen (Tollwut, Creutzfeldt-Jakob, …)	maligner Tumor in der Vorgeschichte
nicht kurativ behandeltes Malignom	Drogenabusus

eine Organspende gelten derzeit unbehandelbare System- oder Infektionserkrankungen, die eine vitale Bedrohung für den potenziellen Empfänger darstellen (➤ Tab. 21.4). Hiervon zu unterscheiden sind die sogenannten erweiterten Spenderkriterien (➤ Tab. 21.4). Wichtig ist, dass es keine Altersbeschränkung für eine Organspende gibt. Vielmehr sind die Funktion und Funktionsreserve der Organe entscheidend.

21.4.4 Organprotektive Intensivtherapie

Während der Hirntoddiagnostik sowie der vorgeschriebenen Zeitintervalle, in denen die klinischen Untersuchungen zur Feststellung des Hirntodes wiederholt werden müssen, ist die Fortführung der Intensivtherapie entscheidend. Nach richtlinienkonformer Feststellung des Hirntodes des potenziellen Organspenders sowie nach Ausschluss formaler und medizinischer Kontraindikationen gegen eine Organentnahme sollte bis zur Entnahmeoperation eine organprotektive Intensivtherapie durchgeführt werden. Diese wird auf der Intensivstation, auf der sich der Spender befindet, durchgeführt. Bedarfsweise kann auch hierfür Beratung und Unterstützung bei der DSO eingeholt werden. Ziel einer konsequent durchgeführten organprotektiven Intensivtherapie beim Organspender ist es, funktionelle Schäden und somit Verluste der zur Transplantation vorgesehenen Organe zu vermeiden. Insbesondere wird eine optimale Organfunktion der Spenderorgane zum Zeitpunkt der Entnahmeoperation angestrebt.

Pathophysiologisch ist der Hirntod mit einem Wegfall der zentralen Steuerungs- und Regulationsmechanismen assoziiert. Diese sind im Wesentlichen die zentrale sympathikoadrenerge Kreislaufregulation, die Temperatursteuerung im Hypothalamus sowie endokrine Homöostase durch die Hypothalamus-Hypophysen-Achse. Infolge des Ausfalls dieser Steuerungsmechanismen finden sich bei hirntoten Patienten in über 50 % der Fälle Hypotension, ein Diabetes insipidus centralis, Elektrolytstörungen, Arrhythmien und Hypothermie. Zudem führt der Hirntod zu einer systemischen Freisetzung proinflammatorischer Zytokine, die ihrerseits inflammatorische Reaktionen in den Spenderorganen verursachen.

Tab. 21.5 Organprotektive Intensivtherapie.

Basismonitoring	Basisparameter	erweiterte Parameter
EKG	HF 70–100/min	Herzindex (CI) 3,0–5,0 l/m^2
invasive arterielle Blutdruckmessung	MAP 70–90 mmHg	Schlagvolumenindex (SVI) 40–60 ml/m^2
ZVD	ZVD 7–9 mmHg	pulmonalarterieller Verschlussdruck (PAOD) ≤ 12 mmHg
Körperkerntemperatur	S_aO_2 > 95 %	systemisch vaskulärer Widerstandsindex (SVRI) = 2.000 ± 500 dyn × s × cm^{-5} × m^2
Pulsoxymetrie	P_aO_2 > 80–100 mmHg	intrathorakaler Blutvolumen-Index (ITBVI) ≥ 850–1.000 ml/m^2
Volumenbilanz (Ein- und Ausfuhr)	S_vO_2 >70 %	extravasaler Lungenwasser-Index (ELWI) 3–7 ml/kg
Elektrolyte, Glukose, BGA	Zentrale Körpertemperatur >35 °C	
	Ausscheidung 1–2 ml/kg × h	
	Elektrolyte im Normbereich	
	Hkt 20–30 %	
	Glukose < 180 mg %	
	Laktat < 3 mmol/l	
	pH 7,40–7,45	

Infolge dieser Veränderungen bei hirntoten Patienten beinhaltet das Monitoring auf Intensivstation eine Überwachung der kardiozirkulatorischen Parameter, unter Umständen mithilfe eines erweiterten invasiven Monitorings (z. B. mittels PiCCO-Katheter), sowie die kontinuierliche Messung der Diurese und der Körperkerntemperatur. Entsprechend den in ➤ Tab. 21.5 aufgelisteten Zielparametern ist eine mehr oder weniger intensivierte Intensivtherapie erforderlich, um diese Zielparameter zu erreichen bzw. einzuhalten. Zur Therapie des Diabetes insipidus centralis wird die fraktionierte Gabe von 2–4 µg Desmopressin i. v. eingesetzt. Bei Wirkungslosigkeit von Desmopressin erfolgt die kontinuierliche intravenöse Gabe von 1–2 U/h Vasopressin. Unter einer kalkulierten Flüssigkeitstherapie mit Kristalloiden und Kolloiden bis zu einem ZVD von 7–9 mmHg (Verhältnis 2:1) und bedarfsweise einer Kreislaufunterstützung mit Noradrenalin und ggf. Dobutamin ist die Kreislaufstabilisierung anzustreben. Plasmaprodukte wie gefrorenes Frischplasma (FFP) sollten nur bei gleichzeitig bestehender Gerinnungsstörung gegeben werden. Diese Produkte dienen jedoch – ebenso wie Humanalbumin – nicht als Volumenersatz. Zur

Aufrechterhaltung des Hämatokriten über 20 % bei kreislaufstabilem Patienten bzw. > 30 % bei instabilem Kreislauf und entsprechend vorerkranktem Patienten ist die Transfusion von Erythrozytenkonzentraten indiziert.

Die sogenannte lungenprotektive Beatmung zielt auf eine optimale Oxygenierung bei gleichzeitig möglichst niedriger inspiratorischer Sauerstoffkonzentration. Gleichzeitig sollen durch eine konsequente Lagerungstherapie und Mukolyse Atelektasen vermieden werden, um die Lungen möglichst transplantabel zu erhalten. Hierzu wird empfohlen, bei der Beatmung einen Spitzendruck von 30 mbar nicht zu überschreiten und Atemzugvolumina von 6–8 ml/kg Körpergewicht anzustreben. Gleichzeitig wird empfohlen, einen PEEP von 5–10 cm H_2O nicht zu überschreiten und einen möglichst niedrigen F_iO_2 anzustreben. Zur Kompensation der endokrinen Dysregulation infolge des Ausfalls des Hypophysenvorderlappens (insbesondere Mangel an TSH, ACTH) wird eine vollständige Hormonsubstitution mit Methylprednisolon (15 mg/kg), Trijodthyronin (4 µg als Bolus, danach 3 µg/h i. v.), Vasopressin (1 U als Bolus, danach 0,5–4 U/h intravenös in Anhängigkeit vom peripheren Widerstand) und Insulin (je nach Blutglukose) empfohlen. Insbesondere die Gabe von Methylprednisolon bewirkt bereits im Spender eine Unterdrückung der inflammatorischen Reaktion und verhindert somit die Schädigung der Spenderorgane. Die Aufrechterhaltung der Körperkerntemperatur über 35 °C mittels physikalischer Maßnahmen (Decken, warme Infusionen, Wärmedecken) hat sich ebenfalls als protektiv erwiesen, da hierdurch schwerwiegende Gerinnungsstörungen wie auch hämodynamische, mikrozirkulatorische und metabolische Veränderungen verhindert werden können.

Wenngleich der Empfehlungsgrad dieser Maßnahmen gemäß aktueller Studien B bzw. C beträgt, kann durch die organprotektive Intensivtherapie effektiv die Qualität der Spenderorgane erhalten und eine Schädigung der zu transplantierenden Organe durch die systemischen humoralen, hormonellen und inflammatorischen Prozesse beim Hirntoten verhindert werden. Somit kommt der organprotektiven Intensivtherapie eine entscheidende Bedeutung für das Gelingen der Transplantation zu. Umso mehr ist die Möglichkeit der Hilfestellung und Beratung durch die DSO zur Durchführung dieser Intensivtherapie des hirntoten Organspenders zu betonen.

21.4.5 Ablauf der Organspende in Deutschland

Wenn im Falle des Vorliegens einer akuten Hirnschädigung ein Patient die klinischen Symptome eines Hirntodes entwickelt, kann zunächst ein Konsil bei der DSO angemeldet werden. Unter Fortführung der Intensivtherapie wird dann (ggf. unter Hilfestellung durch die DSO) die Hirntoddiagnostik wie oben beschrieben durchgeführt. Bei Nachweis des Vorliegens des Hirntodes und vorliegender Zustimmung zur Organspende wird der Spender bei der DSO gemeldet und die organprotektive Intensivtherapie begonnen. Auch hierfür kann die Hilfe der DSO eingeholt werden. Durch die behandelnden Ärzte erfolgen nun in Absprache mit der DSO ggf. eine ergänzende Diagnostik zur Überprüfung der Eignung der Spenderorgane sowie die Planung und Terminierung der Entnahmeoperation. Diese OP-Terminierung wird durch die behandelnden Ärzte, den örtlichen OP-Manager und den DSO-Koordinator vorgenommen. Letzterer übernimmt zudem die Spendermeldung bei Eurotransplant, die ihrerseits die Allokation der zur Spende anstehenden Organe übernimmt. Im Spenderkrankenhaus wird der Organspender zum OP transportiert, während die jeweiligen Organentnahmeteams – durch die DSO organisiert – in das Spenderkrankenhaus kommen und dort die Entnahmeoperation durchführen. Durch den DSO-Koordinator erfolgt unmittelbar im Anschluss an die Entnahmeoperation der Versand der entnommenen Organe an die jeweiligen Empfängerzentren. Mit der Versorgung des Leichnams des Organspenders endet der Ablauf der Organspende. In ➤ Tab. 21.6 werden zusammenfassend die wesentlichen Inhalte von Empfänger- und Spenderevaluation aufgeführt. Diese Prozesse laufen selbstverständlich an unterschiedlichen Zentren ab und sind unter Umständen zeitlich weit voneinander entfernt.

Tab. 21.6 Inhalte von Spender- und Empfängerevaluation.

Empfänger	Spender
Indikationsstellung	Hirntoddiagnostik
Abklärung Transplantabilität	Einverständniserklärung zur Organspende
Risikoabklärung	Meldung an DSO
Gewebetypisierung	DSO meldet an ET
Alloantikörper	Organallokation
Gewebematch	
Patient auf ET-Liste	

21.5 Spenderorganentnahme

Die Entnahmeoperation ist – sieht man von den besonderen Umständen des Patienten ab – eine normale Operation. Dies gilt insbesondere für die hygienischen Kautelen, die chirurgische Technik und auch das Verhalten aller beteiligten Personen im OP. Neben der Wahrung der Würde des hirntoten Organspenders dienen diese Maßnahmen der bestmöglichen Wahrung der Organqualität und damit dem Erfolg der Transplantation an sich. Ziel der Entnahmeoperation muss daher sein, durch gewebeschonendes Arbeiten und sorgfältige Hämostase einen unnötigen Blutverlust sowie jedwede

Tab. 21.7 Phasen der Multiorganentnahme.

Phase	Inhalt
I: vorbereitende Präparation und Beurteilung	• Beurteilung der Qualität der Organe • Darstellung wichtiger anatomischer Strukturen
II: Präparation unmittelbar vor Perfusion	• Heparingabe (300 IE/kg) • Einbringen der Perfusionskanülen • venöse Entlastung
III: Perfusion	• simultane Perfusion aller Organe • Kühlung
IV: Entnahme der Organe	• Entnahme der Organe (Herz, Lunge, Leber, Pankreas, Dünndarm, Nieren)
V: zusätzliche Entnahmen	• Entnahme von Geweben (Milz, Gefäße, Cornea, Gehörknöchelchen, Knorpel …) • Versorgung des Leichnams
VI: Feinpräparation der Organe ex situ	• Inspektion und Überprüfung auf Anomalien und Läsionen • ggf. Nachperfusion • Verpacken der Organe

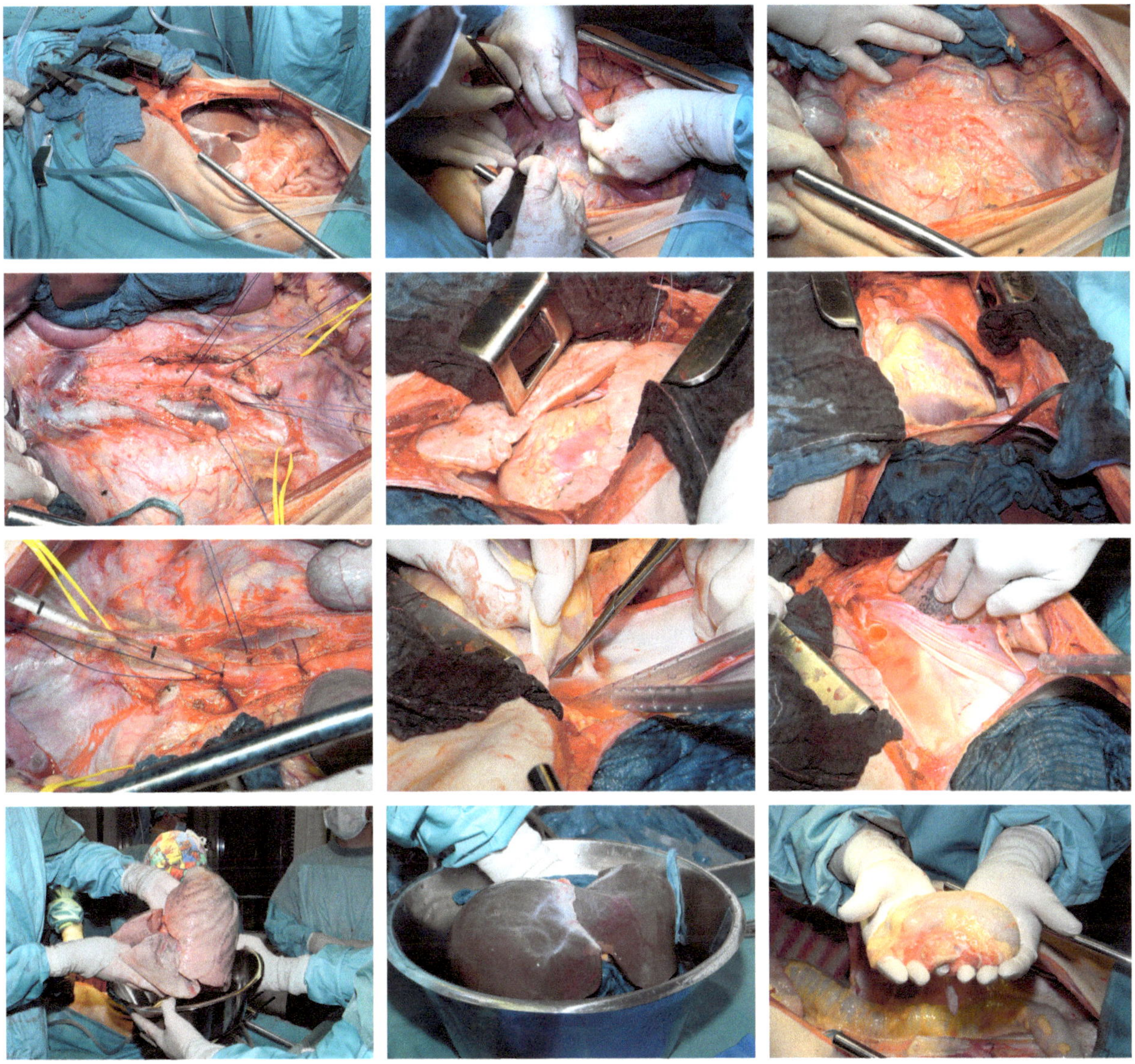

Abb. 21.4 Fotodokumentation wesentlicher Schritte während einer Spenderoperation. [M893]

Schädigung der Transplantatorgane zu vermeiden. Daher wird die Entnahmeoperation nur von spezialisierten Chirurgen durchgeführt. Die unterschiedlichen Transplantationszentren stellen regionale Organentnahmeteams, die in die Spenderkrankenhäuser fahren, um dort die Entnahmeoperation chirurgisch-technisch auf dem geforderten Niveau durchzuführen. Die Entnahmeteams sind derzeit noch nicht ausschließlich mit der Durchführung von Entnahmeoperationen betraut, jedoch gibt es Überlegungen, hauptberufliche Entnahmeteams zu etablieren, um die Qualität der Organentnahme weiter zu verbessern und die Häufigkeit fehlerhaft entnommener Organe bzw. bei der Entnahme verletzter Organe oder relevanter Strukturen zu reduzieren.

Der Ablauf der Entnahmeoperation gliedert sich in sechs Phasen (➤ Tab. 21.7), welche im Folgenden ausführlich erläutert werden. Zur Illustration wurde in ➤ Abb. 21.4 der Verlauf der wesentlichen Schritte während einer Organentnahme fotodokumentiert.

21.5.1 Phase I: Vorbereitende Präparation und Beurteilung

In der ersten Phase erfolgt nach medianer Laparotomie und Sternotomie die Inspektion der zur Entnahme vorgesehenen abdominalen Organe. Nach Ablösen des rechten Hemikolons und des Dünndarms (inkl. des Duodenums) vom Retroperitoneum wird das gesamte Intestinum in den linken Oberbauch verbracht. Anschließend werden die Aorta abdominalis, die Iliakalarterien sowie die V. cava inferior freigelegt und angeschlungen. Die A. und V. mesenterica inferior werden ligiert. Nach kranial werden Aorta und V. cava bis auf Höhe des Abgangs der Nierenarterien bzw. der Einmündung der Nierenvenen freigelegt. Nach Auslösen des linken Leberlappens aus dem Lig. triangulare sinistrum, Darstellung einer potenziellen akzessorischen linken Leberarterie im Omentum minus und Spaltung der Zwerchfellschenkel wird zuletzt die Aorta abdominalis subphrenisch freigelegt und angeschlungen. Während dieser Präparation ist insbesondere auf anatomische Varianten wie z. B. eine akzessorische rechte oder linke Leberarterie zu achten. Hiernach sind die Voraussetzungen für die Perfusion der abdominalen Organe gegeben. Weiterhin können nun präparatorische Vorbereitungen zur Entnahme des Pankreas wie z. B. die Dekontamination des Duodenums mit jodhaltigen Lösungen erfolgen. Thorakal erfolgt nach Resektion des mediastinalen Fettgewebes und des Thymus die Eröffnung beider Pleuren und Inspektion der beiden Lungen. Nach Spaltung des Perikards in der Medianlinie und Fixation des Perikards am Thoraxsperrer erfolgt die visuelle Beurteilung des Herzens. Zur Vorbereitung der Perfusion erfolgen anschließend die Freilegung und das Anschlingen der Aorta ascendens bis zum Aortenbogen, des Truncus pulmonalis bis zu dessen Bifurkation sowie der V. cava superior bis auf Höhe des Abganges der V. azygos.

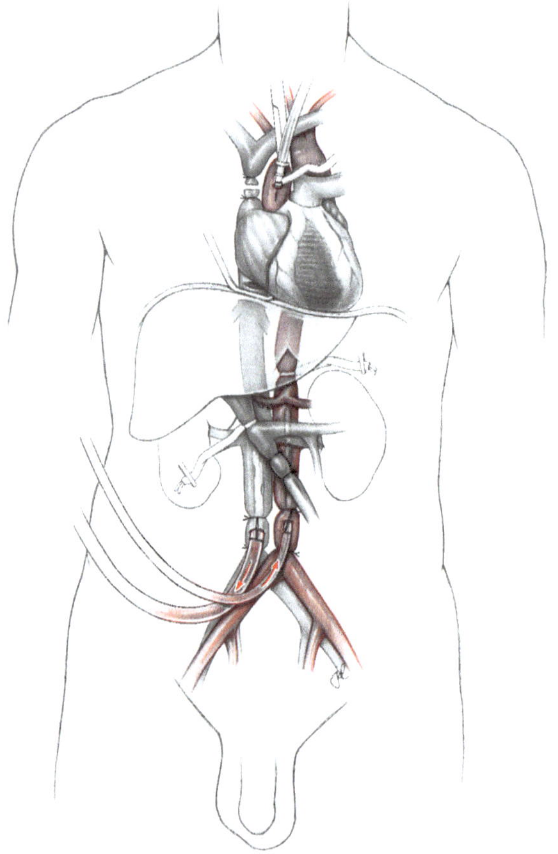

Abb. 21.5 Organentnahme: Situs vor Perfusion der abdominalen und thorakalen Organe, siehe eingebrachte Kanülen in der Aorta abdominalis, V. cava, Aorta ascendens. [L123]

21.5.2 Phase II: Präparation unmittelbar vor Perfusion

In der zweiten Phase erfolgen nach Vollheparinisierung des Patienten (300 IE/kg Körpergewicht) der Verschluss einer Iliakalarterie sowie nach Arteriotomie die Kanülierung der gegenseitigen Iliakalarterie mit einer Perfusionskanüle, die mit Perfusionslösung gefüllt und mit dem Perfusionsbesteck konnektiert ist. Ebenfalls werden in die Aorta ascendens und den Truncus pulmonalis Perfusionskanülen eingebracht und mittels vorgelegter Tabaksbeutelnähte fixiert. Nach Ligatur der V. cava superior und Eröffnung der supraphrenischen/intraperikardialen V. cava inferior schließen sich in rascher Folge die Eröffnung des linken Vorhofs, das Klemmen der Aorta ascendens sowie der Verschluss der subphrenischen Aorta an. Gleichzeitig wird mit der Perfusion begonnen, wobei durch die vorgenannten Schritte eine getrennte Perfusion von Herz, Lunge und den abdominalen Organen erfolgt (➤ Abb. 21.5).

21.5.3 Phase III: Perfusion der Spenderorgane

Die Perfusion der Organe bildet die dritte Phase der Entnahmeoperation und erfolgt ohne maschinelle Unterstützung alleine durch Schwerkraft (ca. 100 cmH_2O) für die abdominalen Organe und mit Druckperfusion für die thorakalen Organe. Während die Organe, die zur Verhinderung von Kälteschäden mit Bauchtüchern abgedeckt wurden, mit Eiswasser gekühlt werden, erfolgt die Perfusion der abdominalen Organe mit mindestens 8 l HTK- oder mindestens 3 l UW-Lösung über 10 Minuten. Das Herz wird mit 30–40 ml/kg Kardioplegielösung nach Bretschneider und die Lungen mit 3–4 l Eurocollins-Lösung perfundiert. Die Perfusionsdauer beträgt ca. 8 Minuten (7–11 min).

21.5.4 Phasen IV und V: Organ- und Gewebeentnahme

In der sich anschließenden vierten Phase erfolgt die sukzessive Entnahme der Organe in einer festgelegten Reihenfolge.

Herz und Lungen

Aufgrund der geringen Ischämietoleranz erfolgt zuerst die Entnahme des Herzens, indem die Vv. cavae, die Lungenvenen an deren Konfluenz, die Aorta ascendens und die Pulmonalarterie an der Bifurkation durchtrennt werden. Anschließend erfolgt die Auslösung der Lunge unter Durchtrennung der V. azygos und Aorta ascendens aus Pleura und Mediastinum. Abschließend wird die mit 100 % Sauerstoff beatmete Lunge bis zu einer mittleren Inflation gebläht und die Trachea nach Abklemmen durchtrennt.

Zur Entnahme der abdominalen Organe werden zunächst V. cava inferior und Aorta abdominalis in der Mittellinie eröffnet und kranialwärts längs gespalten, um die Ostien der Nierenarterien und -venen zu identifizieren. Diese werden nachfolgend als Patches aus den jeweiligen Gefäßen herauspräpariert.

Leber

Zur alleinigen Entnahme der Leber erfolgen die Auslösung des rechten Leberlappens vom Zwerchfell und Retroperitoneum sowie die Durchtrennung von Ductus hepatocholedochus, A. gastroduodenalis und V. portae an der Konfluenz im Bereich des Lig. hepatoduodenale. Nach Absetzen der A. lienalis und magenwandnahen Durchtrennung der A. gastrica sinistra (ggf. akzessorische linke Leberarterie) sowie großzügiger Freipräparation der A. mesenterica superior bis über den Abgang der ersten Mesenterialarterienabgänge hinweg (akzessorische rechte Leberarterie) muss zur vollständigen Mobilisierung der Leber nur noch die Durchtrennung der subphrenischen Aorta erfolgen, sodass die Leber mit einem Aortensegment mit Truncus coeliacus und A. mesenterica superior verbleibt.

Pankreas und Milz

Bei zusätzlicher Entnahme des Pankreas muss die Präparation im Bereich des Lig. hepatoduodenale mit ausreichendem Sicherheitsabstand zum Pankreasoberrand durchgeführt werden. Das Duodenum wird 2 cm postpylorisch und distal der Flexura duodenojejunalis mittels Linearstapler nach Dekontamination des Duodenums durchtrennt. Nach Durchtrennung des Lig. gastrocolicum, Absetzen der Aa. und Vv. gastrici breves sowie der ligamentären Strukturen zur linken Kolonflexur wird die A. mesenterica superior ohne Freipräparation zusammen mit der V. mesenterica superior weit vom Pankreasunterrand entfernt abgesetzt. Nach Freipräparation der Strukturen im Lig. hepatoduodenale und Durchtrennung des Ductus choledochus wird die A. gastroduodenalis dargestellt, markiert und ca. 2 cm nach ihrem Abgang aus der A. hepatica communis durchtrennt. Eine etwaige akzessorische rechte Leberarterie wird ebenfalls am Pankreasoberrand durchtrennt und später „back-table“ reanastomosiert. Die Durchtrennung der V. portae erfolgt oberhalb der V. pancreaticoduodenalis, um Abflussstörungen zu vermeiden. Die Aorta wird mit den Abgängen von Truncus coeliacus und A. mesenterica superior durchtrennt und dem Pankreas zugeschlagen. Hierbei wird die A. hepatica communis ca. 2 cm vor dem Abgang der A. gastroduodenalis durchtrennt. Bei weiteren arteriellen Anomalien empfiehlt sich immer eine direkte Rücksprache mit den entsprechenden Transplantationszentren für die Leber bzw. das Pankreas. Das Pankreas wird mit der Milz zusammen en bloc entnommen. Die präparatorischen Schritte zur Freilegung des Pankreas und der Milz können fakultativ auch während der ersten Phase der Entnahmeoperation erfolgen, um später die Entnahme der perfundierten Organe und damit die kalte Ischämiezeit zu verkürzen.

Nieren

Zuletzt erfolgt die Nierenentnahme unter Verfolgung der bereits ausgelösten Patches von Nierenarterie und -vene. Hierbei ist auch eine komplette Abgabe der jeweiligen Aorta abdominalis und V. cava getrennt nach rechts und links denkbar, wenn es sich um multiple Nierenarterien oder -venen handelt. Nach Auslösung der Nieren aus dem Retroperitoneum von kranial nach kaudal wird der Ureter in seinem Verlauf bis zu dessen Überkreuzung der Iliakalgefäße verfolgt und danach durchtrennt.

Weitere Gewebeentnahmen und Versorgung des Leichnams

In der fünften Phase der Entnahmeoperation erfolgt die Entnahme weiteren Gewebes, wie z. B. von Milzgewebe zur HLA-Typisierung oder Blutgefäßen, und anschließend der wasserdichte und ästhetische Verschluss von Thorakotomie und Laparotomie, der kutanen Wunde sowie die Auflage eines Pflasterverbandes.

21.5.5 Phase VI: Feinpräparation der Organe ex situ

Die sechste Phase, die in der Realität jedoch zeitgleich zu den Phasen IV und V abläuft, umfasst die Inspektion der entnommenen Organe „back-table" zur Erkennung von Gefäßanomalien und Organverletzungen sowie die Spülung des Gallengangs und die Durchführung der Cholezystektomie. Währenddessen werden die Organe in kalter Konservierungslösung aufbewahrt. Die entnommenen Organe werden nach erfolgter Ex-situ-Feinpräparation und zu empfehlender arterieller Nachperfusion (Niere 100 ml, Leber mindestens 300 ml) in transparenten Organtransportbeuteln steril verpackt. Der erste Beutel wird mit Konservierungslösung (0–4 °C) befüllt und das Organ darin schwimmend luftfrei verpackt. Dieser Beutel wird in einen zweiten Organtransportbeutel, welcher mit steriler isotonischer Kochsalzlösung (0–4 °C) gefüllt ist, ebenfalls luftleer verpackt. Ein dritter, trockener Organtransportbeutel bildet den Abschluss der Verpackung. Die derart verpackten Organe werden anschließend in einer mit Eis gefüllten Organtransportbox aus Styropor zum Empfänger transportiert. Der Transportbox wird ein Protokoll der Entnahme mit spezifischen Informationen zum jeweils entnommenen Organ in einem Organreport beigelegt. Parallel zu diesem Standard im Eurotransplant-Bereich werden in zunehmendem Maße auch Studien zur kontinuierlichen Perfusion der Organe in kalter Konservierungslösung wie auch in warmer „Blutkonservierung" statisch und pulsatil mit vielversprechenden Konservierungsergebnissen durchgeführt. Es ist aktuell abzusehen, dass in der Verwendung kontinuierlicher pulsatiler Pumpkreisläufe sehr wahrscheinlich die Zukunft der Organkonservierung vor allem für die Niere liegen wird.

21.6 Organkonservierung

Während der Phase III der Spenderorganentnahme (> Tab. 21.7) erfolgen die Perfusion der Spenderorgane mit kalter Konservierungslösung sowie die äußerliche Kühlung der Organe mittels Eiswasser. Gleichzeitig wird die arterielle Perfusion der Organe unterbrochen, sodass sich die Organe ab diesem Zeitpunkt in einem Zustand der Ischämie befinden. Dies bedingt, dass die Organe zusätzlich zu den systemischen Auswirkungen des Hirntods im Sinne einer systemischen Entzündungsreaktion zunächst eine Phase der warmen und nachfolgend der kalten Ischämie durchlaufen. Durch die Perfusion der Organe mit kalter Konservierungslösung wird eine Senkung der Organtemperatur auf 4 °C angestrebt. Gemäß der Van't-Hoff-Regel führt eine Temperaturerniedrigung um 10 °C zu einer Reduktion der Enzymaktivitäten um etwa 30–50 %. Somit führt die Kühlung der Transplantatorgane auf 4 °C zu einer Reduktion der Enzymaktivitäten und damit der Stoffwechselvorgänge auf unter 20 % ihrer Ausgangsaktivität. Dadurch werden der Energie- und Sauerstoffbedarf sowie der Anfall von eliminierungsbedürftigen Metaboliten massiv reduziert. Ziel der Organkonservierung und der Kühlung der Organe ist die Erhaltung der Lebensfähigkeit der Organeinheit außerhalb der funktionierenden Blutzirkulation.

Mithilfe von Konservierungslösungen, mit denen die Organe vor ihrer Entnahme aus dem Spenderorganismus perfundiert und in denen sie während des Transports zum Spender aufbewahrt werden, wird versucht, die Toleranz der Spenderorgane gegen die unphysiologischen Verhältnisse zu steigern. Zur optimalen Verteilung der Konservierungslösungen werden diese über das arterielle Blutgefäßsystem in die Spenderorgane infundiert, wobei gleichzeitig das kapilläre Blutgefäßsystem und der interstitielle Raum freigespült werden.

In Kenntnis der während der kalten Ischämie auftretenden strukturellen, funktionellen und biochemischen Veränderungen in den Spenderorganen wurden verschiedene Konservierungslösungen entwickelt, welche osmotisch und homöostatisch wirksame Substanzen, Puffer sowie energiereiche Substrate beinhalten. Durch diese Lösungen sollen die durch Ischämie und Reperfusion induzierten Schädigungen verringert werden. Unter Verwendung dieser Konservierungslösungen sowie durch die Hypothermie lassen sich Ischämiezeiten der Organe von 4–7 h für Herz bzw. Lunge, 12 bis über 20 h für die Leber, 12–16 h für das Pankreas und bis zu 48 h für Nieren erzielen.

In der klinischen Routine finden unterschiedliche Konservierungslösungen Verwendung, die sich in ihrer Zusammensetzung und damit in ihren physikalischen und chemischen Eigenschaften deutlich unterscheiden (> Tab. 21.8).

Welche Konservierungslösung verwendet wird, ist innerhalb von Eurotransplant nicht einheitlich festgelegt, sondern obliegt letztlich den entnehmenden Operationsteams bzw. der entsprechenden Koordinationsstelle. Wenngleich der Nutzen der verschiedenen Konservierungslösungen im Hinblick auf eine Verlängerung der Ischämiezeiten unumstritten ist und Nieren- und Lebertransplantationen beinahe den Charakter einer elektiven Operation besitzen, existiert bislang keine Evidenz aus Metaanalysen, welche einer Konser-

Tab. 21.8 Zusammensetzungen der wichtigsten Konservierungslösungen.

	HTK	UW	EC	Celsior
Elektrolyte				
Natrium [mmol/l]	15	25	10	100
Kalium [mmol/l]	9	100	115	15
Magnesium [mmol/l]	4	5	–	13
Kalzium [mmol/l]	–	–	–	0,26
Chlorid [mmol/l]	32	20	15	41,5
Phosphat [mmol/l]	–	–	50	–
Sulfat [mmol/l]	–	5	–	–
Puffer				
Histidin [mmol/l]	198	–	–	30
K_2HPO_4	–	–	15	–
KH_2PO_4	–	25	42,5	–
$NaHCO_3$	–	–	10	–
Impermeantien				
Glukose	–	–	195	–
Histidin [mmol/l]	198	–	–	30
Laktobionat [mmol/l]	–	100	–	80
Mannitol [mmol/l]	30	–	–	60
Raffinose [mmol/l]	–	30	–	–
Kolloide				
HAES [g/l]	–	50	–	–
ROS-Scavenger				
Allopurinol [mmol/l]	–	1	–	–
Glutathion [mmol/l]	–	3	–	3
Mannitol [mmol/l]	30	–	–	60
Tryptophan [mmol/l]	2	–	–	–
Substrate				
Adenosin [mmol/l]	–	5	–	–
Glutamat [mmol/l]	–	–	–	20
Ketoglutarat [mmol/l]	1	–	–	–
Zusätze				
Insulin [U/l]	–	100	–	–
Dexamethason [mg/l]	–	8	–	–
Bactrim [ml/l]	–	0.5	–	–
chemische und physikalische Eigenschaften				
pH (4 °C)	7,40–7,45	7,40	7,1	7,30
Osmolarität [mOsmol/l]	310	320	406	320
dynam. Viskosität [cP]	1,8	4,8	2,5	1,3

vierungslösung einen klaren Vorzug gegenüber einer anderen bescheinigen könnte. Es existiert lediglich eine Metaanalyse über die Verwendung unterschiedlicher Konservierungslösung für Spendernieren [32]. Diese Metaanalyse arbeitete heraus, dass bei Verwendung von Euro-Collins-Lösung zur Perfusion und Konservierung von allogenen Spendernieren eine erhöhte Rate verzögerter Funktionsaufnahme *(delayed graft function)* der Transplantatnieren auftritt, die ihrerseits mit einem signifikant reduzierten Einjahres-Überleben der Empfänger assoziiert ist.

21.7 Ischämie/Reperfusionsschaden

Ischämie bedeutet eine zeitweise reduzierte oder gänzlich unterbrochene Perfusion eines Organs oder eines Gewebes. Diese Perfusionsstörung resultiert in einer relativen oder absoluten Malnutrition und Maloxygenierung des betroffenen Areals. Die Ursachen hierfür können vielfältig sein. Sie reichen von verschiedenen Formen akuter Gefäßverschlüsse (Apoplex, Myokardinfarkt, arterielle Embolie) über Perfusionsstörungen im Rahmen von Trauma oder Schock bis hin zu iatrogenen Perfusionsstörungen im Rahmen von chirurgischen Eingriffen (Myokardrevaskularisation, periphere Bypasschirurgie, Pringle-Manöver, Organtransplantationen). Prinzipiell wird zwischen kalter und warmer Ischämie unterschieden, da im Rahmen dieser beiden hypoxischen Zustände gänzlich andere Schädigungsmuster innerhalb der betroffenen Organe beobachtet werden. So zeigt sich z. B. nach kalter Ischämie der Leber eine vornehmliche Schädigung der Endothelzellen und Kupffer-Zellen, während unter warmen ischämischen Bedingungen die Schädigung der Hepatozyten führend ist. Eine Phase der kalten Ischämie bildet z. B. die Zeit, in der sich ein Spenderorgan außerhalb eines menschlichen Körpers befindet und in kalter Konservierungslösung auf Eis gelagert und zum Empfängerzentrum transportiert wird. Die warme Ischämie hingegen bezeichnet die Zeit, in der das betroffene Organ zwar eine physiologische Temperatur besitzt, aber nicht durchblutet wird (z. B. Pringle-Manöver, mesenteriale Ischämie). Die Schwere der ischämischen Schädigung hängt im Wesentlichen von der Dauer der Perfusionsstörung und der Empfindlichkeit des betroffenen Gewebes ab. So verfügen z. B. Neuronen oder Kardiomyozyten über eine wesentlich geringere Ischämietoleranz als Hepatozyten oder renale Tubuluszellen.

21.7.1 Folgen der Perfusionsstörung

In den betroffenen Organen und Geweben führt die Unterbrechung der Perfusion (= Ischämie) zu einer Unterbrechung der Versorgung mit Sauerstoff und Nährstoffen sowie zu einem gestörten Abtransport von Metaboliten. Hieraus resultiert zunächst eine Hypoxygenierung der Zellen und letztlich ein Zusammenbrechen der Atmungskette. Durch die hierdurch gestörte Neusynthese von energiereichen Phosphaten (ATP) verarmt das betreffende Gewebe an Energieträgern. Um den bestehenden Energiebedarf zu decken, werden zunächst die noch vorhandenen ATP-Moleküle zu den Endprodukten Adenosin, Inosin und Hypoxanthin gespalten, wobei insbesondere das Hypoxanthin in der Zelle akkumuliert. Infolge des zunehmend anaeroben Metabolismus und der daraus resultierenden Akkumulation saurer Metaboliten (z. B. Laktat, Bikarbonat) sinkt der intrazelluläre pH-Wert, sodass intrazelluläre Enzyme und Strukturproteine in ihrer Funktion zunehmend gestört werden. Die intrazelluläre Energieverarmung führt zu einem Erliegen der energieabhängigen Prozesse. Dies betrifft insbesondere die Funktion von membranständigen Protonenpumpen, die für die Aufrechterhaltung des Membranpotenzials und der Homöostase der Elektrolytverteilungen im intra- und extrazellulären Raum verantwortlich sind. Hieraus resultieren ein zellulärer Kaliumverlust sowie ein Einstrom von Natrium, Kalzium und Chlorid ins Zellinnere, einhergehend mit einem zunehmenden intrazellulären Ödem und einer Schwellung von sowohl endothelialen wie auch parenchymatösen Zellen. Der Anstieg der intrazellulären Kalziumkonzentration stellt eine der frühesten Veränderungen im Rahmen der ischämischen Zellschädigung dar und determiniert in seiner Dauer und Ausprägung das Ausmaß der zellulären Schädigung, da er in Abhängigkeit von der Sauerstoff- und Energiereserve der betroffenen Zelle entweder zur Apoptose oder Nekrose der Zelle führt. Weiterhin erfolgt während der Ischämie die Aktivierung von Transkriptionsfaktoren (z. B. NFκB, HIF-α), die letztlich in einer gesteigerten Expression von proinflammatorischen Zytokinen und Adhäsionsmolekülen sowie einer Aktivierung des Komplementsystems und des Plättchen-aktivierenden Faktors resultieren. Zudem wird das Gleichgewicht zwischen vasokonstringierend und vasodilatierend wirkenden Mediatoren zugunsten einer Vasokonstriktion gestört. Insbesondere die Transkription von Endothelin, einem potenten endogenen Vasokonstriktor, wird während der Ischämie hochreguliert. Zudem werden etliche, weitestgehend sauerstoffabhängige Stressenzyme gebildet wie z. B. die induzierbare Form der NO-Synthase (iNOS) oder die Xanthinoxidase (XO). Letztere entsteht durch die kalziumaktivierte Protease Calpain durch Konversion aus der Xanthindehydrogenase.

21.7.2 Reperfusionsschaden

Paradoxerweise führt das Wiedereinsetzen der nutritiven Perfusion (= **Reperfusion**) und somit die Versorgung mit Sauerstoff und Nährstoffen zu einer massiven Verstärkung der oben aufgeführten zellulären Schädigung, wobei der Reperfusionsschaden in seiner Schwere sogar den Ischämieschaden bei Weitem übertrifft *(reflow paradox)* [29]. Der wieder zur Verfügung stehende Sauerstoff erlaubt die Funktion der während der Ischämie induzierten bzw. gebildeten sauerstoffabhängigen Enzyme (z. B. iNOS, XO). In der Folge bildet die iNOS riesige Mengen an Stickstoffmonoxid (NO), welches zu einer massiven zellulären Schädigung führt. Diese zelluläre Schädigung wird durch hochreaktive Sauerstoffradikale (ROS) verstärkt, die im Rahmen des XO-vermittelten Abbaus von Hypoxanthin entstehen. Die ROS-Bildung beginnt bereits 10–30 Sekunden nach Beginn der Reperfusion, vornehmlich im Bereich des Endothels. Hierdurch erfolgen einerseits eine Schädigung und andererseits eine Aktivierung des Endothels, die ihrerseits durch proinflammatorische Zytokine, Chemokine und Komplementfaktoren verstärkt wird. Die aktivierten Endothelzellen exprimieren in der Folge oberflächliche Adhäsionsmoleküle, die in einem mehrstufigen Prozess durch Interaktion mit auf aktivierten Neutrophilen und Lymphozyten exprimierten Oberflächenmolekülen zu einer Rekrutierung und Adhäsion der Entzündungszellen führen. Diese Entzündungszellen degradieren in der Folge durch Freisetzung von Elastase die interzellulären Adhäsionsmoleküle zwischen den Endothelzellen und transmigrieren aus der Mikrozirkulation in das Gewebe. Durch Degranulation setzen sie dort weitere ROS und proteolytische Enzyme frei und verstärken auf diesem Weg den ischämischen Gewebeschaden. Sowohl die externe Schädigung parenchymatöser Zellen durch die von Neutrophilen freigesetzten lytischen Enzyme und ROS als auch der intrazelluläre oxidative Stress und die stattgehabte Hypoxie verursachen den Tod der betroffenen Zellen.

Während lange über den vorherrschenden Mechanismus des Zelltodes (Apoptose vs. Nekrose) kontrovers diskutiert wurde [20], geht man heute von einem gemeinsamen initialen Signalweg aus (Nekrapoptose), der je nach Energiegehalt der Zelle dann in einer Nekrose oder Apoptose der Zelle mündet [25]. Die sterbenden Zellen bilden ihrerseits wiederum einen chemotaktischen Reiz und resultieren in einer Verstärkung der Rekrutierung weiterer Neutrophiler. Die während der Ischämiephase induzierten vasoregulatorischen Mediatoren führen aufgrund einer überwiegenden Expression des vasokonstringierenden Endothelins zu einer massiven kapillären Vaskonstriktion mit daraus resultierender Einschränkung der kapillären Perfusion. Verstärkt wird diese Perfusionsstörung durch Leukozyten, die infolge der kapillären Vasokonstriktion und einer im Rahmen der Aktivierung erfolgten reduzierten zellulären Verformbarkeit in den Kapillaren stagnieren und damit den Blutfluss weiter reduzieren. Diese kapilläre Perfusionsstörung nach erfolgter Reperfusion wird auch als *no-reflow* bezeichnet und führt letztlich zu einer Verlängerung der Ischämiedauer im betreffenden nichtperfundierten Gewebe [30]. Neben den oben genannten Ursachen kann ein *no-reflow* auch durch Thrombosen, Endothelzellschwellung, veränderte rheologische Verhältnisse oder erhöhten Fließwiderstand bedingt sein.

Veränderungen des pH-Wertes, Elektrolytverschiebungen über die Zellmembran mit resultierend veränderter Permeabilität von Mitochondrien (*mitochondrial permeability transition,* MPT) und einhergehend gestörter zellulärer Energieversorgung finden in der frühen Phase der Reperfusion statt. Oxidativer Stress, die Freisetzung von Zytokinen und Chemokinen sowie von vasoregulatorischen Mediatoren treten in der intermediären Phase auf. In der Spätphase ist der Reperfusionsschaden durch den Zusammenbruch der Mikrozirkulation, die entzündliche Leukozytenrekrutierung und die Ausbildung von apoptotischem oder nekrotischem Zelltod mit entsprechender Funktionsstörung des betroffenen Organs gekennzeichnet.

Die Relevanz des Ischämie-/Reperfusionsschadens für die Transplantationschirurgie zeigt sich z. B. in den Auswertungen des European Liver Transplant Registry (ELTR) oder der International Society of Heart and Lung Transplantation (ISHLT), welche eindrücklich zeigen, dass mit einer Verlängerung der kalten Ischämiezeit eine signifikante Reduktion des Patienten- und Transplantatüberlebens einhergeht. Ebenso konnte gezeigt werden, dass durch eine Verlängerung der kalten Ischämiezeit die Immunogenität eines Nierentransplantats signifikant erhöht ist.

LITERATUR

[1] Azathioprine. Aus: www.en.wikipedia.org/wiki/Azathioprine (letzter Zugriff: 22. April 2014).
[1a] Basiliximab. Aus: www.de.wikipedia.org/wiki/Basiliximab (letzter Zugriff 22. April 2014).
[1b] Bauch J, Betzler M, Lobenhofer P. Die Spenderorganentnahme. Chirurg 2002; 73: 517–537.
[2] Bekanntmachung der Neufassung des Transplantationsgesetzes. Bundesgesetzblatt Teil I, 2007, Nr. 46, S. 2206–2220.
[3] Bhandari M, Teari A. Is transplantation only 100 years old? Br J Urol 1997; 79: 495–498.
[4] Bryan CF, et al. Cold ischemia time: an independent predictor of increased HLA class I antibody production after rejection of a primary cadaveric renal allograft. Transplantation 2001 Apr 15; 71: 875–879.
[5] Bundesärztekammer. Richtlinie gemäß § 16 Abs. 1 S. 1 Nr. 3 TPG zur ärztlichen Beurteilung nach § 11 Abs. 4 S. 2 TPG. Dtsch Arztebl 2007; 104: A-3428–3430.
[6] Bundesärztekammer. Richtlinie zur medizinischen Beurteilung von Organspendern und zur Konservierung von Spenderorganen gemäß § 16 Abs. 1 S. 1 Nr. 4 a) und b) TPG. Dtsch Arztebl 2010; 107: A-1532.
[7] Bundesärztekammer. Richtlinien zur Feststellung des Hirntodes. Dtsch Arztebl 1998; 95: A-1861.
[8] Bundesärztekammer. Richtlinien zur Organtransplantation gem. § 16 Abs. 1 S. 1 Nrn. 2 u. 5 TPG (Allgemeiner Teil Leber). Dtsch Arztebl 2011; 108(12): A-662.
[9] Bundesärztekammer. Richtlinien zur Organtransplantation gemäß § 16 TPG. Dtsch Arztebl 2000; 97: A 3290.
[10] Bundesärztekammer. Richtlinien zur Transplantationsmedizin (Download aller geltenden Richtlinien). www.bundesaerztekammer.de/page.asp?his=0.7.45.8858 (letzter Zugriff: 14. April 2014).
[11] Bundesärztekammer. Organentnahme nach Herzstillstand („Non heart-beating donor"). Dtsch Arztebl 1998; 95: A-3235.
[11a] Cummins D. Heart transplants. In: The Texas State Historical Association (ed.) Handbook of Texas online; uploaded June 15. 2010. Zugriff unter www.tshaonline.org/handbook/online/articles/sdh01 (letzter Zugriff: 22. April 2014).
[11b] Dausset JP. Iso-leoco-anticorps. Acta Haematol 1958; 20:156.
[12] Deutsche Stiftung Organtransplantation (Hrsg</collab>.). Leitfaden für die Organspende. 3. überarb. Aufl. Frankfurt/Main; 2011. Abrufbar unter www.dso.de/uploads/tx_dsodl/DSO_Leitfaden_Organspende_01_2012.pdf (letzter Zugriff: 14. April 2014).
[13] Deutsche Stiftung Organtransplantation. Aufgaben und Ziele. Abrufbar unter www.dso.de/dso/aufgaben-und-ziele.html (letzter Zugriff: 12. April 2014).
[13a] Dubernard JM et al. Functional Results of the first human double-hand transplantation. Ann Surg. Jul 2003; 238(1): 128–136.
[14] Erhard J, Daue AE, Eigler FW. Organspende und Organkonservierung. Dtsch Arztebl 1995; 92: A43–49.
[15] Eurotransplant: Allocation. Abrufbar unter www.eurotransplant.org/cms/index.php?page=allocation (letzter Zugriff: 14. April 2014).
[16] Gesetz über die Spende, Entnahme und Übertragung von Organen (Transplantationsgesetz – TPG). BGBl I 1997; Nr. 74, S. 2631.
[17] Gesetz über Qualität und Sicherheit von menschlichen Geweben und Zellen. BGBl I 2007, Nr. 35, S. 1574.
[18] Gesetz zur Regelung der Entscheidungslösung im Transplantationsgesetz (TPGEntLÄndG) BGBl I, 2012, Nr. 33, S. 1504.
[18a] Goulet O et al. Successful small bowel transplantation in an infant. Transplantation 1992 53(4): 940–943.
[19] Gubernatis G, Abendroth D, Haverich A. Technik der Mehrorganentnahme. Chirurg 1988; 59: 461–468.
[20] Gujral JS, Bucci TJ, Farhood A, Jaeschke H. Mechanism of cell death during warm hepatic ischemia-reperfusion in rats: apoptosis or necrosis? Hepatology 2001; 33: 397–405.
[20a] Hakim NS. The history of arm transplantation. In: Hakim NS et al. Composite Tissue Allograft. Imperial Collage Press 2006.
[21] Holznienkemper T. Organspende und Transplantation und ihre Rezension in der Ethik der abrahamitischen Religionen. Lit-Verlag, Münster, 2005.
[21a] Hu W et al. A preliminary report of penile transplantation. Eur Urol 2006; 50(4): 851–853.
[22] Ikeda T et al. Ischemic injury in liver transplantation. Difference in injury sites between warm and cold ischemic storage of rat livers. Hepatology 1992; 16: 454–461.
[23] Kahan BD. Pien Ch'iao, the legendary exchange of hearts, traditional Chinese medicine, and the modern era of cyclosporine. Transplant Proc 1988; 20: 2–12.
[24] Lee VG et al. The roles of iNOS in liver ischemia-reperfusion injury. Shock 2001; 16: 355–360.
[25] Lemasters JJ. V. Necrapoptosis and the mitochondrial permeability transition: shared pathways to necrosis and apoptosis. Am J Physiol 1999; 276: G1–6.
[26] Mascia L et al. Effect of a lung protective strategy for organ donors on eligibility and availability of lungs for transplantation: a randomized controlled trial. JAMA 2010; 304: 2620–2627.
[27] Mauer D, Nehammer K, Bösebeck D, Wesslau C. Die organprotektive Intensivtherapie bei postmortalen Organspendern. Intensivmed 2003; 40: 574–584.
[27a] Meikle MC. On the transplantation, regeneration and induction of bone: the path to bone morphogenetic proteins and other skeletal growth factors. Surgeon. 2007 Aug; 5(4): 232–243.
[28] Melchers E, Melchers H. Das große Buch der Heiligen. Geschichte und Legende im Jahreslauf. Verlag des Borromäusvereins Bonn, München, 1978.

[29] Menger MD, Pelikan S, Steiner D, Messmer K. Microvascular ischemia-reperfusion injury in striated muscle: significance of „reflow paradox". Am J Physiol Heart Circ Physiol 1992; 263: H1.901–H1.906, H1.992.
[30] Menger MD, Steiner S, Messmer K. Microvascular ischemia-reperfusion injury in striated muscle: significance of „no reflow". Am J Physiol Heart Circ Physiol 1992; 263: H1.892–H1.900.
[31] Minor T, Vollmar B, Menger MD, Isselhard W. Cold preservation of the small intestine with the new Celsior solution. First experimental results. Transpl Int 1998:11: 32–37.
[32] O'Callaghan JM, Knight SR, Morgan RD, Morris PJ. Preservation solutions for static cold storage of kidney allografts: a systematic review and meta-analysis. Am J Transplant 2012; 12: 896–906.
[32a] Organ transplantation. Aus: www.en.wikipedia.org/wiki/Organ_transplantation (letzter Zugriff 22. April 2014).
[32b] Pichlmayr R et al. Transplantation of a donor liver to 2 recipients (splitting transplantation) – a new method in the further development of segmental liver transplantation. Langenbecks Arch Chir 1988; 373: 127–130.
[33] Ploeg RJ et al. Effect of preservation solution on results of cadaveric kidney transplantation. The European Multicentre Study Group. Lancet 1992; 340: 129–137.
[34] Rey JW et al. Organprotektive Intensivtherapie und Simulatortraining. Anaesthesist 2012; 61: 242–248.
[35] Rüdiger HA, Graf R, Clavien PA. Liver ischemia: apoptosis as a central mechanism of injury. J Invest Surg. 2003; 16: 149–159.
[36] Sakon M, Ariyoshi H, Umeshita K, Monden M. Ischemia-reperfusion injury of the liver with special reference to calcium-dependent mechanisms. Surg Today 2002; 32: 1–12.
[37] Schlich T. Die Erfindung der Organtransplantation. Erfolg und Scheitern des chirurgischen Organersatzes (1180–1930). Campus Verlag, Frankfurt/Main-New York, 1998.
[38] Schulz T et al. Pankreasorganentnahme durch externe Teams. Chirurg 2005; 76: 581–587.
[38a] Shoulder transplant performed in Italy. United Press International 2008 Apr 25; Aus: www.phys.org/news128338260.html (letzter Zugriff 22. April 2014).
[38b] Silber SJ. Transplantation of a human testis for anorchia. Fertil Steril 1978 Aug; 30(2): 181–187.
[38c] Silber SJ et al. Ovarian transplantation between monozygotic twins discordant for premature ovarian failure. N Engl J Med 2005 Jul 7; 353(1): 58–63.
[38d] Starzl TE et al. Transplantation tolerance from a historical perspective. Nat Rev Immunol 2001; 1(3): 233–239.
[39] Takada M et al. Effects of explosive brain death on cytokine activation of peripheral organs in the rat. Transplantation 1998; 65: 1533–1542.
[40] Tarantini G et al. Duration of ischemia is a major determinant of transmurality and severe microvascular obstruction after primary angioplasty: a study performed with contrast-enhanced magnetic resonance. J Am Coll Cardiol 2005; 46: 1229–1235.
[41] Teoh NC, Farrell GC. Hepatic ischemia reperfusion injury: Pathogenic mechanisms and basis for hepatoprotection. J Gastroenterol Hepatol. 2003; 18: 891–902.
[42] T'Hart NA, Leuvenink HGD, Ploeg RJ. New solutions in organ preservation. Transplant Rev 2002; 16: 131–141.
[42a] Timeline for bone marrow transplants. Aus: www.biotech-learn.org.nz/themes/biotech_therapies/timeline_for_bone_marrow_transplants (letzter Zugriff 22. April 2014)
[43] Transplant history. Aus: www.4transplant.com/en/history.htm (letzter Zugriff: 22. April 2014).
[43a] Transplant timeline – key dates in the history of transplantation. Aus: www.wellcomecollection.org/whats-on/events/in-or-out/transplant-timeline.aspx (letzter Zugriff 22. April 2014)
[44] Venkateswaran RV et al. The proinflammatory environment in potential heart and lung donors: prevalence and impact of donor management and hormonal therapy. Transplantation 2009; 88: 582–588.

KAPITEL

22

Thomas Lorf

Nierentransplantation

22.1 Vorbemerkungen

Vor rund 60 Jahren wurden von Murray in Boston und Hamburger in Paris die ersten erfolgreichen Nierentransplantationen bei Menschen durchgeführt. Vorausgegangen waren bereits experimentelle Transplantationen von Ullmann am Hund (1902) und eine Reihe von frustranen Nierenverpflanzungen in den USA, Europa und Russland. Murray gelang der Eingriff, da der immunologischen Barriere zwischen Individuen Rechnung getragen wurde und die Transplantation zwischen eineiigen Zwillingsbrüdern stattfand. Dadurch kam es nicht zur befürchteten Organabstoßung und die Operation wurde ein langfristiger Erfolg.

Sechzig Jahre später ist durch den immunologischen Erkenntniszuwachs, moderne Immunsuppressiva, die überzeugende Lebensqualitätszunahme und die überzeugenden Langzeitergebnisse für Patienten und Transplantate die Nierentransplantation zum akzeptierten Verfahren der Behandlung der chronischen Niereninsuffizienz geworden und weltweit viele hunderttausend Mal durchgeführt worden. Durch die Transplantation kann nicht nur die Lebensqualität von vielen niereninsuffizienten Patienten verbessert werden, sondern es zeigt sich z. B. auch ein Überlebensvorteil für Patienten mit Diabetes mellitus Typ 1. Nach der erfolgreichen Transplantation kommt es neben der Unabhängigkeit von der Dialyse zu einer Besserung des Knochenstoffwechsels, der kardialen Situation, der renalen Anämie und zur Steigerung der Leistungsfähigkeit des Patienten.

22.1.1 Indikation

Bei der Nierentransplantation handelt es sich v. a. um ein Verfahren, das der Verbesserung der Lebensqualität chronisch niereninsuffizienter Patienten dient. Dank der guten Ergebnisse hat der Gesetzgeber in Deutschland verfügt, dass bei jedem chronisch dialysepflichtigen Patienten interdisziplinär die Möglichkeit der Indikation zur Transplantation überprüft werden muss.

Wegen der gestörten Entwicklung von Kindern unter Dialyse liegt bei fehlenden medizinischen Kontraindikationen immer eine absolute Indikation zur Nierentransplantation vor.

22.1.2 Präoperative Überlegungen und Diagnostik

Die perioperativen Risiken des potenziellen Nierenempfängers müssen im Rahmen der präoperativen Abklärung hinsichtlich des aktuellen Gesundheitszustands, des psychosozialen Profils und immunologischer Verhältnisse möglichst exakt untersucht werden. Liegen schwerwiegende korrigierbare Organerkrankungen vor, sollten sie präoperativ erfasst und elektiv behandelt werden.

Latente chronische Infektionen, koronare Herzerkrankung, arterielle Verschlusskrankheit und sonstige Erkrankungen, die oft asymptomatisch verlaufen, können während und nach der Transplantation manifest werden. Ziel der Voruntersuchung ist deshalb, subklinisch verlaufende Erkrankungen zu diagnostizieren, die durch die Operation oder durch die Immunsuppression manifest werden können. Während der Wartelistenzeit müssen immer wieder Informationen zum aktuellen Gesundheitszustand eingeholt und ggf. erneut diagnostische oder therapeutische Maßnahmen eingeleitet werden.

Anamnese

Folgende Informationen werden im Allgemeinen präoperativ benötigt:

- Nierengrunderkrankung,
- Begleiterkrankungen, genaue Anamnese unter besonderer Berücksichtigung von:
  - Beginn und Verlauf der Nierenerkrankung,
  - Zeitpunkt der ersten Dialyse und Verlauf der Dialysebehandlung,
  - eventuellen Komplikationen während der Dialysebehandlung,
  - früheren Operationen,
  - Anzahl und Verlauf früherer Transplantationen,
  - Infektionskrankheiten,
  - Erkrankungen des Herz-Kreislauf-Systems,
  - aktueller Medikation,
  - Rehabilitationsgrad mit erlerntem und ausgeübtem Beruf.

Zu den präoperativen Untersuchungen zur Beurteilung der Operationsfähigkeit gehört selbstverständlich eine gründliche körperliche Untersuchung einschließlich einer exakten Erhebung und Dokumentation des Pulsstatus. Außerdem sollte eine gründliche urologische Untersuchung durchgeführt werden (Ausschluss von anatomischen und funktionellen Störungen des Harntrakts) einschließlich der Bestimmung von Harnblasenkapazität, Restharn und einer Refluxprüfung. Frauen bedürfen einer gründlichen gynäkologischen Abklärung inkl. Mammografie.

Labordiagnostik

Eine Liste der Laboruntersuchungen für Patienten, bei denen eine Nierentransplantation geplant ist, zeigt > Tab. 22.1.

Tab. 22.1 Laboruntersuchungen für den Organempfänger vor Nierentransplantation.

Hämatologie	• Hämoglobin, Hämatokrit
	• Differenzialblutbild
	• Erythrozyten, Retikulozyten
	• Leukozyten
	• Thrombozyten
	• Gerinnungsstatus
Nierenparameter	• Kreatinin, Harnstoff-N
	• Natrium, Kalium, Chlorid
	• Kalzium, Phosphat, Parathormon
	• Harnsäure
	• Urinkultur
Immunologie	• Blutgruppe
	• HLA-Typisierung
	• HLA-Antikörper, Autoantikörper
	• antinukleäre Antikörper, Basalmembranantikörper
	• DNA-Antikörper
	• Coombs-Test
	• Kälteantikörper, Wärmeantikörper
Stoffwechsel	• Blutzucker, HbA1c
	• Amylase, Lipase
	• Cholesterin, Triglyzeride, Lipidelektrophorese
	• T_3, T_4
Infektionen	• Hepatitis-Serologie (A, B, C)
	• HIV
	• Zytomegalie
	• Epstein-Barr-Virus
	• Herpes simplex
gastrointestinale Parameter	• AST, ALT
	• Bilirubin, alkalische Phosphatase, γ-GT
	• Haemoccult®

Apparative und radiologische Diagnostik

Zur Routineuntersuchung zählen das EKG, die Echokardiografie, die Lungenfunktionsprüfung sowie die Sonografie der Bauchorgane (u. a. zum Ausschluss eines Malignoms). Bei entsprechender Indikation werden eine Gastroskopie (Ulkus- und Gastritisanamnese) und eine Ultraschall-Doppler-Untersuchung der peripheren Arterien und Venen (Ausschluss einer peripheren arteriellen Verschlusskrankheit, einer zerebrovaskulären Insuffizienz und einer chronisch-venösen Insuffizienz) veranlasst.

Die radiologische Diagnostik umfasst die Untersuchung des Thorax (Infiltrate, Erguss, alte Tbc). Bei Patienten mit entsprechender Anamnese ist ein Kolonkontrasteinlauf zum Ausschluss einer Divertikulose bzw. Divertikulitis notwendig. Eine koronarangiografische Abklärung wird immer häufiger gefordert, vor allem bei Patienten mit Diabetes mellitus und klinisch latenter koronarer Herzerkrankung. Bei älteren Patienten hat sich bei uns der Einsatz der MRT der Beckengefäße bewährt.

Tab. 22.2 Invasive Maßnahmen vor einer Nierentransplantation.

Organsystem	Erkrankung	Eingriff
Herz	• koronare Herzkrankheit	• perkutane transluminale koronare Angioplastie (PTCA)
		• Revaskularisation
Kreislaufsystem	• periphere arterielle Verschlusskrankheit	• Gefäßrekonstruktion
Verdauungssystem	• Gallensteine (kompliziert)	• Cholezystektomie
	• Dickdarmdivertikulitis	• Kolonresektion
Niere, Ureter	• Pyelonephritis, Abszess	• Nephrektomie
	• Nierentumor unklarer Dignität	• Nephrektomie
	• massive Zystennieren	• Nephrektomie ggf. bei Transplantation
	• Reflux Grad 3	• Nephrektomie ggf. bei Transplantation
Blase	• Agenesie	• Pouch-Bildung
	• Schrumpfblase	• Blasenaugmentation
Knochen	• schwerer Hyperparathyreoidismus	• Parathyreoidektomie

22.1.3 Vorbereitende Eingriffe

Um die postoperativen Risiken für den potenziellen Empfänger zu reduzieren und die Nierentransplantation technisch zu ermöglichen, werden gelegentlich weitere invasive Maßnahmen in der Vorbereitungsphase notwendig (> Tab. 22.2).

22.1.4 Gewebetypisierung

In speziellen Gewebetypisierungslabors werden die Gewebemerkmale des zukünftigen Empfängers bestimmt. Die Zuordnung der bei Verstorbenen gewonnenen Transplantate erfolgt vor allem entsprechend der Übereinstimmung der HLA-Antigene bei entsprechender AB0-Blutgruppenidentität. So wird eine optimale immunologische Situation zwischen Spenderniere und Empfänger als Voraussetzung für ein Langzeitüberleben der Organe gewährleistet. Mehrfach nierentransplantierte Patienten, Multitransfundierte und Multipara entwickeln vielfach HLA-Antikörper, die zu hyperaku-

22

ten Abstoßungen führen können. Deshalb ist es für hochimmunisierte Patienten mit mehr als 85 % HLA-Antikörper auch bei akzeptabler HLA-Antigen-Übereinstimmung nur sehr schwierig, ein passendes Organ zu finden, sie werden deshalb in gesonderten Verteilungsprogrammen geführt.

Die höchste Dringlichkeit zur Nierentransplantation besteht jedoch bei Patienten mit schweren Shunt-Problemen, die bis hin zur drohenden Unmöglichkeit der Dialyse führen können.

Eine zusätzliche Kontrolle auf das Vorhandensein von HLA-Antikörpern erfolgt unmittelbar vor Transplantationsbeginn durch das sog. Crossmatch (Kreuzprobe). Diese Kreuzprobe zwischen einer aktuellen Serumprobe des Empfängers und den Lymphozyten des Spenders aus peripherem Blut, Lymphknoten oder Milz nimmt die Transplantation gewissermaßen in vitro vorweg und die eigentliche Transplantation ist bei Positivität kontraindiziert.

22.1.5 Aufklärung des Empfängers

Das erste Aufklärungsgespräch erfolgt vor der Aufnahme des Patienten auf die Nierenwarteliste.

Hierbei sollen die Vorteile und Risiken der Nierentransplantation und die Notwendigkeit der lebenslänglichen Immunsuppression und die daraus resultierenden Gefahren dem Patienten gründlich erläutert werden. Der potenzielle Organempfänger wird hierbei über den Ablauf von Organspende und Transplantation sowie über die Abstoßungsproblematik und die daraus resultierende Notwendigkeit eines lebenslangen Nachsorgeprogramms informiert. Auf den Organmangel, die daraus resultierende Warteliste und die Tatsache, dass er bei Eintreffen eines geeigneten Organs zu jeder Tages- und Nachtzeit abgerufen werden kann, muss der Patient hingewiesen werden. Es soll so weit wie möglich auch geklärt werden, ob vonseiten des Transplantatempfängers psychische Stabilität besteht sowie Zuverlässigkeit der Medikamenteneinnahme und der Einhaltung der Kontrolltermine erwartet werden kann. Hierbei sind ggf. Informationen vom betreuenden Dialysearzt einzuholen.

Auf Probleme im Zusammenhang mit einer möglichen initialen Nichtfunktion des Transplantats, chronischem Transplantatversagen und chirurgischen Komplikationen mit der Notwendigkeit von erneuten Eingriffen muss hingewiesen werden. Die spezielle Problematik, die sich aus der Gabe von immunsuppressiven Medikamenten ergibt, muss ausführlich erläutert werden. Dazu gehört – neben der Aufklärung über die Verminderung der körpereigenen Abwehrkraft und der sich daraus ergebenden erhöhten Gefährdung durch Infekte und das vermehrte Auftreten bösartiger Tumorerkrankungen – auch der Hinweis auf eine mögliche Erhöhung des Blutdrucks, die Entstehung eines Diabetes mellitus, eine Erhöhung der Fette, Hyperurikämie, Beeinträchtigung des Sehvermögens, Blutungen aus dem Verdauungstrakt, Knochenveränderungen und zunehmende Körperbehaarung.

Ein zweites Aufklärungsgespräch und die erneute Einwilligung des Patienten erfolgen unmittelbar vor der Transplantation.

22.2 Postmortale Nierenspende

22.2.1 Vorbemerkung

Die postmortale Spende ist heute die überwiegende Quelle der Nierentransplantate. Die Organe werden dabei von Patienten mit einem dissoziierten Hirntod gewonnen, bei denen die erhaltene Herz-Kreislauf-Funktion die Nierendurchblutung garantiert (➤ Kap. 21).

Nach dem 1997 in Kraft getretenen Transplantationsgesetz ist die Organentnahme bei Verstorbenen erlaubt, wenn der Organspender zu Lebzeiten in eine Organentnahme eingewilligt hat (z. B. Organspendeausweis) oder ein naher Angehöriger oder eine andere dem potenziellen Spender nahestehende Person in die Entnahme einwilligt und der Organspender nach Regeln, die dem Stand der Erkenntnisse der medizinischen Wissenschaften entsprechen, für tot erklärt wurde. Eine weitere wichtige Voraussetzung neben dem Ausschluss von Kontraindkationen ist die Feststellung des Hirntodes des potenziellen postmortalen Organspenders. Der Hirntod muss durch zwei hierfür qualifizierte Ärzte unabhängig voneinander festgestellt werden. Diese dürfen weder an der Transplantation beteiligt sein noch der Weisung eines beteiligten Arztes unterstehen. Eine feste obere Altersgrenze als Ausschlusskriterium für eine Nierenspende existiert heute nicht mehr (➤ Kap. 21). Entscheidend für eine mögliche Entnahme ist die intakte Nierenfunktion.

22.2.2 Diagnostik beim Spender

Beim potenziellen postmortalen Organspender müssen Kontraindikationen zur Nierenverpflanzung ausgeschlossen werden. Hierzu gehören vor allem extrakranielle Malignome, Sepsis, HIV und schwere primäre oder sekundäre Nierenerkrankungen. Relative Kontraindikationen für die generelle Nierenallokation sind übertragbare Infektionserkrankungen (Hepatitis B und C), wobei infizierte Organe jedoch in Empfänger mit gleicher Viruserkrankung transplantiert werden dürfen. Bei grenzwertigen Organspendern (hohes Alter, Diabetes mellitus) können präoperative Ultraschalluntersuchungen und/oder eine intraoperative Nierenbiopsie durchgeführt werden.

22.2.3 Organisation der Transplantation

Eine detaillierte Darstellung findet sich in ➤ Kap. 21.

22.2.4 Spenderoperation

Die Nierenentnahme erfolgt beim verstorbenen Patienten mit der gleichen Gründlichkeit wie jede elektive Operation. Stabilität der Kreislaufverhältnisse, Asepsis und präzise Operationstechnik bei der Entnahme sind wichtige Voraussetzungen für die Vermeidung von Komplikationen nach der Transplantation und für die optimale Funktion des Transplantats.

Die folgende Darstellung gibt die Situation der isolierten Nierenentnahme wieder.

Zugang

Eine großzügige mediane Laparotomie wird wie üblich durchgeführt und durch eine Sternotomie bei Entnahme thorakaler Organe oder durch eine quere Laparotomie ergänzt.

Präparation

Die Präparation beginnt in der Regel mit dem Loslösen von Zökum und Colon ascendens entlang der peritonealen Umschlagfalte. Hierzu wird das seitliche Peritoneum bis über das Duodenum inzidiert. Die Peritonealinzision wird entlang der Mesenterialwurzel in Richtung auf das Treitz-Band fortgesetzt (➤ Abb. 22.1). Das umschnittene rechte Hemikolon und das Dünndarmkonvolut werden nun nach kranial vom Retroperitonealraum abpräpariert. Damit werden Aorta und V. cava inferior freigelegt und die Nierengefäßabgänge sichtbar. Um die Präparation der linken Niere zu erleichtern, wird allgemein empfohlen, das parietale Peritoneum auch links zu inzidieren, um die linke Kolonhälfte zu mobilisieren. Es ist aber möglich, die linke Niere auch von medial zu erreichen, wenn nach Durchtrennung der A. mesenterica inferior das Mesokolon breit eröffnet wird. Selten ist die Durchtrennung der A. mesenterica superior vonnöten. Nach dem einfachen Anschlingen der V. cava inferior oberhalb der Einmündungsstelle der V. renalis und doppelter Umfahrung über den Beckenvenen wird die Aorta freipräpariert. Bei normaler Nierenarterienanatomie wird dieses Gefäß bifurkationsnah und in Höhe des Abgangs der A. mesenterica inferior angeschlungen (➤ Abb. 22.2). Bei distalem Ursprung einer unteren Polarterie muss die A. iliaca communis beidseits freipräpariert und eine Seite doppelt, die andere einmal angeschlungen werden. Nach Vollheparinisierung wird der distale Faden an der Aorta bzw. an den Aa. iliacae geknotet und die infrarenale Aorta vorübergehend mit einer Gefäßklemme oder manuell verschlossen.

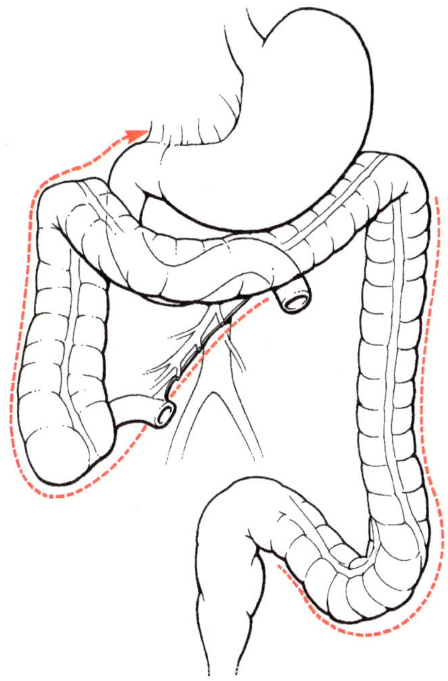

Abb. 22.1 Postmortale Nephrektomie. Mobilisierung der rechten Kolonhälfte durch Inzision entlang der peritonealen Umschlagfalte und der Mesenterialwurzel in Richtung auf das Treitz-Band. [L107]

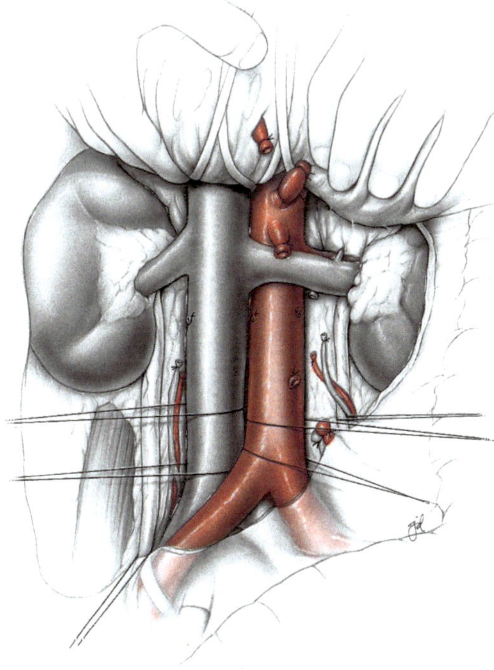

Abb. 22.2 Postmortale Nephrektomie. Das umschnittene rechte Hemikolon und das Dünndarmkonvolut sind vom Retroperitonealraum abpräpariert. Die Aa. mesenterica superior und inferior sind durchtrennt. Aorta und V. cava inferior werden doppelt angeschlungen. [L123]

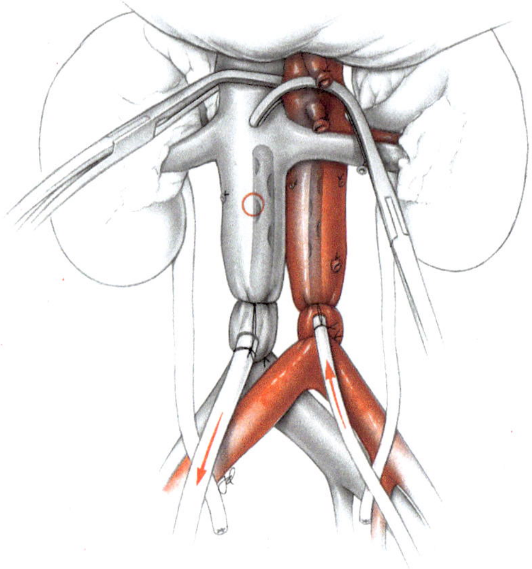

Abb. 22.3 In-situ-Perfusion bei der postmortalen Nephrektomie. Aorta und V. cava inferior sind suprarenal abgeklemmt und nach distal ligiert. Über einen dicken Schlauch werden mehrere Liter einer kalten Perfusionslösung via Aorta infundiert. [L123]

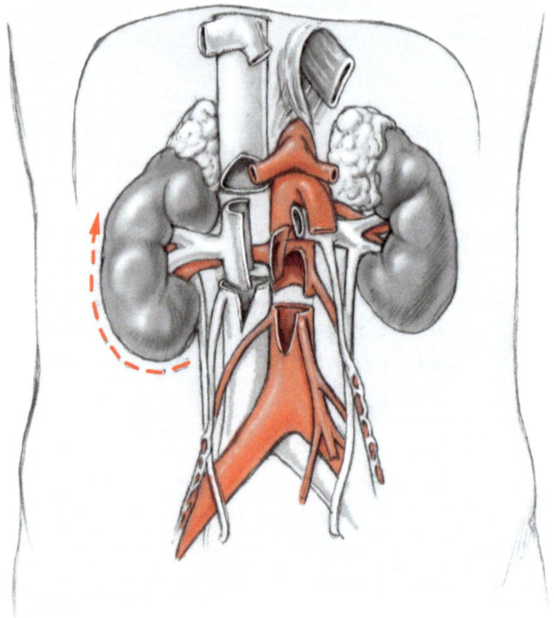

Abb. 22.4 Postmortale Nierenspende. Die rechte Niere wird mit venösem und arteriellem Patch entnommen. [L108]

Perfusion

Nach Durchführung der queren Arteriotomie wird der Perfusionsschlauch in die Aorta eingeführt und mithilfe der zweiten kranialen Ligatur im infrarenalen Bereich sicher fixiert. Danach werden Aorta und V. cava suprarenal mittels Gefäßklemmen verschlossen, die infrarenale Abklemmung der Hauptschlagader aufgehoben und mit der In-situ-Perfusion begonnen (➤ Abb. 22.3). Nach Ligatur der vorgelegten Fäden im Bereich der V. cava inferior wird diese zur venösen Dekompression eröffnet. Zur Perfusion verwendet werden mehrere Liter einer kalten, handelsüblichen Perfusionslösung (HTK, UW). Die Niere wird somit innerhalb von wenigen Minuten blutfrei gespült und gekühlt, womit eine Hypothermie mit konsekutiver Senkung des Energiebedarfs erreicht wird. Die Effektivität der Perfusion ist durch rasches Erblassen des Organs leicht zu erkennen.

Um eine rasche Abkühlung der Nieren auch von außen zu erreichen, wird von manchen Chirurgen die Bauchhöhle mit eiskalter Kochsalzlösung gespült.

Entnahme

Nach Beendigung der In-situ-Perfusion erfolgt die getrennte Entnahme beider Nieren. Sie wird so durchgeführt, dass ein Aorten- und ein V.-cava-Patch an den Nierengefäßen verbleiben. Hiermit wird die Gefäßanastomosierung bei der Transplantation erleichtert. Zu diesem Zweck wird die V. cava inferior zunächst an der Vorder- und danach an der Hinterwand längs inzidiert.

Dabei ist sorgfältig darauf zu achten, dass die an der Hinterwand der V. cava inferior kreuzende Nierenarterie nicht verletzt wird.

Anschließend wird nach Entfernung des Perfusionsschlauches die Aorta an der Vorderwand bis zum Abgang der A. mesenterica superior ebenfalls längs inzidiert und erneut vom Lumen aus auf mögliche Nierengefäßanomalien inspiziert. Nach longitudinaler Durchtrennung der Hinterwand wird die halbierte Aorta aufgeklappt und von den abgrenzenden Zwerchfellschenkeln abgelöst. Anschließend werden die Nieren vollständig mobilisiert (➤ Abb. 22.4). Hierzu erfolgt die vorsichtige, meist stumpfe Mobilisation der Nieren; unter Belassung von Fettgewebe um den Ureter werden dessen Gefäße geschont.

Wegen der Gefahr von Intimaläsionen darf niemals ein übermäßiger Zug an den Nierengefäßen erfolgen. Beim scharfen Ablösen des Nierenhilus von der Psoasmuskulatur muss vor allem auf Lage und Verlauf der Nierenarterien geachtet werden, um unnötige Verletzungen zu vermeiden. Die Ureteren werden abschließend möglichst blasennah abgesetzt.

Nach kompletter Entnahme werden die Nieren in der Perfusionslösung gelagert. Zu diesem Zweck wird jede Niere in ei-

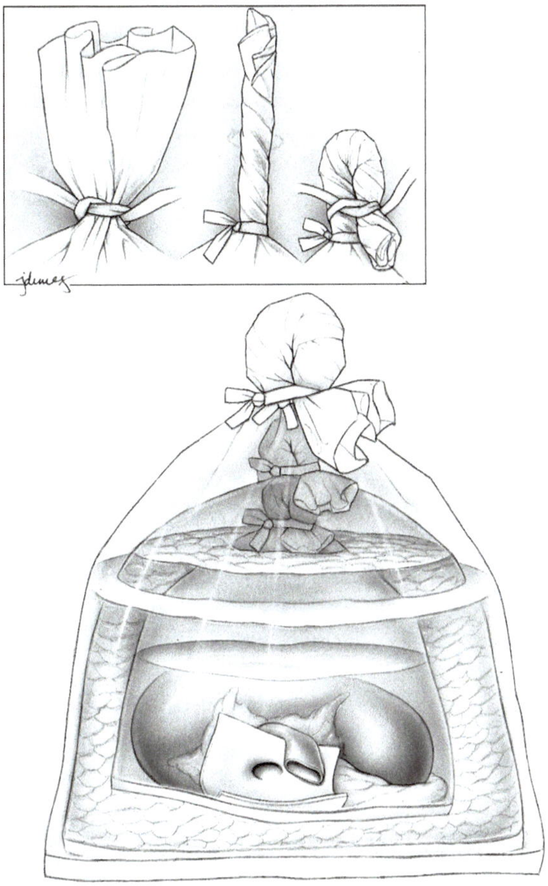

Abb. 22.5 Nach der Entnahme werden die Nieren in der Perfusionslösung bis zum Zeitpunkt der Transplantation konserviert. Der für die Aufbewahrung verwendete Plastikbeutel wird mit der Perfusionslösung voll gefüllt, wie in dem Schema aufgezeichnet verschlossen und in zwei weitere sterile Beutel verpackt. [L123]

nen Plastikbeutel gelegt, der mit ca. 200–300 ml Perfusionslösung vorgefüllt wurde (➤ Abb. 22.5). Das zum Verschluss verwendete Band trägt eine Markierung zur eindeutigen Seitenidentifikation. Die Aufbewahrung erfolgt meistens in Styroporbehältern, die mit Eis gefüllt werden. Da die Niere häufig von einem anderen Team transplantiert wird, muss ein entsprechender „Kidney-Report" beigefügt werden. Informationen über den Zustand des Spenders, den Ablauf der Organentnahme und über wichtige anatomische Varianten gehen somit nicht verloren.

22.3 Verwandten-Lebendspende

22.3.1 Vorbemerkung

Während in den USA über ein Viertel und in Norwegen fast die Hälfte der transplantierten Nieren von engen Verwandten stammen, wird die Lebendspende in Deutschland vergleichsweise selten, jetzt aber doch zunehmend durchgeführt.

Die Ergebnisse der Nierentransplantation zwischen nahen Verwandten sind nicht nur wegen der besseren immunologischen Verhältnisse, sondern auch wegen der extrem kurzen Ischämiezeit günstiger als die von postmortalen Nierenspendern. Wichtige Voraussetzung ist die absolute Freiwilligkeit der Entscheidung zur Organspende.

Sie ist nur bei einem psychisch und physisch gesunden engeren Angehörigen in Erwägung zu ziehen. Deshalb muss der potenzielle Spender nicht nur medizinisch, sondern auch psychologisch begutachtet werden.

22.3.2 Diagnostik beim Spender und Organisation der Transplantation

Allgemeine Kriterien bleiben selbstverständlich geringes Operationsrisiko und Narkosefähigkeit des potenziellen Spenders. Weiterhin müssen Erkrankungen der Niere und der ableitenden Harnwege sowie v. a. Infektionskrankheiten, die mit dem Organ übertragen werden könnten (z. B. HIV und Hepatitis), ausgeschlossen werden. Kontraindikationen sind Malignome und schwere Nebenerkrankungen, wie z. B. komplizierte Herz-Kreislauf-Erkrankungen. Nach Feststellung der grundsätzlichen Eignung des potenziellen Spenders folgen invasivere Untersuchungen wie die Bestimmung der seitengetrennten Nieren-Clearance und die Renovasografie. Diese liefern wichtige Informationen zur Entscheidung, ob die linke oder die rechte Niere explantiert werden soll. Weist ein Organ eine aberrierende arterielle Versorgung und/oder eine bessere Funktion auf als das Organ der Gegenseite, wird es in der Regel nicht entnommen. Bei freier Wahl bevorzugen wir bei laparoskopischer Entnahmetechnik stets die linke Niere, bei konventioneller Entnahme die rechte Niere. Die Operationen bei Spender und Empfänger erfolgen idealerweise zeitlich so versetzt, dass die Ischämiezeit auf ein Minimum reduziert werden kann.

22.3.3 Spenderoperation

Vorbemerkung

In den letzten Jahren hat sich die laparoskopische Technik der Nierenentnahme beim Lebendspender als klinisch relevante Methode etabliert. Einzelne Studien, die eine erhöhte Rate von initialen Nichtfunktionen und Ureterkomplikationen beschrieben, wurden letztlich nicht bestätigt. In einer Metaanalyse, die 687 Publikationen zu diesem Thema verglich, konnten in den Studien mit Evidenzniveau 1- und 2 lediglich Vorteile hinsichtlich des Analgetikaverbrauchs und des Krankenhausaufenthaltes bei laparoskopischer Technik und keinerlei Nachteile beim Empfänger gegenüber der konventionellen Vorgehensweise dokumentiert werden. Da die meisten Chirurgen für die laparoskopische Nephrektomie jedoch die linke Seite favorisieren, ist zumindest die freie Wahl der zu entnehmenden Niere, entsprechend Funktion und Gefäßanatomie, eingeschränkt.

Konventionelle Technik

Zugang Operationstechnisch kommen beim Spender entweder ein extraperitonealer Zugang in Seiten- oder ein transperitonealer Zugangsweg in Rückenlage infrage. Bei letzterem wird überwiegend ein erweiterter Rippenbogenrandschnitt oder eine paramediane Inzision angewandt. Von uns wird der extraperitoneale Weg durch einen Subkostalschnitt, der eine sichere und schonende Organentnahme gewährleistet, benutzt. Nach Spaltung der Externusaponeurose und Durchtrennung der kräftigen Mm. obliquus internus und transversus wird das Peritoneum nach medial stumpf abpräpariert.

Präparation Zunächst erfolgen die Spaltung der Fascia Gerota und die vorsichtige Herauslösung des Organs. Es folgt die Darstellung der Nierengefäße nahe von Aorta und V. cava. Als Erstes bietet sich an, die Venen zu präparieren, wobei die Vv. testicularis bzw. ovarica und V. suprarenalis zwischen Ligaturen durchtrennt werden. Nach Mobilisation der entsprechenden Nierenvene kommt die A. renalis besser zur Darstellung (➤ Abb. 22.6). Aorta und V. cava inferior sollen so weit freipräpariert werden, dass sie bequem tangential mit einer Satinsky-Klemme abgeklemmt werden können. Abschließend erfolgt die schonende Präparation des Ureters.

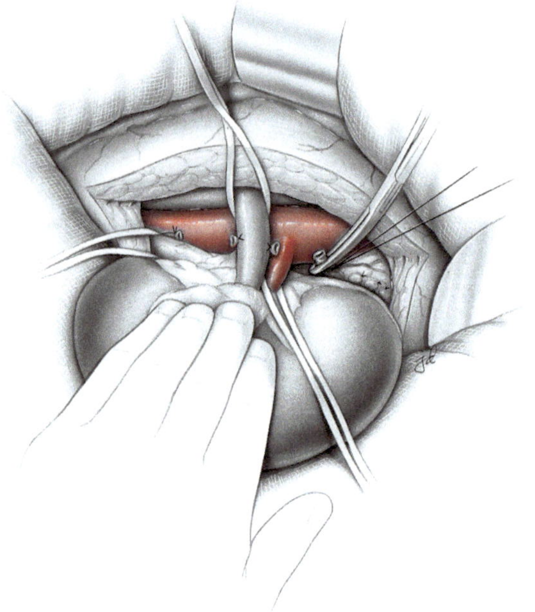

Abb. 22.6 Extraperitonealer Zugang zur linksseitigen Nephroureterektomie beim Lebendspender. Die schräge Bauchdeckenmuskulatur ist durchtrennt und das Peritoneum nach medial abpräpariert. Die Vv. testicularis und suprarenalis sind zwischen Ligaturen durchtrennt, die Nierengefäße angeschlungen. Aorta und V. cava inferior sind freipräpariert und können tangential mit einer Satinsky-Klemme verschlossen werden. [L123]

Entnahme der Niere und Perfusion Zuerst wird der Ureter möglichst distal durchtrennt und der verbleibende Stumpf doppelt ligiert. Anschließend erfolgt die Klemmung der Nierenarterie, ohne dass die Gefahr besteht, bei dem mittels Naht zu versorgenden Gefäßstumpf die Aorta einzuengen. Nun erfolgen auch die tangentiale Ausklemmung der V. cava inferior und die Durchtrennung der A. und V. renalis mittels Skalpell. Die Niere wird nach Komplettierung der Entnahme kalt perfundiert und in einem Behälter (z. B. einer Nierenschale) in der kalten Perfusionslösung bis zur Transplantation gelagert. Anschließend wird der Arterienstumpf mittels Naht versorgt, die Vene wird ebenfalls fortlaufend mittels nichtresorbierbaren atraumatischen Nahtmaterials verschlossen.

Laparoskopische Spenderoperation

Die laparoskopische Nephrektomie kann prinzipiell komplett endoskopisch oder handassistiert durchgeführt und extra- oder auch intraperitoneal vorgenommen werden.

Wir bevorzugen die intraperitoneale, handassistierte Entnahmetechnik. Hierbei wird der Patient in Rückenlage gelagert sowie ein Keilkissen auf der entsprechenden Seite unter Thorax und Abdomen geschoben, somit erzielt man in etwa eine 30°-Seitlagerung. Zunächst wird über einen offenen Zugang infraumbilikal ein Optiktrokar (Blunt-Tip oder 10er-Arbeitstrokar) platziert. Unter Sichtkontrolle wird ein 5-mm-Arbeitstrokar unterhalb des Xiphoids, ein 10er-Trokar in der Mitte zwischen Nabel und Xiphoid sowie ein weiterer 10er-Trokar 2 Querfinger medial der Spina iliaca anterior superior auf der Operationsseite eingebracht (➤ Abb. 22.7). Als Nächstes wird der Hand-Port über einen Pfannenstiel-Schnitt eingebracht. Die Nephrektomie kann entweder mit einer 30°- oder mit einer 45°-Winkel-Optik erfolgen. Zunächst erfolgt die komplette Mobilisation der linken Kolonflexur und des Colon descendens. Die Fascia Gerota wird von ventral eröffnet und das perirenale Fettgewebe unter sorgfältiger Schonung der Gefäße und des Ureters von medial nach lateral und von kranial nach kaudal abpräpariert. Die V. suprarenalis und V. testicularis bzw. ovarica werden sicher zwischen Titan-Clips durchtrennt (➤ Abb. 22.8). Kleinere Gefäße werden mittels Elektrokoagulation versorgt. Es ist v. a. darauf zu achten, keine Clips in Nähe der V. cava zu platzieren, um den später zu benutzenden Stapler nicht zu blockieren. Die Kamera wechselt auf den 10er-Trokar an der Spina iliaca. Der Ureter wird bis zu den Iliakalgefäßen isoliert, wobei auch hier auf die Gefäßversorgung desselben zu achten ist, und nach distal mit Titan-Clips verschlossen sowie nach proximal offen abgesetzt (➤ Abb. 22.9). Die A. und V. renalis werden mit Endo-GIAs (Gefäßmagazine) abgesetzt und die Niere über den Hand-Port geborgen (➤ Abb. 22.10).

Die Ischämiezeit beträgt bei diesem Vorgehen in aller Regel maximal 3 Minuten.

Nun wird die Klammernahtreihe an Arterie und Vene abgetrennt und es erfolgt die Ex-situ-Perfusion des entnommenen Organs mit 1.000 ml HTK- oder Belzer-UW-Lösung. Das Organ verbleibt bis zur Transplantation in eiskalter steriler Kochsalzlösung.

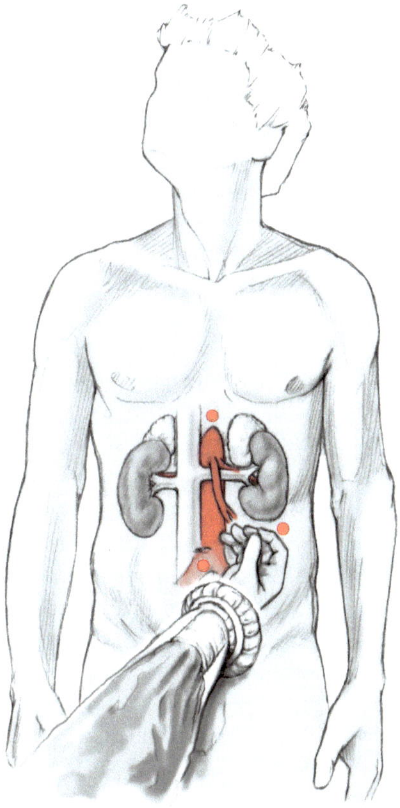

Abb. 22.7 Laparoskopische Spendernephrektomie. Lokalisation der Trokare und des Hand-Ports (nach Lorenz et al. 2001). [L108]

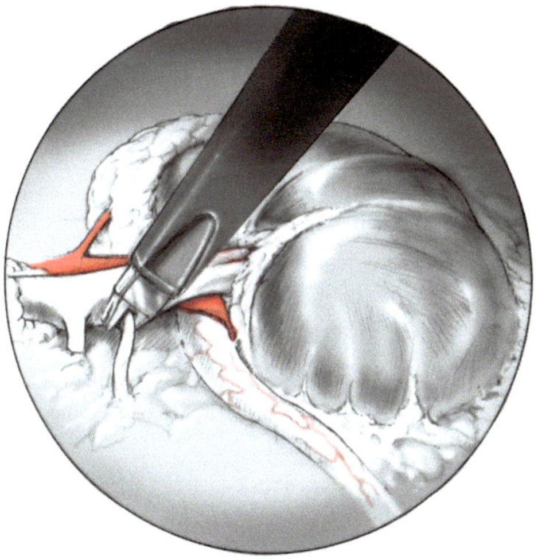

Abb. 22.8 Laparoskopische Spendernephrektomie. Durchtrennung der V. testicularis zwischen Titan-Clips. [L108]

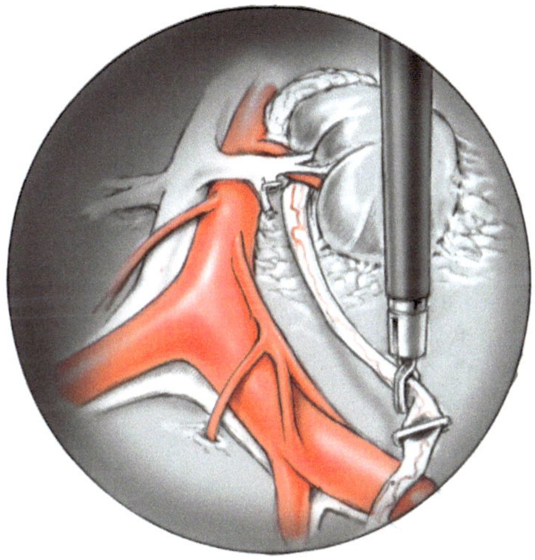

Abb. 22.9 Laparoskopische Spendernephrektomie. Durchtrennung des Ureters im Bereich der Kreuzungsstelle mit den Beckengefäßen. Ureter, nach distal mit Titan-Clips verschlossen, wird nun nach proximal offen durchtrennt. [L108]

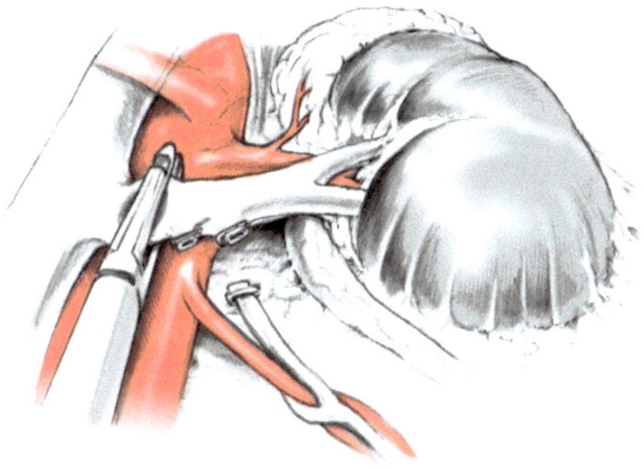

Abb. 22.10 Laparoskopische Spendernephrektomie. Durchtrennung der Nierenvene mit dem Gefäßstapler. [L108]

22

22.4 Empfängeroperation

22.4.1 Vorbemerkung

Da die primäre Transplantatfunktion unter anderem von der kalten Ischämiezeit abhängig ist, ist eine Nierentransplantation nach Möglichkeit innerhalb der ersten 24 Stunden durchzuführen. Obwohl eine sofortige Funktionsaufnahme auch nach einer kalten Ischämiezeit bis 48 Stunden beobachtet wird, verringert sich bei längerer Aufbewahrung die primäre Funktionsrate. Eine Verzögerung ist heutzutage selten durch die Entfernung zwischen Explantations- und Transplantationsort bedingt. Logistische Aspekte wie die Identifikation und das Auffinden des geeigneten Empfängers, seine präoperative Vorbereitung inkl. Dialyse sowie räumliche und personelle Engpässe müssen mit einkalkuliert werden.

22.4.2 Vorbereitung

Feinpräparation der Niere

Bei der häufigsten klinischen Situation der postmortalen Nierenspende muss das steril verpackte Organ im Transplantationszentrum nach seiner Ankunft auf die tatsächliche Transplantabilität überprüft werden. Hierzu wird die Niere unter sterilen Kautelen im Operationssaal ihrer Verpackung entnommen und in einer mit kalter Lösung gefüllten Präparationsschüssel gelagert. Es erfolgt die gründliche Inspektion der Nierengefäße hinsichtlich Intaktheit, Intimaläsionen und nicht erkannter Gefäßanomalien. Der Ureter wird auf Unverletztheit und wirkliche Länge hin untersucht. Man entfernt die möglicherweise noch anhaftende Fettkapsel, wobei Sorge getragen werden muss, dass man alle Präparationsschritte so ausführt, dass die Hilusstrukturen nicht tangiert werden. Das Parenchym wird hinsichtlich Vollständigkeit der Perfusion aller Abschnitte, Tumoren und Verletzungen überprüft. Nun erfolgen noch notwendige Rekonstruktionen von gelegentlich vorhandenen Mehrgefäßversorgungen (s. u.). Nun erst sollte der Empfänger in Narkose versetzt werden.

Implantationsort

Vorbereitung Nach Einleitung der Anästhesie und Legen eines zentralvenösen Katheters zur Steuerung der intra- und postoperativen Flüssigkeitssubstitution wird die Harnblase unter sterilen Kautelen katheterisiert.

Implantationsort Entgegen der allgemeinen Vorstellung wird die Niere immer heterotop, meist extraperitoneal mit Anschluss an die Beckengefäße, transplantiert. Die Fossa iliaca als Implantationsort bietet viele Vorteile: Es handelt sich um einen extraperitonealen Eingriff, bei dem sowohl die Anschlussgefäße wie auch die Harnblase leicht erreicht werden können. Bei der postoperativen Kontrolluntersuchung und bei der Nachsorge ist das Transplantat gut zugänglich für die Palpation, für die perkutane Nierenbiopsie und für die Punktion von pararenalen Flüssigkeitsansammlungen sowie für die eventuelle operative Revision. Nur bei sehr kleinen Becken, z. B. bei Kindern, oder nach multiplen extraperitonealen Eingriffen wird die Niere intraperitoneal implantiert. Das Transplantat wird in der Regel kontralateral eingebracht. Das Nierenbecken liegt somit ventral und ist bei operativen Revisionen besser zugänglich.

22.4.3 Operative Technik

Zugang

Das extraperitoneale Freilegen erfolgt durch einen bogenförmigen Hautschnitt, der kranial der Spina iliaca anterior superior beginnt und bis zur Symphyse zieht (> Abb. 22.11). Zunächst wird die Aponeurose des M. obliquus externus im Faserverlauf, dann werden der M. obliquus internus und die Fascia transversalis durchtrennt. Nach Abschieben des Retroperitoneums von der seitlichen Bauchwand unter kontinuierlicher metikulöser Blutstillung nach medial werden die Beckengefäße dargestellt. Diese werden zunächst an deren Vorderseite von begleitenden Lymphgefäßen und Lymphknoten freipräpariert. Hierbei ist eine sorgfältige Ligatur der Lymphbahnen zu empfehlen, um die Bildung von Lymphozelen zu vermeiden.

Als Anschlussgefäß wird in der Regel bei Ersttransplantation auf der betreffenden Seite die A. iliaca communis verwendet, da es sich bei wiederholten Transplantationen als technisch einfacher erweist, die distalere A. iliaca externa darzu-

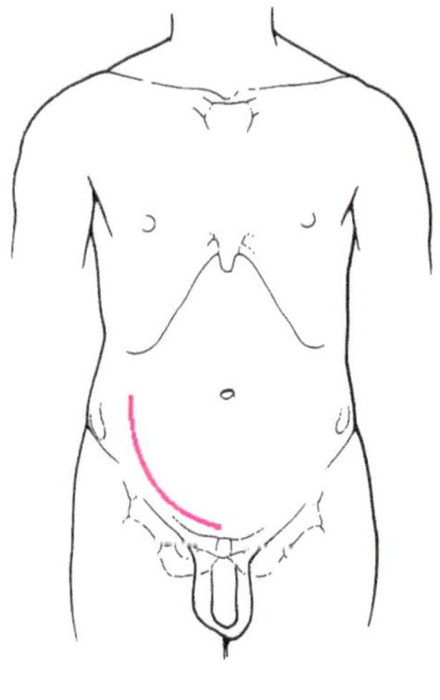

Abb. 22.11 Nierentransplantation. Bogenförmiger Hautschnitt zur extraperitonealen Freilegung der Beckengefäße und des Blasendachs. [L123]

stellen. Als Anschlussvene wird üblicherweise die V. iliaca externa genutzt. (Viele Operateure verwenden allerdings initial auch schon die A. iliaca externa oder auch die A. iliaca interna.) Wenn das Transplantat eine normale Anatomie aufweist und die Anschlussgefäße beim Empfänger nicht pathologisch verändert sind, führen wir die arterielle und die venöse End-zu-Seit-Anastomose mit der A. iliaca communis bzw. V. iliaca externa durch. Eine Anastomosierung mit der A. iliaca interna ist aus unserer Sicht nur selten indiziert, wenn z. B. die Nierenarterie über kein Aorten-Patch verfügt.

Anastomose

Im Folgenden wird exemplarisch die Anastomosierung mit der A. und V. iliaca externa beschrieben.

Sowohl die Beckenarterie wie auch die Vene werden angeschlungen und zirkulär freipräpariert. Die Durchtrennung der V. iliaca interna zur besseren Mobilisation der V. iliaca externa soll aus unserer Sicht vermieden werden. Nach Festlegung der Anastomosenstellen, die die seitlichen Längenunterschiede der A. und V. renalis berücksichtigen soll, wird die V. iliaca externa mit einer Satinsky-Klemme ausgeklemmt und längs eröffnet. Eine ovale Exzision ist in aller Regel nicht notwendig. Auf eine systemische Heparingabe wird verzichtet (> Abb. 22.12). Die Nierenvene sollte zur Vermeidung einer postoperativen Abknickung und der sich daraus ergebenden Thrombosegefahr möglichst gekürzt werden. Die Anastomose erfolgt mit einem atraumatischen monophilen, nichtresorbierbaren Faden der Stärke 6/0. Die Stichrichtung ist gewöhnlich von außen nach innen und von innen nach außen. Zunächst wird die Vorderwand, danach die Hinterwand anastomosiert. Zumindest am Anfang kann die Nahtreihe auf Distanz durchgeführt werden, danach wird der Faden angezogen (> Abb. 22.13).

Nach Fertigstellung der Nahtreihe an der Vene wird in ähnlicher Weise die arterielle End-zu-Seit-Anastomose angefertigt, wobei Torquierung oder Abknicken der Nierenarterie vermieden werden muss (> Abb. 22.14).

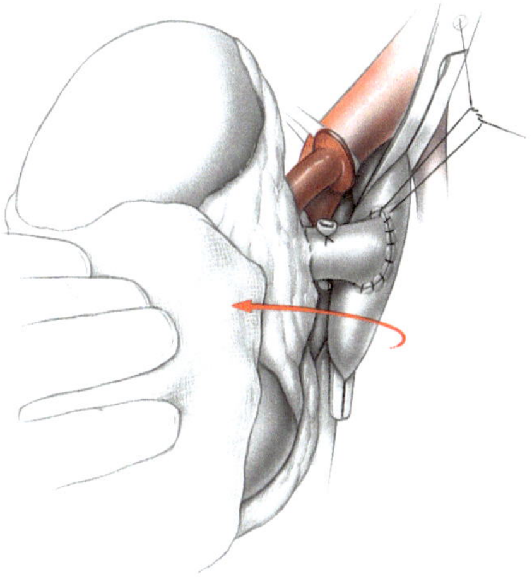

Abb. 22.13 Venöse Anastomose bei der Nierentransplantation. Nach Fertigstellen der Vorderwandnaht wird die Niere zum Operateur gekippt. Mit der gleichen fortlaufenden Naht wird die Anastomosierung der Hinterwand durchgeführt. [L123]

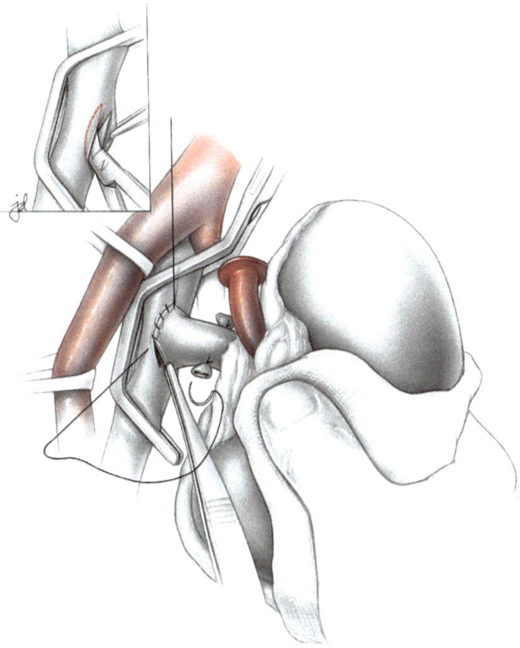

Abb. 22.12 Venöse Anastomose bei der Nierentransplantation. Die V. iliaca externa ist mit einer Satinsky-Klemme verschlossen und längs inzidiert. Zunächst wird die dem Operateur zugewandte Seite der V. renalis mit der V. iliaca anastomosiert. [L123]

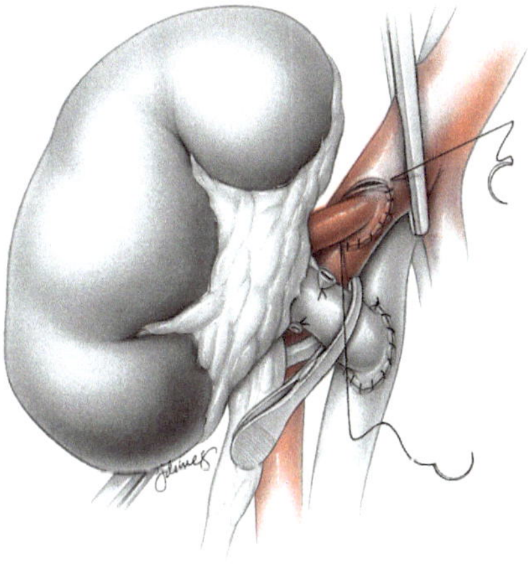

Abb. 22.14 Arterielle Anastomose bei der Nierentransplantation. Die A. iliaca externa wird mit einer Satinsky-Klemme oder zwischen zwei Gefäßklemmen verschlossen. Nach Längseröffnung der A. iliaca externa wird die Anastomose zwischen diesem Gefäß und dem zurechtgeschnittenen Aorten-Patch mit einer fortlaufenden Naht angefertigt. [L123]

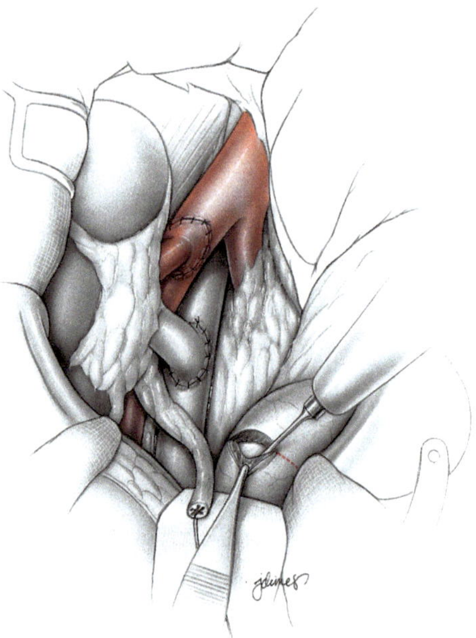

Abb. 22.15 Ureterozystoneostomie bei der Nierentransplantation. Nach Freilegung des Blasendachs wird die Muskulatur der mit Kochsalz gefüllten Harnblase eröffnet. Die Anastomosennaht zwischen dem angeschrägten Ureterende und der Blasenwand erfolgt fortlaufend und mit einem resorbierbaren Faden. [L123]

Anschließend erfolgt die Reperfusion, wobei zunächst der venöse Abstrom, dann unmittelbar darauf der arterielle Einstrom freigegeben wird.

Ureteroneozystostomie

Bei ausreichend langem und durchblutetem Ureter erfolgt eine Implantation in die Blase. Diese kann entweder intravesikal (z. B. nach Politano-Leadbetter) oder extravesikal (nach Lich-Gregoir) erfolgen. Zunächst Auffüllen der Harnblase mit 200–300 ml Kochsalzlösung über den liegenden Blasenkatheter. Bei der extravesikalen Technik wird das Peritoneum nach medial abgeschoben und das Harnblasendach dargestellt. Nach Inzision der Blasenmuskulatur zwischen Haltenähten wird die Blase über den liegenden Blasenkatheter entleert (> Abb. 22.15). Die Harnblasenschleimhaut wird dann eröffnet. Die exakte Ureterlänge wird gewählt und der Ureter entsprechend gekürzt. Die Anastomose erfolgt mit einem doppelt armierten, resorbierbaren monofilen Faden der Stärke 6/0. Die Stichrichtung ist auch hier außen–innen, innen–außen. Manche Chirurgen implantieren zur Vorbeugung von Ureterenleckagen bzw. -stenosen einen Stent während der Anastomosierung, wobei dieser zwischen Nierenbecken und Blase platziert wird. Dadurch konnte in einer randomisierten Studie jedoch kein signifikanter Unterschied im Auftreten dieser Komplikationen nachgewiesen werden (Evidenzniveau 1). Nach Vervollständigung der Anastomose wird die Blasenmuskulatur mittels Einzelknopfnähten (resorbierbarer Faden) im Sinne einer Antirefluxplastik wieder verschlossen. Hierbei dürfen die Fäden nur locker geknüpft werden.

Nach Kontrolle auf Bluttrockenheit erfolgen das Anlegen einer Drainage und der schichtweise Wundverschluss.

22.4.4 Komplikationen

Unter den operationstechnisch bedingten Komplikationen sind Nachblutungen aus den Gefäßanastomosen, aus dem Transplantatbett sowie aus dem Nierenparenchym zu erwähnen. Gerinnungsstörungen und v. a. die Einschränkung der Thrombozytenaggregation (Acetylsalicylsäure in der Vormedikation) sowie Infektionen spielen hierbei neben operationstechnischen Ursachen eine wichtige Rolle.

Lymphozelen, die meist nach wenigen Tagen auftreten, werden sonografisch als umschriebene Flüssigkeitsansammlungen unterhalb und medial des Transplantats diagnostiziert. Sie liegen typischerweise zwischen unterem Nierenpol und Blase und müssen bei Kompression mit folgender Stauung des Ureters meist operativ saniert werden (Lymphozelenfensterung zum Peritoneum).

Urinome als Folge einer Nahtdehiszenz und/oder einer Ureternekrose oder Abszesse sind ebenfalls sonografisch leicht nachzuweisen. Zur Sicherung der Diagnose hilft die Durchführung einer ultraschallgestützten Punktion. Die gewonnene Flüssigkeit wird dann zur Bestimmung von harnpflichtigen Substanzen und zum Nachweis von möglichen Erregern und deren Empfindlichkeit auf Antibiotika untersucht. Durch eine retrograde Pyelografie lässt sich die Läsion im ableitenden Harnwegssystem exakt lokalisieren. Auch bei Vorliegen einer Obstruktion, z. B. am Übergang des Nierenbeckens zum Ureter oder im Anastomosenbereich, können Sonografie oder retrograde Harnleiterdarstellung eingesetzt werden. Operativ wird man bei Nekrosen des Harnleiters eine Pyeloureterostomie mit dem Eigenureter durchführen, Stenosen im distalen Abschnitt des Ureters behandelt man mit Ureterneueinpflanzungen in die Blase.

Weitere Komplikationen sind arterielle Läsionen (Nierenarterienverschluss, Nierenarterienstenose, Nierenarterienaneurysma, Intimadissektion), die entweder operativ revidiert werden müssen (Arterienthrombose, Nierenarterienaneurysma) oder interventionell (Nierenarterienstenose, Intimadissektion) behandelt werden können.

Nierenvenenthrombosen, die durch plötzliches Wiederauftreten einer Hämaturie und Funktionsverschlechterung symptomatisch werden, erfordern üblicherweise die operative Revision.

22

22.5 Anatomische Sondersituationen

22.5.1 Transplantation frühkindlicher Nieren

Nieren von Kleinkindern werden wegen des geringen Parenchymvolumens und wegen der zarten Gefäßverhältnisse en bloc entnommen und transplantiert.

Die V. cava inferior und die Aorta werden im suprarenalen Bereich und in Höhe der iliakalen Teilungsstelle abgesetzt, die Ureteren meist getrennt oder aber mit einem gemeinsamen Harnblasenwandstück entnommen.

Die Aorta und die V. cava inferior werden proximal übernäht und distal End-zu-Seit mit den Iliakalgefäßen des Empfängers anastomosiert (➤ Abb. 22.16). Die Ureteren pflanzen wir getrennt in das Blasendach entsprechend der extravesikalen Technik nach Lich-Gregoir. Da es sich um Anastomosen bei wachsenden Organismen handelt, empfiehlt sich bei der Anfertigung der Anastomosen die Verwendung der Einzelnahttechnik, um Nahtstenosen zu vermeiden.

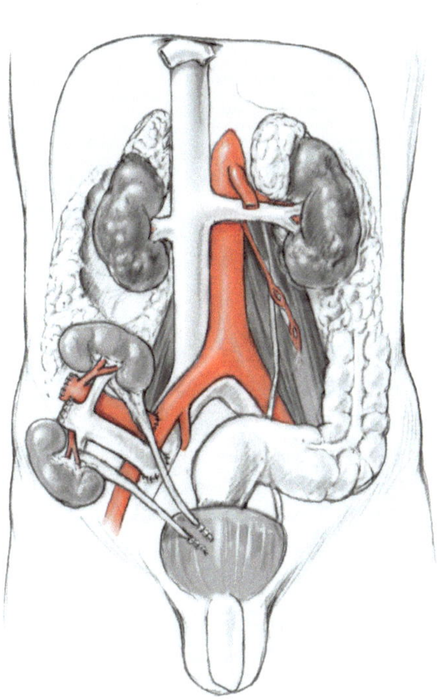

Abb. 22.16 Transplantation von kindlichen Spendernieren en bloc beim Erwachsenen. Aorta und V. cava des Spenders sind End-zu-Seit mit den Iliakalgefäßen des Empfängers anastomosiert, die Ureteren sind getrennt in die Blase eingepflanzt. [L108]

22.5.2 Arterielle und venöse Anomalien

Variationen der arteriellen Versorgung können, je nach Statistik, mit einer Häufigkeit bis zu 25 % beobachtet werden. Arterielle Rekonstruktionen führen v. a. bei Lebendspenden zu einer Verlängerung der Ischämiezeit und zu einem signifikant erhöhten Auftreten von postoperativen Hypertonien (Evidenzniveau 3). Wenn der Abstand zwischen den Nierenarterienabgängen es ermöglicht, wird das gemeinsame Aorten-Patch für die Anastomosierung verwendet (➤ Abb. 22.17). Ist der Abstand zu groß oder ist insbesondere eine untere Polarterie, die überwiegend für die Ureterenversorgung verantwortlich ist, durchtrennt worden, ist eine getrennte Anastomosierung zu überlegen. Kleinere, unabsichtlich durchtrennte obere Polarterien können in der Regel problemlos ligiert werden. Sind beide Arterien gleich kalibrig, können sie seitlich längs inzidiert und so reanastomosiert werden, dass das daraus resultierende gemeinsame Ostium mit der Beckenarterie des Spenders in üblicher Weise anastomosiert werden kann. Die Arterie, die über kein Patch verfügt, kann hierbei z. B. mit der A. iliaca interna End-zu-End anastomosiert oder in die Nierenhauptarterien neu implantiert werden (➤ Abb. 22.18).

Liegt eine Nierenarterienstenose vor, kann diese entweder durch eine transluminäre Ausschälung oder durch Gefäßersatz behoben werden. Bei der letztgenannten Methode, die im Fall eines Nierenarterienaneurysmas obligat ist, kommt autologes Material (V. saphena magna oder A. iliaca interna) oder allogene Spendervene zur Anwendung. Während der

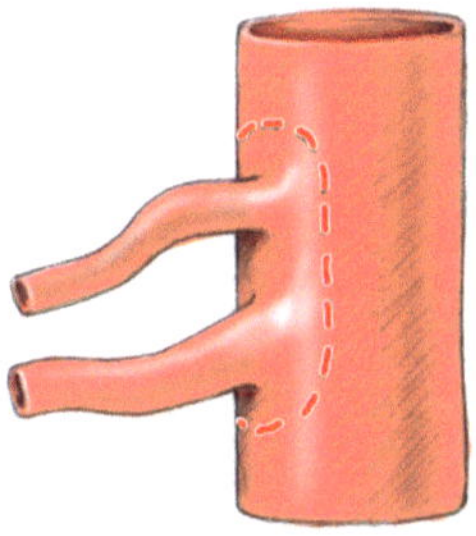

Abb. 22.17 Nierentransplantation. Doppelte arterielle Versorgung mit gemeinsamem Aorten-Patch; das gesamte Patch wird zur Anastomose verwandt. [L108]

Anfertigung von arteriellen Rekonstruktionen, die vor der Transplantation durchgeführt werden können (z. B. End-zu-Seit-Implantation einer Polarterie in das Nierenhauptgefäß), muss die Niere kontinuierlich gekühlt sein (Backtable-Rekonstruktion) und es empfiehlt sich die Verwendung von mikrochirurgischen Techniken.

Venöse Anomalien stellen selten eine Indikation zur venösen Rekonstruktion dar. Ist die V. renalis doppelt angelegt und ist ein V.-cava-Patch vorhanden, wird dieses für die Anastomosierung verwendet. Während kleinere Nierenvenen meist folgenlos ligiert werden können, sollten große Venen erhalten und rekonstruiert werden.

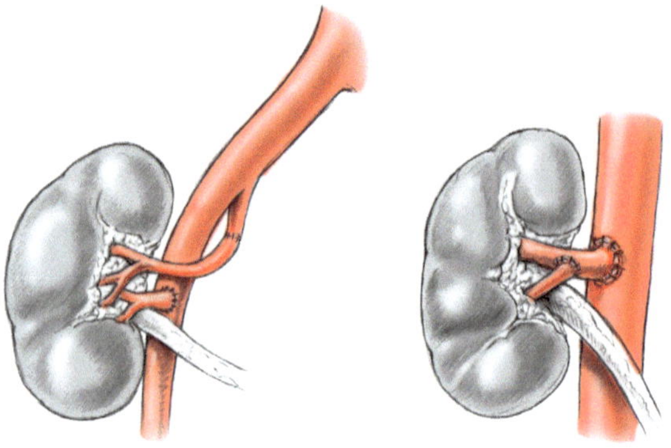

Abb. 22.18 Nierentransplantation: doppelte arterielle Gefäßversorgung. Links: untere Polarterie End-zu-Seit mit der A. iliaca externa, obere Arterie End-zu-End mit der A. iliaca interna anastomosiert. Rechts: untere Polarterie End-zu-Seit in die Hauptarterie eingepflanzt. [L108]

22.5.3 Urologische Sondersituationen

Ein Ureter duplex kommt in ca. 0,6 % der Spendernieren vor. Die Ureteren werden entweder distal zusammen oder in einem Abstand von etwa 2 cm getrennt anastomosiert. Schafft man ein gemeinsames Ostium, wird dieses dann mit der Harnblasenwand anastomosiert.

Ist der Ureter minderdurchblutet (zu starke Skelettierung bei der Entnahme) oder zu kurz abgeschnitten, ist eine Anastomosierung des Empfängerureters entweder mit dem Nierenbecken oder mit dem Ureter des Transplantats über einer Ureterschiene erforderlich. In dieser Situation sollte in jedem Fall eine Ureterschiene verwendet werden. Nahttechnisch empfiehlt es sich, die zu anastomosierenden Enden schräg anzuschneiden und zu anastomosieren, um Nahtstenosen zu vermeiden. Verwendet werden hierbei resorbierbares Nahtmaterial und die Einzelnahttechnik.

LITERATUR

[1] Ascher NL, Najarian JS (eds.): Manual of Vascular Access, Organ Donation and Transplantation. Springer, Berlin, Heidelberg, New York 1984.

[2] Belzer F, Southard JH: Principles of solid-organ preservation by cold storage. Transplantation 1988; 45: 673–676.

[3] Brunkhorst R, Kliem V: Nierentransplantation bei älteren Patienten und bei Patienten mit Diabetes mellitus. DDnÄ Bibliothek: Nephrologisches Jahresgespräch 1998: Nierentransplantation.

[4] Dominguez J et al.: Is routine ureteric stenting needed in kidney transplantation? A randomized trial. Transplantation 2000; 70: 597–601.

[5] Handschin AE, Weber M, Demartines N, Clavien PA: Laparoscopic donor nephrectomy. Br J Surg 2003; 90: 1.323–1.332.

[6] Kahan, BD, Ponticelli C: Principles and Practice of Renal Transplantation. Martin Dunitz, London 2000.

[7] Land W (Hrsg.): Transplantationschirurgie. In: Gschnitzer F, Kern E, Schweiberer L (Hrsg.): Breitner. Chirurgische Operationslehre, 2. A., Bd. XII. Urban & Schwarzenberg, München, Wien, Baltimore 1996.

[8] Land W, Dossetor JB (eds.): Organ Replacement. Therapy, Ethics, Justice and Commerce. Springer, Berlin, Heidelberg, New York 1981.

[9] Lorenz D, Neufang T, Post S: Hand-assisted, laparoscopic nephrectomy for live donor organ harvesting. Initial results. Chirurg 2001; 72: 588–592.

[10] Makiyama K et al.: Successful renovascular reconstruction for renal allografts with multiple renal arteries. Transplantation 2003; 75: 828–832.

[11] Morris PJ (ed.): Kidney Transplantation, Principles and Practice. Saunders, Philadelphia 1988.

[12] Morris PJ, Tilney NL (eds.): Progress in Transplantation, Vol. 1. Churchill Livingstone, Edinburgh 1984.

[13] Pichlmayr R: Transplantationschirurgie. Springer, Berlin, Heidelberg, New York 1981.

[14] Wayne-Flye M: Principles of Organ Transplantation. Saunders, Philadelphia 1988.

[15] Wüthrich RP: Nierentransplantation: Grundlagen, Vor- und Nachsorge, Langzeitüberwachung. Springer, Berlin, Heidelberg, New York 1991.

KAPITEL

23

Bernd M. Jänigen und Ulrich T. Hopt

Pankreastransplantation

23.1 Vorbemerkungen

Der Diabetes mellitus Typ 1 birgt für die Betroffenen gravierende medizinische Risiken in Form von Sekundärkomplikationen wie z. B. Nephropathie, Retinopathie, Neuropathie und Angiopathie. Ursächlich ist eine nur unzureichende Normalisierung des Glukosestoffwechsels durch die Insulintherapie. Beim Gesunden unterliegt die Steuerung des Blutzuckers einem komplexen, hormongesteuerten Mechanismus, der die Konzentration des Blutzuckers innerhalb eines sehr engen Bereichs konstant hält. Ermöglicht wird dies u. a. durch einen Rückkopplungsmechanismus, der über einen endogenen Glukosesensor die Sekretion von Insulin steuert. Selbst bei Verwendung moderner Insuline im Rahmen einer „intensivierten" Insulintherapie oder bei Einsatz von Insulinpumpen können Entgleisungen des Zuckerstoffwechsels, d. h. Hyperglykämien und bei intensivierter Insulintherapie vor allem auch Hypoglykämien, nicht verhindert werden. Langfristig führt die unzureichende Kontrolle des Blutzuckerspiegels zu einer charakteristischen Schädigung des Nervensystems und des gesamten Gefäßsystems. Die Pankreastransplantation stellt derzeit das einzige Therapieverfahren dar, mit dem in einem hohen Prozentsatz der Fälle die physiologische, rückkopplungsgesteuerte, endogene Insulinsekretion wiederhergestellt werden kann.

23.2 Indikation – Diagnostik

Durch Ausbildung von Autoantikörpern gegen Oberflächenantigene der Langerhans-Inselzellen (IA-2, ICA, und GAD), werden beim Typ-1-Diabetiker diese zerstört und es besteht ein selektiver Funktionsverlust der insulinproduzierenden B-Zellen. Beim Typ-2-Diabetiker liegt eine periphere Insulinresistenz bei intakter, oft gesteigerter Insulinsekretion zugrunde. Eine Differenzierung zwischen Typ-1- und Typ-2-Diabetes ist u. a. anhand der Anamnese und durch Bestimmung der Insulin- und C-Peptid-Sekretion nach maximaler Stimulation bzw. durch Nachweis der Autoantikörper möglich.

Eine Pankreastransplantation ist nur bei insulinpflichtigen Patienten mit Diabetes mellitus Typ 1 indiziert.

Tab. 23.1 Indikation zur Pankreastransplantation bei Patienten mit Diabetes mellitus Typ 1 in Abhängigkeit von der Nierenfunktion.

Nierenfunktion	Indikation zur Pankreastransplantation
(prä)terminale Niereninsuffizienz	+++
Z. n. Nierentransplantation	++
normale Nierenfunktion	?

Die **Indikation** zur Pankreastransplantation muss immer im Zusammenhang mit der jeweils bestehenden Funktionseinschränkung der Nieren (➤ Tab. 23.1) und dem generellen klinischen Status des Patienten gesehen werden (➤ Tab. 23.2).

Bei Typ-1-Diabetikern mit **(prä)terminaler Niereninsuffizienz** stellt die Nierentransplantation sicher im Moment das beste Nierenersatzverfahren dar. Dies gilt auch unter Berücksichtigung der Risiken einer Langzeitimmunsuppression. Im Hinblick auf das begrenzte zusätzliche Risiko durch eine Pankreastransplantation und die hohe Erfolgsrate ist die Indikation zur simultanen Pankreas-Nieren-Transplantation (SPK) bei Vorliegen einer allgemeinen Operabilität grundsätzlich gegeben. Die obere Altersgrenze liegt derzeit bei 65 Jahren, wobei wie überall im Bereich der Chirurgie letztendlich das biologische Alter der Patienten ausschlaggebend ist. Bei allen potenziellen Empfängern muss präoperativ das individuelle Risikoprofil abgeklärt werden. Da eine erfolgreiche Pankreas-Nieren-Transplantation nicht nur das Fortschreiten der diabetischen Spätschäden aufhalten kann, sondern vor allem auch zu einer hoch signifikanten Verlängerung des Langzeitüberlebens führt, sollte der Zeitpunkt einer solchen Transplantation möglichst nicht verzögert werden. Eine präemptive Pankreas-Nieren-Transplantation, d. h. bei stark eingeschränkter Nierenfunktion (Kreatinin-Clearance < 40 ml/min), aber noch nicht eingetretener Dialysepflichtigkeit, erscheint unter diesen Gesichtspunkten als optimal und wird zunehmend häufiger angewandt.

Unter Berücksichtigung des gravierenden Organmangels kann meist eine zeitnahe kombinierte Pankreas-Nieren-Transplantation nicht erfolgen. Die durchschnittliche Wartezeit in Deutschland beträgt derzeit mehr als 2 Jahre. Deshalb erfolgt bei Vorhandensein eines Nierenlebendspenders, möglichst präemptiv, eine Nierentransplantation. Durch die Therapie der Niereninsuffizienz wird das Langzeitüberleben des Patienten deutlich verbessert. Da beim **nierentransplantierten** Typ-1-Diabetiker weiterhin die Akut- und Langzeitproblematik des Diabetes mellitus besteht, ist deshalb bei gut funktionierendem Nierentransplantat (Kreatinin-Clearance > 70 ml/min) die Indikation zur Pankreas-nach-Nieren-Transplantation (PAK) grundsätzlich gegeben.

Bei Patienten mit einer **weitgehend normalen Nierenfunktion** (Kreatinin-Clearance > 70 ml/min) ist die Indikation zur isolierten Pankreastransplantation (PTA) noch um-

Tab. 23.2 Klinische Kriterien zur Abklärung der Indikation/Kontraindikation zur Pankreastransplantation.

- Klassifikation des Diabetes mellitus
- Nierenfunktion
- Alter
- Infektstatus
- Gefäßstatus (KHK)
- Diabetische Spätschäden
- Compliance
- Psychische Vorerkrankungen
- Maligne Vorerkrankung

23

stritten. Die Schwierigkeit besteht darin, die durch den Diabetes eingeschränkte Lebensqualität und das Risiko der sich im weiteren Verlauf möglicherweise entwickelnden Spätschäden gegenüber den Risiken der notwendigen Langzeitimmunsuppression abzuwägen. Patienten, bei denen trotz mehrfacher kompetenter Diabeteseinstellung wiederholt schwere metabolische Entgleisungen auftreten, sind nicht nur in ihrer Lebensqualität stark eingeschränkt, sondern oft auch vital bedroht. Hier ist die Indikation zur isolierten Pankreastransplantation gegeben. Gleiches gilt auch für Patienten mit guter Nierenfunktion, aber ansonsten rasch progredienten Spätschäden. Bei Patienten mit guter Nierenfunktion und relativ stabiler Diabeteseinstellung sollte dagegen eine isolierte Pankreastransplantation nur in Ausnahmefällen und nur im Rahmen von Studien erfolgen.

23.3 Präoperative Diagnostik

Voruntersuchungen Vor Listung eines Patienten zur Pankreastransplantation ist eine ausführliche Umfelddiagnostik zur Einschätzung des individuellen perioperativen Risikos notwendig. Gerade bei den Typ-1-Diabetikern besteht sehr häufig eine Multimorbidität. Folgende Organsysteme müssen auf mögliche Begleiterkrankungen hin umfassend und ggf. invasiv untersucht werden:

- Herz
- Lunge
- Gastrointestinaltrakt
- Urogenitaltrakt
- Gefäße
- Gehirn
- Augen
- Zähne
- HNO-Bereich
- Endokrinium
- Knochen

Der präoperativen kardialen Diagnostik kommt besondere Bedeutung zu, da die koronare Herzerkrankung eine der häufigsten Ursachen für postoperative Mortalität nach simultaner Pankreas-Nieren-Transplantation darstellt. Aufgrund der Neuropathie sind viele Diabetiker trotz gravierender koronarer Herzerkrankung thorakal beschwerdefrei, sodass eine **Koronarangiografie** unabhängig von den subjektiven Beschwerden immer notwendig ist. Eine koronare Herzerkrankung, die interventionell oder operativ behandelt werden kann, stellt allerdings nur eine relative Kontraindikation dar, wenn danach das Risiko eines perioperativen Myokardinfarkts gering ist. Auch eine Amputation wegen peripherer Makro- und Mikroangiopathie, ein vorausgegangener Apoplex oder eine vollständige Erblindung stellen per se keine Kontraindikationen zur Pankreastransplantation dar, da diese Patienten – was den Zugewinn an subjektiver Lebensqualität betrifft – im Einzelfall von einer erfolgreichen Transplantation besonders profitieren.

Wie vor allen anderen Organtransplantationen muss so weit als irgend möglich ein **Infektfokus** präoperativ ausgeschlossen werden. Notwendig sind ferner ein **virologischer Status** (CMV, EBV, Hepatitis B und C) sowie die Bestimmung der **Blutgruppe.** Eine HLA-Typisierung hat im Gegensatz zur isolierten Nierentransplantation für die Organauswahl nur eine untergeordnete Bedeutung.

Eingriffsvorbereitung Nach Vorliegen eines **negativen „Cross-Match“** erfolgt eine nochmalige klinische Untersuchung zur Feststellung der Operabilität. Insbesondere ist auf das Vorliegen einer Infektion, einer Überwässerung und einer Hyperkaliämie zu achten. Gegebenenfalls muss präoperativ noch eine Dialyse erfolgen. Zur Operation werden ein zentraler Venenkatheter, ein großlumiger peripher-venöser Zugang, ein arterieller Zugang zur kontinuierlichen Blutdruckmessung und ein Blasenkatheter gelegt. Die Bereitstellung von vier Erythrozytenkonzentraten ist ausreichend.

23.4 Ablauf der Transplantation

23.4.1 Spenderoperation

Verglichen mit der Transplantation anderer Organe kommt bei der Pankreastransplantation der Auswahl eines geeigneten Spenders und der Spenderoperation besondere Bedeutung zu. Zur Allokation dient lediglich die Blutgruppe, der HLA-Abgleich zwischen Spender und Empfänger wie bei der isolierten Nierentransplantation bringt keinen Vorteil für das Patientenüberleben und die Transplantatfunktion. Grundsätzlich kommen alle kreislaufstabilen **hirntoten Patienten** zwischen 10 und 45 Jahren infrage, die keine oder nur geringe Dosen an Adrenalin/Noradrenalin zur Kreislaufunterstützung benötigen und die keine schwerwiegenden und länger andauernden hypotensiven Phasen durchgemacht haben (➤ Tab. 23.3). Idealerweise liegt eine traumatische Ursache für den Hirntod vor. Die Liegedauer des Spenders in der Klinik sollte vor der Spenderoperation möglichst kurz (< 7 Tage) sein. Die Kaltischämiezeit sollte unter 15 Stunden liegen. Als absolute **Aus-**

Tab. 23.3 Klinische Kriterien im Hinblick auf eine Pankreasspende.

Alter	10–45 Jahre
Anamnese	keine Pankreaserkrankungen
Kreislauf	keine länger dauernde Hypotonie
Medikamente	kein Adrenalin/Noradrenalin
Gewicht	BMI (Body-Mass-Index) < 30 kg/m^2

schlusskriterien sind, neben einer spezifischen Infekt- oder Tumoranamnese, eine stattgehabte akute, nekrotisierende Pankreatitis, eine chronische Pankreatitis oder ein frisches Pankreastrauma zu werten. Problematisch sind auch adipöse Spender (BMI > 30 kg/m^2) mit stark verfettetem Pankreas. Diese Organe sollten bevorzugt zur Inselgewinnung für eine mögliche Inseltransplantation verwandt werden. Die aktuellen Amylase-, Lipase- oder Glukosewerte im Serum lassen keine Aussage zur Verwendbarkeit des Organs zu.

Die Vorbereitung des Pankreasspenders entspricht dem für Multiorganspender üblichen Prozedere (> Kap. 21).

Die Technik der Organentnahme wird im > Kap. 21 ausführlich beschrieben. Folgende Punkte sollten bei einer gleichzeitigen Pankreasentnahme aber speziell beachtet werden:

- Da das Pankreas bei einer Multiorganentnahme zusammen mit der Leber erst nach Entfernung der thorakalen Organe entnommen wird, muss auf eine ausreichende Kühlung in dieser Phase geachtet werden. Insbesondere kann es, aufgrund der vollständig retroperitonealen Lage, zu einer Aufwärmung von dorsal kommen. Aus diesem Grunde wird vor Beginn der Perfusion die Bursa omentalis breit eröffnet, die Milz wird aus ihren retroperitonealen Verklebungen freigelegt und unter Hochhalten der Milz anschließend das linksseitige Pankreas, ähnlich wie bei der Pankreaslinksresektion, bis zur Aorta aus dem Retroperitoneum mobilisiert. Diese zusätzlichen Präparationsschritte ermöglichen nach Beginn der intravasalen Perfusion eine ausreichende Kühlung des gesamten Organs. Nach Zugabe eiskalter Flüssigkeit in die Bursa omentalis schwimmt das Pankreas regelrecht in der Kühllösung. Die Qualität der Perfusion des Pankreas ist ganz entscheidend davon abhängig, dass eine ausreichende Druckentlastung im venösen Bereich durch breite Eröffnung der supra- oder infrahepatischen V. cava unmittelbar mit Beginn der arteriellen Perfusion erfolgt.
- Während der Organentnahme wird das Duodenum direkt postpylorisch und im Bereich des Treitz-Bandes mit einem GIA-Stapler verschlossen und durchtrennt. Viele Arbeitsgruppen spülen vor Verschluss des Duodenums dieses über einen Magenschlauch mit Kochsalz oder verdünntem Polyvinylpyrrolidoniod (PVP-Jod). Es verbleibt das gesamte Duodenum am Pankreas.

Wichtig ist, dass im Bereich der Klammernahtreihe der Magen sicher verschlossen bleibt, damit sich nicht Teile des potenziell infektiösen Mageninhaltes in das Operationsgebiet ergießen.

- Vor Entnahme des Pankreas muss die Mesenterialwurzel durchtrennt werden. Von zentraler Bedeutung ist, dass dies nicht zu nahe am Pankreasunterrand erfolgt, da es dann häufig zu Verletzungen des Organs und sekundären Einblutungen kommen kann. Die Durchtrennung der Mesenterialwurzel sollte in ausreichendem Abstand (etwa 3 cm) vom Processus uncinatus, also in Höhe des Unterrands des Duodenums Pars III, erfolgen.

Die Mesenterialwurzel wird immer mit einem Stapler verschlossen. Andernfalls würden sich die einzelnen Gefäßäste retrahieren. Ein Auffinden und Verschluss bei der Organpräparation ist praktisch unmöglich, sodass es nach Wiederanschluss des Transplantats zu massiven Blutungen und enormen Hämatombildungen in diesem Bereich kommt.

- Um das Pankreas isoliert oder en bloc mit der Leber entnehmen zu können, muss zuvor noch das Mesocolon transversum vom Pankreasunterrand abpräpariert werden. Im Bereich des Pankreaskopfes werden die A. gastroepiploica dextra und die V. gastroepiploica dextra relativ pankreasfern unterbunden und durchtrennt. Ein Ausreißen der V. gastroepiploica auf Niveau des Pankreaskopfes führt immer zu gravierenden intraparenchymatösen Hämatomen und kann das Transplantat stark gefährden.
- Nach Entnahme der thorakalen Organe und den o. g. Präparationsschritten erfolgt das Absetzen der Aorta oberhalb des Truncus coeliacus und unterhalb der A. mesenterica superior (cave: Nierenarterien!). Die V. cava inferior wird oberhalb und unterhalb der Leber durchtrennt und Leber, Duodenum, Pankreas und Milz werden mit den sie versorgenden Gefäßen **en bloc** oder sequenziell entnommen. Unabdingbar ist die anschließende Entnahme eines geeigneten „tool kits", in der Regel die rechte und linke vaskuläre Beckenachse, für spätere Gefäßrekonstruktionen an Leber und Pankreas.

23.4.2 Präparation des Transplantats

Zunächst werden Leber und Pankreas getrennt, falls dies nicht bereits in situ erfolgte.

Im Besonderen ist dabei auf die gemeinsame Gefäßversorgung zu achten.

Die arterielle Gefäßversorgung des Pankreas wird über die A. lienalis (A. pancreatica dorsalis, A. pancreatica magna) und die A. mesenterica superior (A. pancreatoduodenalis inferior) gewährleistet (> Abb. 23.1). Erstere versorgen den Pankreaskorpus und -schwanz. Letztere ist für die arterielle Versorgung des Pankreaskopfes von zentraler Bedeutung. Die A. gastroduodenalis wird immer durchtrennt. Der Truncus coeliacus kann fast immer an der Leber verbleiben (Ausnahme: seltener Abgang der A. pancreatica dorsalis aus der A. hepatica communis). Die A. mesenterica superior und die A. lienalis werden mit einem Y-Transplantat aus den Iliakalgefäßen des Spenders verlängert.

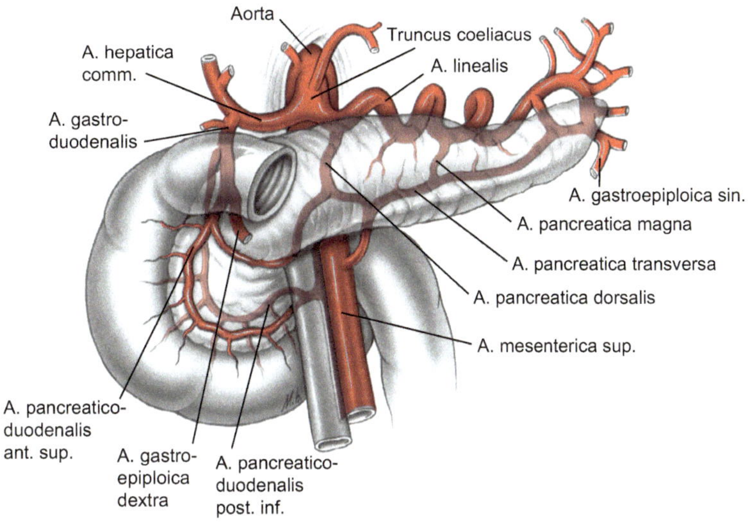

Abb. 23.1 Arterielle Gefäßversorgung des Pankreas. [L107]

Entscheidend ist, dass bei der Trennung auf mögliche anatomische Variationen (A. hepatica dextra oder communis aus der A. mesenterica superior, A. pancreatica dorsalis/transversa aus der A. hepatica communis etc.) geachtet wird. Der Abgang einer entsprechenden Leberarterie aus der A. mesenterica superior erfolgt immer proximal des Abgangs der A. pancreaticoduodenalis inferior. Bei Präparation einer solchen akzessorischen oder atypischen Leberarterie muss daher zum einen eine Verletzung des Pankreasparenchyms, vor allem aber eine Verletzung der A. pancreaticoduodenalis inferior vermieden werden, da das Organ ansonsten nicht mehr transplantabel ist.

Bei vernünftiger Teilung können aber auch in diesen schwierigen Fällen praktisch immer beide Organe transplantiert werden (➤ Abb. 23.2). Der Ductus choledochus und die V. portae werden direkt am Pankreasoberrand durchtrennt. Eine Aushülsung der V. portae unter dem Pankreas und Durchtrennung unter Zug zur Leber hin sollten vermieden werden, da ansonsten die Pfortader möglicherweise bis zum venösen Konfluenz reseziert wird und dann der venöse Anschluss des Pankreastransplantats nur noch über ein venöses Verlängerungstransplantat möglich ist.

Vor Implantation wird vom Pankreas zunächst die Milz abpräpariert (➤ Abb. 23.3a und b). Das Duodenum wird nach Lokalisation der Papilla Vateri gekürzt. Die Enden werden mit einem Klammernahtgerät und zusätzlicher Übernähung verschlossen (Fadenstärke 4/0). Das Zurückkürzen des Duodenums auf ein 5–6 cm langes Duodenalsegment ist nur bei Verwendung der Blasendrainagetechnik notwendig, bei intestinaler Ableitung des Pankreassekrets kann das Duodenum großenteils belassen werden. Die Arterien werden nach Freipräparation je nach Situation durch Gefäßtransplantate vom Spender rekonstruiert. In der Regel erfolgt dies heutzutage mit einem Y-Transplantat aus den Iliakalarterien des Spenders. Die V. portae muss in aller Regel nicht verlängert werden. Bei portalvenösem Anschluss sollte sie sogar extra kurz gehalten werden.

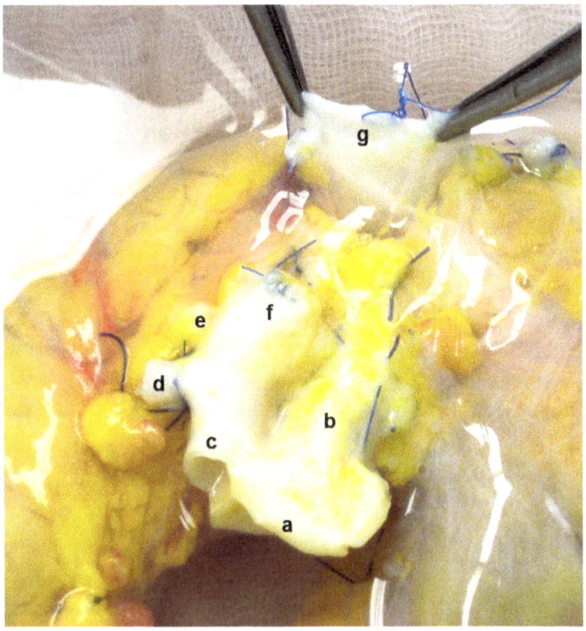

Abb. 23.2 Anatomische Variante mit sehr kurzem Truncus coeliacus (Abgang der A. lienalis 5 mm distal der Aorta):
a) Aortenpatch.
b) A. mesenterica superior.
c) Truncus coeliacus.
d) A. gastrica sinistra.
e) A. lienalis.
f) A. hepatica communis.
g) V. portae. [M890]

23.4.3 Empfängeroperation

Das **Pankreas** wird über eine große Medianlaparotomie mittels monofiler, nichtresorbierbarer Naht (Fadenstärke 5/0 bzw. 6/0) rechts an die A. iliaca communis und die V. iliaca communis/V. cava (**systemisch venöse Drainage**) ange-

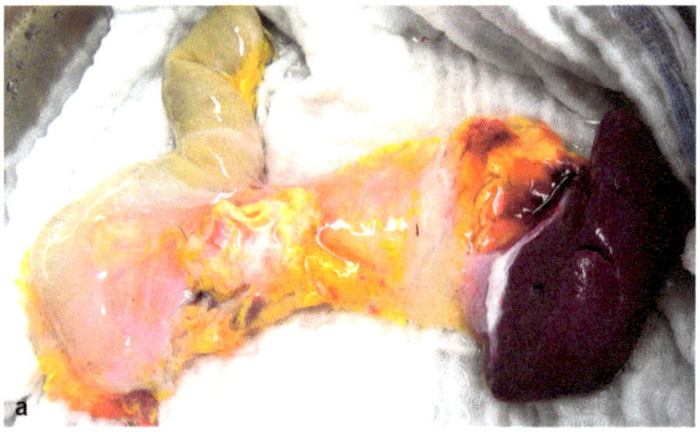

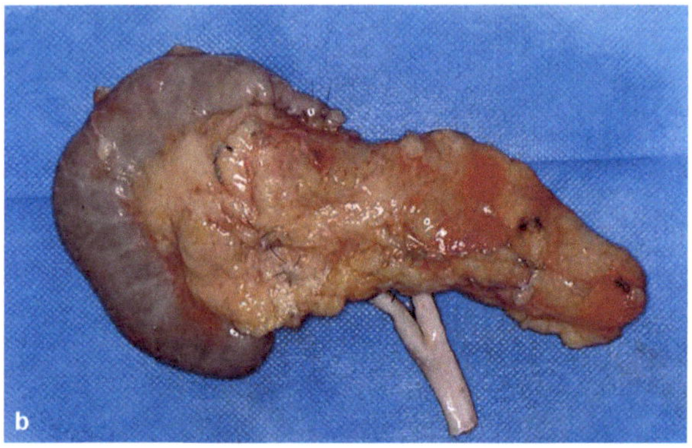

Abb. 23.3 a) Pankreaspräparat nach Entnahme mit Duodenum und Milz. [M890]
b) Pankreas-Duodenal-Transplantat nach abgeschlossener Ex-situ-Präparation. [L262]

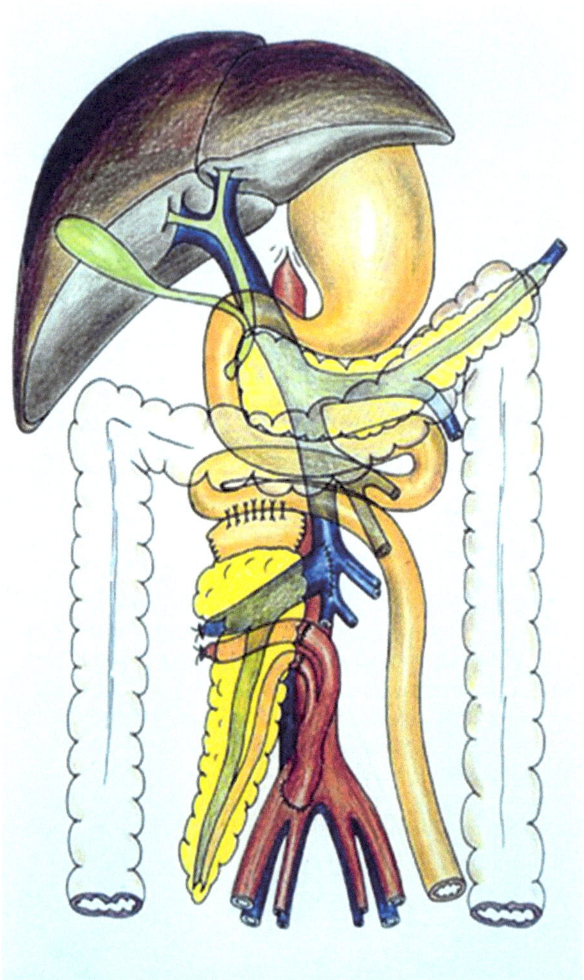

Abb. 23.4 Pankreastransplantation mit Anschluss des Duodenalsegments an das Jejunum und der V. portae des Transplantats an einen Ast der V. mesenterica superior des Empfängers (enterale und portalvenöse Drainage). [M891]

schlossen. Um eine **portalvenöse Drainage** des Transplantats zu erreichen, kann die V. portae des Transplantats alternativ auch mit einem Ast der V. mesenterica superior des Empfängers anastomosiert werden. Dazu wird die Mesenterialwurzel am rechten Rand drei Querfinger unterhalb des Ansatzes des Mesocolon transversum quer inzidiert. Man trifft dort auf den nach rechts kaudal verlaufenden Haupttast der V. mesenterica superior, der dann nach kranial und kaudal zur Anastomosierung freigelegt wird. Durch die Einleitung des Insulins in die Pfortader kann der First-Pass-Effekt der Leber genutzt und eine dauerhafte, leichte Hyperinsulinämie vermieden werden. Ein Vorteil dieser Technik gegenüber der systemischvenösen Drainage ist weiterhin umstritten.

Das **Duodenalsegment** wird mittels ein- oder zweireihiger Naht (resorbierbar, 3/0 oder 4/0) oder einer Klammernaht Seit-zu-Seit an die 1. oder 2. Jejunumschlinge angeschlossen (**Dünndarmdrainagetechnik**) (> Abb. 23.4). Die Ausschaltung einer Roux-Schlinge zur Anastomosierung mit dem Duodenalsegment ist nicht nötig. Der Anschluss des Duodenalsegments an die Harnblase (**Blasendrainagetechnik**) ist weitgehend verlassen worden, da bei etwa 20 % der Patienten langfristig Probleme im Harnwegsbereich, d. h. chronische Harnwegsinfekte, Blutungen, Mikroperforationen etc., auftreten, insbesondere nach Funktionsverlust der mit transplantierten Niere. Eine operative Konversion hin zu einer enteralen Drainage ist in diesen Fällen häufig die einzige Option. Hinsichtlich der Transplantatfunktion sind beide Drainagetechniken als gleichwertig anzusehen. Im Fall einer simultanen Pankreas-Nieren-Transplantation wird die Niere anschließend über denselben Zugang nach Mobilisation des Sigmas auf der linken Seite implantiert und möglichst nach retroperitoneal gelegt. Nach Längsinzision des Peritoneums wird eine Tasche geschaffen, in welche die Niere ähnlich wie bei der isolierten Nierentransplantation extraperitoneal platziert wird. So ist das Organ für eine Punktion leichter zugänglich und das Risiko einer Blutung nach Punktion deutlich niedriger. Im eigenen Vorgehen werden rechts und links neben das Pankreas und in den Douglas-Raum je eine Drainage (z. B. Blake-Drainage) eingelegt und das Abdomen mittels fortlaufender, verzögert resorbierbarer Naht verschlossen.

23.5 Komplikationen

Die häufigste Ursache eines frühen Transplantatverlustes ist die **Transplantatthrombose.** Die Inzidenz beträgt je nach Zentrum zwischen 5 und 15 %. Neben einer unzureichenden operativen Technik im Bereich der Anastomosen und einem Abknicken der Gefäße durch zu große Länge oder falsch positionierte Lage der Anastomosen spielt vermutlich eine im Rahmen der Transplantatpankreatitis auftretende Hyperkoagulabilität eine wesentliche Rolle. Typisch ist ein massiver Abfall von Antithrombin und Protein C direkt nach Reperfusion. Die intraoperative Gabe von Antithrombin ist nachgewiesenermaßen sinnvoll. Postoperativ ist eine Thromboseprophylaxe mit Heparin, niedermolekularem Dextran oder Acetylsalicylsäure wichtig. Zusätzlich begünstigen hypotone Kreislaufphasen ebenfalls die Entstehung von Transplantatthrombosen. Klinisch manifestiert sich eine Transplantatthrombose immer durch eine plötzliche, massive Verschlechterung des Glukosestoffwechsels und einen hohen postoperativen Insulinbedarf. Die diagnostische Sicherung kann durch eine CT, Angiografie oder farbcodierte Duplexsonografie erfolgen, bedeutet aber in der Regel nur unnötigen Zeitverlust.

Die Therapie der Wahl besteht in einer sofortigen operativen Revision im Sinne einer Thrombektomie. Leider findet sich zum Zeitpunkt der Reoperation häufig bereits eine komplette Transplantatnekrose, sodass eine Transplantatpankreatektomie unumgänglich ist.

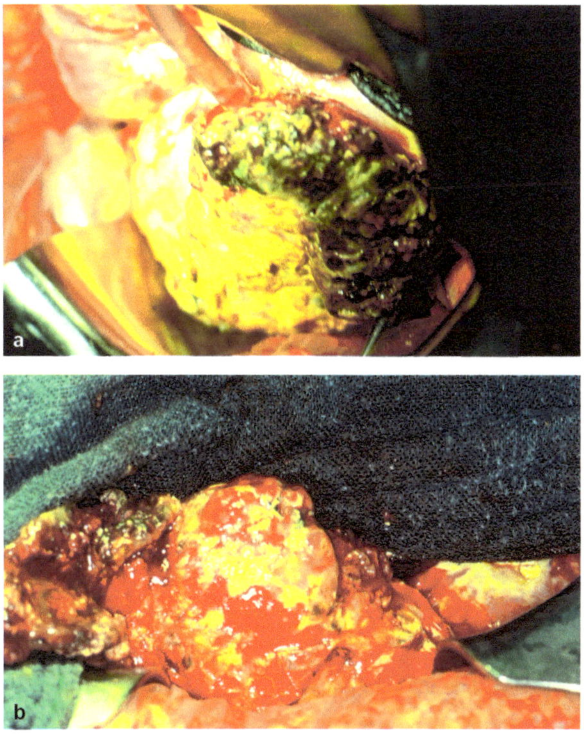

Abb. 23.5 a) Nekrose am Pankreasschwanz bei nekrotisierender Transplantatpankreatitis.
b) Nekrektomie am Pankreastransplantat (10. Tag nach Transplantation), gut durchbluteter zentraler Bereich. [M891]

Ausgelöst durch den Ischämie- und Reperfusionsschaden kann sich im Transplantat eine ödematöse oder gar nekrotisierende **Transplantatpankreatitis** entwickeln (➤ Abb. 23.5a und b). Ähnlich wie bei der genuinen akut nekrotisierenden Pankreatitis kommt es zum lokalen Austritt von aktivierten Pankreasenzymen und zur Ausbildung von peri- und intrapankreatischen Nekrosen. Systemisch lassen sich eine Protease-Antiproteasen-Imbalance und eine Aktivierung der verschiedenen plasmaständigen Kaskadensysteme (Gerinnung, Komplement, Kinine) nachweisen. Die klinischen Symptome sind charakterisiert durch die Zeichen eines akuten Abdomens und eine Entgleisung des Glukosestoffwechsels.

Entscheidend für die Prognose ist ein frühzeitiges und aggressives Vorgehen. Die Indikation zur Relaparotomie sollte freizügig gestellt werden. Falls noch keine lokale Infektion aufgetreten ist, kann durch lokale Nekrektomie das Transplantat unter Erhalt der endokrinen Funktion erhalten werden. Falls es bereits zur lokalen Infektion der Nekrosen gekommen ist oder nach Nekrektomie eine persistierende Pankreasfistel auftritt, sollte das Transplantat entfernt und nach frühestens 6 Monaten eine Pankreas-nach-Nieren-Transplantation durchgeführt werden. Der Versuch, ein Pankreastransplantat mit bestehender Pankreasfistel oder lokaler Infektion zu erhalten, ist zwar nicht aussichtslos, aber mit einer gravierenden Morbidität behaftet. Da sich die Ergebnisse der Pankreas-nach-Nieren-Transplantation in den letzten Jahren dramatisch verbessert haben, ist ein Erhaltungsversuch in diesem Fall heutzutage nicht mehr gerechtfertigt.

Lokale Infektionen sind nach Pankreastransplantation wesentlich häufiger als z. B. nach einer isolierten Nierentransplantation. Nicht ausreichend drainierte Flüssigkeitsansammlungen um das Transplantat, peripankreatische Gewebsnekrosen oder lokale Hämatome können sich bei den stark immunsupprimierten Patienten leicht sekundär infizieren. Während lokalisierte Verhalte interventionell drainiert werden können, sollte bei Verdacht auf eine Leckage im Bereich des Duodenalsegments oder der Duodenojejunostomie immer chirurgisch interveniert werden. Wegweisend ist ein erhöhter Bilirubingehalt im Punktat einer peripankreatischen oder intraabdominalen Flüssigkeitsansammlung.

Die Blasendrainagetechnik wird heutzutage kaum noch angewandt. Es gibt aber noch viele Patienten aus den vergangenen Jahren mit entsprechend implantierten Pankreastransplantaten. Diese lange Jahre praktizierte Technik der exokrinen Drainage birgt eine Vielfalt an Komplikationsmöglichkeiten, mit denen ein Transplantationschirurg auch heutzutage immer wieder konfrontiert wird.

Bei der Blasendrainagetechnik wird das stark alkalische Pankreassekret auf nicht physiologische Weise mit dem Urin ausgeschieden. Infolge des hohen Bikarbonatverlustes entwickelt sich unbehandelt eine **metabolische Azidose** mit Dehydrierung des Patienten. Eine orale Substitution von Bikarbonat (dünndarmlösliche Kapseln!) ist daher immer notwendig. Bei sehr gut funktionierendem Pankreastransplantat müssen im Einzelfall 12–16 Bikarbonatkapseln eingenommen werden, was im Hinblick auf die ansonsten notwendige hohe Medikamenteneinnahme sicher problematisch ist. Der hohe pH-Wert des Urins und die Wirkung der im Urin enthaltenen aktivierten Pankreasenzyme sind für die hohe Inzidenz an rezidivierenden **Harnwegsinfekten** verantwortlich. Wichtig ist allerdings, dass die überwiegende Mehrzahl dieser Infekte keine klinischen Symptome verursacht. Bei etwa 15–25 % der Patienten kommt es aber zu chronisch rezidivierenden Blutungen aus der Blase, zu Mikroperforationen der Urethra oder zu schmerzhafter Urethritis und Balanitis. Bei diesen Patienten sollte die Blasendrainage aufgehoben und eine Dünndarmdrainage angelegt werden.

23.6 Postoperative Überwachung und Behandlung

In der ersten postoperativen Phase ist ein engmaschiges Monitoring von **Kreislauf** und **Hydratationszustand** zwingend. Die Flüssigkeitszufuhr muss in erster Linie an die Funktion der mit transplantierten Niere (Oligoanurie, Polyurie oder normale Ausscheidung), den zentralvenösen Druck und die Lungenfunktion angepasst werden.

Hypotone Phasen sind wegen der Gefahr einer Transplantatthrombose unbedingt zu vermeiden.

Neben einer kurzfristigen **Antibiotikaprophylaxe** (meist 5 Tage) und der Prophylaxe einer Pneumocystis-carinii-Infektion mit Cotrimoxazol (Kepinol®) für 6 Monate wird eine **Pilzprophylaxe** mit Fluconazol p. o. für 4 Wochen durchgeführt. Zur **Prophylaxe einer CMV-Infektion** (Zytomegalie) wird Ganciclovir (Cymeven®) oder Valganciclovir (Valcyte®) für insgesamt 3–6 Monate appliziert.

Entscheidend für die Prognose aller Infektionen ist eine frühzeitige Diagnose. Diese stützt sich neben den klinischen Symptomen vor allem auf die Befunde von routinemäßig entnommenen Abstrichen und Serumuntersuchungen. Im Rahmen von PCR-Untersuchungen können virale, noch inapparente Infekte frühzeitig erkannt und therapiert werden.

Das Immunsystem des Empfängers wird durch ein Pankreastransplantat wesentlich stärker stimuliert als z. B. durch ein isoliertes Nierentransplantat. Daher wird als immunsuppressive Therapie von den meisten Zentren eine Quadrupeltherapie, bestehend aus einer Induktionstherapie mit antilymphozytären Antikörpern (Thymoglobulin®) oder Anti-IL-2-Rezeptor-Antagonisten (Simulect®) in Kombination mit Tacrolimus (Prograf®), Mycophenolatmofetil (CellCept®, Myfortic®) und (Methyl-)Prednisolon verabreicht. In Studien oder bei immunologischen Problemsituationen wird alternativ oder zusätzlich Sirolimus (Rapamune®) eingesetzt. Die Erhaltungsimmunsuppression wird zunächst als 3-fach-Therapie fortgeführt. Wünschenswert sind wegen der meist bestehenden diabetischen Spätschäden und der diabetogenen Wirkung eine schnelle Kortikoidreduktion und, falls möglich, ein vollständiges Ausschleichen der Kortikoide.

Eine akute Abstoßungsreaktion konnte früher bei Verwendung der Blasendrainagetechnik anhand des Abfalls der Amylasemenge im 24-Stunden-Urin diagnostiziert werden. Dies ist bei Verwendung der Dünndarmdrainagetechnik nicht mehr möglich. In aller Regel reichen für die **Abstoßungsdiagnostik** eine Untersuchung der Nierenfunktion (Serumkreatinin!) und ggf. eine perkutane Nierenbiopsie aus, da fast immer beide Organe betroffen sind. Bildgebende Verfahren (Sonografie, CT, MRT, Doppler) und praktisch alle Serumwerte (Leukozyten, Lymphozytensubpopulationen, CRP, pankreasspezifische Amylase, Lipase etc.) sind für sich allein gesehen zu unspezifisch und/oder zu wenig sensitiv. Sie sind aber wichtig, um frühzeitig auf mögliche Komplikationen aufmerksam zu werden. Die Bestimmung der Blutzuckerwerte ist für das Monitoring völlig ungeeignet, da bei Auftreten einer Hyperglykämie bereits mehr als 90 % der Inseln geschädigt sind und eine Abstoßungstherapie damit fast immer zu spät kommt. Ein Hinweis für die selten auftretende isolierte Pankreasabstoßung kann eine plötzlich auftretende lokale peritoneale Reizung im Bereich des Pankreastransplantats bei gleichzeitig leicht erhöhter Serumamylase/-lipase sein. Im Zweifelsfall kann die Diagnose durch eine perkutane oder offene Pankreasbiopsie gesichert werden. Sie ist aber selten notwendig.

Zur **Abstoßungstherapie** werden Glukokortikoide (3-mal 250–500 mg/d Prednisolon) und/oder antilymphozytäre Antikörper eingesetzt. Gleichzeitig sollte der Tacrolimusspiegel kurzfristig auf etwa 20 ng/ml erhöht werden.

Durch die Weiterentwicklung und Verfeinerung der immunsuppressiven Therapie und v. a. durch den Einsatz von Tacrolimus und Mycophenolatmofetil konnte die Abstoßungsinzidenz von ursprünglich 80 % im ersten Jahr auf jetzt ca. 20 % reduziert werden. Die immunologische Problematik der Pankreastransplantation ist damit heutzutage weitgehend in den Hintergrund getreten.

23.7 Prognose

Die Pankreastransplantation ist zwischenzeitlich ein klinisch gut etabliertes Verfahren mit einem signifikanten, aber deutlich reduzierten Risiko. Die 1-Jahres-Patienten-Überlebensrate (➤ Abb. 23.6) liegt nach den Daten des International Pancreas Registry (IPTR) und der Collaborative Transpant Study (CTS) bei ca. 95 % (weltweit sind bis heute ca. 40.000 Pankreastransplantationen durchgeführt worden).

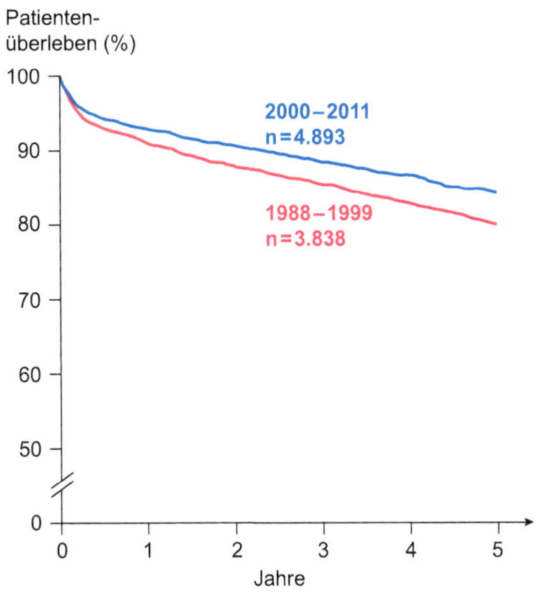

Abb. 23.6 Patientenüberleben nach simultaner Pankreas-Nieren-Transplantation (SPK): Zeitraum 1988–1999 (rote Kurve) und 2000–2011 (blaue Kurve). Collaborative Transplant Study 2013 [17]. [W899]

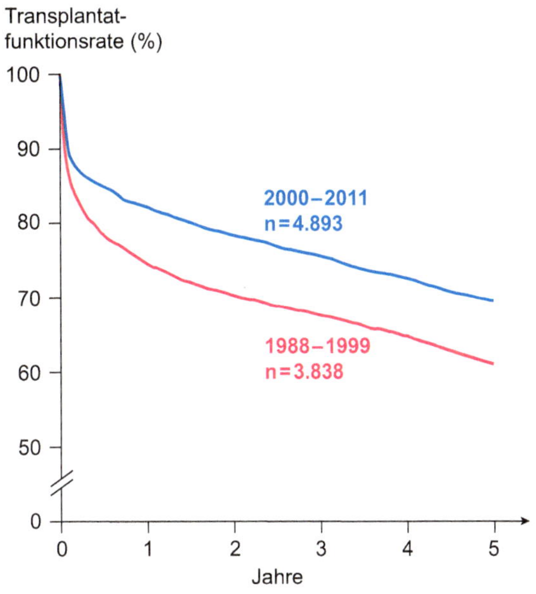

Abb. 23.7 Transplantatfunktionsrate nach simultaner Pankreas-Nieren-Transplantation (SPK): Zeitraum 1988–1999 (rote Kurve) und 2000–2011 (blaue Kurve). Collaborative Transplant Study 2013 [17]. [W899]

Hinsichtlich der Transplantatfunktionsraten werden die besten Ergebnisse bei der simultanen Pankreas-Nieren-Transplantation erzielt.

In der Collaborative Transplant Study liegt die 1-Jahres-Funktionsrate des Pankreas (Unabhängigkeit von exogenem Insulin) bei 85 % (➤ Abb. 23.7). In spezialisierten Zentren werden 1-Jahres-Funktionsraten von über 90 % erreicht. Die Transplantatverluste durch chronische Abstoßung sind bei der simultanen Pankreas-Nieren-Transplantation überraschend gering. Die 5-Jahres-Transplantatfunktionsrate des Pankreas liegt bei über 70 %.

Bei der Pankreas-nach-Nieren-Transplantation und bei der isolierten Pankreastransplantation hat sich die 1-Jahres-Funktionsrate des Pankreas in den letzten Jahren dramatisch verbessert. Trotzdem ist sie mit 80 bzw. 76 % immer noch signifikant schlechter als bei der simultanen Pankreas-Nieren-Tranplantation. Hinzu kommt, dass die Transplantatverluste über die folgenden 4 Jahre bei diesen Patientenkollektiven deutlich größer sind als nach simultaner Pankreas-Nieren-Transplantation. Die Pankreastransplantation führt zu einer fast vollständigen Normalisierung des Glukosestoffwechsels. Die Patienten benötigen kein exogenes Insulin mehr, müssen keine Diät mehr halten und haben ein völlig normales Blutzuckertagesprofil sowie einen normalen HbA_1-Wert. Bei Pankreata mit systemisch venöser Drainage findet sich aufgrund des fehlenden First-Pass-Effektes durch die Leber im Nüchternzustand und nach Nahrungsstimulation eine mäßige Hyperinsulinämie. Sie wird offensichtlich durch das sog. Insulin-Down-Regulation-Phänomen begrenzt. Es gibt Hinweise, dass diese Hyperinsulinämie auf lange Sicht keine Relevanz hinsichtlich der Entwicklung einer Arteriosklerose hat. Trotzdem ist dieser Zustand nicht physiologisch. Aus diesem Grunde schließen wir seit 1998 alle Pankreastransplantate an den portalvenösen Kreislauf an. Dadurch kann die periphere Hyperinsulinämie vollständig vermieden werden. Durch Ableitung des exokrinen Sekrets in den Dünndarm und Anschluss des Pankreastransplantats an das portalvenöse System wird ein praktisch vollständig physiologischer Zustand nach Pankreastransplantation wiederhergestellt.

Durch eine Normalisierung des Blutzuckerspiegels kann das Auftreten und Fortschreiten von diabetischen Spätschäden verhindert bzw. verzögert werden. Es gibt allerdings bei den einzelnen diabetischen Spätschäden immer einen „point of no return", nach dessen Überschreitung auch eine vollständige Normalisierung des Glukosestoffwechsels zu keiner Besserung mehr führen kann. Patienten mit noch geringen Spätschäden profitieren daher von einer Pankreastransplantation am meisten. Unabhängig davon muss aber für die Bewertung der Pankreastransplantation berücksichtigt werden, dass praktisch alle Patienten etwa ein halbes Jahr nach erfolgreicher Transplantation über einen frappierenden Zuwachs an Leistungsfähigkeit, subjektivem Wohlbefinden und allgemeiner Lebensqualität berichten.

Neben diesen bereits frühzeitig nachweisbaren Effekten der Pankreastransplantation ist zwischenzeitlich klar, dass langfristig, d. h. über einen Zeitraum von 10 Jahren, die Lebenserwartung von niereninsuffizienten Typ-1-Diabetikern nach erfolgreicher Pankreas-Nieren-Transplantation hoch signifikant besser ist als nach isolierter Nierentransplantation. Dies ist vor allem auf eine verringerte kardiovaskuläre Mortalität zurückzuführen.

Die kombinierte Pankreas-Nieren-Transplantation stellt damit langfristig ein hoch effektives Therapieverfahren zur Lebensverlängerung von niereninsuffizienten Typ-1-Diabetikern dar.

Unter diesem Aspekt sollte grundsätzlich bei allen Patienten ohne relevante Kontraindikationen die kombinierte Pankreas-Nieren-Transplantation der isolierten Nierentransplantation vorgezogen werden.

23.8 Nachsorge

Die Nachsorge nach einer kombinierten Pankreas-Nieren-Transplantation unterscheidet sich nicht von der nach einer isolierten Nierentransplantation. Wichtig ist, dass alle Risikofaktoren für eine Verschlechterung der Gefäßsituation beim Empfänger (Hypertonus, Hyperlipidämie etc.) frühzeitig und konsequent therapiert werden. Neben einer Spiegelkontrolle von Tacrolimus und ggf. Rapamycin ist eine Kontrolle der relevanten Laborparameter zur frühzeitigen Diagnose einer akuten oder chronischen Abstoßungsreaktion im Nierentransplantat sowie zur Entdeckung systemischer Nebenwirkungen der Immunsuppression oder zusätzlich auftretender Pathologika wichtig. Das Pankreas selbst bedarf außer einer klinischen und sonografischen Kontrolle keiner speziellen weiteren Überwachung. Da das Risiko einer akuten Abstoßungsreaktion nach 4–6 Monaten stark zurückgeht, kann auf längere Sicht die immunsuppressive Therapie schrittweise verringert werden.

LITERATUR

[1] Axelrod DA, McCullough KP, Brewer ED et al.: Kidney and pancreas transplantation in the United States, 1999–2008: The changing face of living donation. Am J Surg 2010; 2: 987–1002.

[2] Bazerbachi F, Selzner M, Marquez MA et al.: Portal Venous versus systemic venous drainage of pancreas grafts: Impact on long-term results. Am J Transplant 2012; 12: 226–232.

[3] Büsing M, Hopt UT, Kozuscheck W (Hrsg.): Pankreastransplantation. Chir Gastroent 1996; 12 (Suppl. 1).

[4] Drognitz O, Benz S, Pfeffer F et al.: Long-term follow-up of 78 simultaneous pancreas-kidney transplants at a single center institution in Europe. Transplantation 2004: 78: 1802–1808.

[5] Eurotransplant Foundation: Eurotransplant Manual. Chapter 7: ET Pancreas Allocation System (EPAS). Version 03, March 2013. www.eurotransplant.org (letzter Zugriff: 17.3.2014).

[6] Fridell JA, Rogers J, Stratta RJ et al.: The pancreas allograft donor: current status, controversies, and challenges for the future. Clin Transplant 2010; 24: 433–449.

[7] Gruessner AC: 2011 Update on pancreas transplantation: Comprehensive trend analysis of 25.000 cases followed up Over the course of twenty-four years at the International Pancreas Registry (IPTR). Rev Diabet Stud 2011; 8: 6–16.

[8] Hopt UT, Büsing M, Becker HD (Hrsg.): Akute Pankreatitis – Transplantatpankreatitis. Karger, Basel 1994.

[9] Hopt UT, Drognitz O: Pankreas organ transplantation. Short and long-term results in terms of diabetes control. Langenbeck Arch Surg 2000; 385: 379–389.

[10] Jaenigen BM, Meyer S, Pisarski P et al.: Immunsuppression bei Pankreasorgan-, Insel(zell)- und Nierentransplantation. Diabetologe 2010; 6: 442–450.

[11] Malaise J, De Roover A, Squifflet JP et al.: Immunosuppression in pancreas transplantation. The Euro SPK Trials and Beyond. Acta Chir Belg 2008; 108: 673–678.

[12] Nauck M et al.: Consequences of systemic venous drainage and denervation of heterotopic pancreatic transplants for insulin/C-peptide profiles in the basal state and after oral glucose. Diabetologia 1991; 34: S81–S85.

[13] Oellinger R, Margreiter C, Boesmueller C et al.: Evolution of pancreas transplantation. Long-term results and perspectives from a high-volume center. Ann Surg 2012; 256: 780–787.

[14] Ojo AO, Meier-Kriesche HU, Hanson JA et al.: The impact of simultaneous pancreas-kidney transplantation on long-term patient survival. Transplantation 2001; 71: 82–90.

[15] Oosterlee A, Rahmel A (Editors): Eurotransplant International Foundation. Annual Report 2011. Eurotransplant Foundation, Leiden 2012.

[16] Sollinger HW, Odorico JS, Becker YT et al.: One thousand simultaneous pancreas-kidney transplants at a single center with 22-year follow-up. Ann Surg 2009; 250: 618–630.

[17] University of Heidelberg: Collaborative Transplant Study (CTS) 2013: www.ctstransplant.org (letzter Zugriff: 17.3.2014).

[18] Young BY, Gill J, Huang E et al.: Living donor kidney versus simultaneous pancreas-kidney transplant in type I diabetics: An analysis of the OPTN/UNOS database. Clin J Am Soc Nephrol 2009; 4: 845–852.

KAPITEL

24 Lebertransplantation

Wolf O. Bechstein und Andreas A. Schnitzbauer

24.1 Vorbemerkung

Die Lebertransplantation ist eine etablierte Methode zur Behandlung von Endstadien chronischer Lebererkrankungen, des akuten Leberversagens, von ausgewählten Fällen primärer Lebertumoren (meist hepatozelluläres Karzinom in Zirrhose) sowie metabolischen Erkrankungen der Leber. Nach anfänglichen Pionierarbeiten von Starzl (erste Lebertransplantation 1963 in Denver) wurde in den ersten Jahren die Lebertransplantation nur an wenigen Zentren weiterentwickelt; hier ist neben Starzl und Calne in Cambridge auch Pichlmayr in Hannover zu nennen, der dort bereits 1975 begonnen hatte, ein Lebertransplantationsprogramm aufzubauen. 1984 kam es zu einer Konsensuskonferenz des National Institute of Health (NIH) in Bethesda, die die Indikation zur Lebertransplantation präzisierte, und dies führte dazu, dass viele Zentren mit der Lebertransplantation begannen. Allein in den Jahren 2000–2003 wurden nahezu 17.000 Lebertransplantationen in Europa durchgeführt.

Dieses Kapitel fokussiert auf die Lebertransplantation bei Erwachsenen.

Die Hauptindikation für die Lebertransplantation im Kindesalter stellt die extrahepatische Gallengangsatresie dar. Bei diesen meist kleinen Kindern steht selten ein Organ eines größengleichen hirntoten Organspenders zur Verfügung, sodass die **Leberteiltransplantation** den Regelfall darstellt. Ein Organ eines hirntoten Organspenders kann so geteilt werden, dass ein ausreichendes Teiltransplantat für den kindlichen Empfänger resultiert, meist wird ein Teiltransplantat der Segmente II und III verwendet (linkslateraler Leberlappen). Die Segmente IV–VIII des Spenderorgans können dann auf einen erwachsenen Empfänger transplantiert werden (sog. Split-Lebertransplantation). Zum ersten Mal wurde dieses Verfahren von Pichlmayr durchgeführt. Die Teilung des Organs eines hirntoten Spenders für zwei erwachsene Empfänger hingegen ist mit zahlreichen Problemen behaftet, vor allem im Hinblick auf eine entsprechende Auswahl zweier geeigneter Empfänger, für die eine reduzierte Lebermasse ausreichend sein muss. Dieses Verfahren wird selten durchgeführt.

Für kindliche Empfänger ist die **Leberlebendspende** eine Alternative. Meist spendet hier ein Elternteil den **linkslateralen Leberlappen.** Die Leberlebendspende ist prinzipiell auch für erwachsene Empfänger möglich. Hierzu wird der rechte Leberlappen des Spenders entfernt und dem Empfänger orthotop verpflanzt, wobei die V. cava des Empfängers erhalten bleibt. Die Leberlebendspendetransplantation wird vor allem in Japan und anderen asiatischen Ländern durchgeführt, da dort aus kulturellen Gründen praktisch keine hirntoten Spender zur Verfügung stehen. In den westlichen Ländern wird die Leberlebendspende für erwachsene Empfänger vergleichsweise selten durchgeführt, nicht zuletzt auch aufgrund der nicht unerheblichen Risiken für den Lebendspender.

24.2 Indikation

Die Indikation zur Lebertransplantation wurde im Laufe der letzten 30 Jahre seit der bahnbrechenden NIH-Konsensuskonferenz wesentlich präzisiert. Ein Überblick über die möglichen Indikationen gibt ➤ Tab. 24.1.

Für Deutschland sind Richtlinien für die Aufnahme in die Warteliste zur Lebertransplantation ausformuliert im Rahmen der Ausführungen zum Transplantationsgesetz und werden regelmäßig durch die ständige Kommission „Organtransplantation" der Bundesärztekammer aktualisiert. Wesentlich ist hierbei, dass Patienten auf die Warteliste zur Transplantation aufgenommen werden können, wenn die Überlebenswahrscheinlichkeit mit Transplantation größer ist als ohne Transplantation. In diesem Zusammenhang ist auch wichtig, dass die Entscheidungsgründe gegen eine Aufnahme auf die Warteliste dokumentiert werden. Der Schweregrad der Lebererkrankung wird nach der Klassifikation von Child und Pugh dokumentiert (➤ Tab. 24.2). In den USA und in Deutschland wird seit einigen Jahren der MELD-Score (Model of Endstage Liver Disease) verwendet, der das Risiko des Versterbens auf der Warteliste besser beschreibt als der Child-Pugh-Score.

Eingeschränkte Indikationen zur Lebertransplantation bestehen bei Patienten mit alkoholinduzierter Zirrhose (➤ Abb. 24.1).

Der Patient darf erst dann auf die Warteliste aufgenommen werden, wenn mindestens sechs Monate lang völlige Alkoholabstinenz eingehalten wurde. Mangelnde Compliance kann ein weiterer Grund sein für Nichtaufnahme auf die Warteliste.

Bei allen Patienten mit einem hepatozellulären Karzinom (HCC) muss während der Wartezeit das Auftreten eines etwaigen extrahepatischen Tumorwachstums ausgeschlossen werden. Die Tumoren müssen während der Wartezeit innerhalb der sogenannten Mailand-Kriterien liegen, d. h., es dürfen maximal drei Knoten vorliegen, von denen jeder einzelne 3 cm Durchmesser nicht überschreitet, oder ein einziger Knoten, der eine Größe zwischen 2 und 5 cm aufweist.

Kontraindikationen sind nicht kurativ behandelbare extrahepatische Malignome, manifeste extrahepatische Infektionserkrankungen sowie schwerwiegende Erkrankungen anderer Organsysteme, die ein vitales Risiko für die Transplantation selbst darstellen oder den längerfristigen Transplantationserfolg gefährden.

Die Indikationsstellung zur Lebertransplantation muss immer interdisziplinär in Absprache mit Gastroenterologen/Hepatologen unter Hinzuziehen einer dritten Disziplin (z. B. Anästhesie, Radiologie, Labormediziner etc.) erfolgen

Tab. 24.1 Mögliche Indikationen der Lebertransplantation (s. auch Richtlinien zur Organtransplantation gemäß §16 TPG [3]).

Leberzirrhose bei:
• Hepatitis B, C und D
• Autoimmunhepatitis
• alkoholtoxische Leberschädigung
• Leberzirrhose unklarer Genese
cholestatische Lebererkrankungen:
• primär biliäre Zirrhose (PBC)
• primär sklerosierende Cholangitis (PSC)
• sekundär sklerosierende Cholangitis
• familiäre Cholestasesyndrome
• Medikamententoxizität
genetische und metabolische Erkrankungen:
• α_1-Antitrypsin-Mangel
• Morbus Wilson
• Hämochromatose
• Glykogenspeicherkrankheiten
• Galaktosämie
• Tyrosinämie
• β-Thalassämie
• Mukoviszidose
• Zystenleber
• alle Stoffwechselstörungen mit primär hepatischem Gendefekt oder ausschließlich hepatischer Schädigung
akutes Leberversagen bei:
• Virushepatitis
• Morbus Wilson
• Budd-Chiari-Syndrom
• schwangerschaftsassoziierter Leberkrankheit
• Medikamententoxizität
• Vergiftung
bösartige Lebertumoren:
• hepatozelluläres Karzinom (HCC)
• Hepatoblastom
• epitheloides Hämangioendotheliom
• Lebermetastasen neuroendokriner Tumoren
sonstige Erkrankungen:
• Morbus Niemann-Pick
• chronisches Budd-Chiari-Syndrom
• Kurzdarmsyndrom (kombinierte Leber-Dünndarm-Transplantation)
• Morbus Osler

(= 6-Augen-Pprinzip). Die Voruntersuchungen haben drei Ziele:

1. die möglichst zweifelsfreie Dokumentation der Notwendigkeit der Transplantation und damit auch der Prognose mit und ohne Transplantation;

Tab. 24.2 Schweregradklassifikation nach Child und Pugh [4a].

Befund	1 Punkt	2 Punkte	3 Punkte
Enzephalopathie	keine	Grad I–II	Grad III–IV
Aszites	keiner oder wenig	kontrolliert	refraktär
Bilirubin (μmol/l)	< 35	35–50	> 50
Bilirubin (μmol/l) bei cholestatischen Erkrankungen	< 70	70–170	> 170
Albumin (g/l)	> 35	28–35	< 28
Quick-Wert (%)	> 60	40–60	< 40
Prothrombinzeit (Sekunden verlängert)	< + 4	+ 4 bis + 6	> 6
INR	1,7	1,7–2,3	> 2,3

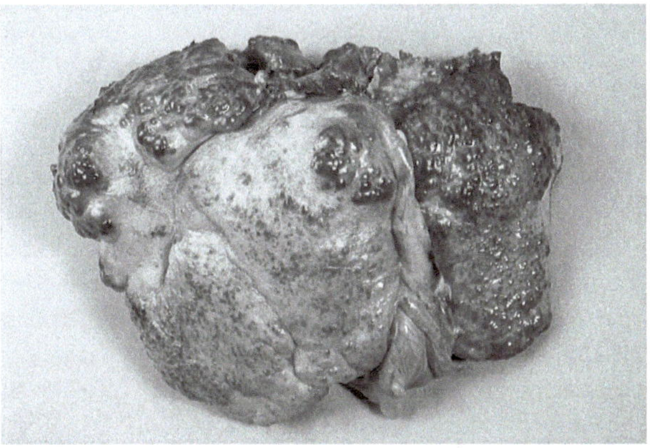

Abb. 24.1 Zirrhotische Leber nach Entnahme bei einem 49-jährigen Patienten. [S150]

2. die Klärung der Durchführbarkeit der Transplantation sowohl chirurgisch-technisch als auch durch den Ausschluss von gravierenden Begleiterkrankungen;
3. die Festlegung der Art und Dringlichkeit der Transplantation.

Bei der Evaluierung zur Transplantation können gelegentlich, wenn auch selten andere konservativ behandelbare Lebererkrankungen aufgedeckt werden. Auch unter diesem Aspekt ist die Mitarbeit eines erfahrenen Hepatologen im Transplantationsprogramm notwendig.

Neben dem Ausschluss von gravierenden Begleiterkrankungen, die eine Transplantation unmöglich machen, ist eine Klärung der anatomisch-pathologischen Gegebenheiten durch moderne Bildgebung erforderlich zur Indikationsstellung und Operationsplanung (> Abb. 24.2). Bezüglich der Indikationsstellung sind dies im Wesentlichen die Frage etwaiger Malignome und deren Stadium (HCC in Zirrhose, Gallengangskarzinom bei PSC) sowie die Darstellung der Pfortader zum Ausschluss einer Pfortaderthrombose und die Darstellung der arteriellen Anatomie zum Ausschluss einer Abgangsstenose des Truncus coeliacus. Je komplexer die Anatomie, v.a. im Falle von Voroperationen an der Leber,

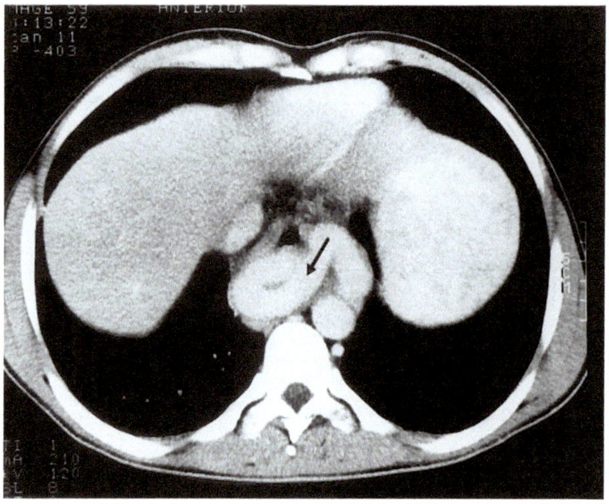

Abb. 24.2 Oberbauch-CT bei einem Patienten mit idiopathischer portaler Hypertension vor geplanter Lebertransplantation. Es zeigen sich massiv ausgeprägte periösophageale Varizen (Pfeil), die sich nach der Transplantation komplett zurückbildeten. [S150]

umso differenzierter und ggf. eher auch invasiv wird die Bildgebung erforderlich sein.

Ein Eingehen auf die jeweils krankheitsspezifischen Indikationsprobleme würde den Rahmen dieses Kapitels sprengen. Hierzu sei auf die entsprechenden Richtlinien der Bundesärztekammer verwiesen. Des Weiteren gibt es detailliert formulierte Richtlinien zur Aufnahme auf die Warteliste sowohl in Nordamerika als auch in Europa.

24.3 Organisation der Transplantation

Grundsätzlich sind drei Szenarien zu unterscheiden:

- notfallmäßige Transplantation,
- dringliche Transplantation,
- elektive Transplantation.

Bei der notfallmäßigen Transplantation, z. B. beim **akuten Leberversagen** infolge einer Hepatitis-B-Infektion oder einer Paracetamolvergiftung, besteht die Notwendigkeit, bei dem rapid progressiven, fulminanten Krankheitsverlauf und vitaler Gefährdung des Patienten innerhalb kürzester Zeit sowohl die Ätiologie des Krankheitsbildes zu klären als auch möglichst rasch ein geeignetes Organtransplantat zu finden.

Derartige Patienten liegen immer auf der Intensivstation, sind in der Regel beatmet und haben nicht selten ein Nierenversagen. Im Verlauf des fulminanten Leberversagens kann es zum Hirnödem mit konsekutiver Hirnstammeinklemmung kommen. Es gilt nicht als gesichert, dass dies durch invasive Hirndruckmessung vermieden werden kann. Umso wichtiger ist es, das Auftreten der irreversiblen Hirnstammeinklemmung zu erkennen, bevor eine Transplantation durchgeführt wird.

Diese Patienten erholen sich auch bei optimal abgelaufenen Operationen und bei optimalem Spenderorgan zunächst nur langsam und können noch mehrere Tage im Koma bleiben.

Eine dringliche Transplantationsindikation besteht bei **akuter Dekompensation chronischer Lebererkrankungen,** bei Patienten, die langjährig bestehende Lebererkrankungen haben. Diese Patienten sind typischerweise bereits mehrere Tage bis zu Wochen in stationärer Behandlung, z. T. auch auf Intensivstation als Folge von hepatorenalem Syndrom, spontan bakterieller Peritonitis oder akuten oberen gastrointestinalen Blutungen. Wesentlich ist hier der Ausschluss von Kontraindikationen wie systemischen Infektionen oder aktiven Infektionen, die den Erfolg einer Lebertransplantation infrage stellen. Ein besonderes Augenmerk ist bei diesen Patienten, die häufig chronisch invasive Zugänge aufweisen bzw. katheterisiert sind, auf das Vorhandensein von Pilzinfektionen zu richten. Derartige Patienten sind in der Regel im Child-Stadium C (in der Regel mit MELD-Werten > 30) mit deutlich reduziertem Ernährungszustand, und auch hier ist keine schnelle Rekonvaleszenz zu erwarten.

Eine **elektive Transplantation** wird bei Patienten vorgenommen, die in der Regel ambulant zu Hause auf ein geeignetes Organ warten. Dieses ist die Kategorie der am leichtesten zu behandelnden Patienten. Derartige Patienten weisen in der Regel noch Reserven auf, die es ihnen leichter erlauben, auch mit einem nicht ganz idealen Spenderorgan die Transplantation zu überstehen. Häufig haben diese Patienten niedrige MELD-Werte und erhalten aufgrund dessen in der Regel keine Organangebote. Es besteht aber die Möglichkeit, solche Patienten, bei dringlicher Indikation aufgrund von Komplikationen, die sich nicht in einer Erhöhung des MELD-Wertes niederschlagen, mittels eines Zentrumsangebots im Rahmen des beschleunigten Allokationsverfahrens zu transplantieren.

24.4 Ablauf der Transplantation

24.4.1 Spenderoperation

Spenderoperation im hirntoten Spender

Nach Sicherung des Hirntodes und Überprüfung der Einwilligung zur Organspende (Spenderausweis des Verstorbenen oder Einwilligung der Angehörigen) wird der Eingriff als Notfalleingriff durchgeführt. Die Anwesenheit eines Anästhesisten ist obligat zur Aufrechterhaltung eines adäquaten Perfusionsdrucks der Organe im hirntoten Organismus. Zumeist wird eine Mehrorganspende angestrebt, sodass eine ausreichende Absprache der beteiligten Disziplinen (Herz-Thorax-Chirurgen, ggf. Urologen) essenziell ist.

Eine adäquate Inzision als mediane Laparotomie vom Xiphoid bis zur Symphysis pubis ist erforderlich. Bilaterale quere Oberbauchlaparotomien können zusätzlich erforderlich werden, allerdings ist es in der Regel möglich, mit modernen Rahmensystemen eine ausreichende Exposition zu erreichen. Da die meisten Leberspender auch potenzielle Spender von Thoraxorganen sind, wird in der Regel eine mediane Sternotomie durchgeführt, die die Exposition noch weiter erleichtert. Um eine rasche Perfusion aller abdominalen Organe im Falle einer unerwarteten, plötzlichen Kreislaufinstabilität möglich zu machen, sollte die distale Aorta oberhalb der Bifurkation möglichst frühzeitig angeschlungen werden.

Eine schnelle Orientierung im Bauchraum ist erforderlich, um die Größe des Spenderorgans, Farbe, Konsistenz und geschätzten Grad von Steatosis und generelle Transplantabilität zu beurteilen.

Gleichzeitig sollte sorgfältig ausgeschlossen werden, dass sich intraabdominal zuvor unbekannte Tumorherde befinden. Bei zumeist älteren Spendern können dies z. B. zuvor nicht bekannte Kolonkarzinome sein. Auch finden sich in bis zu 1 % der Leberspender zuvor nicht bekannte kleine Nierenzellkarzinome, sodass eine Freilegung der Spendernieren, wenn nicht schon im Situs, so dann vor Verpackung und Versand empfohlen wird.

Die Exposition des Retroperitonealraums gelingt am schnellsten durch komplette Mobilisation der rechten Flexur und des Colon ascendens sowie des Duodenums. Eine akzessorische linke Leberarterie, im Omentum minus verlaufend, sollte nicht übersehen werden.

Die Cholezystektomie im Spender bei intaktem Kreislauf erscheint aus zwei Gründen wünschenswert: Erstens handelt es sich um das größte Reservoir der kaustischen Gallenflüssigkeit und zweitens führt eine Cholezystektomie im Spender dazu, dass nach der Reperfusion des Transplantats im Empfänger keine zusätzlichen Blutungen aus dem Gallenblasenbett auftreten werden.

Die Manipulation der Leber sollte auf ein Minimum beschränkt sein, um zusätzliche Verletzungen zu vermeiden. Allerdings erscheint die Durchtrennung des Lig. teres hepatis, des Lig. falciforme und des Lig. triangulare sinistrum sinnvoll. Das Ausmaß der Präparation im Lig. hepatoduodenale und entlang der A. hepatica communis bis zum Truncus coeliacus hängt von verschiedenen Faktoren ab einschließlich der zur Verfügung stehenden Zeit für die Multiorganentnahme mit anderen Teams und auch der persönlichen Erfahrung.

Ob der Gallengang zu diesem Zeitpunkt durchtrennt werden soll oder nur angeschlungen, erscheint irrelevant. Die distale Ligatur des Gallengangs ist möglicherweise nicht hilfreich wegen der dann folgenden Cholestase; die einfache Durchtrennung erscheint möglich, da die Gallenflüssigkeit im Spender in der Regel steril ist. Wichtig ist allerdings das Ausspülen der Galleflüssigkeit aus der Leber, da diese durch ihre Toxizität zu irreversiblen Endothelschäden führen kann. Die Durchtrennung der A. gastroduodenalis und die Identifikation des Abgangs der A. lienalis sind hilfreich, auch im Hinblick auf die simultane Pankreasentnahme. Sodann kann die Pfortader angeschlungen werden.

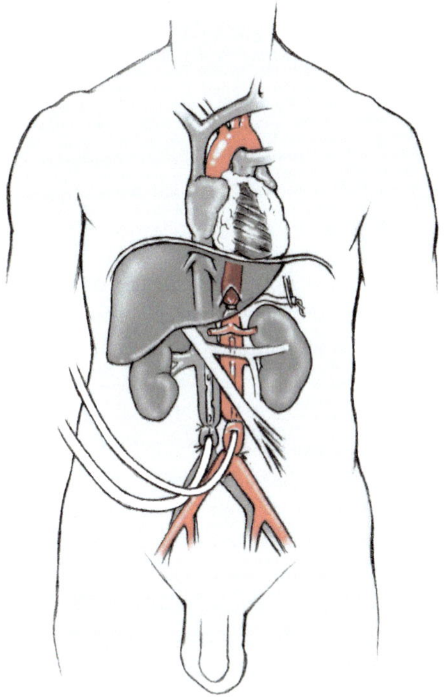

Abb. 24.3 Gesamter Situs vor Perfusionsbeginn. Kanüle für die Perfusion der Abdominalorgane in der Aorta, Kanüle für die Ablaufdrainage der Perfusionsflüssigkeit in der V. cava inferior. Aorta oberhalb des Truncus coeliacus angeschlungen und für die Perfusion verschlossen. [L123]

Falls eine akzessorische oder zusätzliche A. hepatica sinistra, aus der A. gastrica sinistra entspringend, vorliegt, sollte eine komplette Dissektion zu diesem Zeitpunkt erfolgen. Wenn die Präparation erst am Nebentisch erfolgt, ist es wesentlich schwieriger, die zahlreichen arteriellen Abgänge zur kleinen Kurvatur des Magens zu identifizieren. Das Aufsuchen einer akzessorischen rechten Leberarterie aus der A. mesenterica superior mag wünschenswert erscheinen, ist aber nicht obligat. Eine etwaig vorhandene akzessorische rechte Leberarterie wird in der Regel ohnehin rekonstruiert, und ein gemeinsamer Aorten-Patch mit der A. mesenterica superior und dem Truncus coeliacus von demselben Spender steht selten zur Verfügung.

Im Prinzip kann sodann die Perfusion erfolgen, einige weitere Schritte können jedoch den Eingriff erleichtern. Hierzu gehört die Identifikation der intraabdominalen Aorta zwischen den Zwerchfellschenkeln für ein separates Ausklemmen der abdominalen Aorta und das Anschlingen der V. cava inferior unmittelbar oberhalb des Zusammenflusses der Iliakalvenen zur Dekompression des venösen Systems nach Beginn der Perfusion. Die separate direkte Perfusion der Pfortader zusätzlich zur indirekten Perfusion über die distale Aorta erscheint nicht notwendig (> Abb. 24.3). Falls die separate Pfortaderperfusion mit einem separaten Katheter gewünscht wird, ist eine adäquate Entlastung der Pfortader zum venösen Ausfluss des Pankreas essenziell, um die venöse Stauung des Pankreas in dieser Phase zu vermeiden.

Klare und präzise Kommunikation mit dem Team der Thoraxorganentnahme unmittelbar vor Perfusion ist erforderlich nicht nur im Hinblick auf den zeitlichen Ablauf, sondern auch im Bezug auf die Details der Perfusion.

Die distale Ligatur der Aorta oberhalb der Bifurkation sollte dem Thorax-Team mitgeteilt werden, da dieses zu einem plötzlichen Anstieg des Blutdrucks und erhöhter Last des linken Ventrikels führen kann. Das Einbringen von Perfusionskathetern in die Iliakalarterien ist heute obsolet, da diese für die vaskuläre Rekonstruktion am Nebentisch oder im Organempfänger sowohl für das Pankreas als auch für die Leber benötigt werden können. Einige Thorax-Teams bevorzugen die Ausklemmung der V. cava inferior zwischen Zwerchfell und rechtem Vorhof. In diesem Fall erscheint die Entlastungsinzision der V. cava inferior unterhalb der Nierenvenen hilfreich, um eine mögliche Kongestion der Leber zu vermeiden.

Nach Entfernung der Thoraxorgane kann die perfundierte Leber dann entfernt werden. Die Durchtrennung der V. cava inferior unmittelbar oberhalb des Einstroms der linken und rechten Nierenvene reicht von der Länge der Gefäße aus sowohl für Leber- als auch Nierentransplantate. Die anteriore mediale Teilung der V. cava inferior, beginnend am Zusammenfluss der Iliakalvenen und von dort nach kranial, ist hilfreich, um die Mündungen der rechten und linken Nierenvene aufzufinden. Analog ist die mediale Durchtrennung der Aorta, beginnend an der Bifurkation bzw. im Perfusionskatheter, bis zum Ursprung der A. mesenterica superior hilfreich, um den Abgang der Nierenarterien aus der Aorta zu identifizieren. Die Durchtrennung der Aorta von anterokaudal nach dorsokranial in einer schrägen Inzision (45°) unmittelbar unterhalb des Ursprungs der A. mesenterica superior lässt in aller Regel adäquate Aorten-Patches für die Nierenarterien, ohne etwaige obere Polarterien zu kompromittieren. Die Durchtrennung der Aorta kranial im Zwerchfellhiatus und darauf folgendes Einführen des linken Zeigefingers in das Lumen der Aorta von kranial her kann hilfreich sein, um den Abgang des Truncus coeliacus und der A. mesenterica superior zu identifizieren. Mit dem Finger im Aortenlumen kann das Aortensegment mit Truncus coeliacus und A. mesenterica superior nun leicht vom linkslateralen posterioren Aspekt befreit werden unter der Voraussetzung, dass Pankreasschwanz und Milz schon angehoben und aus der retroperitonealen Faszie herausgelost wurden.

Große Vorsicht sollte walten bei der Lösung des rechten Leberlappens von den dorsalen peritonealen Verklebungen.

Eine allzu eifrige Assistenz bei Anheben des rechten Leberlappens kann leicht dazu führen, dass hier Parenchymrisse des Transplantats resultieren, die durchaus tiefer in das Parenchym hineingehen können. Als Letztes wird ein ausreichender Anteil von Zwerchfell um die suprahepatische V. cava inferior entfernt. Die Mobilisation des verbleibenden retrohepatischen V.-cava-Segments ist nun leicht möglich und somit ist die Leberentnahme komplett. Die Gewinnung von Iliakalarterien und -venen für spätere Rekonstruktionen wird empfohlen.

Präparation des Spenderorgans

Die Rekonstruktion des Spenderorgans unmittelbar vor Implantation des Transplantats beinhaltet die Entfernung allen übrigen Spendergewebes, wie z. B. von Anteilen der rechten Nebenniere, Anteilen des Zwerchfells und von Lymphgewebe um die Strukturen des Lig. hepatoduodenale herum. Ein häufiger Fehler ist das Übersehen von kleinen Defekten und Abgängen in der retrohepatischen V. cava inferior, v. a. von Zuflusspunkten der Zwerchfellvene und der rechten Nierenvene. Die Trennung der ersten zwei bis drei kaudal gelegenen Venen des anterioren Aspekts der infrahepatischen V. cava inferior für die Drainage des Lobus caudatus kann die spätere Implantation erleichtern. Im Rahmen der Präparation des Lig. hepatoduodenale erscheint es empfehlenswert, den Ductus hepatocholedochus nicht komplett vom umgebenden Gewebe zu befreien. Ein komplett freipräparierter Gallengang kann eine kompromittierte Gefäßversorgung aufweisen, was zu Läsionen vom ischämischen Typ inkl. späterer Gallengangsstrikturen führen kann. Die Rekonstruktion einer etwaig vorhandenen akzessorischen rechten Leberarterie sollte an diesem Punkt durchgeführt werden, entweder durch Anastomose mit dem Ursprung der A. gastroduodenalis oder des Abgangs der A. lienalis in Abhängigkeit vom Gefäßdurchmesser.

Die nochmalige Spülung aller Gefäße mit Konservierungsflüssigkeit, um etwaige übersehene Gefäßabgänge zu identifizieren, ist hilfreich, um unnötige Blutungen nach der Reperfusion zu vermeiden.

24.4.2 Empfängeroperation

Die Empfängeroperation wird üblicherweise in drei Phasen unterteilt: **Empfängerhepatektomie,** Implantation des Transplantats während der **anhepatischen Phase** und schließlich die **Reperfusionsphase,** die gekennzeichnet ist durch abschließende Blutstillung und schließlich die Gallengangsrekonstruktion. Viel wurde diskutiert über die Notwendigkeit des venovenösen extrakorporalen Bypasses (➤ Abb. 24.4). Während in den 1990er-Jahren der Bypass von vielen Gruppen propagiert wurde, wird der extrakorporale venovenöse Bypass heute nur noch an einzelnen Zentren verwendet. Bei entsprechendem anästhesiologischem Management ist ein kompletter

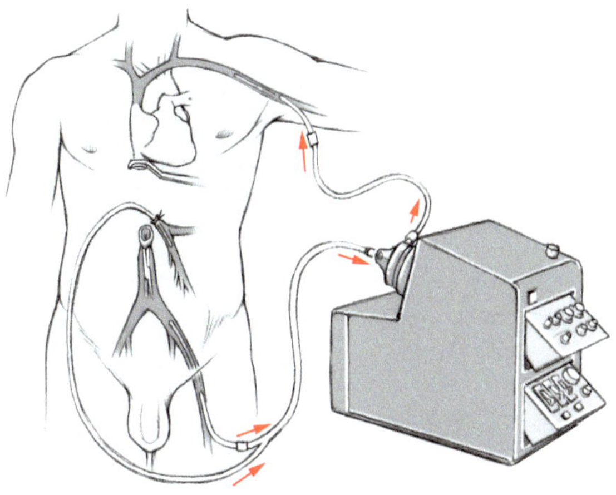

Abb. 24.4 Kanülen für den venovenösen Bypass in situ. Während der anhepatischen Phase wird das Blut zur Entstauung von Darm und Nieren über Kanülen in der V. femoralis und in der Pfortader über eine Zentrifugalpumpe wieder nach oben über die V. axillaris dem Herzen zugeführt. [L123]

Verzicht auf den Bypass möglich. Andere Gruppen empfehlen den Erhalt der retrohepatischen V. cava inferior in voller Länge mit partiellem Ausklemmen der V. cava inferior und laterolateraler Kavo-Kavostomie. Im eigenen Vorgehen wird die Piggy-Back-Technik (Huckepack-Technik) mit Erhalt der V. cava, in modifizierter End-zu-Seit-Kavo-Kavotomie nach Belghiti unter partiellem Ausklemmen der V. cava, durchgeführt. Zudem legen wir einen passageren porto-kavalen Shunt an, da gerade bei den schwerstkranken Patienten mit dieser Technik der Blutverlust reduziert und das anästhesiologische Management erleichtert und größere hämodynamische Stabilität erreicht wird.

Unterschiedliche Zugänge können verwendet werden einschließlich einer queren Oberbauchlaparotomie mit medianer Erweiterung zum Xiphoid oder einer bilateralen subkostalen Inzision mit medianer Extension zum Xiphoid („Mercedesstern"). Beide Zugänge beinhalten ein nicht unerhebliches Risiko späterer Narbenhernien, die nicht allein erklärbar sind durch die postoperative immunsuppressive Therapie. Im eigenen Vorgehen hat sich in den letzten Jahren für die meisten Fälle eine mediane Laparotomie mit rechtsseitiger querer Erweiterung (umgekehrtes „L") bewährt.

Besonders im Fall von portaler Hypertension ist das Omentum majus oft derb adhärent an der anterioren Bauchwand und enthält eine Vielzahl fragiler venöser Kollateralen. Selbst bei einem Empfänger ohne Voroperation kann unmittelbar nach Hautinzision eine ausgedehnte Hämostase notwendig sein aufgrund der oberflächlich vorhandenen venösen Kollateralen („Caput medusae").

Besondere Vorsicht sollte walten, um nicht die V. umbilicalis zu verletzen, die oft rekanalisiert ist (Cruveilhier-Baumgarten-Syndrom) und profus bluten kann.

Sobald das Abdomen eröffnet ist, sollte der Aszites komplett abgesaugt werden. Ein Abstrich wird empfohlen. Vorausgegangene Episoden der sog. spontanen bakteriellen Peritonitis können in fibröser Vernarbung und Verdickung des Peritoneums resultieren, welche die Identifikation und Präparation von Strukturen erheblich erschweren können (Zuckergussabdomen). Inspektion und Palpation der Bauchhöhle folgen; sehr selten gibt es unerwartete pathologische Befunde wie Ovarialtumoren oder gar eine Peritonealkarzinose. Große Lebern, so wie man sie bei cholestatischen Lebererkrankungen (primär biliäre Zirrhose und primär sklerosierende Cholangitis) und gelegentlich auch als Folge alkoholischer Zirrhose sieht, sind in der Dissektion oft schwieriger zu handhaben. Die venösen Kollateralen sind in diesen Fällen aber häufig weniger ausgeprägt als bei Patienten mit kleinen Lebern als Folge einer viralen Hepatitis mit Kollaps des Parenchyms und Schrumpfung der Leber aufgrund von fibröser Vernarbung.

Hepatektomie

Der erste Schritt in der Mobilisation der Leber besteht in der Durchtrennung der Ligg. teres hepatis, falciforme, triangulare sinistrum und partiell des Lig. triangulare dextrum. Der retrohepatische Bereich enthält häufig Kollateralen. Nach der Durchtrennung des Omentum minus kann der retrohepatische retrokavale Raum leicht erreicht und die suprahepatische V. cava inferior umschlungen werden. Dieses Manöver sollte frühzeitig durchgeführt werden, da es schnell das sichere Setzen von Klemmen auf die suprahepatische V. cava ermöglicht, falls dies erforderlich wird. Die Dissektion des Lig. hepatoduodenale beginnt mit der Durchtrennung des Ductus cysticus und der A. cystica, dies ermöglicht dann den leichten Zugang zur A. hepatica dextra und gleichzeitig eine ausreichende Länge des Gallengangs. Zu starkes Ziehen mit Haken an der Gallenblase selbst kann in Parenchymverletzungen resultieren mit lästigen Blutungen. Die anteriore Ebene der Präparation des Lig. hepatoduodenale sollte zunächst nah an der Porta hepatis erfolgen, um eine adäquate Gefäßlänge für die späteren Anastomosen zu ermöglichen. Zunächst wird nur die Serosa einschließlich der venösen Kollateralen und Lymphwege durchtrennt. Die A. gastroduodenalis kann nach Durchtrennung der A. gastrica dextra leicht gefunden werden. Die weiter kranial geführte Präparation entlang dieser Ebene in Richtung Porta hepatis erlaubt die hohe Durchtrennung des Gallengangs, ohne eine unnötige Verletzung venöser Kollateralen zu provozieren. In gleicher Weise kann der Gallengang, sobald er hoch durchtrennt wurde, dann leicht von der Pfortader nach kaudal zum Pankreas freipräpariert werden. In ähnlicher Weise werden die Äste der A. hepatica propria nahe der Porta hepatis durchtrennt und die A. hepatica propria dann nach kaudal präpariert bis zu ihrem Ursprung aus der A. hepatica communis. Nach Durchtrennung des verbleibenden Lymphgewebes um den

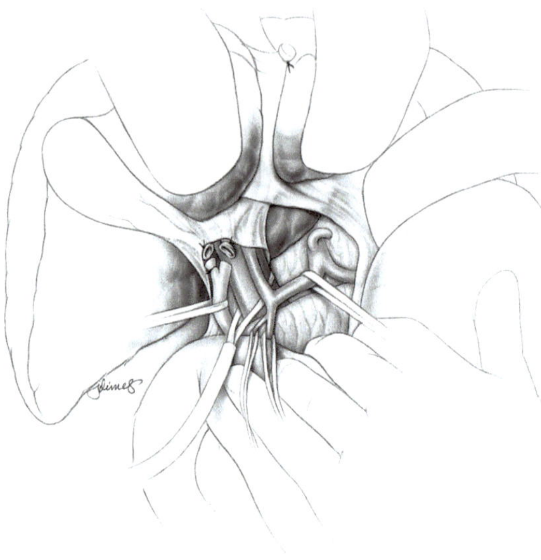

Abb. 24.5 Alle wesentlichen Strukturen des Leberhilus sind angeschlungen. Wegen der Verwendung des empfängerseitigen Ductus choledochus wurden Ductus cysticus und Ductus hepaticus durchtrennt. [L123]

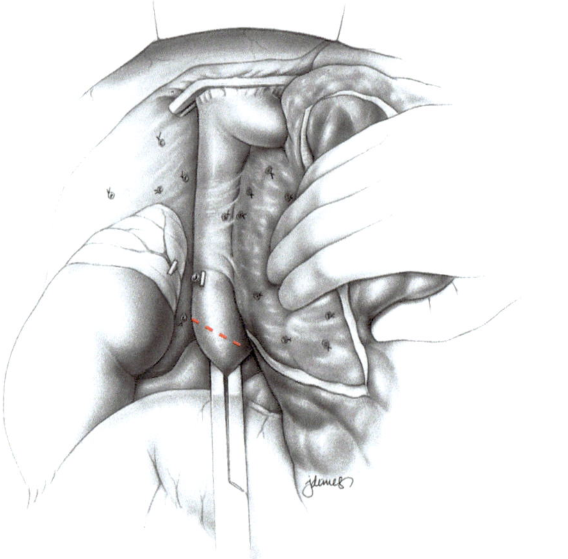

Abb. 24.6 Nach Mobilisierung der Leber wurden supra- und infrahepatische V. cava geklemmt. Die Durchtrennungslinien sind markiert. [L123]

dorsalen Aspekt der Pfortader kann die Pfortader nun komplett befreit werden (➤ Abb. 24.5). Sodann wird die infrahepatische V. cava inferior umfahren. An diesem Punkt erfolgt ein probeweises Ausklemmen, was bei adäquatem anästhesiologischem Management gut toleriert wird, sodass dann nach Setzen einer weiteren Klemme auf Zwerchfellanteile und die suprahepatische V. cava inferior (➤ Abb. 24.6 und ➤ Abb. 24.7) die Hepatektomie mit Durchtrennung von Pfortader, infrahepatischer V. cava inferior und suprahepatischer V. cava inferior vervollständigt werden kann (➤ Abb. 24.8). Sodann folgt noch die Blutstillung im retrohepatischen Bereich vor Implantation der Leber (➤ Abb. 24.9). Im Falle der Piggy-Back-Technik werden die Abgänge der Lebervenen separat dargestellt und durchtrennt (➤ Abb. 24.10). Ein porto-kavaler Shunt kann passager angelegt werden. Die Leber wird schrittweise von der V. cava mobilisiert, Äste zur V. cava werden kavaseitig übernäht. Leberseitig können die Äste offen abgesetzt werden, da durch den fehlenden Einfluss in die Leber keine Blutungen auftreten.

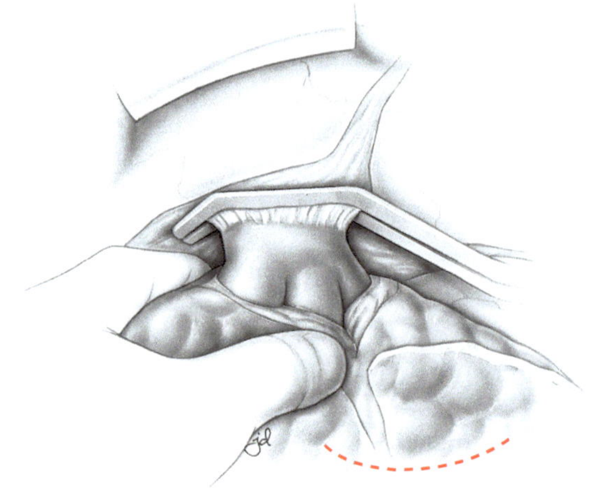

Abb. 24.7 Die suprahepatische V. cava ist mit etwas Zwerchfell ausgeklemmt. Die Durchtrennung sollte möglichst tief erfolgen. [L123]

Anhepatische Phase

Generell erfolgen alle Anastomosen mit monofilem nichtresorbierbarem Nahtmaterial unterschiedlichen Durchmessers (3/0 bis 7/0 USP). In der konventionellen orthotopen Lebertransplantation wird begonnen mit der End-zu-End-Naht der suprahepatischen V. cava inferior (➤ Abb. 24.11a und b). Als Nächstes wird die infrahepatische V. cava inferior End-zu-End anastomosiert. Die Vorderwandanastomose wird zunächst nicht geknüpft bis nach der Reperfusion. Diese Öffnung der Vorderwand der Anastomose wird benutzt zur Entlüftung und um den ersten Teil der Perfusionsflüssigkeit abzulassen. In der Piggy-Back-Technik kann entweder eine End-zu-Seit-, End-zu-End- oder Seit-zu-Seit-Kavo-Kavostomie angelegt werden. Die infraheptische Kava wird während der Reperfusion nach Entlüftung und Ablassen von ausreichend Perfundat-Blutgemisch ligiert. Die Pfortader wird gekürzt und End-zu-End anastomosiert. Das Knüpfen der Pfortadernaht mit einem „Wachstumsfaktor" kann helfen, Sanduhrstenosen zu vermeiden. Die Art der arteriellen Anastomosierung hängt ab von Gefäßlänge, Durchmesser und Gefäßwanddicke sowohl auf Spender- als auch auf Empfängerseite (➤ Abb. 24.12a–f). Wird ein Aorten-Patch um

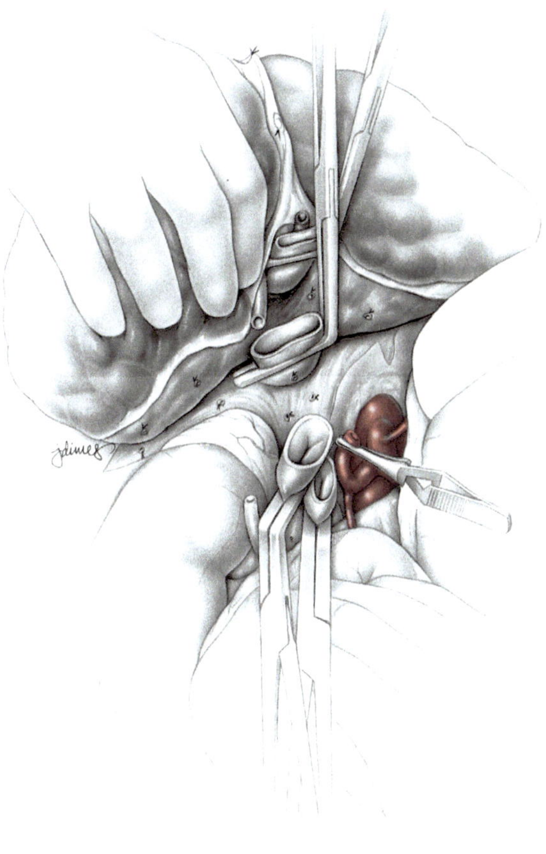

Abb. 24.8 A. hepatica, Pfortader, Gallengang und die infrahepatische V. cava sind durchtrennt. [L123]

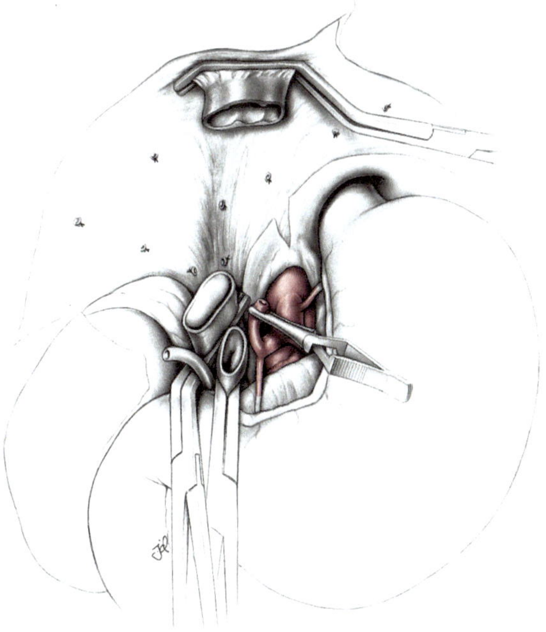

Abb. 24.9 Situs nach Entfernung der Leber. [L123]

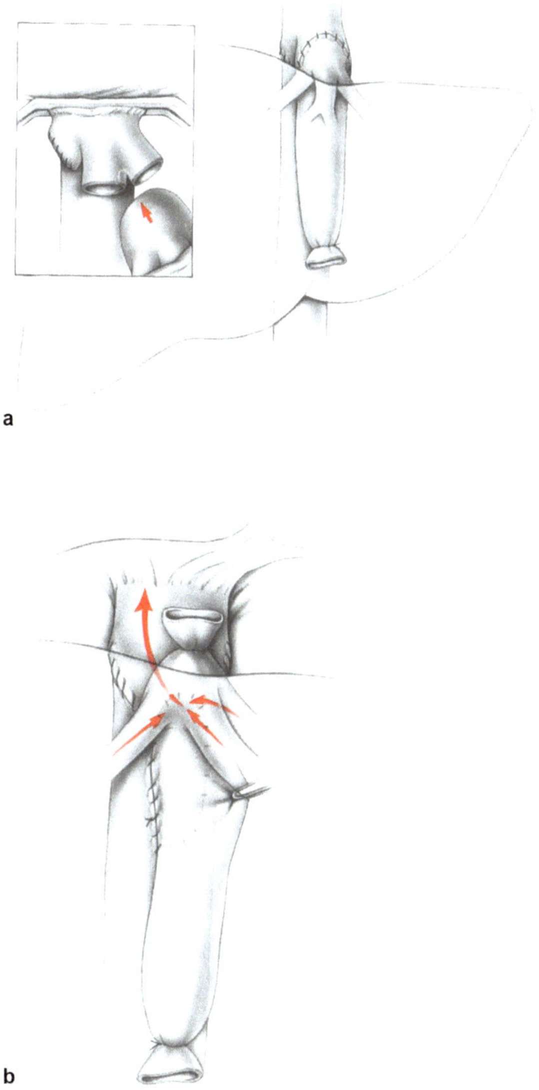

Abb. 24.10 Anastomose der V. cava in Piggy-Back-Technik (Huckepack-Technik).
a) Anastomose der V. cava des Spenders mit der linken und mittleren Lebervene des Empfängers.
b) Modifizierte Piggy-Back-Technik – breite Anastomose der V. cava des Spenders und des Empfängers. [L123]

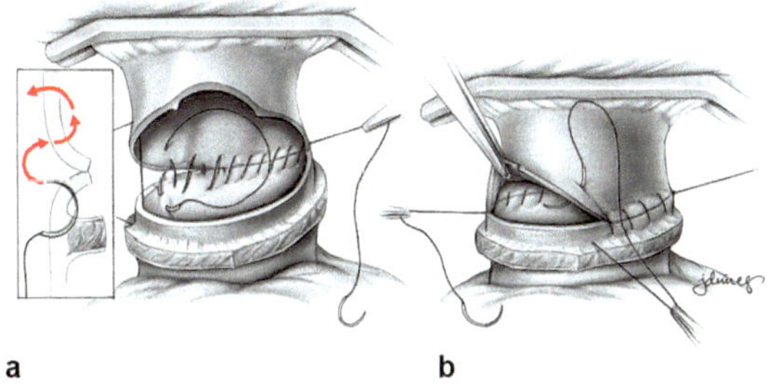

Abb. 24.11 Anastomose der suprahepatischen V. cava.
a) Fortlaufende Naht der Hinterwand. Durch die im Inset dargestellte Technik wird ein guter Intima-Intima-Kontakt erreicht.
b) Naht der Vorderwand. [L123]

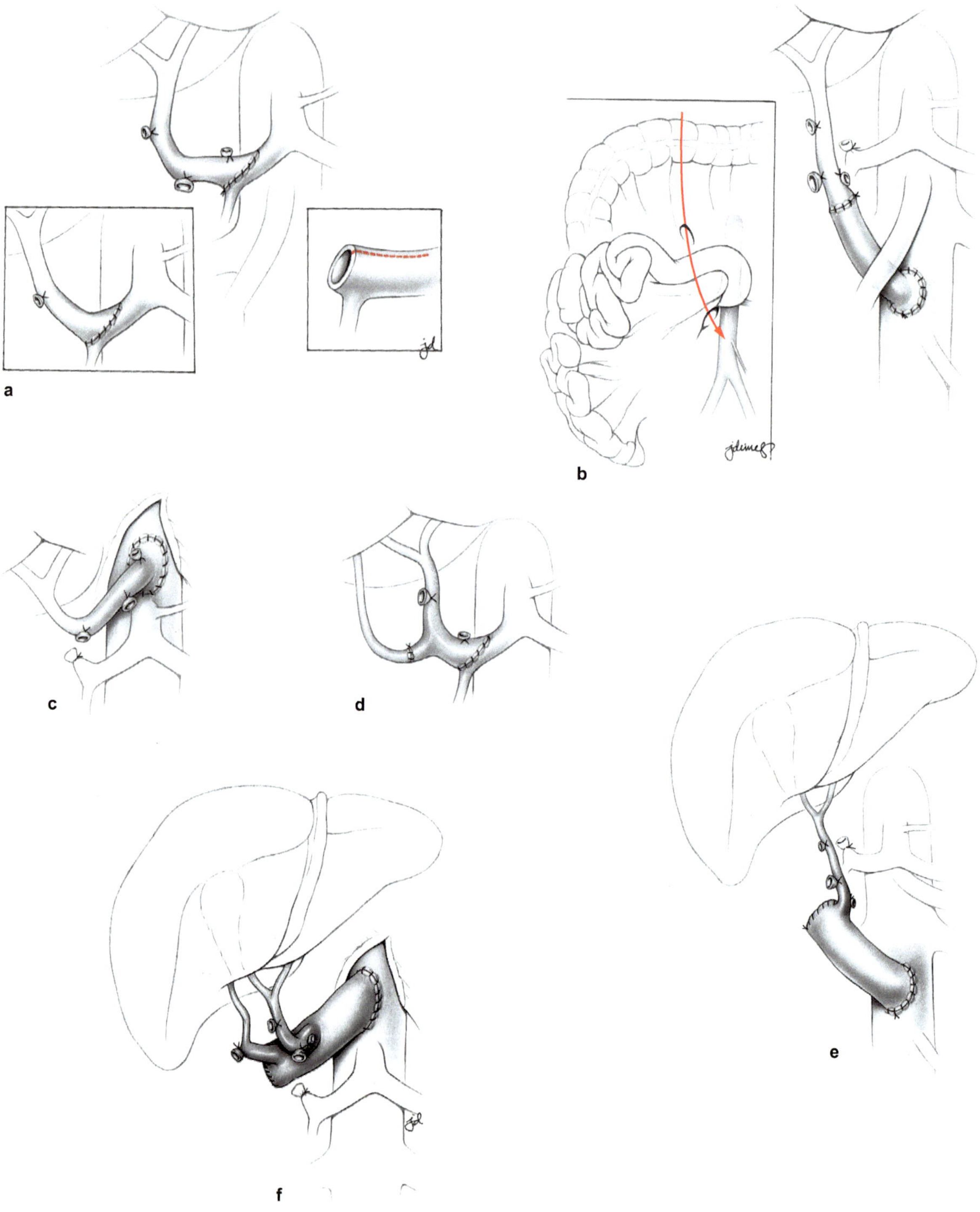

Abb. 24.12 Anastomose der A. hepatica: verschiedene Techniken.
a) Rekonstruktion an typischer Stelle nach Inzision der A. hepatica.
b) Rekonstruktion mittels A.-iliaca-Interponat des Spenders direkt an der infrarenalen Empfängeraorta.
c) Rekonstruktion durch Anastomosierung des Truncus coeliacus mit der suprazöliakalen Empfängeraorta.
d) Rekonstruktion durch Anastomosierung der akzessorischen rechten Leberarterie mit dem Stumpf der A. lienalis.
e) Rekonstruktion mittels Aortensegment, infrarenal.
f) Rekonstruktion mittels Aortensegment, suprazöliakal. [L123]

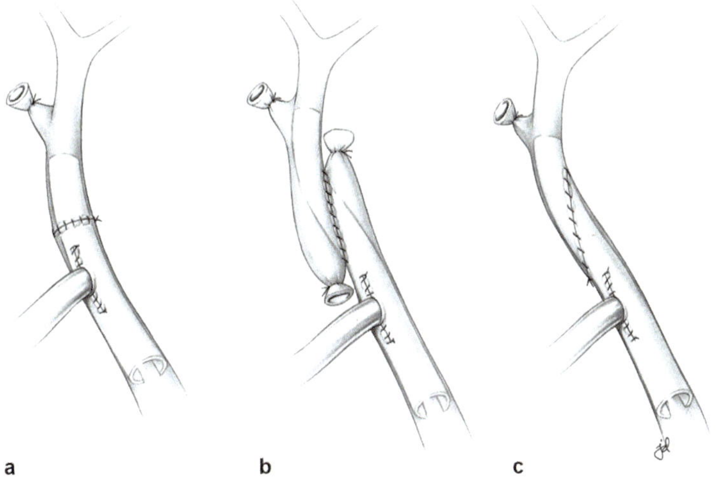

Abb. 24.13 Choledocho-Choledochostomie: verschiedene Techniken.
a) End-zu-End-Anastomose.
b) Seit-zu-Seit-Anastomose.
c) Schräge Anastomose. [L123]

den Ursprung des Truncus coeliacus des Spenders verwendet und dieser an die A. hepatica communis des Empfängers anastomosiert, so führt dies unweigerlich zu einer Überlänge der Gefäße. Dennoch hat dies nur selten ein hämodynamisch relevantes „Kinking" zur Folge. Die Schaffung eines Patches auf Spenderseite am gemeinsamen Ursprung der A. hepatica communis und der A. lienalis führt häufig zu einer Gefäßwanddicke mit perfekter Passform für den Bereich der A. hepatica communis und des Ursprungs der A. gastroduodenalis. Mikrochirurgische Technik, inkl. einer Lupenbrille und mikrochirurgischen Instrumentariums, wird empfohlen. Gegebenenfalls vorkommende Nahtaneurysmen, die selten sind, treten häufiger als Folge von systemischen Pilzinfektionen denn als Folge einer nicht korrekten chirurgischen Technik auf. Nun kann die Reperfusion begonnen werden. Vorzugsweise erfolgt eine simultane Reperfusion von Pfortader und A. hepatica.

Der erste Blutdurchstrom durch die Leber (bis zu 500 ml) wird durch die noch nicht geknüpfte Öffnung der Vorderwand der infrahepatischen V.-cava-inferior-Anastomose oder aus der unteren Kavaöffnung in der Piggy-Back-Technik abgelassen und via Cell-Saver dem Kreislauf des Patienten wieder zugeführt.

Dies erfolgt, bevor die Klemmen auf der V. cava inferior freigegeben werden. Mit dieser Sequenz der Klemmenentfernung kann das Postreperfusionssyndrom meist vermieden werden.

Postreperfusionsphase

Blutungen an Anastomosen sollten selten auftreten. Allerdings gibt es einige Punkte, an denen nach Reperfusion dennoch eine weitere Blutstillung erforderlich ist. Dazu gehören übersehene Venenmündungen der Zwerchfellvene auf der Spenderseite sowie kleine Blutungsquellen im Bereich der Porta hepatis, des Gallenblasenbetts und entlang den Leberarterien des Spenderorgans. Als Folge der speziellen Pathophysiologie der Hämostase während der Lebertransplantation können auch Blutungen auftreten an Stellen, die vorher völlig bluttrocken waren. Die **Postreperfusionsfibrinolyse** kann sicher verhütet werden durch perioperative Administration von Tranexamsäure. Nach endgültiger Blutstillung erfolgt die Gallengangsanastomose. Die Gang-zu-Gang-Anastomose ist Methode der Wahl, um durch Erhalt der Papilla Vateri den Reflux von intestinalem Inhalt zu vermeiden. Die Seit-zu-Seit-Anastomose, ursprünglich beschrieben von Neuhaus, erscheint als die verlässlichste Technik im Hinblick auf frühe Nahtdehiszenzen sowie frühe und späte Stenosen (> Abb. 24.13). Im Fall von Erkrankungen des Gallengangssystems (wie bei primär sklerosierender Cholangitis) oder in seltenen Fällen auch bei einem extrem kurzen Spendergallengangssegment sollte eine biliodigestive Anastomose durchgeführt werden. Meist wird dies mittels einer nach Roux Y-förmig ausgeschalteten Jejunumschlinge, die End-zu-Seit mit dem Gallengang anastomosiert wird, durchgeführt (> Abb. 24.14 und > Abb. 24.15).

24.5 Komplikationen und postoperatives Management

24.5.1 Frühe postoperative Komplikationen

Abgesehen von der intraoperativen Blutung können eine Reihe von chirurgischen Komplikationen während der ersten postoperativen Woche auftreten. Das zeitliche Eintreten und die Inzidenz von Komplikationen sind nicht nur bedingt durch die chirurgische Technik, sondern auch durch die Transplantatfunktion und den Zustand des Empfängers. So kann z. B. ein perfektes Transplantat in der Funktion erheb-

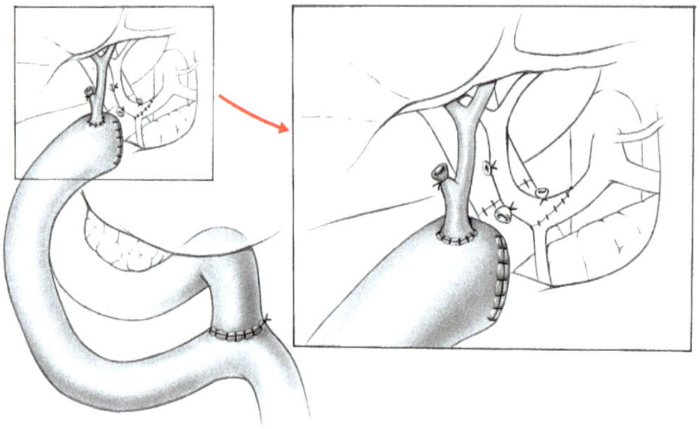

Abb. 24.14 Gallenwegsrekonstruktion durch choledochoduodenale Jejunuminterposition (Choledochojejunostomie). [L123]

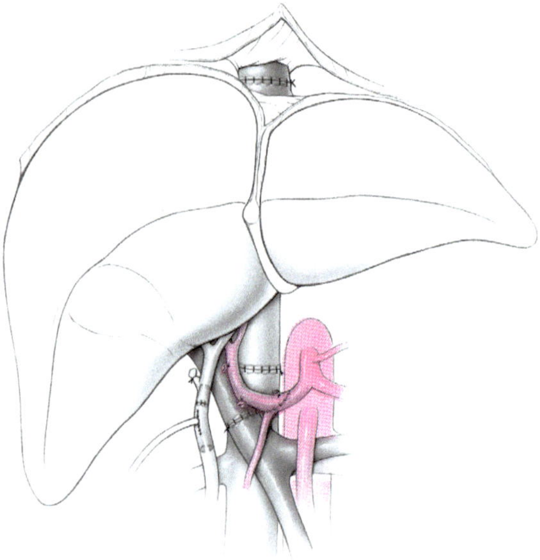

Abb. 24.15 Situs nach fertiggestellter Implantation der Leber. [L123]

lich beeinträchtigt werden durch intraoperativen Schock und Hypotension. Exzessive Blutungen intraoperativ werden das Risiko für ein auftretendes postoperatives Multiorganversagen, Infektionen und perioperative Letalität erhöhen. Falls die Transplantatfunktion dann kompromittiert ist, wird dieses wiederum negative Konsequenzen haben im Sinn eines Circulus vitiosus. Die persistierende oder erneut auftretende Blutung als Ursache einer Revisionslaparotomie ist die häufigste frühe postoperative chirurgische Komplikation. Thrombosen der Arterienanastomose werden heute selten beobachtet. Falls die **Leberarterienthrombose** frühzeitig entdeckt wird, können Revaskularisationseingriffe erfolgreich sein und das Transplantat kann gelegentlich erhalten bleiben. In den meisten Zentren wird ein Doppler-Sonografie mindestens einmal täglich durchgeführt, um Veränderungen des arteriellen Flusses frühzeitig zu erfassen.

Eine frühe Leberarterienthrombose kann in einem rapide progredienten, fulminanten Transplantatversagen resultieren mit schneller Progression zum Mehrorganversagen und schließlich Koma und Hirnödem, falls das Transplantat nicht frühzeitig durch ein Retransplantat ersetzt wird.

Dieses klinische Bild kann auch auftreten im Falle einer primären Nichtfunktion des Transplantats, die durch verschiedene Ursachen bedingt sein kann. Am häufigsten sind Spenderursachen, wie z. B. eine ausgeprägte Steatosis des Transplantats. Gallengangskomplikationen wie Lecks oder Stenosen treten selten auf während der ersten postoperativen Woche. Die Verhütung dieser Komplikationen durch eine perfekte chirurgische Technik ist essenziell. Die Gefahr für akute Abstoßung beginnt mit dem Einsetzen einer effektiven efferenten Immunantwort zwischen der ersten und dritten Woche nach Transplantation in Abhängigkeit vom klinischen Zustand des Patienten. Eine individualisierte steroidfreie immunsuppressive Therapie, basierend auf einem Purinanalogon (z. B. Mycofenolatmofetil), Induktionstherapie mit einem IL-2-Rezeptor-Antagonisten (z. B. Basiliximab) und dem verzögerten Beginn (etwa 5–10 Tage) mit einem Calcineurininhibitor (z. B. Tacrolimus in der Einmal-täglich-Formulierung), stellt aktuell die beste Vorgehensweise dar.

24.5.2 Intensivmedizinische Überwachung

Eine frühzeitige Extubation des Patienten ist anzustreben, da schon geringe PEEP-Beatmung zu einer Beeinträchtigung des venösen Abflusses des Lebertransplantats führen kann.

Die intensivmedizinische Überwachung des Patienten beinhaltet initial den direkt arteriell gemessenen Blutdruck, eine Überwachung des zentralvenösen Drucks und die kontinuierliche Erfassung der Urinausscheidung.

Die Einlage einer T-Drainage bei der Gallengangsanastomose kann die Beurteilung der Transplantatfunktion erleichtern. Bei prompter Transplantatfunktion kommt es innerhalb von wenigen Stunden nach der Operation bereits zum nachweisbaren Fluss von dunkler Galle. Bei kompromittierten Transplantaten kann es z. T. mehrere Tage dauern, bis eine zufriedenstellende Galleproduktion einsetzt. Die Galleflüssigkeit kann zunächst auch hell bzw. nahezu entfärbt sein. Dies kann eines der Warnzeichen der primären Transplantatdysfunktion und des primären Transplantatversagens sein.

24.5.3 Biochemisches Monitoring

In der Beurteilung des Transplantats ist zu unterscheiden zwischen dem Ausmaß des zellulären Schadens (AST, ALT), der exkretorischen Funktion der Leber (Bilirubin) sowie der Lebersynthese (Quick bzw. INR).

Die Erhöhung von AST und ALT weist lediglich auf einen Membranschaden hin. Die Bestimmung der LDH als ubiquitäres zelluläres Enzym ist weniger hilfreich. Besonderer Erwähnung bedarf die GLDH als intramitochondriales Enzym, das besonders auf ischämische Schädigung empfindlich reagiert und daher zur frühzeitigen Erfassung einer Kompromittierung der arteriellen Durchblutung des Transplantats besonders geeignet ist.

Bezogen auf die **Entgiftungsleistung,** ist das **Bilirubin** als globaler Parameter am verlässlichsten. Der Ammoniakspiegel unterliegt vielfältigen Schwankungen, u. a. auch durch unsachgemäße Lagerung von Blutproben, und eignet sich weniger gut zur Abschätzung der Transplantatfunktion, zumal portalvenöse Kollateralen auch noch nach der Transplantation persistieren können. Zur Abschätzung der hepatischen Enzephalopathie eignet sich die klinische Untersuchung (**Asterixis, Flapping-Tremor**) ohnehin besser als störanfällige Laborwerte. Die Differenzialdiagnose von postoperativ auftretenden Bilirubinerhöhungen ist schwierig und beinhaltet nicht nur intrazelluläre Exkretionsstörungen des Bilirubins, z. B. durch Abstoßung, Infektion und Sepsis, sondern auch in seltenen Fällen prähepatisch bedingte Ursachen der Hyperbilirubinämie, wie z. B. Hämolyse als Folge einer nicht blutgruppenidentischen kompatiblen Transplantation oder als Autoimmunhämolyse, assoziiert mit Hepatitis C. Selbstverständlich kann eine Bilirubinerhöhung auch auftreten als Folge einer chirurgischen Komplikation durch Stenosierung der Gallengangsanastomose. Hier sind allerdings die begleitende Erhöhung von alkalischer Phosphatase und γ-GT sowie die entsprechende Bildgebung richtungsweisend.

Die **Syntheseleistung** der Leber lässt sich am besten (auch in der frühen Phase) durch globale Gerinnungsmessung mittels Quick-Wert bzw. INR beurteilen. Beim lebertransplantierten Patienten sind Albumin und Cholinesterase zur Beurteilung der Lebersynthesekapazität zu vernachlässigen, da sie auch wesentlich vom Ernährungsstatus beeinflusst werden.

Unerlässlich ist eine tägliche Kontrolle der Nierenfunktion.

Diese kann bereits präoperativ eingeschränkt sein durch präexistente Nierenerkrankungen, hepatorenales Syndrom und prärenales Nierenversagen. Sodann kann es perioperativ durch Blutungsschock und Hypotension zu einem passageren akuten Nierenversagen kommen, und eine Vielzahl der postoperativ verwendeten immunsuppressiven Medikamente, allen voran die Kalzineurininhibitoren, können nephrotoxisch sein.

24.5.4 Infektionen

Postoperativ kann es zu einem breiten Spektrum von Infektionen kommen. Chirurgisch relevant ist die Vermeidung von intraabdominalen Infekten. Hier stehen an erster Stelle Infekte durch Gallenwegskomplikationen wie Gallengangsleckagen infolge von Nahtdehiszenz (gelegentlich auch in der Folge von Arterienthrombosen), Leberabszesse als Folge von Leberarterienthrombosen und intraabdominale Infekte aufgrund von Perforationen des Gastrointestinaltrakts. Darüber hinaus gibt es eine Reihe von opportunistischen Infektionen, die sich an verschiedenen Organsystemen manifestieren können. Wichtig sind in diesem Zusammenhang Pneumonien und verschiedene Virusinfekte (allen voran die CMV-Infektion).

Essenziell zur Vermeidung postoperativer Infektionen sind das Vermeiden von exzessivem Blutverlust während der Operation, eine rasche Mobilisierung des Patienten, eine gute Transplantatfunktion und möglichst rasche Übernahme des Patienten auf die Normalstation.

Tödlich verlaufende Infektionen und v. a. auch Pilzinfektionen sind meist das Ende eines vorher schon komplizierten Verlaufs durch entweder chirurgische oder allgemein-intensivmedizinische Komplikationen, eingeschränkte Transplantatfunktion, Abstoßungsbehandlung und Sepsis.

Im Zusammenhang mit der Lebertransplantation lässt sich festhalten, dass eine Retransplantation aufgrund einer irreversiblen, nicht beherrschbaren Abstoßungsreaktion heute selten geworden ist.

Nach Abschluss der Wundheilung sowie bei normalisierter Transplantatfunktion und adäquater Mobilisierung kann der Patient aus der stationären in die ambulante Behandlung entlassen werden. Bei unkompliziertem Verlauf und präoperativ gutem Zustand des Patienten kann dieses bereits nach 14 Tagen bis 3 Wochen erfolgen. Bei bereits präoperativ stark reduziertem Zustand des Patienten ist eine längere stationäre Rekonvaleszenzphase zu erwarten.

24.6 Prognose

Das Patientenüberleben nach Lebertransplantation hat sich in den letzten Jahren kontinuierlich verbessert (> Abb. 24.16).

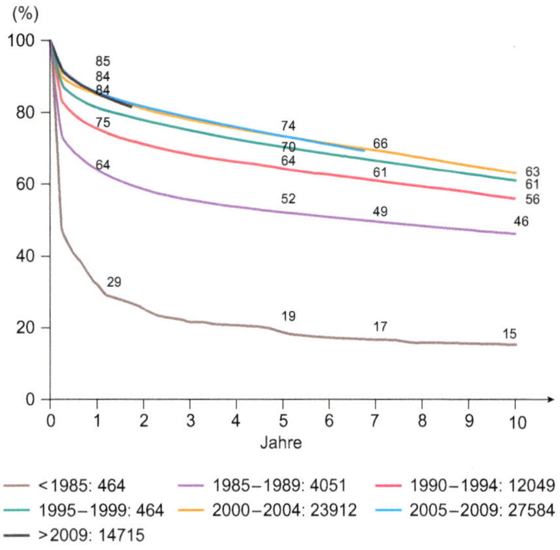

Abb. 24.16 Patientenüberlebensraten nach Lebertransplantation. Daten des Europäischen Lebertransplantationsregisters (Stand 2012). [L106]

Ein-Jahres-Überlebensraten in Europa von über 80 % werden beobachtet. Im Langzeitverlauf sind die Haupttodesursachen bei Patienten nach Lebertransplantation das Rezidiv der Grundkrankheit (Hepatitisrezidiv bzw. Rezidiv des hepatozellulären Karzinoms), gefolgt von Infektionen und kardiovaskulären Todesursachen. 10-Jahres-Überlebensraten von über 60 % können erwartet werden und seit den späten 1980er Jahren gibt es einen wachsenden Anteil von 33–38 % der Patienten, die mehr als 10 Jahre mit dem ersten Lebertransplantat leben.

24.7 Transplantationsnachsorge

Patienten nach einer Lebertransplantation bedürfen einer lebenslangen Nachsorge.

Dies sollte in enger Absprache zwischen dem Transplantationszentrum und einer heimatnahen Versorgung durch den Hausarzt oder den niedergelassenen Internisten (Gastroenterologen/Hepatologen) erfolgen. In den verschiedenen Transplantationszentren gibt es unterschiedliche Modelle der Nachsorge, die von primär chirurgisch bis zu primär hepatologisch geführter Nachsorge reichen. Unabdingbar empfehlenswert erscheint jedoch auch im Langzeitverlauf die Verfügbarkeit von erfahrenen Transplantationschirurgen, die die Spätkomplikationen nach Lebertransplantation aus chirurgischer Sicht mit beurteilen können. Insbesondere betrifft dies die Frage der spät auftretenden Gallenwegskomplikationen sowie die Notwendigkeit und Machbarkeit einer Retransplantation im Falle eines Rezidivs der Grundkrankheit im Transplantat.

LITERATUR

[1] Adam R, Lucidi V, Karam V: Liver Transplantation in Europe: is there a room for improvement? J Hepatol 2005; 42: 33–40.
[2] Bechstein WO et al.: Aprotinin in orthotopic liver transplantation. Semin Thromb Hemost 1993; 19: 262–267.
[3] Bundesärztekammer: Richtlinien zur Organtransplantation gemäß § 16 TPG Abs. 1 S. 1 Nrn. 2 u. 5 TPG (Allgemeiner Teil Leber), in: Richtlinien für die Wartelistenführung und Organvermittlung zur Lebertransplantation vom 9.12.2013. Abruf unter www.bundesaerztekammer.de/downloads/Leber_09122013.pdf (letzter Zugriff: 15. April 2014).
[4] Burdelski MM, Rogiers X: What lessons have we learned in pediatric liver transplantation? J Hepatol 2005; 42: 28–33.
[4a] G. Child CG, Turcotte JG: Surgery and portal hypertension. In: C. G. Child (Hrsg.): The liver and portal hypertension. Saunders, Philadelphia 1964, S. 50–64
[5] Emre S et al.: Obviation of prereperfusion rinsing and decrease in preservation/reperfusion injury in liver transplantation by portal blood flushing. Transplantation 1994; 57: 799–803.
[6] Glanemann M et al.: Results of end-to-end cavocavostomy during adult liver transplantation. World J Surg 2002; 26: 342–347.
[7] Keefe EB: Summary of guidelines on organ allocation and patient listing for liver transplantation. Liver Transpl Surg 1998; 4: 108–111.
[8] Lebeau G et al.: Analysis of surgical complications after 397 hepatic transplantations. Surg Gynecol Obstet 1990; 170: 317–322.
[9] Lerut J, Gertsch P: Side-to-side cavo-cavostomy: a useful aid in „complicated" piggy-back liver transplantation. Transpl Int 1993; 6: 299–301.
[10] Lucey MR et al.: Minimal criteria for placement of adults on the liver transplant waiting lst: A report of a national conference organized by the American Society of Transplant Physicians and the American Association for the Study of Liver Diseases. Transplantation 1998; 66: 956–962.
[11] Markus B et al.: Efficacy of liver transplantation in patients with primary biliary cirrhosis. New Engl J Med 1989; 320: 1.709–1.713.
[12] National Institutes of Health Consensus Development Conference Statement: liver transplantation – June 20–23, 1983. Hepatology 1984; 4 (Suppl.): 107–110.
[13] Neuberger J, Jamnes O: Guidelines for selection of patients for liver transplantation in the era of donor-organ shortage. Lancet 1999; 354: 1.636–1.639.
[14] Neuberger JM et al; ReSpECT Study Group: Delayed introduction of reduced-dose tacrolimus, and renal function in liver transplantation: the „ReSpECT" study. Am J Transplant. 2009; 9(2): 327–336.
[15] Neuhaus P et al.: Technique and results of biliary reconstruction using side-to-side choledocho-choledochostomy in 300 orthotopic liver transplants. Ann Surg 1994; 219: 426–434.
[16] Porte RJ et al.: A multicentre randomised double-blind study. EMSALT Study Group. Lancet 2000; 355: 1.303–1.309.
[17] Post S et al.: Timing of arterialization in liver transplantation. Ann Surg 1994; 220: 691–698.

[18] Schnitzbauer AA, Bechstein WO: Technique of liver procurement in postmortem donation. Chirurg. 2013; 84(5): 380–384. doi: 10.1007/s00104-012-2416-5. German.

[19] Settmacher U et al.: Variations of surgical reconstruction in liver transplantation depending on vasculature. Langenbecks Arch Surg 1999; 384: 378–383.

[20] Settmacher U et al.: Venous complications after orthotopic liver transplantation. Clin Transplant 2000; 14: 235–241.

[21] Settmacher U et al.: Arterial complications after liver transplantation. Transpl Int 2000; 13: 372–378.

[22] Starzl TE et al.: A flexible procedure for multiple cadaveric organ procurement. Surg Gynecol Obstet 1984; 158: 223–230.

[23] Starzl TE, Iwatsuki S, Shaw BW Jr: A growth factor in fine vascular anastomoses. Surg Gynecol Obstet 1983; 159: 164–165.

[24] Trotter JF, Wachs M, Everson GT, Kam I: Adult-to-adult transplantation of the right hepatic lobe from a living donor. N Engl J Med 2002; 346: 1.074–1.082.

VI Techniken der Gefäß- und Thoraxchirurgie

VI

KAPITEL

25

Thomas Schmitz-Rixen und Ralf G. Ritter

Gefäßchirurgie

25.1 Vorbemerkung

Das Kapitel beschreibt die für Viszeralchirurgen wesentlichen technischen Aspekte der Gefäß- und Endovaskularchirurgie.

Das Armamentarium für rekonstruktive Maßnahmen am Gefäßsystem hat sich in den letzten Jahren erheblich erweitert. Verfeinerte traditionelle Techniken haben die Sicherheit und Qualität von arteriellen und venösen Rekonstruktionen erhöht, die Einbindung neuer endovaskulärer Technologien erweitert die Möglichkeiten von Rekonstruktionsmaßnahmen und erweitert im Falle lebensbedrohlicher Blutungen die Möglichkeiten, auch verzweifelte Situationen zu beherrschen. Darüber hinaus bietet der Paradigmenwechsel in vaskulärer Diagnostik und Therapie die Chance, die Gefäßchirurgie in organorientierte Gefäßzentren einzubinden und damit den Patienten und benachbarten Gebieten eine wesentliche Qualitätsverbesserung und die Implementierung eines serviceorientierten Diagnostik- und Therapieangebots zu bieten.

Der Viszeralchirurg ohne besondere gefäßchirurgische Expertise ist gut beraten, bei schwierigen elektiven Entscheidungen frühzeitig gefäßchirurgischen Sachverstand einzubinden und in Notfallsituationen nur die geringstmögliche Maßnahme selbst durchzuführen.

25.2 Optische Hilfsmittel

Rekonstruktionen kleiner und mittelgroßer Gefäße sind ohne optische Hilfsmittel auch für den jungen Chirurgen nicht denkbar. Aber auch die Qualität der Arbeit an großen Gefäßen wie der Aorta profitiert vom Einsatz von **Lupenbrillen.** Modelle mit Fernrohroptik und Weitwinkelgesichtsfeld mit drei- bis dreieinhalbfacher Vergrößerung haben sich hier durchgesetzt. Kleinere Vergrößerungsmaßstäbe sind für Operationen an großen Gefäßen sicher sinnvoll, bieten jedoch für die sichere Nahttechnik an kleinen Gefäßen nicht die notwendige Detailsicht, sodass die erstgenannte Wahl der dreifachen Vergrößerung einen guten Kompromiss darstellt. Für Fehlsichtige bieten Lupenbrillen die unbedingt zu nutzende Möglichkeit der Integration von **Augenkorrekturgläsern.** Bei der Wahl bzw. Anpassung der Lupenbrille ist auf einen ausreichenden Arbeitsabstand zu achten. Dies ist für ein ermüdungsarmes und steriles Arbeiten z. B. in der Tiefe des Abdomens von unschätzbarem Wert. Der Wahl des bei Lupenbrillen feststehenden Arbeitsabstands muss sehr viel Aufmerksamkeit gegeben werden.

Operationsmikroskope bieten den Vorteil einer variierbaren Vergrößerung des Gesichtsfelds und natürlich höhere Vergrößerungsmaßstäbe. Sie sind aber für Einsätze an den extrakraniellen hirnversorgenden Gefäßen, im Thorax und Abdomen in der Regel entbehrlich, wenn vorgenannte Lupenbrille zur Verfügung steht. Für Ungeübte und Gelegenheitsnutzer ist das Handling darüber hinaus zeitaufwendig; vor allen Dingen dann, wenn die Rekonstruktionsmaßnahme einen mehrfachen Wechsel des Operationsfelds notwendig macht. Selbst freier Gewebstransfer wie Jejunumtransplantate mit mikrovaskulärem Anschluss oder Radialislappen lassen sich mit der Lupenbrille in der Regel problemlos durchführen. Aufwendigere optische Systeme mit variierbarem Arbeitsabstand sind deshalb für Gelegenheitsnutzer bei vernünftiger Kosten-Nutzen-Analyse nicht zu empfehlen. Sinnvoller ist der Einsatz eines zusätzlichen Kopflichts zur Ausleuchtung von Regionen, die nur schwierig mit OP-Leuchten zu illuminieren sind. Bei Einsatz laparoskopischer Techniken bietet der Einsatz von Doppeloptiken mit entsprechender Darstellung dem Operateur ein dreidimensionales Bild. Dies wird bei Telemanipulationsanlagen genutzt und ermöglicht einen Quantensprung an Qualitätssteigerung in der Visualisierung des OP-Situs.

25.3 Instrumentarium

Die Operation an Gefäßen setzt ein geeignetes Instrumentarium voraus. Die Biologie der Gefäßwand lässt tunlichst eine atraumatische Operationstechnik empfehlen, da nach Manipulationen selbst bei jugendlichen Gefäßen immer Reparatur- und Remodellierungsmechanismen einsetzen. Kommt darüber hinaus noch eine Pathologie in Form einer degenerativen Artherosklerose, entzündlicher bzw. inflammatorischer Veränderungen oder einer dilatativen Angiopathie hinzu, kann man davon ausgehen, dass Reparaturprozesse in mindestens einem Drittel der Fälle in die ungewollte Form einer stenosierenden Intimahyperplasie einmünden. Ungeeignete traumatische Gefäßklemmen können bei fragilen und/oder atherosklerotischen Gefäßen leicht eine Dissektion (Desintegration der Gefäßwandschichten mit Abhebung und zirkumskripter Ablösung der Intima) verursachen. Diese führt in der Regel zum Sofortverschluss oder im ungünstigeren Fall zum frühpostoperativen Versagen der durchgeführten Gefäßrekonstruktion durch Umschlag der abgelösten Intima.

Unvorsichtige Handhabung oder Quetschung der Gefäßwände einer Anastomose mit ungeeignetem Instrumentarium können zum falschen Nahtaneurysma führen.

Viszerale Gefäße neigen aufgrund ihrer erhöhten Reagilibität zu Spasmus und Dissektion. Letzteres gilt auch für thorakale Gefäße. Bei Venen gibt es aufgrund des differenten Wandaufbaus zwar keine Dissektion, jedoch führt eine traumatische Handhabung rasch zur postoperativen Thrombose. Aus all dem folgt die Wertigkeit des Einsatzes **spezieller Gefäßklemmen.** Diese besitzen eine „atraumatische" Riffelung, die vorgenannte Schädigungen mindern hilft. Diese Klemmen gibt es in den verschiedensten Formen, Abwinkelungen, Biegungen und Längen mit manuell zu betätigendem oder durch Federkraft automatischem Verschlussmechanismus. Für einzelne anatomisch schwierig erreichbare Gefäße sind spezielle Klemmen entwickelt; für Unerfahrene lohnt es sich in der Notfallsituation, das Pflegepersonal nach solchen Klemmen zu befragen. Ein wannenartiges Design (Satinsky-Klemme) ermöglicht bei großen Gefäßen das partielle Ausklemmen der Strombahn. Hierduch lässt sich ein residueller Blutstrom erhalten. Große und verkalkte Gefäße bedürfen entsprechend kräftiger Klemmen, während kleine Gefäße von den Klemmen mit automatischem Verschluss mit definierter Stellkraft (bei Miniklemmen sogar mit Kraftangabe) profitieren. Entscheidend ist, dass manuell zu schließende Klemmen nicht bis zum Anschlag geschlossen werden, sondern vorsichtig nur die unbedingt notwendige Verschlusskraft aufgewendet wird. Die atraumatische Handhabung der Anastomosenflächen bedingt auch die Anwendung von Pinzetten mit spezieller Gefäßriffelung. Bei großen Gefäßen mit Wandkalzifikation sind entsprechend kräftige Nadelhalter zu empfehlen, die einen festen Nadelsitz garantieren. Mittlere und kleine Gefäße bzw. Nahtmaterialstärken von 5/0 USP und kleiner bedürfen eines selbstfedernden Mikronadelhalters. Dieser besitzt automatische Arretierungen, die butterweich funktionieren sollten. Ist dies nicht der Fall, sollte man die Arretierung entfernen, was sich bei sehr kleinen Gefäßen von selbst empfiehlt. Spezielle **Gefäßzügel** aus weichem, elastischem Kunststoff vermindern bei Arterien die Dissektionsgefahr. Diese nicht zu unterschätzende Gefahr begegnet einem als tückische Größe, da in der Regel eine dissezierende Verletzung fernab der Anastomose intraoperativ nicht zu erkennen ist. Dies unterstreicht die Wertigkeit einer intraoperativen Qualitätskontrolle durch bildgebende Verfahren, bevorzugt durch Duplexsonografie (farbcodiert + Frequenzanalyse). Bei Venen sollte man auf das Anzügeln gänzlich verzichten, da dies ein zirkuläres Freilegen der Vene voraussetzt. Dies ist aus Gründen einer größeren postoperativen Thrombose- und Stenosierungsneigung möglichst zu vermeiden. Die Alternative zum Abklemmen von Gefäßen ist die temporäre Ballonokklusion mit aufblasbaren **Ballonkathetern** nach Fogarty. Bei kalzifizierten Arterien und bei allen Venen sowie in unübersichtlichen Situationen mit nur schwierig zu präparierenden Gefäßen empfiehlt es sich, von dieser Technik großzügig Gebrauch zu machen. Bei artifiziellen Verletzungen ischämiekritischer Gefäße kann die Technik der Ballonokklusion durch Ballonkatheter mit großem zusätzlichem internem Lumen zur temporären Perfusion ergänzt werden.

25.4 Nahtmaterialien

Dem Nahtmaterial wird traditionell eine höhere Bedeutung zugeschrieben als der genauso wichtigen Nadel. Die **Gefäßnaht** bedarf des monofilen Materials, welches an beiden Enden mittels atraumatischer Nadel-Faden-Kombination armiert ist.

Das Material ist für die **Anastomosierung** von alloplastischen Gefäßersatzmaterialien grundsätzlich nicht resorbierbar zu wählen. Hier hat sich Polypropylen als Material weitgehend durchgesetzt. Alternativ ist ein etwas elastischerer Faden erhältlich, der sich aber aufgrund seiner Längselastizität schlechter für die Technik der Distanznaht eignet. Zur Anastomosierung von Teflonprothesen (ePTFE) wird ein Faden aus dem gleichen Material angeboten, dessen Nadel-Faden-Kombination eine Besonderheit aufweist. Der Fadendurchmesser ist größer als der Nadeldurchmesser. Dies soll die bei diesem Material häufig vorkommenden Stichkanalblutungen vermindern.

Das Schicksal der Anastomose liegt einerseits in der **Haltbarkeit des Fadens.** Diese ist bei allen angebotenen Materialien gegeben, vorausgesetzt, es wird eine ausreichende Fadenstärke verwandt und der Faden wird bei der Anastomosierung nicht durch Anfassen mit Metallinstrumenten beschädigt. So darf dieser Faden ausschließlich mit der Hand geführt werden; ist es aus operationellem Grund notwendig, den Faden mit einem Instrument zu fassen, so muss darauf geachtet werden, dass dieses Instrument mit einer **Teflonhülle** armiert ist und/oder der gefasste Bereich nicht Bestandteil der Anastomosennaht wird. Die Fadenstärke richtet sich zunächst nach dem Durchmesser der beteiligten Gefäße. Je geringer die Fadenstärke gewählt wird, umso günstiger ist das Ergebnis der Anastomosenheilung (experimentell belegt). Als Faustregel gilt für die Naht der Aorta eine Stärke von 2/0 USP und für die A. femoralis von 5/0 USP.

Zweiter und in einigen Fällen wichtigerer Parameter für die Auswahl der Fadenstärke ist die **verwendbare Nadel.** Eine verkalkte Aorta bedarf hier einer großen und wenig biegsamen Nadel mit entsprechendem Anschliff der Nadelspitze. Unzählige Nadel-Faden-Kombinationen sind denkbar und lieferbar. Für stark kalzifizierte Gefäße sind Nadeln mit speziell gehärteter Spitze und Anschliff erhältlich. Für die fortlaufende Naht ist es entscheidend, die Nadelspitze nicht mit dem nachfassenden Nadelhalter zu zerstören. Im Zweifel ist die dünnere Nadel zu wählen. Venen vertragen aufgrund ihrer dünneren Wandstruktur und ihrer Neigung, im Längsverlauf einzureißen, grundsätzlich nur dünnes Nahtmaterial mit zarten Nadeln.

Rein **autologe Rekonstruktionen** können und sollen mit resorbierbaren Fäden gefertigt werden. Experimentell betrachtet bietet der resorbierbare Faden Vorteile in der Anastomosenheilung. Im infizierten Gebiet sollten (autologe) Gefäßrekonstruktionen nur mit resorbierbarem Nahtmateri-

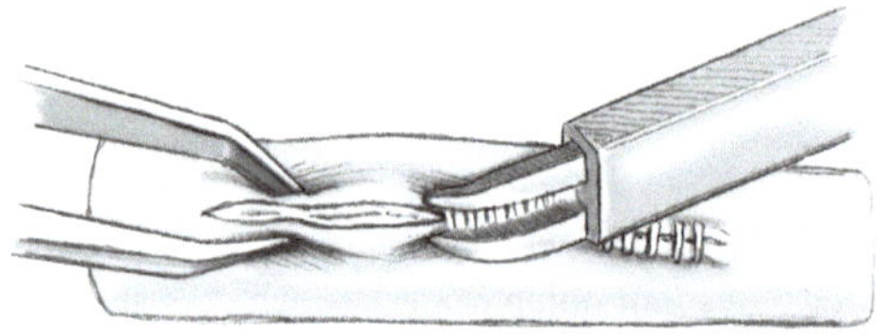

Abb. 25.1 Verschluss einer Arteriotomie durch Metallclips. [L108]

al ausgeführt werden. Der nicht resorbierbare Faden bleibt als Infektionsnidus ein Langzeitrisiko. Alternativ können Gefäße auch mit applizierbaren **Metallclips** anastomosiert werden (➤ Abb. 25.1). Diese Clips, welche die Gefäßwand nicht penetrieren, vereinigen die evertierten Gefäßwände. Die innere Oberfläche ist damit nahtmaterialfrei. Ein klinischer Vorteil mit 15 % längeren Funktionsraten ist für Dialysefisteln beschrieben. Die Clips dürfen nach Thrombendarteriektomie nicht verwendet werden.

25.5 Gefäßersatzmaterialien

Ein Gefäßersatz kann autolog, allogen oder alloplastisch erfolgen.

- Autologer Ersatz wird unter Verwendung körpereigener Gefäße bewerkstelligt.
- Allogener Ersatz bedeutet die Verwendung von Gefäßen eines anderen Menschen mit oder ohne spezielle exogene Behandlung der Transplantate.
- Als alloplastischer Gefäßersatz stehen Gefäßprothesen aus Kunstfasern wie gestricktem, gewirktem oder gewebtem Dacron®, ePTFE oder Polyurethan zur Verfügung.

Polyesterprothesen (Dacron®) haben eine hohe Porosität. Zur primären Abdichtung sind sie mit resorbierbarem Material (Gelatine oder Kollagen) beschichtet. Hierdurch steht eine primär blutdichte Prothese zum Zeitpunkt der Implantation zur Verfügung und eine problematische Vorgerinnung kann entfallen. Die Resorption des Beschichtungsmaterials ermöglicht dann eine hohe Nettoporosität, die Vorraussetzung für die Inkorporation der Prothesen ist. Die Wahl des Gefäßersatzmateriales wird bestimmt durch das Kaliber des zu ersetzenden Gefäßes, die anatomische Lokalisation und vor allem auch durch das Risiko oder Vorliegen einer Infektion.

25.5.1 Arterieller Gefäßersatz

Der Ersatz der **großkalibrigen Gefäße** supraaortal, der Aorta sowie der Beckengefäße erfolgt in erster Linie mit Kunststoffprothesen entsprechenden Kalibers. Der Standarddurchmesser einer infrarenalen Aortenprothese beträgt 16–18 mm; der Ersatz der Beckenstrombahn erfolgt in der Regel mit 8-mm-Prothesen, wobei in Einzelfällen auch 7 oder 9 mm angeraten sein können. Die Wahl des Prothesenmaterials ist unerheblich. Dacron®-Prothesen geben im Durchmesser häufig noch 15 % nach, ePTFE-Prothesen sind im Kaliber konstanter über die Zeit.

Rekonstruktionen von **viszeralen Arterien** können mit Kunststoffprothesen entsprechenden Kalibers von 6–8 mm genauso durchgeführt werden wie mit autologer V. saphena magna oder z. B. auch autologer A. iliaca interna. Im Falle einer Gefäßrekonstruktion simultan zu einem Darmeingriff sollte aus infektiologischen Gründen immer einer autologen Rekonstruktion der Vorrang gegeben werden.

Für **periphere Rekonstruktionen** an den Extremitäten gilt als Goldstandard die autologe Rekonstruktion mit V. saphena magna. Ist diese nicht mehr verwendbar, kann auf die V. saphena parva und auf Armvenen zurückgegriffen werden. Besteht die heutzutage eher selten gewordene Indikation zu einer Bypass-Rekonstruktion oberhalb des Kniegelenks, kann auch einmal alloplastisch rekonstruiert werden, dann jedoch mit ausreichendem Kaliber von 7 mm Dacron® oder ePTFE. Ersatzmaterial zweiter Wahl ist die humane Umbilikalvene als allogenes Transplantat, deren Verarbeitung jedoch hohe technische Ansprüche stellt. Eine weitere Alternative besteht in ringverstärkten 6-mm-PTFE-Prothesen mit distalem Anastomosencuff für Rekonstruktionen unterhalb des Kniegelenks.

Mandativ ist eine autologe Rekonstruktion bei schweren Infektionen der Extremitäten. Alloplastisches Material sollte insbesondere bei MRSA-Infektionen vermieden werden, da hier neben der hohen Infektionsgefahr auch mit deutlich höherer allgemeiner Letalität zu rechnen ist.

In schweren Infektionsfällen mit vital erforderlichem Gefäßersatz, z. B. bei infizierten zentralen Gefäßprothesen, bietet sich als autologes Ersatzmaterial auch großlumiger Gefäße wie z. B. der Aorta die beidseitige V. femoralis superficialis an.

In ausgewählten Fällen stellt sich die Indikation zur Gefäßtransplantation. Dieses Verfahren sollte entsprechend ausgestatteten und erfahrenen Zentren vorbehalten sein. Mögliche klinische Anwendungen sind die allogene Aortentransplantation zum Ersatz einer infizierten Aortenprothese oder die Transplantation einer allogenen Vene als Ultima Ratio in der kruralen und pedalen Bypass-Chirurgie für den Extremitätenerhalt.

25.5.2 Venöser Gefäßersatz

Das beste Venenersatzmaterial ist neben der autologen Vene zurzeit eine ringverstärkte PTFE-Prothese. Als Durchmesser wird iliokaval eine 14-mm-Prothese und femorokaval eine 10- bis 12-mm-Prothese empfohlen. Greift man auf Vene zurück, so kann man entweder die V. saphena magna durch spiralförmigen Zuschnitt und lumenerweiternde Naht in der anderen Orientierung oder die V. femoralis superficialis verwenden.

25.6 Pharmakologische Hilfsmittel (lokale Thromboseprophylaxe)

Manipulationen am Gefäßsystem sind ohne pharmakologische Eingriffe in das Gerinnungssystem nicht möglich. Vaskulär erkrankte Patienten kommen oft mit einer Vormedikation in die Behandlung. Eine Plättchenaggregationshemmung mit maximal 100 mg/d Acytylsalicylsäure stellt keine Kontraindikation gegen einen chirurgischen Eingriff dar, jedoch sollte Clopidogrel 4 Tage vorher abgesetzt werden. Werden Teile des Gefäßsystems intraoperativ zu Rekonstruktionszwecken aus der Zirkulation genommen, sollte Heparin entweder systemisch in einer Dosierung von 100 IE pro kg Körpergewicht vor dem Abklemmen gegeben werden. Bei Niereninsuffizienz sollte diese Dosis um 25 % reduziert werden, bei Dialysepflicht und manifester Leberinsuffizienz um 50 %. Die Alternative ist eine lokale intraarterielle Gabe von Heparin direkt in das abgeklemmte Gebiet; nur ist hierbei die Dosisfindung schwieriger und kaum standardisierbar. Sollte die Abklemmphase länger als 4 Stunden anhalten, muss man nach Laborkontrolle in der Regel die Hälfte der initialen Dosis reapplizieren. Bei kurzfristiger Abklemmung kann man die Hälfte der Heparindosis mit Protamin antagonisieren. Bei langfristiger Abklemmung (mehr als 4 Stunden) entfällt diese Maßnahme bzw. wird nur bei starker Blutungsneigung erforderlich. Hilfreich ist die Bestimmungsmöglichkeit der aktivierten Gerinnungszeit in unmittelbarer Umgebung des Operationssaals *(point of care)*. Die intraoperative Gabe von fibrinolytischen Substanzen direkt in thrombotisch verschlossene Gefäße im Sinne einer lokalen ultrahochdosierten Kurzzeitlyse ist ein Erfolg versprechendes experimentelles Vorgehen, sollte aber außerhalb von Studien nur in ausweglosen Situationen praktiziert werden. Ob die intraoperative intraarterielle Gabe von Prostaglandinen von Nutzen ist, ist sehr umstritten. Die zu Spasmen neigenden viszeralen Gefäße reagieren prompt auf die externe Applikation von Papaverin, dem stärksten Relaxans von glatter Muskulatur. Jede intraoperative Gabe von pharmakologischen Substanzen sollte mit dem Anästhesisten rechtzeitig vorab kommuniziert werden.

25.7 Anastomosentechniken

Das Prinzip der Gefäßnaht ist die spannungsfreie blutdichte Adaptation der zu anastomosierenden Gefäßwände.

Damit die thrombogene Adventitia keinen Kontakt zur Intima erhält, müssen alle Nahtverbindungen evertierend ausgeführt werden. Bei überstehender Adventitia sollte diese entweder zurückgedrängt oder abgeschnitten werden. Um die Dissektion der erkrankten Innenschicht zu vermeiden, werden alle Stiche am erkrankten Gefäß von innen nach außen ausgeführt. Sind beide zu anastomosierenden Gefäßenden erkrankt, erfolgt die von innen nach außen zu führende Naht am in Blutstromrichtung distal liegenden Gefäß. Im Extremfall müssen jedoch Einzelnähte unter Nutzung beider Nadeln an beiden Gefäßstümpfen von innen nach außen geführt werden. Bei Prothesen zu Gefäßanastomosen oder wenn bei einer Gefäßwand eine Thrombendarteriektomie durchgeführt wurde, erfolgt die Naht fortlaufend. Der Nahtabstand orientiert sich am Gefäßdurchmesser und an der Dicke des verwendeteten Nahtmaterials und beträgt zwischen 10 und 15 % des Durchmessers. Auch der Abstand der einzelnen Stiche vom freien Gefäßrand ist durchmesser- und materialabhängig und beträgt in der Regel ca. ¼ des Durchmessers. Diese Größe ist bei der thrombendarteriektomierten Gefäßwand kritisch, weil ein Zuwenig ein Risikofaktor für ein falsches Anastomosenaneurysma ist und ein Zuviel durch die dann entstehende Gefäßwandnekrose gleichermaßen risikoreich. Jeder Stich trifft die Gefäßwand exakt senkrecht; d. h., tangential durch die Gefäßwand verlaufende Nähte sind aufgrund des Dissektionsrisikos strikt zu vermeiden. Fortlaufende Nähte beginnt der Operateur auf der ihm abgewandten Seite und näht dann auf sich zu. Schule ist, auch eine fortlaufende Naht von zwei Einzelstichen aus jeweils zu beginnen und den Endknoten außerhalb der Startknoten zu legen, um einen übermäßigen Knotenbaum zu vermeiden. Die obligate Anwendung von monofilem Nahtmaterial bedingt das gegenläufige Knüpfen von mindestens 4 Knoten, bei dünnem Nahtmaterial entspricht die Zahl der Knoten der Einordnung des Nahtmaterials plus einem Sicherheitsknoten: d. h. für 6/0 USP 7 Knoten. Autologe Gefäße können mit resorbierbarem Material genäht werden, das gilt insbesondere für wachsende Gefäße bei Kindern. Sollte resorbierbares Nahtmaterial bei Kindern durch Verwendung von alloplastischem Material nicht anwendbar sein, müssen die Anastomosen in Einzelknopftechnik gefertigt werden.

25.7.1 End-zu-End-Anastomose

Die eher seltene End-zu-End-Anastomose erfolgt bei mittleren und kleinen Arterien und obligat bei Venen zwischen angeschrägten Enden. Dies vermeidet die Anastomosenstenose. Im venösen Stromgebiet ist ein übermäßiges Anziehen der Nähte zu vermeiden, damit sich die Anastomose nicht ziehharmonikaförmig zusammenzieht. Das Knüpfen bei geöffneten Klemmen kann dem vorbeugen. Sehr kleine Gefäße kann man auch spatulaförmig vor der Naht zurechtschneiden.

25.7.2 End-zu-Seit-Anastomose

Bei der häufigen End-zu-Seit Anastomose eröffnet man das Gefäß durch Längsarteriotomie (oder Längsvenotomie) im

Verhältnis 3:1 zum Durchmesser des zu anastomosierenden Gefäßes. Dieses wird endständig leicht S-förmig oder im Sinnes eines Kobrakopfes zugeschnitten. Dies gewährleistet die geringste Störung des idealerweise laminaren Flusses in der Anastomose.

25.7.3 Anastomotic Engineering

Die Fluiddynamik des Blutflusses und die Biomechanik der pulsatilen Wandbewegungen werden durch Anastomosen erheblich gestört. Dies gilt besonders für End-zu-Seit-Anastomosen. Diese Störung fördert die Intimaproliferation und gefährdet damit das Rekonstruktionsergebnis. Um dem vorzubeugen, schaltet man bei kleinlumigen Anastomosen zwischen Arterien und alloplastischen Prothesen einen Puffer aus autologem Venenmaterial zwischen. Dieses *anastomotic engineering* genannte Verfahren konnte sein Überlegenheit in einer kontrollierten randomiserten Studie zeigen. Mehrere Möglichkeiten wie Linton-Patch, Miller-Cuff, Taylor-Patch und St. Mary's-Boot bereichern das Armamentarium.

25.8 Thrombendarteriektomie

Die Ausschälplastik von Arterien macht sich zunutze, dass die Atherosklerose außer beim langjährigen Diabetiker die Intima und die inneren beiden Drittel der Media erfasst. Jenseits dieses Befalls findet man eine Ebene, in der man die atheromatöse Plaque ausschälen kann. Dies lässt sich prinzipiell an jeder Arterie durchführen. Diese Thrombendarteriektomie kann **offen,** wie z. B. in der Karotisgabel, durchgeführt werden oder **halb geschlossen,** z. B. beginnend in der A. femoralis communis (offen) und dann retrograd fortführend in der A. iliaca externa und A. iliaca communis (halbgeschlossen).

Die geschlossenen Verfahren werden heutzutage über einen Führungsdraht durchgeführt. Gelingt in einem solchen Fall die Thrombendarteriektomie nicht vollständig, so kann über den Führungsdraht eine Ballonangioplastie und ggf. eine Stentimplantation angeschlossen werden. Das Verfahren hat gegenüber der primären stentgestützten PTA den Vorteil der weitgehenden Entfernung der atheromatösen Plaques, beugt Rezidiven vor und verbessert die Biomechanik. Distale Stufen nach Thrombendarteriektomie müssen durch gesonderte Nähte (Kunlin-Nähte) aufgefangen werden, um ein Umschlagen der Intima mit konsekutivem Verschluss zu vermeiden.

25.9 Endovaskuläre Chirurgie

Als ältestes endovaskuläres Verfahren kann die geschlossene Ringstripper-Desobliteration der Arterien angesehen werden. Heute wird mit dem Begriff der endovaskulären Therapie eher eine **perkutane Katheter-Technik** zur Behandlung von Gefäßengen oder erheblichen Gefäßerweiterungen (Aneurysmen) assoziiert. Das Armamentarium für eine erfolgreiche endovaskuläre Intervention steht dem konventionell chirurgischen Armamentarium in seiner Vielfalt und Spezialisierung in keiner Weise nach und verlangt auch eine entsprechende Schulung. Die endovaskulären Techniken werden in zunehmender Weise mit den klassisch chirurgischen Techniken simultan während eines Eingriffs angewandt und die Operation dann als Hybrideingriff bezeichnet. Technische Grundvoraussetzung für derartige Operationen ist eine leistungsfähige Röntgen-Durchleuchtungseinheit mit digitaler Technik.

Der Zugangsweg für perkutane endovaskuläre Techniken ist, sofern nicht durch einen anderen operativen Zugang vorgegeben, vorzugsweise die A. femoralis communis in ihrem mittleren Drittel. Punktionen in Nähe zum Leistenband bergen das Risiko, schlechter komprimiert werden zu können und nach retroperitoneal zu bluten; Punktionen zu nahe an der Femoralisgabel können häufiger eine AV-Fistel als Komplikation nach sich ziehen. Intraoperativ kann fast jede Arterie als Zugangsweg gewählt werden. Nach einer Nadelpunktion der Arterie ohne Durchstechung der Hinterwand erfolgt das Einbringen eines Führungsdrahtes, über den zunächst eine Schleuse mit Ventil und Spülmöglichkeit vorgeschoben wird. Die Zielregion der Intervention wird dann mit einem weichen, in der Spitze J-förmig abgebogenen Draht unter Röntgen-Durchleuchtungskontrolle aufgesucht. Das Vorbringen des Drahtes kann eine vorherige Kontrastmittelgabe erforderlich machen, insbesondere dann, wenn der Draht über bizarre Stenosen navigiert werden muss. In der Spitze verschiedenartig vorgebogene Diagnostik-Katheter können dabei die Navigation des Drahtes im Gefäßsystem erleichtern bzw. erst möglich machen. Ein in der Gefäßchirurgie bereits etabliertes Hybridverfahren ist z. B. die offene Thrombendarteriektomie der A. femoralis communis und geschlossene Thrombendarteriektomie der Arteria iliaca externa mit retrograder Drahtpassage über die A. iliaca externa bis in die Aorta, um dann über liegenden Draht eine isolierte Stenose der A. iliaca communis endovaskulär zu behandeln (➤ Abb. 25.2).

Die endovaskuläre Intervention kann mit **Ballonkathetern** der verschiedensten Durchmesser in den unterschiedlichsten Längen durchgeführt werden. Es werden Non-Compliant- und Compliant-Ballons unterschieden. Der Non-Compliant-Ballon ist der bei der peripheren Intervention zur Behandlung von Stenosen hauptsächlich eingesetzte Ballonkatheter und ist in der Lage, auf seiner gesamten Länge sei-

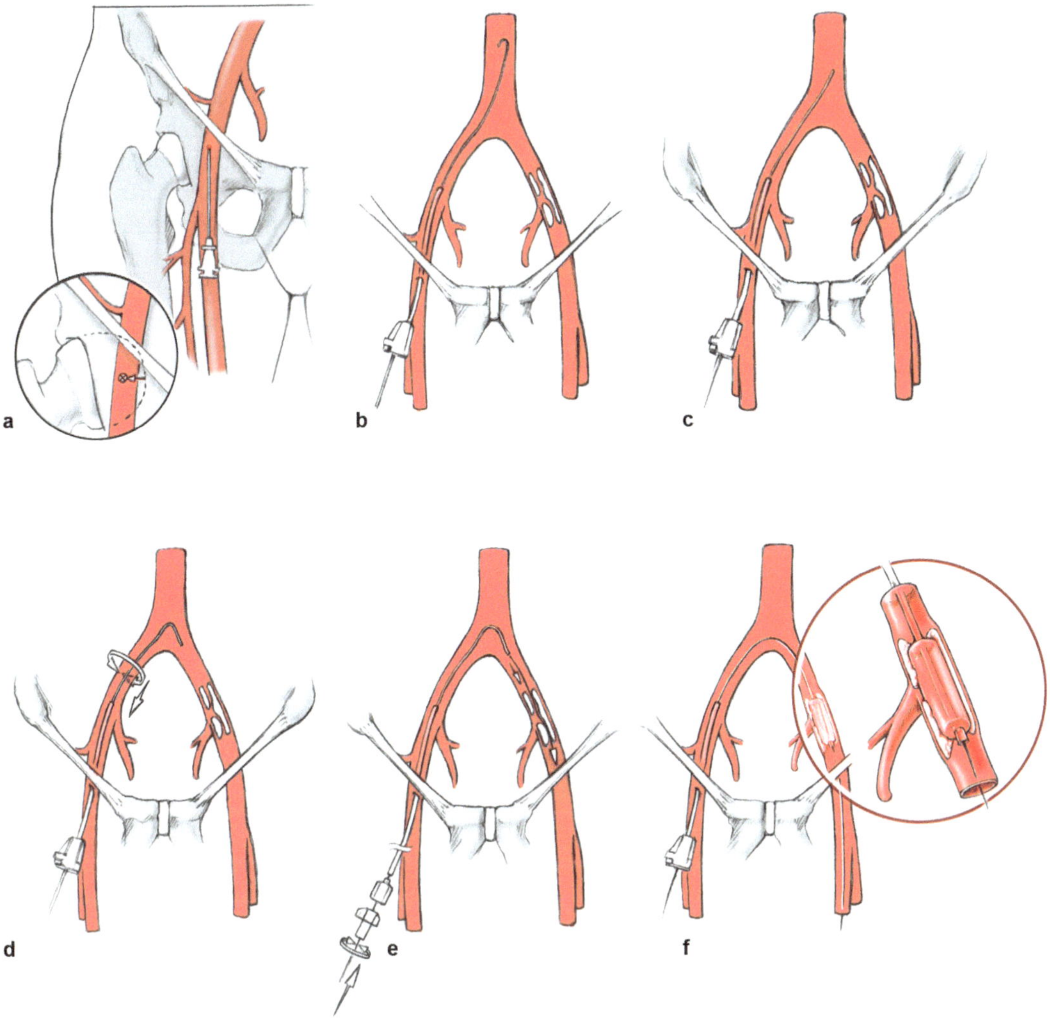

Abb. 25.2 Typischer Verlauf einer endovaskulären Intervention.
a) Punktion der A. femoralis communis.
b) Einführung von Schleuse und Draht.
c) Austausch von Draht gegen Diagnostikkatheter (Angio).
d) Cross-over-Manöver.
e) Drahtpassage anterograd über kontralaterale Stenose.
f) Austausch von Diagnostik-Katheter gegen PTA-Katheter. [L108]

nen vollen Durchmesser zu erlangen und den vorgegebenen Durchmesser auch bei höherem Druck zu halten. Der Compliant-Ballon findet eher seine Anwendung zur Modulation von Stentgrafts und entfaltet an Engstellen einen geringeren Druck als an den Enden des Ballons jenseits der Engstelle. Hinsichtlich des anzuwendenden Drucks und der Zeitdauer der Druckeinwirkung auf die Läsion gibt es ausgesprochen divergente Ansichten. Randomisierte klinische Studien zu dieser Frage liegen aber nicht vor. Optimal erscheinen für arteriosklerotische Arterien Drücke zwischen 10 und 14 ATM und eine Dauer von 20 sec.

Stents sind Gefäßstützen aus Metall und dienen dazu, ein Dilatationsergebnis zu optimieren. Als absolute Indikationen für einen Stent nach Ballondilatation werden die verbleibende Stenose und die häufige, im Prinzip auch intendierte Gefäßdissektion gesehen.

Im Wesentlichen werden ballonexpandierbare Stents aus Edelstahl und selbst expandierende Stents aus dem Bimetall Nitinol mit einem sogenannten thermischen Formgedächtnis unterschieden. Die Wahl des Stents richtet sich nach der Lokalisation der zu behandelnden Läsion, nach dem Ausmaß der Wandverkalkung und nicht zuletzt immer noch nach der persönlichen Erfahrung des interventionell arbeitenden Therapeuten. Es gibt Hinweise, dass Nitinolstents im Bereich der A. iliaca externa und A. femoralis superficialis bessere Langzeitergebnisse erzielen. In der A. carotis wird der flexiblere Nitinolstent in letzter Zeit am häufigsten eingesetzt. Stahlstents werden bevorzugt in der A. iliaca communis und bei erheblichen Wandverkalkungen eingesetzt. Ballonmontierte Stents haben den Vorteil einer guten Sichtbarkeit unter Röntgendurchleuchtung und einer exakten Platzierbarkeit, was ihren Einsatz in der Nähe von Bifurkationen und in Gefäßabgängen favorisiert.

Stents mit einer Umhüllung aus ePTFE, Dacron® oder Polyurethan werden *Covered Stents* genannt. Die Hülle kann dem Metallgitter innen oder außen anliegen. Diese Stents eignen sich gut zur Versorgung von Gefäßverletzungen, aber genauso auch zur Ausschaltung von Aneurysmen.

Endografts oder Stentgraft-Prothesen sind komplex aufgebaute Prothesen aus Polyester oder PTFE mit einer inneren oder äußeren Verstärkung aus Metallstreben für den Prothesenkörper. Die Enden der Prothese sind mit Stents armiert, wobei der prothesenbedeckte Bereich die Stents einschließen oder auch ausklammern kann. Stentgrafts für die Aorta können am proximalen Ende zusätzliche Fixierungssysteme wie Haken und/oder freie Stentstreben zur besseren Wandfixierung besitzen.

Endovaskuläre Techniken finden auch Eingang in die Notfallbehandlung bei der Therapie schwerster Blutungen. So kann z. B. bei lebensbedrohlicher Blutung retroperitoneal im kleinen Becken zunächst von transfemoral her eine Ballonblockade der infrarenalen Aorta durchgeführt werden und eine Coil-Embolisation der A. iliaca interna nachfolgen. Auch sind erfolgreiche Blutungsbehandlungen im Schultergürtelbereich mit Ballonokklusion und Covered-Stent-Implantation möglich. Dies ist in der Notfallbehandlung in den Traumazentren Methode der Wahl.

25.10 Kontrolle venöser und arterieller Blutungen

Venöse Blutungen sind häufig schwerer zu kontrollieren als arterielle Blutungen. Dafür gibt es im Wesentlichen zwei Gründe. Es beginnt damit, dass die eigentliche Blutungsquelle infolge kontinuierlichen, nicht pulsatilen Austritts von Blut aus dem Niederdrucksystem oftmals schwer zu lokalisieren ist. Zum anderen neigt die fragile Gefäßwand der Venen unter der Naht dazu einzureißen, und dies insbesondere dann, wenn keine absolute Spannungsfreiheit für die Naht gegeben ist. Je nach Stärke der venösen Blutung ist es frühzeitig angeraten, ein Autotransfusionssystem einzusetzen und einen zweiten großlumigen Sauger in Betrieb zu nehmen, um überhaupt einen Überblick im Situs zu erzeugen. Der erste Schritt zur Exploration der Blutungsquelle sollte eine zunächst manuelle Kompression unter Einsatz von Stieltupfern sein, um so durch stumpfe Kompression der Umgebung der vermuteten Verletzungsstelle eine Blutungskontrolle zu erzielen. Die Auflagefläche eines Stieltupfers kann durch das Einklemmen von Kompressen vergrößert werden. Oft reicht eine distale Kompression des venösen Zuflusses aus. Die alleinige herzwärts gerichtete Kompression erhöht das Blutungsausmaß. Ungeeignete Verfahren zur Kontrolle venöser Blutungen sind in der Regel das Setzen von Klemmen, die eher dazu geeignet sind, das Ausmaß der Verletzung noch zu vergrößern. Wenn eine venöse Blutungsquelle im ersten Versuch auf diese Weise nicht zu beherrschen ist, empfiehlt sich die weitere Präparation der Umgebung. Dies gilt insbesondere für den Fall einer größeren Blutung aus den Beckenvenen, welche dorsal der Arterien verlaufen.

Die sichere und nahtfähige Exploration der Vene erfordert in einem solchen Fall auch einmal die gezielte quere Durchtrennung der begleitenden Arterie, um die Vene in geeigneter Weise darstellen und sicher vernähen zu können, ohne das Lumen der Vene dabei zu verschließen. Der Blutverlust bei einer venösen Blutung kann erheblich sein und im Zweifelsfall ist nach erfolglosen Bemühungen einer rekonstruktiven Naht der Vene oder Interposition einer Gefäßprothese der sicheren Unterbindung der Venen quoad vitam der Vorzug zu geben.

Arterielle Blutungen sind im Allgemeinen gut zu lokalisieren. Die sichere Kontrolle einer arteriellen Blutung erfordert in der Regel eine weitere Präparation der Umgebung der Verletzungsstelle der Arterie, um diese gezielt mit atraumatischen Gefäßklemmen ausklemmen zu können. Dieses Vorgehen ermöglicht die gezielte Begutachtung der Arterienläsion und deren anschließende Rekonstruktion. Wird eine größere Arterie mit entsprechend großem Versorgungsgebiet (z. B. A. iliaca communis) für längere Zeit abgeklemmt, sollte eine systemische Heparinisierung durchgeführt werden. Verletzungen von Arterien können auch einmal ein proximales oder auch distales Klemmen unmöglich erscheinen lassen, woraufhin als Alternative auf die Ballonokklusion mittels Fogarty-Katheter zurückgegriffen werden kann.

Unbedingt zu vermeiden sind in einer Blutungssituation das unkontrollierte Setzen chirurgischer Klemmen oder unkontrollierte Umstechungen, da hierdurch nachfolgende arterielle Rekonstruktionen erheblich erschwert werden können. Im Zweifelsfall ist die gezielte Kompression mit dem Finger die für den Patienten in dieser Situation sicherste Blutungskontrolle, bis eine qualifizierte Versorgung vorgenommen werden kann.

Für die definitive Versorgung gilt für Venen und Arterien gleichermaßen: Ist das Verletzungsausmaß so groß, dass eine direkte Gefäßnaht nicht zum Erfolg führt, oder gelingt die primäre Gefäßnaht nicht auf Anhieb, ist frühzeitig die Interposition von Gefäßersatzmaterial anzustreben. Die bevorzugte Wahl ist hierbei autologes Material. Wenn immer möglich, sollte schon bei Lagerung, Abwaschen und steriler Abdeckung des Patienten an die Möglichkeit gedacht werden, solches Material (z. B. V. saphena magna vom Oberschenkel) zu gewinnen.

25.11 Temporäre Shunt-Techniken und Perfusionen

Die bekannteste und zugleich auch wichtigste temporäre Shunt-Technik ist die Einlage eines Shunts in der Chirurgie der extrakraniellen A. carotis interna, um während der Thrombendarteriektomie der A. carotis interna die Hirnperfusion zu gewährleisten. Die Shunt-Technik ermöglicht es, nach Unterbrechung der arteriellen Kontinuität über eine eingelegte Kunststoffröhre die Perfusion aufrechtzuerhalten. Wichtig ist, sich der Tatsache zu erinnern, dass der Fluss in der vierten Potenz vom Gefäßradius abhängt, also immer der größtmögliche einsetzbare Shunt zur Verwendung kommen sollte. Der Kontakt des Blutes mit dem Fremdkörper aktiviert das Gerinnungssystem, weshalb bei Verwendung eines Shunts auch stets eine effektive systemische Heparinisierung mit 100 IE pro kg Körpergewicht erfolgen muss. Die Fixierung eines Shunts kann über Gefäßzügel in Tourniquet-Technik erfolgen oder durch am Shunt selbst montierte Ballons, welche das Gefäß okkludieren und den Shunt abdichten (➤ Abb. 25.3). Außerhalb der Carotis-Chirurgie bietet sich die Shunt-Technik zur Verkürzung von Ischämiezeiten an. Diese Anwendung kommt bei Verletzung großer Extremitätenarterien in Betracht, um nach einem Trauma schnellstmöglich noch vor der ossären Stabilisierung z. B. die Perfusion des Beins bei Zerstörung der A. femoralis wiederherzustellen. Ein Ballon-Shunt bietet hier auch gleichzeitig die Möglichkeit der Blutungskontrolle. Auch bei abdominalen Gefäßen und der thorakalen Aorta eignet sich dieses Verfahren zur Abkürzung der Ischämiezeit.

Der Vorteil der Shunt-Technik liegt auch in der Perfusion mit körpereigenem Blut. Das ist in dieser Weise nicht immer realisierbar. Eine andere Möglichkeit, die Ischämietoleranz zu verbessern, sind Perfusionslösungen. Erwiesen ist, dass mithilfe auf 4 °C gekühlter Ringer-Laktat-Lösung die Ischämietoleranz z. B. der Niere verdoppelt werden kann. Die Organperfusion kann über doppellumige Katheter, auch Perfusionskatheter genannt, erfolgen, welche in verschiedenen Größen ähnlich wie Fogarty-Katheter zu erhalten sind. Für eine derartige Perfusion werden Plastik-Infusionsflaschen in eine Druckmanschette eingebracht und unter einem Druck von ca. 80 mmHg sollte die Lösung dann kontinuierlich tropfen – höhere Drücke sind wegen der dann unweigerlichen Parenchymschädigung unbedingt zu vermeiden. Trotz systemischer Heparintherapie ist der Zusatz von 1 IE Heparin pro ml Infusionslösung vorteilhaft.

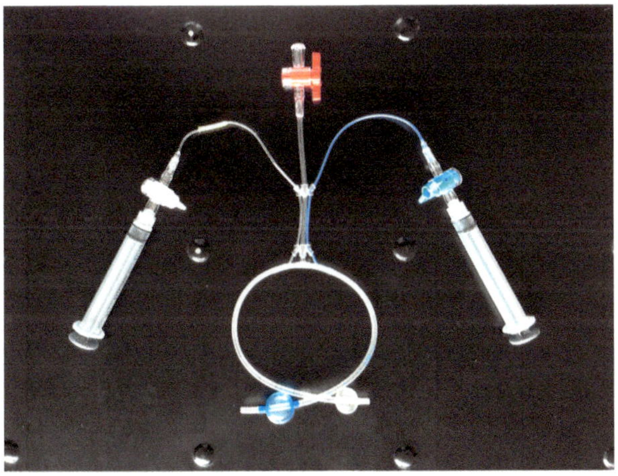

Abb. 25.3 Ballon-Shunt. [M904]

25.12 Kombinationseingriffe an Aorta und viszeralen Organen

Das gleichzeitige Auftreten eines abdominalen Aortenaneurysmas mit einer anderen abdominalen operationsbedürftigen Erkrankung wirft häufig die Frage nach dem chronologischen Vorgehen auf. Ob die Erkrankungen einzeitig oder zweizeitig und dann in welcher Reihenfolge operiert werden sollen, wird in der Literatur unverändert kontrovers diskutiert. In den letzten Jahren jedoch geht der Trend zur Rekonstruktion des Gefäßes vor dem viszeralchirurgischen Eingriff. Die Besorgnis, bei Implantation einer Kunststoffprothese infolge simultaner Darmeröffnung bei einer Kolonresektion erhöhte Infektionsraten in Kauf nehmen zu müssen, kann aufgrund einer Reihe von aktuellen Untersuchungen wohl zurückgenommen werden. Mit Fortschreiten der endovaskulären Versorgungstechnik stellt die endovaskuläre Aneurysmaausschaltung im Vorfeld einer kolorektalen Resektion oder der Resektion eines Nierentumors heute eine gute Alternative dar.

25.13 Intraoperative Qualitätskontrolle

Im Anschluss an eine Gefäßrekonstruktion ist die Überprüfung auf deren Funktion von entscheidender Bedeutung für die Ergebnisqualität. Der Puls distal einer Rekonstruktion ist für sich alleine kein Garant für ein gutes Ergebnis, da Puls über einer Arterie nicht gleichbedeutend mit Fluss in diesem Gefäß ist. Geeignete Verfahren zur Funktionskontrolle sind die intraoperative Doppler- bzw. Duplexsonografie mit steril eingepacktem Schallkopf oder auch oszillografische Messungen mit speziellen Messköpfen, welche an das Kaliber der Gefäße adaptiert sein müssen, und im Zweifels- und Ausnahmefall die intraoperative Angiografie. Allen Verfahren gemeinsam ist die Möglichkeit, den Fluss über die Rekonstruktion valide zu erfassen. Demzufolge führen pathologische Messergebnisse zur sofortigen Revision, um insbesondere nach der Rekonstruktion der A. carotis interna oder viszeraler Arterien gegebenenfalls irreversible Folgeschäden zu vermeiden. Die validesten Ergebnisse erzielt man mit der intraoperativen Duplexsonografie, da gleichzeitig das anatomische und funktionelle Ergebnis beurteilt werden kann. Die harte Regel ist, sich bei der Qualitätskontrolle nicht mit nicht perfekten Ergebnissen zufriedenzugeben.

25.14 Spezielle Gesichtspunkte

Bezüglich der Gefäßrekonstruktionen in der Transplantationschirurgie wird auf die entsprechenden Kapitel 21–24 verwiesen. Dem für die Viszeralchirurgie wichtigen Krankheitsbild der akuten und chronischen intestinalen Ischämie ist ➤ Kap. 13 gewidmet.

LITERATUR

[1] Cronenwett JL, Rutherford RB. Decision Making in Vascular Surgery. 1st ed. Oxford: W. B. Saunders Company; 2001.

[2] Ernst CB, Stanley JC. Current Therapy in Vascular Surgery. Maryland Heights, Missouri: C. V. Mosby; 2001.

[3] Haimovici, H. Haimovici's Vascular Surgery: Hoboken, New Jersey: Blackwell Science; 2003.

[4] Hallett JWJ, Brewster DC, Rasmussen TE. Handbook of Patient Care in Vascular Diseases. 4th ed. Philadelphia: Lippincott Williams & Wilkins; 2001.

[5] Hallett JWJ. Comprehensive Vascular and Endovascular Surgery: Maryland Heights, Missouri: C. V. Mosby; 2003.

[6] Heberer G, Van Dongen RJ, Pichlmayr R. Gefäßchirurgie. Berlin: Springer; 2004.

[7] Hepp W, Kogel H. Gefäßchirurgie. München: Urban & Fischer; 2001.

[8] Hobson RW, Veith FR. Vascular Surgery: Principles and Practice. 3rd ed. New York: Marcel Dekker; 2003.

[9] Rutherford RB. Vascular Surgery. 6th ed. Oxford: W. B. Saunders Company. 2005.

[10] Zarins C, Gewertz B. Atlas of Vascular Surgery. 5th ed. London: Churchill Livingstone; 2005.

KAPITEL

26 Thoraxchirurgie – Notfallsituationen

Sebastian Dango, Marc Hinterthaner und B. Michael Ghadimi

Der Allgemein- und Viszeralchirurg wird im Rahmen seiner Tätigkeiten in der chirurgischen Ambulanz, im Schockraum, aber auch auf seiner Station mit thoraxchirurgischen Notfällen oder Problemen konfrontiert werden. Dies erfordert neben der eigentlichen, an dem/den Leitsymptom/en des Patienten orientierten Diagnostik und einer entsprechenden zügigen Diagnosestellung auch das schnelle therapeutische Handeln. Dabei sind neben den standardisierten Maßnahmen zum Erhalt der Vitalfunktionen spezielle thoraxchirurgische Basismaßnahmen zu beherrschen und diese zügig umzusetzen. Auf den folgenden Seiten sollen diese Maßnahmen vorgestellt und praktisch erörtert werden. Hierbei gelten die vorgeschlagenen Techniken aber nicht als absolute Maxime des Handelns und Modifikationen können je nach Situation und Erfahrung selbstredend erwogen werden.

26.1 Notfallmaßnahmen im Schockraum (bei Aufnahme)

Die Sicherung der Atemwege erfolgt (soweit noch nicht präklinisch geschehen) bei Patienten mit schwerem Thoraxtrauma in der Regel durch orotracheale Intubation [7]. Bei der orotrachealen Intubation ist, wenn möglich, für eine etwaige Bronchoskopie im Verlauf auf eine adäquate Tubusgröße zu achten (Größe 7,5 oder mehr). Eine Beatmung wird mit positivem inspiratorischem Druck (PEEP) durchgeführt [3]. Bei Zeichen eines Traumas der oberen Thoraxapertur muss mit einer erschwerten Intubation gerechnet werden und fiberoptische (bronchoskopische) Intubation muss bereitstehen [6]. Im Fall einer tracheobronchialen Verletzung muss die orotracheale Intubation dergestalt erfolgen, dass die Blockierung des Tubus distal der Rupturstelle liegt, ggf. sind auch Doppellumentuben zur Sicherung der Atemwege wenigstens einer Lunge einzubringen [13]. Dies kann notfalls bei gescheiterter Doppellumenintubation durch den Einsatz eines Bronchusblockers (Ballonkatheter) über den Tubus mit Platzierung im rechten/linken Hauptbronchus und konsekutiver Ballonblockade mit Ausschalten der nachfolgenden Lungenabschnitte erfolgen, setzt aber große Expertise voraus und sollte dem Thoraxchirurgen vorbehalten bleiben. Weiter erschwert die Hämoptoe, einhergehend mit einem erheblichen Sichtverlust bei der Gefahr der Suffokation des Patienten, eine schnelle und kontrollierte Intubation. Ziel bei Vorliegen einer Hämoptoe muss es sein, die „gesunde“ Seite durch einen Tubus, Bronchusblocker oder notfalls durch die Seitenlagerung des Patienten (auf die „kranke“ Seite drehen) zu schützen. Bei schweren Lungenverletzungen muss regelmäßig das blutige Bronchialsekret abgesaugt werden, um eine optimale Ventilation der Alveolen zu gewährleisten.

Nach Sicherung der Atemwege sowie der Kreislauffunktion (meist in Kooperation mit der Anästhesie) muss der Chirurg im Rahmen des Fast-Track-Protokolls den Thorax klinisch durch Palpation und Auskultation in Augenschein nehmen, hier schließt sich dann Sonografie und Röntgendiagnostik an. Im Einzelnen müssen etwaige Auskultationsphänomene beider Lungen beobachtet werden, da sich ein bisher asymptomatischer Pneumothorax unter Beatmung rasch in einen Spannungspneumothorax wandeln kann [10]. Frühzeitig und primär ist deshalb die Thoraxdrainagenanlage in Erwägung zu ziehen [9]. Die Volumengabe zur Stabilisierung der Kreislauffunktion orientiert sich an den Parametern der Schockbekämpfung und bei neuer hypotoner Kreislaufsituation muss dringlich zwischen einer blutungsbedingten Hypovolämie und einem Low-Output-Syndrom (Perikarderguss) bei Spannungspneumothorax oder Perikardtamponade unterschieden werden. Die Differenzialdiagnose zwischen Spannungspneumothorax und Perikardtamponade gelingt präklinisch durch Auskultation und Perkussion, klinisch durch den orientierenden Ultraschall (> Abb. 26.1) [1].

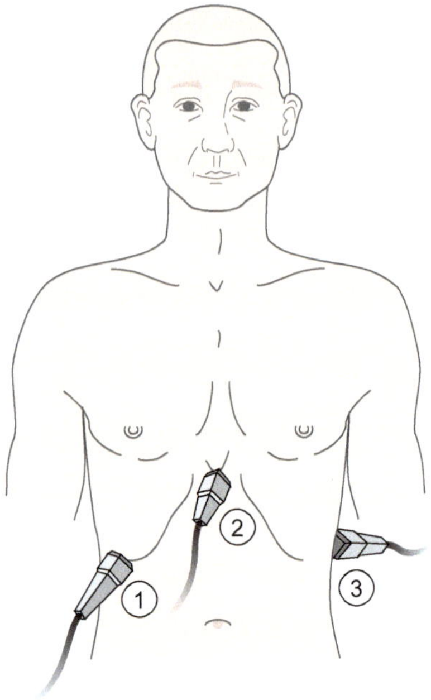

Abb. 26.1 Positionen des Schallkopfes beim orientierenden Ultraschall im Rahmen des Fast-Track-Protokolls im Schockraum; 1 und 3: Abbildung des rechten (1) und linken (3) kostodiaphragmalen Winkels, 2: Vier-Kammer-Blick zum Ausschluss einer Perikardtamponade und orientierende Beurteilung der kardialen Pumpfunktion (*cardiac output*). [L106]

26.2 Indikation zur Intubation bei Thoraxtraumen

Patienten mit einem schweren Thoraxtrauma können mitunter noch bei vollem Bewusstsein, atem- und kreislaufstabil in den Schockraum eingeliefert werden. Drohende Gefahren sind beim Thoraxtrauma die schnelle respiratorische Erschöpfung, aber auch die schnelle Verlegung der Atemwege durch tracheobronchiale Verletzungen oder endoluminale Blutung (suffokatorische Hämoptoe). Zirkulatorisch ist aufgrund der fehlenden Möglichkeit einer endogenen Tamponierung des Thorax an einen massiven intrathorakalen Blutverlust mit Schocksymptomatik zu denken. Weiter muss insbesondere die drohende Gefahr der Ausbildung eines Pneumothorax auch bei primär nicht nachweisbarem Pneumothorax sowie nach der Intubation (Thoraxdrainagenanlage) beachtet werden!

Die Indikation zur Intubation und Narkoseeinleitung bei diesen Patienten muss deshalb frühzeitig und großzügig gestellt werden [1], die Kriterien sind nachfolgend schematisch aufgelistet:

- Atemfrequenz < 10 oder > 30/min (respiratorische Erschöpfung)
- Hypoxie < 60 mmHg unter $FiO_2 > 0,5$
- Hyperkapnie mit > 55 mmHg und $FiO_2 > 0,5$
- Begleitender Schockzustand

26.3 Bronchoskopie im Schockraum

Wie oben dargestellt, muss eine frühzeitige Indikation zur Bronchoskopie gestellt werden, hierbei kommt ein ausreichend großes Bronchoskop mit entsprechendem Arbeits- und Absaugkanal zum Einsatz (Tubusgröße). Ziel ist dabei, eine Mobilisation endoluminalen Sekrets/Blutes möglich zu machen sowie bei Bedarf auch kurzfristige therapeutische Interventionen durchführen zu können (Bronchusblocker) [1], [2], [5]. Eine weitere Indikation ist die Atelektase, hierbei kann das etwaige verlegende Element bereits bei der diagnostischen Bronchoskopie entfernt werden (Sekretverhalt).

Primär sollte ein flexibles Bronchoskop mit einem Durchmesser von 5,0 mm zur Anwendung kommen, die starre Bronchoskopie spielt für den Chirurgen im Notfall eine untergeordnete Rolle [8]. Es werden nur Kaltlicht-Bronchoskope verwendet, diese können zur Erhöhung der Mobilität und Flexibilität auch batteriebetrieben sein. Dabei ist eine orotracheale Intubation nicht zwingend erforderlich, eine flexible Bronchoskopie kann auch in einem kontrollierten Setting unter kontinuierlicher Absaugung und Intubationsbereitschaft diagnostisch eingesetzt werden. Eine Analgosedierung ist wünschenswert und muss angestrebt werden, ist aber beim Traumapatienten per se schon obligat. Insbesondere bei schweren tracheobronchialen Verletzungen ist mitunter mit eingeschränkten Sichtverhältnissen und einer nur unvollständigen diagnostischen Evaluation zu rechnen. Die Bronchoskopie erfolgt zügig und orientierend, eine genaue Diagnostik (Tumorlokalisation im Segmnet) ist nicht erforderlich.

26.4 Spezielle thoraxchirurgische Techniken

26.4.1 Technik der Notfall-Thoraxdrainage

Die Notfall-Thoraxdrainage muss von jedem in der Trauma- und Notfallversorgung tätigen Arzt standardisiert durchgeführt werden können [9]. Um die Wahrscheinlichkeiten einer Fehllage zu reduzieren, hat sich sowohl hinsichtlich des Orts der Drainagenanlage wie auch hinsichtlich der operativen Vorgehensweise ein standardisiertes Vorgehen bewährt (➤ Abb. 26.2) [2]:

- Drainageort **4.–5. ICR vordere** Axillarlinie (Bülau-Drainage)
- Anlage mittels **Minithorakotomie**
- Eingehen am Oberrand der Rippe (Gefäß-Nerven-Bündel)
- Digitales Austasten des Pleuraraums
- Einbringen einer großlumigen Drainage **ohne** Mandrin („Spieß“)
- Führen der Drainage nach dorsoapikal
- Fixierende Naht in Hautniveau
- Verbandsanlage

Beim traumatischen Pneumothorax sollten Drainagen der Größe 20–28 Char in Bülau-Position eingebracht werden, die Positionierung und Anlage nach Monaldi (Pneumothorax) birgt erhebliche Risiken und ist in der Notfallsituation zu vermeiden. Je nach Erkrankungsbild sind eine bis zwei Drainagen erforderlich (Hämatopneumothorax). Zu kleine Drainagen sind häufig wenig suffizient und bedürfen einer erneuten Drainageneinlage. Auf den Einsatz eines Mandrins („Spieß“) muss obligat verzichtet werden; dieser ist sehr erfahrenen Thoraxchirurgen vorbehalten. Hintergrund ist, dass durch den „Spieß“ eine intraparenchymatöse Lage der Drainage (im Lungenparenchym) provoziert werden kann bis hin zur Verletzung begleitender Strukturen, etwa der Gefäße (Pulmonalisarterie) oder des Herzens (Perikardverletzung). Obligat ist auch das Eingehen in den Thorax am oberen Rand der Rippe, um das am unteren Rand liegende Gefäß-Nerven-Bündel zu schonen (cave: Abriss Aa. intercostales, chronische Schmerzen nach nervaler Läsion der Interkostalnerven). Die Drainage wird primär nach Anlage mit einem Unterdruck (Sog) bedient, Zielwerte sind hier −10 bis −20 mmHg Wassersäule. Bei korrekter Ausdehnung der Lunge und keinem Luftaustritt über die Drainage für 48 Stunden kann die Drainage entfernt werden.

26.4.2 Technik der Notfall-Perikardpunktion

Bei einer klinisch bzw. sonografisch gesicherten Herzbeuteltamponade sollte bei instabilem Patienten akut eine Perikardpunktion zur Entlastung durchgeführt werden. Diese

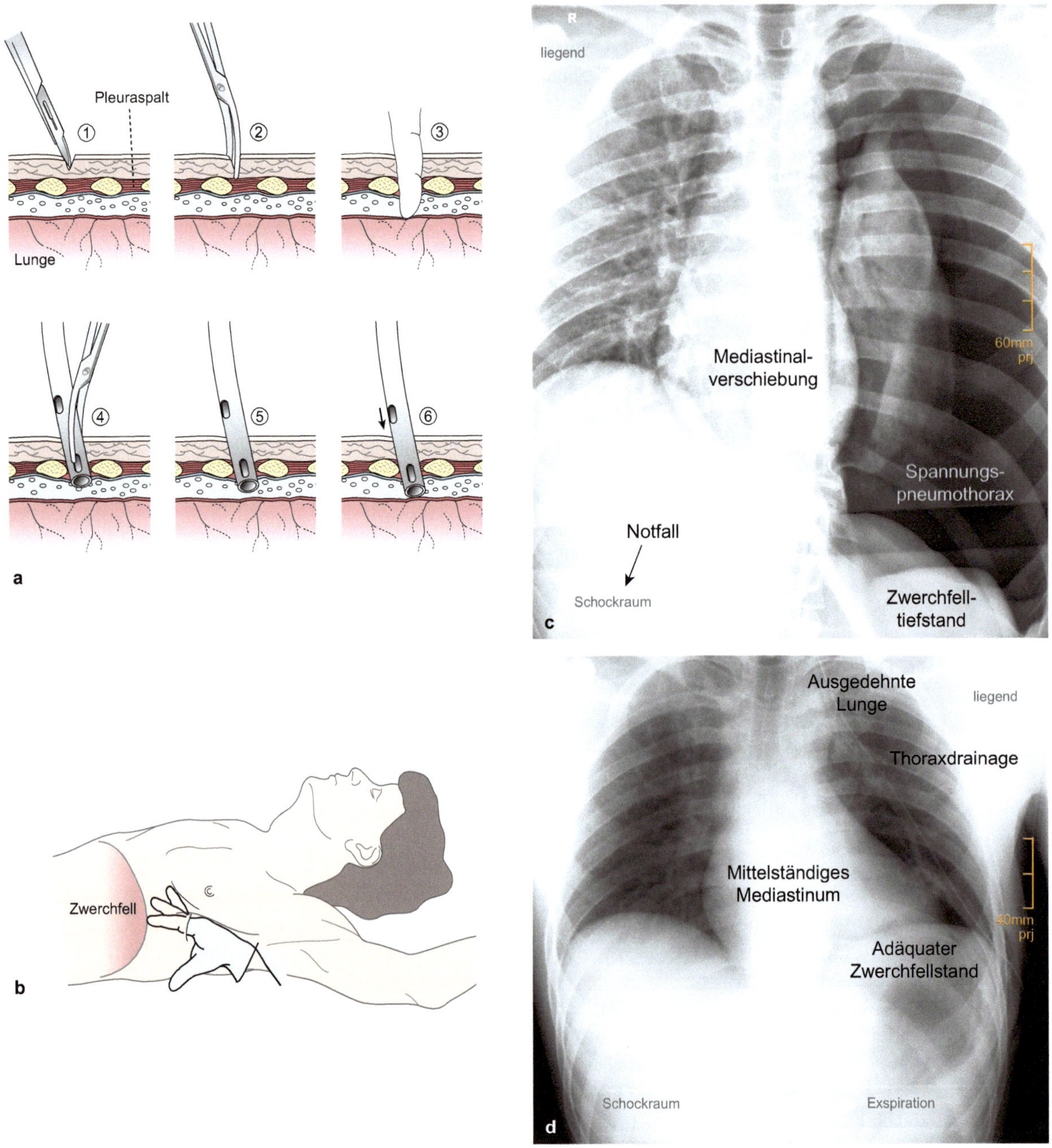

Abb. 26.2 Einzelne Schritte der Drainagenanlage.
a) Einlegen der Drainage in den Pleuraspalt.
b) Technik der digitalen Kontrolle nach „Minithorakotomie" zur Vermeidung einer intraparenchymatösen oder extrathorakalen Lage.
c) Radiologische Abbildung eines linksseitigen Spannungspneumothorax mit Zwerchfelltiefstand.
d) Röntgenaufnahme nach Thoraxdrainagenanlage links mit komplett ausgedehnter Lunge. [L106] / [M903]

erfolgt linksseitig vom Xiphoid-Rippenbogen-Winkel unter sonografischer Kontrolle in Zielrichtung auf die linke Scapulaspitze in einem Winkel von 45° zum Hautniveau. In der elektiven Situation sind hierfür Punktionssets erhältlich, über die eine EKG-Ableitung zur genauen Lokalisation angeschlossen werden kann [1]. In der Notfallsituation ist die Punktion mit jedem ZVK-Set durchführbar. Sollte sich die Perikardtamponade bestätigen und durch Kathetereinlage eine Besserung eintreten, so muss unmittelbar eine kontrollierte Thorakotomie im Operationssaal zum Ausschluss/zur Versorgung der zugrunde liegenden Herzverletzung erfolgen (in Kooperation mit dem Herzchirurgen).

26.4.3 Schockraum-Thorakotomie

Als *Emergency Department Thoracotomy* (EDT) wird die im Schockraum durchgeführte Notthorakotomie bezeichnet [4], [11], [12]. Basierend auf den nun mehrjährigen Erfahrungen insbesondere afrikanischer und nordamerikanischer Traumatologen sollte diese nur im äußersten Notfall durchgeführt und bei stumpfen Thoraxverletzungen vermieden werden. Indikationen sind die Sekretion über die Thoraxdrainage von mehr als 400 ml Blut/Stunde mit Kreislaufinsuffizienz und das penetrierende Thoraxtrauma mit Schocksymptomatik, das in Europa eine Rarität ist [4], [11]. Ziele der Thorakotomie im Schockraum sind insbesondere

- Wiederbelebung von Patienten mit penetrierenden Herz-Thorax-Verletzungen durch Ausräumen einer Herzbeuteltamponade oder Versorgen einer kardialen Verletzung,
- Kontrolle thorakaler Blutungen,
- Prävention und Behandlung einer Luftembolie,
- Erhalt und Umverteilung des verbleibenden Blutvolumens mit Verbesserung des Blutflusses in den Koronarien und Karotiden,
- Vermeidung des subdiaphragmalen Blutverlustes,
- Verbesserung der linksventrikulären Herzleistung,
- Verbesserung der myokardialen Kontraktivität,
- Durchführung der offenen Herzdruckmassage.

Alle Patienten mit kritischen penetrierenden Verletzungen des Thorax und noch vorhandenen Lebenszeichen (Pupillenreaktion, Atemarbeit, Schmerzantwort, Herzaktivitäten, EKG) sollten einer EDT unterzogen werden [11].

Die Schockraum-Thorakotomie wird als linksseitige anteriore Thorakotomie mit Eingehen im 4. ICR durchgeführt [4]. Nach Eingehen in den Thorax wird das Perikard langstreckig ventral des N. phrenicus eröffnet. Die deszendierende Aorta wird nach Eröffnen der Pleura abgeklemmt und die Lunge durch Kompression bzw. Klemmen des gesamten Hilus versorgt. Eine Erweiterung der Schnittführung nach rechts kann unter horizontaler Durchtrennung des Sternums mit anschließender Eröffnung des rechtsseitigen Interkostalraums erfolgen (Clamshell-Zugang). Die Schockraum-Thorakotomie hat bei perforierenden Thoraxverletzungen eine Erfolgsrate von bis zu 30 %, bei stumpfen Thoraxverletzungen ist von einer Erfolgsrate von 1–2 % auszugehen [12].

LITERATURVERZEICHNIS

[1] Balci A. E., Eren N., Eren S., Ülkü R. Surgical treatment of post-traumatic tracheopbronchial injuries: 14-year experience. Eur J Card Thor Surg 2002; 22(6): 984–989.

[2] Degiannis E., Bonannao F., Titius W., Smith M., Doll D. Behandlung von penetrierenden Verletzungen am Hals, Thorax und Extremitäten. Chirurg 2005; 76: 945–958.

[3] Kiser A. C., O'Brien S. M., Detterbeck F. C. Blunt tracheobronchial injurys: treatment and outcomes. Ann Thor Surg 2001; 71: 2.059–2.065.

[4] Mansour K. A., Bongiorno B. F. Blunt trauma: chest wall, lung, pleura, heart, great vessels, thoracic duct and esophagus. In: Pearson, F. G. et al.: Thoracic surgery, 2nd edition. Philadelphia: Churchill Livingstone; 2002. S. 1.832–1.866.

[5] Mansour K. A., Bongiorno B. F. Blunt trauma: chest wall, lung, pleura, heart, great vessels, thoracic duct and esophagus. In: Pearson, F. G. et al.: Thoracic surgery, 2nd edition. Philadelphia: Churchill Livingstone; 2002. S. 1.832–1.849.

[6] Mattox K. L., Pickard L. R., Allen M. K. Emergency thoracotomy for injury. Injury 1986; 5: 327–331.

[7] O'Donnell CR. Mechanics of breathing. In: Shields, T. W. et al.: General thoracic surgery. 6th edition. Philadelphia: Lippincott Willians&Wilkins; 2005. S. 104–114.

[8] Obertacke U., Neudeck F., Hellinger A., Schmit-Neuerburg K. P. Pathophysiologie, Diagnostik und Therapie der Lungenkontusion. Akt Chir 1997; 32: 56–60.

[9] Schmidt U., et al. Chest tube decompression of blunt chest injury by physicians in the field. Effectiveness and complications. J Trauma 1988; 44: 98–100.

[10] Symbas P. N., Justicz A. G., Ricketts R. R. Rupture of the airways from blunt chest trauma: treatment of complex injurys. Ann Thorac Surg 1998; 54: 177–183.

[11] Voggenreiter G., Neudeck M., Aufmolk U., Obertacke U., Schmit-Neuerburg K. P. Operative chest wall stabilization in fail chest – outcome of patients with and without pulmonary contusion. J Am Coll Surg 1998; 187: 130–133.

[12] Wall M. J., Hirshberg A., LeMarie S. A., Holcomb J., Mattox K. Thoracic aortic and thoracic vascular injuries. Surg Clin North Am 2001; 81: 1.375–1.393.

[13] Wei J. L., Holinger L. D. (2005): Management of foreign bodies of the airway. In: Shields, T. W. et al.: General thoracic surgery. 6th edition. Philadelphia: Lippincott Willians&Wilkins; 2005. S. 995–1.006.

VII Anhang

Abbildungsnachweis

Der Verweis auf die jeweilige Abbildungsquelle befindet sich bei allen Abbildungen im Werk am Ende des Legendentextes in eckigen Klammern.

F672 Ghadimi BM, Schlag PM: Tumormetastasierung. Molekulare Mechanismen und potentielle Therapieoptionen. Chirurg 1998, 69: 1.315–1.322.
F673 Swanes C.: Trends in perforated peptic ulcer: incidence. Etiology, treatment, and prognosis. World J Surg 2000; 24: 277.
F674 Horstmann O, Kley CW, Post S, Becker H: Cross-section gastroenterostomy in patients with irresectable periampullary carcinoma. HPB 2001; 3: 157–163.
F725-001 Böttcher K, Roder JD, Busch R, Fink U, Siewert JR, Hermanek P, Meyer HJ: Epidemiologie des Magenkarzinoms aus chirurgischer Sicht: Ergebnisse der Deutschen Magenkarzinom-Studie 1992. DMW 1993; 118(20): 729–736.
F726-001 Strasberg SM, Phillips C: Use and Dissemination of the Brisbane 2000 Nomenclature of Liver Anatomy and Resections. Annals of Surgery 2013; 257(3): 377–382.
F727 S2k-Leitlinie Divertikelkrankheit/Divertikulitis. Gemeinsame Leitlinie der Deutschen Gesellschaft für Gastroenterologie, Verdauungs- und Stoffwechselkrankheiten (DGVS) und der Deutschen Gesellschaft für Allgemein- und Viszeralchirurgie (DGAV). Stand: 31.12.2018.
G271 Weiner, R.: Neue Chancen bei Adipositas: Magenband, Magenbypass und Magenschrittmacher. 2. Aufl. 2010, Trias Verlag.
L106 Henriette Rintelen, Velbert.
L107 Michael Budowick, München.
L108 Rüdiger Himmelhan, Heidelberg.
L123 Jonathan Dimes.
L126 Katja Dalkowski, Buckenhof.
L127 Jörg Mair, Illustration, München.
L262 Holger Keifel Photography, www.holgerkeifel.com.
M529 Prof. Dr. med. Peter E. Goretzki, Chirurgische Klinik I, Städtische Kliniken Neuss, Lukaskrankenhaus GmbH.
M734 Prof. Dr. med. Claus Langer, Klinik für Allgemein-, Viszeral-, Thorax- und Minimalinvasive Chirurgie, Akademisches Lehrkrankenhaus der Georg-August-Universität Göttingen.
M888 Prof. Dr. med. Robert A. Wahl; ehemaliger Chefarzt der Chirurgischen Klinik Bürgerhospital, Frankfurt am Main e.V.
M889 Prof. Dr. med. Dietmar Simon, Klinik für Allgemein- und Viszeralchirurgie, Thoraxchirurgie und Endokrine Chirurgie, Krankenhaus Bethesda Duisburg GmbH.
M890 Dr. med. Bernd Jänigen, Klinik für Allgemein- und Viszeralchirurgie, Department Chirurgie, Universitätsklinikum Freiburg.
M891 Prof. Dr. med. Dr. h. c. Ulrich T. Hopt, Klinik für Allgemein- und Viszeralchirurgie, Department Chirurgie, Universitätsklinikum Freiburg.
M892 Univ.-Prof. Dr. med. Arnulf H. Hölscher, Klinik und Poliklinik für Viszeral- und Gefäßchirurgie, Klinikum der Universität zu Köln.
M893 Prof. Dr. med. Otto Kollmar, Klinik für Allgemein-, Viszeral- und Kinderchirurgie, Universitätsmedizin Göttingen.
M894 Prof. Dr. Rudolf A. Weiner, Chirurgische Klinik, Krankenhaus Sachsenhausen, Frankfurt am Main.
M895 Prof. Dr. med. Dr. phil. Bernd Luther, Klinik für Gefäßmedizin, Gefäßchirurgie – HELIOS Klinikum Krefeld GmbH.
M896 Prof. Dr. med. Gabriela Möslein, Chirurgische Klinik, HELIOS St. Josefs-Hospital.
M897 Univ.-Prof. Dr. med. Christoph-Thomas Germer, Klinik und Poliklinik für Allgemein-, Viszeral-, Gefäß- und Kinderchirurgie, Universitätsklinikum Würzburg.
M898 Prof. Dr. Dr. med. Ernst Hanisch, Klinik für Viszeral- und Thoraxchirurgie, Asklepios Klinik Langen-Seligenstadt GmbH.
M904 Univ.-Prof. Dr. med. Thomas Schmitz-Rixen, Klinik für Gefäß- und Endovaskularchirurgie, Universitätsklinikum Frankfurt am Main.
M937 Dr. med. Sebastian Dango, Klinik für Allgemein-, Viszeral- und Kinderchirurgie, Universitätsmedizin Göttingen.
R311 Becker, H./Encke, A./Röher, H.-D.: Viszeralchirurgie. Elsevier/Urban&Fischer GmbH, 2. A. 2006.
S007-2-23 Paulsen, F./Waschke, J.: Sobotta, Atlas der Anatomie des Menschen Band 2. Elsevier/Urban & Fischer, 23. Aufl. 2010.
S150 Röher, H.-D./Encke, A.: Viszeralchirurgie. Urban & Schwarzenberg 1998.
S151-001 Breitner, B., et al.: Chirurgische Operationslehre, 14 Bde., Bd.4, Chirurgie des Abdomens. Urban & Schwarzenberg 1989.
T455 Prof. Dr. med. Peter. M. Markus, Essen, Direktor der Klinik für Allgemein-, Viszeral- und Unfallchirurgie, Elisabeth-Krankenhaus Essen.
T728 Dr. med. Marco Tosch, Klinik für Nuklearmedizin, HELIOS-Klinikum Wuppertal.
T729 Prof. Dr. Martin K. Schilling, Klinik St. Anna, Luzern/Schweiz.
T730 Dr. Inga-Marie Schaefer, Brigham and Women's Hospital, Department of Pathology, Boston/USA.
T734 Prof. Dr. med. U. Fischer, Praxis für moderne Schnittbild-Diagnostik, Göttingen.
T735 Dr. med. F. Baum, Praxis für moderne Schnittbild-Diagnostik, Göttingen.
T736 Radiologie Sachsenhausen GmbH, Dr. med. Boris Bauer/Dr. med. Uwe Berner.
W899 Collaborative Transplant Study, www.ctstransplant.org.
W900 Eurotransplant International Foundation, Leiden, Niederlande.

Abkürzungen

ACTH	Adrenokortikotropes Hormon
AEG	Adenokarzinome des ösophagogastralen Übergangs
AFP	α-Fetoprotein
AGB	Adjustable Gastric Banding, steuerbares Magenband
ALAT/ALT	Alaninaminotransferase
AP	Alkalische Phosphatase
APC	1. Argon-Plasma-Koagulation; 2. Adenomatöse Polyposis coli
ARDS	Acute (früher: adult) Respiratory Distress Syndrome (Atemnotsyndrom)
ASAT/AST	Aspartat-Aminotransferase
ASS	Acetylsalicylsäure
ATC	Anaplastisches Thyreoideakarzinom
ATP	Adenosintriphosphat
bCT	Basales Kalzitonin
bFGF	Basic Fibroblast Growth Factor
BPD(-DS)	Biliopankreatische Division (mit Duodenalswitch)
CAH	Kongenitale adrenale Hyperplasie
CCC	Cholangiozelluläres Karzinom
CCH	C-Zell-Hyperplasie
CEA	Karzinoembryonales Antigen
CGA	Chromogranin A
CGH	Komparative genomische Hybridisierung
CHE	Cholesterinesterase
CHRPE	Kongenitale Hyperplasie des retinalen Pigmentepithels
CK	Kreatininkinase
CKD-MBD	Chronic Kidney Disease – Mineral Bone Disorder
CME	Komplette Mesorektumexzision
CMV	Zytomegalievirus
COX	Cyclooxygenase
CPAP	Continuous Positive Airway Pressure
CPSP	Chronic Post-Surgical Pain Syndrome, chronisches postoperatives Schmerzsyndrom
CRF/CRH	Corticotropin-Releasing-Faktor/-Hormon
CRP	C-reaktives Protein
CSS	Cancer-Specific Survival, krebsspezifisches Überleben
CU	Colitis ulcerosa
DALM	Dysplasia-Associated Lesion or Mass
DCC	Deleted in Colon Cancer
DHEA(-S)	Dehydroepiandrosteron(-sulfat)
DLS	Diagnostische Laparoskopie
DS	Duodenalswitch
DTC	Differenziertes Thyreoideakarzinom
EBM	1. Evidenzbasierte Medizin 2. Einheitlicher Bewertungsmaßstab (DRG-System)
EBV	Ebstein-Barr-Virus
EC	Eurocollins-Lösung
EDT	Emergency Department Thoracotomy, Schockraum-Thorakotomie
EG	Empfehlungsgrad
EGF	Epidermal Growth Factor
EHL	Elektrohydraulische Lithotripsie
ELISA	Enzyme-linked Immunosorbent Assay
EMG	Elektromyografie/-gramm
EN	Evidenzniveau
eO	Endkorine Orbitopathie
EP	Pipelle-Endometriumbiopsie
EPT	Endoskopische Papillotomie/Sphinkterotomie
ePTFE	Expandiertes Polytetrafluorethylen
ERC(P)	Endoskopisch retrograde Cholangio(pankreatiko)grafie
ESWL	Extrakorporale Stoßwellenlithotripsie
EUS	Endoskopischer/endoluminaler Ultraschall
EWL	Expected Weight-Loss, erwarteter Gewichtsverlust
FAP	Familiäre adenomatöse Polyposis
FDG	(18F-)Fluordesoxyglukose
FFP	Fresh Frozen Plasma, gefrorenes Frischplasma
FHH	Familiäre hypokalziurische Hyperkalzämie
FISH	Fluoreszenz-in-situ-Hybridisierung
FNAB	Feinnadelaspirationsbiopsie
FNH	Fokal noduläre Hyperplasie
FOLFOX	Folinsäure/5-Fluorouracil/Oxaliplatin (Chemotherapie)
fT	Freies Thyroxin
FTC	Folikulläres Thyreoideakarzonim
GAD	Glutaminsäure-Decarboxylase
GEK	Galaktoseeliminationskonstante
GERD	Gastroesophageal Reflux Disease, gastroösophageale Refluxkrankheit
GIA	Gastrointestinale Anamostose
GIST	Gastrointestinaler Stromatumor
CK	Zytokeratin
GLDH	Glutamatdehydrogenase
HAES	Hydroxyethylstärke
HCC	Hepatozelluläres Karzinom
HCG	Humanes Choriongonadotropin
HE-	Hämatoxylin-Eosin(-Färbung)
HER	Human Epidermal Growth Factor Receptor
HIPEC	hypertherme intraperitoneale Chemotherapie
HIS	Hydroxyindolessigsäure
HLA	Humanes Leukozyten-Antigen
HNPCC	Hereditäres nicht-polypöses kolorektales Karzinom
HPT	Hyperparathyreoidismus
HTK	Histidin-Tryptophan-Ketoglutarat
HU	Hounsfield-Einheit
ICAM	Intercellular Adhesion Molecule, interzelluläres Adhäsionsmolekül
ICA	Inselzell-Antikörper
ICG	Indocyaningrün
ICR	Interkostalraum
ICU	Intermediate Care Unit
IEN	Intraepitheliale Neoplasie
IGF	Insuline-Like Growth Factor
INR	Internationale normalisierte Ratio
IONM	Intraoperatives Neuromonitoring
IORT	Intraoperative Radiotherapie
IPMN	Intraduktal papillär-muzinöse Neoplasie
IQR	Interquartilrange (Statistik)
KJ	Kaliumjodid
KRK	Kolorektales Karzinom
LAE	1. Lymphadenektomie, 2. Laparoskopische Appendektomie
LDH	Laktatdehydrogenase
MAO	Monoaminooxidase
MC	Morbus Crohn
MELD	Modell for End-Stage Liver Disease
MEN	Multiple endokrine Neoplasie
MIBI	Methoxyisobutylisonitril (Sonografie)
MIC	Minimalinvasive Chirurgie
MIGB	Metajodbenzylguanidin (Sonografie)
MIVA-T	Minimalinvasive, videoassistierte Thyreoidektomie
MMR	Mismatch Repair
MOV	Multiorganversagen
MRC(P)	Magnetresonanzcholangio(pankreatiko)grafie
MRD	Minimal Residual Disease

MSI	Mikrosatelliteninstabilität
MSS	Mikrosatellitenstabilität
MTC	Medulläres Thyreoideakarzinom
mTOR	Mammalian Target of Rapamycin
NEC	Neuroendokrines Karzinom
NEN	Neuroendokrine Neoplasie
NET	Neuroendokrine Tumoren
NLR	Nervus laryngeus recurrens
NLRP	Nervus-laryngeus-recurrens-Parese
NNR	Nebennierenrinde
NNT	Number Needed to Treat
NOTES	Natural Orifice Transluminal Endoscopic Surgery
NSAID	Nonsteroidal Antiinflammatory Drugs, nichtsteroidale Antiphlogistika
NSAR	Nichtsteroidale Antirheumatika
NSE	Neuronspezifische Enolase
ÖGD	Ösophagogastroduodenoskopie
OGTT	Oraler Glukosetoleranztest
OHS	Obesity Hyperventilation Syndrome, Adipositas-Hyperventilationssyndrom
OS-MRS	Obesity Surgery Mortality Risk Score
OSA	Obstruktive Schlafapnoe
OTSC	Over the Scope Clipping System
PAI-1	Plasminogenaktivator-Inhibitor 1
PAIN	Perianale intraepitheliale Neoplasie
PAK	Pancreas After Kidney (Transplantation), Pankreas-nach-Nieren-Transplantation
PanIN	Pankreatische intraepitheliale Neoplasie
PAO	Peak Acid Output, maximale Säuresekretion
PDGF	Platelet-Derived Growth Factor, plättchenderivierter Wachstumsfaktor
PDK	Periduralkatheter
PDS	Synthetisches Polydioxan
PDTC	Niedrig differenziertes (poorly differentiated) Thyreoideakarzinom
PEEP	Positiver endexspiratorischer Druck
PEG	Perkutane endoskopische Gastrostomie
PET	Positronenemissionstomografie
PKC	Proteinkinase C
PME	Partielle Mesorektumexzision
PNAD	Pigmentierte noduläre adrenale Dysplasie
PPI	Protonenpumpeninhibitor
PSA	Prostataspezifisches Antigen
PSC	Primär sklerosierende Cholangitis
PTA	1. Pancreas Transplantation Alone, isolierte Pankreastransplantation; 2. Perkutane transluminale Angioplastie
PTC	1. Papilläres Thyreoideakarzinom; 2. Perkutane transhepatische Cholangiografie
PTCA	Perkutane transluminale koronare Angioplastie
PTFE	Polytetrafluoroethylen
PTH	Parathormon, Parathyreoidhormon
PTT	Partielle Thrombinzeit
PTZ	1. Partielle Thromboplastinzeit; 2. Plasmathrombinzeit; 3. Prothrombinzeit
QOL	Quality of Life, Lebensqualität
RAAS	Renin-Angiotensin-Aldosteron-System
RE	Rektumexzision
RES	1. Retikuloendotheliales System; 2. Rektale Endosonografie
RET	Rezeptor-Tyrosinkinase
RFA	Radiofrequenzablation
RLAE	Radikale Lymphadenektomie
RNYGB	Roux-en-Y-Gastric Bypass
ROS	Reactive Oxygen Substance, hochreaktive Sauerstoffradikale
SADI	Single-Anastomosis-Duodeno-Ileal(-Bypass)
SAVS	Selektive arterielle Kalziumstimulation
sCA	Serumkalzium
SCLC	Small Cell Lung Carcinoma, kleinzelliges Bronchialkarzinom
SDH	Succinat-Dehydrogenase
SILS	Single Incision Laparoscopic Surgery
SIRS	Systemic Inflammatory Response Syndrome, systemisches Entzündungssyndrom
SIRT	Selektive intraarterielle Radiochemotherapie
SKY	Spektrale Karyotypisierung
SPECT	Single-Photonenemissions-Computertomografie
SPK	Simultaneous Pancreas Kidney (Transplantation), simultane Pankreas-Nieren-Transplantation
SPV	Selektive proximale Vagotomie
SRS	Somatostatinrezeptorszintigrafie
SSL	Steinschnittlage
STH	Somatotropes Hormon
TA(C)E	Transarterielle (Chemo-)Embolisation
TARR	Tiefe anteriore Rektumresektion
TEM	Transanale endoskopische Mikrochirurgie
TEO	Transanale endoskopische Operation
TG	Thyreoglobulin
TIMP	Tissue Inhibitors of Metalloproteinases
TME	Totale Mesorektumexzision
TPG	Transplantationsgesetz
TPO	Thyreoperoxidase
TPZ	Thromboplastinzeit
TR(AK)	Thyroidrezeptor(-Antikörper)
TSH	Thyreoidstimulierendes Hormon (Thyreotropin)
TVU	Transvaginaler Ultraschall
USP	United States Pharmacopeia(-System) (Fadenstärke)
UTC	Undifferenziertes Thyreoideakarzinom
UW	University of Wisconsin(-Perfusionslösung)
VAC	Vacuum Assisted Closure, Niederdrucktherapie
VGB	Vertical Banded Gastroplasty, vertikale Gastroplastik
VIP	Vasoaktives intestinales Polypeptid
VEGF	Vascular Endothelial Growth Factor, Gefäß-Endothel-Wachstumsfaktor
VKA	Vitamin-K-Antagonisten
VMA	Vanillemandelsäure
ZVD	Zentralvenöser Druck
ZVK	Zentraler Venenkatheter

Fachgesellschaften

AJCC	American Joint Committee on Cancer: www.cancerstaging.org
ASA	American Society of Anesthesiologists: www.asahq.org
ASGE	American Society for Gastrointestinal Endoscopy: www.asge.org
ASMBS	American Society of Metabolic and Bariatric Surgery: www.asmbs.org
ATA	American Thyroid Association: www.thyroid.org
AWMF	Arbeitsgemeinschaft der Wissenschaftlichen Medizinischen Fachgesellschaften: www.awmf.org

BÄK	Bundesärztekammer: www.bundesaerztekammer.de
BTA	British Thyroid Association: www.british-thyroid-association.org
CAADIP	Chirurgische Arbeitsgemeinschaft Adipositaschirurgie in der DGAV: www.dgav.de www.dgav.de
CAEK	Chirurgische Arbeitsgemeinschaft Endokrinologie in der der DGAV: www.dgav.de www.dgav.de
CEBM	Oxford Centre for Evidence-based Medicine: www.cebm.net
DGAV	Deutsche Gesellschaft für Allgemein- und Viszeralchirurgie: www.dgav.de
DGCH	Deutsche Gesellschaft für Chirurgie: www.dghch.de
DSO	Deutsche Stiftung Organtransplantation: www.dso.de
DGVS	Deutschen Gesellschaft für Verdauungs- und Stoffwechselkrankheiten: www.dgvs.de
EASO	European Association for the Study of Obesity: www.easo.org
ECCO	European Crohn's and Colitis Organisation: www.ecco-ibd.eu
ELTR	European Liver Transplant Registry: www.eltr.org
EORTC	European Organisation for Research and Treatment of Cancer: www.eortc.org
ESES	European Society of Endocrine Surgeons: www.eses.cc
ESGE	European Society of Gastrointestinal Endoscopy: www.esge.com
ESMO	European Society for Medical Oncology: www.esmo.org
ESPEN	European Society for Clinical Nutrition and Metabolism: www.espen.org
ETA	European Thyroid Association: www.eurothyroid.com
IFSO	International Federation for Surgery of Obesity and Metabolic Disorders: www.ifso.com
IKNL	Integraal Kankercentrum Nederland: www.kanker.nl
IPT	International PancreasTransplant Registry: www.surgery.arizona.edu/unit/center/international-pancreas-transplant-registry
ISHLT	International Society of Heart and Lung Transplantation: www.ishlt.org
JGCA	Japanese Gastric Cancer Association: www.jgca.jp/english.html
NCCN	National Cancer Comprehensive Network USA: www.nccn.org
NIH	National Institutes of Health: www.nih.gov
NKF	National Kidney Foundation: www.kidney.org
SAGES	Society of the American Gastrointestinal Surgeons: www.sages.org
UICC	Union Internationale Contre le Cancer: www.uicc.org
WHO	World Health Organization, Weltgesundheitsorganisation: www.who.int

Register

F

G

K

L

M

P